The Digestive Diseases Volume

Interpretation
of Clinical Pathway and Therapeutic Drugs

2022年版

U0218869

临床路径治疗药物释义

INTERPRETATION OF CLINICAL PATHWAY AND THERAPEUTIC DRUGS

消化病分册

《临床路径治疗药物释义》专家组 编

中国协和医科大学出版社

北 京

图书在版编目（CIP）数据

临床路径治疗药物释义·消化病分册/《临床路径治疗药物释义》专家组编. —北京：中国协和医科大学出版社，2022.10
ISBN 978-7-5679-2060-6

Ⅰ. ①临…　Ⅱ. ①临…　Ⅲ. ①消化系统疾病-用药法　Ⅳ. ①R452

中国版本图书馆 CIP 数据核字（2022）第 176520 号

临床路径治疗药物释义·消化病分册

编　　　者：《临床路径治疗药物释义》专家组
责 任 编 辑：许进力　杨小杰
丛书总策划：张晶晶　冯佳佳
本 书 策 划：刘　雪　张晶晶

出 版 发 行：**中国协和医科大学出版社**
　　　　　　（北京市东城区东单三条 9 号　邮编 100730　电话 010-65260431）
网　　　址：www. pumcp. com
经　　　销：新华书店总店北京发行所
印　　　刷：北京天恒嘉业印刷有限公司

开　　　本：787mm×1092mm　1/16 开
印　　　张：60
字　　　数：1610 千字
版　　　次：2022 年 10 月第 1 版
印　　　次：2022 年 10 月第 1 次印刷
定　　　价：352.00 元

ISBN 978-7-5679-2060-6

消化病临床路径及相关释义编审专家名单

（按姓氏笔画排序）

马　雄	上海交通大学医学院附属仁济医院
王　强	中国医学科学院北京协和医院
王　萍	中国中医科学院西苑医院
王凤云	中国中医科学院西苑医院
王宪波	首都医科大学附属北京地坛医院
王震华	上海交通大学医学院附属仁济医院
尤丽丽	中国医学科学院北京协和医院
牛国超	河北医科大学第二医院
卞立群	中国中医科学院西苑医院
尹凤荣	河北医科大学第二医院
邓维成	湖南省血吸虫病防治所湘岳医院
厉有名	浙江大学医学院附属第一医院
田德安	华中科技大学同济医学院附属同济医院
史　瑞	北京中医药大学东方医院
付肖岩	福建中医药大学附属第二人民医院
白　光	辽宁中医药大学附属医院
白文元	河北医科大学第二医院
令狐恩强	中国人民解放军总医院
冯云路	中国医学科学院北京协和医院
吕　红	中国医学科学院北京协和医院
吕　林	中国中医科学院西苑医院
吕　宾	浙江省中医院（浙江中医药大学附属第一医院）
朱　莹	湖南中医药大学第一附属医院
伍东升	中国医学科学院北京协和医院
任顺平	山西中医药大学附属医院
刘凤斌	广州中医药大学第一附属医院
刘玉兰	北京大学人民医院
刘成海	上海中医药大学附属曙光医院
刘君颖	河南中医药大学第一附属医院
刘晓清	中国医学科学院北京协和医院
刘爱民	中国医学科学院北京协和医院

关玉霞	中国医学科学院北京协和医院
孙　钢	中国医学科学院北京协和医院
严雪敏	中国医学科学院北京协和医院
杜奕奇	海军军医大学第一附属医院（上海长海医院）
李　玥	中国医学科学院北京协和医院
李　鹏	首都医科大学附属北京友谊医院
李　英	华中科技大学同济医学院附属协和医院
李　海	上海交通大学医学院附属仁济医院
李　骥	中国医学科学院北京协和医院
李　健	深圳市中医院
李兆申	海军军医大学第一附属医院（上海长海医院）
李军祥	北京中医药大学东方医院
李春英	首都医科大学附属北京友谊医院
李晓青	中国医学科学院北京协和医院
李宾宾	中国医学科学院北京协和医院
李景南	中国医学科学院北京协和医院
李慧臻	天津中医药大学第二附属医院
杨　红	中国医学科学院北京协和医院
杨　玲	华中科技大学同济医学院附属协和医院
杨　倩	河北省中医院（河北中医学院第一附属医院）
杨爱明	中国医学科学院北京协和医院
杨新颖	中国医学科学院北京协和医院
时昭红	武汉市第一医院（武汉市中西医结合医院）
吴　东	中国医学科学院北京协和医院
吴　晰	中国医学科学院北京协和医院
吴开春	第四军医大学西京消化病医院
吴韫宏	广西医科大学第二附属医院
邹多武	上海交通大学医学院附属瑞金医院
汪　欢	华中科技大学同济医学院附属协和医院
沈　洪	江苏省中医院（南京中医药大学附属医院）
宋　军	华中科技大学同济医学院附属协和医院
张　悦	中国医学科学院北京协和医院
张　尧	上海交通大学医学院附属仁济医院
张　烁	浙江省中医院（浙江中医药大学附属第一医院）
张引强	中国中医科学院西苑医院
张北华	中国中医科学院西苑医院
张佳琪	中国中医科学院西苑医院
张晓岚	河北医科大学第二医院

张澍田	首都医科大学附属北京友谊医院
陈 伟	中国医学科学院北京协和医院
陈 宁	北京大学人民医院
陈 婷	中国中医科学院西苑医院
陈旻湖	中山大学附属第一医院
陈佳良	首都医科大学附属北京地坛医院
陈萦晅	上海交通大学医学院附属仁济医院
季 光	上海中医药大学附属龙华医院
金 玉	华中科技大学同济医学院附属协和医院
周丽雅	北京大学第三医院
周晓玲	柳州市中医医院
房静远	上海交通大学医学院附属仁济医院
赵 秋	武汉大学中南医院
赵文霞	河南中医药大学第一附属医院
赵迎盼	中国中医科学院西苑医院
郝建宇	首都医科大学附属北京朝阳医院
柯 晓	福建中医药大学附属第二人民医院
侯晓华	华中科技大学同济医学院附属协和医院
费贵军	中国医学科学院北京协和医院
秦安京	首都医科大学附属复兴医院
袁耀宗	上海交通大学医学院附属瑞金医院
贾继东	首都医科大学附属北京友谊医院
夏 庆	四川大学华西医院
钱家鸣	中国医学科学院北京协和医院
郭 涛	中国医学科学院北京协和医院
郭 朋	中国中医科学院西苑医院
郭绍举	深圳市中医院
郭晓钟	中国人民解放军沈阳军区总医院
唐旭东	中国中医科学院
唐承薇	四川大学华西医院
黄 宣	浙江省中医院（浙江中医药大学附属第一医院）
黄绍刚	广东省中医院大学城医院
常 彪	首都医科大学附属北京中医医院
蒋青伟	中国医学科学院北京协和医院
舒慧君	中国医学科学院北京协和医院
温艳东	中国中医科学院西苑医院
谢渭芬	海军军医大学第二附属医院（上海长征医院）
楚慧款	华中科技大学同济医学院附属协和医院

赖雅敏　　中国医学科学院北京协和医院
廖　专　　海军军医大学第一附属医院（上海长海医院）
谭　蓓　　中国医学科学院北京协和医院
熊　华　　上海交通大学医学院附属仁济医院

《临床路径治疗药物释义》编审专家名单

编写指导专家

金有豫　首都医科大学

孙忠实　中国人民解放军总医院第六医学中心

李大魁　中国医学科学院北京协和医院

王汝龙　首都医科大学附属北京友谊医院

孙春华　北京医院

贡联兵　中国人民解放军第 305 医院

李玉珍　北京大学人民医院

王育琴　首都医科大学宣武医院

汤致强　中国医学科学院肿瘤医院

郭代红　中国人民解放军总医院第一医学中心

胡　欣　北京医院

史录文　北京大学医学部

翟所迪　北京大学第三医院

赵志刚　首都医科大学附属北京天坛医院

梅　丹　中国医学科学院北京协和医院

崔一民　北京大学第一医院

编　委（按姓氏笔画排序）

丁玉峰　华中科技大学同济医学院附属同济医院

卜书红　南方医科大学南方医院

马满玲　哈尔滨医科大学附属第一医院

王伟兰　中国人民解放军总医院

王咏梅　首都医科大学附属北京佑安医院

王晓玲　首都医科大学附属北京儿童医院

方建国　华中科技大学同济医学院附属同济医院

史亦丽　中国医学科学院北京协和医院

吕迁洲　复旦大学附属中山医院

朱　珠　中国医学科学院北京协和医院

朱　曼　中国人民解放军总医院第一医学中心

刘丽宏　首都医科大学附属北京朝阳医院

刘丽萍　中国人民解放军总医院第五医学中心

刘皋林　上海交通大学附属第一人民医院

孙路路　首都医科大学附属北京世纪坛医院

杜　光　华中科技大学同济医学院附属同济医院

杜广清　首都医科大学附属北京康复医院
李　静　煤炭总医院
李国辉　中国医学科学院肿瘤医院
李雪宁　复旦大学附属中山医院
杨会霞　清华大学第二附属医院
杨莉萍　北京医院
吴建龙　深圳市第二人民医院
沈　素　首都医科大学附属北京友谊医院
张　渊　上海交通大学附属第六人民医院
张相林　中日友好医院
张艳华　北京大学肿瘤医院
陆奇志　广西壮族自治区江滨医院
陆瑶华　上海交通大学附属第六人民医院
陈瑞玲　首都医科大学附属北京天坛医院
林　阳　首都医科大学附属北京安贞医院
周　颖　北京大学第一医院
屈　建　安徽省立医院
侯　宁　山东省立医院
侯连兵　南方医科大学南方医院
徐小薇　中国医学科学院北京协和医院
郭海飞　北京大学第六医院
陶　玲　中山大学附属第三医院
蔡　芸　中国人民解放军总医院第一医学中心

《临床路径治疗药物释义·消化病分册》参编专家名单

（按姓氏笔画排序）

丁玉峰	卜书红	马 雄	马满玲	王 强	王 萍	王凤云	王伟兰	王汝龙
王咏梅	王育琴	王宪波	王晓玲	王震华	尤丽丽	牛国超	卞立群	方建国
尹凤荣	邓维成	厉有名	田德安	史 瑞	史亦丽	史录文	付肖岩	白 光
白文元	令狐恩强	冯云路	吕 红	吕 林	吕 宾	吕迁洲	朱 珠	朱 曼
朱 莹	伍东升	任顺平	刘凤斌	刘玉兰	刘成海	刘丽宏	刘丽萍	刘君颖
刘晓清	刘皋林	刘爱民	关玉霞	汤致强	孙 钢	孙忠实	孙春华	孙路路
贡联兵	严雪敏	杜 光	杜广清	杜奕奇	李 玥	李 鹏	李 英	李 海
李 静	李 骥	李 健	李大魁	李玉珍	李兆申	李军祥	李国辉	李春英
李晓青	李宾宾	李雪宁	李景南	李慧臻	杨 红	杨 玲	李 倩	杨会霞
杨莉萍	杨爱明	杨新颖	时昭红	吴 东	吴 晰	吴开春	吴建龙	吴韫宏
邹多武	汪 欢	沈 素	沈 洪	宋 军	张 悦	张 尧	张 渊	张 烁
张引强	张北华	张佳琪	张相林	张艳华	张晓岚	张澍田	陆奇志	陆瑶华
陈 伟	陈 宁	陈 婷	陈旻湖	陈佳良	陈萦晅	陈瑞玲	林 阳	季 光
金 玉	金有豫	周 颖	周丽雅	周晓玲	房静远	屈 建	赵 秋	赵文霞
赵志刚	赵迎盼	郝建宇	胡 欣	柯 晓	侯 宁	侯连兵	侯晓华	费贵军
秦安京	袁耀宗	贾继东	夏 庆	钱家鸣	徐小薇	郭 涛	郭 朋	郭代红
郭绍举	郭晓钟	郭海飞	唐旭东	唐承薇	陶 玲	黄 宣	黄绍刚	梅 丹
常 彪	崔一民	蒋青伟	舒慧君	温艳东	谢渭芬	楚慧款	赖雅敏	蔡 芸
廖 专	谭 蓓	翟所迪	熊 华					

序 一

2009 年 3 月，《中共中央国务院关于深化医药卫生体制改革的意见》以来，医药卫生体制改革五项重点改革取得明显进展。

为了把医药卫生体制改革持续推向深入，"十四五"期间，要以建设符合我国国情的基本医疗卫生制度为核心，不断完善分级诊疗、现代医院管理、全民医保、药品供应保障、综合监管等制度，积极推进公立医院改革，规范诊疗行为，调动医务人员积极性。

临床路径是用于医疗服务流程化、系统化、标准化的重要工具之一。临床路径在医疗机构中的实施可为医院医疗质量管理提供标准和依据，是医院内涵建设的基础。

为更好地贯彻国务院关于深化医药卫生体制改革的有关精神，帮助各级医疗机构开展临床路径管理，保证临床路径工作顺利进行，受原卫生部委托，自 2011 年起中国医学科学院承担了组织编写《临床路径释义》的工作。其中《临床路径治疗药物释义》一书，笔者深感尤其值得推荐。本书就临床路径及释义的"治疗方案选择""选择用药方案"中所涉及药物相关信息做了详尽阐述，既是临床路径标准化的参考依据，也是帮助临床医师了解药物知识的优质平台。

本书由金有豫教授主持并组织国内专家编写。在通读全书后，我认为本书有几个非常鲜明的特点：一是开创性。作为临床指导类图书，《临床路径治疗药物释义》在紧密结合临床用药实践指导合理用药和个体化给药，整合"医"和"药"方面做了开创性的工作。二是包容性极强。这套丛书既可为临床医生提供切实可行的指导，对药学工作者也颇具参考价值。书中对药品资料进行了系统整理，涵盖了药品政策和学术方面的各种信息。三是延伸性。《临床路径治疗药物释义》这套丛书对临床路径病种所对应的选择用药提供了拓展阅读，指出资料来源与出处，便于临床医师进一步查阅详细内容。

笔者相信，随着更多有关《临床路径释义》及《临床路径治疗药物释义》的图书不断问世，医护人员和卫生管理人员将能更准确地理解、把握和运用临床路径，从而结合本院实际情况合理配置医疗资源，规范医疗行为，提高医疗质量，保证医疗安全。

中国工程院院士
中国药学会理事长

序 二

  我的老师张学庸教授是一名著名的消化内科学家，从医直至 92 岁辞世。他一生常用的药品就二十余种，经过不同的配伍治愈了成千上万的患者。近十余年来临床所用药品数量陡增，单消化内科用药就达 100 种以上，临床治疗方案也是日新月异，加之一代又一代新医师不断进入医界，患者多了，病种多了，医师多了，疗法多了，出现的问题也就多了起来。这些"多了、多了"的海量信息与频繁实践相互交织，固然为医界带来了蓬勃生机，同时也引发了不少致命问题。给一个患者用一种药，一般不会出问题，即使错了，明眼人一看就知是药物不良反应，易于纠正，而且患者自身还可以调整。若给一个患者同时应用 3 种甚至 5 种以上药品，那进入人体对其的影响因素就很大很大，就难以预测其不良后果。这不仅不会给患者带来治疗效果，如若掌握不好，未经全面考虑综合应用，常常顾此失彼，画蛇添足，甚则给患者带来损害甚至伤害。

  药物治疗是临床治疗疾病的重要手段，在很多疾病担负着最重要的角色。如何才能做到合理用药，在用药过程中怎么做到有的放矢，事半功倍，而不事与愿违呢？这是一项系统工程。俗话说"依规矩成方圆"。我曾在《医学争鸣》发表过一文，题称《合理用药与用药合理》，提出了以整合医学 Holistic Integrated Medicine 的理念，从患者整体出发，对现有各领域已知最先进的知识和技术进行整理、整合，并有所选择，有所取舍，形成一套更加适合、更加符合人体整体治疗新的医学体系，"整合"促"合理"，"合理"靠"整合"。

  我认为，原卫生部组织编写的《临床路径》和《临床路径释义》，就是在努力实践"整合医学"的理念，为临床合理用药提供了指导、监督和保证。"路线是纲，纲举目张"。中国协和医科大学出版社在此基础上再组织国内临床药学、药理学专家共同编写了这本《临床路径治疗药物释义·消化病分册》，更加具体地、更加有的放矢地对各种疾病治疗方案的选择及其所涉及药物相关的信息做了针对性的、简单明了的诠释及说明，由此帮助消化内科从业人员更加明确地理解和解读临床路径的每一个具体操作流程，使临床路径在规范医疗行为、提高医疗质量、降低医疗费用、防止过度医疗等这些"目"中真正起到"纲"的作用。

中国工程院 院士
国家消化系统疾病临床医学研究中心 主任

前 言

临床路径是由医院管理人员、医师、护师、药师、医技师等多学科专家共同参与，针对特定病种或病例组合的诊疗流程，整合检查、检验、诊断、治疗和护理等多种诊疗措施而制定的标准化、表格化的诊疗规范。开展临床路径工作是实现医疗保健优化、系统化、标准化和全程质量管理的重要途径。

为更好地贯彻国务院办公厅医药卫生体制改革的有关精神，帮助各级医疗机构开展临床路径管理，保证临床路径工作顺利开展，受卫生部委托，中国医学科学院承担了组织编写《临床路径释义》的工作。在此基础上，中国协和医科大学出版社组织国内临床药学、药理学等领域的专家共同编写了《临床路径治疗药物释义》，就临床路径及相关释义中涉及药物的部分进行了补充释义和拓展阅读。

参加本书编写的专家大多数亲身经历了医院临床路径试点工作。他们根据临床路径各病种的具体特点，设计了便于临床医师在诊疗过程中查阅的药品表单，对药物信息进行了系统、简明阐述。全书涵盖了药品的政策和学术来源，并在临床路径及相关释义中，对"治疗方案选择""选择用药方案""术前、术中、术后"用药、"医师表单医嘱用药"等项下涉及相关药物的信息进行了归纳整理。

随着医药科技的不断进步，临床路径将根据循证医学的原则动态修正；与此同时，不同地域的不同医疗机构也应根据自身情况，合理制定适合本地区、本院实际情况的临床路径。因时间和条件限制，书中的不足之处在所难免，欢迎同行诸君批评指正。

编 者
2022 年 5 月

目 录

第一篇　消化病临床路径及相关释义

第二篇　消化病临床路径释义药物信息表

消化病
临床路径及相关释义

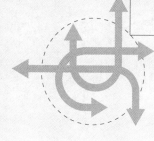

Interpretation
of Clinical Pathway

第一章

急性感染性腹泻临床路径释义

【医疗质量控制指标】

指标一、基础实验室检测及病原体检测。

指标二、基本生命体征及风险评估。

指标三、止泻剂、抗感染药等药物的使用情况。

指标四、补液量、水/电解质紊乱的纠正情况。

指标五、入院后卫生管理及感染风险控制情况。

一、急性感染性腹泻编码

1. 原编码:

疾病名称及编码:感染性腹泻(ICD-10:A04.903 或 K52.904)

2. 修改编码:

疾病名称及编码:感染性腹泻(ICD-10:A00-A09)

3. 对应或相关中医病种及编码:泄泻病(A04.03.07/ICD-11:SA55/BNP110)

二、临床路径检索方法

A00-A09/A04.03.07/SA55

三、国家医疗保障疾病诊断相关分组(CHS-DRG)

MDCG 消化系统疾病及功能障碍

GW1 食管炎、胃肠炎

四、急性感染性腹泻临床路径标准住院流程

(一)适用对象

第一诊断为急性感染性腹泻,ICD-10:A04.903 或腹泻,ICD-10:K52.904。

> 释义
>
> ■ 本临床路径适用于各种病原体感染所致腹泻且收治入院的患者。多数急性感染性腹泻患者病程较短,病情自限,因此就诊率(30%~40%)较低,门诊治疗的急性感染性腹泻患者及未就诊者不进入本路径。

(二)诊断依据

根据《临床诊疗指南·消化系统疾病分册》(中华医学会编著,人民卫生出版社,2005 年),《实用内科学》(王吉耀、葛均波、邹和建主编,人民卫生出版社,2022 年,第 16 版),《成人急性感染性腹泻诊疗专家共识》[中华消化杂志,2013,33(12):793-802]。

1. 排便次数增多(>3 次/日),粪便量增加(>250g/d),粪便稀薄(含水量>85%)。

2. 同时可伴有腹痛、恶心、呕吐、腹胀、食欲缺乏、发热及全身不适等。

3. 流行病学史可以为病原学诊断提供一定依据。

4. 实验室检查：粪便常规有白细胞、红细胞、脓细胞、隐血等，需行便培养、霍乱弧菌培养、血常规检查等。

> **释义**
>
> ■急性感染性腹泻的诊断包括临床诊断和病原学诊断，后者为对因治疗提供依据，同时还有助于急性感染性腹泻的流行病学调查及防治。腹泻特点、全身症状、粪便常规等有助于提示急性感染性腹泻，但确诊需依靠病原学检查。急性感染性腹泻的中医临床诊断当明确证候特点，区分虚证、实证、虚实夹杂证、寒证、热证及寒热错杂证，全身症状、舌苔、脉象有助于证候诊断。

（三）治疗方案的选择依据

根据《临床诊疗指南·消化系统疾病分册》（中华医学会编著，人民卫生出版社，2005 年），《实用内科学》（王吉耀、葛均波、邹和建主编，人民卫生出版社，2022 年，第 16 版），《成人急性感染性腹泻诊疗专家共识》［中华消化杂志，2013，33（12）：793-802］。

1. 饮食治疗。

2. 补液治疗。

3. 止泻治疗。

4. 抗感染治疗。

5. 中医治疗方案。

> **释义**
>
> ■根据病情需要，急性感染性腹泻患者的处理包括饮食调整、补充血容量、对症止泻、抗感染等综合治疗。急性感染性腹泻中医药治疗原则是扶正祛邪，忌过早固涩止泻。急性期以祛邪为主，清热化湿或散寒化湿；慢性期以健脾扶正为主。

（四）标准住院日

5~10 天。

> **释义**
>
> ■急性感染性腹泻患者大多病情较轻，门诊治疗即可。需要住院的患者通常病情较重，有不同程度的发热、脱水，少数甚至出现器官功能障碍，住院日一般在5~10 天。

（五）住院期间的检查项目

1. 必需的检查项目：血常规、尿常规、粪便常规，便一般菌培养及鉴定、霍乱弧菌培养、降钙素原（PCT）、肝炎病毒、梅毒、HIV、炎性肠病相关抗体、肝功能、肾功能、血糖、电解质、血脂、肿瘤标志物、凝血功能、D-二聚体、X 线胸片、腹部彩超。

2. 根据患者病情进行的检查项目：血型鉴定、心肌标志物、心电图、血淀粉酶、脂肪酶、尿淀粉酶、血培养（T > 38℃）、血气分析、腹部 CT、腹部平片、肺 CT、结肠镜、肠系膜血管 CT 等。

释义

■ 血常规、尿常规、粪便常规是临床常规检查。为了明确腹泻病因，应根据腹泻特点进行必要的、针对性的病原学检查。炎症性肠病的发病率在我国快速增高，其临床表现与急性感染性腹泻有时不好区分；一些消化道肿瘤（结直肠癌、胰腺癌等）也可合并腹泻症状，故需酌情检查以除外之。急性感染性腹泻严重者可出现水、电解质和酸碱平衡紊乱，需进行相应评估。少数病原体（如肠出血大肠杆菌）可引起溶血尿毒综合征，出现微血管病性溶血性贫血和肾衰竭，因此需了解凝血功能和D-二聚体有无异常。心电图、X 线胸片和腹部超声系住院患者的常规检查，有助于及时发现重要脏器的疾病。少数急性感染性腹泻病原体可能导致肠坏死、中毒性巨结肠、胰腺炎等严重并发症，甚至可累及消化道以外的其他脏器（心肌炎、肺炎等），应根据病情需要完善相应检查。

（六）治疗方案的选择

1. 一般治疗，软质饮食、流质饮食或半流质饮食，注意休息，消化道隔离。
2. 口服补液盐（ORS）的口服，必要时静脉补充液体及电解质等。
3. 抗菌治疗，多数轻症患者不需要抗菌治疗，必要时可用左氧氟沙星、SMZ-TMP、阿莫西林、氨基糖苷类等；重症或不能口服者静脉给药，可选择头孢曲松等，有病原学证据需要可应用美罗培南等。
4. 止泻：蒙脱石散、黄连素，必要时用洛哌丁胺。
5. 微生态疗法，恢复肠道正常菌群。
6. 其他症状的对症治疗，解热、止吐、缓解恶心、抑酸等治疗。
7. 如完善相关检查后，发现肠梗阻要转相关科室进一步诊治，如最后确诊为细菌性痢疾、霍乱，需转传染病院，退出临床路径。
8. 中医药辨证治疗，有助于缓解腹泻症状，提高生活质量。

释义

■ 多数病情较轻的急性感染性腹泻患者可通过饮食调整和口服补液而恢复，不需要其他治疗。并非所有急性感染性腹泻患者都需要使用抗菌药物，但对于高热、腹痛明显、血便等病情较重的患者以及少数细菌病原体明确的患者（如菌痢），抗菌药物治疗可能有益。对于病情复杂危重的患者应在感染科专家的指导下谨慎用药，特别是美罗培南这样的广谱抗菌药物，应严格控制用药指征。不恰当地使用抗菌药物不仅增加医疗花费，还可能诱发细菌耐药，导致肠道菌群紊乱等。合并溶血尿毒综合征的患者经抗菌药物治疗病情反而可能恶化。蒙脱石散、黄连素、微生态制剂等药物相对安全，但洛哌丁胺等肠道动力抑制剂应避免用于炎症性腹泻的患者，因其可能造成中毒性巨结肠和肠坏死。对于出现这类严重并发症的患者，应退出本路径并及时转相应科室（外科、ICU 等）诊治。确诊国家法定传染病的腹泻患者，应按照国家卫生防疫的相关规定安排后续治疗。辨证使用中药复方治疗，有助于缓解腹泻及其他全身症状，提高生活质量，缩短住院日。临床以湿热证最多见，中成药常用香连片、枫廖肠胃康胶囊、葛根芩连丸等。对于抗菌药物过敏或耐药患者，建议中药复方辨证治疗。

（七）出院标准

1. 腹泻好转，无伴随不适，如恶心、呕吐、发热等。
2. 血常规、粪便常规正常，电解质紊乱纠正。

> **释义**
>
> ■ 急性感染性腹泻患者经治疗后症状好转，主要实验室检查指标恢复正常后可予出院。

（八）变异及原因分析

1. 存在使腹泻加重的其他疾病，需要干预处理。
2. 入院时已发生严重水、电解质紊乱，需积极对症处理，完善相关检查。
3. 腹泻使原有基础疾病加重，如高血压、冠心病、糖尿病等，需积极干预。
4. 因腹泻致血容量不足，导致低血容量性休克或肠道感染严重、并发出血等。
5. 患者持续粪便常规提示血便或血红蛋白持续下降，需行肠镜检查，诊断直肠癌等。
6. 患者并发肠系膜血栓致肠梗塞等，需转相关科室进一步治疗等。

> **释义**
>
> ■ 急性感染性腹泻病原体众多，病情复杂多变。少数患者腹泻可能加重原发病，也可能合并休克、肠坏死等严重并发症，这类患者的诊疗过程可出现变异。

五、急性感染性腹泻（内科治疗）临床路径给药方案

1. 用药选择：

（1）口服补液盐：口服补液盐（oral rehydration salts，ORS）应少量、间断多次给予。ORS剂量应是累计液体丢失量加上继续丢失量之和的 1.5 ~ 2.0 倍。WHO 推荐的标准 ORS 配方为：氯化钠 3.5g、柠檬酸钠 2.9g 或碳酸氢钠 2.5g、氯化钾 1.5g、蔗糖 40g 或葡萄糖 20g，加水至 1L。标准 ORS 配方浓度为：无水葡萄糖 111mmol/L、Na^+ 90mmol/L、K^+ 20mmol/L、Cl^- 80mmol/L、HCO_3^- 30mmol/L，电解质渗透压为 220mmol/L，总渗透压为 311mmol/L。口服补液疗效与静脉补液并无显著差异，且前者可减少住院时间，避免输液引起的血管炎，还可降低医疗费用，因此应首选口服补液治疗。

（2）吸附性止泻剂：蒙脱石、果胶和活性炭等属于肠黏膜保护剂和吸附剂，有吸附肠道毒素和保护肠黏膜的作用。蒙脱石制剂用于急性腹泻可缩短腹泻病程，减少腹泻次数。成人用量和用法为 3.0 克/次，3 次/天口服。

（3）动力性止泻剂：洛哌丁胺直接作用于肠壁肌肉，抑制肠蠕动，还能减少粪便量，减少

水、电解质丢失，多用于无侵袭性症状的轻、中度水样泻，可以缩短腹泻病程。成人初始剂量为 4~8mg/d，分次给药，根据腹泻严重程度调整剂量。

（4）益生菌：有助于恢复肠道正常菌群，可用于治疗感染性腹泻，对抗菌药物相关性腹泻和艰难梭菌肠炎的疗效更好。益生菌制剂种类较多，可参考相应用药剂量及说明。服用益生菌后可有轻度腹部肠气或不适，但很少出现严重不良反应。

（5）抗感染药物：急性水样泻患者排除霍乱后，多为病毒性或产肠毒素性细菌感染，不应常规使用抗菌药物。轻、中度腹泻患者一般也不需要应用抗菌药物。以下情况考虑使用抗菌药物：①发热伴有黏液脓血便的急性腹泻。②确诊系志贺菌、沙门菌、弯曲菌感染或原虫感染。③急性感染性腹泻发生在老年人、免疫功能低下者、脓毒症等免疫力受损人群。④中、重度旅行者腹泻。可先根据患者病情及当地药物敏感情况经验性地选用抗感染药物。研究表明，有适应证的重度细菌感染性腹泻患者，在病原学诊断和药敏试验明确之前采取经验性抗菌治疗，可缩短 1~2 天的病程。经验性抗菌药物方案首选喹诺酮类药物，复方磺胺甲噁唑为次选。具体方案为诺氟沙星 400mg，2 次/天口服；或左氧氟沙星 500mg，1 次/天口服，疗程 3~5 天。复方磺胺甲噁唑的用法为甲氧苄啶 160mg、磺胺甲基异噁唑 800mg，每日分 2 次口服，但应结合药物不良反应等因素综合考虑。利福昔明是一种口服不吸收的广谱抗菌药物，拉氧头孢是对 β-内酰胺酶稳定的广谱抗菌药物，也可用于治疗感染性腹泻。抗菌药物相关性腹泻和艰难梭菌感染的患者，需应用甲硝唑或万古霉素治疗。病毒性腹泻通常为自限性疾病，一般不用抗病毒药物和抗菌药物。硝唑尼特对病毒性腹泻有一定治疗作用。寄生虫感染所致腹泻应设法明确病原体后给予针对性治疗。

（6）中医药治疗：急性腹泻以祛邪化湿为法，寒湿证治以芳香化湿，解表散寒，轻症用平胃散，重症用胃苓汤，兼风寒表证者用藿香正气散加减；湿热证治以清热化湿，以葛根芩连汤加减；伤食证治以消食导滞，以保和丸加减。慢性腹泻以健脾补肾扶正为法，脾虚证治以健脾益气，以参苓白术散加减；肾虚证以温肾固涩为法，以理中汤合四神丸加减。针刺上巨虚、天枢、足三里适用于急性腹泻；艾灸上脘、天枢、关元、足三里适用于慢性腹泻。

2. 药学提示：

（1）口服补液盐：近年来 WHO 推荐一种更加有效的低渗透压 ORS，其钠和葡萄糖浓度低于标准 ORS 配方，能减轻呕吐、减少腹泻量并降低静脉补液量。二者用于成人急性水样腹泻的疗效相当，但在安全性方面低渗 ORS 优于标准 ORS，因前者可减少低钠相关性癫痫及意识障碍的发生率。

（2）吸附性止泻剂：蒙脱石对消化道内的病毒、细菌及其毒素有固定和抑制作用，对消化道黏膜有覆盖能力，并通过与黏液糖蛋白相互结合，提高肠黏膜屏障对致损伤因子的防御能力，促进肠黏膜修复。多中心随机双盲临床试验也证实了蒙脱石可以降低成人水样泻患者的腹泻次数和腹泻时间。

（3）动力性止泻剂：对于伴发热或明显腹痛等疑似炎症性腹泻及血性腹泻的患者应避免使用这类药物，因其可能诱发中毒性巨结肠。

（4）益生菌：用药注意事项包括：①活菌制剂，多需温水送服，但不宜与吸附收敛剂（铋剂、鞣酸、医用炭等）同服。②不耐胃酸的制剂需餐后服用，如双歧杆菌三联活菌散、地衣芽胞杆菌活菌颗粒等，有利于药物在胶囊保护下，送至肠道后起效；某些特殊工艺制剂的益生菌需整粒服用，如枯草杆菌二联活菌肠溶胶囊。③一般不建议与抗菌药物同服，若必须同服，最好有针对性地选择不受抗菌药物影响的制剂，或加大服用剂量，或更改为芽胞菌制剂或死菌制剂。

（5）抗感染药物：应结合临床表现、病原学检查结果及所在地区的抗菌药物耐药情况，综合选择适宜的抗菌药物。大多数急性腹泻患者并不需要应用抗菌药物。一旦应用，应注意掌握合理的剂量和疗程，避免诱发肠道菌群紊乱和病原体耐药等不良后果。

（6）中药：忌过早使用固肠止泻药，如诃子、五倍子、肉豆蔻等，对于湿热证，不可过用苦寒药，以免伤及脾胃。

3. 注意事项：

（1）口服补液盐：口服补液盐一般较为安全，但短时间内大量饮用，也可能加重患者原有水电解质紊乱，因此建议间断、少量、多次服用。

（2）吸附性止泻剂：本药较为安全，偶有便秘的不良反应。

（3）动力性止泻剂：本药禁用于炎性腹泻和血性腹泻患者，如果给药数天后仍无改善，应停药。

（4）益生菌：除了主要的有益菌品种外，辅料的选择也十分重要，应注意药物的辅料成分。如口服乳杆菌 LB 散的辅料中有乳糖，故禁用于先天性半乳糖血症、葡萄糖和乳糖不耐症以及乳糖酶缺乏症的患者。

（5）抗感染药物：肠出血性大肠杆菌（EHEC）引起的腹泻患者是否应用抗菌药物应谨慎决定。原因在于出血性肠炎一般为自限性病程，抗菌药物并不能够缩短病程或住院时间。其次，抗菌药物还可能使细菌释放志贺样毒素增多，增加溶血尿毒综合征（HUS）的发生率。

（6）中医药：中医药安全性良好，辨证治疗多无不良反应。

六、急性感染性腹泻护理规范

1. 预防患者接触或者是直接接触环境中的病原微生物，做好流行性期间的管理措施。

2. 观察全身状况，包括神志意识、血压、脉搏与皮肤弹性，判断脱水程度与治疗效果。

3. 腹泻频繁患者卧床休息，严重脱水、疲乏无力者应协助床上排便，以免增加体力消耗。

4. 严重腹泻伴呕吐者禁食 6~8 小时，症状好转后进食少量温水；病情控制后，进食流质饮食，适当补充糖盐水或口服补液盐；轻症患者鼓励进食清淡、少渣流质或半流质饮食，避免牛奶等含乳糖食物；恢复期，进食高热量、高蛋白质、低纤维易消化半流质饮食，避免生冷、多渣饮食。

5. 腹泻频繁者，每次排便后清洗肛周，可外涂油膏，或用 1∶5000 高锰酸钾溶液坐浴，防止皮肤糜烂；保持床单位清洁、干燥，减少局部刺激；腹泻伴里急后重者，避免排便用力过度，以免脱肛。

6. 加强卫生宣传教育，注意环境、水、饮食卫生管理。

7. 对于急慢性腹泻，受寒加重者，日常护理当注意保暖，可配合使用艾灸。

七、急性感染性腹泻营养治疗规范

1. 重度腹泻需输液时，应禁食 6~12 小时或更长时间。吐、泻完后，可由少到多、由稀到稠地逐渐恢复膳食。轻症要 3~4 日，严重吐、泻者经 5~10 日方可恢复正常膳食。

2. 脂肪和蛋白质：避免给予生冷及含脂肪、蔗糖过高的膳食。可以添加含盐分的米汤，或哺喂胡萝卜水，新鲜蔬菜水等。

3. 水和电解质：因腹泻导致大量电解质紊乱，可通过充足补液给予口服补液盐以补充液体和电解质。

4. 维生素：腹泻和补液时，水溶性维生素损失较多，可通过维生素制剂来补充。如果通过实验室检查大便及其他诊断，可以补充一些维生素 B_1、维生素 B_6 及多酶片等，以帮助消化。

5. 食物选择：采用清淡流质饮食，如米汤、藕粉、过滤菜水、果汁、杏仁霜，胡萝卜汤等。逐渐过渡到低脂肪、少渣半流质饮食或少渣软饭。

八、急性感染性腹泻患者健康宣教

腹泻期间当进食流质饮食或半流质饮食，忌辛辣、生冷、油腻食物。急性腹泻，在输液纠正脱水的同时可口服淡盐汤或米汤；若慢性腹泻伴腹部或全身怕冷者，可口服淡姜汤，艾灸脐部或关元穴。

九、推荐表单

（一）医师表单

急性感染性腹泻临床路径医师表单

适用对象：第一诊断为感染性腹泻（ICD-10：A04.903）或腹泻（ICD-10：K52.904）

患者姓名：	性别： 年龄： 门诊号：	住院号：
住院日期： 年 月 日	出院日期： 年 月 日	标准住院日：5~10天

时间	住院第1天	住院第2天	住院第3天
主要诊疗工作	□ 询问病史 □ 体格检查 □ 完成病历及各种交代并签字 □ 上级医师拟定治疗方案 □ 病情重，通知上级医师 □ 必要时急查相关实验室检查，并根据实验室检查进行相应处理	□ 上级医师查房 □ 根据实验室检查结果及患者的症状及体征变化，及时处理	□ 上级医师查房 □ 必要时复查相关异常实验室检查，密切关注患者的症状及体征变化，及时处理
重点医嘱	**长期医嘱** □ 内科护理常规 □ 二级/一级护理 □ 饮食：软质饮食、流质饮食、半流质饮食 □ 消化道隔离 □ 监测血压 □ 记24小时液体出入量 □ 抗感染：左氧氟沙星、依替米星、头孢哌酮舒巴坦、美罗培南等 □ 止泻药物：蒙脱石散、黄连素，必要时洛哌丁胺 □ 静脉补充液体和电解质（必要时） □ 止泻、解热、缓解症状等（必要时） **临时医嘱** □ 血常规、粪便常规，PCT、肝功能、肾功能、血糖、电解质、凝血、D-二聚体 □ 心电图 □ 必要时血型鉴定、心肌标志物、脂肪酶、淀粉酶、尿淀粉酶、血培养、血气分析等 □ 尿常规，便一般细菌培养及鉴定、霍乱弧菌培养、肝炎病毒学、炎性肠病相关抗体、血脂、肿瘤标志物 □ 腹部超声、肺X线 □ ORS □ 必要时止吐、解热、抑酸、缓解腹痛等	**长期医嘱** □ 同前 □ 根据患者症状增减医嘱 **临时医嘱** □ 粪便常规1天1次，直至正常 □ 必要时复查心电图 □ 必要时复查空腹血糖、肝功能、肾功能、电解质等 □ 静脉补充液体和电解质（必要时） □ 止泻、解热、缓解症状等（必要时）	**长期医嘱** □ 同前 □ 根据患者症状增减医嘱 **临时医嘱** □ 粪便常规1天1次，直至正常 □ 必要时复查心电图 □ 必要时复查空腹血糖、肝功能、肾功能、电解质等 □ 静脉补充液体和电解质（必要时） □ 止泻、解热、缓解症状等（必要时）

续　表

时间	住院第 1 天	住院第 2 天	住院第 3 天
病情 变异 记录	□无　□有，原因： 1. 2.	□无　□有，原因： 1. 2.	□无　□有，原因： 1. 2.
医师 签名			

时间	住院第 4 天	住院第 5~10 天
主要诊疗工作	□ 上级医师查房 □ 根据实验室检查结果及患者的症状及体征变化，及时处理	□ 上级医师查房 □ 根据实验室检查结果及患者的症状及体征变化及时处理，或进一步完善相关检查，或患者好转出院
重点医嘱	**长期医嘱** □ 同前 □ 根据患者症状增减医嘱 **临时医嘱** □ 粪便常规 1 天 1 次，直至正常 □ 必要时复查心电图 □ 必要时复查空腹血糖、电解质、淀粉酶、脂肪酶等 □ 必要时止吐、解热、抑酸、缓解腹痛等	**长期医嘱** □ 同前 □ 根据患者症状增减医嘱 **临时医嘱** □ 症状不缓解，进一步行腹部 CT、腹部 X 线平片、肺 CT 等 □ 或因其他疾病转相关科室，退出临床路径 □ 完成感染性腹泻临床路径，退出临床路径 □ 出院带药，告知使用方法 □ 门诊随诊
病情变异记录	□ 无　□ 有，原因： 1. 2.	□ 无　□ 有，原因： 1. 2.
医师签名		

（二）护士表单

急性感染性腹泻临床路径护士表单

适用对象：第一诊断为感染性腹泻（ICD-10：A04.903）或腹泻（ICD-10：K52.904）

患者姓名：		性别： 年龄： 门诊号：	住院号：
住院日期： 年 月 日		出院日期： 年 月 日	标准住院日：5~10 天

时间	住院第 1 天	住院第 2 天	住院第 3 天
健康宣教	□ 入院宣教 　介绍主管医师、护士 　介绍环境、设施 　介绍住院注意事项 　介绍探视和陪护制度 　介绍贵重物品保管制度 □ 饮食宣教：遵医嘱饮食 □ 遵医嘱开始消化道隔离 □ 出入量宣教；留取标本宣教	□ 宣教用药知识 □ 宣教疾病知识 □ 宣教相关检查 □ 饮食宣教：遵医嘱饮食 □ 主管护士与患者沟通，了解并指导心理应对	□ 宣教用药知识 □ 宣教相关检查 □ 饮食宣教：流质饮食（病情允许时） □ 主管护士与患者沟通，了解并指导心理应对
护理处置	□ 核对患者姓名，佩戴腕带 □ 建立入院护理病历 □ 协助患者留取各种标本 □ 吸氧（必要时） □ 遵医嘱给予药物治疗 □ 抗菌药物皮试（必要时）	□ 协助完成各项检查、实验室检查 □ 吸氧（必要时） □ 遵医嘱给予药物治疗 □ 记录 24 小时出入量	□ 协助完成各种检查、实验室检查 □ 吸氧（必要时） □ 遵医嘱给予药物治疗 □ 记录 24 小时出入量
基础护理	□ 一级/二级护理 □ 晨晚间护理 □ 排泄管理 □ 患者安全管理	□ 一级/二级护理 □ 晨晚间护理 □ 排泄管理 □ 患者安全管理	□ 一级/二级护理 □ 晨晚间护理 □ 排泄管理 □ 患者安全管理
专科护理	□ 病情观察 　生命体征及排泄物的观察 　腹部体征的观察 □ 遵医嘱给予相应药物治疗 □ 遵医嘱完成相关检查 □ 给予心电监护（必要时） □ 监测中心静脉压（必要时） □ 心理护理	□ 病情观察 　生命体征及排泄物的观察 　腹部体征的观察 □ 遵医嘱给予相应药物治疗 □ 遵医嘱完成相关检查 □ 给予心电监护（必要时） □ 监测中心静脉压（必要时） □ 心理护理	□ 病情观察 　生命体征及排泄物的观察 　腹部体征的观察 □ 遵医嘱给予相应药物治疗 □ 遵医嘱完成相关检查 □ 给予心电监护（必要时） □ 监测中心静脉压（必要时） □ 心理护理
重点医嘱	□ 详见医师表单	□ 详见医师表单	□ 详见医师表单
病情变异记录	□ 无　□ 有，原因： 1. 2.	□ 无　□ 有，原因： 1. 2.	□ 无　□ 有，原因： 1. 2.
护士签名			

时间	住院第 4 天	住院第 5~10 天
健康宣教	□ 宣教用药知识 □ 宣教疾病知识 □ 宣教相关检查 □ 饮食宣教：遵医嘱饮食 □ 主管护士与患者沟通，了解并指导心理应对	□ 宣教用药知识 □ 宣教相关检查 □ 饮食宣教：流质饮食（病情允许时） □ 主管护士与患者沟通，了解并指导心理应对
护理处置	□ 协助医师完成各种检查前的相关实验室检查 □ 吸氧（必要时） □ 遵医嘱给予药物治疗 □ 记录 24 小时出入量	□ 协助完成各种检查、实验室检查 □ 吸氧（必要时） □ 遵医嘱给予药物治疗 □ 记录 24 小时出入量
基础护理	□ 一级/二级护理 □ 晨晚间护理 □ 排泄管理 □ 患者安全管理	□ 一级/二级护理 □ 晨晚间护理 □ 排泄管理 □ 患者安全管理
专科护理	□ 观察病情，观察生命体征及排泄物，观察腹部体征 □ 遵医嘱给予相应药物治疗 □ 遵医嘱完成相关检查 □ 给予心电监护（必要时） □ 监测中心静脉压（必要时） □ 心理护理	□ 观察病情，观察生命体征及排泄物，观察腹部体征 □ 遵医嘱给予相应药物治疗 □ 遵医嘱完成相关检查 □ 给予心电监护（必要时） □ 监测中心静脉压（必要时） □ 心理护理
重点医嘱	□ 详见医师表单	□ 详见医师表单
病情变异记录	□ 无　□ 有，原因： 1. 2.	□ 无　□ 有，原因： 1. 2.
护士签名		

(三) 患者表单

急性感染性腹泻临床路径患者表单

适用对象：第一诊断为感染性腹泻（ICD-10：A04.903）或腹泻（ICD-10：K52.904）

患者姓名：	性别： 年龄： 门诊号：	住院号：
住院日期： 年 月 日	出院日期： 年 月 日	标准住院日：5~10 天

时间	住院第 1 天	住院第 2 天	住院第 3 天
医患配合	□ 配合询问病史、收集资料，请务必详细告知既往史、用药史、过敏史 □ 配合进行体格检查 □ 有任何不适请告知医师 □ 配合相关检查	□ 配合完善各种检查及标本留取 □ 医师与患者及家属介绍病情及检查谈话、必要时签字 □ 配合相关检查	□ 配合完善各种检查及标本留取 □ 医师与患者及家属介绍病情 □ 配合相关检查
护患配合	□ 配合测量体温、脉搏、呼吸频率各 3 次，血压、体重 1 次 □ 配合完成入院护理评估 □ 接受入院宣教（环境介绍、病室规定、订餐制度、贵重物品保管等） □ 配合执行探视和陪护制度 □ 接受心电监护治疗（必要时） □ 接受监测中心静脉压（必要时） □ 接受相应药物治疗 □ 接受相应监护治疗（必要时） □ 接受输液治疗（必要时） □ 有任何不适请告知护士	□ 配合测量体温、脉搏、呼吸频率各 3 次，血压、体重 1 次 □ 配合执行探视和陪护制度 □ 接受心电监护治疗（必要时） □ 接受监测中心静脉压（必要时） □ 接受相应药物治疗 □ 接受相应监护治疗（必要时） □ 接受输液治疗（必要时） □ 有任何不适请告知护士	□ 配合测量体温、脉搏、呼吸频率各 3 次，血压、体重 1 次 □ 配合执行探视和陪护制度 □ 接受心电监护治疗（必要时） □ 接受监测中心静脉压（必要时） □ 接受相应药物治疗 □ 接受相应监护治疗（必要时） □ 接受输液治疗（必要时） □ 有任何不适请告知护士
饮食	□ 按嘱饮食	□ 按嘱饮食	□ 按嘱饮食
排泄	□ 正常排尿便	□ 正常排尿便	□ 正常排尿便
活动	□ 酌情床旁活动	□ 酌情床旁活动	□ 酌情床旁活动

时间	住院第 4 天	住院第 5～10 天
医患配合	□ 配合完善各种检查及标本留取 □ 医师与患者及家属介绍病情及检查谈话、必要时签字	□ 配合完善各种检查及标本留取 □ 医师与患者及家属介绍病情 □ 配合相关检查
护患配合	□ 配合测量体温、脉搏、呼吸频率各 3 次，血压、体重 1 次 □ 配合执行探视和陪护制度 □ 接受心电监护治疗（必要时） □ 接受监测中心静脉压（必要时） □ 接受相应药物治疗 □ 接受相应监护治疗（必要时） □ 接受输液治疗（必要时） □ 有任何不适请告知护士	□ 配合测量体温、脉搏、呼吸频率各 3 次，血压、体重 1 次 □ 配合执行探视和陪护制度 □ 接受相应药物治疗 □ 接受相应监护治疗（必要时） □ 接受输液治疗（必要时） □ 有任何不适请告知护士
饮食	□ 按嘱饮食	□ 按嘱饮食
排泄	□ 正常排尿便	□ 正常排尿便
活动	□ 酌情床旁活动	□ 床旁活动

附：原表单（2016 年版）

急性感染性腹泻临床路径表单

适用对象：第一诊断为感染性腹泻（ICD-10：A04.903）或腹泻（ICD-10：K52.904）

患者姓名：	性别：	年龄：	门诊号：	住院号：
住院日期：　　年　月　日	出院日期：　　年　月　日			标准住院日：5~10 天

时间	住院第 1 天	住院第 2 天	住院第 3 天
主要诊疗工作	□ 询问病史 □ 体格检查 □ 完成病历及各种交代并签字 □ 上级医师拟定治疗方案 □ 病情重，通知上级医师 □ 必要时急查相关实验室检查，并根据实验室检查进行相应处理	□ 上级医师查房 □ 根据实验室检查结果及患者的症状及体征变化，及时处理	□ 上级医师查房 □ 必要时复查相关异常实验室检查，密切关注患者的症状及体征变化，及时处理
重点医嘱	**长期医嘱** □ 内科护理常规 □ 二级/一级护理 □ 饮食：软质饮食、流质饮食、半流质饮食 □ 消化道隔离 □ 监测血压 □ 记 24 小时液体出入量 □ 抗感染：左氧氟沙星、依替米星、头孢哌酮舒巴坦、美罗培南等 □ 止泻药物：蒙脱石散、黄连素，必要时洛哌丁胺 □ 静脉补充电解质、静脉补液等 □ 其他症状的对症治疗，解热、止吐、缓解恶心、抑酸、缓解腹痛（654-2）等治疗 **临时医嘱** □ 血常规、粪便常规、PCT、肝功能、肾功能、血糖、电解质、凝血象、D-二聚体 □ 心电图 □ 必要时血型鉴定、心肌标志物、脂肪酶、淀粉酶、尿淀粉酶、血培养、血气分析等 □ 尿常规，粪便一般菌培养及鉴定、霍乱弧菌培养、肝炎病毒学、炎性肠病相关抗体、血脂、肿瘤标志物、腹部彩超、肺 X 线片 □ ORS □ 必要时止吐、解热、抑酸、缓解腹痛等	**长期医嘱** □ 同前 □ 根据患者症状增减医嘱 **临时医嘱** □ 粪便常规 1 天 1 次，直至正常 □ 必要时复查心电图 □ 必要时复查空腹血糖、电解质、淀粉酶、脂肪酶等 □ 必要时止吐、解热、抑酸、缓解腹痛等	**长期医嘱** □ 同前 □ 根据患者症状增减医嘱 **临时医嘱** □ 粪便常规 1 天 1 次，直至正常 □ 必要时复查心电图 □ 必要时复查空腹血糖、电解质、淀粉酶、脂肪酶等 □ 必要时止吐、解热、抑酸、缓解腹痛等

时间	住院第 1 天	住院第 2 天	住院第 3 天
病情变异记录	□ 无　□ 有，原因： 1. 2.	□ 无　□ 有，原因： 1. 2.	□ 无　□ 有，原因： 1. 2.
护理工作			
护士签名			
医师签名			

时间	住院第 4 天	住院第 5~10 天
主要诊疗工作	□ 上级医师查房 □ 根据实验室检查结果及患者的症状及体征变化及时处理	□ 上级医师查房 □ 根据实验室检查结果及患者的症状及体征变化及时处理，或进一步完善相关检查，或患者好转出院
重点医嘱	**长期医嘱** □ 同前 □ 根据患者症状增减医嘱 **临时医嘱** □ 粪便常规 1 天 1 次，直至正常 □ 必要时复查心电图 □ 必要时复查空腹血糖、电解质、淀粉酶、脂肪酶等 □ 必要时止吐、解热、抑酸、缓解腹痛等	**长期医嘱** □ 同前 □ 根据患者症状增减医嘱 **临时医嘱** □ 症状不缓解，进一步行腹部 CT、腹部平片、肺 CT 等 □ 或因其他疾病转相关科室，退出临床路径 □ 完成感染性腹泻临床路径，退出临床路径 □ 出院带药，告知使用方法 □ 门诊随诊
病情变异记录	□ 无　□ 有，原因： 1. 2.	□ 无　□ 有，原因： 1. 2.
护理工作		
护士签名		
医师签名		

第二章

上消化道出血临床路径释义

【医疗质量控制指标】

指标一、出血状况及风险评估。

指标二、内镜检查。

指标三、止血药、抑酸药等药物的使用情况。

指标四、补液、输血量。

指标五、入院后止血时间及再发情况。

指标六、相关疾病的明确和处理情况。

一、上消化道出血编码

1. 原编码：

疾病名称及编码：上消化道出血（ICD-10：K92.204）

2. 修改编码：

疾病名称及编码：胃出血（ICD-10：K92.201）

残胃出血（ICD-10：K92.202）

十二指肠出血（ICD-10：K92.203）

急性上消化道出血（ICD-10：K92.207）

上消化道出血（ICD-10：K92.208）

3. 对应或相关中医病种及编码：吐血病（A17.29/BNP120）

便血病（A17.41/BNP130）

二、临床路径检索方法

K92.201/K92.202/K92.203/K92.207/K92.208/BNP120/BNP130

三、国家医疗保障疾病诊断相关分组（CHS-DRG）

MDCG 消化系统疾病及功能障碍

GS1 胃肠出血

四、上消化道出血临床路径标准住院流程

（一）适用对象

第一诊断为胃出血（ICD-10：K92.201），残胃出血（ICD-10：K92.202），十二指肠出血（ICD-10：K92.203），急性上消化道出血（ICD-10：K92.207），上消化道出血（ICD-10：K92.208）。

释义

■ 适用对象编码参见第一部分。

■ 本临床路径的适用对象为上消化道出血，指的是屈氏韧带以上消化道疾患引起的出血，包括胆管、胰管以及胃空肠吻合术后吻合口附近疾病引起的出血。

（二）诊断依据

根据《亚太地区工作组关于非静脉曲张性上消化道出血的共识意见：2018 年更新》［Gut，2018，67（10）：1757-1768］，《急性非静脉曲张性上消化道出血诊治指南（2015 年，南昌）》［中华消化杂志，2015，35（12）：793-798］，《肝硬化门静脉高压食管胃静脉曲张出血的防治指南（2015）》［临床肝胆病杂志，2016，32（2）：203-219］。

1. 有呕血和/或便血（包括黑便和血便）。
2. 伴或不伴有心悸、头晕、心率增快、血压下降和休克等周围循环衰竭临床表现。
3. 胃镜检查发现出血病灶，确诊为上消化道出血。

> **释义**
>
> ■ 出现呕血和/或黑便等症状，伴或不伴有周围循环衰竭的患者，急性上消化道出血诊断基本可以成立。胃镜检查不仅用于确诊，还可评估病情严重程度。
>
> ■ 通过评估症状、估计出血量、监测生命体征、检测血红蛋白和尿素氮动态变化，并综合考虑患者年龄、基础疾病及胃镜下表现，可对患者进行危险度分层（见下文）。
>
> ■ 本临床路径仅适用于药物治疗者，因急性出血而需要内镜或手术治疗者不属于本路径。

（三）治疗方案的选择

根据《亚太地区工作组关于非静脉曲张性上消化道出血的共识意见：2018 年更新》［Gut，2018，67（10）：1757-1768］，《急性非静脉曲张性上消化道出血诊治指南（2015 年，南昌）》中华消化杂志，［2015，35（12）：793-798］，《肝硬化门静脉高压食管胃静脉曲张出血的防治指南（2015）》［临床肝胆病杂志，2016，32（2）：203-219］。

1. 纠正循环血容量，维持生命体征平稳，必要时输血。
2. 应用抑酸药物、必要时可应用止血药物或生长抑素或其类似物治疗。
3. 内镜等检查明确病因后，采取相应诊断病因的治疗（转出本路径，进入相应的临床路径）。
4. 中医治疗方案。

> **释义**
>
> ■ 在危险度分层的基础上，进行容量复苏并稳定生命体征是首要治疗。质子泵抑制剂（PPI）是目前推荐的急性上消化道出血的首选药物，疗效优于 H_2 受体阻断剂（H_2RA），常用的 H_2 受体阻断剂针剂有法莫替丁、罗沙替丁等。
>
> ■ 止血药物虽然不是一线药物，但在我国基层医疗机构应用广泛，可酌情选用。注射用白眉蛇毒血凝酶与质子泵抑制剂联用，能提高上消化道出血治疗的止血率。内镜检查明确出血病因后，按各自疾病予以针对性治疗。
>
> ■ 中医治疗参考《急性非静脉曲张性上消化道出血中西医结合诊治共识（2019年）》［中国中西医结合杂志 2019，39（11）：1296-1302］：
>
> 1. 依据"急则治标"原则，急性出血期常给予口服止血药物，如云南白药粉、白及粉、化瘀止血散等；内镜检查时，根据情况镜下喷洒止血散、白及粉、炮姜灰、乌贼骨、微米大黄炭等止血药物；若气随血脱，有休克表现者，加用扶正、固脱治疗，静脉滴注益气生脉之中药注射剂等。

2. 辨证治疗：适用于出血的静止期（未见明显活动性出血期）及恢复期（出血完全停止期），中医辨证的优势明显，可辨证给予中药汤剂口服，能够改善患者症状，提高临床疗效，缩短住院天数。

（1）胃热炽盛证：吐血色红或紫黯或便色暗红或柏油样便，口臭，口干，口苦，伴有脘腹胀闷，甚则作痛，大便秘结，舌质红，苔黄腻，脉滑数。治法：清热泻火，宁络止血。

（2）肝火犯胃证：吐血色红或紫黯或便色暗红或柏油样便，烧心反酸，胃脘灼热疼痛，心烦易怒，胁痛口苦，舌质红，苔黄，脉弦数。治法：泻肝清胃，凉血止血。

（3）瘀血阻络证：便血紫黯，胃脘疼痛如针刺，固定不移，口干不欲饮，面色暗滞或黧黑，或见赤丝蛛缕，胁下癥块，舌质紫或有瘀斑，苔薄，脉涩。治法：活血通络，化瘀止血。

（4）肝胃阴虚证：大便色黑如柏油状，脘胁隐痛，嘈杂吐酸，烦热颧红，盗汗，咽干口燥，舌红无苔，脉细弦数。治法：养胃柔肝，滋阴凉血。

（5）脾不统血证：便溏色黑，或便血暗红，胃脘隐痛，喜按，食欲缺乏，神疲乏力，心悸气短，自汗，面色苍白，舌质淡，苔白，脉细弱。治法：益气摄血，健脾和胃。

（6）气随血脱证：呕血或便血不止，呼吸微弱而不规则，或昏仆或昏迷，汗出不止，面色苍白，四肢冰凉，口开目合，手撒身软，二便失禁。舌淡白，苔白润，脉微欲绝。治法：益气止血，固脱复脉。

3. 康复与预防复发：注意饮食卫生，不暴饮暴食，不过食辛辣食物及戒烟酒；保持精神愉快；避免劳倦过度。在出血量较多时，应绝对卧床，并短期禁食。缓慢出血或出血量少者，可给予流质饮食。禁食患者，若24~48小时后，无活动性出血表现，可予以进食。应在严密观察下从流质饮食逐渐调整为半流质饮食及正常饮食。应密切观察患者大便的颜色、次数、性状及量。

（四）标准住院日

3~4 日。

释义

■ 做出上消化道出血拟诊后即收入院，具体诊疗措施包括评估临床表现、完善初步检查、通过容量复苏以稳定生命体征以及完成胃镜检查等几个环节，完成上述诊疗需3~4天。经胃镜检查确诊出血病因后，进入相应疾病的临床路径。

（五）进入路径标准

1. 第一诊断必须符合 ICD-10：K92.201/K92.202/K92.203/K92.207/K92.208 上消化道出血疾病编码。

2. 有呕血、便血（包括黑便、血便）等表现，怀疑上消化道出血，同意胃镜检查且无胃镜禁忌者。

3. 当患者同时具有其他疾病诊断，但在住院期间不需要特殊处理，也不影响第一诊断的临床路径流程实施时，可以进入路径。

> **释义**
>
> ■本路径适用于有上消化道出血临床表现，且通过胃镜确诊的患者，否则不进入本路径。合并其他疾病但不影响本路径实施的患者，可按本路径给予诊治。

（六）住院期间检查项目

1. 必需的检查项目：

（1）血常规、尿常规、粪便常规+隐血。

（2）肝功能、肾功能、电解质、血型、凝血功能、感染性疾病筛查（乙型肝炎、丙型肝炎、艾滋病、梅毒等）。

（3）X 线胸片、心电图、腹部超声。

（4）胃镜检查。

（5）营养筛查与评估：入院后 24 小时内完成。

2. 根据患者病情可选择的检查项目：

（1）ANA、AMA、免疫球蛋白等检查。

（2）肿瘤标志物筛查：CEA，AFP，CA19-9。

（3）DIC 相关检查。

（4）腹部 CT 或 MRI。

（5）腹腔动脉造影。

> **释义**
>
> ■血、尿和粪便检查为临床常规实验室检查。血常规中血红蛋白和红细胞比容下降可反映出血量，但在出血急性期可无明显变化，需要 24~72 小时才能真实体现出血量，因此强调动态观察该指标。出血伴血容量明显减少者，尿比重可有升高。粪便隐血阳性支持消化道出血的诊断，上消化道急性大出血时粪便常规中可有红细胞。
>
> ■检查血型、Rh 因子以及感染指标，以备输血。筛查肝功能、肾功能及凝血指标，有助于发现潜在的慢性肝病、肾脏及血液疾病。严重出血致循环衰竭者可有急性肾功能不全和电解质紊乱。尿素氮升高支持上消化道出血的诊断，出血停止后该指标逐渐下降。
>
> ■X 线胸片、心电图和腹部超声为临床常规检查，用于评估有无合并心、肺、肝脏及胰胆疾病。
>
> ■胃镜检查是确诊上消化道出血的依据，也是本临床路径的要求。应同时在内镜下进行幽门螺杆菌感染相关检查（快速尿素酶或病理组织学）。

（七）治疗方案与药物选择

1. 根据年龄、基础疾病、出血量、生命体征、神志情况和血红蛋白及红细胞压积变化情况估计病情严重程度。

2. 建立快速静脉通道，迅速纠正循环血容量不足。

3. 输血指征：

（1）收缩压< 90mmHg，或较基础收缩压降低≥30mmHg，或心率> 120 次/分。

（2）血红蛋白< 70g/L；高龄、有基础缺血性心脏病、脑血管病等严重疾病者输血指征可适当放宽。

4. 抑酸药物：

（1）质子泵抑制剂（PPI）是最重要的治疗药物，有利于止血和预防出血。

（2）H_2受体阻断剂（H_2RA）仅用于出血量不大、病情稳定的患者。

5. 生长抑素和垂体后叶素：食管胃底静脉曲张出血时选用。

6. 对有凝血功能障碍的患者可以选用止血药。

7. 营养治疗药物：有营养风险或营养不良的患者，入院 24~48 小时内尽早启动肠内营养。肠内营养不能达到目标量 60%时，可选全合一的方式实施肠外营养。

8. 内镜检查：

（1）应积极维持循环和生命体征稳定，争取在出血后 24~48 小时内完成内镜检查，检查过程中酌情监测心电、血压和血氧饱和度。

（2）对出血性病变进行改良的 Forrest 分级，判断发生再出血的风险。

（3）推荐对 Forrest 分级Ⅰa~Ⅱb级的出血性病变行内镜下止血治疗。

（4）对于内镜下发现食管胃底静脉曲张，内镜治疗参考相关路径。

9. 中药或中成药。

释义

■ 按照目前的指南和共识，有关急性非静脉曲张性上消化道出血的危险度分层见表1。

表1　急性非静脉曲张性上消化道出血危险度分层

分级	失血量（ml）	血压（mmHg）	心率（次/分）	血红蛋白（g/L）	症状	休克指数
轻度	< 500	基本正常	正常	无变化	头晕	0.5
中度	500~1000	下降	> 100	70~100	口渴、晕厥	1.0
重度	> 1500	收缩压< 80	> 120	< 70	肢冷、少尿、意识模糊	> 1.5

注：休克指数=心率/收缩压。

■ 建立静脉通路并补液以稳定循环，是最重要的基础治疗。

■ 上消化道出血需入胃管的主要是出血量较大的患者。胃管的好处是有利于引流胃内血液，方便临床观察，减少误吸；但置入胃管过程中可诱发恶心、呕吐，可能加重出血，意识障碍者置入胃管可能误入气管，因此需小心操作。对于怀疑食管胃底静脉曲张破裂出血的患者，不建议置入胃管，在严重出血经药物治疗无效且没有内镜治疗条件时，可考虑置入三腔二囊管压迫止血。

■ 因出血而造成休克和/或严重贫血有可能从输血中获益。老龄患者对贫血的耐受力下降，输血指征可适当放宽。

■ 抑酸药可提高胃内 pH，稳定血凝块，有利于止血和预防再出血。PPI 是上消化道出血的一线用药，主张早期、大剂量、静脉给药。H_2 受体阻断剂（H_2RA）止血效果不及PPI，但可抑制夜间基础胃酸分泌，对促进溃疡愈合有一定意义，如法莫替丁、罗沙替丁等，适用于出血量少、出血已止、病情稳定的患者。

■ 生长抑素可降低门脉压力，有利于止血。该药价格昂贵，适合门静脉高压所致上消化道出血。垂体后叶素通过收缩腹腔血管而止血，有基础心脑疾病的患者用药需警惕缺血并发症。

■ 止血药可根据病情和经验酌情选用，如注射用白眉蛇毒血凝酶，与质子泵抑制剂联用，能提高上消化道出血治疗的止血率。对于没有凝血功能障碍的患者，应用止血药须避免过量。

■ 内镜是上消化道出血最重要的检查和治疗手段。早期进行有利于尽早明确诊断。对于以下患者内镜操作需谨慎：①患者因大量出血而病情不稳定，处于高危状态时应先行复苏和支持治疗，待病情相对稳定后再实施内镜；②伴有严重心肺疾病的患者，应在血压、心率和血氧饱和度改善后再行操作。上述患者在内镜操作过程中应密切监测生命体征。

■ 中药或者中成药应根据相应证型进行选择。

1. 胃热炽盛证，推荐方药：三黄泻心汤；中成药：云南白药、紫地宁血散、一清胶囊等。

2. 肝火犯胃证，推荐方药：龙胆泻肝汤；中成药：龙胆泻肝丸。

3. 瘀血阻络证，推荐方药：化血丹；中成药：云南白药。

4. 肝胃阴虚证，推荐方药：茜根散；中成药：玉女煎丸。

5. 脾不统血证，推荐方药：归脾汤；中成药：归脾丸。

6. 气随血脱证，推荐方药：独参汤或参附汤；中成药：止血用云南白药，固脱用参附针静脉推注。

（八）出院标准

1. 经内镜检查发现出血已经停止，全身情况允许时可出院继续观察治疗。
2. 无活动性出血临床表现。
3. 生命体征正常，尿量正常。
4. 营养摄入改善状况或营养状态稳定，无再出血表现。

> **释义**
>
> ■ 应根据内镜下表现判断患者再出血的风险，对于再出血风险较高的患者（Forrest Ⅱb 以上的病变），应予内镜下治疗。对于无临床再出血征象的患者，出院前无需再次复查内镜。

（九）变异及原因分析

1. 因内镜检查而造成并发症（如穿孔、误吸），造成住院时间延长。
2. 因消化道出血而诱发其他系统病变（如肾衰竭、缺血性心脏病），建议进入该疾病的相关途径。
3. 重要器官功能障碍、生命体征不稳定、休克、意识障碍等均属高危患者，在胃镜检查后可能需要特殊治疗手段。
4. 通过内镜检查已明确出血病因，转入相应临床路径。

5. 入院后 72 小时内不能行胃镜检查或患者拒绝胃镜检查者，应转出本路径。

6. 十二指肠降部及水平部出血有时需借助小肠镜或小肠 CT 明确病因。

> **释义**
>
> ■ 本临床路径及释义有一定的适用范围，即胃镜确诊为上消化道出血且仅需要药物治疗的患者。无法行胃镜者不属于本路径。由于病情危重而需要其他治疗，或因内镜检查而造成并发症者，不属于本路径的适用对象。
>
> ■ 经胃镜检查而确诊为某一特定疾病的患者，可转入该疾病的相关路径。

五、上消化道出血（内科治疗）临床路径给药方案

1. 用药选择：

（1）静脉输液：尽早恢复血容量，预防和纠正低血容量性休克。常用液体包括生理盐水、平衡液、全血或其他血浆代用品。失血量较大（如减少 20% 血容量以上）时，可输入胶体扩容剂。根据出血程度确定扩容量和输注液体性质，维持血流动力学稳定并使血红蛋白水平维持在 70~80g/L 以上。避免过度输血或输液。

（2）应用抑酸药：

1）质子泵抑制剂（PPI）：包括奥美拉唑、兰索拉唑、雷贝拉唑、泮托拉唑、埃索美拉唑等。是急性上消化道出血的首选药物。推荐大剂量 PPIs 治疗，如埃索美拉唑 80mg 静脉推注后，以 8mg/h 速度持续输注 72 小时，兰索拉唑 60mg 静脉推注后，以 6mg/h 速度持续输注 72 小时，雷贝拉唑 40mg 静脉推注后，以 4mg/h 速度持续输注 72 小时，适用于大量出血患者。常规剂量 PPIs 治疗，如埃索美拉唑 40mg、兰索拉唑 30mg、雷贝拉唑 20mg，静脉输注每 12 小时 1 次，实用性强，适于基层医院开展。

2）H_2 受体阻断剂（H_2RA）：循证医学证据表明，H_2RA 对上消化道出血的疗效不及 PPI，因此仅用于出血量不大、病情较稳定的患者。可选择法莫替丁 20mg，静脉滴注，2 次/天，或罗沙替丁 75mg，静脉滴注，2 次/天。

（3）生长抑素及其类似物：包括 14 肽生长抑素、8 肽生长抑素类似物（奥曲肽）、伐普肽（vapreotide）等，可降低门脉压力，是肝硬化食管-胃底静脉曲张破裂出血的首选用药，也可用于其他原因导致的上消化道大出血。疗效和病死率与血管加压素大致相同，但不良反应更少、更轻微。14 肽生长抑素使用方法：首剂负荷量 250μg 快速静脉滴注后，持续进行 250μg/h 静脉滴注。奥曲肽通常使用方法：起始快速静脉滴注 50μg，之后以 50μg/h 持续静脉滴注。

（4）血管加压素及其类似物：包括垂体后叶素、血管加压素、特利加压素等。血管加压素收缩动脉血管的作用明显，不良反应较多，包括心脏和外周器官缺血、高血压、心律失常、肠缺血等。加用硝酸酯类药物可改善用药安全性及有效性，但联合用药的不良反应高于特利加压素、生长抑素及类似物。为减少不良反应，静脉持续使用最高剂量血管加压素的时间不应超过 24 小时。垂体后叶素的用法与血管加压素相同，小剂量开始，增加剂量至 0.2~0.4U/min 连续静脉泵入，最高可加至 0.8U/min；常联合静脉输入硝酸酯类药物，并保证收缩压> 90mmHg。

（5）其他辅助应用药物：止血药可根据病情和经验酌情选用，可选择注射用白眉蛇毒血凝酶与质子泵抑制剂联用，提高上消化道出血治疗的止血率。

（6）中药和中成药：中药和中成药可以与抑酸药、血管活性药物等共同构成中西医结合治疗方案。在本病病程的不同阶段，根据患者处于急性出血期、静止期或恢复期的实际情况选择

合适的中药或中成药进行治疗。为了促进本病的康复与预防复发，可以在医师指导下服用中药或中成药。

1）三黄泻心汤，黄连9g、黄芩9g、生大黄3g、栀子9g、生地黄9g、炒白芍12g、地榆9g、白及9g、仙鹤草9g、茜草9g。

2）龙胆泻肝汤，龙胆草9g、黄芩9g、栀子9g、生地黄6g、柴胡9g、泽泻9g、当归6g、熟大黄6g、侧柏叶12g、白芍15g、生甘草6g。

3）化血丹，花蕊石15g、三七3g、血余炭9g、茜草9g、地榆9g、牡丹皮9g、白芍12g。

4）茜根散，茜草15g、阿胶9g、生地黄15g、黄芩9g、侧柏叶9g、旱莲草12g、石斛12g、麦冬12g、白茅根15g。

5）归脾汤，炙黄芪15g、党参12g、炒白术12g、当归6g、龙眼肉9g、炒白芍9g、木香9g、阿胶9g、海螵蛸30g、白及9g、仙鹤草9g、炙甘草6g。

口服方药，一日2次，早晚餐后30分钟服用，每次约200ml，中成药按药物说明书进行服用，特殊情况遵医嘱。

2. 药学提示：

（1）质子泵抑制剂（PPI）：用药相对安全，不良反应包括：①胃肠道反应，包括腹痛、腹胀、食欲减退、恶心、腹泻等；②皮肤损害，主要引起皮疹、皮肤瘙痒等症状；③神经内分泌系统，多出现头痛、头晕、口干、失眠、疲倦、嗜睡、乏力等；④少数患者可出现肝酶一过性增高，白细胞计数暂时性降低。

（2）H_2受体阻断剂（H_2RA）：不良反应相对较少，少数患者可有皮肤损害、口干、头晕、失眠、便秘、腹泻、皮疹、面部潮红、白细胞计数减少。偶有轻度一过性转氨酶增高等。出血停止，病情稳定后可将静脉用药改为口服。

（3）血管加压素、垂体后叶素收缩血管的作用明显，导致脏器缺血和血压升高，诱发心绞痛，罹患冠心病、高血压、心力衰竭、动脉硬化者禁用。

（4）垂体后叶素中包含血管加压素和催产素，催产素刺激子宫平滑肌收缩，剂量大时可致子宫强制收缩。禁用于合并妊娠的静脉曲张出血患者。

（5）生长抑素类药物可以抑制生长激素、胰岛素、胰高血糖素等多种激素的分泌。在给药开始时可引起暂时性血糖下降，应用时应注意观察。

（6）生长抑素类药物禁用于妊娠期和哺乳期妇女。

（7）大黄具有清热泻火、凉血止血的功效，现代药理学研究表明大黄中的没食子酸和d-儿茶素能促进血小板在受伤局部的黏附和聚集，加快血栓形成，并使血小板数及纤维蛋白原含量增加、抗凝血酶Ⅲ的活性降低，缩短凝血时间，促进凝血；大黄炒炭后蒽醌类成分的含量有所下降，而止血作用增强。

（8）白及能收敛止血、消肿生肌，现代药理学研究表明白及多糖凝胶有促进溃疡愈合的作用，其机制可能涉及增加表皮生长因子的表达、抑制自由基生成及增强胃黏膜局部抗氧化的能力。在一般临床剂量范围内，白及配伍川乌、草乌或附子不会出现毒性增强或疗效降低，但临床应用时还需慎重，以免发生不良反应。

3. 注意事项：

（1）质子泵抑制剂（PPI）长期用药可能造成骨质疏松症和肠道菌群紊乱。

（2）个别患者应用H_2RA可出现中枢神经系统不良反应，表现为躁狂、谵妄、抽搐、意识障碍等。

（3）与血管加压素和垂体后叶素不同，生长抑素与硝酸甘油联用不但不能加强疗效，反而会带来更多不良反应。临床上需注意不应联合应用这两类药物。

（4）血管加压素又名抗利尿激素，除了收缩小动脉的作用外，还增加肾小管和集合管对水分的重吸收，发挥抗利尿的作用。临床观察病情时应注意此类药物对尿量的影响。

六、上消化道出血护理规范

1. 出血期指导患者绝对卧床休息，休克患者采取休克卧位，使用床栏，定时更换体位，避免发生坠床及压疮。出血停止后以卧床休息为主，适当活动，避免头晕跌倒。

2. 呕血时，做好口腔护理，保持口腔清洁。出血期禁食，出血停止后，按顺序给予温凉流质、半流质及易消化的软质饮食。

3. 密切监测患者生命体征变化，准确记录出入量、呕血与黑便的量、次数、性状。观察患者皮肤颜色及指端温度变化。及时建立静脉通路，遵医嘱予静脉补液、止血治疗，必要时予输血治疗。

4. 呕血时取侧卧位或半卧位，意识不清者头偏向一侧，必要时准备负压吸引器。

5. 安慰患者，消除紧张、恐惧心理。及时清理血迹和胃肠引流物，避免恶性刺激。

七、上消化道出血营养治疗规范

1. 所有患者入院后应常规进行营养筛查和营养状况评估和综合测定。

2. 治疗过程中每周至少为患者评估 1 次，以便尽早发现患者出现营养风险并采取早期干预。

3. 营养治疗方式的选择：①急性出血期间应禁食；②为了降低感染风险，首选经口摄入，选择流质饮食或少渣半流质饮食过渡，仍无法经口进食者，肠内营养应经管饲给予。

4. 患者的每日供给量推荐为每日 25～30kcal/kg，如患者合并严重消耗，每日供给量推荐为每日 30～35kcal/kg。

5. 患者可适当提高优质脂肪的供能比例；蛋白质供给量为每日 1.0～1.5g/kg。

6. 根据胃肠功能状况尽早经口营养补充肠内营养制剂。如口服摄入不足目标量的 60% 时，推荐管饲肠内营养。肠内营养不能达到目标量 60% 时可选用肠外营养药物，以全合一的方式实施（应包含氨基酸、脂肪乳、葡萄糖、维生素、微量元素、电解质注射制剂等）。根据病情变化及营养耐受性选择或调整肠外肠内营养方案。

八、上消化道出血患者健康宣教

1. 介绍病因：引起消化道出血的原因很多，常见门脉高压引起的食管静脉破裂出血。

2. 介绍治疗：发生出血时应立即采取急救措施。

3. 饮食：出血活动期禁食；出血停止后，根据出血的原因确定饮食种类。

4. 出血期活动期应卧床休息并注意保暖，治愈后生活规律，劳逸结合。

5. 有呕血、黑便、上腹不适应随时就诊。

九、推荐表单

(一) 医师表单

上消化道出血临床路径医师表单

适用对象：第一诊断为上消化道出血的患者 (ICD-10：K92.204)

患者姓名：		性别： 年龄： 门诊号：	住院号：
住院日期： 年 月 日		出院日期： 年 月 日	标准住院日：3~4 天

日期	住院第 1 天	住院第 2 天
主要诊疗工作	□ 询问病史及体格检查 □ 完成病历书写 □ 安排入院常规检查 □ 上级医师查房及病情评估 □ 根据病情决定是否输血 □ 签署输血、内镜和抢救同意书 □ 仍有活动性出血、无法控制者，须请相关科室（外科、放射科、ICU）会诊，必要时转入其他流程	□ 上级医师查房 □ 完成入院检查 □ 根据病情决定是否输血 □ 完成上级医师查房记录等病历书写 □ 完成内镜检查，必要时内镜下止血 □ 仍有活动性出血、无法控制者，须请相关科室（外科、放射科、ICU）会诊，必要时转入其他流程
重点医嘱	**长期医嘱** □ 内科护理常规 □ 一级/特级护理 □ 病重/病危 □ 禁食、禁水，记出入量 □ 静脉输液（方案视患者情况而定） □ 静脉抑酸药 **临时医嘱** □ 生长抑素/垂体后叶素（必要时） □ 抗菌药物（必要时） □ 止血药（必要时） □ 输血医嘱（必要时） □ 心电监护（必要时） □ 吸氧（必要时） □ 监测中心静脉压（必要时） □ 保留胃管记量（必要时） □ 血常规、尿常规、粪便常规+隐血 □ 肝功能、肾功能、电解质、凝血功能、输血前检查（血型、Rh 因子，可经输血传播的常见病相关指标） □ X 线胸片、心电图、腹部超声 □ 胃镜检查前感染筛查项目 □ 建立静脉通路，必要时插中心静脉导管 □ 血气分析 □ 吸氧（必要时）	**长期医嘱** □ 内科护理常规 □ 一级/特级护理 □ 病重 □ 禁食、禁水，记出入量 □ 静脉输液（方案视患者情况而定） □ 静脉抑酸药 **临时医嘱** □ 抗菌药物（必要时） □ 止血药（必要时） □ 吸氧（必要时） □ 血常规、尿常规、粪便常规+隐血、肝功能、肾功能、电解质、凝血功能 □ 输血医嘱（必要时） □ 保留胃管记量（必要时） □ 心电监护（必要时） □ 监测中心静脉（必要时） □ 胃镜检查，必要时内镜下止血

续　表

日期	住院第 1 天	住院第 2 天
病情 变异 记录	□ 无　□ 有，原因： 1. 2.	□ 无　□ 有，原因： 1. 2.
医师 签名		

日期	住院第 3~4 天 （出院日）
主要诊疗工作	□ 已经完成内镜检查，病因已经明确，根据病因进入相关流程 □ 观察有无胃镜检查并发症 □ 上级医师查房，决定将患者转入其他疾病流程，制订后续诊治方案 □ 住院医师完成病程记录 □ 决定能否拔除胃管，允许患者进流质饮食 □ 继续监测重要脏器功能 □ 仍有活动性出血、无法控制者，须请相关科室（外科、放射科、ICU）会诊，必要时转入其他流程
重点医嘱	**长期医嘱** □ 内科护理常规 □ 一级/特级护理 □ 病重 □ 静脉抑酸药 □ 既往用药 □ 开始进流质饮食（出血已止者） □ 静脉输液（出血已止者可适当减少输液量） **临时医嘱** □ 针对上消化道出血的病因治疗（必要时） □ 止血药（必要时） □ 抗菌药物（必要时） □ 心电监护（必要时） □ 血常规、肝功能、肾功能、电解质 □ 记 24 小时出入量 □ 上腹部 CT（必要时） □ 吸氧（必要时）
病情变异记录	□ 无　□ 有，原因： 1. 2.
医师签名	

（二）护士表单

上消化道出血临床路径护士表单

适用对象：第一诊断为上消化道出血的患者（ICD-10：K92.204）

患者姓名：	性别：	年龄：	门诊号：	住院号：
住院日期： 年 月 日	出院日期： 年 月 日			标准住院日：3~4 天

时间	住院第 1 天	住院第 2 天	住院第 3~4 天 （出院日）
健康宣教	□ 入院宣教 　　介绍主管医师、护士 　　介绍环境、设施 　　介绍住院注意事项 　　介绍探视和陪护制度 　　介绍贵重物品保管制度 □ 饮食宣教：禁食、禁水 □ 出入量宣教；留取标本宣教	□ 宣教用药知识 □ 宣教疾病知识 □ 宣教相关检查 □ 饮食宣教：禁食、禁水 □ 胃镜宣教（必要时） □ 主管护士与患者沟通，了解并指导心理应对	□ 出院宣教 　　复查时间 　　服药方法 　　活动休息 　　指导饮食 　　指导办理出院手续
护理处置	□ 核对患者姓名，佩戴腕带 □ 建立入院护理病历 □ 协助患者留取各种标本 □ 吸氧（必要时） □ 负压吸引（必要时） □ 遵医嘱给予抑酸、补液治疗	□ 协助医师完成各种检查前的相关实验室检查 □ 吸氧（必要时） □ 遵医嘱给予静脉抑酸、补液治疗 □ 记录 24 小时出入量	□ 办理出院手续 　　书写出院小结
基础护理	□ 一级/特级护理 □ 晨晚间护理 □ 排泄管理 □ 患者安全管理	□ 一级/特级护理 □ 晨晚间护理 □ 排泄管理 □ 患者安全管理	□ 二级护理 □ 晨晚间护理 □ 协助或指导进食、进水 □ 协助或指导活动；患者安全管理
专科护理	□ 病情观察 　　生命体征及排泄物的观察 　　腹部体征的观察 □ 遵医嘱给予抗菌药物（必要时） □ 遵医嘱给予止血药（必要时） □ 遵医嘱给予输血（必要时） □ 给予心电监护（必要时） □ 监测中心静脉压（必要时） □ 保留胃管记量（必要时） □ 填写跌倒及压疮防范表 □ 需要时，请家属陪护 □ 心理护理	□ 病情观察 　　生命体征及排泄物的观察 　　腹部体征的观察 □ 遵医嘱给予抗菌药物（必要时） □ 遵医嘱给予止血药（必要时） □ 遵医嘱给予输血（必要时） □ 给予心电监护（必要时） □ 监测中心静脉压（必要时） □ 保留胃管记量（必要时） □ 胃镜护理（必要时） □ 遵医嘱完成相关检查 □ 心理护理	□ 病情观察 　　生命体征及排泄物的观察 　　腹部体征的观察 □ 出院指导 □ 心理护理

续　表

时间	住院第 1 天	住院第 2 天	住院第 3~4 天 （出院日）
重点 医嘱	□ 详见医嘱执行单	□ 详见医嘱执行单	□ 详见医嘱执行单
病情 变异 记录	□ 无　□ 有，原因： 1. 2.	□ 无　□ 有，原因： 1. 2.	□ 无　□ 有，原因： 1. 2.
护士 签名			

（三）患者表单

上消化道出血临床路径患者表单

适用对象：第一诊断为上消化道出血的患者（ICD-10：K92.204）

患者姓名：		性别：　年龄：　门诊号：	住院号：
住院日期：　　年　月　日		出院日期：　　年　月　日	标准住院日：3~4 天

时间	入院	住院第 2~3 天	住院第 3~4 天（出院日）
医患配合	□ 配合询问病史、收集资料，请务必详细告知既往史、用药史、过敏史 □ 配合进行体格检查 □ 有任何不适请告知医师	□ 配合完善各种检查及标本 □ 配合胃镜检查（必要时） □ 医师与患者及家属介绍病情及检查谈话、检查前签字 □ 配合医师摆好检查体位	□ 接受出院前指导 □ 知道复查程序 □ 获取出院诊断书
护患配合	□ 配合测量体温、脉搏、呼吸频率 3 次，血压、体重 1 次 □ 配合完成入院护理评估 □ 接受入院宣教（环境介绍、病室规定、订餐制度、贵重物品保管等） □ 配合执行探视和陪护制度 □ 有任何不适请告知护士	□ 配合测量体温、脉搏、呼吸频率 3 次，询问大便情况 1 次。记录 24 小时出入量 □ 接受抗菌药物治疗（必要时） □ 接受止血药治疗（必要时） □ 接受输血治疗（必要时） □ 接受心电监护治疗（必要时） □ 接受监测中心静脉压（必要时） □ 接受胃管记量（必要时） □ 接受生长抑素/垂体后叶素（必要时） □ 胃镜护理（必要时） □ 吸氧（必要时） □ 接受静脉抑酸、补液治疗 □ 有任何不适请告知护士	□ 接受出院宣教 □ 办理出院手续 □ 获取出院带药 □ 知道服药方法、作用、注意事项 □ 知道复印病历程序
饮食	□ 禁食、禁水	□ 禁食、禁水	□ 流质饮食
排泄	□ 正常排尿便	□ 正常排尿便	□ 正常排尿便
活动	□ 正常活动	□ 正常活动	□ 正常活动

附：原表单（2011 年版）

上消化道出血临床路径表单

适用对象：第一诊断为上消化道出血的患者（ICD - 10：K92.201/K92.202/K92.203/K92.207/K92.208）

患者姓名：	性别：	年龄：	门诊号：	住院号：

住院日期： 年 月 日	出院日期： 年 月 日	标准住院日：3~4 日

日期	住院第 1 天	住院第 2 天
主要诊疗工作	□ 询问病史及体格检查 □ 完成病历书写 □ 安排入院常规检查 □ 上级医师查房及病情评估 □ 根据病情决定是否输血 □ 签署输血、内镜和抢救同意书 □ 仍有活动性出血、无法控制者，须请相关科室（外科、放射科、ICU）会诊，必要时转入其他流程 □ 进行营养筛查与评估	□ 上级医师查房 □ 完成入院检查 □ 根据病情决定是否输血 □ 完成上级医师查房记录等病历书写 □ 完成内镜检查，必要时内镜下止血 □ 仍有活动性出血、无法控制者，须请相关科室（外科、放射科、ICU）会诊，必要时转入其他流程
重点医嘱	**长期医嘱** □ 内科护理常规 □ 一级/特级护理 □ 病重/病危 □ 禁食、禁水，记出入量 □ 静脉输液（方案视患者情况而定） □ 静脉抑酸药 □ 营养治疗药物（视评估情况） **临时医嘱** □ 生长抑素/垂体后叶素（必要时） □ 抗菌药物（必要时） □ 止血药（必要时） □ 输血医嘱（必要时） □ 心电监护（必要时） □ 吸氧（必要时） □ 监测中心静脉压（必要时） □ 血常规、尿常规、粪便常规+隐血 □ 肝功能、肾功能、电解质、凝血功能、输血前检查（血型、Rh 因子，可经输血传播的常见病相关指标） □ X 线胸片、心电图、腹部超声 □ 胃镜检查前感染筛查项目 □ 建立静脉通路，必要时插中心静脉导管 □ 血气分析 □ 吸氧（必要时）	**长期医嘱** □ 内科护理常规 □ 一级/特级护理 □ 病重 □ 禁食、禁水，记出入量 □ 静脉输液（方案视患者情况而定） □ 静脉抑酸药 □ 营养治疗药物 **临时医嘱** □ 抗菌药物（必要时） □ 止血药（必要时） □ 吸氧（必要时） □ 血常规、尿常规、粪便常规+隐血、肝功能、肾功能、电解质、凝血功能 □ 输血医嘱（必要时） □ 心电监护（必要时） □ 监测中心静脉（必要时） □ 胃镜检查，必要时内镜下止血

续　表

日期	住院第 1 天	住院第 2 天
主要 护理 工作	□ 介绍病房环境、设施和设备 □ 入院护理评估 □ 填写营养评估表 □ 营养治疗护理（遵医嘱）	□ 宣教（消化道出血和胃镜检查的知识） □ 营养治疗护理
病情 变异 记录	□ 无　□ 有，原因： 1. 2.	□ 无　□ 有，原因： 1. 2.
护士 签名		
医师 签名		

日期	住院第 3~4 天 （出院日）
主要诊疗工作	□ 已经完成内镜检查，病因已经明确，根据病因进入相关流程 □ 观察有无胃镜检查并发症 □ 上级医师查房，决定将患者转入其他疾病流程，制订后续诊治方案 □ 住院医师完成病程记录 □ 评估患者可否进流质饮食 □ 继续监测重要脏器功能 □ 仍有活动性出血、无法控制者，须请相关科室（外科、放射科、ICU）会诊，必要时转入其他流程
重点医嘱	**长期医嘱** □ 内科护理常规 □ 二级/一级护理 □ 病重 □ 静脉抑酸药 □ 既往用药 □ 开始进流质饮食（出血已止者） □ 静脉输液（出血已止者可适当减少输液量） **临时医嘱** □ 针对上消化道出血的病因治疗（必要时） □ 止血药（必要时） □ 抗菌药物（必要时） □ 心电监护（必要时） □ 血常规、肝功能、肾功能、电解质 □ 记 24 小时出入量 □ 上腹部 CT 或 MRI（必要时） □ 吸氧（必要时） □ 营养治疗药物
主要护理工作	□ 观察患者病情变化 □ 心理与生活护理 □ 营养、防护等健康宣教
病情变异记录	□ 无　□ 有，原因： 1. 2.
护士签名	
医师签名	

第三章

胃溃疡合并出血临床路径释义

【医疗质量控制指标】

指标一、对于血流动力学稳定、无胃镜检查禁忌的急性消化道出血的患者，应行胃镜检查，根据 Forrest 分级判断内镜下再出血风险。

指标二、接诊胃溃疡合并出血患者，应评估其出血量、活动性出血情况，并进一步评估预后。

指标三、对血流动力学不稳定的急性胃溃疡合并出血患者，应首先积极液体复苏、静脉滴注或泵入质子泵抑制剂，必要时输血支持。

指标四、出血稳定后，需足量、足疗程质子泵抑制剂治疗胃溃疡。

指标五、评估患者罹患胃溃疡危险因素，积极对因治疗，降低胃溃疡合并出血再发风险。

一、胃溃疡出血编码

1. 原编码：

疾病名称及编码：胃溃疡合并出血（ICD-10：K25.0/K25.4）

2. 修改编码：

疾病名称及编码：急性胃溃疡伴出血（ICD-10：K25.000）

迪厄拉富瓦溃疡（ICD-10：K25.001）

慢性胃溃疡伴有出血（ICD-10：K25.400）

幽门溃疡伴出血（ICD-10：K25.401）

3. 对应或相关中医病种及编码：便血（ICD-10：K92.20001/ICD-11：ME24.A3/A17.41/BNP130）

呕血（ICD-10：K92.000/ICD-11：ME24.A5/A17.29/BNP120）

二、临床路径检索方法

K25.000/K25.001/K25.400/K25.401

三、国家医疗保障疾病诊断相关分组（CHS-DRG）

MDCG 消化系统疾病及功能障碍

GU1 伴出血或穿孔的消化溃疡

四、胃溃疡合并出血临床路径标准住院流程

（一）适用对象

第一诊断为急性胃溃疡伴出血（ICD-10：K25.000），迪厄拉富瓦溃疡（ICD-10：K25.001），慢性胃溃疡伴有出血（ICD-10：K25.400），幽门溃疡伴出血（ICD-10：K25.401）。

> **释义**
>
> ■ 适用对象编码参见第一部分。
> ■ 本路径适用对象为胃溃疡同时合并出血且临床诊断明确的患者，如单纯诊断为胃溃疡，未合并出血；或胃溃疡合并消化道大出血，内科药物治疗无效或再出现风险较高者，需要内镜下治疗、外科、介入等干预；或合并其他并发症如消化道穿孔、梗阻和癌变等，需进入其他相应路径。

（二）诊断依据

根据《亚太地区工作组关于非静脉曲张性上消化道出血的共识意见：2018 年更新》［Gut，2018，67（10）：1757-1768］，《急性非静脉曲张性上消化道出血诊治指南（2015 年，南昌）》［中华消化杂志，2015，35（12）：793-798］，《消化性溃疡循证临床实践指南》（日本胃肠病学会，2015 年）。

1. 慢性、周期性、规律性上腹疼痛。
2. 有呕血和/或黑便。
3. 胃镜检查确诊为胃溃疡合并出血，且仅需药物治疗者。

> **释义**
>
> ■ 病史和临床症状是诊断胃溃疡合并出血的初步依据，多数胃溃疡患者表现为典型的慢性周期性、规律性中上腹疼痛，可伴有胃灼热、上腹部灼热感、反酸、呕吐等症状，如出现呕血和/或黑便，应警惕胃溃疡合并出血，患者还可伴有贫血、失血性周围循环衰竭和低热等表现。如患者出血量较大、肠蠕动过快，也可出现血便。也有少数患者仅有周围循环衰竭征象，而无显性出血。如胃镜检查见明确黏膜溃疡，结合临床消化道出血和/或胃镜下溃疡合并出血征象（Forrest 分级），可以明确胃溃疡合并出血的诊断。根据内镜下消化性溃疡 Forrest 分级，高危溃疡包括活动性喷血（Ⅰa）、活动性渗血（Ⅰb）、裸露血管（Ⅱa）、血痂冲洗不掉时（Ⅱb），一般需要内镜下止血治疗。
>
> ■ 重视出血病情的严重程度分级：一般根据年龄、症状、失血量等指标对急性非静脉曲张性上消化道出血（ANVUGIB）患者进行病情分级。年龄超过 65 岁、合并重要器官疾患、休克、血红蛋白浓度低、需要输血者的再出血危险性增高。国外指南推荐 Blatchford 评分、Rockall 评分，前者用于在内镜检查前预判哪些患者需要接受输血、内镜检查或手术等后续干预措施，其取值范围为 0~23 分；后者用于评估患者的病死率，该系统依据患者年龄、休克状况、伴发病、内镜诊断和内镜下出血征象 5 项指标，将患者分为高危、中危或低危人群，其取值范围为 0~11。但上述计分相对复杂，暂未在临床广泛开展。
>
> ■ 对内镜检查发现的溃疡病灶，凡疑有恶性病变，只要情况许可，应在直视下进行活组织检查以明确病灶性质，除外癌性溃疡。

（三）治疗方案的选择

根据《实用内科学》（王吉耀、葛均波、邹和建主编，人民卫生出版社，2022 年，第 16 版），《消化性溃疡循证临床实践指南》（2015 年），《第五次全国幽门螺杆菌感染处理共识报告》[胃肠病学，2017，22（6）：15]。

1. 内科基本治疗（包括生活方式和饮食调整、避免应用诱发溃疡的药物等）。

2. 药物治疗：

（1）抑酸治疗。

1）质子泵抑制剂（PPI）是最重要的治疗药物，有利于止血和预防出血。

2）对于出血量不大、病情相对平稳者，在无PPI的情况下可使用H_2受体阻断剂。

（2）营养药物治疗：包括肠内营养剂和肠外营养液。首选肠内营养剂。

3. 对症支持治疗：液体补充（晶体、胶体），必要时输血支持，输血指征包括：

（1）收缩压<90mmHg，或较基础收缩压降低≥30mmHg，或心率>120次/分。

（2）血红蛋白<70g/L；高龄、有基础缺血性心脏病、脑血管病等严重疾病者输血指征可适当放宽。

4. 内科保守治疗24~72小时后评估病情，若仍有活动性出血，根据情况必要时复查胃镜，如需内镜下止血、外科手术或介入治疗者，进入其他路径。

5. 出血停止恢复饮食后，合并幽门螺杆菌感染者，应予以根治，参见标准药物治疗。

6. 中医治疗方案。

释义

■ 确诊胃溃疡合并出血后应立即开始综合性治疗，包括内科支持治疗、药物治疗、对症治疗及出血停止后的病因治疗，目的在于消除病因、缓解临床症状、促进溃疡愈合、防止溃疡复发和减少并发症的发生。

■ 内科一般治疗包括在出血期注意休息，少活动，根据出血情况可能需要暂时禁食或少渣半流质饮食；出血停止后胃溃疡的一般治疗包括调整生活方式（避免劳累和精神紧张），注意饮食（戒烟戒酒，少食多餐，规律饮食，避免咖啡、浓茶、辛辣等刺激性食物），避免使用可诱发溃疡病的药物（如非甾体抗炎药、肾上腺糖皮质激素等），慎重使用新型口服抗凝药、抗血小板药物（如达比加群酯、利伐沙班、阿司匹林、氯吡格雷等）。

■ 治疗胃溃疡合并出血最主要的药物是质子泵抑制剂（PPI），能有效降低胃酸，利于有效止血和预防出血，PPI可静脉或口服，具体治疗方案参见"（七）选择用药"。对于病情稳定、出血量不大的患者或在医疗条件有限的单位，也可使用H_2RA来治疗，如法莫替丁、罗沙替丁等。

■ 对于有循环血容量不足表现的患者，需要及时建立通畅的静脉补液通道，予以补充晶体和胶体，保证有效循环血容量和重要脏器灌注。以下患者应考虑输血治疗：①收缩压<90mmHg，或基础收缩压降低≥30mmHg；②血红蛋白<70g/L，高龄、长期居住于高原、有基础心脑血管疾病者输血指征可适当放宽；③心率>120次/分。

■ 密切观察病情，对是否存在活动性出血进行再评估至关重要，在内科保守治疗24~72小时期间，需要观察患者是否有继续呕血、黑便表现，血流动力学是否稳定，血红蛋白、红细胞比容是否进行性下降，血尿素氮是否进行性升高，从临床上评估是否存在活动性出血；如考虑存在活动性出血，需要复查胃镜，进行内镜下止血或介入栓塞、外科手术等干预，这部分患者需退出本路径，进入其他路径。

■ 在出血停止并恢复饮食后，予以针对胃溃疡的病因治疗，合并幽门螺杆菌感染者，予以幽门螺杆菌根除，参见"（七）药物治疗方案"。

■ 中医治疗

1. 辨证治疗：

（1）胃热炽盛证：吐血色红或紫黯或便色暗红或柏油样便，口臭，口干，口苦，伴有脘腹胀闷，甚则作痛，大便秘结，舌质红，苔黄腻，脉滑数。治法：清热泻火，宁络止血。

（2）肝火犯胃证：吐血色红或紫黯或便色暗红或柏油样便，烧心（胃灼热）反酸，胃脘灼热疼痛，心烦易怒，胁痛口苦，舌质红，苔黄，脉弦数。治法：泻肝清胃，凉血止血。

（3）瘀血阻络证：便血紫暗，胃脘疼痛如针刺，固定不移，口干不欲饮，面色暗滞或黧黑，或见赤丝蛛缕，胁下癥块，舌质紫或有瘀斑，苔薄，脉涩。治法：活血通络，化瘀止血。

（4）肝胃阴虚证：大便色黑如柏油状，脘胁隐痛，嘈杂吐酸，烦热颧红，盗汗，咽干口燥，舌红无苔，脉细弦数。治法：养胃柔肝，滋阴凉血。

（5）脾不统血证：便溏色黑，或便血暗红，胃脘隐痛，喜按，食欲不振，神疲乏力，心悸气短，自汗，面色苍白，舌质淡，苔白，脉细弱。治法：益气摄血，健脾和胃。

（6）气随血脱证：呕血或便血不止，呼吸微弱而不规则，或昏仆或昏迷，汗出不止，面色苍白，四肢冰凉，口开目合，手撒身软，二便失禁。舌淡白，苔白润，脉微欲绝。治法：益气止血，固脱复脉。

2. 特色治疗：

（1）体针：主穴：长强、承山、小肠俞、大肠俞、下巨虚、足三里、中脘。配穴：血热配血海、行间；血瘀配血海、太冲；气虚配气海、关元；阳虚配足三里、肾俞、命门；阴虚配肾俞、太溪。操作：毫针刺，实证采用泻法，虚证采用补法：长强紧靠尾骨前面斜刺0.8~1寸，不宜直刺，以免伤及直肠。

（2）耳针：取脾、胃、肝、大肠、小肠、交感，按压10分钟，2次/天，7天为1个疗程。

3. 康复与预防复发：吐血、便血属实证、热证者多见，若迁延不愈，耗血伤气，则可成虚实夹杂之证。脾胃虚弱之便血，可因阴损及阳，而至脾胃虚寒。诸因所致便血，日久不愈均可致瘀血阻络，从而致热、湿、虚、瘀相兼为犯，缠绵难愈。治疗及时，祛除病因，正气恢复，也可恢复正常。随访应关注症状与证候的变化。预防出血复发应注意以下几个方面：①起居有常，避风寒，适寒温；②饮食有节，三餐定时定量，避免暴饮暴食、过饥过饱，避免辛辣、刺激、过热、过寒食物，戒烟、酒，少食咖啡、浓茶、碳酸性饮料；③调畅情志，调摄精神，避免七情过度内伤脏腑；④适当运动，根据个人情况选择合适的运动方式，避免过度劳力、运动耗伤精气。

（四）标准住院日

10~12天。

> 释义
>
> ■ 考虑胃溃疡合并出血的患者进入路径，入院后予以禁食禁水、抑酸、补液、

支持治疗，监测生命体征及是否存在活动性出血的征象，第3~4天进行病情再评估，必要时复查胃镜。第5~7天开始恢复饮食，继续抑酸治疗，并注意是否有出血征象的出现或加重，第8~9天进一步恢复饮食，总住院时间不超过10~12天。

（五）进入路径标准

1. 第一诊断必须符合 ICD-10：K25.000/K25.001/K25.400/K25.401 胃溃疡合并出血疾病编码。

2. 当患者同时具有其他疾病诊断，但在住院期间不需要特殊处理，也不影响第一诊断的临床路径流程实施时，可以进入路径。

> **释义**
>
> ■进入本路径的患者为第一诊断为胃溃疡合并出血，入院评估仅需要药物治疗者。
>
> ■入院后常规检查如发现有基础疾病，如高血压、冠状动脉粥样硬化性心脏病、糖尿病、肝功能、肾功能不全等，经系统评估后对溃疡病诊断治疗无特殊影响者，可继续进入路径。但可能增加医疗费用，延长住院时间。

（六）住院期间检查项目

1. 必需的检查项目：

（1）血常规、血型及 Rh 因子。

（2）尿常规。

（3）粪便常规+隐血。

（4）肝功能、肾功能、电解质、血糖。

（5）感染性疾病筛查（乙型肝炎、丙型肝炎、艾滋病、梅毒等）。

（6）凝血功能。

（7）胃镜检查、黏膜活检病理学检查、幽门螺杆菌检测。

（8）营养筛查与评估：入院后24小时内完成。

2. 根据患者情况可选择的检查项目：

（1）心电图。

（2）X 线胸片及立位腹部 X 线平片。

（3）腹部超声或 CT。

（4）血淀粉酶、脂肪酶。

（5）必要时复查胃镜检查及黏膜活检。

（6）肿瘤标志物筛查 CEA、CA19-9 等。

> **释义**
>
> ■血常规、尿常规、粪便常规+隐血是最基本的三大常规检查，进入路径的患者均需完成。肝功能、肾功能、电解质、血糖、凝血功能、心电图、X 线胸片可评估有无基础疾病，疾病是否造成其他脏器受累，是否影响住院时间、费用及其治疗预后；

动态观察血红蛋白、血细胞比容、血尿素氮及便隐血变化，可以从实验室检查方面协助判断出血是否停止以及是否有活动性出血；血型、Rh因子、感染性疾病筛查用于胃镜检查前和输血前准备；胃溃疡患者行胃镜检查时在条件允许下（评估出血风险）应行黏膜活检，鉴别良恶性溃疡，并行幽门螺杆菌检测，有助于指导后续治疗。

■ 本病需与其他引起上腹痛合并上消化道出血的疾病相鉴别，如怀疑肝硬化食管－胃底静脉曲张破裂出血，除检查血常规、肝功能外，应行腹部超声、CT或MRI辅助诊断有无基础肝病，行胃镜检查时明确出血病因；如怀疑胰腺胆道疾病引起腹痛合并出血，可行血淀粉酶/脂肪酶以及腹部CT、MRI检查；血管性病变致上消化道出血行腹部CTA有助于诊断；难治性、多发性、胃大部切除后迅速复发或伴有腹泻的消化性溃疡，需要考虑胃泌素瘤的可能，血清胃泌素检测有助于定性诊断，腹部影像学有助于定位诊断；血清肿瘤标志物CEA、CA19-9等，可协助良、恶性溃疡的鉴别。

（七）选择用药

1. 抑酸药物：总疗程6~8周。活动性出血期：PPI类药物，静脉滴注bid或静脉泵入。出血停止后：PPI类药物，口服bid。
2. 其他治疗：止血药、生长抑素、肾上腺素等。
3. 合并幽门螺杆菌感染者，根除幽门螺杆菌，推荐铋剂四联方案（PPI+铋剂+2种抗菌药物），疗程10~14天。
4. 黏膜保护剂。
5. 营养治疗药物：有营养风险或营养不良的患者，入院24~48小时内尽早启动肠内营养。肠内营养不能达到目标量60%时，可选全合一的方式实施肠外营养。
6. 中药或中成药。

释义

■ 质子泵抑制剂（PPI）是治疗酸相关疾病的有效药物，其抑酸作用强，特异性高，持续时间长。在胃溃疡合并出血的患者中应用PPI，一方面利用了其抑制胃酸分泌有助于溃疡愈合的机制，另一方面PPI类药物使胃内pH升高，可抑制血小板解聚，促进血液凝固，有助于止血和预防再出血。对于大出血患者，推荐使用大剂量PPI，如艾司奥美拉唑80mg静脉推注后，以8mg/h速度持续输注72小时；常规剂量PPI的治疗，推荐艾司奥美拉唑（或奥美拉唑）40mg静脉输注，每12小时1次。患者病情稳定，无活动性出血，恢复进食水后可逐渐过渡为口服PPI 20~40mg，每日2次，使用PPI治疗胃溃疡的总疗程为6~8周。

■ PPI药物的抑酸止血效果明显强于H_2RA，对于出血量小、医疗条件受限的单位，可考虑使用H_2RA，否则仍推荐首选PPI药物。H_2RA药物如雷尼替丁、法莫替丁、罗沙替丁等，可以有效地抑制夜间基础胃酸分泌，对促进溃疡愈合有一定意义。

■ 止血药物对于胃溃疡合并出血的疗效尚未证实，不推荐作为一线药物使用；如合并消化道大出血，单纯使用PPI类药物效果不佳者，或合并有凝血功能障碍者，可考虑合并应用止血药物，如注射用尖吻蝮蛇血凝酶。生长抑素在胃溃疡合并出血中的临床价值尚不明确，有待进一步研究证实。

■胃溃疡出血停止后针对病因的治疗至关重要，幽门螺杆菌（Hp）感染是消化性溃疡的主要病因之一，胃溃疡患者 Hp 感染率为 80%～90%，胃溃疡合并 Hp 感染者应予以根除 Hp 治疗。

■目前推荐四联铋剂四联（PPI+铋剂+2 种抗生素），疗程 14 天。在停用抗 Hp 治疗 4 周后，应行^{13}C 或^{14}C 尿素呼气试验以明确是否达到 Hp 根除，需注意一点，因为胃溃疡口服 PPI 疗程为 6~8 周，在进行上述检查时应在停用 PPI 治疗 2 周后进行。

■胃黏膜保护剂可以附着于溃疡表面，阻止胃酸、胃蛋白酶等对溃疡的进一步刺激，利于黏膜上皮的再生；内源性黏膜保护剂通过促进黏膜下保护因子、增加黏膜血流促进溃疡的愈合。

■早期的营养评估及干预有助于改善患者营养状态，缩短住院时间，进而改善患者预后。

■中药或者中成药应根据相应证型进行选择。

1. 胃热炽盛证，推荐方药：三黄泻心汤；中成药：紫地宁血散。

2. 肝火犯胃证，推荐方药：龙胆泻肝汤；中成药：龙胆泻肝丸。

3. 瘀血阻络证，推荐方药：化血丹；中成药：云南白药。

4. 肝胃阴虚证，推荐方药：茜根散。

5. 脾不统血证，推荐方药：归脾汤；中成药：归脾丸。

6. 气随血脱证，推荐方药：独参汤或参附汤；中成药：参附针静脉推注。

（八）出院标准

1. 腹痛减轻或消失。

2. 血红蛋白浓度稳定，大便隐血阴性。

3. 营养摄入状况改善或营养状态稳定，基本恢复正常饮食。

> 释义
>
> ■患者出院前临床症状应缓解或消失，无明显腹痛，呕血和/或黑便停止，复查血红蛋白稳定，粪便隐血转阴，在院恢复饮食后无病情反复、营养状态稳定，出院时能基本恢复饮食，药物治疗过渡为口服药物，且无明显药物不良反应。

（九）变异及原因分析

1. 消化道出血内科保守治疗无效，需内镜、介入或外科治疗。

2. 活检病理证实恶变，转外科手术。

3. 患者拒绝出院。

4. 根据年龄、基础疾病、出血量、生命体征和血红蛋白变化情况估计病情严重程度。对于生命体征不稳定、休克、意识障碍、血红蛋白降至 80g/L 以下的高危患者，转入其他路径。

5. 因消化道出血而诱发其他系统病变，例如吸入性肺炎、肾衰竭、缺血性心脏病等，建议进入相关疾病的临床路径。

6. 收治胃溃疡出血的医院应具备：设施完备的内镜室和有经验的内镜医师；可提供 24 小时服务的血库；掌握中心静脉插管和气管插管技术的急救人员。

> **释义**
>
> ■ 胃溃疡合并出血患者经药物治疗无效，仍有活动性出血，需要进一步止血治疗（包括内镜下止血、介入栓塞或手术治疗），需要转入其他相应路径继续治疗。
>
> ■ 胃溃疡患者内镜检查时如条件允许均应行黏膜组织活检，如病理提示恶性溃疡，需要转入其他路径。
>
> ■ 符合以下任何一条情况者，建议收入 ICU 或抢救室进行治疗：意识障碍；脉搏增快，> 100 次/分，脉搏细弱或不能触及；收缩压< 90 mm Hg（或在未使用药物降压的情况下收缩压较平时水平下降> 30mmHg）；四肢湿冷、皮肤花纹、黏膜苍白或发绀；尿量< 30ml/h 或无尿，以及持续的呕血或便血。这类患者应转入其他路径继续治疗。
>
> ■ 消化道出血可引起其他系统改变，尤其是年老体弱、合并基础疾病者，这类患者往往是高危患者，需要密切监护，当合并有缺血性心脏病、肝肾衰竭、吸入性肺炎等，需要转入相应路径。另外这类患者住院时间长、住院费用高，预后亦不佳。
>
> ■ 患者诊治过程中依从性差，不配合治疗者退出路径。因患者方面的主观原因导致执行路径出现变异，需医师在表单中予以说明。
>
> ■ 接诊胃溃疡出血的医疗机构，应当具备相应的条件（如设施完备的消化内镜中心，有经验的内镜医师；抑酸止血药物；抢救设施；血库），如接诊单位无条件处理这类患者，应及时转诊至上级医院。

五、胃溃疡合并出血（内科治疗）临床路径给药方案

1. 用药选择：

（1）在保证有效循环血容量的前提下，即充分补液输血等支持治疗，抑酸是胃溃疡合并出血的最基本最重要的治疗。抑制胃酸有利于溃疡愈合，提高胃内 pH，抑制血小板解聚，促进血液凝固，有利于止血和预防再出血。抑制胃酸的药物包括：

1）质子泵抑制剂（PPI）：PPI 是公认有效的抑制胃酸分泌，提高胃内 pH 的药物，是治疗胃溃疡合并出血的首选药物。常用的 PPI 药物包括奥美拉唑、艾司奥美拉唑、泮托拉唑、雷贝拉唑、兰索拉唑等，胃溃疡合并大出血急性期，推荐大剂量使用 PPI，如奥美拉唑或艾司奥美拉唑 80mg 静脉推注后，以 8mg/h 速度持续输注 48~72 小时，至出血稳定，继续予常规剂量 PPI 治疗，即奥美拉唑或艾司奥美拉唑 40mg 静脉输注，每日 2 次，病情平稳后改为口服 PPI 20~40mg，每日 2 次，总疗程 6~8 周。

2）H_2 受体阻断剂（H_2RA）：H_2RA，如法莫替丁、罗沙替丁等，抑酸效果较 PPI 弱，对于病情相对平稳或维持治疗时可考虑使用。如法莫替丁 20mg 静脉滴注，每日 1 次或罗沙替丁 75mg 静脉滴注，每日 2 次。

（2）在出现消化道大出血，单纯应用 PPI 效果欠佳时，可考虑合用其他止血药物，但疗效未证实，不作为首选一线治疗。可予去甲肾上腺素 8mg 加冰盐水 100ml 或凝血酶，分次口服或胃管入，直接作用于出血部位，有利于止血。

（3）病因治疗中幽门螺杆菌的根除至关重要，有利于溃疡愈合并防止复发。根据 2016 年 12 月我国浙江杭州《第五次全国幽门螺杆菌感染处理共识报告》，根除幽门螺杆菌方案推荐铋剂+PPI+两种抗菌药物组成的四联疗法，疗程推荐 14 天，抗菌药物的组合方案为：①阿莫西林+克拉霉素；②阿莫西林+左氧氟沙星；③阿莫西林+呋喃唑酮；④四环素+甲硝唑；⑤四环素+呋喃唑酮；⑥阿莫西林+甲硝唑；⑦阿莫西林+四环素。青霉素过敏者推荐的抗菌药物组成

方案为：①克拉霉素+左氧氟沙星；②克拉霉素+呋喃唑酮；③四环素+甲硝唑或呋喃唑酮；④克拉霉素+甲硝唑；⑤四环素+甲硝唑；⑥四环素+呋喃唑酮。

（4）中药和中成药：中药和中成药可以与抑酸药、止血药、黏膜保护剂等基础用药构成中西医结合治疗方案。在国内推荐的急性非静脉曲张性上消化道出血治疗中，根据患者实际情况选择合适的中药或中成药进行治疗。在出血的静止期（未见明显活动性出血期）及恢复期（出血完全停止期），中医辨证的优势明显，可辨证给予中药汤剂口服，能够改善患者症状，提高临床疗效，缩短住院天数。

1）三黄泻心汤，大黄 6g、黄连 3g、黄芩 9g。

2）龙胆泻肝汤，龙胆草 6g、黄芩 9g、栀子 9g、泽泻 12g、木通 9g、车前子 9g、当归 3g、生地黄 9g、柴胡 6g、生甘草 6g。

3）化血丹，三七 6g、花蕊石 9g、血余炭 3g。

4）茜根散，茜草根 10g、黄芩 10g、阿胶 9g、侧柏叶 12g、生地 30g、甘草 10g。

5）归脾汤，白术 12g、茯神 15g、黄芪 30g、龙眼肉 15g、酸枣仁 15g、人参 9g、木香 6g、当归 12g、远志 10g、生姜 10g、大枣 15g。

6）独参汤，人参 15g。

7）参附汤，人参 9g、附子 6g。

口服方药，一日 2 次，早晚餐后 30 分钟服用，每次约 200ml，中成药按药物说明书进行服用，特殊情况遵医嘱。

2. 药学提示：

（1）近年来质子泵抑制剂的应用越来越广泛，使用时需要注意药物不良反应，包括胃肠道症状（腹痛、腹胀、腹泻、恶心等），皮疹，皮肤瘙痒，一过性肝酶升高等；长期应用需要警惕骨折和低镁血症风险。

（2）对于因冠状动脉粥样硬化性心脏病或缺血性脑卒中等疾病需要服用抗血小板药物的患者，既往如有胃溃疡史，则建议联合 PPI 治疗。其中氯吡格雷联合部分 PPI 治疗时会降低氯吡格雷的疗效，但联合治疗对患者死亡率、心脑血管事件发生的影响，仍有待进一步的研究。

（3）胃溃疡和幽门螺杆菌根除的治疗强调患者用药要足量、足疗程，以免出现病情复发。

（4）龙胆泻肝汤中的木通，具有利尿通淋，清心除烦，通经下乳的功效，其药材品种很多，有木通、关木通和川木通等，其中关木通有毒成分为马兜铃酸和木通苷，主要为肾脏、消化及神经系统的中毒表现，临床运用时尽量避免使用关木通。

（5）附子具有回阳救逆，补火助阳，散寒止痛的功效，被称为"回阳救逆第一品"，其毒性成分为乌头碱、新乌头碱和次乌头碱，生附子具有心脏、神经等毒性，控制附子的毒性应从控制煎煮的时间、把握给药的剂量、规范的炮制方法、掌握适应病证和合理配伍应用等多途径入手。

3. 注意事项：

（1）PPI 对胃恶性病变引起的症状同样有较好的疗效，因此需要除外恶性病变的可能性。

（2）奥美拉唑在 0.9%氯化钠溶液中比 5%葡萄糖溶液更稳定，最好选用 0.9%氯化钠来配制静脉输注的奥美拉唑溶液，且 0.9%氯化钠输液体积以 100ml 为宜；奥美拉唑溶液应单独使用，不应添加其他药物。

（3）奥美拉唑经由肝药酶 P450 2C19 代谢，中药成分黄芩苷、甘草酸等具有对肝药酶具有诱导作用，人参皂苷和吴茱萸次碱等对肝药酶具有抑制作用。在中医药或中成药联合西药使用时应注意药物之间的相互作用。

六、胃溃疡合并出血护理规范

1. 密切关注患者的生命体征、精神状态、尿量及出血情况。

2. 对于急性活动性出血患者，嘱患者多卧床休息，并遵医嘱予禁食、静脉输液支持。

3. 患者取舒适卧位，平卧或半卧头偏向一侧，防止呕吐引起误吸。呕吐后及时协助患者漱口，倾倒呕吐物，更换污染的床单位，避免恶性刺激。

4. 出血活动期患者禁食。出血停止后指导患者进食易消化半流质饮食，逐步过渡至易消化普通饮食，少量多餐，不食生冷、粗纤维多的食物，刺激性食物和饮料或硬食、浓茶、咖啡、辛辣食物，少量便血患者可予冷牛奶、冷豆浆等碱性流质食物。

5. 根据患者病情，协助做好饮食宣教、健康生活方式宣教。

6. 协助患者做好各项检查工作，譬如再次胃镜检查、腹部影像学检查等。

7. 做好静脉用药的输注，譬如静脉泵入药物、肠外营养支持、液体复苏及输血等。

8. 做好护患沟通，建立良好护患关系，帮助患者树立良好的疾病应对心态。

9. 加强患者的出院前宣教，特别是嘱托出院后坚持足疗程服用 PPI。

七、胃溃疡合并出血营养治疗规范

1. 入院 24 小时内完成患者营养状态评估。

2. 根据出血情况，评估患者肠内营养时机及剂量，尽早恢复肠内营养支持。

3. 胃溃疡合并急性活动性出血时，积极肠外营养支持，譬如全合一的方式实施肠外营养。

4. 注意患者总能量摄入的同时，注意避免或纠正患者的水、电解质紊乱。

5. 对将要长期服用 PPI 的患者，需提醒患者定期检查骨代谢指标及血镁。

八、胃溃疡合并出血患者健康宣教

1. 建立良好医患、护患关系，帮助患者正确认识疾病。

2. 做好饮食宣教，逐渐饮食过渡。

3. 健康生活方式，不吸烟、不酗酒，避免进食刺激性食物。

4. 积极配合检查，做好病情反馈。

5. 严格遵医嘱服药，保证足量、足疗程用药。

6. 对于合并 Hp 感染者，告知根除 Hp 治疗后需在相应时间内完善 Hp 感染检查，以明确根除是否成功。

九、推荐表单

（一）医师表单

胃溃疡合并出血临床路径医师表单

适用对象：第一诊断为胃溃疡合并出血（ICD-10：K25.0/K25.4）

患者姓名：	性别：	年龄：	门诊号：	住院号：
住院日期：　年　月　日	出院日期：　年　月　日			标准住院日：10~12 天

时间	住院第 1 天	住院第 2 天	住院第 3~4 天
主要诊疗工作	□ 完成询问病史及系统体格检查；完成住院病历和首次病程记录 □ 完成入院检查 □ 评估病情轻重，注意消化道出血量及速度 □ 禁食、抑酸、补液治疗，必要时可使用生长抑素，出血量大时可输血支持	□ 上级医师查房 □ 明确下一步诊疗计划 □ 完成上级医师查房记录 □ 监测粪便颜色及便隐血、血红蛋白、血清尿素氮，注意生命体征及腹部体征，警惕活动性出血 □ 如有活动性大出血，考虑请相应科室会诊，或转出路径	□ 观察腹部症状及体征，血红蛋白及粪便隐血变化 □ 上级医师查房，完成查房记录 □ 进行治疗评估，仍有活动性出血，保守治疗无法控制，可考虑复查胃镜，请相关科室（外科、介入科、ICU）会诊，必要时转入其他路径 □ 若出血停止，可逐步恢复饮食，若合并幽门螺杆菌感染可予以根治
重点医嘱	**长期医嘱** □ 内科护理常规 □ 一级/特级护理 □ 禁食，病重/病危 □ 记 24 小时出入量 □ 保留胃管记量（必要时） □ PPI 类药物（静脉） □ 静脉补液及对症治疗 □ 中药/中成药 **临时医嘱** □ 心电、血氧、血压监护 □ 监测中心静脉压（必要时） □ 冰盐水＋去甲肾上腺素或凝血酶灌胃（必要时） □ 生长抑素泵入（必要时） □ 血常规、血型、Rh 因子 □ 尿常规，粪便常规+隐血 □ 肝功能、肾功能、电解质、血糖 □ 感染指标、肿瘤标志物筛查 □ 凝血功能；心电图、X 线胸片及立位腹平片、腹部超声	**长期医嘱** □ 内科护理常规 □ 一级/特级护理 □ 禁食，病重/病危 □ 记 24 小时出入量 □ 保留胃管记量（必要时） □ PPI 类药物（静脉） □ 静脉补液及对症治疗 □ 中药/中成药 **临时医嘱** □ 心电、血氧、血压监护（必要时） □ 监测中心静脉压（必要时） □ 生长抑素静脉泵入（必要时） □ 血常规 □ 粪便常规+隐血 □ 肝功能、肾功能、电解质	**长期医嘱** □ 内科护理常规 □ 二级护理 □ 流质饮食 □ 伴幽门螺杆菌感染者口服药物根治幽门螺杆菌 □ 不伴幽门螺杆菌感染者应用 PPI 类药物（静脉或口服） □ 胃黏膜保护剂 □ 中药/中成药 **临时医嘱** □ 血常规 □ 粪便常规+隐血 □ 肝功能、肾功能、电解质 □ 复查胃镜（必要时）

续　表

时间	住院第 1 天	住院第 2 天	住院第 3~4 天
病情 变异 记录	□无　□有，原因： 1. 2.	□无　□有，原因： 1. 2.	□无　□有，原因： 1. 2.
医师 签名			

时间	住院第 5~7 天	住院第 8~9 天	住院第 10~12 天 （出院日）
主要诊疗工作	□ 观察腹部体征、监测血红蛋白和便隐血 □ 观察药物疗效和不良反应 □ 上级医师查房及诊疗评估 □ 完成查房记录 □ 对患者饮食、坚持治疗和预防复发等方面进行宣教	□ 逐步恢复饮食，继续用药，观察腹部症状体征及粪便情况 □ 等待胃镜黏膜活检结果 □ 上级医师查房及诊疗评估 □ 完成查房记录	**如果患者可以出院** □ 通知出院处 □ 通知患者及家属明日出院 □ 向患者及家属交代出院后注意事项，如坚持服药、复诊时间、发生紧急情况处理等 □ 交代药物治疗疗程及观察事宜 □ 合并幽门螺杆菌感染者停用PPI 及抗菌药物 1 个月复查 ^{14}C 呼气试验，明确幽门螺杆菌是否已根除，必要时复查胃镜 □ 完成出院记录、出院证明书、病案首页等，并将出院记录的副本交给患者 □ 准备出院带药 **如果患者不能出院** □ 在病程记录中说明原因和继续治疗的方案，必要时转入其他路径
重点医嘱	**长期医嘱** □ 内科护理常规 □ 二级护理 □ 半流质饮食 □ 药物治疗同前（PPI 口服） □ 中药/中成药 **临时医嘱** □ 血常规 □ 粪便常规+隐血	**长期医嘱** □ 内科护理常规 □ 二级护理 □ 软质饮食 □ 药物治疗同前 □ 中药/中成药	**出院医嘱** □ 今日出院 □ 出院带药：参见"（七）选择用药" □ 抑酸治疗6~8 周，合并幽门螺杆菌感染者抗幽门螺杆菌治疗10~14 天 □ 门诊随诊 □ 中药/中成药
病情变异记录	□ 无　□ 有，原因： 1. 2.	□ 无　□ 有，原因： 1. 2.	□ 无　□ 有，原因： 1. 2.
医师签名			

（二）护士表单

胃溃疡合并出血临床路径护士表单

适用对象：第一诊断为胃溃疡合并出血（ICD-10：K25.0/K25.4）

患者姓名：	性别： 年龄： 门诊号：	住院号：
住院日期： 年 月 日	出院日期： 年 月 日	标准住院日：10~12 天

时间	住院第 1 天	住院第 2 天	住院第 3~4 天
健康宣教	□ 入院宣教 　介绍主管医师、护士 　介绍环境、设施 　介绍住院注意事项 　介绍探视和陪护制度 　介绍贵重物品保管制度 □ 饮食宣教：禁食 □ 出入量宣教 □ 留取标本的宣教	□ 宣教用药知识 □ 宣教疾病知识 □ 宣教相关检查 □ 饮食宣教：禁食 □ 主管护士与患者沟通，了解并指导心理应对	□ 宣教用药知识 □ 宣教疾病知识 □ 宣教相关检查 □ 饮食宣教：禁食 □ 主管护士与患者沟通，了解并指导心理应对 □ 胃镜检查相关宣教（必要时） 　告知饮食、体位要求 　告知胃镜检查后需禁食 2~4 小时
护理处置	□ 核对患者姓名，佩戴腕带 □ 建立入院护理病历 □ 协助患者留取各种标本 □ 记录 24 小时出入量，测量体重 □ 遵医嘱给予静脉抑酸、止血、补液治疗 □ 遵医嘱给予中药/中成药	□ 协助患者留取各种标本 □ 记录 24 小时出入量 □ 遵医嘱给予静脉抑酸、止血、补液治疗 □ 遵医嘱给予中药/中成药	□ 协助患者留取各种标本 □ 记录 24 小时出入量 □ 遵医嘱给予静脉抑酸、止血、补液治疗和/或口服根治 Hp □ 送患者至内镜中心（必要时） 　核对患者资料及带药 　接患者；核对患者及资料 □ 遵医嘱给予中药/中成药
基础护理	□ 一级/特级护理 □ 晨晚间护理 □ 排泄管理 □ 患者安全管理	□ 一级/特级护理 □ 晨晚间护理 □ 排泄管理 □ 患者安全管理	□ 二级/一级护理 □ 晨晚间护理 □ 患者安全管理
专科护理	□ 病情观察 　生命体征、排泄物、腹部体征的观察 □ 保留胃管记录（必要时） □ 心电、血氧、血压监护 □ 监测中心静脉压（必要时） □ 冰盐水+去甲肾上腺素或凝血酶灌胃（必要时） □ 生长抑素静脉泵入（必要时） □ 需要时填写跌倒及压疮防范表 □ 心理护理	□ 病情观察 　生命体征、排泄物、腹部体征的观察 □ 保留胃管记录（必要时） □ 心电、血氧、血压监护（必要时） □ 监测中心静脉压（必要时） □ 冰盐水+去甲肾上腺素或凝血酶灌胃（必要时） □ 生长抑素静脉泵入（必要时） □ 心理护理	□ 病情观察 　生命体征、排泄物、腹部体征的观察 □ 胃镜的相关护理（必要时） □ 心理护理

续　表

时间	住院第 1 天	住院第 2 天	住院第 3~4 天
重点 医嘱	□ 详见医嘱执行单	□ 详见医嘱执行单	□ 详见医嘱执行单
病情 变异 记录	□ 无　□ 有，原因： 1. 2.	□ 无　□ 有，原因： 1. 2.	□ 无　□ 有，原因： 1. 2.
护士 签名			

时间	住院第 5~7 天	住院第 8~9 天	住院第 10~12 天 （出院日）
健康宣教	□ 宣教用药知识 □ 宣教疾病知识 □ 宣教相关检查 □ 饮食宣教：半流质饮食 □ 主管护士与患者沟通，了解并指导心理应对	□ 宣教用药知识 □ 宣教疾病知识 □ 宣教相关检查 □ 饮食宣教：软质饮食 □ 主管护士与患者沟通，了解并指导心理应对	□ 出院宣教 　复查时间 　服药方法 　活动休息 　指导饮食 　指导办理出院手续
护理处置	□ 协助患者留取各种标本 □ 记录 24 小时出入量 □ 遵医嘱给予口服抑酸药（PPI） □ 遵医嘱给予中药/中成药	□ 协助患者留取各种标本 □ 记录 24 小时出入量 □ 遵医嘱给予口服抑酸药（PPI） □ 遵医嘱给予中药/中成药	□ 办理出院手续 　书写出院小结
基础护理	□ 二级护理 □ 晨晚间护理 □ 排泄管理 □ 患者安全管理	□ 二级护理 □ 晨晚间护理 □ 排泄管理 □ 患者安全管理	□ 二级护理 □ 晨晚间护理 □ 排泄管理 □ 患者安全管理
专科护理	□ 病情观察 　生命体征、排泄物、腹部体征的观察 □ 心理护理	□ 病情观察 　生命体征、排泄物、腹部体征的观察 □ 心理护理	□ 病情观察 　生命体征、排泄物、腹部体征的观察 □ 心理护理 □ 专科出院指导
重点医嘱	□ 详见医嘱执行单	□ 详见医嘱执行单	□ 详见医嘱执行单
病情变异记录	□ 无　□ 有，原因： 1. 2.	□ 无　□ 有，原因： 1. 2.	□ 无　□ 有，原因： 1. 2.
护士签名			

（三）患者表单

胃溃疡合并出血临床路径患者表单

适用对象：第一诊断为胃溃疡合并出血（ICD-10：K25.0/K25.4）

患者姓名：	性别： 年龄： 门诊号：	住院号：
住院日期： 年 月 日	出院日期： 年 月 日	标准住院日：10~12 天

时间	住院第 1 天	住院第 2 天	住院第 3~4 天
医患配合	□ 配合询问病史、收集资料，请务必详细告知既往史、用药史、过敏史 □ 配合进行体格检查 □ 有任何不适请告知医师	□ 配合完成医师查房 □ 配合完善相关检查、实验室检查 □ 有任何不适请告知医师	□ 配合完成医师查房 □ 配合完善相关检查、实验室检查 □ 配合胃镜检查（必要时） □ 有任何不适请告知医师
护患配合	□ 配合测量体温、脉搏、呼吸频率 3 次，血压、体重 1 次 □ 配合完成入院护理评估（简单询问病史、过敏史、用药史） □ 接受入院宣教（环境介绍、病室规定、订餐制度、贵重物品保管等） □ 配合执行探视和陪护制度 □ 有任何不适请告知护士	□ 配合测量体温、脉搏、呼吸频率 3 次，询问大便情况 1 次，记录 24 小时出入量 □ 接受相关检查、实验室检查宣教 □ 接受饮食宣教 □ 接受药物宣教 □ 接受静脉输液等治疗 □ 接受保留胃管记录（必要时） □ 接受心电、血氧、血压监护（必要时） □ 接受监测中心静脉压（必要时） □ 接受冰盐水+去甲肾上腺素或凝血酶灌胃（必要时） □ 接受生长抑素静脉泵入（必要时） □ 接受中药/中成药 □ 配合执行探视和陪护制度 □ 有任何不适请告知护士	□ 配合测量体温、脉搏、呼吸频率 1 次，询问大便情况 1 次，记录 24 小时出入量 □ 接受相关检查、实验室检查宣教 □ 接受饮食宣教 □ 接受药物宣教 □ 接受静脉输液、口服药物等治疗 □ 接受胃镜相关护理（必要时） □ 接受中药/中成药 □ 配合执行探视和陪护制度 □ 有任何不适请告知护士
饮食	□ 禁食	□ 禁食	□ 流质饮食 □ 胃镜检查前禁食、禁水（必要时） □ 胃镜检查后，根据医嘱 2 小时后试饮水，无恶心呕吐进少量流质饮食或者半流质饮食（必要时）
排泄	□ 正常排尿便	□ 正常排尿便	□ 正常排尿便
活动	□ 适度活动，避免疲劳	□ 适度活动，避免疲劳	□ 适度活动，避免疲劳

时间	住院第 5~7 天	住院第 8~9 天	住院第 10~12 天（出院日）
医患配合	□ 配合完成医师查房 □ 配合完善相关检查、实验室检查 □ 有任何不适请告知医师	□ 配合完成医师查房 □ 配合完善相关检查、实验室检查 □ 等待胃镜黏膜活检结果 □ 有任何不适请告知医师	□ 接受出院前指导 □ 知道复查程序 □ 获取出院诊断书
护患配合	□ 配合测量体温、脉搏、呼吸频率 1 次，询问大便情况 1 次，记录 24 小时出入量 □ 接受相关检查、实验室检查宣教 □ 接受饮食宣教 □ 接受药物宣教 □ 接受口服药物等治疗 □ 接受中药/中成药 □ 配合执行陪护和探视制度 □ 有任何不适请告知护士	□ 配合测量体温、脉搏、呼吸频率 1 次，询问大便情况 1 次，记录 24 小时出入量 □ 接受相关检查、实验室检查宣教 □ 接受饮食宣教 □ 接受药物宣教 □ 接受口服药物等治疗 □ 接受中药/中成药 □ 配合执行陪护和探视制度 □ 有任何不适请告知护士	□ 接受出院宣教 □ 办理出院手续 □ 获取出院带药 □ 知道服药方法、作用、注意事项 □ 知道复印病历程序
饮食	□ 半流质饮食	□ 软质饮食	□ 遵医嘱
排泄	□ 正常排尿便	□ 正常排尿便	□ 正常排尿便
活动	□ 适度活动，避免疲劳	□ 适度活动，避免疲劳	□ 适度活动，避免疲劳

附：原表单（2011 年版）

胃溃疡合并出血临床路径表单

适用对象：第一诊断为胃溃疡合并出血（ICD-10：K25.000/K25.001/K25.400/K25.401）

患者姓名：	性别：　　年龄：　　门诊号：	住院号：
住院日期：　　年　月　日	出院日期：　　年　月　日	标准住院日：10~12 天

日期	住院第 1 天
主要诊疗工作	□ 完成询问病史及系统体格检查 □ 完成住院病历和首次病程记录 □ 完善入院检查 □ 评估病情轻重，注意消化道出血量及速度，有休克者监测生命体征 □ 禁食、抑酸、补液治疗，必要时可使用生长抑素，出血量大时可输血支持 □ 进行营养筛查与评估
重点医嘱	**长期医嘱** □ 内科护理常规 □ 一级/特级护理 □ 病重/病危 □ 禁食 □ 记 24 小时出入量 □ 保留胃管记量（必要时） □ PPI 类药物（静脉） □ 中药/中成药 □ 静脉补液（视患者情况定） □ 对症治疗 □ 营养治疗药物（视评估情况） **临时医嘱** □ 心电、血氧、血压监护（必要时） □ 监测中心静脉压（必要时） □ 输血医嘱（必要时） □ 生长抑素静脉泵入（必要时） □ 止血药（必要时） □ 冰盐水+去甲肾上腺素或凝血酶灌胃（必要时） □ 血常规、血型、Rh 因子 □ 尿常规 □ 粪便常规+隐血 □ 肝功能、肾功能、电解质、血糖 □ 肿瘤标志物筛查 □ 感染指标筛查 □ 凝血功能 □ 心电图、X 线胸片及立位腹平片、腹部超声

续　表

日期	住院第 1 天
主要 护理 工作	□ 协助患者及家属办理入院手续，进行入院宣教（环境、设施、人员等） □ 入院护理评估：一级护理 □ 静脉抽血 □ 填写营养评估表 □ 营养治疗护理（遵医嘱）
病情 变异 记录	□ 无　□ 有，原因： 1. 2.
护士 签名	
医师 签名	

日期	住院第 2 天	住院第 3~4 天	住院第 5~7 天
主要诊疗工作	□ 上级医师查房 □ 明确下一步诊疗计划 □ 完成上级医师查房记录 □ 监测粪便颜色及隐血、血红蛋白、血清尿素氮，注意生命体征及腹部体征，警惕活动性出血 □ 如有活动性大出血，考虑请相应科室会诊，或转出路径	□ 观察腹部症状及体征，监测血红蛋白及粪便隐血变化 □ 上级医师查房 □ 完成上级医师查房记录 □ 进行治疗评估，仍有活动性出血，保守治疗无法控制，可考虑复查胃镜，请相关科室（外科、介入科、ICU）会诊，必要时转入其他路径 □ 若出血停止，可逐步恢复饮食，了解幽门螺杆菌检测情况，若合并幽门螺杆菌感染可予以根治	□ 观察腹部体征、监测血红蛋白和粪便隐血 □ 观察药物疗效和不良反应 □ 上级医师查房及诊疗评估 □ 完成查房记录 □ 再次进行营养筛查与评估 □ 对患者饮食、坚持治疗和预防复发等方面进行宣教
重点医嘱	**长期医嘱** □ 内科护理常规 □ 一级/特级护理 □ 病重/病危 □ 禁食 □ 记 24 小时出入量 □ 保留胃管记量（必要时） □ PPI 类药物（静脉） □ 中药/中成药 □ 静脉补液（视患者情况定） □ 对症治疗 □ 营养治疗药物 **临时医嘱** □ 心电、血氧、血压（必要时） □ 监测中心静脉压（必要时） □ 生长抑素静脉泵入（必要时） □ 血常规 □ 肝功能、肾功能、电解质	**长期医嘱** □ 内科护理常规 □ 二级护理 □ 流质饮食 □ 伴幽门螺杆菌感染者口服药物根治幽门螺杆菌 □ 不伴幽门螺杆菌感染者应用 PPI 类药物（静脉或口服） □ 胃黏膜保护剂 □ 中药/中成药 **临时医嘱** □ 血常规 □ 粪便常规+隐血 □ 肝功能、肾功能、电解质 □ 复查胃镜（必要时） □ 营养治疗药物	**长期医嘱** □ 内科护理常规 □ 二级护理 □ 半流质饮食 □ 药物治疗同前（PPI 口服） □ 营养治疗药物（视评估情况） **临时医嘱** □ 血常规 □ 粪便常规+隐血
主要护理工作	□ 基本生活和心理护理 □ 观察生命体征和临床症状 □ 营养治疗护理	□ 基本生活和心理护理 □ 监督患者用药 □ 对患者进行疾病宣教、饮食指导	□ 基本生活和心理护理 □ 监督患者用药 □ 对患者进行营养宣教 □ 填写营养评估表 □ 营养治疗护理（遵医嘱）
病情变异记录	□ 无 □ 有，原因： 1. 2.	□ 无 □ 有，原因： 1. 2.	□ 无 □ 有，原因： 1. 2.
护士签名			
医师签名			

日期	住院第 8~9 天	住院第 10~12 天 （出院日）
主要诊疗工作	□ 逐步恢复饮食，继续用药，观察腹部症状体征及粪便情况 □ 等待胃镜黏膜活检结果 □ 上级医师查房及诊疗评估 □ 营养治疗药物 □ 完成查房记录	如果患者可以出院 □ 通知出院处 □ 通知患者及家属明日出院 □ 向患者及家属交代出院后注意事项，如坚持服药、复诊时间、发生紧急情况处理等 □ 交待药物治疗疗程及观察事宜 □ 合并幽门螺杆菌感染者停药 1 个月复查 ^{14}C 呼气试验，明确是否幽门螺杆菌是否已根除，必要时复查胃镜 □ 营养治疗药物 □ 完成出院记录、出院证明书、病案首页等，并将出院记录的副本交给患者 □ 准备出院带药 □ 如果患者不能出院，请在病程记录中说明原因和继续治疗的方案，必要时转入其他路径
重点医嘱	长期医嘱 □ 内科护理常规 □ 二级护理 □ 软质饮食 □ 药物治疗同前	出院医嘱 □ 今日出院 □ 出院带药：参见标准药物治疗方案 □ 抑酸治疗 6~8 周，合并幽门螺杆菌感染者抗幽门螺杆菌治疗 10~14 天 □ 中药/中成药
主要护理工作	□ 基本生活和心理护理 □ 监督患者用药 □ 营养、防护等健康宣教	□ 帮助患者办理出院手续、交费等事宜 □ 出院指导
病情变异记录	□ 无　□ 有，原因： 1. 2.	□ 无　□ 有，原因： 1. 2.
护士签名		
医师签名		

第四章

十二指肠溃疡出血临床路径释义

【医疗质量控制指标】

指标一、出血状况及风险评估。

指标二、胃镜检查。

指标三、止血药、抑酸药等药物的使用情况。

指标四、补液、输血量。

指标五、入院后止血时间及再发情况。

指标六、溃疡愈合情况。

一、十二指肠溃疡出血编码

1. 原编码：

疾病名称及编码：十二指肠溃疡出血（ICD-10：K26.001/K26.401）

2. 修改编码：

疾病名称及编码：急性十二指肠溃疡伴有出血（ICD-10：K26.000）

急性十二指肠球部溃疡并出血（ICD-10：K26.001）

慢性十二指肠溃疡伴有出血（ICD-10：K26.400）

十二指肠球部溃疡伴出血（ICD-10：K26.401）

3. 对应或相关中医病种及编码：便血（ICD-11：ME24.A3/A17.41/BNP130）

吐血（A17.29/BNP120）

二、临床路径检索方法

K26.000/K26.001/K26.400/K26.401

三、国家医疗保障疾病诊断相关分组（CHS-DRG）

MDCG 消化系统疾病及功能障碍

GU1 伴出血或穿孔的消化溃疡

四、十二指肠溃疡出血临床路径标准住院流程

（一）适用对象

第一诊断为急性十二指肠溃疡伴有出血（ICD-10：K26.000），急性十二指肠球部溃疡并出血（ICD-10：K26.001），慢性十二指肠溃疡伴有出血（ICD-10：K26.400），十二指肠球部溃疡伴出血（ICD-10：K26.401）。

释义

■ 本路径适用对象为经内镜检查确诊十二指肠溃疡出血的患者。

（二）诊断依据

根据《亚太地区工作组关于非静脉曲张性上消化道出血的共识意见：2018 年更新》［Gut，2018，67（10）：1757-1768］，《急性非静脉曲张性上消化道出血诊治指南（2015 年，南昌）》［中华消化杂志，2015，35（12）：793-798］。

1. 慢性、周期性、规律性上腹疼痛。

2. 有呕血和/或黑便。

3. 胃镜检查确诊为十二指肠溃疡出血。

> **释义**
>
> ■ 根据《Asia-Pacific working group consensus on non-variceal upper gastrointestinal bleeding：an update 2018》（Gut. 2018 Apr 24. pii：gutjnl-2018-316276）、《Diagnosis and management of nonvariceal upper gastrointestinal hemorrhage：European Society of Gastrointestinal Endoscopy（ESGE）Guideline》［Endoscopy. 2015；47（10）：a1-46］、《急性非静脉曲张性上消化道出血诊治指南（2015 年，南昌）》［中华消化内镜杂志，2015，32（12）：787-793］。
>
> ■ 十二指肠溃疡的特征性临床表现为慢性上腹痛，常于空腹加重、进食后缓解，可有夜间痛，疼痛向后背放射。季节交替时腹痛可有反复甚至加重。少数患者可无明显腹痛，而以出血等并发症为首发表现。
>
> ■ 十二指肠溃疡短时间内大量出血时患者可呕血或呕吐咖啡渣样物，出血速度相对较慢者可仅有黑便，出血后腹痛可暂时减轻。
>
> ■ 胃镜检查是确诊本病的"金标准"，也是进入本路径的前提。

（三）治疗方案的选择

根据《亚太地区工作组关于非静脉曲张性上消化道出血的共识意见：2018 年更新》［Gut，2018，67（10）：1757-1768］，《急性非静脉曲张性上消化道出血诊治指南（2015 年，南昌）》［中华消化杂志，2015，35（12）：793-798］。

1. 维持生命体征平稳。

2. 选择各种止血及抗溃疡药物治疗。

3. 本临床路径治疗方案不包括介入或手术止血等治疗措施。

4. 中医治疗方案。

> **释义**
>
> ■ 根据《Asia-Pacific working group consensus on non-variceal upper gastrointestinal bleeding：an update 2018》［Gut. 2018 Apr 24. pii：gutjnl-2018-316276］、《Diagnosis and management of nonvariceal upper gastrointestinal hemorrhage：European Society of Gastrointestinal Endoscopy（ESGE）Guideline》［Endoscopy. 2015；47（10）：a1-46］、《急性非静脉曲张性上消化道出血诊治指南（2015 年，南昌）》［中华消化内镜杂志，2015，32（12）：787-793］。
>
> ■ 十二指肠溃疡出血的首要处理是支持治疗，以恢复血容量，稳定循环，避免脏器衰竭。

■ 在支持治疗的基础上给予抑酸、保护黏膜及止血药物，通过药物治疗多数可控制病情，少数出血严重的病例可能还需要内镜治疗、介入治疗和/或手术治疗，本路径仅针对药物治疗的患者。

■ 中医治疗

1. 辨证治疗：

（1）胃热炽盛证：吐血色红或紫黯或便血暗红或柏油样便，口臭，口干，口苦，伴有脘腹胀闷，甚则作痛，大便秘结，舌质红，苔黄腻，脉滑数。治法：清热泻火，宁络止血。

（2）肝胃郁热证：便血色紫黯或黑色，甚至血色黯红，脘胁胀痛，口苦口干，心烦易怒，舌质红，苔薄黄，脉弦数。治法：清胃泻肝，凉血止血。

（3）瘀血阻络证：便血紫暗，胃脘疼痛如针刺，固定不移，口干不欲饮，面色暗滞或黧黑，或见赤丝蛛缕，胁下癥块，舌质紫或有瘀斑，苔薄，脉涩。治法：活血通络，化瘀止血。

（4）肝胃阴虚证：大便色黑如柏油状，脘胁隐痛，嘈杂吐酸，烦热颧红，盗汗，咽干口燥，舌红无苔，脉细弦数。治法：养胃柔肝，滋阴凉血。

（5）脾不统血证：便溏色黑，或便血暗红，胃脘隐痛，喜按，食欲不振，神疲乏力，心悸气短，自汗，面色苍白，舌质淡，苔白，脉细弱。治法：益气摄血，健脾和胃。

（6）气随血脱证：呕血或便血不止，呼吸微弱而不规则，或昏仆或昏迷，汗出不止，面色苍白，四肢冰凉，口开目合，手撒身软，二便失禁。舌淡白，苔白润，脉微欲绝。治法：益气止血，固脱复脉。

2. 特色治疗：针灸是治疗十二指肠球部溃疡出血的非药物疗法之一。体针常用主穴：长强、承山、小肠俞、大肠俞、下巨虚、足三里、中脘；配穴：血热配血海、行间；血瘀配血海、太冲；气虚配气海、关元；阳虚配足三里、肾俞、命门；阴虚配肾俞、太溪。操作：毫针刺，实证采用泻法，虚证采用补法；长强紧靠尾骨前面斜刺0.8~1寸，不宜直刺，以免伤及直肠。耳针常取脾、胃、肝、大肠、小肠、交感等穴位，按压10分钟，2次/天，7天为1个疗程。

中药穴位贴敷可辨证配合使用，寒证使用热敷方：取干姜、吴茱萸等调制成药膏外敷脐部或疼痛最明显处，外敷1~2次/天，并配合红外线照射；热证使用寒敷方：取大黄、黄柏调制成药膏外敷脐部或疼痛最明显处，外敷1~2次/天。

3. 康复与预防复发：吐血、便血属实证、热证者多见，若迁延不愈，耗血伤气，则可成虚实夹杂之证。脾胃虚弱之便血，可因阴损及阳，而至脾胃虚寒。诸因所致便血，日久不愈均可致瘀血阻络，从而致热、湿、虚、瘀相兼为犯，缠绵难愈。治疗及时，祛除病因，正气恢复，也可恢复正常。随访应关注症状与证候的变化。本病因与生活方式、饮食习惯和情志变化等关系密切，病情容易复发。预防血证复发应注意以下几个方面：起居有常，避风寒，适寒温；饮食有节，三餐定时定量，避免暴饮暴食、过饥过饱，避免辛辣、刺激、过热、过寒食物，戒烟、酒，少食咖啡、浓茶、碳酸性饮料；调畅情志，调摄精神，避免七情过度内伤脏腑；适当运动，根据个人情况选择合适的运动方式，避免过度劳力、运动耗伤精气。

（四）标准住院日

7~8 天。

> **释义**
>
> ■ 表现为慢性上腹痛和上消化道出血的患者，经胃镜检查确诊为十二指肠溃疡出血后进入本路径。经药物治疗 7~8 天后大多数患者出血可停止并出院。

（五）进入路径标准

1. 第一诊断符合 ICD-10：K26.000/K26.001/K26.400/K26.401 十二指肠溃疡出血疾病编码。
2. 已经通过胃镜检查确诊为十二指肠溃疡出血的患者。
3. 当患者同时具有其他疾病诊断，但在住院期间不需要特殊处理，也不影响第一诊断的临床路径流程实施时，可以进入路径。

> **释义**
>
> ■ 本路径适用于有十二指肠溃疡出血的临床表现，且通过胃镜确诊的患者，否则不进入本路径。
>
> ■ 合并其他疾病但不影响本路径实施的患者，可按本路径给予诊治。

（六）住院期间检查项目

1. 必需的检查项目：
（1）血常规、尿常规、粪便常规+隐血。
（2）肝功能、肾功能、电解质、血型、凝血功能、输血前检查。
（3）X 线胸片、心电图、腹部超声。
（4）胃镜检查。
（5）营养筛查与评估：入院后 24 小时内完成。
2. 根据患者病情可选择的检查项目：
（1）腹部 CT（增强）。
（2）超声内镜。
（3）幽门螺杆菌检测。

> **释义**
>
> ■ 血、尿和粪便检查为临床常规实验室检查，适用于所有住院患者。血常规中血红蛋白和红细胞比容下降可反映出血量，但在出血急性期可无明显变化，需要 24~72 小时才能真实反映出血程度，因此强调动态观察该指标。出血伴血容量明显减少者，尿比重可有升高。便隐血阳性支持消化道出血的诊断。
>
> ■ 检查血型、Rh 因子以及相关感染指标，以备输血。筛查肝功能、肾功能及凝血指标，有助于发现潜在的慢性肝脏、肾脏及血液疾病，合并症严重时可能影响患者病情恢复。急性大出血致循环衰竭者可有急性肾功能不全和电解质紊乱。尿素氮升高支持上消化道出血的诊断，出血停止后该指标逐渐下降。

■ X线胸片、心电图和腹部超声为临床常规检查，用于评估有无合并心、肺、肝脏及胰胆疾病。根据患者临床表现和辅助检查，可将十二指肠溃疡出血的患者进行危险程度分级（Blachford评分，表2），积分6分以上者为中高危，6分以下为低危。

表2　急性上消化道出血的 Blachford 评分

评分项目	检测结果	评分分值
收缩压（mmHg）	100～109	1
	90～99	2
	＜90	3
血尿素氮（mmol/L）	6.5～7.9	2
	8.0～9.9	3
	10.0～24.9	4
	≥25.0	6
血红蛋白（g/L）男性	120～129	1
	100～119	3
	＜119	6
女性	100～119	1
	＜100	6
其他表现	脉搏≥100次/分	1
	黑便	1
	晕厥	2
	肝脏疾病	2
	心力衰竭	2

■ 胃镜检查是确诊十二指肠溃疡出血的依据，也是本临床路径的要求。

■ 根据具体病情，有条件的单位可选择腹部增强CT和/或超声胃镜检查，以排除与十二指肠溃疡相关的其他疾病（如神经内分泌肿瘤）。发现幽门螺杆菌感染并及时根除，可预防十二指肠溃疡复发。

（七）治疗方案和药物选择

1. 建立快速静脉通道，补充晶体液（生理盐水、葡萄糖、等渗液），出血量较大的患者可适当补充胶体液（血浆、血浆代用品）。

2. 必要时置入胃管、心电监护。

3. 下列患者应考虑输血治疗：

（1）收缩压＜90mmHg，或较基础收缩压降低≥30mmHg。

（2）血红蛋白＜80g/L，高龄、有基础心脑血管疾病者输血指征可适当放宽。

（3）心率＞120次/分。

4. 抑酸药物：

（1）质子泵抑制剂（PPI）是最重要的治疗药物，有利于止血和预防出血。

（2）H_2受体阻断剂（H_2RA）类药物仅用于出血量不大，病情稳定的患者。

（3）必要时生长抑素及其类似物静脉输入。

5. 营养治疗药物：有营养风险或营养不良的患者，入院24～48小时内尽早启动肠内营养。

肠内营养不能达到目标量 60% 时，可选全合一的方式实施肠外营养。

6. 内镜检查和治疗：

（1）内镜止血起效迅速，效果确切，是首选治疗。推荐用于 Forrest 分级 Ⅰa 至 Ⅱb 的溃疡出血。常用的内镜止血方法包括药物注射、热凝止血和机械止血 3 种方法。

（2）经过积极初始治疗 72 小时仍有活动性出血者，根据病情复查胃镜，必要时转入其他相应路径。

（3）积极纠正循环衰竭，为内镜检查创造条件，检查过程中应酌情监测心电、血压和血氧饱和度。

7. 住院期间止血后处理：

（1）幽门螺杆菌感染者应抗幽门螺杆菌治疗。

（2）血止后 24~48 小时可逐步恢复进食。

8. 出院后处理：

（1）所有患者服用标准剂量 PPI 达 6~8 周，或 H_2 受体阻断剂 8 周。

（2）幽门螺杆菌感染者须完成标准方案的抗幽门螺杆菌治疗（10~14 天）。

（3）黏膜保护。

（4）门诊随访，鼓励改变生活方式，戒烟酒，健康饮食。

9. 中药或中成药。

> **释义**
>
> ■ 建立静脉通路并及时补液以稳定循环，是最重要的基础治疗。
>
> ■ 十二指肠溃疡出血需置入胃管的主要是出血量较大的患者。胃管的好处是有利于引流胃内血液，方便临床观察，减少误吸；但置入胃管过程中可诱发恶心、呕吐，可能加重出血，意识障碍者置入胃管时可能误入气管，因此需小心操作。
>
> ■ 因出血而造成休克和/或严重贫血者有可能从输血中获益。老龄患者对贫血的耐受力下降，输血指征可适当放宽。此外，长期居住于高原、有基础心脑血管疾病者输血指征也可适当放宽。
>
> ■ 抑酸药可提高胃内 pH，稳定血凝块，有利于止血和预防再出血。PPI 是上消化道出血的一线用药，包括奥美拉唑、雷贝拉唑等，主张早期、大剂量、静脉给药。H_2RA 适合出血量不大、病情稳定的患者，如法莫替丁、罗沙替丁。出血量大的患者可能需要生长抑素及其类似物治疗。
>
> ■ 止血药不是一线用药，可根据病情和经验酌情选用。对于没有凝血功能障碍的患者，应用止血药须避免过量。
>
> ■ 内镜是十二指肠溃疡出血最重要的检查手段。早期进行有利于尽早明确诊断。消化性溃疡出血的改良 Forrest 分级：Forrest Ⅰa（喷射样出血）、Forrest Ⅰb（活动性渗血）、Forrest Ⅱa（血管裸露）、Forrest Ⅱb（血凝块附着）、Forrest Ⅱc（黑色基底）、Forrest Ⅲ（基底洁净）。Forrest 分级 Ⅰa~Ⅱb 的出血病变可能需要在内镜下止血，这类患者不适用本路径。
>
> ■ 出血停止后 24~48 小时可逐渐恢复进食。为促进溃疡处黏膜愈合，出血停止后仍应继续抑酸治疗。一般十二指肠溃疡应用质子泵抑制剂治疗需 4~6 周，合并出血者往往病变更重，应延长疗程至 6~8 周。H_2 受体阻断剂（H_2RA）抑酸效果逊于质子泵抑制剂，疗程应更长一些。合并幽门螺杆菌感染的患者应予根治，同时注意避免不良生活习惯，以预防溃疡复发。

■ 中药或者中成药应根据相应证型进行选择。

1. 胃热炽盛证，推荐方药：三黄泻心汤加味；中成药：云南白药、紫地宁血散、一清胶囊等。

2. 肝胃郁热证，推荐方药：丹栀逍遥散加减；中成药：龙胆泻肝丸。

3. 瘀血阻络证，推荐方药：化血丹加味；中成药：云南白药。

4. 肝胃阴虚证，推荐方药：茜根散加减；中成药：六味地黄丸、康复新液等。

5. 脾不统血证，推荐方药：归脾汤加减；中成药：归脾丸。

6. 气随血脱证，推荐方药：独参汤或参附汤加减；中成药：止血用云南白药，固脱用参附针静脉推注。

（八）出院标准

1. 活动性出血已止。

2. 已经开始进食，营养摄入状况改善或营养状态稳定，一般情况良好。

3. 没有需要住院处理的并发症和/或合并症。

> 释义
>
> ■ 经住院药物治疗后溃疡出血已止（血红蛋白水平稳定、大便隐血阴性），已恢复进食、再出血风险较小、病情相对稳定者可予出院。

（九）变异及原因分析

1. 根据患者年龄、基础疾病、出血量、生命体征和血红蛋白变化情况估计病情严重程度。对于生命体征不稳定、休克、意识障碍、血红蛋白降至 80g/L 以下的高危患者，应转其他路径。

2. 需要药物以外的其他治疗方式，如介入或手术治疗者应转相应路径。

3. 因消化道出血而诱发其他系统病变，例如吸入性肺炎、肾衰竭、缺血性心脏病等，建议进入相关疾病的临床路径。

4. 收治十二指肠溃疡出血的医院应具备：设施完备的内镜室和有经验的内镜医师；可提供24小时服务的血库；掌握中心静脉插管和气管插管技术的急救人员。

> 释义
>
> ■ 本临床路径及释义有一定的适用范围，即胃镜确诊为十二指肠溃疡出血且仅需要药物治疗的患者。
>
> ■ 十二指肠溃疡合并上消化道出血为临床急症，处理这类患者需医疗机构拥有设施完备的消化内镜室，并具备危重症的抢救能力。
>
> ■ 部分患者出血量大，造成脏器灌注不足、休克、严重贫血，可能需要药物以外的其他治疗手段，不适合进入本路径。
>
> ■ 因上消化道出血而诱发的心脏、肺和肾脏并发症，需进入相应路径处理。

五、十二指肠溃疡出血（内科治疗）临床路径给药方案

1. 用药选择：

（1）静脉输液：尽早恢复血容量，预防和纠正低血容量性休克。常用液体包括生理盐水、平衡液、全血或其他血浆代用品。失血量较大（如减少20%血容量以上）时，可输入胶体扩容剂。根据出血程度确定扩容量和输注液体性质，维持血流动力学稳定并使血红蛋白水平维持在70~80g/L以上。避免过度输血或输液。

（2）应用抑酸药：

1）质子泵抑制剂（PPI）：包括奥美拉唑、雷贝拉唑、泮托拉唑、埃索美拉唑等。是急性上消化道出血的首选药物。推荐大剂量PPIIs治疗，如埃索美拉唑80mg静脉推注后，以8mg/h速度持续输注72小时，适用于大量出血患者。常规剂量PPIs治疗，如埃索美拉唑40mg静脉输注，每12小时1次，实用性强，适于基层医院开展。

2）H_2受体阻断剂（H_2RA）：循证医学证据表明，H_2RA对上消化道出血的疗效不及PPI，因此仅用于出血量不大、病情较稳定的患者。可选择法莫替丁20mg，静脉滴注，2次/天；或罗沙替丁75mg，静脉推注或静脉滴注，2次/天。

（3）生长抑素及其类似物：包括14肽生长抑素、8肽生长抑素类似物（奥曲肽）、伐普肽（vapreoide）等，可降低门脉压力，是肝硬化食管一胃底静脉曲张破裂出血的首选药，也可用于其他原因导致的上消化道大出血。14肽生长抑素使用方法：持续进行250~500μg/L静脉滴注。奥曲肽通常使用方法：以50~100μg/L持续静脉滴注。

（4）其他辅助应用药物：止血药未获得循证医学研究推荐，仅作为辅助治疗。

（5）中药和中成药：中药和中成药可以与抑酸药、止血药、黏膜保护剂等基础用药构成中西医结合治疗方案。在国内推荐的急性非静脉曲张性上消化道出血治疗中，根据患者实际情况选择合适的中药或中成药进行治疗。为了抑制呕血、便血等症状的康复与预防复发，可以在医师指导下服用中药或中成药。

1）三黄泻心汤，大黄6g、黄连3g、黄芩9g。

2）龙胆泻肝汤，龙胆草6g、黄芩9g、栀子9g、泽泻12g、木通9g、车前子9g、当归3g、生地黄9g、柴胡6g、生甘草6g。

3）化血丹，三七6g、花蕊石9g、血余炭3g。

4）茜根散，茜草根10g、黄芩10g、阿胶9g、侧柏叶12g、生地30g、甘草10g。

5）归脾汤，白术12g、茯神15g、黄芪30g、龙眼肉15g、酸枣仁15g、人参9g、木香6g、当归12g、远志10g、生姜10g、大枣15g。

6）独参汤，人参15g。

7）参附汤，人参9g、附子6g。

口服方药，一日2次，早晚餐后30分钟服用，每次约200ml，中成药按药物说明书进行服用，特殊情况遵医嘱。

2. 药学提示：

（1）质子泵抑制剂（PPI）：用药相对安全，不良反应包括：①胃肠道反应，包括腹痛、腹胀、食欲减退、恶心、腹泻等；②皮肤损害，主要引起皮疹、皮肤瘙痒等症状；③神经内分泌系统，多出现头痛、头晕、口干、失眠、疲倦、嗜睡，乏力等；④少数患者可出现肝酶一过性增高，白细胞计数暂时性降低。

（2）H_2受体阻断剂（H_2RA）：不良反应相对较少，少数患者可有皮肤损害、口干、头晕、失眠、便秘、腹泻、皮疹、面部潮红、白细胞计数减少。偶有轻度一过性转氨酶增高等。出血停止，病情稳定后可将静脉用药改为口服。

（3）生长抑素类药物可以抑制生长激素、胰岛素、胰高血糖素等多种激素的分泌。在给药开

始时可引起暂时性血糖下降，应用时应注意观察。

（4）生长抑素类药物禁用于妊娠期和哺乳期妇女。

（5）龙胆泻肝汤中的木通，具有利尿通淋，清心除烦，通经下乳的功效，其药材品种很多，有木通、关木通和川木通等，其中关木通有毒成分为马兜铃酸和木通苷，主要为肾脏、消化及神经系统的中毒表现，临床运用时尽量避免使用关木通。

（6）附子具有回阳救逆，补火助阳，散寒止痛的功效，被称为"回阳救逆第一品"，其毒性成分为乌头碱、新乌头碱和次乌头碱，生附子具有心脏、神经等毒性，控制附子的毒性应从控制煎煮的时间、把握给药的剂量、规范的炮制方法、掌握适应证和合理配伍应用等多途径入手。

3. 注意事项：

（1）质子泵抑制剂（PPI）长期用药可能造成骨质疏松症和肠道菌群紊乱。

（2）个别患者应用 H_2RA 可出现中枢神经系统不良反应，表现为躁狂、谵妄、抽搐、意识障碍等。

（3）与血管加压素和垂体后叶素不同，生长抑素与硝酸甘油联用不但不能加强疗效，反而会带来更多不良反应。临床上需注意不应联合应用这两类药物。

（4）奥美拉唑经由肝药酶 P450 2C19 代谢，中药成分黄芩苷、甘草酸等具有对肝药酶具有诱导作用，人参皂苷和吴茱萸次碱等对肝药酶具有抑制作用。在中医药或中成药联合西药使用时应注意药物之间的相互作用。

六、十二指肠溃疡出血护理规范

1. 注意适当休息、劳逸结合。病变活动期症状明显时应卧床休息，并保证充足的睡眠和乐观的精神装填。

2. 观察并记录患者腹部体征及大便情况，观察患者生命体征、出血量、尿量和使用止血药物的效果。

3. 建立静脉通路补充血容量，密切观察患者生命体征、神志、腹部体征；出血量大、必要时输血治疗；禁饮食；准确记录 24 小时出入量；补充水及电解质，给予患者吸氧，安抚其紧张情绪，遵医嘱予药物治疗。

4. 评估患者疼痛情况，遵医嘱予镇痛药物，指导患者减轻疼痛的技巧及方法。

5. 病情缓解后，指导合理安排饮食，避免吃过冷或过热、粗糙不易消化的食物，禁食用对消化道刺激的食物，少食多餐，切记饱餐、暴饮，以保持胃内经常有少量食物中和胃酸，且避免造成胃部负担过重，影响溃疡愈合。

6. 根据患者饮食习惯，指导其建立健康合理的饮食习惯，做好健康宣教。

七、十二指肠溃疡出血营养治疗规范

1. 进食保持定时定量。

2. 避免刺激性食物：机械性和化学性刺激过强食物应避免。机械性刺激增加对黏膜损伤，破坏黏膜屏障；化学性刺激会增加胃酸分泌，对溃疡愈合不利；易产酸、易产气、生冷、坚硬的食物，以及强烈调味品均属禁忌。

3. 选择细软易消化食物：选择营养价值高的食物，如牛奶、鸡蛋、豆浆、鱼类、瘦肉等。经加工烹调使其变细软，易消化、对胃肠无刺激。

4. 供给充分的营养物质：补充足够能量、蛋白质和维生素。营养素比例为半流质膳食时，糖类为 55%，蛋白质为 15%，脂肪为 30%。流质膳食时糖类为 60%，蛋白质为 20%，脂肪为 20%。

（1）足量蛋白质：蛋白质对胃酸起缓冲作用，可中和胃酸，但蛋白质在胃内消化又可促进胃酸分泌。应供给足够蛋白质以维持机体需要，每天按 1g/kg 供给，促进溃疡修复。如有贫血，至少应按每千克体重 1.5g 供给。

（2）无需严格限制脂肪：因其可抑制胃酸分泌。适量脂肪对胃肠黏膜没有刺激，但过高可促进胆囊收缩素分泌增加，抑制胃肠蠕动。胃内食物不易进入十二指肠，引起胃胀痛。可供给 70~90g/d，应选择易消化吸收的乳酪状脂肪，如牛奶、奶油、蛋黄、奶酪等及适量植物油。

（3）多食用多糖类：既无刺激胃酸分泌作用，也不抑制胃酸分泌，选择易消化食物，如厚粥、面条、馄饨等。蔗糖不宜过多，因可使胃酸分泌增加，且易胀。

（4）供给丰富维生素：选富含 B 族维生素、维生素 A 和维生素 C 的食物。主食以面食为主，出血时可吃少量流质膳食。

（5）烹调方法：溃疡病所吃食物必须切碎煮烂。可选用蒸、煮、氽、软烧、烩、焖等烹调方法，不宜用油煎、炸、爆炒、醋熘、冷拌等方法加工。

（6）其他：进食时应心情舒畅、细嚼慢咽、以利于消化。照顾患者膳食习惯，配制可口饭菜。供给细软、纤维少食物，应注意预防便秘。睡前加餐，对十二指肠溃疡尤为适宜，可减少饥饿性疼痛，有利于睡眠。

（7）溃疡病急性发作或出血刚停止后。进流质膳食，每天 6~7 餐。每天 2 次牛奶，若牛奶不习惯或腹部胀气者，用豆浆代替，或加米汤稀释。其他可给予豆浆、米汤、蒸蛋羹、稀藕粉、豆腐脑等。通常牛奶及豆浆加 5% 蔗糖以防胃酸分泌增加，并注意咸甜相间隔。并选无刺激性、易消化流体食物。全天膳食中营养素的供给量蛋白质为 52~65g、脂肪 40~45g、糖类 200~300g、能量 5858~7782kJ（1400~1860 kcal）。

八、十二指肠溃疡出血患者健康宣教

1. 少食多餐，进食规律：术后 1 个月内每日进食 5~6 次，3~6 个月恢复每日 3 餐。术后早期不宜进过甜饮食，餐后应平卧片刻。选择高营养，富含铁、钙、维生素的食物。应以易消化、软烂食物为主，少食油炸、生冷、辛辣刺激性食物。

2. 3 个月内避免重体力劳动，注意缓解生活和工作压力。出现异常时及时就诊。

3. 有烟酒嗜好者戒烟、限酒。

九、推荐表单

（一）医师表单

十二指肠溃疡出血临床路径医师表单

适用对象：第一诊断为十二指肠溃疡出血（ICD-10：K26.001/K26.401）

患者姓名：	性别：　　年龄：　　门诊号：	住院号：
住院日期：　　年　月　日	出院日期：　　年　月　日	标准住院日：7~8 天

日期	住院第 1 天	住院第 2 天
主要诊疗工作	□ 询问病史及体格检查 □ 完成病历书写 □ 安排入院常规检查 □ 上级医师查房及病情评估 □ 根据病情决定是否输血 □ 签署输血同意书、抢救同意书	□ 上级医师查房 □ 完成入院常规检查 □ 根据病情决定是否输血 □ 完成上级医师查房记录等病历书写
重点医嘱	**长期医嘱** □ 内科护理常规 □ 一级/特级护理 □ 病重/病危 □ 禁食、禁水，记出入量 □ 静脉输液（方案视患者情况而定） □ 静脉抑酸药 □ 中药/中成药 **临时医嘱** □ 静脉生长抑素及其类似物（必要时） □ 静脉或口服给予止血药（必要时） □ 血常规、尿常规、粪便常规+隐血 □ 肝功能、肾功能、电解质、血型、凝血功能、输血前检查 □ X 线胸片、心电图、腹部超声 □ 胃镜检查，必要时内镜下止血 □ 输血医嘱（必要时） □ 监测中心静脉压（必要时） □ 保留胃管记量（必要时） □ 心电监护（必要时） □ 血气分析	**长期医嘱** □ 内科护理常规 □ 一级/特级护理 □ 病重 □ 禁食、禁水，记出入量 □ 静脉输液（方案视患者情况而定） □ 静脉抑酸药 □ 中药/中成药 **临时医嘱** □ 静脉生长抑素及其类似物（必要时） □ 静脉或口服给予止血药（必要时） □ 输血医嘱（必要时） □ 心电监护（必要时） □ 监测中心静脉压（必要时） □ 保留胃管记量（必要时） □ 腹部 CT（必要时） □ 血常规、粪便常规+隐血、肝功能、肾功能、电解质
病情变异记录	□ 无　□ 有，原因： 1. 2.	□ 无　□ 有，原因： 1. 2.
医师签名		

时间	住院第 3 天
主要诊疗工作	□ 活动性出血已停止。仍有活动性出血、无法控制者，可考虑复查胃镜，请相关科室会诊，必要时转入其他路径 □ 上级医师查房，评估病情，制订后续治疗方案 □ 了解幽门螺杆菌检查结果，活动性出血已止且需要抗菌治疗者可开始用药，选择阿莫西林者须做青霉素皮试 □ 恢复患者既往基础用药 □ 决定能否拔除胃管，允许患者进流质饮食 □ 住院医师完成病程记录，继续监测重要脏器功能
重点医嘱	**长期医嘱** □ 内科护理常规 □ 一级/特级护理 □ 静脉抑酸药 □ 既往用药 □ 开始进流质饮食（出血已止者） □ 静脉输液（出血已止者可适当减少输液量） □ 中药/中成药辨证使用 **临时医嘱** □ 抗幽门螺杆菌治疗（必要时） □ 静脉生长抑素及其类似物（必要时） □ 心电监护（必要时） □ 监测中心静脉压（必要时） □ 血常规、肝功能、肾功能、电解质 □ 记 24 小时出入量 □ 其他医嘱
病情变异记录	□ 无 □ 有，原因： 1. 2.
医师签名	

日期	住院第 4~7 天	住院第 8 天 （出院日）
主要诊疗工作	□ 上级医师查房，评估病情变化 □ 住院医师完成病程记录 □ 观察生命体征、腹部症状/体征及粪便颜色等，确认出血已止，病情稳定 □ 病情不稳定者必要时复查胃镜（家属谈话，签署同意书），证实仍有活动性出血者须转入其他路径 □ 根据一般状况和进食情况决定能否出院	□ 上级医师查房，确定有无并发症以及可否出院 □ 完成出院记录、病案首页、出院证明书等 □ 向患者交代出院后的注意事项，如返院复诊的时间、地点，发生紧急情况时的处理等
重点医嘱	**长期医嘱** □ 内科护理常规 □ 二级护理 □ 流质饮食、半流质饮食 □ 静脉抑酸药 □ 中药/中成药 **临时医嘱** □ 抗幽门螺杆菌治疗（必要时） □ 血常规、尿常规、粪便常规+隐血 □ 肝功能、肾功能、电解质 □ 胃镜检查（必要时）	**出院医嘱** □ 口服 PPI/H_2RA（总疗程 6~8 周） □ 治疗幽门螺杆菌药物（必要时，疗程 10~14 天） □ 黏膜保护剂 □ 中药/中成药 □ 定期门诊随访 □ 复查血常规、肝功能、肾功能、电解质 □ 调整生活方式
病情变异记录	□ 无　□ 有，原因： 1. 2.	□ 无　□ 有，原因： 1. 2.
医师签名		

（二）护士表单

十二指肠溃疡出血临床路径护士表单

适用对象：第一诊断为十二指肠溃疡出血（ICD-10：K26.001/K26.401）

患者姓名：	性别： 年龄： 门诊号：	住院号：
住院日期： 年 月 日	出院日期： 年 月 日	标准住院日：7~8 天

时间	住院第 1 天	住院第 2 天	住院第 3 天
健康宣教	□ 入院宣教 　介绍主管医师、护士 　介绍环境、设施 　介绍住院注意事项 　介绍探视和陪护制度 　介绍贵重物品保管制度 □ 饮食宣教：禁食、禁水 □ 出入量宣教；留取标本宣教	□ 宣教用药知识 □ 宣教疾病知识 □ 宣教相关检查 □ 饮食宣教：禁食、禁水 □ 主管护士与患者沟通，了解并指导心理应对	□ 宣教用药知识 □ 宣教相关检查 □ 饮食宣教：流质饮食（病情允许时） □ 主管护士与患者沟通，了解并指导心理应对
护理处置	□ 核对患者姓名，佩戴腕带 □ 建立入院护理病历 □ 协助患者留取各种标本 □ 吸氧（必要时） □ 遵医嘱给予抑酸、补液治疗	□ 协助医师完成各种检查前的相关实验室检查 □ 吸氧（必要时） □ 遵医嘱给予静脉抑酸、补液治疗 □ 记录 24 小时出入量	□ 协助完成各种检查、实验室检查 □ 吸氧（必要时） □ 遵医嘱给予抑酸、补液治疗 □ 记录 24 小时出入量 □ 遵医嘱给予青霉素皮试
基础护理	□ 一级/特级护理 □ 晨晚间护理 □ 排泄管理 □ 患者安全管理	□ 一级/特级护理 □ 晨晚间护理 □ 排泄管理 □ 患者安全管理	□ 一级/特级护理 □ 晨晚间护理 □ 协助或指导进食、进水 □ 协助或指导活动；患者安全管理
专科护理	□ 病情观察 　生命体征及排泄物的观察 　腹部体征的观察 □ 遵医嘱给予静脉抑酸治疗 □ 遵医嘱给予生长抑素（必要时） □ 遵医嘱给予止血药（必要时） □ 遵医嘱给予输血（必要时） □ 给予心电监护（必要时） □ 监测中心静脉压（必要时） □ 保留胃管记量（必要时） □ 胃镜护理 □ 心理护理	□ 病情观察 　生命体征及排泄物的观察 　腹部体征的观察 □ 遵医嘱给予静脉抑酸治疗 □ 遵医嘱给予生长抑素（必要时） □ 遵医嘱给予止血药（必要时） □ 遵医嘱给予输血（必要时） □ 给予心电监护（必要时） □ 监测中心静脉压（必要时） □ 保留胃管记量（必要时） □ 遵医嘱完成相关检查 □ 心理护理	□ 病情观察 　生命体征及排泄物的观察 　腹部体征的观察 □ 遵医嘱给予静脉抑酸治疗 □ 遵医嘱给予生长抑素（必要时） □ 遵医嘱给予止血药（必要时） □ 遵医嘱给予输血（必要时） □ 给予心电监护（必要时） □ 监测中心静脉压（必要时） □ 保留胃管记量（必要时） □ 胃镜护理（必要时） □ 遵医嘱完成相关检查 □ 心理护理

续　表

时间	住院第 1 天	住院第 2 天	住院第 3 天
重点医嘱	□ 详见医嘱执行单	□ 详见医嘱执行单	□ 详见医嘱执行单
病情变异记录	□ 无　□ 有，原因： 1. 2.	□ 无　□ 有，原因： 1. 2.	□ 无　□ 有，原因： 1. 2.
护士签名			

时间	住院第 4~7 天	住院第 8 天 （出院日）
健 康 宣 教	□ 宣教用药知识 □ 宣教相关检查 □ 宣教幽门螺杆菌相关知识 □ 饮食宣教：流质饮食、半流质饮食 □ 主管护士与患者沟通，了解并指导心理应对	□ 出院宣教 　复查时间 　服药方法（包括抗 Hp 治疗剂量和疗程） 　活动休息 　指导饮食 　指导办理出院手续
护 理 处 置	□ 协助完成各种检查、实验室检查 □ 遵医嘱给予静脉抑酸，其他口服药 □ 记录 24 小时出入量 □ 遵医嘱给予抗 Hp 治疗	□ 办理出院手续 　书写出院小结
基 础 护 理	□ 二级护理 □ 晨晚间护理 □ 协助或指导进食、进水 □ 协助或指导活动 □ 患者安全管理	□ 二级护理 □ 晨晚间护理 □ 协助或指导进食、进水 □ 协助或指导活动 □ 患者安全管理
专 科 护 理	□ 病情观察 　生命体征及排泄物的观察 　腹部体征的观察 □ 胃镜护理（必要时） □ 遵医嘱完成相关检查 □ 心理护理	□ 病情观察 　生命体征及排泄物的观察 　腹部体征的观察 □ 出院指导 □ 心理护理
重点 医嘱	□ 详见医嘱执行单	□ 详见医嘱执行单
病情 变异 记录	□ 无　□ 有，原因： 1. 2.	□ 无　□ 有，原因： 1. 2.
护士 签名		

（三）患者表单

十二指肠溃疡出血临床路径患者表单

适用对象：第一诊断为十二指肠溃疡出血（ICD-10：K92.204）

患者姓名：		性别：　　年龄：　　门诊号：	住院号：
住院日期：　　年　月　日		出院日期：　　年　月　日	标准住院日：7~8 天

时间	住院第 1 天	住院第 2 天	住院第 3 天
医患配合	□ 配合询问病史、收集资料，请务必详细告知既往史、用药史、过敏史 □ 配合进行体格检查 □ 有任何不适请告知医师 □ 配合胃镜检查	□ 配合完善各种检查及标本 □ 医师与患者及家属介绍病情及检查谈话、检查前签字 □ 配合医师摆好检查体位	□ 配合完善各种检查及标本 □ 医师与患者及家属介绍病情 □ 配合胃镜检查（必要时） □ 配合医师摆好检查体位
护患配合	□ 配合测量体温、脉搏、呼吸频率 3 次、血压、体重 1 次 □ 配合完成入院护理评估 □ 接受入院宣教（环境介绍、病室规定、订餐制度、贵重物品保管等） □ 配合执行探视和陪护制度 □ 接受抑酸、止血、生长抑素等治疗，接受相应监护治疗 □ 接受输血治疗（必要时） □ 胃镜护理 □ 有任何不适请告知护士	□ 配合测量体温、脉搏、呼吸频率 3 次、询问大便情况 1 次，记 24 小时出入量 □ 接受静脉抑酸、补液治疗 □ 接受止血药治疗（必要时） □ 接受输血治疗（必要时） □ 接受心电监护治疗（必要时） □ 接受监测中心静脉压（必要时） □ 接受胃管记量（必要时） □ 接受生长抑素/垂体后叶素（必要时） □ 有任何不适请告知护士	□ 配合测量体温、脉搏、呼吸频率 3 次、询问大便情况 1 次，记 24 小时出入量 □ 接受静脉抑酸、补液治疗 □ 接受止血药治疗（必要时） □ 接受输血治疗（必要时） □ 接受心电监护治疗（必要时） □ 接受监测中心静脉压（必要时） □ 接受胃管记量（必要时） □ 接受生长抑素/垂体后叶素（必要时） □ 接受青霉素皮试（必要时） □ 胃镜护理（必要时） □ 有任何不适请告知护士
饮食	□ 禁食、禁水	□ 禁食、禁水	□ 禁食、禁水/流质饮食（病情允许时）
排泄	□ 正常排尿便	□ 正常排尿便	□ 正常排尿便
活动	□ 卧床	□ 卧床	□ 酌情床旁活动

时间	住院第 4~7 天	住院第 8 天 （出院日）
医患 配合	□ 配合完善各种检查及标本 □ 医师与患者及家属介绍病情及检查谈话 □ 配合医师摆好检查体位	□ 接受出院前指导 □ 知道复查程序 □ 获取出院诊断书
护 患 配 合	□ 配合测量体温、脉搏、呼吸频率 3 次、询问大便 　 1 次，记录 24 小时出入量 □ 接受静脉抑酸、补液治疗 □ 接受抗 Hp 治疗（必要时） □ 接受心电监护治疗（必要时） □ 有任何不适请告知护士	□ 接受出院宣教 □ 办理出院手续 □ 获取出院带药 □ 知道服药方法、作用、注意事项 □ 知道复印病历程序
饮食	□ 流质饮食/半流质饮食	□ 半流质饮食
排泄	□ 正常排尿便	□ 正常排尿便
活动	□ 正常活动	□ 正常活动

附：原表单（2011 年版）

十二指肠溃疡出血临床路径表单

适用对象：第一诊断为十二指肠溃疡出血的患者（ICD - 10：K26.000/K26.001/K26.400/
　　　　　K26.401）

患者姓名：	性别：　　年龄：　　门诊号：	住院号：
住院日期：　　年　月　日	出院日期：　　年　月　日	标准住院日：7~8 天

日期	住院第 1 天	住院第 2 天
主要诊疗工作	□ 询问病史及体格检查 □ 完成病历书写 □ 安排入院常规检查 □ 上级医师查房及病情评估 □ 根据病情决定是否输血 □ 签署输血同意书、抢救同意书 □ 进行营养筛查与评估	□ 上级医师查房 □ 完成入院常规检查 □ 根据病情决定是否输血 □ 完成上级医师查房记录等病历书写
重点医嘱	**长期医嘱** □ 内科护理常规 □ 一级/特级护理 □ 病重/病危 □ 禁食、禁水，记出入量 □ 静脉输液（方案视患者情况而定） □ 静脉抑酸药 □ 营养治疗药物（视评估情况） **临时医嘱** □ 静脉生长抑素及其类似物（必要时） □ 静脉或口服给予止血药（必要时） □ 血常规、尿常规、粪便常规+隐血 □ 肝功能、肾功能、电解质、血型、凝血功能、输血前检查 □ X 线胸片、心电图、腹部超声 □ 胃镜检查，必要时内镜下止血 □ 输血医嘱（必要时） □ 监测中心静脉压（必要时） □ 保留胃管记量（必要时） □ 心电监护（必要时） □ 血气分析	**长期医嘱** □ 内科护理常规 □ 一级/特级护理 □ 病重 □ 禁食、禁水，记出入量 □ 静脉输液（方案视患者情况而定） □ 静脉抑酸药 □ 营养治疗药物 **临时医嘱** □ 静脉生长抑素及其类似物（必要时） □ 静脉或口服给予止血药（必要时） □ 输血医嘱（必要时） □ 心电监护（必要时） □ 监测中心静脉压（必要时） □ 保留胃管记量（必要时） □ 腹部 CT（必要时） □ 血常规、肝功能、肾功能、电解质
主要护理工作	□ 介绍病房环境、设施和设备 □ 入院护理评估 □ 填写营养评估表 □ 营养治疗护理（遵医嘱）	□ 宣教（溃疡病的知识） □ 营养治疗护理
病情变异记录	□ 无　□ 有，原因： 1. 2.	□ 无　□ 有，原因： 1. 2.

续　表

日期	住院第 1 天	住院第 2 天
护士签名		
医师签名		

时间	住院第 3 天
主要诊疗工作	□ 活动性出血已停止。仍有活动性出血、无法控制者，可考虑复查胃镜，请相关科室会诊，必要时转入其他路径 □ 上级医师查房，评估病情，制订后续治疗方案 □ 了解幽门螺杆菌检查结果，活动性出血已止且需要抗菌治疗者可开始用药，选择阿莫西林者须做青霉素皮试 □ 恢复患者既往基础用药 □ 决定能否拔除胃管，允许患者进流质饮食 □ 住院医师完成病程记录，继续监测重要脏器功能
重点医嘱	**长期医嘱** □ 内科护理常规 □ 一级/特级护理 □ 静脉抑酸药 □ 既往用药 □ 开始进流质饮食（出血已止者） □ 静脉输液（出血已止者可适当减少输液量） □ 营养治疗药物 **临时医嘱** □ 抗幽门螺杆菌治疗（必要时） □ 静脉生长抑素及其类似物（必要时） □ 心电监护（必要时） □ 监测中心静脉压（必要时） □ 血常规、肝功能、肾功能、电解质 □ 记 24 小时出入量 □ 其他医嘱
主要护理工作	□ 观察患者病情变化 □ 心理与生活护理 □ 指导患者饮食 □ 营养、防护等健康宣教
病情变异记录	□ 无　□ 有，原因： 1. 2.
护士签名	
医师签名	

日期	住院第 4~7 天	住院第 8 天 （出院日）
主要诊疗工作	□ 上级医师查房，评估病情变化 □ 住院医师完成病程记录 □ 观察生命体征、腹部症状/体征及粪便颜色等，确认出血已止，病情稳定 □ 病情不稳定者必要时复查胃镜（家属谈话，签署同意书），证实仍有活动性出血者须转入其他路径 □ 再次进行营养筛选和评估 □ 根据一般状况和进食情况决定能否出院	□ 上级医师查房，确定有无并发症以及可否出院 □ 营养治疗药物 □ 完成出院记录、病案首页、出院证明书等 □ 向患者交代出院后的注意事项，如返院复诊的时间、地点，发生紧急情况时的处理等
重点医嘱	**长期医嘱** □ 内科护理常规 □ 二级护理 □ 流质饮食、半流质饮食 □ 静脉抑酸药 □ 营养治疗药物（视评估情况） **临时医嘱** □ 抗幽门螺杆菌治疗（必要时） □ 血常规、尿常规、粪便常规+隐血 □ 肝功能、肾功能、电解质 □ 胃镜检查（必要时）	**出院医嘱** □ 口服 PPI/H_2RA（总疗程 6~8 周） □ 治疗幽门螺杆菌药物（必要时，疗程 10~14 天） □ 黏膜保护剂 □ 定期门诊随访 □ 复查血常规、肝功能、肾功能、电解质 □ 调整生活方式
主要护理工作	□ 观察患者情况 □ 心理与生活护理 □ 对患者进行营养宣教 □ 填写营养评估表 □ 营养治疗护理（遵医嘱）	□ 指导患者办理出院手续 □ 营养、防护等健康宣教
病情变异记录	□ 无　□ 有，原因： 1. 2.	□ 无　□ 有，原因： 1. 2.
护士签名		
医师签名		

第五章

下消化道出血临床路径释义

【医疗质量控制指标】

指标一、诊断下消化道出血需结合病史、临床表现、实验室检查、影像学检查和/或内镜检查综合判断。

指标二、诊断下消化道出血需常规排除上消化道出血。

指标三、下消化道出血的治疗包括对症支持治疗和对因治疗，强调以内科药物治疗为基础、联合介入和外科手术等综合治疗。

一、下消化道出血编码

1. 原编码：

疾病名称及编码：下消化道出血（ICD-10：K92.207）

2. 修改编码：

疾病名称及编码：下消化道出血（ICD-10：K92.209）

盲肠出血（ICD-10：K92.205）

结肠出血（ICD-10：K92.206）

3. 对应或相关中医病种及编码：便血（ICD-11：ME24.A3/A17.41/BNP130）

小肠瘅（A04.03.38）

肛裂（ICD-11：DB50.0/A08.03.03/BWG030）

肠澼（A01.03.19）

肠瘤（ICD-11：DB35.Z/A16.02.21）

肠癌（A16.03.28）

二、临床路径检索方法

K92.209/K92.205/K92.206

三、国家医疗保障疾病诊断相关分组（CHS-DRG）

MDCG 消化系统疾病及功能障碍

GS1 胃肠出血

四、下消化道出血临床路径标准住院流程

（一）适用对象

第一诊断为下消化道出血（ICD-10：K92.207）。

> **释义**
>
> ■ 本路径适用对象为第一诊断为下消化道出血的患者，下消化道是指屈氏韧带以下的消化道，包括小肠和大肠出血。

（二）诊断依据

根据《实用内科学》（王吉耀、葛均波、邹和建主编，人民卫生出版社，2022 年，第 16
版），《内科学》（葛均波、徐永健，王辰主编，人民卫生出版社，2018 年，第 9 版），《不明
原因消化道出血诊治推荐流程》［中华消化杂志，2012，32（6）：361-363］。

1. 有持续或者反复出现的血便、黑便和/或粪便隐血阳性。

2. 可有心悸、恶心、软弱无力或眩晕、低血压、昏厥和休克等表现。

3. 排除上消化道出血。

> **释义**
>
> ■ 本路径的制订主要参考国内权威参考书籍和诊疗指南。
>
> ■ 病史和临床症状是诊断下消化道出血的初步依据。从临床表现看，下消化道
> 出血可分为显性出血和隐性出血，显性出血表现为持续或反复出现的血便，少数表
> 现为黑便。出血量超过 400~500ml 时，可出现全身症状如心悸、恶心、乏力，短时
> 间出血量超过 1000ml，可出现眩晕、低血压、昏厥和休克等周围循环衰竭表现。隐
> 性出血指临床上肉眼不能观察到粪便异常，仅有粪便隐血试验阳性和/或存在缺铁性
> 贫血。
>
> ■ 下消化道出血的诊断需排除上消化道出血。急性下消化道出血常表现为血便，
> 无呕血。高位小肠出血乃至右半结肠出血，如血在肠腔内停留较久可呈柏油样便。
> 故下消化道出血的诊断应常规做胃镜排除上消化道出血。

（三）治疗方案的选择

根据《实用内科学》（王吉耀、葛均波、邹和建主编，人民卫生出版社，2022 年，第
版），《内科学》（葛均波、徐永健，王辰主编，人民卫生出版社，2018 年，第 9 版），《不明
原因消化道出血诊治推荐流程》［中华消化杂志，2012，32（6）：361-363］。

1. 维持生命体征平稳，必要时输血。

2. 应用各种止血药物。

3. 内镜、腹部 CT、血管造影等检查明确出血的部位和病因后，采取相应诊断病因的治疗
（转出本路径，进入相应的临床路径）。

4. 当各种检查不能明确出血灶或者严重出血危及患者生命时，需行手术探查。

5. 中医治疗方案。

> **释义**
>
> ■ 治疗方案的选择主要依据国内外权威参考书籍和指南，其中《ACG Clinical
> Guideline-Management of Patients With Acute Lower Gastrointestinal Bleeding》（2016 年
> 版）为重要的参考标准。
>
> ■ 一旦确诊下消化道出血，应立即开展综合诊治。最重要的是开通静脉通路，
> 给予静脉输液，维持生命体征稳定，如出血量大、出现周围循环衰竭表现，需要考
> 虑输血治疗，维持血红蛋白水平 > 70g/L；如合并冠心病患者，则要求维持血红蛋白
> 水平 > 90g/L。同时进行风险评估，包括患者神志情况、生命体征、是否持续活动性
> 出血、合并基础病等情况，应用各种止血药物行止血治疗（生长抑素、6-氨基己酸

等），并积极完善相应检查以明确出血部位和病因。首选结肠镜检查，患者生命体征稳定的情况下可充分肠道清洁后，于发病 24 小时内行急诊结肠镜检查。如经过液体复苏治疗生命体征仍不稳定、无法耐受结肠镜检查的情况下，可以考虑腹部 CT 血管成像、血管造影、红细胞标记核素扫描等寻找出血部位。此外，X 线钡剂灌肠也可用于诊断大肠、回盲部及阑尾的病变，一般主张行双重气钡造影。X 线小肠钡剂造影是诊断小肠病变的重要方法，气钡双重造影能提高诊断正确率，该项检查不适用于急性活动性下消化道出血，对于出血停止后进一步查找病因或者对于隐性下消化道出血者，可以选用。但总体而言，X 线钡剂检查作用非常有限。一旦明确出血病因后，即开始采取针对病因的治疗，从而转出本临床路径，进入相应的临床路径。

■ 内镜检查发现出血灶后，应积极行内镜下治疗（包括钛夹止血、氩离子凝固术、黏膜下注射止血等）进行止血，血管造影明确血管畸形出血时可考虑栓塞治疗。当完善上述相关检查不能明确出血灶，经过积极内科药物治疗仍不能止血或持续大出血危及患者生命安全，必须手术探查，探查时可辅助以术中肠镜检查。

■ 中医治疗

1. 辨证治疗：

（1）肠道湿热证：便血色红质黏稠、肛门灼热、大便不畅或稀溏、腹痛、身热不扬、口苦口黏、便短赤、舌质红苔黄腻，脉滑数。治法：清热化湿，凉血止血。

（2）气不摄血证：便血色淡红或紫暗、腹部隐痛喜按、肢体倦怠、少气懒言、食少、面色萎黄。舌质淡苔白、脉缓弱或脉细弱。治法：健脾益气，补血摄血。

（3）脾胃虚寒证：便血紫黯、甚则黑色、腹部隐痛，喜温喜按、形寒肢冷、食少便溏、面色苍白。舌质淡苔白、脉细。治法：温阳健脾，养血止血。

（4）瘀血阻络证：便血紫黯、或夹有血块、腹痛拒按、痛有定处、泻下不爽、面色晦暗或黧黑、腹部有痞块、胸胁胀痛、肌肤甲错。舌质紫黯或见瘀点瘀斑、苔白或微黄、脉弦细而涩。治法：活血化瘀、行气止血。

（5）肠风伤络证：便血色鲜红、血下如溅、大便干结或泄泻、心烦易怒、口渴喜冷饮、口臭、齿龈肿痛。舌红苔黄、脉弦或数。治法：疏风清热止血。

（6）虚火灼络证：便血色鲜红质黏稠、大便干结、五心烦热、腰膝酸软、口干咽燥。舌红少苔或花剥、脉细数。治法：滋阴降火、凉血止血。

2. 特色治疗：针灸是治疗下消化道出血的非药物疗法之一，体针疗法常用穴位：

体针：主穴：长强、承山、小肠俞、大肠俞、下巨虚、足三里、中脘。配穴：血热配血海、行间；血瘀配血海、太冲；气虚配气海、关元；阳虚配足三里、肾俞、命门；阴虚配肾俞、太溪。实证采用泻法，虚证采用补法。耳针：取脾、胃、肝、大肠、小肠、交感。

3. 康复与预防复发：下消化道出血初起为实证居多，随着病情的发展逐渐转变为虚实夹杂以及虚证表现。随访应关注症状与证候的变化。预防出血复发应注意以下几个方面：①起居有常，避风寒，适寒温；②饮食有节，三餐定时定量，避免暴饮暴食、过饥过饱，避免辛辣、刺激、过热、过寒食物，戒烟、酒，少食咖啡、浓茶、碳酸性饮料；③调畅情志，调摄精神，避免七情过度内伤脏腑；④适当运动，根据个人情况选择合适的运动方式，避免过度劳力、运动耗伤精气，以利疾病早日康复。

（四）标准住院日

3~7 日。

> **释义**
>
> ■ 高风险下消化道出血的患者应住院处理。入院后第一天应评估有无活动性出血、出血量及速度、出血部位和一般情况等，并根据相应情况立即采取处理措施，开放静脉通路维持生命体征稳定。对于大量便血伴循环不稳定患者，提示可能为上消化道出血，应考虑行急诊胃镜排除上消化道出血。对于经液体复苏后循环稳定患者，均应行结肠镜检查以明确出血部位和原因，并进行内镜下治疗，必要时急诊行 CT 血管三维重建、血管造影、红细胞标记核素扫描等检查以明确出血部位和病因。一般患者在 3~7 天内完成内镜和其他相关检查，经检查明确出血病因后，进入相应疾病的临床路径。

（五）进入路径标准

1. 第一诊断必须符合 ICD-10：K92.207，下消化道出血疾病编码。
2. 有血便、黑便等表现，怀疑下消化道出血。
3. 当患者同时具有其他疾病诊断，但在住院期间不需要特殊处理，也不影响第一诊断的临床路径流程实施时，可以进入路径。

> **释义**
>
> ■ 本路径适用于有下消化道出血临床表现，且通过胃镜检查等排除上消化道出血的患者，否则不进入本路径。当合并其他疾病但不影响本路径实施的患者，可按本路径给予诊治，但有可能延长住院时间。

（六）住院期间检查项目

1. 必需的检查项目：
（1）血常规、尿常规、粪便常规+隐血。
（2）肝功能、肾功能、电解质、血型、凝血功能、输血前指标筛查（乙型、丙型肝炎病毒，HIV，梅毒）。
（3）X 线胸片、心电图、腹部超声。
（4）肛门和直肠指检。
2. 根据患者病情可选择的检查项目：
（1）胃肠镜检查。
（2）腹部 CT 平扫或增强、腹部血管三维重建、小肠 CT 三维重建。
（3）肠系膜血管造影。
（4）胶囊内镜或小肠镜。
（5）^{99m}锝标记的红细胞扫描。

释义

■ 血、尿和粪便检查是临床常规实验室检查。血常规中血红蛋白和红细胞比容下降可反映出血量，但急性出血期可无明显变化，通常滞后24~72小时才能反映出血量，所以需要动态观察该项指标。血小板可能因大量出血继发内源性凝血激活消耗而出现下降。对于血红蛋白低于70g/L的患者，需进行输血治疗，如合并冠心病有心肌缺血症状，血红蛋白低于90g/L即应考虑输注红细胞。粪便隐血阳性支持消化道出血的诊断，便血的患者粪便中可见到红细胞。

■ 肝功能、肾功能和电解质实验室检查有助于发现潜在的肝肾基础病和电解质紊乱，急性大量失血可能造成急性肾前性肾功能不全。凝血功能检查可评估是否存在凝血功能障碍，需注意的是当大量出血消耗凝血因子时，可出现继发性凝血功能异常。对于出血量大，需进行输血治疗的患者，应完善血型、乙型肝炎、丙型肝炎、HIV、梅毒等输血前指标筛查。

■ X线胸片、心电图和腹部超声均为临床常规检查，有助于评估患者是否合并心肺、肝胆、胰腺和肾脏等疾病。

■ 直肠肿物和痔疮出血是下消化道出血的重要原因，通过肛门和直肠指检可基本判断直肠距肛门7cm以下直肠肛管出血病因，应作为下消化道出血患者常规检查项目。

■ 内镜检查是消化道出血定位、定性诊断的首选方法。胃镜检查适用于大量便血并出现循环不稳定、不能排除上消化道出血的患者，可除外上消化道出血，明确下消化道出血患者应尽量行结肠镜检查，结肠镜检查是诊断大肠及回肠末端病变的首选检查方法，对于出血量不大、循环稳定的活动性出血患者，可进行充分肠道准备尝试灌肠后进行肠镜检查。

■ 除了内镜检查，腹盆腔CT检查也是明确消化道出血病因的重要手段，活动性下消化道出血时进行腹盆部增强CT血管三维重建可能发现对比剂外溢，有助于确定出血部位。以CT技术为基础的血管三维重建简便、安全、有效，当出血量大、经过积极液体复苏生命体征仍不稳定、不宜行肠镜检查的患者，可先于结肠镜检查进行。当疑诊小肠间质瘤或克罗恩病等引起的消化道出血时，还可以行小肠CT重建。

■ 肠系膜血管造影是有创性检查，适用于活动性消化道出血速度 > 0.5ml/min时，有较准确的定位价值，其优点是发现出血同时可立即进行血管栓塞治疗，止血效果好。当出血速度 > 0.1ml/min时，可选择^{99m}锝标记的红细胞显像，标记的红细胞在出血部位溢出形成浓染区，由此可判断出血部位，缺点是空间分辨率和定位价值欠理想。

■ 对于上述检查仍未能明确出血部位和病因的、怀疑小肠出血的患者，可考虑胶囊内镜或小肠镜检查。胶囊内镜目前已成为小肠疾病的一线检查技术，其优势是非侵入性，如有明确肠道狭窄和梗阻表现的患者不能选用胶囊内镜。小肠镜和胶囊内镜有互补作用，当胶囊内镜发现可疑病灶时可通过小肠镜进一步明确并进行治疗，小肠镜的缺点是侵入性检查，技术要求高，有一定的并发症。

（七）治疗方案与药物选择

1. 根据年龄、基础疾病、出血量、生命体征和血红蛋白变化情况估计病情严重程度。
2. 建立快速静脉通道，补充血容量。
3. 必要时应置入胃管行胃肠减压或者行胃镜检查以排除上消化道出血。

4. 输血指征：

（1）收缩压＜90mmHg，或较基础收缩压降低≥30mmHg，或心率＞120 次/分。

（2）血红蛋白＜70g/L，高龄、有基础心脑血管疾病者输血指征可适当放宽。

5. 止血药。

6. 生长抑素/垂体后叶素：必要时选用。

7. 内镜检查：

（1）系下消化道出血病因的关键检查，并且在发现出血病灶时可以在内镜下止血，因此在条件允许的情况下尽可能进行。

（2）应积极稳定循环和神志状况，为内镜治疗创造条件，检查过程中酌情监测心电、血压和血氧饱和度，必要时术前可行灌肠以清洁肠道。

8. 血管造影：活动性出血，每分钟出血量超过 0.5ml 时，可进行该检查以明确出血的部位和/或出血原因，必要时可行栓塞止血。

9. 当各种检查不能明确出血灶或者严重出血危及患者生命时，需行手术探查。

10. 中药或中成药。

释义

■ 下消化道出血应基于风险分层处理，最重要的基础治疗是建立静脉通路并积极补液以稳定循环，静脉输液首选晶体液，如出血量大出现休克和/或严重贫血者，需考虑静脉输注胶体液和输血治疗。高龄及合并心脑血管基础病患者对贫血的耐受力下降，输血指征可适当放宽。

■ 尽管没有循证医学证据，活动性下消化道出血患者根据病情和经验可酌情选用氨甲环酸和卡络磺钠等止血药物，对于合并凝血功能障碍的患者，可适当补充凝血因子。生长抑素可减少内脏血流和降低门脉压力，有利于止血；垂体后叶素通过收缩腹腔血管而止血，对有心脑基础病的高龄患者用药时可能出现胸痛、腹痛等症状，需警惕缺血性心脏病和缺血性肠病等缺血并发症。

■ 内镜检查是下消化道出血的最关键的检查手段，条件许可时应尽早进行，检查时发现病灶可直接进行内镜下止血治疗。检查前应积极支持治疗，保证患者循环稳定、神志清楚，对于活动性消化道出血或合并严重心肺疾病的患者，检查过程中应密切监测心电、血氧、血压等生命体征，以保证检查过程中安全性。血管造影过程中发现的出血病灶也应立即进行栓塞止血治疗。

■ 当上述各种检查不能明确出血部位和病因，或者内镜下止血治疗或血管造影时介入栓塞治疗失败，内科保守治疗无效，仍有活动性出血危及患者生命安全时，应积极联系外科进行手术探查，必要时行术中内镜检查。

■ 中药或者中成药应根据相应证型进行选择。

1. 肠道湿热证，推荐方药：地榆散合槐角丸；中成药：槐角丸。

2. 气不摄血证，推荐方药：归脾汤；中成药：归脾合剂、补中益气丸。

3. 脾胃虚寒证，推荐方药：黄土汤；中成药：黄芪建中丸。

4. 瘀血阻络证，推荐方药：少腹逐瘀汤；中成药：云南白药。

5. 肠风伤络证，推荐方药：琥珀丸；中成药：止血宝胶囊。

6. 虚火灼络证，推荐方药：六味地黄丸合茜根散；中成药：康复新液。

（八）出院标准

1. 综合临床指标（包括患者的生命体征、血红蛋白、尿素氮、粪隐血试验等）发现出血已经停止，恢复饮食，无再出血表现。
2. 未明确出血病灶者，全身情况允许时可出院继续观察。

> **释义**
>
> ■ 经过对症和对因治疗后消化道出血停止，并且恢复饮食无再出血患者可予出院，如果针对病因的治疗需要继续住院，比如结肠癌合并出血，则完成本路径流程并转入相应的临床路径继续治疗。经过全面检查仍未明确出血病灶，但临床观察无活动性出血，患者一般情况好也可出院，门诊随诊观察。

（九）变异及原因分析

1. 因检查而造成并发症（如内镜检查造成的肠道穿孔、血管造影引起的对比剂诱发的肾病），造成住院时间延长。
2. 因消化道出血而诱发其他系统病变（如肾衰竭、缺血性心脏病），建议进入该疾病的相关途径。
3. 重要器官功能障碍、生命体征不稳定、休克、意识障碍等均属高危患者，在检查后可能需要特殊治疗手段。
4. 通过检查已明确出血部位和病因，转入相应临床路径。

> **释义**
>
> ■ 变异是指入选临床路径的患者未能按路径流程完成医疗行为或未达到预期的医疗质量控制目标，导致必须终止路径或需要转入其他路径进行治疗等。主管医师均应进行变异原因的分析，并在临床路径的表单中予以说明。
>
> ■ 变异包含以下情况：①按路径流程完成治疗，但出现非预期结果，如因消化道出血而诱发其他系统疾病，如肾衰竭、缺血性心脏病等，应转入该疾病的相应路径；②检查过程中出现严重并发症，如内镜检查过程中出现肠穿孔，血管造影过程中诱发对比剂肾病，从而造成住院时间延长；③不能按路径流程完成治疗，需要中途退出路径，如重要器官功能障碍、生命体征不稳定、休克、意识障碍等高危患者，在检查后可能需要转入 ICU 等特殊治疗手段；④经检查确诊为某以特定疾病的患者，需转入该疾病的相关路径。

五、下消化道出血（内科治疗）临床路径给药方案

1. 用药选择：

（1）静脉输液：尽早恢复血容量，预防和纠正低血容量性休克。常用液体包括晶体液（如生理盐水、平衡液）和胶体液（如血浆代用品）。当失血量超过有效血容量20%以上时，需考虑输红细胞成分血或全血。根据出血程度确定静脉输液量和输注液体性质，以维持血流动力学稳定，并维持血红蛋白70g/L以上；对于有严重心脑血管疾病基础的患者，要求维持血红蛋白90~100g/L以上，以避免低血容量继发缺血性心脏病和脑血管病。避免过度输血或输液。

（2）止血药物：

1）生长抑素及其衍生物：可使内脏血管收缩、减少内脏血流，从而控制出血。常用药物包括生长抑素和奥曲肽，后者是人工合成的八肽生长抑素。生长抑素的半衰期较短，仅数分钟，用法为：先静脉推注 250μg，以后以 250μg/h 连续静脉滴注维持。奥曲肽的半衰期 1.5~2 小时，用法为：静脉缓慢推注 100μg，继而每小时静脉滴注量 25μg，或以 0.6mg/d 剂量，分次静脉推注、肌内或皮下注射。

2）血管加压素及其类似物：包括垂体后叶素、血管加压素和特利加压素等。其作用机制为收缩内脏血管，尤其是动脉血管，以减少出血。垂体后叶素的用法为：从小剂量开始，逐渐增加剂量至 0.2~0.4U/min 静脉连续泵入。垂体后叶素的不良反应较多，包括心脏和外周器官缺血、高血压、肠缺血等。加用硝酸酯类药物可改善用药安全性和有效性，临床上常联合静脉输入硝酸酯类药物，并保证收缩压＞90mmHg。

3）其他辅助止血药物如注射用尖吻蝮蛇血凝酶、氨甲环酸、卡络磺钠，注射用尖吻蝮蛇血凝酶通过在血管破损处加速正常凝血机制而止血，氨甲环酸可抑制纤溶酶活性，阻抑纤维蛋白分解而起到止血作用；卡络磺钠可降低毛细血管的通透性，增加毛细血管断裂端的回缩作用，增加毛细血管对损伤的抵抗力，从而止血，或这些药物在下消化道出血作用未获得循证医学研究推荐，有时可根据病情和临床经验酌情作为辅助治疗使用。

4）凝血酶保留灌肠有时对左半结肠出血有效。

（3）中药和中成药：中药和中成药可以作为辅助用药与静脉输液、止血药等基础用药构成中西医结合治疗方案。为了下消化道出血症状的康复与预防复发，可以在医师指导下服用中药或中成药。

1）地榆散合槐角丸，地榆 15g、茜根 10g、黄连 5g、黄芩 10g、栀子 10g、茯苓 15g、槐角 9g、当归 12g、炒枳壳 10g、防风 10g。

2）归脾汤，白术 12g、茯神 15g、黄芪 30g、龙眼肉 15g、酸枣仁 15g、人参 9g、木香 6g、当归 12g、远志 10g、生姜 10g、大枣 15g。

3）黄土汤，甘草 10g、生地 15g、白术 12g、炮附子 15g、阿胶 9g、黄芩 10g、灶心土 15g。

4）少腹逐瘀汤，当归 12g、赤芍 12g、红花 10g、蒲黄 10g、五灵脂 10g、延胡索 10g、没药 5g、小茴香 6g、乌药 10g、肉桂 5g。

5）琥珀丸，琥珀屑 3g、鹿角霜 15g、赤小豆 30g、槐花 10g、麸炒枳壳 10g、白芷 10g。

6）六味地黄丸合茜根散，山药 30g、熟地 15g、山茱萸 12g、泽泻 10g、茯苓 15g、牡丹皮 12g、茜草根 10g、黄芩 10g、阿胶 9g、侧柏叶 12g、生地 30g、甘草 10g。

口服方药，一日 2 次，早晚餐后 30 分钟服用，每次约 200ml，中成药按药物说明书进行服用，特殊情况遵医嘱。

2. 药学提示：

（1）生长抑素类药物抑制胰岛素和胰高糖素的分泌，治疗初期会导致血糖下降，应注意观察。另外，生长抑素注射速度超过 0.05mg/min 时，患者会发生恶心和呕吐现象。

（2）生长抑素类药物禁用于妊娠期和哺乳期妇女。

（3）血管加压素、垂体后叶素收缩血管作用明显，可导致脏器缺血和血压升高，诱发心绞痛，冠心病、未控制的高血压、严重心力衰竭患者禁用。

（4）垂体后叶素中包含血管加压素和缩宫素（即催产素），缩宫素刺激子宫平滑肌收送，剂量大时可导致子宫收缩，合并妊娠的下消化道出血患者禁用。

（5）氨甲环酸用药过量时偶有血栓形成和出血风险，对有血栓形成倾向（如急性心肌梗死）患者慎用。

（6）附子能够回阳救逆、补火助阳、逐风寒湿邪，为阳虚里寒证的首选药物。现代中药药理研究表明：附子中的化学成分双酯型生物碱既是附子发挥药效的重要物质基础，同时也是其毒性成分，服用不当会产生严重的心脏毒性和神经毒性。附子的炮制是双酯型生物碱转化为焦乌头碱、苯甲酰新乌头原碱等物质的过程，达到增强温阳效果同时减毒，附子-甘草配伍有减毒存效的作用机制。但临床应用时还需慎重，以免发生不良反应。附子具有心脏毒性，炮制不当或过量服用可中毒，所附子按毒性中药管理，临床需炮制后配伍使用，并且备注先煎。此外附子还具有肝、肾毒性，长期服用可能引起代谢紊乱和内分泌功能失调。大剂量附子具有一定的生殖发育毒性。

3. 注意事项：

（1）生长抑素在连续给药的过程中应不间断的输入，换药间隔应不超过 3 分钟，如有条件，建议注意不应联合应用这两类药物。

（2）血管加压素又名抗利尿激素，除了收缩小动脉的作用外，还增加肾小管和集合管对水分的重吸收，发挥抗利尿作用。临床观察病情时应注意此类药物对尿量的影响。

（3）氨甲环酸可抑制纤溶酶原转化为纤溶酶活性作用，而显示止血、抗变态反应、抗炎效果。而赤芍提取物、红花黄色素、具有抑制血小板聚集，通过抑制凝血酶和激活纤溶酶原而发挥抗血栓形成作用，与氨甲环酸的止血机制具有一定拮抗，在中西医结合综合治疗时，需要慎重。

六、下消化道出血护理规范

1. 急性大出血患者应绝对卧床休息，对长时间卧床休息的患者，应协助定时更换体位，预防压疮。

2. 遵医嘱严格控制饮食，出血活动期应严格禁食，少量出血时可予易消化、少渣的流质或半流质饮食。

3. 备好急救物品及药物，建立静脉通路，保证及时补充血容量及静脉用药的输入。

4. 准确记录 24 小时出入量，严格监测生命体征；观察便血量、颜色及性质，及时发现病情变化。

5. 卧床期间注意皮肤护理，便后及时用温水清洁肛周，必要时使用皮肤保护膜以防止发生失禁性皮炎。

6. 遵医嘱使用止血药物，并严密观察患者用药效果及不良反应。

7. 做好各项检查前准备。

8. 关心患者，宣讲疾病相关知识，帮助患者树立战胜疾病的信心。进行各项操作前做好解释工作，取得密切配合，使患者保持最佳心态参与疾病的治疗护理。

9. 根据患者文化水平及对疾病的了解程度，采取合适的方法向其介绍有关预防下消化道出血的知识，做好健康宣教。

七、下消化道出血营养治疗规范

1. 住院第 1~2 日禁食、禁水，营养治疗由静脉输液提供。在患者容量复苏的基础上，注意输入葡萄糖以提供热量，如果患者营养状况良好，住院前 2 日对热量没有硬性要求，但应避免出现低血糖。如果患者存在营养不良，补充液体同时需注意提供足够热量，按照理想体重给予 25kcal/（kg·d）左右热卡。

2. 住院 3 日后，如果患者仍无法恢复经口进食，静脉输液时需考虑提供足够热量，由脂肪乳和葡糖糖提供身体所需热量，按照理想体重给予 25kcal/（kg·d）左右热卡，并注意补充足量氨基酸。如患者开始恢复经口进食，可继续仅予葡萄糖补充身体所需热量。

3. 住院期间，恢复经口进食后，如观察临床无活动性出血表现，饮食原则上均为流质饮食。出院后逐步过渡为半流质饮食、普通饮食。

八、下消化道出血患者健康宣教

1. 住院第 1~2 日，卧床休息，并禁食、禁水，配合相关检查，注意及时报告排便情况。

2. 住院第 3 日以后，如临床观察血止，可床旁活动并恢复经口进食，注意观察大便情况，如再次出血，及时报告。

九、推荐表单

(一) 医师表单

下消化道出血临床路径医师表单

适用对象：第一诊断为下消化道出血的患者（ICD-10：K92.207）

患者姓名：	性别： 年龄： 门诊号：	住院号：
住院日期： 年 月 日	出院日期： 年 月 日	标准住院日：3~7 天

日期	住院第 1 天	住院第 2 天
主要诊疗工作	□ 询问病史及体格检查 □ 完成病历书写 □ 安排入院常规检查 □ 上级医师查房及病情评估 □ 根据病情决定是否输血 □ 签署输血、内镜和抢救同意书 □ 活动性出血、无法控制并危及患者生命者，须请相关科室（外科、放射科、ICU）会诊，必要时转入其他流程	□ 上级医师查房 □ 完成入院检查 □ 根据病情决定是否输血 □ 完成上级医师查房记录等病历书写 □ 完成内镜检查，必要时内镜下止血 □ 内镜检查未明确出血部位者，选择其他相应检查 □ 仍有活动性出血、无法控制并危及生命者，须请相关科室（外科、放射科、ICU）会诊，必要时转入其他流程
重点医嘱	**长期医嘱** □ 内科护理常规 □ 一级/特级护理 □ 病重/病危 □ 禁食、禁水，记出入量 □ 静脉输液（方案视患者情况而定） **临时医嘱** □ 止血药（必要时） □ 生长抑素/垂体后叶素（必要时） □ 输血医嘱（必要时） □ 心电监护（必要时） □ 吸氧（必要时） □ 监测中心静脉压（必要时） □ 保留胃管记量（必要时） □ 血常规、尿常规、粪便常规+隐血 □ 肝功能、肾功能、电解质、凝血功能、输血前检查（血型、Rh 因子，可经输血传播的常见病相关指标） □ X 线胸片、心电图、腹部超声 □ 腹部 CT 平扫或增强、腹部血管三维重建、小肠 CT 三维重建（必要时） □ 内镜检查前感染筛查项目 □ 建立静脉通路，必要时插中心静脉导管	**长期医嘱** □ 内科护理常规 □ 一级/特级护理 □ 病重 □ 禁食、禁水，记出入量 □ 静脉输液（方案视患者情况而定） **临时医嘱** □ 止血药（必要时） □ 吸氧（必要时） □ 血常规、粪便常规+隐血、凝血功能 □ 输血医嘱（必要时） □ 保留胃管记量（必要时） □ 心电监护（必要时） □ 监测中心静脉压（必要时） □ 内镜检查，必要时内镜下止血 □ 腹部 CT 平扫或增强、腹部血管三维重建、小肠 CT 三维重建（必要时） □ 肠系膜血管造影（必要时） □ 胶囊内镜或小肠镜（必要时） □ ^{99m}锝标记的红细胞扫描或血管造影（必要时）

续　表

日期	住院第 1 天	住院第 2 天
病情 变异 记录	□ 无　□ 有，原因： 1. 2.	□ 无　□ 有，原因： 1. 2.
医师 签名		

日期	住院第 3~7 天 （出院日）
主 要 诊 疗 工 作	□ 已经完成检查，病因已经明确，根据病因进入相关流程 □ 观察有无检查并发症 □ 上级医师查房，决定将患者转入其他疾病流程，制订后续诊治方案 □ 住院医师完成病程记录 □ 决定能否允许患者进流质饮食 □ 继续监测重要脏器功能 □ 仍有活动性出血、无法控制者，须请相关科室（外科、放射科、ICU）会诊，必要时转入其他流程
重 点 医 嘱	**长期医嘱** □ 内科护理常规 □ 一级/二级护理 □ 既往用药 □ 开始进流质饮食（出血已止者） □ 静脉输液（出血已止者可适当减少输液量） □ 中药/中成药 　　肠道湿热证：□ 中药：地榆散合槐角丸　　　　□ 中成药：槐角丸 　　气不摄血证：□ 中药：归脾汤　　　　　　　　□ 中成药：归脾合剂、补中益气丸 　　脾胃虚寒证：□ 中药：黄土汤　　　　　　　　□ 中成药：黄芪建中丸 　　瘀血阻络证：□ 中药：少腹逐瘀汤　　　　　　□ 中成药：云南白药 　　肠风伤络证：□ 中药：琥珀丸　　　　　　　　□ 中成药：止血宝胶囊 　　虚火灼络证：□ 中药：六味地黄丸合茜根散　　□ 中成药：康复新液 **临时医嘱** □ 针对下消化道出血的病因治疗（必要时） □ 止血药（必要时） □ 心电监护（必要时） □ 血常规 □ 记 24 小时出入量 □ 吸氧（必要时）
病情 变异 记录	□ 无　□ 有，原因： 1. 2.
医师 签名	

（二）护士表单

下消化道出血临床路径护士表单

适用对象：第一诊断为下消化道出血的患者（ICD-10：K92.207）

患者姓名：		性别： 年龄： 门诊号：	住院号：
住院日期： 年 月 日		出院日期： 年 月 日	标准住院日：3~7 天

日期	住院第 1 天	住院第 2 天
健康宣教	□ 入院宣教 　介绍主管医师、护士 　介绍环境、设施 　介绍住院注意事项 　介绍探视和陪护制度 　介绍贵重物品保管制度 □ 饮食宣教：禁食、禁水 □ 出入量宣教 □ 留取标本宣教	□ 宣教用药知识 　宣教疾病知识 　宣教相关检查 □ 饮食宣教：禁食、禁水 □ 胃肠镜宣教 □ 主管护士与患者沟通，了解并指导心理应对
护理处置	□ 核对患者姓名，佩戴腕带 □ 建立入院护理病历 □ 协助患者留取各种标本 □ 吸氧（必要时） □ 遵医嘱给予补液、止血治疗	□ 协助医师完成各种检查前的相关实验室检查 □ 吸氧（必要时） □ 遵医嘱给予静脉补液治疗 □ 记录 24 小时出入量
基础护理	□ 一级/特级护理 □ 晨晚间护理 □ 排泄管理 □ 患者安全管理	□ 一级/特级护理 □ 晨晚间护理 □ 排泄管理 □ 患者安全管理
专科护理	□ 病情观察 　生命体征及排泄物的观察 　腹部体征的观察 □ 遵医嘱给予止血药（必要时） □ 遵医嘱给予抗菌药物（必要时） □ 遵医嘱给予输血（必要时） □ 监测中心静脉压（必要时） □ 保留胃管记量（必要时） □ 填写跌倒及压疮防范表 □ 需要时，请家属陪护 □ 心理护理	□ 病情观察 　生命体征及排泄物的观察 　腹部体征的观察 □ 遵医嘱给予止血药（必要时） □ 遵医嘱给予抗菌药物（必要时） □ 遵医嘱给予输血（必要时） □ 监测中心静脉压（必要时） □ 保留胃管记量（必要时） □ 肠镜护理（必要时） □ 遵医嘱完成相关检查 □ 心理护理
重点医嘱	□ 详见医师表单	□ 详见医师表单

续　表

日期	住院第 1 天	住院第 2 天
病情 变异 记录	□无　□有，原因： 1. 2.	□无　□有，原因： 1. 2.
护士 签名		

日期	住院第 3~7 天 （出院日）
健康宣教	□ 出院宣教 　　复查时间 　　服药方法 　　活动休息 　　指导饮食 　　指导办理出院手续
护理处置	□ 办理出院手续 　　书写出院小结
基础护理	□ 二级护理 □ 晨晚间护理 □ 协助或指导进食、进水 □ 协助或指导活动 □ 患者安全管理
专科护理	□ 病情观察 　　生命体征及排泄物的观察 　　腹部体征的观察 □ 出院指导 □ 心理护理
重点医嘱	□ 详见医师表单
病情变异记录	□ 无　□ 有，原因： 1. 2.
护士签名	

（三）患者表单

下消化道出血临床路径患者表单

适用对象：第一诊断为下消化道出血的患者（ICD-10：K92.207）

患者姓名：		性别： 年龄： 门诊号：		住院号：
住院日期： 年 月 日		出院日期： 年 月 日		标准住院日：3~7天

日期	住院第1天	住院第2天
医患配合	□ 配合询问病史、收集资料、请务必详细告知既往史、用药史、过敏史 □ 配合进行体格检查 □ 有任何不适请告知医师	□ 配合完成各种检查及标本 □ 配合肠镜检查（必要时） □ 医师与患者及家属介绍病情及检查谈话、检查前签字 □ 配合医师摆好检查体位
护患配合	□ 配合测量体温、脉搏、呼吸频率3次，血压、体重1次 □ 配合心电监护（必要时） □ 配合完成入院护理评估 □ 接受入院宣教（环境介绍、病室规定、订餐制度、贵重物品保管等） □ 配合执行探视和陪护制度 □ 有任何不适请告知护士	□ 配合测量体温、脉搏、呼吸频率3次，询问排便情况1次，记录24小时出入量 □ 接受止血药治疗（必要时） □ 接受抗菌药物治疗（必要时） □ 接受输血治疗（必要时） □ 接受监测中心静脉压（必要时） □ 接受保留胃管记量（必要时） □ 接受生长抑素/垂体后叶素（必要时） □ 监测中心静脉压（必要时） □ 接受肠镜护理（必要时） □ 吸氧、心电监护（必要时） □ 有任何不适请告知护士
饮食	□ 禁食、禁水	□ 禁食、禁水
排泄	□ 正常排尿便	□ 正常排尿便
活动	□ 正常活动	□ 正常活动

日期	住院第 3~7 天 （出院日）
医患 配合	□ 接受出院前指导 □ 知道复查程序 □ 获取出院诊断书
护 患 配 合	□ 接受出院宣教 □ 办理出院手续 □ 获取出院带药 □ 知道服药方法、作用、注意事项 □ 知道复印病历程序
饮食	□ 流质饮食
排泄	□ 正常排尿便
活动	□ 正常活动

附：原表单（2016 年版）

下消化道出血临床路径表单

适用对象：第一诊断为下消化道出血的患者（ICD-10：K92.207）

患者姓名：	性别：	年龄：	门诊号：	住院号：
住院日期： 年 月 日	出院日期： 年 月 日		标准住院日：3~7 天	

日期	住院第 1 天	住院第 2 天
主要诊疗工作	□ 询问病史及体格检查 □ 完成病历书写 □ 安排入院常规检查 □ 上级医师查房及病情评估 □ 根据病情决定是否输血 □ 签署输血、内镜和抢救同意书 □ 活动性出血、无法控制并危及患者生命者，须请相关科室（外科、放射科、ICU）会诊，必要时转入其他流程	□ 上级医师查房 □ 完成入院检查 □ 根据病情决定是否输血 □ 完成上级医师查房记录等病历书写 □ 完成内镜检查，必要时内镜下止血 □ 内镜检查未明确出血部位者，选择其他相应检查 □ 仍有活动性出血，无法控制并危及生命者，须请相关科室（外科、放射科、ICU）会诊，必要时转入其他流程
重点医嘱	**长期医嘱** □ 内科护理常规 □ 一级/特级护理 □ 病重/病危 □ 禁食、禁水，记出入量 □ 静脉输液（方案视患者情况而定） **临时医嘱** □ 止血药（必要时） □ 生长抑素/垂体后叶素（必要时） □ 输血医嘱（必要时） □ 心电监护（必要时） □ 吸氧（必要时） □ 监测中心静脉压（必要时） □ 保留胃管记量（必要时） □ 血常规、尿常规、粪便常规+隐血 □ 肝功能、肾功能、电解质、凝血功能、输血前检查（血型、Rh 因子，可经输血传播的常见病相关指标） □ X 线胸片、心电图、腹部超声 □ 腹部 CT 平扫或增强、腹部血管三维重建、小肠 CT 三维重建（必要时） □ 内镜检查前感染筛查项目 □ 建立静脉通路，必要时插中心静脉导管	**长期医嘱** □ 内科护理常规 □ 一级/特级护理 □ 病重 □ 禁食、禁水，记出入量 □ 静脉输液（方案视患者情况而定） **临时医嘱** □ 止血药（必要时） □ 吸氧（必要时） □ 血常规、粪便常规+隐血、凝血功能 □ 输血医嘱（必要时） □ 保留胃管记量（必要时） □ 心电监护（必要时） □ 监测中心静脉压（必要时） □ 内镜检查，必要时内镜下止血 □ 腹部 CT 平扫或增强、腹部血管三维重建、小肠 CT 三维重建（必要时） □ 肠系膜血管造影（必要时） □ 胶囊内镜或小肠镜（必要时） □ ^{99m}锝标记的红细胞扫描或血管造影（必要时）
主要护理工作	□ 介绍病房环境、设施和设备 □ 入院护理评估	□ 宣教（消化道出血的知识）

续　表

日期	住院第 1 天	住院第 2 天
病情 变异 记录	□无　□有，原因： 1. 2.	□无　□有，原因： 1. 2.
护士 签名		
医师 签名		

日期	住院第 3~7 天 （出院日）
主 要 诊 疗 工 作	□ 已经完成检查，病因已经明确，根据病因进入相关流程 □ 观察有无检查并发症 □ 上级医师查房，决定将患者转入其他疾病流程，制订后续诊治方案 □ 住院医师完成病程记录 □ 决定能否允许患者进流质饮食 □ 继续监测重要脏器功能 □ 仍有活动性出血、无法控制者，须请相关科室（外科、放射科、ICU）会诊，必要时转入其他流程
重 点 医 嘱	**长期医嘱** □ 内科护理常规 □ 一级/二级护理 □ 既往用药 □ 开始进流质饮食（出血已止者） □ 静脉输液（出血已止者可适当减少输液量） **临时医嘱** □ 针对下消化道出血的病因治疗（必要时） □ 止血药（必要时） □ 心电监护（必要时） □ 血常规 □ 记 24 小时出入量 □ 吸氧（必要时）
主要 护理 工作	□ 观察患者病情变化 □ 心理与生活护理 □ 指导患者饮食
病情 变异 记录	□ 无　□ 有，原因： 1. 2.
护士 签名	
医师 签名	

第六章

食管狭窄临床路径释义

【医疗质量控制指标】

指标一、食管狭窄诊断需结合临床表现、内镜及影像学检查并明确病因。

指标二、对确诊食管狭窄的患者，在制订治疗方案前必须区分良恶性，并结合内镜及影像学检查进行综合评估。

指标三、对于探条扩张治疗、恶性狭窄或有高危心脏疾病、腹水、免疫功能低下的患者可预防性使用抗菌药物。

指标四、食管狭窄内镜下治疗后应严密观察有无穿孔、出血、感染、纵隔炎等并发症。

一、食管狭窄编码

1. 原编码：

疾病名称及编码：食管狭窄（ICD-10：K22.205）

2. 修改编码：

疾病名称及编码：食管狭窄（ICD-10：K22.205）

手术后食管狭窄（ICD-10：K22.208）

手术操作名称及编码：内镜下食管扩张术（ICD-9-CM-3：42.92-）

内镜下食管支架置入术（ICD-9-CM-3：42.8101）

3. 对应或相关中医病种及编码：噎膈/噎膈病（ICD-11：SA50/A04.03.03/BNP080）

二、临床路径检索方法

（K22.205/K22.208）伴（42.92/42.8101）

三、国家医疗保障疾病诊断相关分组（CHS-DRG）

MDCG 消化系统疾病及功能障碍

GV1 消化道梗阻或腹痛

四、食管狭窄临床路径标准住院流程

（一）适用对象

第一诊断为食管狭窄（ICD-10：K22.205）的患者，包括食管癌外科术后，腐蚀性食管炎导致良性瘢痕性食管狭窄和食管肿瘤所导致的恶性狭窄，以及纵隔原发或继发恶性转移瘤所导致的食管狭窄。

> 释义
>
> ■ 适用对象编码参见第一部分。
>
> ■ 本路径适用对象为食管癌外科术后，食管黏膜病变内镜切除术后、腐蚀性食管炎导致良性瘢痕性食管狭窄和食管肿瘤所导致的恶性狭窄，以及纵隔原发或继发恶性转移瘤所导致的食管狭窄，如合并食管溃疡、食管穿孔、食管瘘等并发症，需进入其他相应路径。

（二）诊断依据

根据《实用内科学》（王吉耀、葛均波、邹和建主编，人民卫生出版社，2022 年，第 16
版），《临床诊疗指南·消化系统疾病分册》（中华医学会编著，人民卫生出版社，2005 年），
《临床诊疗指南·胸外科学分册》（中华医学会编著，人民卫生出版社，2009 年）。

1. 临床症状：进行性吞咽困难。

2. 辅助检查：影像学检查（包括 CT 和上消化道造影）、内镜检查及病理活检提示。

> **释义**
>
> ■ 本路径的制订主要参考国内权威参考书籍和诊疗指南。
>
> ■ 病史和临床症状是诊断食管狭窄的初步依据，多数患者表现为进行性吞咽困难，可伴有反流、胸骨后疼痛、恶心、呕吐等症状。吞咽困难按 Stooler 分级：0 级：能进各种饮食；Ⅰ级：能进软质饮食；Ⅱ级：能进半流质饮食；Ⅲ级：仅能进流质饮食；Ⅳ级：完全不能进食。胃镜检查可见食管腔狭小，进镜有阻力或困难。食管 CT 提示食管局限性增厚或环状均匀增厚，管腔狭窄可明确诊断。X 线钡餐检查提示食管呈漏斗样改变，狭窄段以上食管扩张。

（三）治疗方案的选择

根据《实用内科学》（王吉耀、葛均波、邹和建主编，人民卫生出版社，2022 年，第 16
版），《临床诊疗指南·消化系统疾病分册》（中华医学会编著，人民卫生出版社，2005 年），
《临床诊疗指南·胸外科学分册》（中华医学会编著，人民卫生出版社，2009 年）。

1. 食管狭窄探条扩张术。

2. 食管狭窄球囊扩张成形术。

3. 食管狭窄支架置入术。

4. 中医治疗方案。

> **释义**
>
> ■ 本病确诊可行内镜下治疗。
>
> ■ 探条及球囊扩张适用于食管癌外科术后，食管黏膜病变内镜切除术后、腐蚀性食管炎导致良性瘢痕性食管狭窄。两种手术方法均是有效且安全的，但目前临床上主要采用球囊扩张术。球囊扩张术可分为气囊和水囊扩张，一般水囊扩张效果较好。在扩张治疗过程中，要适当掌握扩张的直径。扩张力量不够，则达不到效果；扩张力量过大时，又会导致并发症的出现。扩张要循序渐进，以防一次扩张力量过大引起穿孔。对腐蚀性狭窄的扩张最好在化学烧伤 6 个月后，待瘢痕组织稳定后再进行。
>
> ■ 支架置入术适用于食管肿瘤所导致的恶性狭窄，以及纵隔原发或继发恶性转移瘤所导致的食管狭窄。因肿瘤组织生长较快，扩张的效果常不能维持较长时间，多采取放置内支架治疗。常见的食管支架类型有：不锈钢金属支架属、记忆金属支架、聚酯塑料支架、放射性粒子支架等。食管支架治疗晚期食管癌无绝对禁忌证，但以下几种情况应用时需慎重：①患者病情危重，估计不能耐受者或预计生存期 < 1 个月；②高位食管狭窄患者，尤其是狭窄段上口距门齿 < 20cm 者；③狭窄段过长，> 15cm 者；④存在多处食管狭窄段。

■ 食管狭窄的内镜治疗与外科手术比是比较安全的方法，但仍有穿孔、出血、感染、纵隔炎等并发症。

■ 中医治疗

1. 辨证治疗：

（1）痰气交阻证：进食梗阻，脘膈痞满，甚则疼痛，情志舒畅则减轻，精神抑郁则加重，嗳气呃逆，呕吐痰涎，口干咽燥，大便艰涩，舌质红，苔薄腻，脉弦滑。治法：开郁化痰，润燥降气。

（2）津亏热结证：进食时梗涩而痛，水饮可下，食物难进，食后复出，胸背灼痛，形体消瘦，肌肤枯燥，五心烦热，口燥咽干，渴欲饮冷，大便干结，舌红而干，或有裂纹，脉弦细数。治法：养阴生津，泻热散结。

（3）瘀血内结证：进食梗阻，胸膈疼痛，食不得下，甚则滴水难进，食入即吐，面色暗黑，肌肤枯燥，形体消瘦，大便坚如羊屎，或吐下物如赤豆汁，或便血，舌质紫暗，或舌红少津，脉细涩。治法：破结行瘀，滋阴养血。

（4）气虚阳微证：进食梗阻不断加重，饮食不下，面色苍白，精神衰惫，形寒气短，面浮足肿，泛吐清涎，腹胀便溏，舌淡苔白，脉细弱。治法：温补脾肾，益气回阳。

2. 特色治疗：国医大师徐景藩创"糊剂卧位服药法"，以助食管癌术后食管功能的整体恢复。针刺疗法在食管癌的治疗中具有独特的作用，针刺天突、天容、内关、膻中、大椎等穴位，能使食管癌完全不能进食者获愈，针刺合募穴（中脘、天枢、足三里、上巨虚、下巨虚），可明显促进食管癌术后胃肠功能恢复。

3. 康复与预防复发：初起以标实为主，其实以气郁、痰阻、血瘀多见，后期以正虚为主或虚实并重，疾病发生发展多与情志异常、阴液不足有关，故保护胃气、顾护津液，在噎膈的辨证沦治过程中有着特殊重要的意义。而养成良好的饮食习惯，保持愉快的心情，为预防之要。如进食不宜过快，不吃过烫、辛辣、变质、发霉食物，忌饮烈性酒；多吃新鲜蔬菜、水果；宜进食营养丰富的食物，后期可进食牛奶、羊奶、肉汁、蜂蜜、藕汁、梨汁等流质饮食，树立战胜疾病的信心。

（四）标准住院日

7~10天。

> 释义
>
> ■ 怀疑食管狭窄的患者入院后，术前准备1~3天，第3~5天行内镜下手术。术后恢复3~5天，主要观察临床症状的缓解情况和有无术后并发症，总住院时间不超过10天符合本路径要求。

（五）进入路径标准

1. 第一诊断必须符合食管狭窄包括食管癌外科术后，腐蚀性食管炎导致良性瘢痕性食管狭窄，食管恶性肿瘤所导致的狭窄。

2. 当患者同时具有其他纵隔恶性原发或转移性肿瘤，但住院期间不需要特殊处理也不影响第一诊断的临床路径流程实施时，可进入此路径。

> **释义**
>
> ■进入本路径的患者为第一诊断为食管狭窄的患者，如合并食管溃疡、食管穿孔、食管瘘等并发症，需进入其他相应路径。
>
> ■当患者同时具有其他纵隔恶性原发或转移性肿瘤，但住院期间不需要特殊处理，也不影响该诊断，可按此临床路径流程实施。
>
> ■入院后常规检查发现有基础疾病，如高血压、冠状动脉粥样硬化性心脏病、糖尿病、肝功能、肾功能不全等，经系统评估后对食管狭窄诊断治疗无特殊影响者可进入路径。但可能增加医疗费用，延长住院时间。

（六）术前准备（术前评估）

1~3天。

1. 必需的检查项目：

（1）血常规、尿常规、粪便常规+隐血。

（2）凝血功能、血型、肝功能、肾功能、电解质、感染性疾病筛查（乙型肝炎、丙型肝炎、艾滋病、梅毒等）。

（3）肺功能、血气分析。

（4）心电图、X线胸片。

（5）内镜检查，必要时活检。

2. 根据患者情况可选择：

（1）上消化道钡餐造影。

（2）胸腹部CT（平扫+增强扫描）。

（3）腹部超声、超声心动图。

（4）食管内镜超声等。

> **释义**
>
> ■血常规、尿常规、粪便常规+隐血是最基本的三大常规检查，进入路径的患者均需完成。大便隐血试验和血红蛋白检测可以进一步了解患者有无急性或慢性失血；肝功能、肾功能、电解质、凝血功能、心电图、X线胸片可评估有无基础疾病，是否影响住院时间、费用及其治疗预后；血型、Rh因子、感染性疾病筛查用于胃镜检查前和输血前准备；肺功能、血气分析可评估患者对手术耐受情况。胃镜检查一方面可明确诊断，必要时可行活检获取病理学依据，另一方面可评估食管狭窄的部位、程度和范围，有助于手术方法的选择和疗效评价。
>
> ■上消化道钡餐造影有助于本病的诊断和术前食管狭窄程度评估。胸部CT平扫+增强扫描可明确诊断，并评估食管狭窄部位、程度、有无纵隔淋巴结和肺转移。腹部超声、腹部CT平扫+增强扫描可评估晚期食管癌有无肝转移。对于有心脏基础疾病的患者，术前评估可行心脏超声检查。食管超声内镜（EUS）可以清楚显示食管壁的各层结构、大多数纵隔淋巴结等，因而可对食管癌局部分期、判别肿瘤浸润深度和淋巴结范围做出准确判断。

（七）手术日

入院第 3~5 天。

1. 麻醉方式：局部麻醉。
2. 手术耗材：扩张探条、扩张球囊、食管支架（放射性粒子支架）、导丝、放射性粒子。
3. 术中用药：必要时预防性应用抗菌药物。
4. 根据患者情况，术后可口服收敛剂（0.9%氯化钠 500ml+利多卡因 10ml+肾上腺素 2mg）。
5. 中药或中成药。

> **释义**
>
> ■ 术前准备：禁食 12 小时，必要时插胃管清洁食管腔，术前 30 分钟肌内注射阿托品 0.5mg 和地西泮 10mg，2%利多卡因口咽部表面麻醉。
>
> ■ 预防性应用抗菌药物：根据美国 ASGE 发布的《消化内镜预防性使用抗菌药物指南》，预防性应用抗菌药物的目的是减少发生严重的感染并发症，不主张在消化内镜操作过程中无选择地应用抗菌药物，从而增加了不必要的费用和潜在的不良反应。食管狭窄扩张治疗的菌血症发生率较高，食管探条扩张术后菌血症发生率为 12%~22%。其中恶性狭窄菌血症的发生率高于良性狭窄，多次扩张高于单次。对于有高危心脏疾病、腹水、免疫功能低下的患者可预防性使用抗菌药物。
>
> ■ 术后严密观察患者有无剧烈的胸腹痛、气促、咳嗽、出血及发热等情况，术后可口服收敛液，给予抑酸剂、黏膜保护剂，若患者胸痛明显可酌情使用镇痛药。若无并发症发生可于术后 24 小时进食少量流质。
>
> ■ 中药应根据相应证型进行选择。
>
> 1. 痰气交阻证，推荐方药：启膈散。
> 2. 津亏热结证，推荐方药：沙参麦冬汤。
> 3. 瘀血内结证，推荐方药：通幽汤。
> 4. 气虚阳微证，推荐方药：温脾用补气运脾汤，温肾用右归丸。

（八）术后住院恢复

3~5 天。

根据患者情况，可选择复查的检查项目如上消化道造影、胸部 CT 平扫、血常规、肝功能、肾功能、电解质。

> **释义**
>
> ■ 术后可观察有无穿孔、出血、感染、纵隔炎等并发症。可复查上消化道造影、胸部 CT 平扫评估食管狭窄缓解情况、食管支架有无移位及贴壁不良。

（九）出院标准

1. 进半流质饮食顺利。
2. 食管支架位置佳，无移位及贴壁不良现象。
3. 体温正常，无明显感染征象。

> **释义**
>
> ■ 患者出院前应完成所有必须检查项目，可顺利进食半流质饮食，术后无穿孔、出血、感染、纵隔炎等并发症。食管支架与食管壁间不留缝隙、贴合紧密，患者异物感轻，且能与狭窄段保持良好的径向张力和顺应性。

（十）变异及原因分析

1. 有影响手术的合并症，需要进行相关的诊断和治疗。
2. 术后出现肺部感染、支架移位，气管受压呼吸困难，原发肺部呼吸衰竭、心力衰竭等并发症，需要延长治疗时间。

> **释义**
>
> ■ 若合并基础疾病，如高血压、糖尿病、心脏疾病等，需要进行相关的诊断和治疗，影响住院时间、费用及其治疗预后；术后出现穿孔、出血、感染、纵隔炎、支架移位、气管受压呼吸困难，原发肺部呼吸衰竭、心力衰竭等并发症时，需转入相应路径延长治疗时间。
>
> ■ 认可的变异原因主要是指患者入选路径后，在检查及治疗过程中发现患者合并存在事前未预知的、对本路径治疗可能产生影响的情况，需要终止执行路径或延长治疗时间、增加治疗费用。医师需在表单中明确说明。
>
> ■ 因患者方面的主观原因导致执行路径出现变异，需医师在表单中予以说明。

五、食管狭窄临床路径给药方案

1. 用药选择：

（1）预防性抗菌药物的治疗：根据 2003 年美国 ASGE 发布的《消化内镜预防性使用抗菌药物指南》。

1）标准常规预防方案：操作前 1 小时口服阿莫西林 2.0g。不能口服者的替代方案为操作前 30 分钟内氨苄青霉素 2.0g 静脉推注/肌内注射。

2）青霉素过敏者：操作前 1 小时口服氯林可霉素 600mg。替代方案：操作前 1 小时口服先锋霉素Ⅳ或头孢羟氨苄 2.0g；阿奇霉素或克拉霉素操作前 1 小时口服 500mg。

3）青霉素过敏但无法口服的患者：操作前 30 分钟内氯林可霉素 600mg 静脉推注。替代方案：操作前 30 分钟内先锋霉素Ⅴ 1.0g 静脉推注/肌内注射。万古霉素 1.0g 静脉推注。

（2）镇痛药：术后若患者胸痛明显，可用选用阿片类中枢性镇痛药，属于二类精神药品，适用于中等程度的各种急性疼痛和术后疼痛等。常用有曲马多，每次 50~100mg，每日 2~3 次，肌内注射。1 日剂量最多不超过 400mg。

（3）抑酸药：能抑制胃酸分泌可降低反流进食管物质的酸性，减少对食管的损伤。

1）质子泵抑制剂（PPI）：常用的 PPI 药物包括奥美拉唑、埃索美拉唑、泮托拉唑、雷贝拉唑、兰索拉唑、艾普拉唑等，可以于手术当日以 PPI 静脉输注，如奥美拉唑或埃索美拉唑 40mg，每日 1~2 次。

2）H_2 受体阻断剂（H_2RA）：H_2RA 抑制胃酸分泌的作用较 PPI 弱，对于病变较轻或基层医院可考虑应用，如雷尼替丁 20mg，静脉滴注，每日 1 次。

（4）中药：术后根据患者实际情况，在辨证论治原则下选择合适的中药治疗，可减少术后并发症，缓解疼痛，提高患者的生活质量。

1）启膈散，北沙参 15g、茯苓 9g、川贝母 9g、丹参 15g、郁金 9g、砂仁 9g、荷叶 15g、杵头糠 15g。

2）沙参麦冬汤，北沙参 9g、麦冬 9g、玉竹 9g、天花粉 15g、白扁豆 9g、桑叶 6g、生甘草 6g。

3）通幽汤，桃仁 9g、红花 9g、生地黄 15g、熟地黄 15g、当归 15g、升麻 9g、炙甘草 6g。

4）补气运脾汤，党参 9g、黄芪 18g、茯苓 20g、白术 15g、法半夏 9g、砂仁 9g、橘红 9g、干姜 9g、大枣 9g、甘草 6g。

5）右归丸，熟地黄 18g、山药 12g、山茱萸 12g、枸杞子 9g、菟丝子 9g、鹿角胶 15g、杜仲（盐炒）15g、当归 9g、肉桂 6g、制附子（先煎）9g。

口服方药，一日 2 次，早晚餐后 30 分钟服用，每次约 200ml。

2. 药学提示：

（1）青霉素类抗菌药物：用药相对安全，不良反应包括：

1）过敏反应：青霉素过敏反应较常见，在各种药物中居首位。严重的过敏反应为变应性休克，其发生率为 0.004%~0.015%，变应性休克不及时抢救者病死率高。

2）毒性反应：青霉素毒性反应较少见，肌注区可发生周围神经炎。

3）二重感染：用青霉素治疗期间可出现耐青霉素金葡菌、革兰阴性杆菌或白念珠菌感染，念珠菌过度繁殖可使舌苔呈棕色甚至黑色。

（2）镇痛药：曲马多属于阿片类中枢性镇痛药，不良反应包括：

1）常见的有出汗、眩晕、恶心、呕吐、口干、疲劳等。极少数病例可出现心血管系统反应。

2）与酒精、镇静药或其他中枢系统作用药物合用会引起急性中毒。

3）长期大剂量使用可导致中枢神经兴奋、呼吸抑制，产生耐药性和成瘾性。

（3）质子泵抑制剂（PPI）：用药相对安全，不良反应包括：

1）胃肠道反应，为最常见的不良反应，包括腹痛、腹胀、恶心、呕吐、腹泻等。

2）过敏反应，主要引起皮疹、皮肤瘙痒等症状。

3）神经内分泌系统，多出现头痛、头晕、口干、失眠、嗜睡、指端麻木等。

4）泌尿系统，如急性间质性肾炎，老年、合并肾功能不全患者应注意监测肾功能。

5）血液系统，常见的为白细胞减少症。此外，长期应用需要警惕骨质疏松、肠道菌群紊乱和低镁血症风险。

（4）H_2 受体阻断剂（H_2RA）：不良反应相对较少，少数患者可有皮肤损害、头晕、失眠、便秘、腹泻、皮疹、面部潮红、白细胞减少。

（5）中药：附子辛、甘、大热，具有心脏及神经毒性，对消化系统、生殖、胚胎发育等也具有一定毒性，其不良反应主要表现为恶心、腹痛、腹泻、头晕眼花、四肢无力甚至麻木，严重时患者出现大小便失禁、血压和体温降低等。由于生附子具有较大的毒性，临床需炮制后使用，还应严格控制其用法用量。另外，附子不宜与半夏、瓜蒌子、天花粉、浙贝母、白蔹、白及同时使用，而配伍生姜、甘草、人参或干姜、大黄可减轻其毒性。

3. 注意事项：

预防性使用抗菌药物不主张在消化内镜操作过程中无选择地应用，从而增加了不必要的费用和潜在的不良反应。

六、食管狭窄护理规范

1. 做好护患沟通，建立良好护患关系，帮助患者树立良好的疾病应对心态。

2. 术前引导患者消除恐惧心理。做好口腔护理，保持口腔清洁。术前 1 天晚餐后停止进食、进水，空腹要 8 小时以上。

3. 术后要严格检查脉搏、血压、意识、呼吸、尿量等情况，血压及脉搏的异常反应活动性出血的存在。关注患者是否存在发热、咳嗽、胸痛等情况，警惕感染、出血、穿孔的出现。

4. 术后进行正确的饮食指导，术后2小时内禁食、禁水，2小时后可进流质温热饮食，4~6小时后，可进食半流质食物。对于食管支架置入的患者，禁生冷食物，避免支架在遇冷收缩条件下出现变形脱落，禁粗糙较硬固体食物，防止食管堵塞以及支架嵌留。进食期间应注意细嚼慢咽，忌暴饮暴食，餐后增加温开水饮用量，确保支架上方无食物残渣附着，避免因为食物嵌塞出现炎症。进食后需要漱口，充分清洁口腔，避免感染。

5. 指导患者在进食时选择坐位，确保食物在重力条件下顺利通过食管狭窄位置。用餐后，需要保持站立或者进行相关活动30分钟，避免发生胃内食物反流。此外，因为植入支架无法自行完成收缩，因而较易因为反流导致反流性胃炎，故完成手术后在患者休息期间，需要将床头抬高15°~30°。

6. 重视营养支持，增强机体的耐受性，及时评估患者营养状况，制订出详细饮食治疗计划。

7. 加强患者的健康宣教，正确的饮食心理指导，饮食规律，注意营养合理搭配，饮食易消化富有营养。

七、食管狭窄营养治疗规范

1. 食管狭窄内镜下治疗前需评估患者营养状态。对于有营养风险的患者，需要进行营养支持治疗。

2. 结合不同疾病的病理、生理要求，制订饮食治疗计划，合理搭配饮食种类，保证营养成分丰富，还要结合饮食的性质制定餐次，一般膳食3次/天、软质饮食4~5次/天、流质饮食6~7次/天。

3. 对营养状况差，摄食较少者，还要采取肠外营养等途径，改善全身营养状况以供机体生理需要量，提高生活质量。

八、食管狭窄术患者健康宣教

1. 帮助患者正确认识食管狭窄内镜下治疗不同方法的原理、步骤及优点和效果。

2. 帮助患者正确认识正确的饮食对术后并发症预防的重要性和必要性。

3. 饮食要循序渐进，少量多餐，进食时多加咀嚼，切勿狼吞虎咽，防止食团大、食物硬，吞咽时造成阻塞。正确的饮食应从饮水-流质-半流质饮食-普通饮食过渡，切勿操之过急。

4. 多摄入高热、高蛋白、高维生素、清淡、易消化的食物。

5. 保持良好情绪，积极沟通，定期回院复诊，帮助其建立良好的应对策略。

九、推荐表单

（一）医师表单

食管狭窄临床路径医师表单

适用对象：第一诊断为食管狭窄（ICD-10：K22.206）（包含瘢痕性狭窄和局部肿瘤复发）或纵隔原发或继发恶性肿瘤

患者姓名：	性别： 年龄： 门诊号：	住院号：
住院日期： 年 月 日	出院日期： 年 月 日	标准住院日：7~10 天

时间	住院第 1 天	住院第 2~3 天	住院第 4 天 （手术前 1 日）
主要诊疗工作	□ 完成询问病史和体格检查，按要求完成病历书写 □ 安排完善常规检查及检查申请单 □ 主管医师查房 □ 初步确定治疗方案	□ 上级医师查房 □ 临床分期与术前评估 □ 完成上级医师查房记录 □ 根据病情需要，完成相关科室会诊 □ 对患者进行有关食管狭窄和行内镜治疗的宣教 □ 向患者及家属交代病情，签署治疗检查同意书	□ 上级医师查房 □ 完成三级查房记录 □ 完成术前准备 □ 术前病例讨论，确定手术方案 □ 完成术前小结、签署手术知情同意书、输血同意书、授权同意书
重点医嘱	**长期医嘱** □ 消化内科护理常规 □ 二级护理 □ 饮食：流质饮食、禁食、禁水 **临时医嘱** □ 血常规、尿常规、粪便常规 □ 凝血功能、血型、肝功能、肾功能、电解质 □ 感染性疾病筛查 □ 肺功能、动脉血气分析 □ 心电图、X 线胸片 □ 内镜检查，必要时活检 □ 胸腹部 CT（平扫+增强扫描）、上消化道造影（必要时） □ 腹部超声、超声心动图、食管内镜超声（必要时）	**长期医嘱** □ 消化内科护理常规 □ 二级护理 □ 软质饮食 □ 营养支持治疗 □ 其他特殊医嘱	**临时医嘱** □ 拟明日局部麻醉下食管狭窄探条扩张术、食管造影并食管支架置入术或球囊扩张成形术 □ 术前禁食、禁水 □ 其他特殊医嘱
病情变异记录	□ 无 □ 有，原因： 1. 2.	□ 无 □ 有，原因： 1. 2.	□ 无 □ 有，原因： 1. 2.
医师签名			

时间	住院第 5 天 （手术日）	住院第 6 天 （术后第 1 日）	住院第 7~10 天 （术后第 2 日）
主要诊疗工作	□ 手术 □ 术者完成手术记录 □ 住院医师完成术后病程 □ 主管医师查房 □ 观察生命体征 □ 向患者及家属交代病情、手术情况及术后注意事项	□ 上级医师查房 □ 住院医师完成病程书写 □ 观察进食情况 □ 注意观察患者是否合并呼吸困难 □ 注意生命体征及肺部呼吸音	□ 上级医师查房 □ 住院医师完成病程书写 □ 视病情复查血常规、血生化及胸部 CT □ 视病情行上消化道造影术。了解是否合并食管瘘发生，了解支架位置情况
重点医嘱	**长期医嘱** □ 内科护理常规 □ 一级护理 □ 禁食、禁水 24 小时 □ 吸氧 □ 心电监护 □ 体温、血压、呼吸、脉搏、血氧饱和度监测 □ 预防性应用抗菌药物 □ 镇痛药物 □ 质子泵抑制剂 □ 营养支持治疗 **临时医嘱** □ 其他特殊医嘱	**长期医嘱** □ 内科护理常规 □ 一级护理 □ 静脉营养支持 **临时医嘱** □ 其他特殊医嘱	**长期医嘱** □ 内科护理常规 □ 二级护理 □ 流质饮食 **临时医嘱** □ 上消化道造影术（必要时） □ 胸部 CT 平扫（必要时） □ 复查血常规、肝功能、肾功能、电解质（必要时）
病情变异记录	□ 无　□ 有，原因： 1. 2.	□ 无　□ 有，原因： 1. 2.	□ 无　□ 有，原因： 1. 2.
医师签名			

（二）护士表单

食管狭窄临床路径护士表单

适用对象：第一诊断为食管狭窄（ICD-10：K22.206）（包含瘢痕性狭窄和局部肿瘤复发）或纵隔原发或继发恶性肿瘤

患者姓名：	性别：　　年龄：　　门诊号：	住院号：
住院日期：　　年　月　日	出院日期：　　年　月　日	标准住院日：7~10 天

时间	住院第 1 天	住院第 2~3 天	住院第 4 天 （手术前 1 日）
健康宣教	□ 入院宣教 　介绍主管医师、护士 　介绍环境、设施 　介绍住院注意事项 　介绍探视和陪护制度 　介绍贵重物品保管制度	□ 药物宣教 □ 手术前宣教 　术前准备及检查后注意事项	□ 手术前宣教 　术前准备及检查后注意事项 　告知术前禁食、禁水 　告知患者在术中配合医师 　主管护士与患者沟通，消除患者紧张情绪 　告知后可能出现的情况及应对方式
护理处置	□ 核对患者姓名，佩戴腕带 □ 建立入院护理病历 □ 协助患者留取各种标本 □ 测量体重	□ 协助医师完成术前的相关实验室检查	□ 协助医师完成术前的相关实验室检查 □ 术前准备 □ 禁食、禁水
基础护理	□ 二级护理 □ 晨晚间护理 □ 排泄管理 □ 患者安全管理	□ 二级护理 □ 晨晚间护理 □ 排泄管理 □ 患者安全管理	□ 二级护理 □ 晨晚间护理 □ 排泄管理 □ 患者安全管理
专科护理	□ 护理查体 □ 病情观察 　呕吐物及大便的观察 　腹部体征的观察 □ 需要时，填写跌倒及压疮防范表 □ 需要时，请家属陪护 □ 确定饮食种类 □ 心理护理	□ 病情观察 　呕吐物及大便的观察 　腹部体征的观察 □ 遵医嘱完成相关检查 □ 心理护理	□ 遵医嘱予补液 □ 病情观察 　呕吐物及大便的观察 　腹部体征的观察 □ 心理护理
重点医嘱	□ 详见医嘱执行单	□ 详见医嘱执行单	□ 详见医嘱执行单
病情变异记录	□ 无　□ 有，原因： 1. 2.	□ 无　□ 有，原因： 1. 2.	□ 无　□ 有，原因： 1. 2.
护士签名			

时间	住院第 5 天 （手术日）	住院第 6 天 （术后第 1 日）	住院第 7~10 天 （术后第 2 日）
健康宣教	□ 手术当日宣教 　告知饮食、体位要求 　告知术后需禁食 24 小时 　给予患者及家属心理支持 　再次明确探视陪护须知	□ 术后后宣教 　药物作用及频率 　饮食、活动指导	□ 出院宣教 　复查时间 　服药方法 　活动休息 　指导饮食 　指导办理出院手续
护理处置	□ 送患者至内镜中心 　摘除患者义齿 　核对患者资料及带药 □ 接患者 □ 核对患者及资料	□ 遵医嘱完成相关检查	□ 办理出院手续 □ 书写出院小结
基础护理	□ 一级护理 □ 晨晚间护理 □ 排泄管理 □ 患者安全管理	□ 二级护理 □ 晨晚间护理 □ 排泄管理 □ 患者安全管理	□ 二级护理 □ 晨晚间护理 □ 协助或指导进食、进水 □ 协助或指导活动 □ 患者安全管理
专科护理	□ 遵医嘱予补液 □ 病情观察 　监测生命体征 　出血、穿孔、感染等并发症 　的观察 　腹部体征的观察 □ 心理护理	□ 病情观察 　监测生命体征 　出血、穿孔、感染等并发症 　的观察 　大便的观察 　腹部体征的观察 □ 心理护理	□ 病情观察 　监测生命体征 　出血、穿孔、感染等并发 　的观察 　大便的观察 　腹部体征的观察 □ 出院指导（胃溃疡者需要治 　疗后复查胃镜和病理） □ 心理护理
重点医嘱	□ 详见医嘱执行单	□ 详见医嘱执行单	□ 详见医嘱执行单
病情变异记录	□ 无　□ 有，原因： 1. 2.	□ 无　□ 有，原因： 1. 2.	□ 无　□ 有，原因： 1. 2.
护士签名			

（三）患者表单

食管狭窄临床路径患者表单

适用对象：第一诊断为食管狭窄（ICD-10：K22.206）（包含瘢痕性狭窄和局部肿瘤复发）
或纵隔原发或继发恶性肿瘤

患者姓名：	性别：　　年龄：　　门诊号：	住院号：
住院日期：　　年　月　日	出院日期：　　年　月　日	标准住院日：7~10 天

时间	入院	术前	手术当天
医患配合	□ 配合询问病史、收集资料，请务必详细告知既往史、用药史、过敏史 □ 配合进行体格检查 □ 有任何不适告知医师	□ 配合完善胃镜检查前相关检查、实验室检查，如采血、留尿、心电图、X 线胸片 □ 医师与患者及家属介绍病情及术前检查谈话、术前签字	□ 配合完善相关检查、实验室检查 □ 如采血、留尿、胃镜 □ 配合医师摆好检查体位
护患配合	□ 配合测量体温、脉搏、呼吸频率 3 次、血压、体重 1 次 □ 配合完成入院护理评估（简单询问病史、过敏史、用药史） □ 接受入院宣教（环境介绍、病室规定、订餐制度、贵重物品保管等） □ 配合执行探视和陪护制度 □ 有任何不适请告知护士	□ 配合测量体温、脉搏、呼吸频率 3 次，询问大便情况 1 次 □ 接受术前宣教 □ 接受饮食宣教 □ 接受药物宣教	□ 配合测量体温、脉搏、呼吸频率 3 次，询问大便情况 1 次 □ 送内镜中心前，协助完成核对，带齐影像资料及用药 □ 返回病房后，配合接受生命体征的测量 □ 配合检查意识（全身麻醉者） □ 配合缓解疼痛 □ 接受术后宣教 □ 接受饮食宣教：术后禁食 24 小时 □ 接受药物宣教 □ 有任何不适请告知护士
饮食	□ 遵医嘱饮食	□ 遵医嘱饮食	□ 术前禁食、禁水 □ 术后，根据医嘱 24 小时后试饮水，无恶心呕吐进少量流质饮食
排泄	□ 正常排尿便	□ 正常排尿便	□ 正常排尿便
活动	□ 正常活动	□ 正常活动	□ 正常活动

时间	术后	出院
医患 配合	□ 配合腹部检查 □ 配合完善术后检查：如采血、留尿便等	□ 接受出院前指导 □ 知道复查程序 □ 获取出院诊断书
护 患 配 合	□ 配合定时测量生命体征、每日询问大便情况 □ 配合检查腹部 □ 接受输液、服药等治疗 □ 接受进食、进水、排便等生活护理 □ 配合活动，预防皮肤压力伤 □ 注意活动安全，避免坠床或跌倒 □ 配合执行探视及陪护	□ 接受出院宣教 □ 办理出院手续 □ 获取出院带药 □ 知道复印病历程序
饮食	□ 遵医嘱饮食	□ 遵医嘱饮食
排泄	□ 正常排尿便	□ 正常排尿便
活动	□ 适度活动，避免疲劳	□ 适度活动，避免疲劳

附：原表单（2016 年版）

食管狭窄临床路径表单

适用对象：第一诊断为食管狭窄（ICD-10：K22.206）（包含瘢痕性狭窄和局部肿瘤复发）或纵隔原发或继发恶性肿瘤

患者姓名：	性别： 年龄： 门诊号：	住院号：
住院日期：　年　月　日	出院日期：　年　月　日	标准住院日：7~10 天

时间	住院第 1 天	住院第 2~3 天	住院第 4 天（手术前 1 日）
主要诊疗工作	□ 询问病史及体格检查 □ 完成病历书写 □ 开实验室检查申请单 □ 主管医师查房 □ 初步确定治疗方案	□ 上级医师查房 □ 临床分期与术前评估 □ 根据病情需要，完成相关科室会诊 □ 住院医师完成病程日志、上级医师查房记录等病历书写	□ 上级医师查房 □ 完成术前准备 □ 术前病例讨论，确定手术方案 □ 完成术前小结、签署手术知情同意书、输血同意书、授权同意书
重点医嘱	**长期医嘱** □ 内科护理常规 □ 二级护理 □ 饮食：半流质饮食、流质饮食，禁食、禁水 **临时医嘱** □ 血常规、尿常规、粪便常规 □ 凝血功能、血型、肝功能、肾功能、电解质 □ 感染性疾病筛查 □ 肺功能、动脉血气分析 □ 心电图、X 线胸片 □ 内镜检查，必要时活检 □ 胸腹部 CT（平扫+增强扫描）、上消化道造影（必要时） □ 腹部超声、超声心动图、食管内镜超声（必要时）	**长期医嘱** □ 营养支持	**临时医嘱** □ 拟明日局部麻醉下食管狭窄探条扩张术、食管造影并食管支架置入术或球囊扩张成形术 □ 术前禁食、禁水 □ 其他特殊医嘱
主要护理工作	□ 介绍病房环境、设施和设备 □ 入院护理评估	□ 呼吸功能锻炼	□ 宣教等术前准备 □ 提醒患者禁食、禁水
病情变异记录	□ 无　□ 有，原因： 1. 2.	□ 无　□ 有，原因： 1. 2.	□ 无　□ 有，原因： 1. 2.
护士签名			
医师签名			

时间	住院第 5 天 （手术日）	住院第 6 天 （术后第 1 日）	住院第 7~10 天 （术后第 2 日）
主要诊疗工作	□ 手术 □ 术者完成手术记录 □ 住院医师完成术后病程 □ 主管医师查房 □ 观察生命体征 □ 向患者及家属交代病情、手术情况及术后注意事项	□ 上级医师查房 □ 住院医师完成病程书写 □ 观察进食情况 □ 注意观察患者是否合并呼吸困难 □ 注意生命体征及肺部呼吸音	□ 上级医师查房 □ 住院医师完成病程书写 □ 视病情复查血常规、血生化及胸部 CT □ 视病情行上消化道造影术。了解是否合并食管瘘发生，了解支架位置情况
重点医嘱	**长期医嘱** □ 内科护理常规 □ 一级护理 □ 禁食、禁水 24 小时 □ 吸氧 □ 心电监护 □ 体温、血压、呼吸频率、脉搏、血氧饱和度监测 □ 预防性应用抗菌药物 □ 镇痛药物 □ 质子泵抑制剂 □ 营养支持治疗 **临时医嘱** □ 其他特殊医嘱	**长期医嘱** □ 内科护理常规 □ 一级护理 □ 静脉营养支持 **临时医嘱** □ 其他特殊医嘱	**长期医嘱** □ 内科护理常规 □ 二级护理 □ 流质饮食 **临时医嘱** □ 上消化道造影术（必要时） □ 胸部 CT 平扫（必要时） □ 复查血常规、肝功能、肾功能、电解质（必要时）
主要护理工作	□ 嘱咐患者口服收敛液 □ 密切观察患者病情变化 □ 心理和生活护理	□ 密切观察患者病情变化 □ 指导术后经口进食 □ 术后心理与生活护理	□ 观察患者病情变化 □ 指导患者经口进食 □ 心理与生活护理
病情变异记录	□ 无　□ 有，原因： 1. 2.	□ 无　□ 有，原因： 1. 2.	□ 无　□ 有，原因： 1. 2.
护士签名			
医师签名			

第七章

食管贲门失弛缓症临床路径释义

【医疗质量控制指标】

指标一、食管贲门失弛缓症诊断需结合临床表现、内镜、消化道造影，尤其是食管测压来综合判断。

指标二、诊断食管贲门失弛缓症前需要除外假性贲门失弛缓症，以免耽误治疗。

指标三、对食管贲门失弛缓症患者制订治疗方案前，需要对病情进行全面评估，尤其是疾病严重程度、疾病分型、并发症等。

指标四、食管贲门失弛缓症患者的管理（包括饮食、生活）需贯穿治疗的始终。

一、食管贲门失弛缓症编码

1. 原编码：

疾病名称及编码：食管贲门失弛缓症（ICD-10：K22.001）

2. 修改编码：

疾病名称及编码：食管贲门失弛缓症（ICD-10：K22.0）

3. 对应或相关中医病种及编码：食管痹（A04.03.30）

二、临床路径检索方法

K22.0

三、国家医疗保障疾病诊断相关分组（CHS-DRG）

MDCG 消化系统疾病及功能障碍

GZ1 其他消化系统诊断

四、食管贲门失弛缓症临床路径标准住院流程

（一）适用对象

第一诊断为食管贲门失弛缓症（ICD-10：K22.001）。

> **释义**
>
> ■ 适用对象编码为 K22.001 食管贲门失弛缓症。

（二）诊断依据

参照经口内镜下肌切开术治疗贲门失弛缓症专家共识［中华胃肠外科杂志，2012，15（11）：1197-1200］，《2013 ACG 临床指南：贲门失弛缓症的诊断和治疗》［American Journal of Gastroenterology，2013，108（8）：1238-1249］。

1. 临床表现：吞咽困难、反流、胸骨后疼痛和体重减轻。

2. 食管 X 线检查有以下表现均支持贲门失弛缓症诊断：食管扩张；食管胃结合处（EGJ）狭窄，呈"鸟嘴征"；食管蠕动消失；食管钡餐排空功能差。

3. 食管测压提示存在贲门失弛缓症表现。

4. 胃镜下有贲门失弛缓症表现：①食管内残留有中到大量的积食，多呈半流质状态覆盖管壁，且黏膜水肿增厚致使失去正常食管黏膜色泽；②食管体部扩张，并有不同程度扭曲变形；③食管壁可呈节段性收缩环，似憩室膨出；④贲门狭窄程度不等，直至完全闭锁不能通过。

5. 相关检查已排除器质性狭窄或肿瘤。

释义

■ 本路径的制订主要参考国内和国际最新诊疗指南。

■ 贲门失弛缓症的主要临床表现为吞咽困难、食物反流、胸骨后疼痛和体重减轻。吞咽困难是贲门失弛缓症最常见和最早出现的症状，病初症状时有时无，时轻时重，后期症状持续，但非进行性加重。食物反流和呕吐亦多见，呕吐多在进食后20~30分钟内发生，呕吐物为前一餐或隔夜食物。疼痛多发生在胸骨后及中上腹部。体重减轻与吞咽困难、呕吐导致的进食量下降有关。

■ 食管钡剂造影可以用来评价食管排空情况和胃食管连接处的形态。贲门失弛缓症典型的造影表现包括：食管扩张、食管胃交界处呈"鸟嘴样"、食管蠕动障碍以及钡剂排空障碍等。根据食管扩张程度分为3级：Ⅰ级（轻度），食管直径<4cm；Ⅱ级（中度），直径4~6cm；Ⅲ级（重度），直径>6cm，甚至弯曲呈S形。

■ 食管测压是诊断贲门失弛缓症的"金标准"。主要表现为食管平滑肌蠕动消失，下食管括约肌松弛不全及下食管括约肌压力显著增高。根据高分辨食管测压芝加哥分类标准，贲门失弛缓的诊断标准为下食管括约肌综合松弛压≥15mmHg。并可分为3型：Ⅰ型，经典的贲门失弛缓症，食管蠕动显著减弱而食管内压不高；Ⅱ型，食管蠕动消失，且≥20%湿吞咽可见食管增压现象；Ⅲ型，无正常蠕动波，≥20%的湿咽食管远端保留有节段性蠕动或提前收缩。分型主要用于手术指征和疗效的判断。

■ 所有贲门失弛缓症患者都应行内镜评估，典型的内镜表现包括：①食管内残留有中到大量的积食，多呈半流质状态覆盖管壁，黏膜水肿增厚，失去正常食管黏膜色泽；②食管体部扩张，并有不同程度扭曲变形；③管壁可呈节段性收缩环，似憩室膨出；④贲门狭窄程度不等，直至完全闭锁不能通过。

■ 诊断贲门失弛缓症一定要通过内镜或造影甚至胸腹部CT除外器质性狭窄或肿瘤，排除机械性梗阻。

（三）进入路径标准

1. 第一诊断必须符合ICD-10：K22.001贲门失弛缓症的患者。

2. 当患者同时具有其他疾病诊断，但在住院期间不需要特殊处理，也不影响第一诊断的临床路径流程实施时，可以进入路径。

释义

■ 进入本路径的患者第一诊断必须符合贲门失弛缓症。

■ 除第一诊断外，如患者合并其他疾病诊断，但住院期间不需要特殊处理，且不影响贲门失弛缓症的处理时，方可进入路径；如有贲门失弛缓症合并症或合并其他疾病需要特殊处理，不能进入路径。

（四）标准住院日

3~7 日。

> 释义
>
> ■ 第一诊断为贲门失弛缓症的患者入院后，第 1~2 天完善常规术前检查及术前评估，第 2~3 天根据患者病情选择食管气囊扩张术或经口内镜下肌切开术，术后观察 2~4 天，逐步恢复饮食，无并发症者可考虑出院，总住院时间 3~7 天符合本路径要求。

（五）住院期间的检查项目

1. 必需的检查项目：
（1）血常规、尿常规、粪便常规+隐血。
（2）肝功能、肾功能、电解质、血糖、凝血功能、感染指标筛查（乙型肝炎病毒、丙型肝炎病毒，HIV，梅毒）。
（3）X 线胸片、心电图、腹部超声。
（4）胃镜检查、上消化道钡餐造影、食管测压。
2. 根据患者病情进行的检查项目：超声胃镜、胸腹部 CT、心脏超声和肺功能（高龄或既往有相关病史者）。

> 释义
>
> ■ 入院后进行血常规、尿常规、粪便常规+隐血三大常规检查，并完善肝功能、肾功能、电解质、凝血功能、血糖、感染指标筛查以及胸部 X 片、心电图、腹部超声，评估有无基础疾病及其严重程度、有无手术操作及麻醉禁忌。贲门失弛缓症的诊断和病情严重程度评估依靠临床表现、胃镜、上消化道钡餐造影和食管测压，应完善胃镜、上消化道造影和食管测压检查，评估病情，并根据检查结果和患者意愿选择治疗方案。
>
> ■ 部分患者如需要进一步排除炎症、肿瘤等导致的假性贲门失弛缓症，可行超声胃镜、胸腹部 CT 作为上消化道检查的补充。对于高龄，有严重心肺基础疾病患者，还应完善心脏彩超和肺功能，评价心肺功能，除外手术操作禁忌。

（六）治疗方案的选择

1. 应根据患者年龄、意愿及当地医疗机构水平，指导初治方法的选择。
2. 对于有手术适应证且同意接受手术的患者，食管气囊扩张术（PD）、经口内镜下肌切开术（POEM）和腹腔镜下肌切开联合部分胃底折叠术可作为初治方案。PD、POEM 和外科肌切开术均应在具备相应医疗条件的手术中心进行。
3. 对于无明确的 PD、POEM 和外科肌切开手术治疗适应证的患者，推荐使用肉毒杆菌毒素。
4. 对于不愿意或不能接受 PD、POEM 和外科手术以及肉毒杆菌毒素治疗失败的患者，推荐使用药物治疗。
5. 中医治疗方案。

释义

■ 贲门失弛缓症的治疗选择取决于患者年龄、病情、治疗意愿以及医疗机构可实施的治疗水平，综合评判后为患者做出治疗决策。

■ 贲门失弛缓症的治疗目标是将下食管括约肌静息压降低至不阻碍食物通过。可以通过机械性破坏下食管括约肌的肌纤维来实现。方式选择包括食管气囊扩张术（PD）、经口内镜下肌切开术（POEM）和腹腔镜下肌切开联合部分胃底折叠术。对于手术风险较低的患者，可进行食管气囊扩张或经口内镜下肌切开术（POEM）或腹腔镜下肌切开联合部分胃底折叠术，根据患者年龄、性别、偏好和当地医疗机构的经验和水平来选择初始治疗，对于 40 岁以上、女性、食管扩张不明显、高分辨测压为 Ⅱ 型的患者，PD 及 POEM 治疗效果较好。如果尝试 3 次 PD 治疗后症状仍持续存在，可行 POEM 术或外科肌切开术。POEM 是一种通过隧道内镜技术进行肌切开的内镜微创新技术，2008 年 POEM 首次用于贲门失弛缓症的临床治疗，确诊为贲门失弛缓症并影响生活质量患者均可进行 POEM 手术。对于食管明显扩张，甚至呈 S 形或 U 形，既往外科、PD、肉毒素注射、支架治疗失败者，也可行 POEM 手术，但手术难度较高。PD、POEM 和外科手术均应在具备相应医疗条件的中心，由具备相应治疗经验的医师来进行。

■ 对于手术风险较高的患者，可考虑肉毒杆菌毒素注射。注射到下食管括约肌的肉毒素麻痹了增加下食管括约肌张力兴奋性的神经元，降低下食管括约肌压力。肉毒素注射创伤小，易于在常规内镜下进行，但容易复发。

■ 对于不愿意或不能接受有创治疗的患者可考虑药物治疗，通常选择钙通道拮抗剂和硝酸盐类，这些药物可以松弛下食管括约肌，达到缓解症状目的。由于是短效药物，硝苯地平在餐前 5~10 分钟舌下含服 10~30mg，硝酸异山梨酯在餐前 5~10 分钟舌下含服 5mg。

■ 中医治疗方法：各证型辨证选择口服中药汤剂或中成药。

1. 肝胃不和证：

治法：疏肝和胃。

方药：四逆散合半夏厚朴汤加减。

炙甘草 9g、枳实 9g、柴胡 6g、芍药 9g、半夏 12g、厚朴 9g、茯苓 12g、生姜 9g、苏叶 6g。

加减：心烦易怒、舌红苔黄腻者，加龙胆草、黄芩、栀子；反酸烧心者，加吴茱萸、黄连；呕吐频作者，可加苏叶、黄连、生姜。

中成药：胆舒胶囊（2 片/次，3 次/日，餐后口服）。

中医诊疗技术：①针刺治疗：取穴：双足三里、双内关、膻中、中脘、太冲、期门穴。每次 30 分钟。②耳穴：可选用交感、神门、肝、胃、皮质下。每次 3~4 穴，一周 2 次，王不留行籽贴压。③推拿：选用推法操作由膻中至鸠尾，按揉上脘、中脘、下脘，加太冲、期门点揉。④整脊疗法：用轻柔的按、摩、滚法等放松手法在腰背部治疗 10 分钟后，再根据患者病情进行具体的 C6~T6 错位矫正，从而扩大椎间孔，解除或改善对交感神经的牵张或压迫，让植物神经达到新的平衡从而缓解贲门括约肌的痉挛失弛缓状态，让其全部或部分恢复其功能。

2. 痰气阻膈证：

治法：祛痰理气宽膈。

方药：四七汤加减。

半夏 10g、茯苓 15g、紫苏叶 9g、厚朴 10g。

加减：呃逆频作者，加旋覆花、代赭石；失眠多梦者，加竹茹、茯苓；便秘者，加槟榔、莱菔子；舌红苔黄腻者，加小陷胸汤。

中成药：越鞠丸类：香附（醋制）、川芎、栀子（炒）、苍术（炒）、六神曲（炒）。具有理气宽中，消痞之功，适用于气郁痰阻证。6~9 克/次，2 次/天，口服。

中医诊疗技术：①针刺治疗：取穴：双足三里、双内关、膻中、中脘、丰隆、内庭、巨阙。②耳穴：可选用交感、神门、肝、胃、皮质下、脾。每次 3~4 穴，一周 2 次，王不留行籽贴压。③推拿：a. 患者仰卧位，术者用指推法由膻中至鸠尾操作 1 分钟，再按揉上脘、中脘、下脘共 5 分钟，顺时针方向摩腹 5 分钟。痰气郁结型加点揉天突、乳旁、乳根，梳理胁肋。b. 患者俯卧位，术者掌揉其背部 3~5 遍，再指揉第 5~12 胸椎棘突两侧，后用虚掌轻叩该处 3~6 次。痰气郁结型加点揉双侧章门、期门。c. 患者坐位，术者用拇指按揉其双侧内关 3 分钟，揉缺盆 1 分钟并予以弹拨 2~3 次，最后拿肩井，搓摩胁肋。d. 整脊疗法。

3. 痰瘀阻膈证：

治法：祛痰化瘀宽膈。

方药：丹参饮合贝母瓜蒌散加减。

丹参 15g、檀香 5g、砂仁 6g、贝母 9g、瓜蒌 12g、花粉 9g、茯苓 15g、橘红 9g、桔梗 10g。

加减：胸闷刺痛者，加三七、元胡。

中成药：胃康胶囊（一次 2~4 粒，3 次/日）。

中医诊疗技术：①针刺治疗：取穴：双足三里、双内关、膻中、中脘、气海、公孙、丰隆、膈俞、三阴交、太溪。②耳穴：可选用交感、神门、肝、胃、皮质下。③推拿：选用推法操作由膻中至鸠尾，按揉上脘、中脘、下脘，加膈腧、三阴交、太溪点揉。④整脊疗法。

4. 脾胃气虚证：

治法：健脾益气宽膈。

方药：茯苓半夏汤加减。

茯苓 15g、半夏 10g、陈皮 9g、苍术 10g、厚朴 10g、砂仁 6g、藿香 10g、乌梅 10g、干姜 10g、甘草 9g。

加减：胃脘隐痛，遇寒加重者，可选用黄芪建中汤。中气不足，内脏下垂，身体消瘦者，可予补中益气汤加减；形体消瘦，纳食不消，怠惰嗜卧，肢节痛，可予升阳益胃汤加减。

本病多与情志有关，治疗当注重疏肝行气，可选用佛手、香橼行气导滞；又病位偏上，可选用清宣之品，如牛蒡子、薄荷、射干、山豆根等；化痰宜选用半夏、化橘红等性味偏辛窜之品；消瘀当选用行气活血又兼有降逆之品，如降香、檀香、香附、川芎等；又本病表现为食管括约肌的痉挛，故可用芍药甘草汤柔痉；本病以胃气上逆为表现，故可选用辛开苦降法，可选用苏连饮、半夏泻心汤等。

中成药：甘海胃康胶囊（口服，一次6粒，一日3次）。

中医诊疗技术：①针刺治疗：取穴：双足三里、双内关、膻中、中脘、下脘、天枢、上巨虚、三阴交，每日一次，6次为一疗程。②耳穴：可选用交感、神门、肝、胃、皮质下。③推拿：a.患者仰卧位，术者用指推法由膻中至鸠尾操作1分钟，再按揉上脘、中脘、下脘共5分钟，顺时针方向摩腹5分钟。脾胃虚弱型加揉脐，拿捏腹肌及按揉足三里、上巨虚。b.患者俯卧位，术者掌揉其背部3~5遍，再指揉第5~12胸椎棘突两侧，后用虚掌轻叩该处3~6次。脾胃虚弱型加揉脾俞、胃俞，横擦腰部并捏脊。c.患者坐位，术者用拇指按揉其双侧内关3分钟，揉缺盆1分钟并予以弹拨2~3次，最后拿肩井，搓摩胁肋。④整脊疗法。⑤穴位注射：取膈俞（双侧）和肝俞（双侧）穴位注射，可联合电针治疗贲门失弛缓症。

（七）预防性抗菌药物选择与使用时机

应《抗菌药物临床应用指导原则（2015年版）》（国卫办医发〔2015〕43号附件）执行。

1. 预防性抗菌药物选择为第一、第二代头孢类抗菌药物。

2. 预防性用药时间为术前30分钟；如手术时间超过3小时，术中应追加1次。

3. 一般用药时间不超过24小时。

> **释义**
>
> ■参考《抗菌药物临床应用指导原则（2015年版）》，消化道手术切口属于Ⅱ级切口，可予以术前预防性抗菌药物，抗菌药物的选择为一代或二代头孢类，给药方式多选择静脉给药，给药时间为术前30分钟，如手术时间超过3小时，术中再追加一次抗菌药物，一般预防用药时间不超过24小时。

（八）手术日

术前检查完善后，排除手术禁忌，术前签署知情同意书，术前流质饮食2天。手术当天行内镜检查，确认食管内无内容物潴留。

> **释义**
>
> ■手术前完善系统检查，排除手术禁忌，根据病情评估（包括临床表现及辅助检查）制订手术操作方案，签署知情同意书，告知可能的获益和风险。术前流质饮食2天，手术当天空腹行内镜检查，确认食管内无内容物潴留，为手术提供良好的视野，并预防麻醉过程中的反流误吸。

（九）术后恢复

根据患者术中、术后情况进监护室。禁食、制酸、止血、营养支持等对症支持治疗，必要时抗菌药物抗感染；术后2天可进饮水，术后3天可进流质饮食。

> **释义**
>
> ■ 术后当天禁食、静脉质子泵抑制剂、补液、止血（如有出血情况）及营养支持治疗，尽量采取半卧位，必要时心电监护观察生命体征，注意检查有无颈部和胸前皮下气肿，如感染风险高，可选择第一、第二代头孢菌素类，用药总时间不超过48小时，对有气胸、大量出血、高龄、免疫缺陷患者，抗菌药物使用时间可酌情延长。如怀疑气胸、纵隔气肿、穿孔等，可行胸部CT检查。术后2天可进水，术后3天可进流质饮食。

（十）出院标准

体温正常24小时，无呕血、黑便，可进食流质。

> **释义**
>
> ■ 术后患者无发热，体温正常24小时，无呕血、黑便、腹痛等不适，可恢复进流质饮食，符合出院标准。

（十一）变异及原因分析

1. 既往疾病及手术史，可影响治疗方法的选择。
2. 因手术后继发并发症，导致术后住院时间延长与费用增加，严重可导致死亡。
3. 住院后伴发其他疾病需要进一步明确诊断，导致术前住院时间延长。

> **释义**
>
> ■ 对于既往疾病或手术病史，如影响治疗方案选择，应退出本路径。
>
> ■ 如出现术后并发症，导致术后住院时间延长、费用增加、甚至死亡，应退出本路径。
>
> ■ 其他伴发疾病需要进一步诊断治疗，导致住院时间延长，应退出本路径。

五、食管贲门失弛缓症临床路径给药方案

1. 用药选择：

（1）手术操作前后抗菌药物：根据《抗菌药物临床应用指导原则（2015年版）》，消化道手术切口属于Ⅱ级切口，术前预防及术后治疗尽量选择单一抗菌药物，避免不必要的联合应用，抗菌药物选择第一、第二代头孢菌素，如头孢拉定、头孢唑啉、头孢呋辛、头孢克洛等。

（2）贲门失弛缓症的药物治疗：对于不能内镜/外科手术或肉毒素注射的贲门失弛缓症患者可以考虑药物治疗，通常选择钙通道拮抗剂和硝酸盐类，钙通道拮抗剂如硝苯地平在餐前5~10分钟舌下含服10~30mg，硝酸盐类如硝酸异山梨酯在餐前5~10分钟舌下含服5mg。

2. 药学提示：

（1）应用抗菌药物前应询问是否有头孢菌素过敏史，如有头孢菌素过敏，针对革兰阳性菌可用万古霉素、去甲万古霉素、克林霉素；针对革兰阴性杆菌可用氨曲南、磷霉素或氨基糖

苷类。

（2）钙通道拮抗剂包括选择性和非选择性钙拮抗剂，用于治疗贲门失弛缓症多用选择性二氢吡啶类钙拮抗剂硝苯地平。硝苯地平主要用于治疗高血压、冠心病，不良反应较轻，与其他降压药同用可致血压过低，不良反应还可出现面部潮红、心悸、口干、头痛、恶心、食欲缺乏等。

（3）硝酸盐类药物包括硝酸甘油、硝酸异山梨酯等，常见不良反应包括头晕、头痛、体位性低血压，在应用初期容易出现，长期连续服用耐受性增加。

3. 注意事项：

（1）术前预防性抗菌药物给药方式多选择静脉给药，给药时间为术前 30 分钟，如手术时间超过 3 小时，术中再追加一次抗菌药物，一般预防用药时间不超过 24 小时。

（2）应用钙拮抗剂、硝酸盐类药物初期，注意监测药物不良反应，有无低血压、头晕、头痛等。

六、食管贲门失弛缓症护理规范

1. 针对患者疾病严重程度及拟采用的治疗或手术方式，给予相应级别的护理照护。

2. 气囊扩张术、经口内镜下肌切开术、外科肌切开术前对患者做好饮食宣教、口腔护理、心理护理，解释手术的意义和注意事项，协助完善术前检查，必要时予以胃肠减压。

3. 手术当日空腹，必要时带术中备药（抗菌药物、抑酸药、止血药等）。

4. 行气囊扩张术中，配合医师指导患者深呼吸。

5. 术后按照局部麻醉和全身麻醉术后护理常规，观察病情变化，必要时予以心电监护，遵医嘱予以补液、抑酸、止血、抗感染等治疗。

6. 遵医嘱予以饮食过渡指导，观察生命体征，关注有无呕血、黑便、胸痛、发热等症状，关注患者前胸皮下是否有握雪感，警惕操作/手术并发症。

7. 交代讲解出院注意事项和随访事宜。

七、食管贲门失弛缓症营养治疗规范

1. 食管贲门失弛缓症患者营养支持和饮食指导贯穿于治疗的始终，应予以足够重视。

2. 进食高蛋白、高热量、富含纤维素的流质或半流质饮食，避免加重吞咽困难，餐前可饮温开水再进食；如有夜间反流、呛咳者，避免过晚进餐或睡前进食、进水。

3. 术前 2 天流质饮食，避免食管腔内食物和液体潴留；手术当日禁食，术后第 2 天可进水，术后第 3 天可进流质饮食。

4. 症状改善恢复进食后仍需要注意饮食控制，避免干硬、辛辣、刺激性食物，避免进食过多、过大、过硬食物，进食时注意细嚼慢咽。

八、食管贲门失弛缓症患者健康宣教

1. 生活规律，养成并坚持良好的饮食习惯。避免餐后立即平卧、睡前进食，如有反流或呛咳，睡眠时可抬高头部。

2. 注意保暖，预防感染。

3. 保持心情愉悦，减少/避免应激或情绪波动。

4. 定期随诊，进行影像、内镜、测压等监测。

九、推荐表单

（一）医师表单

食管贲门失弛缓症临床路径医师表单

适用对象：第一诊断为食管贲门失弛缓症（ICD-10：K22.001）

患者姓名：	性别：　　年龄：　　门诊号：	住院号：
住院日期：　　年　月　日	出院日期：　　年　月　日	标准住院日：3~7 天

时间	住院第 1 天	住院第 2~3 天
主要诊疗工作	□ 询问病史及体格检查 □ 中医四诊信息采集 □ 进行中医证候判断 □ 完成病历书写 □ 安排入院常规检查 □ 上级医师查房及病情评估	□ 上级医师查房 □ 中医四诊信息采集 □ 进行中医证候判断 □ 汇总辅助检查结果，重点了解贲门梗阻及上段食管扩张状态 □ 完成必要相关科室会诊 □ 初步确定手术方式和时间 □ 完成病历书写 □ 签署手术知情同意书、授权委托书、自费用品协议书 □ 向患者及家属交代围术期注意事项
重点医嘱	**长期医嘱** □ 消化科护理常规 □ 流质饮食 **临时医嘱** □ 血常规、尿常规、粪便常规+隐血 □ 肝功能、肾功能、电解质、血糖、凝血功能、感染指标筛查（乙型肝炎病毒、丙型肝炎病毒，HIV，梅毒） □ X 线胸片、心电图、腹部超声、食管测压、胃镜 □ 其他项目（酌情）：超声胃镜、胸腹部 CT、心脏超声和肺功能	**长期医嘱** □ 消化科护理常规 □ 禁食 **临时医嘱** □ 明确行内镜手术（PD 或 POEM） □ 抗菌药物术中带药 □ 必要时术前行胃肠减压
病情变异记录	□ 无　□ 有，原因： 1. 2.	□ 无　□ 有，原因： 1. 2.
医师签名		

时间	住院第 4 天（手术日）		住院第 5 天 （术后第 1 日）	住院第 6 天 （术后第 2 日）
	术前	术后		
主要诊疗工作	□ 对患者进行术前检查宣教，做好术前准备 □ 安排手术接送和术中用药带药	□ 上级医师查房，观察有无并发症 □ 检查及分析实验室检查结果	□ 术者完成手术记录 □ 住院医师完成术后病程，注意观察有无并发症 □ 上级医师查房 □ 向家属交代病情及术后注意事项	□ 上级医师查房，确认是否开放饮食 □ 确定患者是否可以出院 □ 向患者交代出院注意事项复查日期通知出院处 □ 开出院诊断书 □ 完成出院记录
重点医嘱	**长期医嘱** □ 消化科护理常规 □ 禁食 **临时医嘱** □ 今行内镜手术（PD 或 POEM） □ 若有胃肠减压管，应拔除	**长期医嘱** □ 消化科护理常规 □ 禁食、禁水 □ 静脉止血+抑酸+营养支持 □ 酌情抗菌药物治疗 **临时医嘱** □ 必要时止吐、镇痛等对症处理 □ 酌情查 X 线胸片、胸部 CT 等 □ 酌情复查血常规、血气分析等	**长期医嘱** □ 消化科护理常规 □ 禁食 □ 必要时吸氧 □ 必要时心电监护 □ 静脉止血+抑酸+营养支持 □ 酌情抗菌药物治疗 **临时医嘱** □ 静脉止血+抑酸+营养支持 □ 酌情抗菌药物治疗 □ 必要时胃肠减压	**长期医嘱** □ 消化科护理常规 □ 凉流质饮食 □ 抑酸及黏膜保护剂治疗 □ 口服中药汤剂 □ 穴位注射疗法 **临时医嘱** □ 明日出院 □ 出院带药：抑酸及黏膜保护剂
病情变异记录	□ 无　□ 有，原因： 1. 2.	□ 无　□ 有，原因： 1. 2.	□ 无　□ 有，原因： 1. 2.	□ 无　□ 有，原因： 1. 2.
医师签名				

（二）护士表单

食管贲门失弛缓症临床路径护士表单

适用对象：第一诊断为食管贲门失弛缓症（ICD-10：K22.001）

患者姓名：	性别：　　年龄：　　门诊号：	住院号：
住院日期：　　年　月　日	出院日期：　　年　月　日	标准住院日：3~7 天

时间	住院第 1 天	住院第 2~3 天
健康宣教	□ 入院宣教 　介绍主管医师、护士 　介绍环境、设施 　介绍住院注意事项 　介绍探视和陪护制度 　介绍贵重物品保管制度	□ 内镜手术前宣教 □ 内镜手术前准备及检查后注意事项
护理处置	□ 核对患者姓名，佩戴腕带 □ 建立入院护理病历 □ 协助患者留取各种标本 □ 测量体重 □ 完善术前检查和准备	□ 协助医师完成内镜手术前相关检查检验 □ 准备术中抗菌药物备药 □ 必要时胃肠减压
基础护理	□ 三级护理 □ 晨晚间护理 □ 排泄护理 □ 患者安全管理	□ 三级护理 □ 晨晚间护理 □ 排泄护理 □ 患者安全管理
专科护理	□ 护理查体 □ 病情观察 □ 排泄物观察 □ 需要时，填写跌倒及压疮防范表 □ 需要时，请家属陪护 □ 确定饮食类型和种类 □ 心理护理	□ 内镜术前宣教 □ 遵医嘱完成相关检查检验 □ 协助医师做术前准备 □ 术前宣教，嘱术前禁食 □ 心理护理
重点医嘱	□ 详见医嘱执行单	□ 详见医嘱执行单
病情变异记录	□ 无　□ 有，原因： 1. 2.	□ 无　□ 有，原因： 1. 2.
护士签名		

时间	住院第 4 天（手术日）		住院第 5 天 （术后第 1 日）	住院第 6 天 （术后第 2 日）
	术前	术后		
健康宣教	□ 内镜手术前宣教 □ 消除顾虑，给予患者及家属心理支持	□ 术后宣教 □ 用药宣教 □ 体位、活动宣教	□ 术后宣教 □ 用药宣教 □ 体位、活动宣教	□ 术后饮食宣教 □ 用药宣教 □ 出院宣教 □ 复查时间 □ 饮食活动宣教 □ 指导办理出院手续
护理处置	□ 核对患者资料及带药 □ 送患者至内镜中心 □ 如有胃肠减压管，术前予以拔除	□ 病情观察 □ 生命体征观察 □ 遵医嘱予以药物及支持治疗	□ 病情观察 □ 生命体征观察 □ 遵医嘱予以药物及支持治疗	□ 病情观察 □ 药物治疗 □ 指导办理出院
基础护理	□ 二级护理	□ 一级护理 □ 晨晚间护理 □ 排泄护理 □ 患者安全管理	□ 一级护理 □ 晨晚间护理 □ 排泄护理 □ 患者安全管理	□ 二级护理 □ 晨晚间护理 □ 患者安全管理
专科护理	□ 术前宣教（告知患者手术目的/注意事项/胃肠道准备） □ 配合医师拔除胃肠减压管 □ 准备术中带药	□ 嘱患者禁食，必要时胃肠减压护理 □ 生命体征平稳后，协助患者取半卧位 □ 鼓励患者早期下床活动有利于肠功能恢复 □ 术后并发症的观察 □ 术后疼痛评估及护理 □ 术后心理护理	□ 嘱患者禁食，必要时胃肠减压护理 □ 术后并发症的观察 □ 观察术后患者生命体征变化	□ 术后宣教及出院指导（包括自我护理、药物指导、术后随访、凉流质饮食指导） □ 指导患者办理出院手续
重点医嘱	□ 详见医嘱执行单	□ 详见医嘱执行单	□ 详见医嘱执行单	□ 详见医嘱执行单
病情变异记录	□ 无 □ 有，原因： 1. 2.	□ 无 □ 有，原因： 1. 2.	□ 无 □ 有，原因： 1. 2.	□ 无 □ 有，原因： 1. 2.
护士签名				

（三）患者表单

食管贲门失弛缓症临床路径患者表单

适用对象：第一诊断为食管贲门失弛缓症（ICD-10：K22.001）

患者姓名：	性别： 年龄： 门诊号：	住院号：
住院日期： 年 月 日	出院日期： 年 月 日	标准住院日：3~7 天

时间	住院第 1 天	住院第 2~3 天
医患配合	□ 配合询问病史、收集资料，详细告知既往史、用药史、过敏史 □ 配合体格检查 □ 有任何不适告知医师	□ 配合完善内镜手术前相关检查、检验 □ 医师向患者及家属介绍病情及内镜手术前谈话签字 □ 内镜手术方式选择
护患配合	□ 配合测量体温、脉搏、呼吸频率、血压、体重 □ 配合完成入院护理评估 □ 接受入院宣教 □ 配合执行探视和陪护制度 □ 有任何不适告知护士	□ 配合测量体温、脉搏、呼吸频率、血压 □ 询问大便情况 1 次 □ 接受内镜手术前宣教 □ 接受饮食宣教
饮食	□ 流质饮食	□ 流质饮食 □ 术前禁食
排泄	□ 正常排尿便	□ 正常排尿便
活动	□ 适度活动	□ 适度活动

时间	住院第 4 天（手术日）		住院第 5 天 （术后第 1 日）	住院第 6 天 （术后第 2 日）
	术前	术后		
医患配合	□ 配合完善术前检查、检验 □ 配合医师摆好检查体位	□ 配合医师体格检查 □ 配合完善术后检查检验及治疗	□ 配合医师体格检查 □ 配合检查、检验及药物治疗等	□ 接受出院前指导 □ 知晓复查程序 □ 获取出院诊断书
护患配合	□ 配合测量生命体征 □ 配合准备术前影像资料及带药	□ 配合监测生命体征 □ 配合询问排便情况 □ 配合体格检查 □ 配合输液、用药等治疗 □ 接受生活护理 □ 配合活动，预防皮肤压力伤 □ 注意活动安全，避免坠床或跌倒 □ 配合执行探视及陪护	□ 配合监测生命体征 □ 配合询问排便情况 □ 配合体格检查 □ 配合输液、用药等治疗 □ 接受生活护理 □ 配合活动，预防皮肤压力伤 □ 注意活动安全，避免坠床或跌倒 □ 配合执行探视及陪护	□ 接受饮食宣教 □ 接受出院宣教 □ 办理出院手续 □ 获取出院带药 □ 知道服药方法、作用、注意事项 □ 知道复印病历程序
饮食	□ 禁食	□ 禁食	□ 禁食	□ 凉流质饮食
排泄	□ 正常排尿便	□ 正常排尿便	□ 正常排尿便	□ 正常排尿便
活动	□ 适度活动	□ 平卧位、半卧位、床旁活动	□ 逐渐恢复适度活动	□ 适度活动

附：原表单（2017 年版）

食管贲门失弛缓症临床路径表单

适用对象：第一诊断为食管贲门失弛缓症（ICD-10：K22.001）

患者姓名：	性别：	年龄：	门诊号：	住院号：
住院日期： 年 月 日	出院日期： 年 月 日		标准住院日：3~7 天	

时间	住院第 1 天	住院第 2~3 天
主要诊疗工作	□ 询问病史及体格检查 □ 完成病历书写 □ 安排入院常规检查 □ 上级医师查房及病情评估	□ 上级医师查房 □ 汇总辅助检查结果，重点了解贲门梗阻及上段食管扩张状态 □ 完成必要相关科室会诊 □ 初步确定手术方式和时间 □ 完成病历书写 □ 签署手术知情同意书、授权委托书、自费用品协议书 □ 向患者及家属交代围术期注意事项
重点医嘱	**长期医嘱** □ 消化科护理常规 □ 流质饮食 **临时医嘱** □ 血常规、尿常规、粪便常规+隐血 □ 肝功能、肾功能、电解质、血糖、凝血功能、感染指标筛查（乙型肝炎病毒、丙型肝炎病毒，HIV，梅毒） □ X 线胸片、心电图、腹部超声、食管测压、胃镜 □ 其他项目（酌情）：超声胃镜、胸腹部 CT、心脏超声和肺功能	**长期医嘱** □ 消化科护理常规 □ 禁食 **临时医嘱** □ 明日行内镜手术（PD 或 POEM） □ 抗菌药物术中带药 □ 必要时术前行胃肠减压
护理工作	□ 三级护理 □ 介绍病房环境、设施和设备 □ 入院护理评估（包括入院护理评估、自理能力评估、跌倒危险因素评估、压疮风险因素评估以及内科住院患者静脉血栓栓塞症风险评估） □ 指导患者流质饮食 □ 入院宣教	□ 三级护理 □ 必要时胃肠减压护理 □ 术前宣教及嘱术前禁食 □ 心理护理
重点病情变异	□ 无 □ 有，原因： 1. 2.	□ 无 □ 有，原因： 1. 2.
护士签名		
医师签名		

时间	住院第 4 天（手术日）		住院第 5 天 （术后第 1 日）	住院第 6 天 （术后第 2 日）
	术前	术后		
主要诊疗工作	□ 对患者进行术前检查宣教，做好术前准备 □ 安排手术接送和术中用药带药	□ 上级医师查房，观察有无并发症 □ 检查及分析实验室检查结果	□ 术者完成手术记录 □ 住院医师完成术后病程，注意观察有无并发症 □ 上级医师查房 □ 向家属交代病情及术后注意事项	□ 上级医师查房，确认是否开放饮食 □ 确定患者是否可以出院 □ 向患者交代出院注意事项复查日期通知出院处 □ 开出院诊断书 □ 完成出院记录
重点医嘱	**长期医嘱** □ 消化科二级常规 □ 禁食 **临时医嘱** □ 今行内镜手术（PD 或 POEM） □ 若有胃肠减压管，应拔除	**长期医嘱** □ 消化科护理常规 □ 禁食 □ 静脉止血+抑酸+营养支持 □ 酌情抗菌药物治疗 **临时医嘱** □ 必要时止吐、镇痛等对症处理 □ 酌情查 X 线胸片、胸部 CT 等 □ 酌情复查血常规、血气分析等	**长期医嘱** □ 消化科护理常规 □ 禁食 □ 必要时吸氧 □ 必要时心电监护 □ 静脉止血+抑酸+营养支持 □ 酌情抗菌药物治疗 **临时医嘱** □ 静脉止血+抑酸+营养支持 □ 酌情抗菌药物治疗 □ 必要时胃肠减压	**长期医嘱** □ 消化科护理常规 □ 凉流质饮食 □ 抑酸及黏膜保护剂治疗 **临时医嘱** □ 明日出院 □ 出院带药：抑酸及黏膜保护剂
护理工作	□ 二级护理 □ 术前宣教（告知患者手术目的/注意事项/胃肠道准备） □ 配合医师拔除胃肠减压管 □ 准备术中带药	□ 一级护理 □ 嘱患者禁食，必要时胃肠减压护理 □ 生命体征平稳后，协助患者取半卧位 □ 鼓励患者早期下床活动有利于肠功能恢复 □ 术后并发症的观察 □ 术后疼痛评估及护理 □ 术后心理护理	□ 一级护理 □ 嘱患者禁食，必要时胃肠减压护理 □ 术后并发症的观察 □ 观察术后患者生命体征变化 □ 术后宣教	□ 二级护理 □ 术后宣教及出院指导（包括自我护理、药物指导、术后随访、凉流质饮食指导） □ 指导患者办理出院手续

续　表

时间	住院第 4 天（手术日）		住院第 5 天 （术后第 1 日）	住院第 6 天 （术后第 2 日）
	术前	术后		
重点 变异 记录	□无　□有，原因： 1. 2.	□无　□有，原因： 1. 2.	□无　□有，原因： 1. 2.	□无　□有，原因： 1. 2.
护士 签名				
医师 签名				

第八章

贲门失弛缓症内镜下气囊扩张术临床路径释义

【医疗质量控制指标】

指标一、通过患者临床表现、内镜、消化道造影和食管测压明确诊断贲门失弛缓症。

指标二、全面评估病情后，医师和患者协商进一步行内镜下气囊扩张术治疗。

指标三、贲门失弛缓症行内镜下气囊扩张需注意围术期管理：术前需完善术前检查、评估；术中操作密切观察黏膜撕裂情况和患者耐受情况；术后严密观察有无发热、胸痛、呕吐、呕血黑便等，警惕并发症。

指标四、贲门失弛缓症患者行气囊扩张前后均需要予以饮食、生活指导，术后定期随诊。

一、贲门失弛缓症内镜下气囊扩张术编码

1. 疾病名称及编码：贲门失弛缓症（ICD-10：K22.0）

2. 手术操作名称及编码：内镜下食管括约肌球囊扩张术（ICD-9-CM-3：42.92）

3. 中医疾病名称及编码：食管瘅（A04.03.29）

　　　　　　　　　　　噎膈（A04.03.03）

　　　　　　　　　　　吐酸（A17.35/BNP030）

　　　　　　　　　　　反胃（A04.03.02/BNP040）

二、临床路径检索方法

K22.0 伴 42.92/BNP03

三、国家医疗保障疾病诊断相关分组（CHS-DRG）

MDCG 消化系统疾病及功能障碍

GZ1 其他消化系统诊断

GC1 食管、胃、十二指肠其他手术

四、贲门失弛缓症内镜下气囊扩张术临床路径标准住院流程

（一）适用对象

第一诊断为贲门失弛缓症（ICD-10：K22.0），行内镜下气囊扩张术（ICD-9-CM-3：42.92）。

> 释义
>
> ■ 贲门失弛缓症是以吞咽时下食管括约肌松弛障碍或不能松弛为主要表现，同时伴有食管体部缺乏推进性蠕动收缩。
>
> ■ 迄今为止尚无根治贲门失弛缓症的方法。目前所采取的各种治疗方案，主要是为了缓解症状。本临床路径适用于采取内镜下气囊扩张术的患者。

（二）诊断依据

根据《临床诊疗指南·消化系统疾病分册》（中华医学会编著，人民卫生出版社，2005 年）。

1. 症状：吞咽困难，可伴有反食、胸痛、夜间呛咳、体质量减轻。病程长，病情反复，时轻时重。

2. 体征：可无特殊体征或有营养不良的体征。

3. 辅助检查：食管造影或上消化道造影、食管压力测定等符合贲门失弛缓症，胃镜检查除外食管下段、贲门部其他病变。

> **释义**
>
> ■ 所有的患者均有不同程度的吞咽困难，症状时轻时重。与他人共餐或在情绪波动时，吞咽困难常常加重。在整个病程中，吞咽困难不一定呈进行性发展。食管随着病程逐渐扩张，当极度扩张时，食管如同胃一样存留大量食物和黏液，此时患者的吞咽困难反而减轻。多数患者合并反食，为未消化的食物。反食严重的患者体重下降明显，可出现营养不良。胸痛多发生在进餐或进食冷饮后，饮热水常使之减轻。夜间有反流的患者往往合并有呼吸道症状，如咳嗽、咳痰、气促和打鼾等。
>
> ■ 大多数患者无特殊体征，少部可表现为体重减轻，严重者可表现为营养不良。
>
> ■ 食管造影或上消化道钡餐造影：吞钡时，钡剂顺利进入食管近端，但钡剂不能随着吞咽顺利通过贲门区域进入胃内。食管远端光滑、变细，呈"鸟嘴"样改变。
>
> ■ 食管压力测定：主要表现为下食管括约肌松弛障碍，松弛率低于85%，其次下食管括约肌压力可能高于正常值的上限；食管体部为非推进性蠕动收缩。
>
> ■ 胃镜检查：内镜下表现食管体部扩张、扭曲变形，腔内可存留未消化的食物和液体，有时可见由未消化物形成的异物或结石。内镜通过贲门时有一定的阻力，但注气或水时贲门可以开放，而非机械性梗阻样狭窄。食管下段和贲门部某些肿瘤可引起酷似贲门失弛缓症样的表现，因而胃镜检查最主要的目的是确定有无这些病变。

（三）治疗方案的选择

根据《临床诊疗指南·消化系统疾病分册》（中华医学会编著，人民卫生出版社，2005 年）。

1. 一般治疗：改变进食方式，包括流质饮食或半流质饮食、缓慢进食等。

2. 药物治疗：钙离子拮抗剂、硝酸盐制剂、营养治疗药物等。

3. 内镜下扩张或肉毒杆菌毒素局部注射。

4. 病情影响生活质量或以上治疗无效者，可考虑经口内镜下肌切开术（peroral endoscopic myotomy，POEM）或外科手术治疗。

5. 中医治疗方案。

> **释义**
>
> ■ 贲门失弛缓症吞咽困难呈间歇性，吞咽困难加重与情绪、进食方式、进食冷饮或冷食密切相关。因此建议贲门失弛缓症的患者应在安静环境下细嚼慢咽进餐，进餐前和进餐后饮 200ml 热水，减轻贲门痉挛，有利于食团顺利通过贲门进入胃内。
>
> ■ 对于年老体弱、有基础疾病不能耐受有创治疗或不愿接受有创治疗者可以采用药物治疗，主要包括钙离子通道阻滞剂和硝酸酯制剂，这类药物有助于舒张平滑

肌，降低进餐时下食管括约肌的压力。给药方法通常为餐前 5~10 分钟，舌下含服。药物治疗要注意不良反应，包括头晕、头痛等。

■ 对于上述治疗无效的患者可以考虑内镜下治疗或外科手术治疗。内镜下肉毒杆菌毒素治疗短期疗效佳，为时 3~6 个月，需反复注射。内镜下扩张治疗主要是采用气囊扩张治疗。疗效与所选择气囊的直径、扩张时限、扩张时的压力有关。气囊扩张主要并发症是穿孔，国内外报道，穿孔发生率为 1%~3%。此外，还可考虑经内镜下肌切开术（POEM）。

■ 贲门失弛缓症晚期，食管表现为巨食管症或反复气囊扩张治疗超过 3 次以上者（超过 3 次以上出现穿孔并发症的风险随之增高），可以考虑外科手术治疗。

■ 中医治疗

1. 辨证治疗：

（1）痰气阻膈证：吞咽梗阻，胸膈痞满，甚则疼痛，进食迟缓，甚则餐后呕吐，胸膈闷痛，嗳气，呕吐痰涎黏液，反流，声音嘶哑，半夜呛咳，舌苔白腻，脉弦滑。治法：祛痰开郁，行气宽膈。

推荐方药：四七汤加减。半夏 10g、茯苓 15g、紫苏叶 10g、厚朴 10g、生姜 10g。

随证加减：呃逆频作者，加旋覆花、代赭石；失眠多梦者，加竹茹、茯苓；便秘者，加槟榔、莱菔子；舌红苔黄腻者，加小陷胸汤；泛吐痰涎甚多者，加半夏、陈皮；心烦口干、气郁化火者，加山豆根、栀子、金果榄。

（2）痰湿中阻证：胸脘痞塞不舒，胸膈满闷，头晕目眩，身重困倦，呕恶纳呆，口淡不渴，小便不利，舌苔白厚腻，脉沉滑。治法：除湿化痰，理气和中。

推荐方药：二陈平胃汤加减。陈皮 12g、半夏 10g、茯苓 15g、甘草 10g、苍术 10g、厚朴 10g。

随证加减：痰湿盛而胀满甚者，加枳实、紫苏梗、桔梗等；气逆不降，嗳气不止者，加旋复花、代赭石、沉香等。

（3）饮食内停证：吞咽苦难，脘腹痞闷，进食尤甚，恶心呕吐，或大便不调，矢气频作，舌苔厚腻，脉滑。治法：消食和胃，行气消痞。

推荐方药：保和丸加减。山楂 10g、清半夏 9g、茯苓 15g、神曲 10g、陈皮 12g、连翘 10g、莱菔子 10g。

随证加减：食积较重，加鸡内金、谷芽、麦芽；脘腹胀满，加枳实、厚朴、槟榔等；大便秘结者，加大黄、枳实。

（4）痰瘀阻膈证：吞咽梗阻，胸膈刺痛，呕吐痰涎，后背痛，胃脘刺痛，烧心（胃灼热），反酸，嗳气或反食，面色黧黑。舌质暗红或带青紫，苔薄白腻，脉细涩。法治：行气祛痰，化瘀宽膈。

推荐方药：丹参饮合贝母瓜蒌散加减。主要药物组成：丹参 20g、檀香 10g、砂仁 10g、浙贝母 10g、瓜蒌 10g、天花粉 10g、茯苓 15g、陈皮 15g、桔梗 10g。

随证加减：胸闷刺痛者，加三七、延胡索。

（5）肝胃不和证：吞咽困难和/或呕吐间歇发作，胸骨后梗塞、疼痛，急躁易怒，情绪激动时症状加重，或并见胸骨后灼痛，胃脘灼痛，脘腹胀满，嗳气反食，口干苦，舌红苔薄黄，脉弦。治法：疏肝和胃，行气止痛。

推荐方药：柴胡疏肝散加减。柴胡 12g、陈皮 12g、川芎 10g、香附 12g、炒枳壳 15g、白芍 15g、炙甘草 10g。

随证加减：心烦易怒、舌红苔黄腻者，加龙胆草、黄芩、栀子；反酸烧心者，加吴茱萸、黄连；呕吐频作者，可加紫苏叶、黄连、生姜。

（6）瘀血内结证：饮食难下，或虽下而复吐出，甚或呕吐物如赤豆汁，胸膈疼痛，固定不移，肌肤枯燥，形体消瘦，舌质紫暗，脉细涩。治法：滋阴养血，破血行瘀。

推荐方药：通幽汤加减。桃仁10g、红花10g、生地15g、熟地15g、当归10g、升麻10g、炙甘草10g。

随证加减：瘀阻显著者，加三棱、莪术、炙穿山甲、急性子；呕吐较甚，痰涎较多，加海蛤粉、法半夏、瓜蒌；呕吐物如赤豆汁，可另服云南白药；服药即吐，难以下咽，可含化玉枢丹。

（7）津亏热结证：食入格拒不下，入而复出，甚则水饮难进，心烦口干，胃脘灼热，大便干结如羊屎，形体消瘦，皮肤干枯，小便短赤，舌质光红，干裂少津，脉细数。治法：滋阴养血，润燥生津。

推荐方药：沙参麦冬汤加减。沙参15g、玉竹10g、甘草10g、桑叶10g、麦冬15g、扁豆10g、天花粉10g。

随证加减：胃火偏盛，加山栀子、黄连；肠腑失润，大便干结，坚如羊屎，加火麻仁、全瓜蒌；烦渴咽燥，咽食难下，或食入即吐，吐物酸热，改用竹叶石膏汤加大黄。

（8）脾胃虚寒证：食后脘腹胀满，朝食暮吐，暮食朝吐，宿谷不化，吐后则舒，神疲乏力，面色少华，手足不温，大便溏泄。舌淡，苔白滑，脉细缓无力。治法：温中健脾，降气和胃。

推荐方药：丁香透膈汤加减。丁香10g、木香10g、麦芽10g、青皮10g、肉豆蔻6g、白蔻仁6g、沉香10g、藿香10g、陈皮12g、厚朴10g、甘草10g、草果10g、神曲10g、半夏10g、人参10g、茯苓15g、砂仁10g、香附10g、白术20g。

随证加减：胃虚气逆，呕吐甚者，加旋复花、代赭石；肾阳虚弱加附子、肉桂；吐甚则气阴耗伤，去丁香、砂仁、白蔻仁，加沙参、麦冬。

（9）气虚阳微证：水饮不下，泛吐大量黏液白沫，面浮足肿，面色㿠白，形寒气短，精神疲惫，腹胀。舌质淡，苔白，脉细弱。治法：健脾益气，补肾温阳。

推荐方药：补气运脾汤加减。党参15g、白术10g、陈皮10g、茯苓15g、黄芪20g、砂仁10g、甘草10g。

随证加减：胃虚气逆，呕吐不止，加旋复花、代赭石；阳伤及阴，口干咽燥，形体消瘦，大便干燥，加石斛、麦冬、沙参；泛吐白沫加吴茱萸、丁香、白蔻仁；阳虚明显加附子、肉桂、鹿角胶、肉苁蓉。

2. 特色治疗：

（1）针灸治疗：以降逆和中，理气止痛的原则，以双足三里、双内关、膻中、中脘为主穴。肝胃不和证加太冲、期门穴；痰气阻膈证加丰隆、内庭、巨阙；痰瘀阻膈证加气海、公孙、丰隆、膈俞、三阴交、太溪；脾胃气虚证者加下脘、天枢、三阴交。主穴采用补法，配穴则用平补平泻法。脾胃虚寒者可行艾条灸或温针灸。

（2）穴位注射：2%利多卡因注射液2ml，维生素B$_1$注射液100mg，维生素B$_{12}$注射液500μg，膈俞（双侧）和肝俞（双侧）穴位注射联合电针治疗。

（3）耳穴：可选用交感、神门、肝、胃、皮质下。

（4）推拿拔罐：推法操作由膻中至鸠尾，按揉上脘、中脘、下脘，加辨证选穴点揉。

3. 康复与预防复发：基于病情的发展与中医证候的演变规律，给予预防调摄、防止复发的中医方向的指导。贲门失驰症术后患者应调节情志，注意精神调摄，避免忧思恼怒及精神紧张适当休息，减轻精神压力；饮食有节制，勿暴饮暴食，进食规律。饮食宜清淡，戒烟、戒酒及少饮浓茶、浓咖啡及肥甘厚味、辛辣醇酒、生冷之品。认真解释患者对病情的疑问；配合做必要的检查；合理用药。

（四）标准住院日

6~7 天。

> **释义**
>
> ■ 住院第 1 日完成病历书写和常规检查，第 2 日实施食管钡餐或上消化道造影和食管动力检查，第 3 日行内镜检查和内镜下气囊扩张术，第 4~5 日观察疗效及有无并发症，第 6~7 日准备出院。

（五）进入路径标准

1. 第一诊断必须符合 ICD-10：K22.0 贲门失弛缓症疾病编码。
2. 如患者同时具有其他疾病诊断，但住院期间不需要特殊处理，也不影响第一诊断临床路径流程的实施时，可以进入路径。

> **释义**
>
> ■ 本路径适用于贲门失弛缓症患者，若合并其他不需要住院期间特殊检查和治疗的疾病者，可以进入路径。
> ■ 如在内镜扩张治疗过程中出现穿孔并发症者转入其他相应临床路径。

（六）住院期间检查项目

1. 必需的检查项目：
（1）血常规、尿常规、粪便常规+隐血。
（2）血生化检查：肝功能、肾功能、电解质、血糖、凝血时间和活动度。
（3）感染性疾病筛查（乙型肝炎、丙型肝炎、艾滋病、梅毒等）。
（4）X 线胸片、心电图、腹部超声检查。
（5）食管造影或上消化道造影、食管压力测定、胃镜检查。
（6）营养筛查与评估：入院后 24 小时内完成。
2. 根据患者病情可选择的检查项目
（1）胃镜检查时如遇可疑病变，应作活检送病理学检查，以除外食管下段、贲门部其他病变，特别是恶性病变。

（2）胸腹 CT。

以上检查可在住院前完成，也可在住院后进行。

> **释义**
>
> ■必须检查项目是确保对患者实施有效治疗的前提。对于异常检查结果应认真分析其原因，并给予相应的处理。如有其他严重基础疾病不适宜进入本路径。
>
> ■气囊扩张前筛查血浆清蛋白、凝血功能，如有异常应予以纠正，防止出现气囊扩张穿孔、出血并发症。
>
> ■食管造影及食管测压用于评估病情及气囊扩张时的参数选择。
>
> ■胃镜检查目的除外食管黏膜病变（如炎症、恶变等）及贲门部恶性病变（类似贲门失弛缓症）。
>
> ■必要时行胸部 CT 检查除外贲门部外压性病变。

（七）治疗方案和药物选择

1. 术前需纠正电解质紊乱，维持酸碱平衡。
2. 术前内镜显示合并食管炎患者给予抑酸剂（质子泵抑制剂/H_2受体阻断剂）及黏膜保护剂，修复食管黏膜，减低术后穿孔、出血和感染风险。
3. 术后给予抑酸剂（质子泵抑制剂/H_2受体阻断剂）及黏膜保护剂（必要时）。
4. 术后给予抗菌药物（必要时）。
5. 营养治疗药物：有营养风险或营养不良的患者，入院 24~48 小时尽早启动肠内营养。肠内营养不能达到目标量 60%时，可选全合一的方式实施肠外营养。
6. 中药或中成药。

> **释义**
>
> ■对于部分营养不良的患者，术前积极纠正水、电解质平衡，改善营养状态。
>
> ■术前、术后给予抑酸药物等，降低胃内的酸度，减少术后黏膜的损伤，确保手术顺利进行，减少术后并发症发生的风险。
>
> ■气囊扩张术后通常不需要给予常规抗菌药物预防感染。但少数患者术后影像学提示小穿孔保守治疗者，可予以抗菌药物预防感染。
>
> ■中成药：噎膈丸、左金丸、香砂养胃丸、温胃舒颗粒、枳术宽中胶囊等。

（八）出院标准

1. 诊断已明确。
2. 治疗后症状减轻，营养摄入状况改善或营养状态稳定。
3. 无操作相关严重并发症。

> **释义**
>
> ■对诊断明确、气囊扩张治疗无并发症、症状缓解者可以出院，门诊定期随诊。

(九) 变异及原因分析

1. 食管造影或上消化道造影、胃镜检查提示其他病变，如肿瘤等，不进入本路径。

2. "必需的检查项目"中食管造影或上消化道造影、食管压力测定或胃镜检查，如安排在住院后完成，住院时间可在此路径基础上延长 2 天。

3. 伴明显营养不良、高龄、接受过介入或手术治疗的贲门失弛缓症患者，需延长住院时间，全面检查评估食管、贲门解剖功能，适当改善营养状况，建议不进入本路径。

4. 贲门失弛缓症内镜下气囊扩张术合并食管贲门出血、穿孔等风险大。如出现以上并发症，退出本路径，并进入相应的临床路径处理。

5. 贲门失弛缓症经内镜下气囊扩张和肉毒杆菌毒素治疗无效者，可重复食管压力测定，分析治疗无效的原因，制定严格的内科保守治疗方案，必要时考虑其他治疗，不进入本路径。

6. 术前胃镜检查如有食物潴留在胃、食管中，则建议退出本路径。

7. 因食物反流误吸入气管导致肺部感染，退出本路径。

> **释义**
>
> ■ 贲门部肿瘤、南美洲锥虫病酷似贲门失弛缓症，不能进入本路径。
>
> ■ 贲门失弛缓症是特发性食管动力障碍性疾病，目前尚无根治的方法。气囊扩张主要是减轻、缓解症状，改善进食和营养状态。大部分患者 1~2 年需要再次扩张治疗，仅少部分患者的症状可以获得长期有效缓解。随着扩张次数的增加和病程的进展，扩张时出现穿孔等并发症的风险也随之增加。故对病程长、反复扩张、老年患者要慎重采取内镜下扩张治疗。
>
> ■ 部分已接受用过其他有创治疗的患者不适合进入本路径，应该考虑选择其他的治疗方法。
>
> ■ 多次气囊扩张治疗无效或疑癌变者不宜进入本路径，可以考虑外科手术治疗。
>
> ■ 如气囊扩张术后出现穿孔、出血，不宜保守治疗者，可按并发症处理，退出本路径，转入其他路径。

五、贲门失弛缓症内镜下气囊扩张术临床路径给药方案

1. 用药选择：

(1) 对于部分营养差、电解质紊乱的患者，可以给予静脉补液，维持水、电解质平衡，改善营养状态。

(2) 应用降低下食管括约肌张力的药物，包括钙离子通道阻滞剂和硝酸酯类药物，其目的是降低吞咽时下食管括约肌的压力，缓解进餐时的吞咽困难。

(3) 扩张治疗前后 2~3 天（口服或静脉给药，标准剂量 1 次/日）给予质子泵抑制药物，其目的是为了减少术中、术后胃酸对贲门黏膜的损伤。

(4) 常用药物、用量、服用方法的说明：如半夏 9g、茯苓 12g、紫苏叶 12g、厚朴 12g、生姜 6g、旋复花 12g、代赭石 12g、丁香 3g、砂仁 6g、吴茱萸 3g、黄连 6g 等。口服方药，一日 2 次，早晚餐后 30 分钟服用，每次约 200ml。中成药按药物说明书进行服用，特殊情况遵医嘱。

2. 药学提示：

(1) 钙离子通道阻滞剂和硝酸酯类药物具有收缩平滑肌的作用，因此服用后可能导致血管平滑肌松弛，出现头晕、头痛、眩晕等症状，特别是年轻人更易出现该不良反应。对于出现不良反应的患者应慎用或禁用。

（2）质子泵抑制剂在扩张治疗前后短期应用具有良好的安全性。如需长期应用注意相关不良反应。

（3）吴茱萸有小毒，辛热燥烈，易耗津气动火，故不宜多用、久服，阴虚有热者忌用。妊娠期妇女慎用。半夏具有神经毒性，生半夏误服微量即可中毒，所以生半夏按毒性中药管理，临床需炮制后使用。丁香不宜与郁金同用，热病及阴虚内热者忌服。

3. 注意事项：

（1）质子泵抑制剂（PPI）长期用药可能造成骨质疏松症和肠道菌群紊乱。

（2）部分患者可能对中药某种成分过敏，质子泵抑制剂（PPI）通过肝药酶 CYP2C19 代谢，吴茱萸次碱等对肝药酶具有抑制作用，使用中应注意中西药联用的影响。

六、贲门失弛缓症内镜下气囊扩张术护理规范

1. 术前对患者进行饮食宣教、口腔护理、心理护理。嘱咐以牛奶、粥等流质食物为主，避免餐后立即平卧，睡眠时抬高床头或侧卧位，避免误吸。解释手术的意义和注意事项，协助完善术前检查。指导术前 12 小时禁食、禁水，如潴留明显予以胃肠减压。

2. 术中指导患者鼻吸气、嘴呼气，配合医师完成气囊扩张，扩张期间密切观察患者食管黏膜撕裂的程度及患者耐受情况。

3. 术后 2~4 小时若无胸痛、呕吐等，可进水；术后第 2~3 天可进温凉流质饮食；遵医嘱予以质子泵抑制剂，观察有无胸痛、气短、发热、呕血黑便等情况。

4. 交代出院注意事项和随访事宜。

七、贲门失弛缓症内镜下气囊扩张术营养治疗规范

1. 贲门失弛缓症患者营养支持和饮食指导贯穿于治疗的始终，应予以足够重视。

2. 进食高蛋白、高热量、富含纤维素的流质或半流质饮食，避免加重吞咽困难，餐前可饮温水再进食；如有夜间反流、呛咳者，避免过晚进餐或睡前进食、进水。

3. 术前 2~3 天流质饮食，避免食管腔内食物和液体潴留；手术当日禁食，术后 4 小时可进水，第 2~3 天可进温凉流质饮食。

4. 症状改善恢复进食后仍需要注意饮食控制，避免干硬、辛辣、刺激性食物，避免进食过多、过大、过硬食物，进食时注意细嚼慢咽。

八、贲门失弛缓症内镜下气囊扩张术患者健康宣教

1. 生活规律，养成并坚持良好的饮食习惯。避免餐后立即平卧、睡前进食，如有反流或呛咳，睡眠时可抬高头部。

2. 注意保暖，预防感染。

3. 保持心情愉悦，减少/避免应激或情绪波动。

4. 定期随诊，进行影像、内镜、测压等监测。

九、推荐表单

（一）医师表单

贲门失弛缓症内镜下气囊扩张术临床路径医师表单

适用对象：第一诊断为贲门失弛缓症（ICD-10：K22.0）

行内镜下气囊扩张术（ICD-9-CM-3：42.9204）

患者姓名：		性别： 年龄： 门诊号：	住院号：
住院日期： 年 月 日		出院日期： 年 月 日	标准住院日：6~7 天

时间	住院第 1 天	住院第 2 天
主要诊疗工作	□ 采集病史及体格检查 □ 完成病历书写 □ 安排实验室检查	□ 上级医师查房，完成上级医师查房记录 □ 完善生化检查及心电图 □ 完善有关检查项目（包括术前感染筛查项目），向患者及家属交代病情，签署内镜下治疗知情同意书
重点医嘱	**长期医嘱** □ 内科二级护理常规 □ 流质饮食/半流质饮食 □ 如存在食管潴留，需要禁食、必要时留胃管、盐水清洗食管 □ 其他（视基础疾病而定） □ 患者既往基础用药 **临时医嘱** □ 静脉输液：纠正电解质、酸碱平衡紊乱，营养支持（必要时） □ 血常规、尿常规、粪便常规+隐血、感染指标、肝功能、肾功能、血糖、凝血功能（非空腹可次日查肝功及血糖） □ X 线胸片、心电图、腹部超声	**长期医嘱** □ 内科二级护理常规 □ 流质饮食/半流质饮食 □ 如存在食管潴留，需要禁食、必要时留胃管、盐水清洗食管 □ 明日晨禁食、禁水 □ 其他（视基础疾病而定） □ 患者既往基础用药 **临时医嘱** □ 明日行内镜下治疗 □ 对合并食管炎者给予抑酸剂及黏膜保护剂 □ 食管压力测定（必要时） □ 上消化道造影 □ X 线胸片、腹部超声（必要时） □ 内镜下超声（必要时）
病情变异记录	□ 无 □ 有，原因： 1. 2.	□ 无 □ 有，原因： 1. 2.
医师签名		

时间	住院第 3 天	住院第 4~5 天	住院第 6~7 天（出院日）
主要诊疗工作	□ 完成三级医师查房记录 □ 内镜下治疗 □ 术后密切监测并发症 □ 完成术后病程记录 □ 进一步完善相关检查	□ 上级医师查房 □ 观察疗效 □ 密切监测并发症 □ 完成病程记录	□ 继续观察疗效 □ 上级医师查房，决定是否可以出院。拟定出院后门诊随诊计划、出院后注意事项 □ 完成出院记录、病案首页、出院证明书等
重点医嘱	**长期医嘱** □ 内科特级/一级护理常规 □ 内镜下扩张术后禁食、禁水 24 小时，密切观察情变化，尤其是有无食管穿孔、出血并发症 □ 术后静脉输液，必要时予肠外营养 □ 抑酸剂 □ 如无穿孔并发症，必要时口服硫糖铝或其他黏膜保护剂 **临时医嘱** □ 术后静脉输液，使用抑酸剂 □ 如无穿孔、出血等并发症，术后 4 小时可进流质饮食、半流质饮食 □ 抗菌药物（必要时）	**长期医嘱** □ 内科二级护理常规 □ 流质饮食或半流质饮食 □ 患者既往基础用药 □ 抑酸剂 □ 黏膜保护剂（必要时） □ 营养治疗药物 □ 中药汤剂或中成药	**长期医嘱** □ 内科三级护理常规 □ 软质饮食 □ 继续口服抑酸剂和黏膜保护剂 **临时医嘱** □ 今日出院 □ 出院带药 □ 中成药（如噎膈丸、左金丸）院外继续服药
病情变异记录	□ 无　□ 有，原因： 1. 2.	□ 无　□ 有，原因： 1. 2.	□ 无　□ 有，原因： 1. 2.
医师签名			

（二）护士表单

贲门失弛缓症内镜下气囊扩张术临床路径护士表单

适用对象：第一诊断为贲门失弛缓症（ICD-10：K22.0）

行内镜下气囊扩张术（ICD-9-CM-3：42.9204）

患者姓名：	性别：　　年龄：　　门诊号：	住院号：
住院日期：　　年　月　日	出院日期：　　年　月　日	标准住院日：6~7天

时间	住院第 1 天	住院第 2 天
健康宣教	□ 入院宣教 　介绍主管医师、责任护士 　介绍环境、设施 　介绍住院注意事项 　介绍探视陪护制度 　介绍贵重物品保管 □ 饮食宣教：流质饮食/半流质饮食 □ 出入量宣教 □ 测体重宣教 □ 留取标本的宣教 □ 体位宣教	□ 宣教用药知识 □ 宣教疾病知识 □ 宣教内镜下气囊扩张术的注意事项 □ 责任护士与患者沟通，了解并指导心理应对
护理处置	□ 核对患者姓名，佩戴腕带 □ 建立入院护理病历 □ 卫生处置：剪指（趾）甲、沐浴，更换病号服 □ 静脉抽血	□ 遵医嘱完成相关检查 □ 正确执行医嘱
基础护理	□ 二级护理 □ 晨晚间护理 □ 患者安全管理	□ 二级护理 □ 晨晚间护理 □ 患者安全管理
专家护理	□ 监测生命体征、测量体重 □ 流质饮食/半流质饮食 □ 注意事项（调整饮食，抬高床头，睡前3小时不进食） □ 如存在食管潴留需要禁食，必要时留胃管、盐水清洗食管 □ 遵医嘱静脉输液 □ 需要时，填写跌倒及压疮防范表 □ 需要时，请家属陪护 □ 心理护理	□ 监测生命体征 □ 流质饮食/半流质饮食 □ 如存在食管潴留需要禁食，必要时留胃管、盐水清洗食管观察胸部体征 □ 对合并食管炎者给予抑酸剂及黏膜保护剂 □ 食管压力测定（必要时） □ 上消化道造影 □ 心理护理
重点医嘱	□ 详见医嘱执行单	□ 详见医嘱执行单

续　表

时间	住院第 1 天	住院第 2 天
病情 变异 记录	□无　□有，原因： 1. 2.	□无　□有，原因： 1. 2.
护士 签名		

时间	住院第 3 天	住院第 4~5 天	住院第 6~7 天
健康宣教	□ 宣教用药知识 □ 宣教疾病知识 □ 宣教内镜下气囊扩张术的注意事项 □ 宣教内镜下气囊扩张术时的呼吸控制 □ 责任护士与患者沟通，了解并指导心理应对	□ 药物宣教 □ 饮食宣教	□ 出院宣教 □ 复查时间 □ 服药方法 □ 活动休息 □ 指导饮食 □ 指导办理出院手续 □ 对患者进行坚持治疗和预防复发的宣教
护理处置	□ 遵医嘱完成相关检查 □ 正确完成医嘱 □ 静脉抽血	□ 遵医嘱完成相关检查 □ 正确完成医嘱 □ 静脉抽血	□ 办理出院手续 □ 书写出院小结
基础护理	□ 特级/一级护理 □ 晨晚间护理 □ 患者安全管理	□ 二级护理 □ 晨晚间护理 □ 患者安全管理	□ 二级护理 □ 晨晚间护理 □ 患者安全管理
专科护理	□ 送患者至内镜中心 　患者摘除义齿 　核对患者资料及带药 □ 配合医师完成内镜下气囊扩张术 □ 观察病情并完成护理记录 □ 禁食、禁水，如无穿孔、出血等并发症，术后 4 小时可进流质饮食、半流质饮食 □ 记录 24 小时出入量 □ 遵医嘱完成相关检查 □ 正确执行医嘱 □ 遵医嘱静脉输液	□ 监测生命体征 □ 半流质饮食或普通饮食 □ 遵医嘱予抑酸剂和黏膜保护剂 □ 心理护理	□ 监测生命体征 □ 普通饮食 □ 心理护理
重点医嘱	□ 详见医嘱执行单	□ 详见医嘱执行单	□ 详见医嘱执行单
病情变异记录	□ 无 □ 有，原因： 1. 2.	□ 无 □ 有，原因： 1. 2.	□ 无 □ 有，原因： 1. 2.
护士签名			

（三）患者表单

贲门失弛缓症内镜下气囊扩张术临床路径患者表单

适用对象：第一诊断为贲门失弛缓症（ICD-10：K22.0）

行内镜下气囊扩张术（ICD-9-CM-3：42.9204）

患者姓名：	性别： 年龄： 门诊号：	住院号：
住院日期： 年 月 日	出院日期： 年 月 日	标准住院日：6~7天

时间	入院	住院第2天	住院第3天
医患配合	□ 配合询问病史、收集资料，请务必详细告知既往史、用药史、过敏史 □ 配合进行体格检查 □ 有任何不适请告知医师	□ 配合完善内镜下治疗前相关检查、实验室检查 □ 医师与患者及家属介绍病情及内镜下治疗前谈话、签字	□ 配合完善内镜下治疗
护患配合	□ 配合测量体温、脉搏、呼吸频率、血压、体重1次 □ 配合完成入院护理评估（简单询问病史、过敏史、用药史） □ 接受入院宣教（环境介绍、病室规定、订餐制度、贵重物品保管等） □ 注意事项（调整饮食，抬高床头，睡前3小时不进食） □ 接受如存在食管潴留，需要禁食、必要时留胃管、盐水清洗食管 □ 接受静脉输液 □ 配合陪住制度 □ 有任何不适请告知护士	□ 配合测量体温、脉搏、呼吸频率各3次 □ 询问排便情况1次 □ 接受内镜下治疗前相关知识的宣教 □ 如存在食管潴留，接受禁食、必要时留胃管、盐水清洗食管观察胸部体征 □ 对合并食管炎者接受抑酸剂及黏膜保护剂 □ 接受食管压力测定（必要时） □ 接受上消化道造影	□ 配合测量体温、脉搏、呼吸频率3次 □ 询问排便情况1次 □ 接受内镜下治疗前相关知识的宣教 □ 配合取内镜检查体位 □ 配合内镜时的呼吸控制 □ 患者摘除义齿 □ 接受记录24小时出入量 □ 接受完成相关检查 □ 接受静脉输液
饮食	□ 流质饮食/半流质饮食	□ 流质饮食/半流质饮食	□ 禁食、禁水
排泄	□ 正常排尿便 □ 避免便秘	□ 正常排尿便 □ 避免便秘	□ 正常排尿便 □ 避免便秘
活动	□ 正常活动，避免疲劳	□ 正常活动，避免疲劳	□ 正常活动，避免疲劳

时间	住院第 4~5 天	住院第 6~7 天
医患配合	□ 配合完成相关检查	□ 接受出院前指导 □ 知道复查程序 □ 获取出院诊断书
护患配合	□ 配合定时测量生命体征、每日询问排便情况 □ 接受抑酸剂和黏膜保护剂 □ 接受心理护理	□ 接受出院宣教 □ 办理出院手续 □ 获取出院带药 □ 知道服药方法、作用、注意事项 □ 知道复印病历程序
饮食	□ 半流质饮食或普通饮食	□ 普通饮食
排泄	□ 正常排尿便 □ 避免便秘	□ 正常排尿便 □ 避免便秘
活动	□ 适度活动，避免疲劳	□ 适度活动，避免疲劳

附: 原表单 (2011 年版)

贲门失弛缓症内镜下气囊扩张术临床路径表单

适用对象: 第一诊断为贲门失弛缓症 (ICD-10: K22.0)

行内镜下气囊扩张术 (ICD-9-CM-3: 42.92)

患者姓名:	性别: 年龄: 门诊号:	住院号:
住院日期: 年 月 日	出院日期: 年 月 日	标准住院日: 6~7 天

日期	住院第 1 天
主要诊疗工作	□ 采集病史及体格检查 □ 完成病历书写 □ 安排实验室检查 □ 进行营养筛查与评估
重点医嘱	**长期医嘱** □ 内科二级护理常规 □ 流质饮食/半流质饮食 □ 如存在食管潴留, 需要禁食、必要时留胃管、盐水清洗食管 □ 营养治疗药物 (视评估情况) □ 其他 (视基础疾病而定) □ 患者既往基础用药 **临时医嘱** □ 静脉输液: 纠正电解质、酸碱平衡紊乱, 营养支持 (必要时) □ 对合并食管炎者给予抑酸剂及黏膜保护剂 □ 血常规、尿常规、粪便常规+隐血、感染指标、肝功能、肾功能、血糖、电解质、凝血功能 (非空腹可次日查肝功能及血糖) □ X 线胸片、心电图、腹部超声
主要护理工作	□ 入院宣教 (环境、设施、人员等) □ 入院护理评估: 二级护理 □ 注意事项 (调整饮食, 抬高床头, 睡前 3 小时不进食) □ 填写营养筛查评估表 □ 营养治疗护理 (遵医嘱)
病情变异记录	□ 无 □ 有, 原因: 1. 2.
护士签名	
医师签名	

日期	住院第 2 天	住院第 3 天
主要诊疗工作	□ 上级医师查房，完成上级医师查房记录 □ 完善必需的实验室检查和检查 □ 向患者及家属交代病情，签署内镜下治疗知情同意书	□ 完成三级医师查房记录 □ 内镜下治疗 □ 术后密切监测并发症 □ 完成术后病程记录 □ 进一步完善相关检查
重点医嘱	**长期医嘱** □ 内科二级护理常规 □ 流质饮食/半流质饮食 □ 营养治疗药物 □ 如存在食管潴留，需要禁食、必要时留胃管、盐水清洗食管 □ 明日晨禁食、禁水 □ 其他（视基础疾病而定） □ 患者既往基础用药 **临时医嘱** □ 明日行内镜下治疗 □ 对合并食管炎者给予抑酸剂及黏膜保护剂 □ 食管压力测定（必要时） □ 上消化道造影（必要时） □ 超声内镜（必要时）	**长期医嘱** □ 内科特级/一级护理常规 □ 内镜下扩张术后禁食、禁水 24 小时，密切观察情变化，尤其是有无食管穿孔、出血并发症 □ 如无穿孔并发症，口服硫糖铝或其他黏膜保护剂 1 周 □ 营养治疗药物 **临时医嘱** □ 术后静脉输液，使用抑酸剂 □ 如无穿孔、出血等并发症，术后 2~4 小时可进水 □ 抗菌药物（必要时）
主要护理工作	□ 内科二级护理常规 □ 注意事项（进少量清流质饮食） □ 营养治疗护理	□ 内科特级/一级护理常规 □ 注意事项：观察术后并发症，观察进食情况 □ 无并发症进流质饮食/半流质饮食 □ 营养治疗护理
病情变异记录	□ 无 □ 有，原因： 1. 2.	□ 无 □ 有，原因： 1. 2.
护士签名		
医师签名		

日期	住院第 4~5 天	住院第 6~7 天 （出院日）
主要诊疗工作	□ 上级医师查房 □ 观察疗效 □ 密切监测并发症 □ 完成病程记录	□ 继续观察疗效 □ 上级医师查房，决定是否可以出院。拟定出院后门诊随诊计划、出院后注意事项 □ 完成出院记录、病案首页、出院证明书等
重点医嘱	**长期医嘱** □ 内科二级护理常规 □ 半流质饮食或普通饮食 □ 患者既往基础用药 □ 口服抑酸剂和黏膜保护剂 □ 营养治疗药物	**长期医嘱** □ 内科三级护理常规 □ 普通饮食 □ 出院带药 □ 继续口服抑酸剂和黏膜保护剂 **临时医嘱** □ 今日出院
主要护理工作	□ 内科二级护理常规 □ 观察进食情况 □ 营养治疗护理	□ 内科三级护理常规 □ 观察进食情况 □ 营养、防护等健康宣教
病情变异记录	□ 无　□ 有，原因： 1. 2.	□ 无　□ 有，原因： 1. 2.
护士签名		
医师签名		

第九章

食管异物取出日间手术临床路径释义

【医疗质量控制指标】

指标一、食管异物的诊断需结合病史、临床症状和辅助检查，包括影像学和内镜检查。

指标二、诊断除了明确异物的特点，还要注意评估出血、感染、穿孔等并发症。

指标三、对于滞留在食管的异物，内镜处理是首选的治疗方法。

指标四、不适合内镜处理，或内镜干预失败的食管异物，可考虑外科手术治疗。

一、食管异物编码

1. 原编码：

疾病名称及编码：食管异物（ICD-10：T18.101）

2. 修改编码：

疾病名称及编码：食管异物（ICD-10：T18.1）

手术操作名称及编码：内镜下食管异物取出术（ICD-9-CM-3：98.0201）

二、临床路径检索方法

T18.1+98.0201

三、国家医疗保障疾病诊断相关分组（CHS-DRG）

MDCG 消化系统疾病及功能障碍

GK2 胃镜治疗操作

GJ1 消化系统其他手术

四、食管异物取出术日间手术临床路径标准住院流程

（一）适用对象

第一诊断为：食管异物（ICD-10：T18.101），行食管异物取出术。

> **释义**
>
> ■ 适用对象编码参见第一部分。
>
> ■ 本路径适用对象为临床诊断为食管内异物滞留且需要内镜治疗的患者，如异物滞留于口咽部、食管入口上方、胃内、十二指肠，或合并消化道大出血、消化道穿孔、感染、误吸等严重并发症者，需进入其他相应路径。

（二）诊断依据

根据《中国上消化道异物内镜处理专家共识意见（2015年，上海）》［中华消化内镜杂志，2016，33（1）：19-25］。

1. 病史。

2. 体征。

释义

■ 本路径的制订主要参考国内诊疗共识、美国消化道异物处理指南（Management of ingested foreign bodies and food impactions，ASGE 2011）及欧洲上消化道异物临床指南（Removal of foreign bodies in the upper gastrointestinal tract in adults：European Society of Gastrointestinal Endoscopy（ESGE）Clinical Guideline，2016）。

■ 病史和临床症状是诊断食管异物的初步依据，多数患者有异物吞食史，同时伴有食管内异物滞留的症状，如恶心、呕吐、疼痛、异物阻塞感、吞咽困难等。

■ 特征性的临床表现提示存在相应并发症，例如：发热提示感染；血性唾液、呕血预示有黏膜损伤；吞咽唾液困难、流涎者常伴随食管完全梗阻；颈部肿胀、红斑、压痛高度怀疑食管穿孔；致命性大出血警惕食管-主动脉瘘。

■ 影像学检查为首选的诊断方法（但并非必需），颈胸部 X 线平片或 CT 扫描提示存在食管异物，同时可以判断是否存在穿孔、脓肿、瘘等并发症，不推荐口服钡剂用于诊断；对于高度怀疑食管异物，但影像学检查为阴性的患者，可以直接胃镜检查并进行治疗。

（三）选择治疗方案的依据

根据《中国上消化道异物内镜处理专家共识意见（2015 年，上海）》［中华消化内镜杂志，2016，33（1）：19-25］。

1. 符合手术适应证。
2. 能够耐受手术。
3. 中医治疗方案。

释义

■ 符合内镜治疗适应证，同时不存在禁忌证者可直接进入路径接受治疗。

■ 内镜手术适应证：可以耐受并配合内镜操作，预计难以自然排出的食管异物患者。可根据情况行清醒胃镜或气管插管全身麻醉下胃镜操作。

■ 内镜手术禁忌证

1. 绝对禁忌证：合并心、脑、肺等重要器官疾病，不能耐受内镜诊疗者；异物导致大量出血者；异物导致严重全身感染者；异物为毒品袋者。

2. 相对禁忌证：异物导致瘘管形成，局部脓肿或积气，可疑或明确穿孔，异物邻近重要器官或大血管、取出后可能导致严重并发症者。

存在内镜处理绝对禁忌证的患者，由外科医师评估手术处理方案。存在内镜处理相对禁忌证的患者，经多学科讨论后，不适宜内镜干预者应通过外科手术处理；需要先进行内镜干预者，内镜医师应尽可能在外科医师的协助下在手术室试取异物，内镜处理失败者转为外科手术。

■ 高危异物应在接诊当天行急诊胃镜处理，包括尖锐异物，腐蚀性异物，多个磁性异物或磁性异物合并金属，食管异物滞留超过 24 小时，出现气管严重受压或梗阻的表现，出现食管完全梗阻的表现等。

■ 中医治疗

1. 辨证治疗：

（1）肝胃郁热证：烧心，反酸，胸骨后灼痛，上腹部灼痛，上腹部胀满，嗳气或反食，易怒，易饥，舌红，苔黄，脉弦。治法：疏肝泄热，和胃降逆。

（2）气郁痰阻证：咽喉不适如有痰梗，胸部不适，嗳气或反流，吞咽困难，声音嘶哑，半夜呛咳，舌苔白腻，脉弦滑。治法：开郁化痰，降气和胃。

（3）瘀血阻络证：胸骨后灼痛或刺痛，后背痛，呕血或黑便，烧心，反酸，嗳气或反食，上腹部刺痛，舌质紫暗或有瘀斑，脉涩。治法：活血化瘀，行气止痛。

2. 特色治疗：针灸疗法：实证用内关、足三里、中脘；虚证用脾俞、胃俞、肾俞、膻中、曲池、合谷、太冲、天枢、关元、三阴交等，以泻法和平补平泻为主。

（四）标准住院日

1~2 天。

> **释义**
>
> ■ 入院当天行急诊胃镜或常规胃镜处理，如无严重并发症，可酌情逐渐恢复饮食，服用黏膜保护药物，术后 1~2 天即可出院。

（五）进入路径标准

1. 第一诊断必须符合食管异物疾病编码。
2. 当患者合并其他疾病，但住院期间不需要特殊处理也不影响第一诊断的临床路径流程实施时，可以进入路径。

> **释义**
>
> ■ 进入本路径的患者为第一诊断为食管异物，需除外严重出血、感染、穿孔、误吸等并发症。急诊胃镜处理后无严重并发症者，也可进入路径。
>
> ■ 入院后常规检查发现有基础疾病，如高血压、冠状动脉粥样硬化性心脏病、糖尿病、肝功能、肾功能不全等，经系统评估后对食管异物的诊疗无特殊影响者，可进入路径。但这些共患疾病可能增加医疗费用，延长住院时间。

（六）术前准备（入院前）

术前必须检查的项目：

1. 血常规、尿常规。
2. 凝血功能。
3. 感染性疾病筛查（乙型肝炎、丙型肝炎、艾滋病、梅毒等）。
4. X 线胸片、胸部 CT、心电图。

> **释义**
>
> ■ 血常规、尿常规、肝功能、肾功能、电解质、血糖、凝血功能、心电图、X 线胸片可评估有无基础共患疾病，是否合并出血，是否符合入选标准，是否会影响治疗方案选择、住院时间、费用及其预后；血型、Rh 因子、感染性疾病筛查用于胃镜检查前和输血前准备；颈胸部 X 线片或 CT 有助于帮助诊断食管异物、评估相关并发症。
>
> ■ 上述检查发现存在内镜手术绝对处理禁忌证，不进入本路径；存在相对禁忌证的患者，应经各相关科室会诊后拟定多学科协作治疗方案，如会诊后选择先进行内镜治疗，可以进入本路径；如临床高度可疑食管异物，但影像学检查未发现明确食管异物者，可直接进行胃镜检查并治疗。

（七）预防性抗菌药物选择与使用时机

按照《抗菌药物临床应用指导原则》（卫医发〔2015〕43 号）执行，并结合患者的病情决定抗菌药物的选择与使用时间。建议使用第一、第二代头孢菌素。

> **释义**
>
> ■ 内镜处理仅发现食管黏膜损伤、少量出血者，无需预防性使用抗菌药物；术前怀疑存在穿孔、操作导致穿孔风险高者可预防性使用抗菌药物；明确存在穿孔或食管周围感染、全身性感染、吸入性肺炎等情况需相应使用抗菌药物，可退出本路径进入相应路径。

（八）手术日

入院当天。
1. 麻醉方式：局部麻醉。
2. 手术方式：食管异物取出术。
3. 术中用药：麻醉用药、抗菌药物等。

> **释义**
>
> ■ 胃镜检查是诊治食管异物的主要方法，一般行局部麻醉下胃镜检查。胃内容物未完全排空的急诊胃镜患者，不能配合内镜操作者，高危异物患者，食管上段异物者，均建议在气管内插管并全身麻醉下行胃镜操作。出现麻醉相关并发症者，需退出本路径。
>
> ■ 行胃镜检查前后应做好相应准备，根据异物种类准备好相应器材，如异物钳、圈套器、透明帽、外套管等，并尽量减少或预防取异物造成的再次损伤。
>
> ■ 术前进行咽部麻醉，如利多卡因胶浆咽部含服等。抗菌药物的选择见"（七）预防性抗菌药物选择与使用时机"。

（九）术后住院恢复

1~2 天。

1. 根据患者病情变化可选择相应的检查项目。

2. 术后根据情况用药

（1）术后抗菌药物：按照《抗菌药物临床应用指导原则》（卫医发〔2015〕43 号）执行，建议使用第一、第二代头孢菌素类，环丙沙星。

（2）镇痛药物。

3. 中药或中成药。

> **释义**
>
> ■ 存在感染风险患者可以相应使用抗菌药物，建议使用第一、第二代头孢菌素类，环丙沙星，酌情可以静脉或者口服，原则上不超过 3 天。如果出现穿孔、误吸性肺炎、食管周围炎等并发症，抗菌药物种类及疗程选择原则根据相应疾病，患者应退出本路径进入相应路径。
>
> ■ 内镜手术后密切观察病情，监测生命体征，密切观察异物/内径操作相关并发症症状体征，酌情限制饮食，使用抑酸药物和/或黏膜保护剂（疗程不超过 1 周）；局部疼痛明显时可使用 NSAIDs 类药物对症镇痛。必要时可复查 X 线片、CT、血常规以及胃镜进行评估。
>
> ■ 肝胃郁热证，推荐方药：柴胡疏肝散合左金丸；中成药：达立通颗粒。气郁痰阻证，推荐方药：半夏厚朴汤；中成药：越鞠丸或开胸顺气丸。瘀血阻络证，推荐方药：血府逐瘀汤；中成药：胃康胶囊。

（十）出院标准

1. 一般情况良好。

2. 进食无异常。

> **释义**
>
> ■ 患者异物相关的不适症状消失或明显缓解，进食后无特殊不适即可考虑出院。

（十一）变异及原因分析——需导致退出日间手术路径

1. 术中、术后出现并发症，需要进一步诊治，导致住院时间延长、费用增加。

2. 术后原伴随疾病控制不佳，需请相关科室会诊，进一步诊治。

3. 住院后出现其他内、外科疾病需进一步明确诊断。

> **释义**
>
> ■ 胃镜下食管异物取出手术尽管属于微创治疗，但受设备器械、技术方法、具体病变情况等因素的影响，仍存在一定的并发症发生率，主要包括黏膜损伤、出血、感染、穿孔、误吸等。食管上段异物、异物滞留≥48 小时、内镜治疗前黏膜已损伤者更易出现内镜治疗的并发症。

■ 胃镜操作术中、术后出现出血、穿孔、误吸、感染等严重并发症时，需转入相应路径继续治疗。按标准操作异物取出后如患者症状缓解不明显或出现变化，发现其他共患疾病，或原有共患疾病病情变化，需调整药物治疗或继续共患疾病的治疗，则退出本路径进入相应路径。

■ 认可的变异原因主要是指患者入选路径后，在检查及治疗过程中发现患者合并存在事前未预知的、对本路径治疗可能产生影响的情况，需要终止执行路径或延长治疗时间、增加治疗费用。医师需在表单中明确说明。

■ 因患者方面的主观原因导致执行路径出现变异，需医师在表单中予以说明。

五、食管异物取出术日间手术临床路径给药方案

1. 用药选择：

（1）抗菌药物的使用：内镜处理仅发现食管黏膜损伤、少量出血者，无需预防性使用抗菌药物。

术前怀疑存在穿孔、操作导致穿孔风险高者可预防性使用抗菌药物，建议在术前半小时静脉使用第一、第二代头孢菌素类，如头孢呋辛等。

操作过程中高度怀疑食管穿孔者可以相应使用抗菌药物，建议使用第一、第二代头孢菌素类，环丙沙星，酌情可以静脉或者口服。如术后未出现发热及食管穿孔征象者，抗菌药物使用原则上不超过 3 天。如患者出现发热、白细胞计数升高等感染征象，或影像学提示食管穿孔（食管周围积气、渗出等），需退出路径并足量足疗程抗感染治疗，必要时需外科协助处理。

（2）抑酸药及黏膜保护剂：异物本身或内镜操作导致黏膜损伤、出血等，应禁食并给予抑酸药及黏膜保护剂。抑酸药可选择质子泵抑制剂（如奥美拉唑、埃索美拉唑、泮托拉唑、雷贝拉唑、兰索拉唑、艾普拉唑等）或 H_2 受体阻断剂（如法莫替丁等）；黏膜保护剂可选用硫糖铝、磷酸铝等。用药疗程一般不超过 1 周。

（3）镇痛药物：疼痛明显时可临时使用 NSAIDs 类药物对症镇痛，如双氯酚酸、布洛芬等。

（4）中药和中成药：对已行食管异物取出术的患者，在没有大出血和穿孔并发症的情况下可以考虑中药和中成药，结合抗菌药物或质子泵抑制剂，缓解症状以及促进食管黏膜愈合。

1）柴胡疏肝散合左金丸，陈皮 9g、柴胡 9g、川芎 9g、香附 9g、枳壳 9g、白芍 9g、黄连 9g、吴茱萸 3g、炙甘草 3g。

2）半夏厚朴汤，半夏 9g、厚朴 9g、茯苓 12g、生姜 12g、紫苏叶 6g。

3）血府逐瘀汤，桃仁 12g、红花 9g、当归 9g、生地黄 9g、牛膝 9g、川芎 6g、桔梗 6g、赤芍 6g、枳壳 6g、甘草 6g、柴胡 3g。

口服方药，一日 2 次，早晚餐后 30 分钟服用，每次约 200ml，中成药按药物说明书进行服用，特殊情况遵医嘱。

2. 药学提示：

（1）头孢类抗菌药物：用药相对安全，不良反应少见。偶可发生过敏、白细胞计数减少、肝酶升高等。对头孢菌素类药物过敏者禁用。

（2）质子泵抑制剂（PPI）：用药相对安全，不良反应包括：①胃肠道反应，包括腹痛、腹胀、食欲减退、恶心、腹泻等；②皮肤损害，主要引起皮疹、皮肤瘙痒等症状；③神经内分泌系统，多出现头痛、头晕、口干、失眠、疲倦、嗜睡、乏力等；④少数患者可出现肝酶一过性升高，白细胞计数暂时性降低。

（3）H$_2$ 受体阻断剂（H$_2$RA）：不良反应相对较少，少数患者可有皮肤损害、口干、头晕、失眠、便秘、腹泻、皮疹、面部潮红、白细胞计数减少。偶有轻度一过性转氨酶增高等。个别患者应用 H$_2$RA 可出现中枢神经系统不良反应，表现为躁狂、谵妄、抽搐、意识障碍等。

3. 注意事项：

（1）对于无穿孔或感染风险者不建议常规使用抗菌药物。

（2）内镜操作未发现食管黏膜损伤者无须使用抑酸药物及黏膜保护剂。

（3）奥美拉唑在 0.9% 氯化钠溶液中比 5% 葡萄糖溶液更稳定，最好选用 0.9% 氯化钠溶液来配制静脉输注的奥美拉唑溶液，且 0.9% 氯化钠输液体积以 100ml 为宜；奥美拉唑溶液应单独使用，不应添加其他药物。

六、食管异物取出术日间手术护理规范

1. 对单纯异物和复杂异物伴不同程度并发症的患者给予相应等级的护理照顾级别。

2. 如病情允许，行内镜取异物前应禁食至少 6~8 小时，嘱患者少做吞咽动作，以免损伤黏膜或将异物推向深部。

3. 嘱患者卧床休息，避免剧烈活动，金属类尖锐异物嵌顿者，应绝对卧床休息，防止异物活动刺伤动脉引起出血。

4. 关注患者呼吸情况，包括呼吸的节律、频率、深浅度警惕异物压迫气管引起呼吸困难。监测患者血压、脉搏的变化，严密观察有无呕血、黑便等症状，警惕大血管破裂严重并发症。关注体温变化，警惕局部炎症发生。倾听患者有无疼痛等不适主诉，观察口腔分泌物的颜色、性质、量，警惕食管周围脓肿或脓胸的发生。

5. 术后如需防止反流，应注意抬高床头，根据医嘱配合术后用药，观察用药后的反应。

6. 术后仍禁食、禁水，若确认食管无损伤，可遵医嘱进食。饮食宜选择清淡、温凉的半流质，无吞咽不适感时可逐步改为普通饮食。食管擦伤或穿孔者仍需禁食或遵医嘱予鼻饲饮食，同时抗炎治疗。

7. 术后密切观察患者生命体征变化，如有异常，及时通知医师，警惕食管周围炎、食管周围脓肿、食管气管瘘，水电解质紊乱等并发症的发生。

8. 与患者进行有效沟通，做好心理护理，消除其紧张情绪。

9. 加强患者的健康宣教，指导患者养成正确的进食习惯，并在出院时做好出院后的健康宣教。

七、食管异物取出术日间手术营养治疗规范

1. 术前禁食、禁水期间，根据患者情况进行补液，注意维持水、电解质平衡。

2. 单纯异物取出后 2 小时即可恢复饮水及进食流质饮食，并逐渐过渡至正常饮食。

3. 复杂异物或伴并发症者，需根据病情需要延长术后恢复进食的时间，期间需注意补液或肠外营养支持。

八、食管异物取出术日间手术患者健康宣教

1. 加强日常生活注意事项宣教，避免误吞异物事件发生。

2. 误吞异物并伴有不适症状时，应避免继续进食，及时就医。

3. 向患者宣教食管异物长时间滞留的风险和及时取出的必要性。

4. 异物取出后注意事项宣教：观察体温、呼吸、胸部症状，逐步过渡饮食等。

九、推荐表单

（一）医师表单

食管异物日间手术临床路径医师表单

适用对象：第一诊断为食管异物（ICD-10：T18.101）

行食管异物取出术

患者姓名：	性别：	年龄：	门诊号：	住院号：
住院日期： 年 月 日	出院日期： 年 月 日			标准住院日：≤1~2 天

日期	住院第 1~2 天	出院第 1 天 （术后第 1 日）
主要诊疗工作	□ 询问病史，体格检查 □ 完成病历及上级医师查房 □ 完成医嘱 □ 补录门诊术前各项检查医嘱 □ 向患者及家属交代围术期注意事项 □ 签署手术知情同意书 □ 术前预防使用抗菌药物 □ 手术 □ 术后向患者及家属交代病情及注意事项 □ 完成术后病程记录及手术记录	□ 上级医师查房，确定能否出院 □ 通知出院处 □ 通知患者及家属准备出院，向患者及家属交代出院后注意事项，预约复诊时间 □ 将出院记录的副本交给患者 □ 如果患者不能出院，在病程记录中说明原因和继续治疗的方案
重点医嘱	**长期医嘱** □ 食管异物疾病护理常规 □ 三级护理 □ 饮食：流质饮食 □ 食管异物术后护理常规 □ 三级护理 □ 术后流质饮食 **临时医嘱** □ 血常规、尿常规 □ 感染性疾病筛查，凝血功能 □ X 线胸片，心电图 □ 手术医嘱 □ 准备术前预防用抗菌药物 □ 输液	**临时医嘱** □ 出院带药（参见"食管异物取出术日间手术临床路径给药方案"） □ 门诊随诊
病情变异记录	□ 无 □ 有，原因： 1. 2.	□ 无 □ 有，原因： 1. 2.
医师签名		

（二）护士表单

食管异物日间手术临床路径护士表单

适用对象：第一诊断为食管异物（ICD-10：T18.101）
行食管异物取出术

患者姓名：	性别：	年龄：	门诊号：	住院号：
住院日期： 年 月 日	出院日期： 年 月 日			标准住院日：≤1~2天

日期	住院第1~2天	出院第1天 （术后第1日）
健康宣教	□ 入院介绍 □ 术前相关检查指导 □ 术前常规准备及注意事项 □ 麻醉后注意事项 □ 术后饮食饮水注意事项 □ 术后活动指导	□ 出院宣教 复查时间 服药方法 活动休息 指导饮食 指导办理出院手续
护理处置	□ 核对患者姓名，佩戴腕带 □ 建立入院护理病历 □ 协助患者留取各种标本，完成胃镜检查前的相关 实验室检查 □ 胃镜检查前准备 □ 禁食、禁水 □ 送患者至内镜中心 摘除患者义齿 核对患者资料及带药 □ 接患者 □ 核对患者及资料	□ 办理出院手续 书写出院小结
基础护理	□ 二级/一级护理 □ 晨晚间护理 □ 患者安全管理	□ 三级护理 □ 晨晚间护理 □ 协助或指导进食、进水 □ 协助或指导活动 □ 患者安全管理
专科护理	□ 护理查体 □ 病情观察 监测生命体征，颈胸部体征的观察 出血、穿孔、感染等并发症的观察 □ 需要时请家属陪护 □ 遵医嘱予补液 □ 确定饮食种类 □ 心理护理	□ 病情观察 监测生命体征 出血、穿孔、感染等并发症的观察 □ 出院指导 □ 心理护理
重点医嘱	□ 详见医嘱执行单	□ 详见医嘱执行单

续　表

日期	住院第 1~2 天	出院第 1 天 （术后第 1 日）
病情 变异 记录	□ 无　□ 有，原因： 1. 2.	□ 无　□ 有，原因： 1. 2.
护士 签名		

（三）患者表单

食管异物日间手术临床路径患者表单

适用对象：第一诊断为食管异物（ICD-10：T18.101）

行食管异物取出术

患者姓名：	性别： 年龄： 门诊号：	住院号：
住院日期： 年 月 日	出院日期： 年 月 日	标准住院日：≤1~2 天

时间	入院	胃镜术前及检查后	出院
医患配合	□ 配合询问病史、收集资料，请务必详细告知既往史、用药史、过敏史 □ 配合进行体格检查 □ 有任何不适请告知医师	□ 配合完善胃镜检查前相关检查、实验室检查，如采血、留尿、心电图、X线胸片 □ 医师与患者及家属介绍病情及胃镜检查谈话、胃镜检查前签字 □ 配合腹部检查 □ 配合完善术后检查：如采血、留尿便等	□ 接受出院前指导 □ 知道复查程序 □ 获取出院诊断书
护患配合	□ 配合测量体温、脉搏、呼吸频率3次，血压、体重1次 □ 配合完成入院护理评估（简单询问病史、过敏史、用药史） □ 接受入院宣教（环境介绍、病室规定、订餐制度、贵重物品保管等） □ 配合执行探视和陪护制度 □ 有任何不适请告知护士	□ 配合测量体温、脉搏、呼吸频率3次，询问大便情况1次 □ 接受胃镜术前及检查后宣教 □ 接受饮食宣教 □ 接受药物宣教以及输液、服药等治疗 □ 送内镜中心前，协助完成核对 □ 带齐影像资料及用药 □ 返回病房后，配合接受生命体征的测量 □ 配合检查意识（全身麻醉者） □ 配合缓解疼痛 □ 有任何不适请告知护士	□ 接受出院宣教 □ 办理出院手续 □ 获取出院带药 □ 知道服药方法、作用、注意事项 □ 知道复印病历程序
饮食	□ 禁食、禁水	□ 遵医嘱饮食	□ 遵医嘱饮食
排泄	□ 正常排尿便	□ 正常排尿便	□ 正常排尿便
活动	□ 床旁活动	□ 床旁活动	□ 适度活动，避免疲劳

附：原表单（2016 年版）

食管异物日间手术临床路径表单

适用对象：第一诊断为食管异物（ICD-10：T18.101）
　　　　　行食管异物取出术

患者姓名：	性别：	年龄：	门诊号：	住院号：
住院日期： 年 月 日	出院日期： 年 月 日			标准住院日：≤1~2 天

日期	住院第 1~2 天	出院第 1 天 （术后第 1 日）
主要诊疗工作	□ 询问病史，体格检查 □ 完成病历及上级医师查房 □ 完成医嘱 □ 补录门诊术前各项检查医嘱 □ 向患者及家属交代围术期注意事项 □ 签署手术知情同意书 □ 术前预防使用抗菌药物 □ 手术 □ 术后向患者及家属交代病情及注意事项 □ 完成术后病程记录及手术记录	□ 术后护士电话随访 □ 医师手机开机
重点医嘱	**长期医嘱** □ 食管异物疾病护理常规 □ 三级护理 □ 饮食：流质饮食 □ 食管异物术后护理常规 □ 三级护理 □ 术后流质饮食 **临时医嘱** □ 血常规、尿常规 □ 感染性疾病筛查，凝血功能 □ X 线胸片，心电图 □ 手术医嘱 □ 准备术前预防用抗菌药物 □ 输液	
主要护理工作	□ 入院介绍 □ 术前相关检查指导 □ 术前常规准备及注意事项 □ 麻醉后注意事项 □ 术后饮食、饮水注意事项 □ 术后活动指导	
病情变异记录	□ 无 □ 有，原因： 1. 2.	

续　表

日期	住院第1~2天	出院第1天 （术后第1日）
护士 签名		
医师 签名		

第十章

胃食管反流病临床路径释义

【医疗质量控制指标】

指标一、诊断胃食管反流病需结合患者症状、内镜检查、24 小时食管 pH 监测、食管阻抗监测、食管测压和质子泵抑制剂试验等综合判断。

指标二、诊断胃食管反流病前，应常规上消化道内镜检查并必要时活检明确有无食管炎、Barrett 食管、食管腺癌等。

指标三、对疑似胃食管反流病者，可服用标准剂量质子泵抑制剂，每天 2 次，用药时间 1~2 周进行质子泵抑制剂实验。

指标四、内镜治疗胃食管反流病生物安全性及可能性缺乏大样本的多中心对照研究，临床选择应谨慎。

指标五、外科手术治疗胃食管反流病必须严格掌握适应证。

一、胃食管反流病编码

1. 原编码：

疾病名称及编码：胃食管反流病（ICD-10：K21）

2. 修改编码：

疾病名称及编码：反流性食管炎（ICD-10：K21.001）

　　　　　　　　糜烂性食管炎（ICD-10：K22.1）

　　　　　　　　Barrett 食管（ICD-10：K22.7）

3. 对应或相关中医病种及编码：食管瘅（A04.03.29）

　　　　　　　　　　　　　　嘈杂（ICD-10：SA53/A17.32/BNP070）

　　　　　　　　　　　　　　吐酸（A17.35/BNP030）

　　　　　　　　　　　　　　梅核气（A14.09/BRY070）

二、临床路径检索方法

K21/K22.1/K22.70/BNP03

三、国家医疗保障疾病诊断相关分组（CHS-DRG）

MDCG 消化系统疾病及功能障碍

GW1 食管炎、胃肠炎

GU2 其他消化溃疡

四、胃食管反流病临床路径标准住院流程

（一）适用对象

第一诊断为胃食管反流病（ICD-10：K21）。

释义

■ 本路径适用对象为胃食管反流病患者，包括非糜烂性反流病、反流性食管炎和 Barrett 食管患者，也适用于其他继发原因引起的胃食管反流，如胃肠手术、全身系统性疾病等，不适用于合并严重并发症，如出血、溃疡、食管腺癌等。

（二）诊断依据

根据《实用内科学》（王吉耀、葛均波、邹和建主编，人民卫生出版社，2022 年，第 16 版），胃食管反流病可分为非糜烂性反流病、反流性食管炎和 Barrett 食管 3 种类型。

1. 有胃灼热和/或反流的典型症状。

2. 有非心源性胸痛、上腹痛、上腹部烧灼感、嗳气等非典型症状。

3. 有咳嗽、咽喉症状、哮喘、牙蚀症等食管外症状。

4. PPI 试验阳性、食管测压和/或食管下端 24 小时 pH 监测支持胃食管反流病的表现。

5. 胃镜检查发现食管下段有明显黏膜破损及病理支持胃食管反流病的炎症表现，可明确反流性食管炎的诊断。

释义

■ 胃食管反流病是与正常抗反流机制（如食管下括约肌功能、膈食管韧带）损伤相关的感觉运动障碍，是胃、十二指肠内容物反流入食管引起不适症状和/或食管黏膜病理改变的一类临床状态。

■ GERD 的常用诊断方法包括症状评估、内镜检查和食管 pH 检测等，但主要基于临床症状，典型症状胃灼热和反流诊断 GERD 的敏感性为 30%~76%，特异性为 62%~76%；胸痛患者在反流评估前需排除心脏的因素；食管炎胃镜检查表现为：食管远端齿状线上方纵行黏膜破损。其程度按洛杉矶分类方法分为：LA-A、LA-B、LA-C 和 LA-D。LA-A：食管黏膜有一个或几个长度<5mm 的黏膜破损；LA-B：至少有一处长度>5mm 的黏膜破损，且破损之间无融合；LA-C：至少一处两条破损黏膜之间有融合，融合<3/4 周径；LA-D：破损黏膜融合环食管全周。

■ Barrett 食管胃镜检查表现为：橘红色黏膜分布于齿状线 2cm 以上，可呈岛状、舌状、环状分布，染色及放大内镜有利于诊断；食管内 24 小时 pH 监测：被认为是确诊酸反流的主要手段，在症状不典型、没有食管炎或有典型症状治疗无效时具有一定诊断价值；食管测压监测：了解患者是否有食管体部动力障碍、LES 压力降低。

■ PPI 试验性治疗：对于临床上拟诊为 GERD 患者，给予标准剂量 PPI，每日 2 次，7~14 天，若症状消失或显著好转即判断为 PPI 试验阳性（诊断为 GERD），本试验无法鉴别恶性疾病，且因用 PPI 掩盖临床表现和内镜所见。

（三）治疗方案的选择

根据《实用内科学》（王吉耀、葛均波、邹和建主编，人民卫生出版社，2022 年，第 16 版）和《2020 年中国胃食管反流病专家共识》解读 [河北医科大学学报，2021，42（8）：869-871、925]。

1. 健康宣传教育，调整生活方式：包括减肥、戒烟、调整饮食及体位。

2. 内科药物治疗：包括质子泵抑制剂、钾离子竞争性酸阻滞剂（P-CAB）、抗酸药、黏膜保护剂、促动力药等。

3. 内镜治疗：包括射频治疗、注射或植入技术、内镜腔内胃食管成形术。

4. 抗反流手术治疗。

5. 中医治疗方案。

释义

■ 改变不良生活方式对于胃食管反流治疗非常重要。抬高床头 15～20cm，睡前不宜进食、戒烟、戒酒，肥胖者减轻体重、避免系紧身腰带、避免高脂肪、巧克力、咖啡、刺激性食物等。避免使用降低 LES 压力及影响胃排空的药物，如抗胆碱能药、三环类抗抑郁药、多巴胺受体激动剂、钙离子拮抗剂、茶碱、β_2 肾上腺素能受体激动剂等。

■ PPI 和 P-CAB 是本病的首选药物。单剂量 PPI 治疗无效，可换用双倍剂量；如果一种 PPI 治疗无效，可选择其他 PPI 或 P-CAB 进行治疗，疗程至少 8 周。合并食管裂孔疝的 GERD 患者以及洛杉矶分级 LA-C、LA-D 的 GERD 患者，PPI 剂量应加倍。

■ 促动力药可作为抑酸治疗的辅助用药，不是理想的单一治疗药物；黏膜保护剂对控制症状和治疗反流性食管炎有一定疗效。

■ 维持治疗：①持续治疗指当症状缓解后维持原剂量或半量 PPI 每日 1 次，长期服用；②间歇治疗指 PPI 用药剂量不变，但延长用药周期，最常用的是隔日疗法；③按需治疗指经初始治疗成功后停药观察，一旦出现胃灼热、反流症状，随机再用药至症状消失。维持治疗中，若症状反复出现，应增至足量 PPI 治疗。按需治疗可选用抑酸剂及抗酸剂。

■ 内镜治疗的长期有效性尚待进一步证实。

■ 抗反流手术治疗：适应证：①PPI 治疗有效，但需要长期治疗，且用药后症状依然较重；②GERD 出现严重并发症，如出血、穿孔、狭窄等，经药物治疗无效；③伴有严重的食管外症状，如反复发作的肺炎、难以控制的哮喘等，经药物和内镜治疗无效；④疑有恶变倾向的 BE；⑤24 小时反流监测确认反流存在，反流与症状相关，药物治疗效果差。手术方式主要为胃底折叠术、合并食管裂孔疝应行修补术、可在腹腔镜下或常规剖腹进行手术。

■ 中医治疗：对 PPI 治疗依赖或者无效的患者。

1. 中药治疗参考《消化系统常见病中医诊疗指南（基层医师版）》（唐旭东主编，中国标准出版社，2019 年）：

（1）肝胃郁热证：烧心，反酸、胸骨后灼痛，胃脘灼痛，脘腹胀满，嗳气反食，心烦易怒，嘈杂易饥，舌红苔黄，脉弦。治法：疏肝泄热，和胃降逆。

（2）胆热犯胃证：口苦咽干，烧心，胁肋胀痛、胸背痛，反酸、嗳气或反食，心烦失眠，易饥，舌红，苔黄腻，脉弦滑。治法：清化胆热，降气和胃。

（3）中虚气逆证：反酸或泛吐清水，嗳气或反流，胃脘隐痛，胃痞胀满，食欲不振，神疲乏力，大便溏薄，舌淡，苔薄，脉细弱。治法：疏肝理气，健脾和胃。

（4）气郁痰阻证：咽喉不适如有痰梗，胸膺不适，嗳气或反流，吞咽困难，声音嘶哑，半夜呛咳，舌苔白腻，脉弦滑。治法：开郁化痰，降气和胃。

（5）瘀血阻络证：胸骨后灼痛或刺痛，后背痛，呕血或黑便，烧心，反酸，嗳气或反食，胃脘刺痛，舌质紫暗或有瘀斑，脉涩。治法：活血化瘀，行气止痛。

（6）寒热错杂证：餐后反酸，饱胀；胃脘灼痛，胸闷不舒，不欲饮食，身倦乏力，大便溏滞，舌淡或红，脉细滑数。

2. 针灸治疗。针灸是治疗胃食管反流病的非药物疗法之一，体针疗法常用穴位：实证用内关、足三里、中脘；虚证用脾俞、胃俞、肾俞、膻中、曲池、合谷、太冲、天枢、关元、三阴交等，以泻法和平补平泻为主。

（四）标准住院日

5~7天。

> **释义**
>
> ■住院1~2天完成病历书写及常规检查，3~4天实施胃镜检查、食管反流检测、PPI诊断试验，5~7天观察疗效及准备出院。
> 1. 第一诊断高度疑似胃食管反流病（疾病编码ICD-10：K21）。
> 2. 当患者同时具有其他疾病诊断，但在住院期间不需要特殊处理也不影响第一诊断的临床路径流程实施时，可以进入路径。

> **释义**
>
> ■进入本临床路径的患者必须经过相关检查已经诊断胃食管反流病。
> ■继发性胃食管反流的患者，在住院期间原发病不需要特殊检查与治疗，也不影响胃食管反流病诊治者可以进入本路径。
> ■如果胃食管反流病患者出现严重并发症如溃疡、出血、狭窄、腺癌或合并其他疾病，需要进一步诊治者不适用于本路径。基础疾病严重，并影响患者的生命和生活质量，应考虑优先诊治基础疾病。

（五）住院期间检查项目

1. 必需的检查项目（同级别医院近期内已查项目可自行决定是否采用）：

（1）血常规、粪便常规和隐血、尿常规。

（2）肝功能、肾功能、血糖、血脂、电解质。

（3）心电图。

（4）X线胸片。

（5）腹部彩超。

（6）胃镜（检查前做乙型肝炎、丙型肝炎等感染性疾病筛查）。

2. 根据患者病情可选择的检查项目：

（1）内镜下活体组织学检查。

（2）食管测压。

（3）食管24小时pH监测和pH-阻抗监测。

（4）食管钡餐检查。

釈义

　　■ 常规检查项目是确保对患者实施准确诊断和治疗的前提，进入路径者均需完成。对于异常检查结果应认真分析，判断患者有无基础疾病，是否影响住院时间、费用及其治疗预后，对于异常结果并予以相应的诊断与处理。无禁忌证，对于有反流症状的患者推荐行胃镜检查。

　　■ 对于胃镜检查未见异常的患者不推荐内镜下活体组织学检查。

　　■ 食管测压可了解食管动力状态，用于术前评估，不作为诊断 GERD 的方法。

　　■ 未使用 PPI 的患者可单纯选择进行 pH 监测，正在使用 PPI 的患者需加阻抗监测以监测酸反流。

　　■ 食管钡餐检查目前不推荐作为 GERD 的诊断方法，仅用于有吞咽困难的患者，用于排除弥漫性食管痉挛和贲门失弛缓等。

（六）选择用药

1. 质子泵抑制剂。
2. 黏膜保护剂。
3. 促动力药。
4. 中药或中成药。

釈义

　　■ PPI 和 P-CAB 是本病的首选药物，常用药物有奥美拉唑、雷贝拉唑、兰索拉唑、泮托拉唑、艾司奥美拉唑、艾普拉唑。单剂量 PPI 治疗无效，可换用双倍剂量；如果一种 PPI 治疗无效，可选择其他 PPI 进行治疗或者 P-CAB 伏诺拉生（每次20mg，每日 1 次），疗程至少 8 周。合并食管裂孔疝的 GERD 患者以及洛杉矶分级LA-C、LA-D 的 GERD 患者，PPI 剂量应加倍。黏膜保护剂可用于缓解症状，可选用硫糖铝、铝碳酸镁、镁加铝、聚普瑞锌等；促动力药单独使用疗效差，可作为辅助用药，常用的有伊托必利、莫沙必利、多潘立酮等。

　　■ 中药或者中成药应根据相应证型进行选择。①肝胃郁热证，推荐方药：柴胡疏肝散合左金丸；中成药：达立通颗粒，气滞胃痛片/颗粒。②胆热犯胃证，推荐方药：小柴胡汤合温胆汤；中成药：胆胃康胶囊。③中虚气逆证，推荐方药：旋覆代赭汤合六君子汤；中成药：开胸顺气丸。④气郁痰阻证，推荐方药：半夏厚朴汤；中成药：越鞠丸。⑤瘀血阻络证，推荐方药：血府逐瘀汤；中成药：胃康胶囊。⑥寒热错杂证，推荐方药：黄连汤；中成药：荆花胃康胶囊。

（七）出院标准

1. 诊断明确，除外其他疾病。
2. 反流、胸痛、腹痛等症状缓解，可应用口服药物维持治疗。

> **释义**
>
> ■患者出院前应完成所有必需检查项目，诊断明确，且完成相应的手术治疗或者开始药物治疗，临床症状缓解或消失，无明显的术后并发症或者药物不良反应。患者出院继续药物治疗，门诊随访、复查。

（八）变异及原因分析

1. 胃镜检查发现消化性溃疡、食管癌、胃癌等其他消化系统疾病，出径或进入相关路径。
2. 拒绝接受药物维持疗法，要求内镜或手术等进一步治疗。
3. 合并其他脏器严重疾病需进行相关检查及治疗，或进入相关路径。
4. 患者在充分告知的情况下，拒绝配合必要的检查项目和/或治疗方案。

> **释义**
>
> ■胃镜检查发现其他严重合并疾病或其他脏器严重疾病，如消化性溃疡、食管癌、胃癌等其他消化系统疾病，则终止本路径，转入相应路径治疗。
>
> ■对于拒绝接受药物维持疗法，要求内镜或手术等进一步治疗，需准确评估患者手术适应证，告知手术风险，慎重选择；对于非酸反流者，则不建议手术。
>
> ■因患者方面的主观原因导致执行路径出现变异，需医师在表单中说明。

五、胃食管反流病临床路径给药方案

1. 用药选择：

（1）抑酸药：质子泵抑制剂（PPI）和钾离子竞争性酸阻滞剂（P-CAB）是公认的有效抑制胃酸的药物，是治疗 GERD 的首选药物，常用的 PPI 药物包括第一代 PPIs 如奥美拉唑（omeprazol，20mg，qd 或 bid）、兰索拉唑（lansoprazole，30mg qd 或 bid）、泮托拉唑（pantoprazole，40mg，qd 或 bid）和新一代 PPI，如艾普拉唑（ilaprazole，10mg，qd）、雷贝拉唑（rabeprazole，10mg，qd 或 bid）、艾司奥美拉唑（esorueprazde，40mg，qd），根据《2020 年中国胃食管反流病专家共识》，如单剂量（如艾司奥美拉唑，20mg，qd）治疗无效可换用双倍剂量（如艾司奥美拉唑，20mg，bid）；如一种 PPI 治疗无效可选用其他 PPI 进行治疗。或采用 P-CAB 伏诺拉生，每次 20mg，每日 1 次。共识意见认为 PPI 治疗 GERD 使用疗程至少 8 周。合并食管裂孔疝的患者以及洛杉矶分级 LA-C、LA-D 级患者，PPI 剂量应加倍。使用双倍剂量 PPI 时，应分两次分别在早餐前和晚餐前服用。维持治疗时可按需使用 PPI 和 H_2 受体阻断剂；若患者存在夜间反流症状，可在 PPI 早晨一次的基础上，临睡前给予 H_2 受体阻断剂（如罗沙替丁），控制胃酸分泌，防止夜间酸突破的发生。

（2）黏膜保护剂：在胃食管反流病的治疗中，黏膜保护剂可用于缓解症状，常用的有硫糖铝、铝碳酸镁、镁加铝、聚普瑞锌等。

（3）促动力药：促动力药单独使用疗效差，可作为辅助用药，常用的有伊托必利、莫沙必利、多潘立酮等。

（4）中药及中成药：在国际推荐的胃食管反流病降阶梯（step down）疗法中，根据患者实际情况选择合适的中药或中成药进行维持治疗。为了促进反流等症状的康复与预防复发，可以在医师指导下服用中药汤剂或中成药。

1）中药汤剂：①肝胃郁热证，柴胡疏肝散合左金丸：柴胡 15g、枳壳 10g、白芍（炒）10g、

牡丹皮 10g、栀子（焦）10g、香附 6g、旋覆花 9g、赭石 10g、黄连 6g、吴茱萸 1g、甘草 6g。②胆热犯胃证，小柴胡汤合温胆汤：柴胡 15g、黄芩 9g、人参 9g、甘草 6g、半夏 6g、生姜 9g、大枣 9g、竹茹 15g、枳实 9g、陈皮 9g、茯苓 15g。③中虚气逆证，旋覆代赭汤合六君子汤：旋覆花 12g、代赭石 6g、人参 6g、白术（炒）9g、茯苓 9g、半夏 6g、陈皮 3g、生姜 6g、大枣 10g、甘草 6g。④气郁痰阻证，半夏厚朴汤：半夏 12g、厚朴 9g、茯苓 12g、紫苏叶 6g、生姜 15g。⑤瘀血阻络证，血府逐瘀汤：桃仁 12g、红花 5g、当归 10g、赤芍 10g、川芎 10g、生地黄 10g、桔梗 6g、延胡索 10g、柴胡 9g、枳壳 6g、半夏 10g、陈皮 10g。⑥寒热错杂证，黄连汤：黄连 9g、甘草 9g、干姜 9g、桂枝 9g、人参 6g、半夏 9g、大枣 10g。200ml，bid，早晚餐后 30 分钟服用。

2）中成药：①肝胃郁热证，达立通颗粒，1 袋，tid，气滞胃痛片，1.5g，tid，或气滞胃痛颗粒，5g，tid。②胆热犯胃证，胆胃康胶囊，1~2 粒，tid。③中虚气逆证，枳术宽中胶囊，3 粒，tid。④气郁痰阻证，开胸顺气丸，3g，bid。⑤瘀血阻络证，胃康胶囊，2~4 粒，tid。⑥寒热错杂证，荆花胃康胶囊，2 粒，tid。

2. 药学提示：

（1）质子泵抑制剂（PPI）：用药相对安全，不良反应包括：①胃肠道反应，包括腹痛、腹胀、食欲减退、恶心、腹泻等；②皮肤损害，主要引起皮疹、皮肤瘙痒等症状；③神经内分泌系统，多出现头痛、头晕、口干、失眠、疲倦、嗜睡、乏力等；④少数患者可出现肝酶一过性升高、白细胞计数暂时性降低。此外，长期应用需要警惕骨质疏松、骨折、肠道菌群紊乱和低镁血症风险。

（2）氯吡格雷是一种抗凝血药，主要用于心脏病史患者预防新的心脏事件的发生，但目前研究发现某些 PPI 会降低氯吡格雷的疗效，使患者血栓事件发生的概率增加，以奥美拉唑的抑制作用最明显。如使用氯吡格雷的患者必须使用 PPI 时，应考虑不会产生强烈相互作用的药物，如雷贝拉唑、泮托拉唑。

（3）半夏作为胃食管反流病常用中药，具有燥湿化痰，降逆止呕，消痞散结的功效。现代中药药理研究表明：在一般临床剂量范围内，半夏配伍川乌、草乌或附子不会出现毒性增强或疗效降低，但临床应用时还需慎重，以免发生不良反应。半夏具有神经毒性，生半夏误服微量即可中毒，所以生半夏按毒性中药管理，临床需炮制后使用。此外，半夏还有对局部黏膜强烈刺激性、肾毒性、妊娠胚胎毒性、致畸作用。

3. 注意事项：

（1）质子泵抑制剂（PPI）长期用药可能造成骨质疏松症和肠道菌群紊乱（艰难梭状芽胞杆菌机会感染）。

（2）奥美拉唑在 0.9%氯化钠溶液中比 5%葡萄糖溶液更稳定，最好选用 0.9%氯化钠溶液来配制静脉输注的奥美拉唑溶液，且 0.9%氯化钠输液体积以 100ml 为宜；奥美拉唑溶液应单独使用，不应添加其他药物。

（3）胃食管反流病的维持治疗方法包括按需治疗和长期治疗。NERD 及轻度食管炎（LA-A 和 LA-B 级）患者可采用按需治疗。PPI 和 P-CAB 为首选药物，抗酸剂也是可选药物；PPI 和 P-CAB 停药后症状复发、重度食管炎（LA-C 和 LA-D 级）患者通常需要 PPI 和 P-CAB 长程维持治疗。

（4）奥美拉唑经由肝药酶 P450 2C19 代谢，中药成分黄芩苷、葛根素、姜黄素等具有对肝药酶具有诱导作用，人参皂苷和吴茱萸次碱等对肝药酶具有抑制作用。在中医药或中成药联合西药使用时应注意药物之间的相互作用。

六、胃食管反流病护理规范

1. 缓解患者紧张焦虑情绪。

2. 协助患者做好各项检查前准备工作，以及做好患者检查后的病情观察。

3. 做好护患沟通，建立良好护患关系，帮助患者树立良好的疾病应对心态。

4. 加强患者的健康宣教，并在出院时做好出院后的健康宣教。

七、胃食管反流病营养治疗规范

1. 饮食不宜过饱，睡前不宜进食。

2. 避免高脂肪、巧克力、咖啡、刺激性食物、过酸食物等。

八、胃食管反流病患者健康宣教

1. 健康生活方式，戒烟戒酒，肥胖者应积极减肥。

2. 饮食调整：避免高脂肪、巧克力、咖啡、刺激性食物、过酸食物等。

3. 帮助患者正确认识胃食管反流病。

4. 对于长期维持治疗的患者，指导合理用药和定期随访。

5. 关注患者精神心理状态，积极沟通，帮助其建立良好的应对策略。

九、推荐表单

（一）医师表单

胃食管反流病临床路径医师表单

适用对象：第一诊断为胃食管反流病（ICD-10：K21）

患者姓名：	性别：　　年龄：　　门诊号：	住院号：
住院日期：　　年　月　日	出院日期：　　年　月　日	标准住院日：5~7 天

时间	住院第 1 天	住院第 2 天	住院第 3 天
主要诊疗工作	□ 询问病史及体格检查 □ 完成病历书写 □ 安排入院常规检查 □ 病情评估，病情告知	□ 上级医师查房 □ 明确下一步诊疗计划 □ 完成上级医师查房记录 □ 做好行胃镜检查准备 □ 对患者进行有关胃食管反流病和行胃镜检查的宣教 □ 向患者及家属交代病情，签署胃镜检查同意书	□ 上级医师查房 □ 完成三级查房记录 □ 行胃镜检查，明确有无食管炎、食管炎分级；有无 Barrett 食管；有无合并食管或者胃部其他疾病 □ 予以标准药物治疗（参见标准药物治疗方案）
重点医嘱	**长期医嘱** □ 二级护理 □ 饮食 □ 质子泵抑制剂 □ 黏膜保护剂 □ 促动力药 **临时医嘱**（同级别医院近期内已查项目可自行决定是否采用） □ 血常规、粪便常规和隐血、尿常规 □ 肝功能、肾功能、血糖、血脂、电解质 □ 心电图、X 线胸片、腹部彩超 □ 胃镜（检查前做乙型肝炎、丙型肝炎等感染性疾病筛查） □ 必要时行内镜下活体组织学检查、食管测压、食管钡餐造影、食管 24 小时 pH 监测和阻抗 □ 补液支持（必要时）	**长期医嘱** □ 消化内科护理常规 □ 二级护理 □ 软质饮食 □ 质子泵抑制剂 □ 黏膜保护剂 □ 促动力药 □ 对症治疗 **临时医嘱** □ 次晨禁食 □ 必要时行内镜下活体组织学检查、食管测压、食管钡餐造影、食管 24 小时 pH 监测和阻抗 □ 补液支持（必要时）	**长期医嘱** □ 消化内科护理常规 □ 二级护理 □ 软质饮食 □ 质子泵抑制剂 □ 黏膜保护剂 □ 促动力药 □ 诊断食管炎洛杉矶分级 LA-C、LA-D 的 GERD 患者，PPI 剂量应加倍 □ 诊断食管合并食管裂孔疝患者 PPI 剂量加倍 □ 其他对症治疗 **临时医嘱** □ 必要时行内镜下活体组织学检查、食管测压、食管钡餐造影、食管 24 小时 pH 监测和阻抗 □ 补液支持（必要时）
病情变异记录	□ 无　□ 有，原因： 1. 2.	□ 无　□ 有，原因： 1. 2.	□ 无　□ 有，原因： 1. 2.
医师签名			

时间	住院第 4 天	住院第 5~7 天 （出院日）
主要诊疗工作	☐ 观察患者腹部症状改变 ☐ 上级医师查房及诊疗评估 ☐ 完成查房记录 ☐ 对患者坚持治疗和预防复发进行宣教	☐ 上级医师查房，确定能否出院 ☐ 通知出院处 ☐ 通知患者及家属准备出院 ☐ 向患者及家属交代出院后注意事项，预约复诊时间，Barrett 食管患者定期复查胃镜 ☐ 将出院记录的副本交给患者 ☐ 如果患者不能出院，在病程记录中说明原因和继续治疗的方案
重点医嘱	**长期医嘱** ☐ 消化内科护理常规 ☐ 二级护理 ☐ 软质饮食 ☐ 质子泵抑制剂 ☐ 黏膜保护剂 ☐ 促动力药 ☐ 诊断食管炎洛杉矶分级 LA-C、LA-D 的 GERD 患者，PPI 剂量应加倍 ☐ 诊断食管合并食管裂孔疝患者 PPI 剂量加倍 ☐ 其他对症治疗	**临时医嘱** ☐ 今日出院 ☐ 出院带药（参见标准药物治疗方案，疗程至少 8 周）。维持治疗方法包括按需治疗和长期治疗。NERD 及轻度食管炎（LA-A 和 LA-B 级）患者可采用按需治疗。PPI 为首选药物，抗酸剂也是可选药物；PPI 停药后症状复发、重度食管炎（LA-C 和 LA-D 级）患者通常需要 PPI 长程维持治疗 ☐ 门诊随诊
病情变异记录	☐ 无　☐ 有，原因： 1. 2.	☐ 无　☐ 有，原因： 1. 2.
医师签名		

（二）护士表单

胃食管反流病临床路径护士表单

适用对象：第一诊断为胃食管反流病（ICD-10：K21）

患者姓名：	性别：　　年龄：　　门诊号：	住院号：
住院日期：　　年　月　日	出院日期：　　年　月　日	标准住院日：5~7 天

时间	住院第 1 天	住院第 2 天	住院第 3 天
健康宣教	□ 入院宣教 　介绍主管医师、护士 　介绍环境、设施 　介绍住院注意事项 　介绍探视和陪护制度 　介绍贵重物品制度	□ 药物宣教 □ 胃镜检查前宣教 　宣教胃镜检查前准备及检查 　后注意事项 　告知胃镜检查后饮食 　告知患者在检查中配合医师 　主管护士与患者沟通，消除 　患者紧张情绪 　告知检查后可能出现的情况 　及应对方式	□ 胃镜检查当日宣教 　告知饮食、体位要求 　告知胃镜检查后需禁食 　2~4 小时 　给予患者及家属心理 　支持 　再次明确探视陪护须知
护理处置	□ 核对患者姓名，佩戴腕带 □ 建立入院护理病历 □ 协助患者留取各种标本 □ 测量体重	□ 协助医师完成胃镜检查前的 　相关实验室检查 □ 胃镜检查前准备 □ 禁食、禁水	□ 送患者至内镜中心 　摘除患者义齿 □ 核对患者资料及带药 □ 接患者 　核对患者及资料
基础护理	□ 二级护理 □ 晨晚间护理 □ 排泄管理 □ 患者安全管理	□ 二级护理 □ 晨晚间护理 □ 排泄管理 □ 患者安全管理	□ 二级护理 □ 晨晚间护理 □ 患者安全管理
专科护理	□ 护理查体 □ 病情观察 □ 患者反流、胃灼热等症状及胸腹 　部体征变化 □ 需要时，填写跌倒及压疮防范表 □ 需要时，请家属陪护 □ 确定饮食种类 □ 心理护理	□ 病情观察 □ 患者反流、胃灼热等症状及 　胸腹部体征变化 □ 遵医嘱完成相关检查 □ 心理护理	□ 遵医嘱予给药 □ 病情观察 □ 患者反流、胃灼热等症 　状及胸腹部体征变化 □ 心理护理
重点医嘱	□ 详见医嘱执行单	□ 详见医嘱执行单	□ 详见医嘱执行单
病情变异记录	□ 无　□ 有，原因： 1. 2.	□ 无　□ 有，原因： 1. 2.	□ 无　□ 有，原因： 1. 2.
护士签名			

时间	住院第 4 天	住院第 5~7 天 （出院日）
健康宣教	□ 胃镜检查后宣教 　药物作用及频率 　饮食、活动指导	□ 出院宣教 　复查时间 　服药方法 　活动休息 　指导饮食 　指导办理出院手续
护理处置	□ 遵医嘱完成相关检查	□ 办理出院手续 □ 书写出院小结
基础护理	□ 二级护理 □ 晨晚间护理 □ 排泄管理 □ 患者安全管理	□ 二级护理 □ 晨晚间护理 □ 协助或指导进食、进水 □ 协助或指导活动 □ 患者安全管理
专科护理	□ 病情观察 　监测生命体征 　反流、胃灼热等症状和胸腹部体征的观察 □ 心理护理	□ 病情观察 　监测生命体征 　患者反流、胃灼热等症状及胸腹部体征变化 □ 出院指导（胃溃疡者需要治疗后复查胃镜和病理） □ 心理护理
重点医嘱	□ 详见医嘱执行单	□ 详见医嘱执行单
病情变异记录	□ 无　□ 有，原因： 1. 2.	□ 无　□ 有，原因： 1. 2.
护士签名		

（三）患者表单

胃食管反流病临床路径患者表单

适用对象：第一诊断为胃食管反流病（ICD-10：K21）

患者姓名：	性别： 年龄： 门诊号：	住院号：
住院日期： 年 月 日	出院日期： 年 月 日	标准住院日：5~7 天

时间	入院	胃镜术前	胃镜检查当天
医患配合	□ 配合询问病史、收集资料，请务必详细告知既往史、用药史、过敏史 □ 配合进行体格检查 □ 有任何不适请告知医师	□ 配合完善胃镜检查前相关检查、实验室检查，如采血、留尿、心电图、X线胸片 □ 医师与患者及家属介绍病情及胃镜检查谈话、胃镜检查前签字	□ 配合完善相关检查、实验室检查，如采血、留尿、胃镜 □ 配合医师摆好检查体位
护患配合	□ 配合测量体温、脉搏、呼吸频率3次，血压、体重1次 □ 配合完成入院护理评估（简单询问病史、过敏史、用药史） □ 接受入院宣教（环境介绍、病室规定、订餐制度、贵重物品保管等） □ 配合执行探视和陪护制度 □ 有任何不适请告知护士	□ 配合测量体温、脉搏、呼吸频率3次，询问大小便情况1次 □ 接受胃镜检查前宣教 □ 接受饮食宣教 □ 接受药物宣教	□ 配合测量体温、脉搏、呼吸频率3次，询问大小便情况1次 □ 送内镜中心前，协助完成核对，带齐影像资料及用药 □ 返回病房后，配合接受生命体征的测量 □ 配合检查意识（全身麻醉者） □ 配合缓解疼痛 □ 接受胃镜检查后宣教 □ 接受饮食宣教：胃镜当天禁食 □ 接受药物宣教 □ 有任何不适请告知护士
饮食	□ 遵医嘱饮食	□ 遵医嘱饮食	□ 胃镜检查前禁食、禁水 □ 胃镜检查后，根据医嘱2小时后试饮水，无恶心呕吐可进少量流质饮食或者半流质饮食
排泄	□ 正常排尿便	□ 正常排尿便	□ 正常排尿便
活动	□ 正常活动	□ 正常活动	□ 正常活动

时间	胃镜检查后	出院
医患配合	□ 配合腹部检查 □ 配合治疗后检查：如采血、留尿、便等	□ 接受出院前指导 □ 知道复查程序 □ 获取出院诊断书
护患配合	□ 配合定时测量生命体征，询问症状 □ 配合检查腹部 □ 接受输液、服药等治疗 □ 接受进食、进水、排便等生活护理 □ 配合活动，预防皮肤压力伤 □ 注意活动安全，避免坠床或跌倒 □ 配合执行探视及陪护	□ 接受出院宣教 □ 办理出院手续 □ 获取出院带药 □ 知道服药方法、作用、注意事项 □ 知道复印病历程序
饮食	□ 遵医嘱饮食	□ 遵医嘱饮食
排泄	□ 正常排尿便	□ 正常排尿便
活动	□ 适度活动，避免疲劳	□ 适度活动，避免疲劳

附：原表单（2016 年版）

胃食管反流病临床路径表单

适用对象：第一诊断为胃食管反流病（ICD-10：K21）

患者姓名：	性别：　　年龄：　　门诊号：	住院号：
住院日期：　　年　月　日	出院日期：　　年　月　日	标准住院日：5~7 天

时间	住院第 1 天	住院第 2~4 天	住院第 5~7 天 （出院日）
主要诊疗工作	□ 询问病史及体格检查 □ 完成病历书写 □ 安排入院常规检查 □ 病情评估，病情告知 □ 对患者进行有关胃镜检查的宣教，签署胃镜检查同意书	□ 完成相关检查，明确诊断 □ 若合并其他脏器疾病，提请相关科室会诊 □ 上级医师查房，根据病情予以药物治疗 □ 观察患者临床症状和体征 □ 完成上级医师查房记录	□ 上级医师查房及诊疗评估，确定患者可以出院 □ 通知患者及其家属出院，交代出院注意事项 □ 完成出院小结、病案首页、出院诊断书等医疗文件
重点医嘱	**长期医嘱** □ 二级护理 □ 饮食 □ 质子泵抑制剂 □ 黏膜保护剂 □ 促动力药 **临时医嘱**（同级别医院近期内已查项目可自行决定是否取用） □ 血常规、粪便常规和隐血、尿常规 □ 肝功能、肾功能、血糖、血脂、电解质 □ 心电图、X 线胸片、腹部彩超 □ 胃镜（检查前做乙型肝炎、丙型肝炎等感染性疾病筛查） □ 必要时行内镜下活体组织学检查、食管测压、食管钡餐造影、食管 24 小时 pH 监测和阻抗 □ 补液支持（必要时）	**长期医嘱** □ 二级护理 □ 饮食 □ 质子泵抑制剂 □ 黏膜保护剂 □ 促动力药 **临时医嘱** □ 必要时行内镜下活体组织学检查、食管测压、食管钡餐造影、食管 24 小时 pH 监测和阻抗 □ 补液支持（必要时）	**出院医嘱** □ 今日出院
主要护理工作	□ 协助办理入院手续 □ 入院宣教 □ 入院护理评估 □ 指导饮食及生活方式	□ 基本生活和心理护理 □ 指导饮食及生活方式 □ 督促患者用药	□ 协助办理出院手续 □ 出院宣教

续　表

时间	住院第 1 天	住院第 2~4 天	住院第 5~7 天 （出院日）
病情 变异 记录	□无 □有，原因： 1. 2.	□无 □有，原因： 1. 2.	□无 □有，原因： 1. 2.
护士 签名			
医师 签名			

第十一章

急性胃炎临床路径释义

【医疗质量控制指标】

指标一、诊断急性胃炎需根据患者相关病史、临床表现及实验室检查进行判断，胃镜检查为确诊依据。

指标二、治疗急性胃炎需去除病因、积极治疗原发疾病与创伤，对症治疗。

一、急性胃炎编码

1. 原编码：

疾病名称及编码：急性胃炎（ICD-10：K25.302）

2. 修改编码：

疾病名称及编码：急性糜烂性胃炎（ICD-10：K29.101）

3. 对应或相关中医病种及编码：呕吐病（ICD-10：MD90.1/A17.28/BNP050）

胃脘痛病（ICD-10：SA51/A17.30/BNP010）

二、临床路径检索方法

K29.101/BNP050

三、国家医疗保障疾病诊断相关分组（CHS-DRG）

MDCG 消化系统疾病及功能障碍

GW1 食管炎、胃肠炎

四、急性胃炎临床路径标准住院流程

（一）适用对象

第一诊断为急性糜烂性胃炎（ICD-10：K25.302）。

> 释义
>
> ■ 适用对象编码参见第一部分。
> ■ 本路径适用对象为临床诊断为急性胃炎的患者，如合并消化道出血、消化道穿孔、胃扩等并发症，需进入其他相应路径。

（二）诊断依据

根据《实用内科学》（王吉耀、葛均波、邹和建主编，人民卫生出版社，2022年，第16版），急性胃炎分为急性单纯性胃炎、急性腐蚀性胃炎、急性化脓性胃炎和急性胃黏膜病变，后者又分为急性糜烂性胃炎、急性出血性胃炎和应激性溃疡，合并肠炎时即急性胃肠炎。本路径适用于急性糜烂性胃炎。

1. 有应激因素、饮酒、不洁饮食、应用特殊药物（如非甾体抗炎药、肾上腺皮质激素、抗菌药物、抗肿瘤药物）等诱因。

2. 临床表现：急性起病，表现为腹痛、腹胀、恶心、呕吐等非特异性消化不良症状，严重者起病急骤。

3. 内镜检查：可见胃黏膜充血、水肿、渗出及糜烂等。

> **释义**
>
> ■ 本路径的制订主要参考国内权威参考书籍和诊疗指南。
>
> ■ 有症状者结合病史是诊断急性胃炎的依据，多数患者症状表现不明显，或症状被原发疾病所掩盖。有症状者主要表现为上腹痛、饱胀不适、恶心、呕吐和食欲缺乏等。急性应激或服用或应用非甾体类抗炎药（NSAIDs）所致的急性糜烂出血性胃炎患者，以突然呕血和/或黑便为首发症状。急性糜烂出血性胃炎的确诊有赖于急诊胃镜诊断，一般应在出血后24~48小时内进行，可见到以多灶性黏膜糜烂、浅表溃疡和出血灶的急性胃黏膜病变特征。

（三）治疗方案的选择

根据《实用内科学》（王吉耀、葛均波、邹和建主编，人民卫生出版社，2022年，第16版），《中国急性胃黏膜病变急诊专家共识》[中国急救医学，2015，35（9）：769-775]。

1. 一般治疗：去除病因、适当休息，清淡流质饮食。

2. 维持水电解质平衡、营养支持治疗。

3. 抑酸药物（质子泵抑制剂、H_2受体阻断剂）。

4. 胃黏膜保护剂（胶体果胶铋、铝碳酸镁、硫糖铝、替普瑞酮等）。

5. 细菌感染所致者给予抗菌药物。

6. 腹痛明显可给予阿托品或山莨菪碱。

7. 中医治疗方案。

> **释义**
>
> ■ 本病确诊后即应开始综合性治疗，包括内科基本治疗和药物治疗，目的在于消除病因、缓解临床症状、促进黏膜修复和减少并发症的发生。
>
> ■ 内科一般治疗包括调整生活方式（适当休息），注意饮食（清淡流质饮食），避免使用可加重本病的药物或饮食（如 NSAIDs、酒精等）。
>
> ■ 治疗急性胃炎的药物主要包括抑酸药物、黏膜保护剂、胃肠动力调节药物和抗菌药物等。首先针对原发疾病和病因采取防治措施，对有上述严重原病而怀疑有急性胃黏膜病变可能者，可预防性给予 H_2 受体阻断剂（H_2RA）或质子泵抑制剂（PPI），以防患于未然。以恶心、呕吐或上腹痛为主要表现者应用甲氧氯普胺、多潘立酮、莨菪碱等药物进行对症处理，脱水者补充水和电解质。细菌感染引起者选用抗菌药物治疗。有胃黏膜糜烂、出血者，可用抑制胃酸分泌的 H_2RA 或 PPI，或具有胃黏膜保护作用的硫糖铝等。一旦发生大出血则应采取综合措施进行抢救。
>
> ■ 降低胃酸可以促进溃疡愈合，目前抑制胃酸分泌药物包括 H_2RA 和 PPI 两大类，H_2RA 的常用药物包括西咪替丁、雷尼替丁、法莫替丁等，PPI 的常用药物包括奥美拉唑、雷贝拉唑、泮托拉唑、埃索美拉唑等。PPI 较 H_2RA 抑制胃酸分泌的作用更强，持续时间更久。一般来说，急性糜烂出血性胃炎的治疗疗程为 4~5 天。

■胃黏膜保护剂和胃肠动力药物可以减轻患者腹痛、腹胀、恶心、呕吐等症状，酌情予以对症治疗，腹痛明显者可使用平滑肌解痉药，如间苯三酚注射液等。

■中医治疗

1. 辨证治疗：

（1）外邪犯胃证：突发胃脘疼痛，呕吐，频频泛恶，伴恶寒发热，周身疼痛，或心中懊恼、胸闷脘痞，或畏寒肢冷、遇冷加重，舌淡或红，苔白腻，脉濡。治法：疏邪解表，化浊和中。

（2）饮食伤胃证：胃脘疼痛拒按，恶心呕吐，呕吐不消化食物，嗳腐吞酸，脘腹胀满，不思饮食，大便或矢气酸臭，舌淡或红，苔厚腻，脉滑实有力。治法：消食导滞，和胃化积。

（3）肝胃不和证：胃脘疼痛或胀满，每因情志不畅而发作或加重，两胁胀满，嗳气频频，或伴有呕吐吞酸，心烦或叹息，舌淡红，苔薄白，脉弦。治法：疏肝理气，和胃止痛。

（4）湿热中阻证：胃脘灼痛，口干口苦，渴不欲饮，脘腹痞闷，恶心或呕吐，纳呆，大便不爽，小便短黄，舌质红，苔黄腻，脉滑数。治法：清热化湿，理气止痛。

（5）瘀血阻胃证：胃脘疼痛，痛处不移，疼痛拒按，按之痛甚，入夜尤甚，甚者或出现呕血和黑便，舌质紫暗，舌体瘀斑，脉弦涩。治法：化瘀通络，理气和胃。

（6）脾胃虚弱证：胃脘隐痛，绵绵不休，多因外邪、饮食情志等因素诱发，纳呆少食，恶心呕吐，神疲乏力，大便溏薄，舌淡，苔薄白，脉缓弱。治法：健脾益气，和胃止痛。

2. 特色治疗：针灸是治疗急性胃炎较为有效的特色疗法，体针疗法常用穴位取足阳明经、手厥阴经、足太阴经、任脉穴。处方：足三里、梁丘、公孙、内关、中脘。

配穴：外邪犯胃者加公孙、合谷，饮食伤胃者加公孙、天枢、下脘，肝胃不和者加阳陵泉、太冲，湿热中阻者加阳陵泉、丰隆、支沟、天枢，瘀血阻胃者加血海、膈俞，脾胃虚弱者加脾俞、胃俞、章门、三阴交。操作手法以泻法和平补平泻为主。

3. 康复与预防复发：急性胃炎的辨证论治以虚实为纲领，实证以外邪犯胃、饮食伤胃、肝胃不和、湿热中阻等为主，虚证主要是脾胃虚弱。应当根据疾病的严重程度和疾病的特点加以辨证施治，以获得更满意的临床效果。急性胃炎较轻者可仅出现上腹痛、呕吐、反酸、嗳气、厌食等，严重者可表现为呕血、黑粪、低血容量休克等，可危及患者的生命。本病多因饮食不节或不洁引起，因此应当注意饮食有节和饮食卫生，避免精神刺激，适当参加体育运动，以增强体质。急性胃炎应当查明病因，及时合理治疗。当胃痛反复发作，迁延不愈者，应定期做有关检查，防止恶变。

（四）标准住院日

4~5 日。

> **释义**
>
> ■ 怀疑急性糜烂出血性胃炎的患者入院后，即可开始药物治疗，其中第1~2天行胃镜检查，主要观察临床症状的缓解情况和有无药物副作用，总住院时间不超过5天符合本路径要求。

（五）进入路径标准

1. 第一诊断高度怀疑急性糜烂性胃炎（疾病编码 ICD-10：K25.302）

（1）有急性胃黏膜病变的诱因（应激状态、酒精、进食不洁食物、特殊药物等）。

（2）急性起病，有腹痛、腹胀、恶心、呕吐等临床症状。

2. 当患者同时具有其他疾病诊断，但在住院期间不需要特殊处理，也不影响第一诊断的临床路径流程实施时，可以进入路径。

> **释义**
>
> ■ 进入本路径的患者为第一诊断为急性糜烂性胃炎，需除外消化道出血、穿孔等并发症。
>
> ■ 入院后常规检查发现有基础疾病，如高血压、冠状动脉粥样硬化性心脏病、糖尿病、肝功能、肾功能不全等，经系统评估后对溃疡病诊断治疗无特殊影响者，可进入路径。但可能增加医疗费用，延长住院时间。

（六）住院期间的检查项目

1. 必需的检查项目（同级别医院近期内已查项目可自行决定是否取用）：

（1）血常规、粪便常规+隐血、尿常规。

（2）肝功能、肾功能、电解质、血糖、血淀粉酶。

（3）心电图、腹部彩超、胸腹部 X 线检查。

（4）胃镜检查（胃镜检查前乙肝、丙肝等感染性疾病筛查）。

2. 根据患者病情可选择的检查项目：Hp 感染相关检测、心肌损伤标志物、胃蛋白酶原 I／II、胃泌素。

> **释义**
>
> ■ 血常规、尿常规、粪便常规+隐血是最基本的三大常规检查，进入路径的患者均需完成。便隐血试验和血红蛋白检测可以进一步了解患者有无急性或慢性失血；肝功能、肾功能、电解质、血糖、凝血功能、心电图、X 线胸片可评估有无基础疾病，是否影响住院时间、费用及其治疗预后；感染性疾病筛查用于胃镜检查前准备；怀疑急性糜烂出血性胃炎无禁忌证患者可行胃镜检查，同时行^{13}C 或^{14}C 尿素呼气试验或者胃黏膜病理学检查/快速尿素酶试验检测幽门螺杆菌感染。
>
> ■ 本病需与其他引起上腹痛的疾病相鉴别，如怀疑胆囊炎、胆石症，除查血常规、肝功能外，应行腹部超声、CT 或 MRI；急性腹痛持续不缓解，不能除外胰腺炎者，应行血淀粉酶/脂肪酶以及腹部 CT、MRI 检查；立位腹平片可以协助诊断消化道梗阻、穿孔；急性糜烂出血性胃炎的确诊有赖于急诊胃镜诊断，同时可鉴别消化性溃疡、胃恶性肿瘤等疾病。

（七）治疗方案的选择

1. 去除病因、适当休息，清淡流质饮食，监测生命体征。
2. 抑酸药物（质子泵抑制剂、H_2受体阻断剂）。
3. 胃黏膜保护剂（胶体果胶铋、铝碳酸镁、硫糖铝、替普瑞酮等）。
4. 细菌感染所致者给予抗菌药物。
5. 腹痛明显者可给予阿托品或山莨菪碱。
6. 中药或中成药。

释义

■ 降低胃酸可以促进溃疡愈合，目前抑制胃酸分泌药物包括 H_2RA 和 PPI 两大类，H_2RA 的常用药物包括西咪替丁、雷尼替丁、法莫替丁等，PPI 的常用药物包括奥美拉唑、雷贝拉唑、泮托拉唑、埃索美拉唑、艾普拉唑等。PPI 较 H_2RA 抑制胃酸分泌的作用更强，持续时间更久。一般来说，急性糜烂出血性胃炎的治疗疗程为4~5 天。

■ 胃黏膜保护剂和胃肠动力药物可以减轻患者腹痛、腹胀、恶心、呕吐等症状，酌情予以对症治疗。

■ 对消化道致病菌敏感的抗菌药物有喹诺酮类、磺胺类、硝基呋喃类、第三代头孢类抗菌药物。抗菌药物不宜长期应用，长期应用可能出现菌群失调。

■ 中药或中成药应根据辨证施治进行选择。

外邪犯胃证，推荐方药：藿香正气散；中成药：藿香正气软胶囊。

饮食积滞证，推荐方药：保和丸或枳实导滞丸；中成药：保和丸。

肝胃不和证，推荐方药：柴胡疏肝散；中成药：荜铃胃痛颗粒。

脾胃湿热证，推荐方药：连朴饮；中成药：三九胃泰颗粒或摩罗丹。

瘀血阻胃证，推荐方药：丹参饮合失笑散；中成药：复方田七胃痛胶囊或荆花胃康胶丸。

脾胃虚寒证，推荐方药：黄芪建中汤；中成药：附子理中丸。

胃阴不足证，推荐方药：益胃汤合芍药甘草汤；中成药：养胃舒冲剂。

（八）出院标准

1. 明确诊断，除外其他疾病。
2. 腹痛症状缓解，无腹胀、恶心、呕吐，进食后症状无反复，可应用口服药维持治疗。

释义

■ 患者出院前应完成所有必须检查项目，且临床症状已减轻或消失，无明显药物相关不良反应。

（九）变异及原因分析

1. 检查后发现消化性溃疡等其他消化系统疾病，出径或进入相关路径。
2. 合并出血、穿孔等并发症，出径或进入相关路径。
3. 合并其他脏器严重疾病需进行相关检查及治疗，出径或进入相关路径。

4. 入院 72 小时内未行胃镜检查。

5. 患者在被充分告知的情况下，拒绝配合必要的检查项目和/或治疗方案。

> **释义**
>
> ■ 按标准治疗方案如患者腹痛缓解不明显，发现其他严重基础疾病，需调整药物治疗或继续其他基础疾病的治疗，则终止本路径；出现消化道出血、穿孔、梗阻或癌变等并发症时，需转入相应路径。
>
> ■ 认可的变异原因主要是指患者入选路径后，在检查及治疗过程中发现患者合并存在事前未预知的、对本路径治疗可能产生影响的情况，需要终止执行路径或延长治疗时间、增加治疗费用。医师需在表单中明确说明。
>
> ■ 因患者方面的主观原因导致执行路径出现变异，需医师在表单中予以说明。

五、急性胃炎临床路径给药方案

1. 用药选择：

（1）抑酸药：

1）质子泵抑制剂（PPI）：PPI 是抑制胃酸的首选药物，抑制胃酸分泌可以促进炎症修复，常用的 PPI 药物包括奥美拉唑、埃索美拉唑、泮托拉唑、雷贝拉唑、兰索拉唑、艾普拉唑等，在患者呕吐期间可以予以 PPI 静脉输注，如奥美拉唑或埃索美拉唑 40mg，每日 1 次，呕吐停止后继续口服单剂量 PPI，每日 1~2 次，总疗程 3~5 天。

2）H_2受体阻断剂（H_2RA）：H_2RA 抑制胃酸分泌的作用较 PPI 弱，对于病变较轻或基层医院可考虑应用，如法莫替丁 20mg，静脉滴注，每日 1~2 次或法莫替丁 20mg，口服，每日 2 次。

（2）黏膜保护剂：在急性糜烂性胃炎的治疗中，黏膜保护剂联合抑酸药，促进炎症修复。常用的黏膜保护剂有胶体果胶铋、铝碳酸镁、硫糖铝、替普瑞酮、聚普瑞锌等。胶体铋主要在酸性环境下与糜烂面的黏蛋白形成螯合剂，覆盖于胃黏膜上发挥治疗作用，促进胃上皮细胞分泌黏液，抑制胃蛋白酶活性；硫糖铝在酸性胃液中凝集成糊状黏稠物，附着于黏膜表面，阻止胃蛋白酶侵袭糜烂面，有利于黏膜上皮细胞的再生，促进炎症修复。

（3）抗菌药物：细菌感染引起者选用抗菌药物治疗。抗菌药物可据情选择喹诺酮类、头孢三代或氨基糖苷类抗菌药物。喹诺酮类可选用左氧氟沙星 400mg，每日 1 次，头孢三代可选用头孢曲松钠静脉滴注，每 24 小时 1~2g 或每 12 小时 0.5~1g。氨基糖苷类抗菌药物可选用丁胺卡那霉素肌内注射或静脉滴注，一日 15mg/kg，分 2~3 次给药，成人日量不超过 1.5g。

（4）中药和中成药：在应用抑酸药物、胃黏膜保护剂、抗菌药物等药物的基础上，辨证辅助应用中药和中成药，以形成贴切于临床的病证合参个体化中西医结合治疗方案。为了促进腹痛、腹胀等症状的康复及预防复发，可以在医师指导下，根据患者实际情况选择合适中药或中成药进行治疗。

1）藿香正气散，藿香 9g、紫苏梗 9g、白芷 9g、半夏 9g、陈皮 9g、茯苓 15g、厚朴 9g、大腹皮 9g、桔梗 9g、鸡内金 9g、神曲 9g。

2）保和丸，山楂 12g、神曲 6g、半夏 9g、茯苓 12g、陈皮 3g、连翘 6g、莱菔子 6g。

3）枳实导滞丸，大黄 9g、枳实 9g、神曲 9g、茯苓 12g、白术 6g、泽泻 6g。

4）柴胡疏肝散，陈皮 9g、柴胡 9g、川芎 6g、香附 6g、枳壳 6g、芍药 6g、甘草 3g。

5）连朴饮，制厚朴 6g、黄连 3g、石菖蒲 3g、制半夏 3g、香豉 9g、焦栀子 9g、芦根 30g。

6）丹参饮合失笑散，丹参 15g、蒲黄 6g、五灵脂 6g、檀香 3g、砂仁 6g。

7）黄芪建中汤，黄芪 9g、桂枝 9g、白芍 15g、甘草 6g、饴糖 18g、大枣 6g、生姜 9g。

8）益胃汤合芍药甘草汤，沙参 9g、麦冬 12g、生地黄 15g、玉竹 6g、白芍 12g、甘草 9g。

口服方药，一日 2 次，早晚餐后 30 分钟服用，每次约 200ml，中成药按药物说明书进行服用，特殊情况遵医嘱。

2. 药学提示：

（1）质子泵抑制剂（PPI）：用药相对安全，不良反应包括：①胃肠道反应，包括腹痛、腹胀、食欲减退、恶心、腹泻等；②皮肤损害，主要引起皮疹、皮肤瘙痒等症状；③神经内分泌系统，多出现头痛、头晕、口干、失眠、疲倦、嗜睡、乏力等；④少数患者可出现肝酶一过性升高，白细胞计数暂时性降低。

（2）H_2受体阻断剂（H_2RA）：不良反应相对较少，少数患者可有皮肤损害、口干、头晕、失眠、便秘、腹泻、皮疹、面部潮红、白细胞减少。偶有轻度一过性转氨酶增高等。个别患者应用 H_2RA 可出现中枢神经系统不良反应，表现为躁狂、谵妄、抽搐、意识障碍等。

（3）喹诺酮类抗菌药物：不良反应主要有：①胃肠道反应：恶心、呕吐、不适、疼痛等。②中枢反应：头痛、头晕、睡眠不良等，并可致精神症状。③由于本类药物可抑制 γ-氨基丁酸（GABA）的作用，因此可诱发癫痫，有癫痫病史者慎用。④本类药物可影响软骨发育，孕妇、未成年儿童应慎用。⑤可产生结晶尿，尤其在碱性尿中更易发生。⑥大剂量或长期应用本类药物易致肝损害。

（4）氨基糖苷类抗菌药物：不良反应主要有：①耳毒性：包括前庭功能障碍和耳蜗听神经损伤。②肾毒性：氨基糖苷类抗菌药物主要以原形由肾脏排泄，并可通过细胞膜吞饮作用使药物大量蓄积在肾皮质，故可引起肾毒性。轻则引起肾小管肿胀，重则产生肾小管急性坏死，但一般不损伤肾小球。肾毒性通常表现为蛋白尿、管型尿、血尿等，严重时可产生氮质血症和导致肾功能降低。③神经肌肉阻断：最常见于大剂量腹膜内或胸膜内应用后，也偶见于肌内注射或静脉注射后。④变态反应：少见皮疹、发热、血管神经性水肿及剥脱性皮炎等。

（5）半夏作为急性胃炎的常用中药，具有燥湿化痰，降逆止呕，消痞散结的功效。现代中药药理研究表明：在一般临床剂量范围内，半夏配伍川乌、草乌或附子不会出现毒性增强或疗效降低，但临床应用时还需慎重，以免发生不良反应。半夏具有神经毒性，生半夏误服微量即可中毒，所以生半夏按毒性中药管理，临床需炮制后使用。此外，半夏还有对局部黏膜强烈刺激性、肾毒性、妊娠胚胎毒性、致畸作用。

3. 注意事项：

（1）急性胃炎多因饮食不当引起，多自限性。故宜以去除病因、适当休息，清淡流质饮食，监测生命体征，维持水、电解质平衡等对症治疗为主。

（2）抑酸、抗菌药物治疗适应证控制需合理，疗程建议在 3 天内。

（3）柴胡、黄芪、陈皮中的黄酮类成分，黄连中的生物碱成分能与含有铝、铁、钙、镁等金属离子的药物形成络合物，影响肠道对药物的吸收，不宜与硫糖铝、铝碳酸镁、镁加铝等含铝、镁的黏膜保护剂同时服用；川芎含有的有机酸会引起氨基糖苷类药物在肾小管中析出结晶，增加氨基糖苷类肾毒性，两者不宜连用；在中医药或中成药联合西药使用时应注意药物之间的相互作用。

六、急性胃炎护理规范

1. 对不同疾病严重程度的患者给予相应等级的护理照顾级别。

2. 指导患者卧床休息，减少活动，避免紧张劳累，保证充足的睡眠。

3. 指导患者进食少渣、温凉、半流质饮食，少量多餐，定时、有规律，不可暴饮暴食；急性大出血或呕吐频繁时应禁食；如仅少量出血可予牛奶、米汤等流质饮食以中和胃酸，有利于黏膜的修复。

4. 观察患者腹部不适、呕吐及呕吐物的颜色、量等情况，观察粪便颜色，及早发现病情变化。

5. 指导患者正确服药各种药物，禁用或慎用对胃黏膜有刺激性的药物；对发生上消化道出血的患者，立即建立静脉通路，遵医嘱补液、止血治疗，必要时输血。

6. 做好护患沟通，建立良好护患关系，帮助患者树立良好的疾病应对心态。

7. 加强患者的健康宣教，并在出院时做好出院后的健康宣教。

七、急性胃炎营养治疗规范

1. 去除病因，积极治疗原发疾病和创伤。

2. 对症治疗，纠正急性胃炎引起的病理生理紊乱，常用抑制胃酸分泌药物，如 H_2RA 和 PPI 及胃黏膜保护剂等药物促进胃黏膜修复和止血。

3. 停用不必要的 NSAIDS 治疗，如确有必要服用 NSAIDS，可调整及改善治疗方案，加用抑酸及保护胃黏膜药物等。

八、急性胃炎患者健康宣教

1. 向患者告知急性胃炎发病原因及治疗的相关注意事项。

2. 倡导健康的生活方式，改善饮食习惯，戒酒、戒烟及少饮浓咖啡等。

3. 关注患者精神心理状态，积极沟通，减轻精神压力，停服不必要的 NSAIDS，帮助其建立良好的应对策略。

4. 告知治疗药物的服药注意事项，不良反应的观察及简单处理，养成按时遵嘱服药的好习惯。

九、推荐表单

(一) 医师表单

急性胃炎临床路径医师表单

适用对象: 第一诊断为急性糜烂性胃炎 (ICD-10: K25.302) (无并发症患者)

患者姓名:	性别: 年龄: 门诊号:	住院号:
住院日期: 年 月 日	出院日期: 年 月 日	标准住院日: 4~5 天

时间	住院第 1 天	住院第 2 天	住院第 3 天
主要诊疗工作	□ 完成询问病史和体格检查,按要求完成病历书写 □ 评估有无急性并发症 (如大出血、穿孔等) □ 查血淀粉酶除外胰腺炎 □ 安排完善常规检查	□ 上级医师查房 □ 明确下一步诊疗计划 □ 完成上级医师查房记录 □ 做好行胃镜检查准备 □ 对患者进行有关溃疡病和行胃镜检查的宣教 □ 向患者及家属交代病情,签署胃镜检查同意书	□ 上级医师查房 □ 完成三级查房记录 □ 怀疑急性糜烂出血性胃炎无禁忌证患者可行胃镜检查,并行 Hp 检测及组织活检 □ 观察有无胃镜检查后并发症 (如穿孔、出血等) □ 予以标准药物治疗 (参见标准药物治疗方案)
重点医嘱	**长期医嘱** □ 消化内科护理常规 □ 二级护理 □ 清淡流质饮食 □ 对症治疗 **临时医嘱** □ 血常规、尿常规、粪便常规+隐血 □ 肝功能、肾功能、电解质、血糖、凝血功能、血型、Rh 因子、感染性疾病筛查 □ 心电图、X 线胸片 □ 其他检查 (酌情): 血淀粉酶、胃泌素水平、肿瘤标志物筛查,^{13}C 或 ^{14}C 呼气试验,腹部超声、立位腹平片、上腹部 CT 或 MRI	**长期医嘱** □ 消化内科护理常规 □ 二级护理 □ 清淡流质饮食 □ 对症治疗 **临时医嘱** □ 次晨禁食	**长期医嘱** □ 消化内科护理常规 □ 二级护理 □ 半流质饮食 □ 细菌感染所致者给予抗菌药物 □ 其他对症治疗 **临时医嘱** □ 复查粪便常规+隐血 □ 复查血常规
病情变异记录	□ 无 □ 有,原因: 1. 2.	□ 无 □ 有,原因: 1. 2.	□ 无 □ 有,原因: 1. 2.
医师签名			

时间	住院第 4 天	住院第 5 天 （出院日）
主要诊疗工作	□ 观察患者腹部症状和体征，注意患者大便情况 □ 上级医师查房及诊疗评估 □ 完成查房记录 □ 对患者坚持治疗和预防复发进行宣教	□ 上级医师查房，确定能否出院 □ 通知出院处 □ 通知患者及家属准备出院 □ 向患者及家属交代出院后注意事项，预约复诊时间，将出院记录的副本交给患者 □ 如果患者不能出院，在病程记录中说明原因和继续治疗的方案
重点医嘱	**长期医嘱** □ 消化内科护理常规 □ 二级护理 □ 软质饮食 □ 细菌感染所致者给予抗菌药物 □ 怀疑有急性胃黏膜病变可能者，可预防性给予 H_2 受体阻断剂或质子泵抑制剂 □ 其他对症治疗	**临时医嘱** □ 出院带药（参见标准药物治疗方案） □ 门诊随诊
病情变异记录	□ 无　□ 有，原因： 1. 2.	□ 无　□ 有，原因： 1. 2.
医师签名		

（二）护士表单

急性胃炎临床路径护士表单

适用对象：第一诊断为急性糜烂性胃炎（ICD-10：K25.302）（无并发症患者）

患者姓名：	性别： 年龄： 门诊号：	住院号：
住院日期： 年 月 日	出院日期： 年 月 日	标准住院日：4~5 天

时间	住院第 1 天	住院第 2 天	住院第 3 天
健康宣教	□ 入院宣教 介绍主管医师、护士 介绍环境、设施 介绍住院注意事项 介绍探视和陪护制度 介绍贵重物品保管制度	□ 药物宣教 □ 胃镜检查前宣教 宣教胃镜检查前准备及检查后注意事项 告知胃镜检查后饮食 告知患者在检查中配合医师 主管护士与患者沟通，消除患者紧张情绪 告知检查后可能出现的情况及应对方式	□ 胃镜检查当日宣教 告知饮食、体位要求 告知胃镜检查后需禁食2~4 小时 给予患者及家属心理支持 再次明确探视和陪护须知
护理处置	□ 核对患者姓名，佩戴腕带 □ 建立入院护理病历 □ 协助患者留取各种标本 □ 测量体重	□ 协助医师完成胃镜检查前的相关实验室检查 □ 胃镜检查前准备 □ 禁食、禁水	□ 送患者至内镜中心 摘除患者义齿 □ 核对患者资料及带药 □ 接患者 核对患者姓名及资料
基础护理	□ 三级护理 □ 晨晚间护理 □ 排泄管理 □ 患者安全管理	□ 三级护理 □ 晨晚间护理 □ 排泄管理 □ 患者安全管理	□ 二级/一级护理 □ 晨晚间护理 □ 患者安全管理
专科护理	□ 护理查体 □ 病情观察 □ 呕吐物及大便的观察 □ 腹部体征的观察 □ 需要时，填写跌倒及压疮防范表 □ 需要时，请家属陪护 □ 确定饮食种类 □ 心理护理	□ 病情观察 □ 呕吐物及大便的观察 □ 腹部体征的观察 □ 遵医嘱完成相关检查 □ 心理护理	□ 遵医嘱予补液 □ 病情观察 □ 呕吐物及大便的观察 □ 腹部体征的观察 □ 心理护理
重点医嘱	□ 详见医嘱执行单	□ 详见医嘱执行单	□ 详见医嘱执行单

续　表

时间	住院第 1 天	住院第 2 天	住院第 3 天
病情 变异 记录	□无　□有，原因： 1. 2.	□无　□有，原因： 1. 2.	□无　□有，原因： 1. 2.
护士 签名			

时间	住院第 4 天	住院第 5 天 （出院日）
健康宣教	□ 胃镜检查后宣教 　药物作用及频率 　饮食、活动指导	□ 出院宣教 　复查时间 　服药方法 　活动休息 　指导饮食 　指导办理出院手续
护理处置	□ 遵医嘱完成相关检查	□ 办理出院手续 　书写出院小结
基础护理	□ 二级护理 □ 晨晚间护理 □ 排泄管理 □ 患者安全管理	□ 三级护理 □ 晨晚间护理 □ 协助或指导进食、进水 □ 协助或指导活动 □ 患者安全管理
专科护理	□ 病情观察 　监测生命体征 　出血、感染等并发症的观察 　大便的观察 　腹部体征的观察 □ 心理护理	□ 病情观察 　监测生命体征 　出血、感染等并发症的观察 　大便的观察 　腹部体征的观察 □ 出院指导心理护理
重点医嘱	□ 详见医嘱执行单	□ 详见医嘱执行单
病情变异记录	□ 无　□ 有，原因： 1. 2.	□ 无　□ 有，原因： 1. 2.
护士签名		

（三）患者表单

急性胃炎临床路径患者表单

适用对象：第一诊断为急性糜烂性胃炎（ICD-10：K25.302）（无并发症患者）

患者姓名：	性别：　　年龄：　　门诊号：	住院号：
住院日期：　　年　月　日	出院日期：　　年　月　日	标准住院日：4~5 天

时间	入院	胃镜术前	胃镜检查当天
医患配合	□ 配合询问病史、收集资料，请务必详细告知既往史、用药史、过敏史 □ 配合进行体格检查 □ 有任何不适请告知医师	□ 配合完善胃镜检查前相关检查、实验室检查，如采血、留尿、心电图、X 线胸片 □ 医师与患者及家属介绍病情及胃镜检查谈话、胃镜检查前签字	□ 配合完善相关检查、实验室检查如采血、留尿、胃镜 □ 配合医师摆好检查体位
护患配合	□ 配合测量体温、脉搏、呼吸频率 3 次、血压、体重 1 次 □ 配合完成入院护理评估（简单询问病史、过敏史、用药史） □ 接受入院宣教（环境介绍、病室规定、订餐制度、贵重物品保管等） □ 配合执行探视和陪护制度 □ 有任何不适请告知护士	□ 配合测量体温、脉搏、呼吸频率 3 次、询问大便情况 1 次 □ 接受胃镜检查前宣教 □ 接受饮食宣教 □ 接受药物宣教	□ 配合测量体温、脉搏、呼吸频率 3 次、询问大便情况 1 次 □ 送内镜中心前，协助完成核对，带齐影像资料及用药 □ 返回病房后，配合接受生命体征的测量 □ 配合检查意识（全身麻醉者） □ 配合缓解疼痛 □ 接受胃镜检查后宣教 □ 接受饮食宣教：胃镜当天禁食 □ 接受药物宣教 □ 有任何不适请告知护士
饮食	□ 遵医嘱饮食	□ 遵医嘱饮食	□ 胃镜检查前禁食、禁水 □ 胃镜检查后，根据医嘱 2 小时后试饮水，无恶心呕吐可进少量流质饮食或半流质饮食
排泄	□ 正常排尿便	□ 正常排尿便	□ 正常排尿便
活动	□ 正常活动	□ 正常活动	□ 正常活动

时间	胃镜检查后	出院
医患配合	□ 配合腹部检查 □ 配合完善术后检查：如采血、留尿便等	□ 接受出院前指导 □ 知道复查程序 □ 获取出院诊断书
护患配合	□ 配合定时测量生命体征、每日询问大便情况 □ 配合检查腹部 □ 接受输液、服药等治疗 □ 接受进食、进水、排便等生活护理 □ 配合活动，预防皮肤压力伤 □ 注意活动安全，避免坠床或跌倒 □ 配合执行探视及陪护	□ 接受出院宣教 □ 办理出院手续 □ 获取出院带药 □ 知道服药方法、作用、注意事项 □ 知道复印病历程序
饮食	□ 遵医嘱饮食	□ 遵医嘱饮食
排泄	□ 正常排尿便	□ 正常排尿便
活动	□ 适度活动，避免疲劳	□ 适度活动，避免疲劳

附：原表单（2016 年版）

急性胃炎临床路径表单

适用对象：第一诊断为急性糜烂性胃炎（ICD-10：K25.302）（无并发症患者）

患者姓名：	性别： 年龄： 门诊号：	住院号：
住院日期： 年 月 日	出院日期： 年 月 日	标准住院日：4~5 天

日期	住院第 1 天	住院第 2 天
主要诊疗工作	□ 询问病史和体格检查 □ 完成病历书写 □ 完善常规检查 □ 病情评估，病情告知 □ 对患者进行胃镜检查宣教，签署胃镜检查知情同意书 □ 健康宣教，调整生活方式	□ 完成相关检查，明确诊断，若合并其他脏器疾病，提请相关科室会诊 □ 上级医师查房，根据病情制订治疗方案 □ 观察患者临床症状及体征 □ 完成上级医师查房记录
重点医嘱	**长期医嘱** □ 一级护理 □ 禁食、禁水/全流质饮食 □ 生命体征监测 □ 抑酸治疗 □ 保护胃黏膜治疗 □ 必要时抗感染治疗 □ 必要时补液治疗 **临时医嘱**（同级别医院近期内已查项目可自行决定是否取用） □ 血、粪便常规+隐血、尿常规 □ 肝功能、肾功能、电解质、血糖、血淀粉酶 □ 心电图、腹部彩超、X 线胸片、腹片 □ 胃镜（胃镜检查前乙型肝炎、丙型肝炎等感染性疾病筛查） □ 必要时检查：Hp 感染相关检测、心肌损伤标志物、胃蛋白酶酶原 I/II、胃泌素 □ 必要时给予阿托品或山莨菪碱	**长期医嘱** □ 一级护理 □ 全流质饮食/半流质饮食 □ 生命体征监测 □ 抑酸治疗 □ 保护胃黏膜治疗 □ 必要时抗感染治疗 □ 必要时补液治疗 **临时医嘱** □ 必要时复查血常规、电解质、粪便常规+隐血 □ 必要时检查：Hp 感染相关检测、心肌损伤标志物、胃蛋白酶酶原 I/II、胃泌素、腹部 CT □ 必要时时给予阿托品或山莨菪碱
主要护理工作	□ 协助办理入院手续 □ 进行入院宣教 □ 入院护理评估 □ 记录体温，观察尿便情况	□ 基本生活和心理护理 □ 记录体温 □ 观察尿、便情况 □ 指导饮食、体位及生活方式，督促患者用药
病情变异记录	□ 无 □ 有，原因： 1. 2.	□ 无 □ 有，原因： 1. 2.

续　表

日期	住院第 1 天	住院第 2 天
护士 签名		
医师 签名		

日期	住院第 3 天	住院第 4~5 天
主要诊疗工作	□ 观察患者腹部症状和体征 □ 上级医师查房及诊疗评估 □ 完成查房记录 □ 对患者进行坚持治疗和预防复发的宣教 □ 注意患者体温及进食情况	□ 上级医师查房，确定可以出院 □ 通知患者及家属出院，交代出院后注意事项 □ 完成出院记录、病案首页、出院诊断书等医疗文件
重点医嘱	**长期医嘱** □ 二级护理 □ 半流质饮食/普通饮食 □ 抑酸治疗 □ 保护胃黏膜治疗 □ 必要时抗感染治疗 □ 必要时补液治疗 **临时医嘱** □ 根据病情变化及异常结果复查相关项目 □ 必要时给予阿托品或山莨菪碱	**出院医嘱** □ 今日出院
主要护理工作	□ 基本生活和心理护理 □ 记录体温，观察尿、便情况 □ 指导饮食、体位及生活方式，督促患者用药	□ 帮助患者办理出院手续 □ 进行出院宣教
病情变异记录	□ 无　□ 有，原因： 1. 2.	□ 无　□ 有，原因： 1. 2.
护士签名		
医师签名		

第十二章

慢性胃炎临床路径释义

【医疗质量控制指标】

指标一、诊断慢性胃炎需结合临床表现、实验室检查（包括呼气实验）、内镜和组织病理学及治疗疗效综合判断。

指标二、诊断慢性胃炎，强调其病因分类。

指标三、合理选择治疗用药，重视患者的随访。

指标四、重视评估慢性萎缩性胃炎的癌变风险。

一、慢性胃炎编码

1. 原编码：

疾病名称及编码：慢性胃炎（ICD-10：K29.502；K29.501；K29.401）

2. 修改编码：

疾病名称及编码：慢性胃炎（ICD-10：K29.5）

　　　　　　　　慢性浅表性胃炎（ICD-10：K29.3）

　　　　　　　　慢性萎缩性胃炎（ICD-10：K29.4）

3. 对应或相关中医病种及编码：胃痞病（BNP020）

　　　　　　　　　　　　　　　胃脘痛（BNP010）

　　　　　　　　　　　　　　　嘈杂（BNP030）

二、临床路径检索方法

K29.5/K29.3/K29.4/BNP020/BNP010/BNP030

三、国家医疗保障疾病诊断相关分组（CHS-DRG）

MDCG 消化系统疾病及功能障碍

GW1 食管炎、胃肠炎

四、慢性胃炎临床路径标准住院流程

（一）适用对象

第一诊断临床诊断为：慢性胃炎（疾病编码 ICD-10：K29.502；K29.501；K29.401）。

> **释义**
>
> - 适用对象编码参见第一部分。
> - 本路径适用对象为临床诊断为慢性胃炎的患者。

（二）诊断依据

根据《中国慢性胃炎的共识意见（2012 年，上海）》［中华消化杂志，2013，33（1）：5-16］，《实用内科学》（王吉耀、葛均波、邹和建主编，人民卫生出版社，2022 年，第 16 版）。

1. 具备反酸、嗳气、上腹饱胀和疼痛等临床症状。
2. 胃镜检查提示存在胃炎或 X 线钡餐检查提示胃炎征象。

> **释义**
>
> ■ 本路径的制订主要参考国内权威参考书籍和诊疗指南。
>
> ■ 慢性胃炎指各种病因引起的胃黏膜慢性炎症，主要依赖于组织学检查。病史和临床症状是诊断慢性胃炎的初步依据，多数慢性胃炎患者无任何症状，有症状者主要为消化不良症状，且为非特异性。患者可表现为反酸、上腹疼痛以及嗳气、上腹饱胀等消化不良症状，也可伴有上腹不适、早饱、恶心等。消化不良症状的有无和严重程度与慢性胃炎的内镜所见及胃黏膜的病理组织学分级无明显相关性。慢性胃炎的确诊主要依赖内镜检查和胃黏膜活检组织学检查，尤其是后者的诊断价值更大。内镜下将慢性胃炎分为慢性非萎缩性胃炎（即旧称的慢性浅表性胃炎）及慢性萎缩性胃炎两大基本类型。如同时存在平坦或隆起糜烂、出血、粗大黏膜皱襞或胆汁反流等征象，则可依次诊断为慢性非萎缩性胃炎或慢性萎缩性胃炎伴糜烂、胆汁反流等。
>
> ■ 放大内镜结合染色以及电子染色放大内镜和共聚焦激光显微内镜能清楚地显示胃黏膜微小结构，可指导活检，对慢性胃炎的诊断和组织学分级（慢性炎性反应、活动性、萎缩和肠化生）以及早期发现上皮内瘤变和肠化生具有参考价值。

（三）治疗方案的选择

根据《中国慢性胃炎的共识意见（2012 年，上海）》［中华消化杂志，2013，33（1）：5-16］，《实用内科学》（王吉耀、葛均波、邹和建主编，人民卫生出版社，2022 年，第 16 版）。

1. 质子泵抑制剂。
2. H_2 受体阻断剂。
3. *H. pylori* 检测阳性者行 *H. pylori* 根除治疗。
4. 胃黏膜保护剂。

> **释义**
>
> ■ 本病治疗目的是缓解症状和改善胃黏膜炎症；治疗应尽可能针对病因，遵循个体化原则。
>
> ■ 胃酸/胃蛋白酶在胃黏膜糜烂（尤其是平坦糜烂）、反酸和上腹痛等症状的发生中起重要作用，抗酸或抑酸治疗对愈合糜烂和消除上述症状有效。PPI 抑酸作用强而持久，可根据病情或症状严重程度选用。

■ *H. pylori*（幽门螺杆菌）感染是慢性胃炎的主要病因，建议作为慢性胃炎病因诊断的常规检测。国内 *H. pylori* 感染处理共识推荐对有胃黏膜萎缩、糜烂或有消化不良症状者根除 *H. pylori*。根除治疗可使 *H. pylori* 阳性功能性消化不良患者症状得到长期缓解。根除 *H. pylori* 可使胃黏膜组织学得到改善，对预防消化性溃疡和胃癌等有重要意义，对改善或消除消化不良症状也具有费用-疗效比优势。

■ 当存在削弱或破坏胃黏膜屏障功能的因素时，可使胃黏膜遭到消化液作用，产生炎症、糜烂、出血和上皮化生等病变。胃黏膜保护剂可改善胃黏膜屏障，促进胃黏膜糜烂愈合。

■ 此外，症状治疗中还应包括胃肠促动力剂。具有明显的进食相关的腹胀、纳差等消化功能低下症状者，可考虑应用消化酶制剂。

■ 有消化不良症状且伴明显精神心理因素的慢性胃炎患者可用抗抑郁药或抗焦虑药。

■ 中医中药可缓解慢性胃炎的消化不良症状，甚至可能有助于改善胃黏膜病理状况。

■ 由国家中医药管理局部颁布的涉及功能性肠病的诊疗方案的病种有"胃痞病（慢性胃炎）""胃痞病（功能性消化不良）"，可以参考执行。

（四）标准住院日

7~9 日。

> 释义
>
> ■ 怀疑慢性胃炎的患者入院后，胃镜前准备 1~2 天，第 2~3 天行胃镜检查或 X 线钡餐检查，检查后开始药物治疗，主要观察临床症状的缓解情况和有无药物不良反应，总住院时间不超过 9 天符合本路径要求。

（五）进入路径标准

1. 第一诊断高度怀疑慢性胃炎（疾病编码 ICD-10：K29.502；K29.501；K29.401）。
2. 当患者同时具有其他疾病诊断，但在住院期间不需要特殊处理也不影响第一诊断的临床路径流程实施时，可以进入路径。

> 释义
>
> ■ 进入本路径的患者为第一诊断为慢性胃炎，需排除嗜酸性粒细胞性胃炎、消化性溃疡、胃癌等疾病。
>
> ■ 入院后常规检查发现有基础疾病，如高血压、冠状动脉粥样硬化性心脏病、糖尿病、肝功能、肾功能不全等，经系统评估后对慢性胃炎诊断治疗无特殊影响者，可进入路径，但可能增加医疗费用，延长住院时间。

（六）住院期间的检查项目

1. 必需的检查项目（同级别医院近期内已查项目可自行决定是否取用）：

（1）血常规、粪便常规和隐血、尿常规。

（2）肝功能、肾功能、电解质、血糖。

（3）*H. pylori* 感染相关检测。

（4）胃镜或消化道钡餐检查（胃镜检查前做乙型肝炎、丙型肝炎等感染性疾病筛查）。

（5）心电图。

（6）X 线胸片。

（7）腹部彩超。

2. 根据患者病情可选择的检查项目：

（1）血淀粉酶。

（2）血型。

（3）血脂。

（4）胃泌素 G17。

（5）胃蛋白酶原。

（6）肿瘤标志物筛查。

（7）凝血功能。

（8）血清铁、铁蛋白、叶酸、维生素 B_{12}、促红细胞生成素水平、网织红细胞。

（9）上消化道动力学检测。

（10）上腹部 CT 或 MRI。

（11）内镜下活体病理学检查。

> **释义**
>
> ■ 血常规、尿常规、粪便常规+隐血是最基本的三大常规检查，进入路径的患者均需完成。便隐血试验和血红蛋白检测可以了解患者有无急性或慢性失血以及因自身免疫性胃炎而产生的维生素 B_{12} 吸收不良从而导致的恶性贫血；肝功能、肾功能、电解质、血糖、凝血功能、心电图、X 线胸片可评估有无基础疾病，是否影响住院时间、费用及其治疗预后；乙型肝炎、丙型肝炎等感染性疾病筛查用于胃镜检查前和输血前准备；无禁忌证患者应行胃镜或 X 线钡餐检查，同时行 ^{13}C 或 ^{14}C 尿素呼气试验或者胃黏膜病理学检查/快速尿素酶试验检测 Hp 感染。
>
> ■ 本病需与其他引起上腹部不适症状的疾病相鉴别，如怀疑胆囊炎、胆石症，除查血常规、肝功能外，应行腹部超声、CT 或 MRI。患者慢性中上腹隐痛当急性发作时，不能除外胰腺炎者，应行血淀粉酶、血脂以及腹部 CT、MRI 检查。血清胃泌素 G17 以及胃蛋白酶原 I 和 II 的检测，可辅助判断有无胃黏膜萎缩以及萎缩部位，胃体萎缩者血清胃泌素 G17 水平显著升高，胃蛋白酶原 I 或胃蛋白酶原 I / II 比值降低；胃窦萎缩者，前者降低，后者正常；全胃萎缩者则两者均降低。血清肿瘤标志物可辅助筛查一些消化道恶性疾病。对于贫血患者，应对血清铁、铁蛋白、促红细胞生成素水平和网织红细胞等进行检测。对怀疑由自身免疫所致患者，建议对叶酸和维生素 B_{12} 进行检测。对具有上腹饱胀、嗳气、早饱等动力障碍性症状者，可行上消化道动力学检测。

（七）治疗方案的选择

1. 质子泵抑制剂。
2. H$_2$ 受体阻断剂。
3. 中和胃酸的抗酸剂
4. Hp 检测阳性者行 Hp 根除治疗。
5. 中医治疗方案。

释义

■ 胃酸/胃蛋白酶在胃黏膜糜烂（尤其是平坦糜烂）、反酸和上腹痛等症状的发生中起重要作用，抗酸或抑酸治疗对愈合糜烂和消除上述症状有效。目前抑制胃酸分泌药物包括 H$_2$ 受体阻断剂（H$_2$RA）和质子泵抑制剂（PPI）两大类。包括奥美拉唑、埃索美拉唑、兰索拉唑、雷贝拉唑和泮托拉唑等在内的 PPI 抑酸作用强而持久，可根据病情或症状严重程度选用。

■ H$_2$ 受体阻断剂（H$_2$RA）的常用药物包括西咪替丁、雷尼替丁、法莫替丁等。H$_2$RA 抑制胃酸分泌的作用较 PPI 要弱，持续时间要短。但是某些患者选择适度抑酸的 H$_2$ 受体阻断剂治疗可能更经济和较少不良反应。

■ Hp 感染是慢性胃炎的主要病因。根据 2016 年 12 月我国浙江杭州《第五次全国幽门螺杆菌感染处理共识报告》，推荐对有胃黏膜萎缩、糜烂或有消化不良症状者根除 *H. pylori*。根据幽门螺杆菌方案推荐铋剂+PPI+两种抗菌药物组成的四联疗法，疗程推荐 14 天。在停用抗 *H. pylori* 治疗 4 周后，应行 ^{13}C 或 ^{14}C 尿素呼气试验以明确是否达到 *H. pylori* 根除，复查前停用 PPI 至少 2 周，停用抗菌药物、铋剂、某些具有抗菌作用的中药至少 4 周，否则可能造成假阴性结果。

■ 胃黏膜屏障功能可被多种因素削弱和破坏，进而使胃黏膜遭到消化液的作用，产生炎症、糜烂、出血和上皮化生等病变。胃黏膜保护剂，如硫糖铝、复方铝酸铋、替普瑞酮、吉法酯、依卡倍特等可改善胃黏膜屏障，促进胃黏膜糜烂愈合。其中铝碳酸镁制剂具有结合胆酸作用，可增强胃黏膜屏障并通过结合胆酸，从而减轻或消除胆汁反流所致的胃黏膜损害。

■ 对以上腹饱胀、恶心或呕吐等为主要症状者，可考虑应用促动力药。对具有明显的进食相关的腹胀、纳差等消化功能低下症状者，可考虑应用消化酶制剂。

■ 中医治疗

1. 肝胃气滞：上腹胀满或胀痛，两胁胀满不适或疼痛，症状因情绪因素诱发或加重，嗳气频作，舌淡红，苔薄白，脉弦。治法：疏肝理气和胃。
2. 肝胃郁热：胃脘灼痛，两胁胀闷或疼痛，心烦易怒，反酸，口干，口苦，大便干燥，舌质红，苔黄，脉弦或弦数。治法：清肝和胃。
3. 脾胃湿热：上腹痞满或疼痛，身体困重，大便黏滞或溏滞，食少纳呆，口苦，口臭，精神困倦，舌质红，苔黄腻，脉滑或数。治法：清热化湿。
4. 脾胃气虚：上腹胀满或隐痛，餐后加重，疲倦乏力，纳呆，四肢不温，大便溏薄，舌淡或有齿印，苔薄白，脉虚弱。治法：益气健脾。
5. 脾胃虚寒：上腹隐痛，喜温喜按，劳累或受凉后发作或加重，泛吐清水，精神疲倦，四肢倦怠，腹泻或伴不消化食物，舌淡胖，边有齿痕，苔白滑，脉沉弱。治法：温中健脾。

6. 胃阴不足：上腹灼热疼痛，胃中嘈杂，似饥而不欲食，口干舌燥，大便干结，舌红少津或有裂纹，苔少或无，脉细或数。治法：养阴益胃。

7. 胃络瘀阻：上腹痞满或痛有定处，胃痛日久不愈，痛如针刺，舌质暗红或有瘀点、瘀斑，脉弦涩。治法：活血化瘀。

■ 中成药

1. 根据相应证型进行选择。肝胃气滞证：气滞胃痛片或颗粒、胃苏颗粒。肝胃郁热证：达利通颗粒。脾胃湿热证：三九胃泰胶囊或颗粒。脾胃气虚证：胃复春胶囊（片）、养胃颗粒、香砂养胃丸。脾胃虚寒证：附子理中丸或温胃舒胶囊、小建中胶囊。胃阴不足证：养胃舒胶囊、阴虚胃痛胶囊。胃络瘀阻证：摩罗丹或荆花胃康胶丸。

2. 特色治疗：针灸常用穴位：足三里、中脘、胃俞、脾俞、内关。

配穴：肝胃不和加肝俞、太冲、期门；伴郁热加天枢、丰隆；脾胃虚弱者加脾俞、梁丘、气海；胃阴不足加三阴交、太溪；脾胃虚寒重者，可灸上脘、中脘、下脘、足三里；兼有恶心、呕吐、嗳气者，加上脘、内关、膈俞；痛甚加梁门、内关、公孙；消化不良者加合谷、天枢、关元、三阴交；气滞血瘀证加太冲、血海、合谷；气虚血瘀证加血海、膈俞等。

兼有实证者用针刺，虚证明显者用灸法；虚实夹杂，针灸并用。

3. 康复与预防复发：慢性胃炎患者病因病机以虚实为纲，实证以外邪、痰饮、食滞、湿热、血瘀为主，虚证主要以脾胃气虚、胃阴虚为主。饮食上应尽量避免服用对胃黏膜有刺激或损伤的食物（如辛辣食物、含亚硝酸盐食物等）及药物（如非甾体类抗炎药等），保持心情舒畅，避免不良情绪的刺激，必要时可向心理医师咨询。避免长期过度劳累；在冬春季节尤需注意生活调摄。注意随访监测。

（八）出院标准

1. 诊断明确，除外其他疾病。
2. 反酸、嗳气、上腹饱胀和疼痛等临床症状缓解，可应用口服药物维持治疗。

> **释义**
>
> ■ 患者出院前应完成所有必须检查项目，除外引起这些非特异性症状的其他病因。
> ■ 开始药物治疗，观察临床症状是否减轻或消失，有无明显药物相关不良反应。

（九）变异及原因分析

1. 可疑胃癌需进行特殊内镜检查技术。
2. 合并胃癌或消化道出血等并发症需进行相关治疗，出径并进入相关路径。
3. 合并其他脏器严重疾病需进行相关检查及治疗，或转入相关路径。
4. 患者在被充分告知的情况下，拒绝配合必要的检查项目和/或治疗方案。

> **释义**
>
> ■白光内镜和活体病理组织检查怀疑上皮内瘤变或者早期胃癌者，可选择进一步特殊内镜检查，包括放大内镜结合染色、电子染色结合放大内镜和共聚焦激光显微内镜等。
>
> ■患者入选路径后，在检查及治疗过程中如果发现患者存在胃癌或合并消化道出血等并发症需进行相关治疗，则需要终止本路径并转入相应路径。
>
> ■按标准治疗方案如患者症状缓解不明显，并发现合并其他脏器严重疾病，需调整药物治疗或继续其他基础疾病的治疗，则终止本路径转入相关路径。
>
> ■因患者方面的主观原因导致执行路径出现变异，需医师在表单中予以说明。

五、慢性胃炎临床路径给药方案

1. 用药选择：

（1）根除 *H. pylori* 的治疗：幽门螺杆菌感染是胃十二指肠溃疡的主要病因，根除幽门螺杆菌对溃疡愈合和预防复发至关重要。根据 2016 年 12 月我国浙江杭州《第五次全国幽门螺杆菌感染处理共识报告》，推荐 PPI+两种抗菌药物+铋剂组成的四联疗法，疗程 14 天，抗菌药物的组合方案为：①阿莫西林+克拉霉素；②阿莫西林+左氧氟沙星；③阿莫西林+呋喃唑酮；④四环素+甲硝唑；⑤四环素+呋喃唑酮；⑥阿莫西林+甲硝唑；⑦阿莫西林+四环素。青霉素过敏者推荐的抗菌药物方案为：①克拉霉素+左氧氟沙星；②克拉霉素+呋喃唑酮；③四环素+甲硝唑或呋喃唑酮；④克拉霉素+甲硝唑；⑤四环素+甲硝唑；⑥四环素+呋喃唑酮。

（2）抑酸药：

1）质子泵抑制剂（PPI）：PPI 是公认的有效抑制胃酸的药物，抑制胃酸分泌可以促进溃疡愈合，常用的 PPI 药物包括奥美拉唑、埃索美拉唑、泮托拉唑、雷贝拉唑、兰索拉唑、艾普拉唑等，在急性期可以予以 PPI 静脉输注，如奥美拉唑或埃索美拉唑 40mg，每 12 小时 1 次，然后继续口服单剂量 PPI，每日 1~2 次，总疗程十二指肠溃疡为 4~6 周，胃溃疡为 6~8 周。常规剂量 PPI 治疗，可予 PPI 口服，如埃索美拉唑 20mg，早餐前半小时吞服（不可咀嚼），一日 1 次，给药剂量更小，提高了用药安全性，适于临床用药。

2）H_2 受体阻断剂（H_2RA）：H_2RA 抑制胃酸分泌的作用较 PPI 弱，对于病变较轻或基层医院可考虑应用，如法莫替丁 20mg，静脉滴注，每日 1~2 次或法莫替丁 20mg，口服，每日 2 次。

（3）黏膜保护剂：在消化性溃疡的治疗中，黏膜保护剂联合抑酸药，促进溃疡愈合。常用的黏膜保护剂有胶体铋、硫糖铝、复方铝酸铋、聚普瑞锌等。胶体铋主要在酸性环境下与溃疡面的黏蛋白形成螯合剂，覆盖于胃黏膜上发挥治疗作用，促进胃上皮细胞分泌黏液，抑制胃蛋白酶活性，干扰幽门螺杆菌的代谢，使菌体与黏膜上皮失去黏附作用；硫糖铝在酸性胃液中凝聚成糊状黏稠物，附着于黏膜表面，阻止胃蛋白酶侵袭溃疡面，有利于黏膜上皮细胞的再生，促进溃疡的愈合；复方铝酸铋颗粒可在胃及十二指肠黏膜上形成保护膜，碳酸氢钠、重质碳酸镁均有明显抗酸作用，与甘草浸膏、弗朗鼠李皮、茴香配成复方，可调节胃酸过多、胃肠胀气，消除大便秘结，增强胃及十二指肠黏膜屏障，使黏膜再生，促进溃疡愈合。

（4）中和胃酸的抗酸剂：品种较少，主要包括铝碳酸镁（兼具黏膜保护和抗胆汁反流的作用），快速中和胃酸，缓解胃酸过多相关的症状。

（5）症状治疗中还应包括胃肠促动力剂。具有明显的进食相关的腹胀、食欲缺乏等消化功能低下症状者，可考虑应用消化酶制剂。

（6）有消化不良症状且伴明显精神心理因素的慢性胃炎患者可用抗抑郁药或抗焦虑药。

（7）中药和中成药：根据患者实际情况选择合适中药或中成药进行治疗。

1）柴胡疏肝散，药物：柴胡、陈皮、枳壳、芍药、香附、川芎、甘草。加减：胃脘疼痛者可加川楝子、延胡索；嗳气明显者，可加沉香、旋覆花。

2）化肝煎，药物：青皮、陈皮、白芍、牡丹皮、栀子、泽泻、浙贝母、黄连、吴茱萸。加减：反酸明显者可加乌贼骨、瓦楞子；胸闷胁胀者，可加柴胡、郁金。

3）黄连温胆汤，药物：半夏、陈皮、茯苓、枳实、竹茹、黄连、大枣、甘草。加减：腹胀者可加厚朴、槟榔；嗳食酸腐者可加莱菔子、神曲、山楂。

4）香砂六君子汤，药物：木香、砂仁、陈皮、半夏、党参、白术、茯苓、甘草。加减：痞满者可加佛手、香橼；气短、汗出者可加炙黄芪；四肢不温者可加桂枝、当归。

5）黄芪建中汤，药物：黄芪、芍药、桂枝、生姜、大枣、饴糖、党参、白术、干姜、甘草。加减：便溏者可加炮姜炭、炒薏苡仁；畏寒明显者可加炮附子。

6）一贯煎，药物：北沙参、麦冬、地黄、当归、枸杞子、川楝子。加减：胃痛明显者加芍药、甘草；便秘不畅者可加瓜蒌、火麻仁。

7）失笑散合丹参饮，药物：五灵脂、蒲黄、丹参、檀香、砂仁。加减：疼痛明显者加延胡索、郁金；气短、乏力者可加黄芪、党参。

口服方药，一日 2 次，早晚餐后 30 分钟服用，每次约 200ml，中成药按药物说明书进行服用，特殊情况遵医嘱。

（8）中成药：根据相应证型进行选择。肝胃气滞证：气滞胃痛片或颗粒、胃苏颗粒。肝胃郁热证：达利通颗粒。脾胃湿热证：三九胃泰胶囊或颗粒。脾胃气虚证：胃复春胶囊（片）、养胃颗粒、香砂养胃丸。脾胃虚寒证：附子理中丸或温胃舒胶囊、小建中胶囊。胃阴不足证：养胃舒胶囊、阴虚胃痛胶囊。胃络瘀阻证：摩罗丹或荆花胃康胶丸。

2. 药学提示：

（1）质子泵抑制剂（PPI）：用药相对安全，不良反应包括：①胃肠道反应，包括腹痛、腹胀、食欲减退、恶心、腹泻等；②皮肤损害，主要引起皮疹、皮肤瘙痒等症状；③神经内分泌系统，多出现头痛、头晕、口干、失眠、疲倦、嗜睡、乏力等；④少数患者可出现肝酶一过性升高，白细胞计数暂时性降低。此外，长期应用需要警惕骨质疏松、骨折、肠道菌群紊乱和低镁血症风险。

（2）H_2 受体阻断剂（H_2RA）：不良反应相对较少，少数患者可有皮肤损害、口干、头晕、失眠、便秘、腹泻、皮疹、面部潮红、白细胞减少。偶有轻度一过性转氨酶增高等。个别患者应用 H_2RA 可出现中枢神经系统不良反应，表现为躁狂、谵妄、抽搐、意识障碍等。

（3）氯吡格雷是一种抗凝血药，主要用于心脏病史患者预防新的心脏事件的发生，但目前研究发现某些 PPI 会降低氯吡格雷的疗效，使患者血栓事件发生的概率增加，以奥美拉唑的抑制作用最明显。如使用氯吡格雷的患者必须使用 PPI 时，应考虑不会产生强烈相互作用的药物，如雷贝拉唑、泮托拉唑。

（4）半夏作为急性胃炎的常用中药，具有燥湿化痰，降逆止呕，消痞散结的功效。现代中药药理研究表明：在一般临床剂量范围内，半夏配伍川乌、草乌或附子不会出现毒性增强或疗效降低，但临床应用时还需慎重，以免发生不良反应。半夏具有神经毒性，生半夏误服微量即可中毒，所以生半夏按毒性中药管理，临床需炮制后使用。此外，半夏还有对局部黏膜强烈刺激性、肾毒性、妊娠胚胎毒性、致畸作用。

2. 注意事项：

（1）质子泵抑制剂（PPI）长期用药可能造成骨质疏松症和肠道菌群紊乱。

（2）PPI 对胃恶性病变引起的症状同样有较好的疗效，因此需要除外恶性病变的可能性。

（3）奥美拉唑在 0.9%氯化钠溶液中比 5%葡萄糖溶液更稳定，最好选用 0.9%氯化钠来配制静脉输注的奥美拉唑溶液，且 0.9%氯化钠输液体积以 100ml 为宜；奥美拉唑溶液应单独使用，不应添加其他药物。

（4）胃溃疡和幽门螺杆菌根除的治疗更强调患者用药要足量足疗程，以免出现病情复发。

六、慢性胃炎护理规范

1. 对不同疾病程度的患者给予相应等级的护理照顾级别。

2. 指导患者急性发作时应卧床休息；恢复期，日常生活要有规律，注意劳逸结合，避免过度劳累。

3. 指导患者急性期予无渣、半流质的温热饮食，如有少量出血可给予牛奶、米汤等。剧烈呕吐、呕血的患者应禁食，进行静脉营养支持治疗。恢复期予高热量、高蛋白、高维生素、易消化的饮食，避免摄入过冷、过热、辛辣刺激性食物和饮料，戒烟酒。

4. 密切观察腹痛的部位、性质，呕吐物与大便的颜色、量、性质，用药前后患者症状是否改善，以便及时发现病情变化。

5. 遵医嘱予患者应用根除幽门螺杆菌感染治疗以及应用抑酸剂、胃黏膜保护剂时，注意观察药物的疗效及不良反应。

6. 指导患者避免精神紧张，采用转移注意力、做深呼吸等方法缓解疼痛。

7. 协助患者做好各项检查前准备工作，以及做好患者检查后的病情观察。

8. 指导患者进行生活方式的调整，包括戒烟戒酒等。

9. 做好护患沟通，建立良好护患关系，对有焦虑、悲观、恐惧情绪的患者，鼓励患者说出心理感受，保持情绪稳定，增强患者对疼痛的耐受性。指导患者掌握有效的自我护理和保健措施，减少疾病复发的次数。

10. 加强患者的健康宣教，并在出院时做好出院后的健康宣教。

七、慢性胃炎营养治疗规范

1. 评估患者营养状态，可应用最广泛的营养风险筛查工具 2002（NRS2002）。NRS2002 评分 ≥3 分提示有营养风险，需要进行营养支持治疗。

2. 有贫血者根据血清铁、铁蛋白、促红素水平、网织红细胞补充铁剂等，自身免疫性胃炎者根据叶酸、维生素 B_{12} 水平进行维生素 B_{12} 替代治疗。

八、慢性胃炎患者健康宣教

1. 生活方式的调整，建议尽量避免长期大量服用引起胃黏膜损伤的药物（如 NSAIDs），改善饮食与生活习惯（如避免过多饮用咖啡、饮酒和吸烟等）。

2. 帮助患者充分认识慢性胃炎，不必过度惊慌。理解慢性胃炎的治疗目的是去除病因、缓解症状和改善胃黏膜组织学。无症状、*H. pylori* 阴性的慢性非萎缩性胃炎无需特殊治疗；但对慢性萎缩性胃炎，特别是严重的慢性萎缩性胃炎或伴有上皮内瘤变者应注意预防其恶变。

3. 告知患者随访策略，即胃镜下病理活检有中-重度萎缩并伴有肠化生的慢性萎缩性胃炎患者需 1 年左右随访 1 次胃镜，不伴有肠化生或上皮内瘤变的慢性萎缩性胃炎患者可酌情内镜和病理随访。伴有低级别上皮内瘤变并证明此标本并非来于癌旁者，根据内镜和临床情况缩短至 6 个月左右随访 1 次；而高级别上皮内瘤变需立即确认，证实后行内镜下治疗或手术治。

4. 关注患者精神心理状态，积极沟通，帮助其建立良好的应对策略。

九、推荐表单

（一）医师表单

慢性胃炎临床路径医师表单

适用对象：第一诊断为慢性胃炎（ICD-10：K29.502；K29.501；K29.401）

患者姓名：	性别： 年龄： 门诊号：	住院号：
住院日期：　年　月　日	出院日期：　年　月　日	标准住院日：7~9 天

时间	住院第 1 天	住院第 2~3 天
主要诊疗工作	□ 询问病史及体格检查 □ 完成病历书写 □ 安排入院常规检查 □ 病情评估，病情告知 □ 对患者进行有关胃镜检查的宣教，签署胃镜检查同意书 □ 完成中医辨证论治及处方用药	□ 完成相关检查，明确诊断，若合并其他脏器疾病，提请相关科室会诊 □ 上级医师查房，根据病情予以药物治疗 □ 观察患者临床症状和体征 □ 完成上级医师查房记录
重点医嘱	**长期医嘱** □ 二级护理 □ 软质饮食 □ 质子泵抑制剂 □ 胃黏膜保护剂 □ 对症治疗（必要时） **临时医嘱**（同级别医院近期内已查项目可自行决定是否取用） □ 血常规、粪便常规和隐血、尿常规 □ 肝功能、肾功能、电解质、血糖 □ Hp 感染相关检测 □ 心电图、X 线胸片、腹部彩超 □ 胃镜或消化道钡餐造影（胃镜检查前做乙型肝炎、丙型肝炎等感染性疾病筛查） □ 心电图、X 线胸片、腹部彩超 □ 必要时行血淀粉酶、血型、血脂、胃蛋白酶原、胃泌素 G17、肿瘤标志物筛查、凝血功能、血清铁、铁蛋白、叶酸、维生素 B_{12}、促红细胞生成素水平、网织红细胞、上消化道动力学检测、上腹部 CT 或 MRI、内镜下活体组织学检查等检查	**长期医嘱** □ 二级护理 □ 软质饮食 □ 质子泵抑制剂 □ 胃黏膜保护剂 □ Hp 检测阳性者行 Hp 根除治疗 □ 对症治疗（必要时） **临时医嘱** □ 必要时行血淀粉酶、血型、血脂、胃蛋白酶原、胃泌素 G17、肿瘤标志物筛查、凝血功能、血清铁、铁蛋白、叶酸、维生素 B_{12}、促红素水平、网织红细胞、上消化道动力学检测、上腹部 CT 或 MRI、内镜下活体组织学检查等检查
主要护理工作	□ 协助办理入院手续 □ 入院宣教 □ 入院护理评估 □ 指导饮食	□ 基本生活、心理护理 □ 指导饮食 □ 督促患者用药

续　表

时间	住院第 1 天	住院第 2~3 天
病情 变异 记录	□无　□有，原因： 1. 2.	□无　□有，原因： 1. 2.
护士 签名		
医师 签名		

时间	住院第 4~6 天	住院第 7~9 天 （出院日）
主要诊疗工作	□ 上级医师查房，根据病情予以药物治疗 □ 观察患者临床症状和体征 □ 完成上级医师查房记录	□ 上级医师查房及诊疗评估，确定患者可以出院 □ 通知患者及其家属出院，交代注意事项 □ 告知根除 Hp 疗效评价时间 □ 完成出院小结、病案首页、出院诊断书等医疗文件
重点医嘱	**长期医嘱** □ 二级护理 □ 软质饮食 □ 质子泵抑制剂 □ 胃黏膜保护剂 □ Hp 检测阳性者行 Hp 根除治疗 □ 对症治疗（必要时）	**临时医嘱** □ 今日出院
主要护理工作	□ 基本生活、心理护理 □ 指导饮食 □ 督促患者用药	□ 协助办理出院手续 □ 出院宣教
病情变异记录	□ 无　□ 有，原因： 1. 2.	□ 无　□ 有，原因： 1. 2.
护士签名		
医师签名		

（二）护士表单

慢性胃炎临床路径护士表单

适用对象：第一诊断为慢性胃炎（ICD-10：K29.502；K29.501；K29.401）

患者姓名：	性别： 年龄： 门诊号：	住院号：
住院日期： 年 月 日	出院日期： 年 月 日	标准住院日：7~9 天

时间	住院第1天	住院第2天	住院第3天
健康宣教	□ 入院宣教 　介绍主管医师、护士 　介绍环境、设施 　介绍住院注意事项 　介绍探视和陪护制度 　介绍贵重物品保管制度	□ 药物宣教 □ 胃镜检查前宣教 　宣教胃镜检查前准备及检查 　后注意事项 　告知胃镜检查后饮食 　告知患者在检查中配合医师 　主管护士与患者沟通，消除 　患者紧张情绪 　告知检查后可能出现的情况 　及应对方式	□ 胃镜检查当日宣教 　告知饮食、体位要求 　告知胃镜检查后需禁食2~4 　小时 　给予患者及家属心理支持 　再次明确探视陪护须知
护理处置	□ 核对患者姓名，佩戴腕带 □ 建立入院护理病历 □ 协助患者留取各种标本 □ 测量体重	□ 协助医师完成胃镜检查前的 　相关实验室检查 □ 胃镜检查前准备 □ 禁食、禁水	□ 送患者至内镜中心 　摘除患者义齿 　核对患者资料及带药 □ 接患者 　核对患者及资料
基础护理	□ 三级护理 □ 晨晚间护理 □ 排泄管理 □ 患者安全管理	□ 三级护理 □ 晨晚间护理 □ 排泄管理 □ 患者安全管理	□ 二级/一级护理 □ 晨晚间护理 □ 患者安全管理
专科护理	□ 护理查体 □ 病情观察 　呕吐物及大便的观察 　腹部体征的观察 □ 需要时，填写跌倒及压疮防 　范表 □ 需要时，请家属陪护 □ 确定饮食种类 □ 心理护理	□ 病情观察 　呕吐物及大便的观察 　腹部体征的观察 □ 遵医嘱完成相关检查 □ 心理护理	□ 遵医嘱予补液 □ 病情观察 　呕吐物及大便的观察 　腹部体征的观察 □ 心理护理
重点医嘱	□ 详见医嘱执行单	□ 详见医嘱执行单	□ 详见医嘱执行单

续　表

时间	住院第 1 天	住院第 2 天	住院第 3 天
病情 变异 记录	□无　□有，原因： 1. 2.	□无　□有，原因： 1. 2.	□无　□有，原因： 1. 2.
护士 签名			

时间	住院第 4~6 天	住院第 7~9 天 （出院日）
健康宣教	□ 胃镜检查后宣教 　　药物作用及频率 　　饮食、活动指导	□ 出院宣教 　　复查时间 　　服药方法 　　活动休息 　　指导饮食 　　指导办理出院手续
护理处置	□ 遵医嘱完成相关检查	□ 办理出院手续 　　书写出院小结
基础护理	□ 二级护理 □ 晨晚间护理 □ 排泄管理 □ 患者安全管理	□ 三级护理 　　晨晚间护理 　　协助或指导进食、进水 　　协助或指导活动 　　患者安全管理
专科护理	□ 病情观察 　　监测生命体征 　　出血、穿孔、感染等并发症的观察 　　大便的观察 　　腹部体征的观察 □ 心理护理	□ 病情观察 　　监测生命体征 　　出血、穿孔、感染等并发症的观察 　　大便的观察 　　腹部体征的观察 □ 出院指导（幽门螺杆菌阳性患者需要治疗 　　后复查^{13}C 或^{14}C 呼气试验） □ 心理护理
重点医嘱	□ 详见医嘱执行单	□ 详见医嘱执行单
病情变异记录	□ 无　□ 有，原因： 1. 2.	□ 无　□ 有，原因： 1. 2.
护士签名		

（三）患者表单

慢性胃炎临床路径患者表单

适用对象：第一诊断为慢性胃炎（ICD-10：K29.502；K29.501；K29.401）

| 患者姓名： | 性别： | 年龄： | 门诊号： | 住院号： |

| 住院日期： 年 月 日 | 出院日期： 年 月 日 | 标准住院日：7~9 天 |

时间	入院	胃镜术前	胃镜检查当天
医患配合	□ 配合询问病史、收集资料，请务必详细告知既往史、用药史、过敏史 □ 配合进行体格检查 □ 有任何不适请告知医师	□ 配合完善胃镜检查前相关检查、实验室检查，如采血、留尿、心电图、X 线胸片 □ 医师与患者及家属介绍病情及胃镜检查谈话、胃镜检查前签字	□ 配合完善相关检查、实验室检查如采血、留尿、胃镜 □ 配合医师摆好检查体位
护患配合	□ 配合测量体温、脉搏、呼吸频率 3 次、血压、体重 1 次 □ 配合完成入院护理评估（简单询问病史、过敏史、用药史） □ 接受入院宣教（环境介绍、病室规定、订餐制度、贵重物品保管等） □ 配合执行探视和陪护制度 □ 有任何不适请告知护士	□ 配合测量体温、脉搏、呼吸频率 3 次，询问大便情况 1 次 □ 接受胃镜检查前宣教 □ 接受饮食宣教 □ 接受药物宣教	□ 配合测量体温、脉搏、呼吸频率 3 次，询问大便情况 1 次 □ 送内镜中心前，协助完成核对，带齐影像资料及用药 □ 返回病房后，配合接受生命体征的测量 □ 配合检查意识（全身麻醉者） □ 配合缓解疼痛 □ 接受胃镜检查后宣教 □ 接受饮食宣教：胃镜当天禁食 □ 接受药物宣教 □ 有任何不适请告知护士
饮食	□ 遵医嘱饮食	□ 遵医嘱饮食	□ 胃镜检查前禁食、禁水 □ 胃镜检查后，根据医嘱 2 小时后试饮水，无恶心呕吐可进少量流质饮食或者半流质饮食
排泄	□ 正常排尿便	□ 正常排尿便	□ 正常排尿便
活动	□ 正常活动	□ 正常活动	□ 正常活动

时间	胃镜检查后	出院
医患配合	□ 配合腹部检查 □ 配合完善术后检查：如采血、留尿、便等	□ 接受出院前指导 □ 知道复查程序 □ 获取出院诊断书
护患配合	□ 配合定时测量生命体征、每日询问大便情况 □ 配合检查腹部 □ 接受输液、服药等治疗 □ 接受进食、进水、排便等生活护理 □ 配合活动，预防皮肤压力伤 □ 注意活动安全，避免坠床或跌倒 □ 配合执行探视及陪护	□ 接受出院宣教 □ 办理出院手续 □ 获取出院带药 □ 知道服药方法、作用、注意事项 □ 知道复印病历程序
饮食	□ 遵医嘱饮食	□ 遵医嘱饮食
排泄	□ 正常排尿便	□ 正常排尿便
活动	□ 适度活动，避免疲劳	□ 适度活动，避免疲劳

附：原表单（2016 年版）

慢性胃炎临床路径表单

适用对象：第一诊断为慢性胃炎（ICD-10：K29.502；K29.501；K29.401）

| 患者姓名： | 性别： | 年龄： | 门诊号： | 住院号： |

| 住院日期： 年 月 日 | 出院日期： 年 月 日 | 标准住院日：7~9 天 |

时间	住院第 1 天	住院第 2~3 天
主要诊疗工作	□ 询问病史及体格检查 □ 完成病历书写 □ 安排入院常规检查 □ 病情评估，病情告知 □ 对患者进行有关胃镜检查的宣教，签署胃镜检查同意书	□ 完成相关检查，明确诊断，若合并其他脏器疾病，提请相关科室会诊 □ 上级医师查房，根据病情予以药物治疗 □ 观察患者临床症状和体征 □ 完成上级医师查房记录
重点医嘱	**长期医嘱** □ 二级护理 □ 软质饮食 □ 质子泵抑制剂 □ 胃黏膜保护剂 □ 对症治疗（必要时） **临时医嘱**（同级别医院近期内已查项目可自行决定是否取用） □ 血常规、粪便常规和隐血、尿常规 □ 肝功能、肾功能、电解质、血糖 □ Hp 感染相关检测 □ 心电图、X 线胸片、腹部彩超 □ 胃镜或消化道钡餐造影（胃镜检查前做乙型肝炎、丙型肝炎等感染性疾病筛查） □ 心电图、X 线胸片、腹部彩超 □ 必要时行血淀粉酶、血型、血脂、胃蛋白酶原、胃泌素 G17、肿瘤标志物筛查、凝血功能、血清铁、铁蛋白、叶酸、维生素 B_{12}、促红素水平、网织红细胞、上消化道动力学检测、上腹部 CT 或 MRI、内镜下活体组织学检查等检查	**长期医嘱** □ 二级护理 □ 软质饮食 □ 质子泵抑制剂 □ 胃黏膜保护剂 □ Hp 检测阳性者行 Hp 根除治疗 □ 对症治疗（必要时） **临时医嘱** □ 必要时行血淀粉酶、血型、血脂、胃蛋白酶原、胃泌素 G17、肿瘤标志物筛查、凝血功能、血清铁、铁蛋白、叶酸、维生素 B_{12}、促红素水平、网织红细胞、上消化道动力学检测、上腹部 CT 或 MRI、内镜下活体组织学检查等检查
主要护理工作	□ 协助办理入院手续 □ 入院宣教 □ 入院护理评估 □ 指导饮食	□ 基本生活、心理护理 □ 指导饮食 □ 督促患者用药
病情变异记录	□ 无 □ 有，原因： 1. 2.	□ 无 □ 有，原因： 1. 2.

续　表

时间	住院第 1 天	住院第 2~3 天
护士 签名		
医师 签名		

时间	住院第 4~6 天	住院第 7~9 天 （出院日）
主要诊疗工作	□ 上级医师查房，根据病情予以药物治疗 □ 观察患者临床症状和体征 □ 完成上级医师查房记录	□ 上级医师查房及诊疗评估，确定患者可以出院 □ 通知患者及其家属出院，交代注意事项 □ 告知根除 Hp 疗效评价时间 □ 完成出院小结、病案首页、出院诊断书等医疗文件
重点医嘱	**长期医嘱** □ 二级护理 □ 软质饮食 □ 质子泵抑制剂 □ 胃黏膜保护剂 □ Hp 检测阳性者行 Hp 根除治疗 □ 对症治疗（必要时）	**临时医嘱** □ 今日出院
主要护理工作	□ 基本生活、心理护理 □ 指导饮食 □ 督促患者用药	□ 协助办理出院手续 □ 出院宣教
病情变异记录	□ 无　□ 有，原因： 1. 2.	□ 无　□ 有，原因： 1. 2.
护士签名		
医师签名		

第十三章

消化性溃疡临床路径释义

【医疗质量控制指标】

指标一、消化性溃疡诊断主要依靠胃镜或消化道造影结合临床表现来诊断。

指标二、在制订诊治计划时需要考虑消化性溃疡的并发症（出血、穿孔、梗阻、癌变等）。

指标三、消化性溃疡的药物治疗一定要足量足疗程。

指标四、重视消化性溃疡患者治疗后随访，努力达到溃疡愈合的目标。

一、消化性溃疡编码

1. 疾病名称及编码：消化性溃疡（ICD-10：K25-K27）
2. 对应或相关中医病种及编码：胃痛（ICD-10：R10.102/A17.30/BNP010）

  胃脘痛（ICD-11：SA51/BNP010）

  嘈杂（ICD-11：SA53/A17.32/BNP070）

  胃疡（A04.03.18）

  吞酸（A17.35/BNP030）

二、临床路径检索方法

K25-K27/A04.03.18

三、国家医疗保障疾病诊断相关分组（CHS-DRG）

MDCG 消化系统疾病及功能障碍

GU1 伴出血或穿孔的消化溃疡

GU2 其他消化溃疡

四、消化性溃疡临床路径标准住院流程

（一）适用对象

第一诊断为消化性溃疡（疾病编码 ICD-10：K25-K27）。

> **释义**
>
> ■ 适用对象编码参见第一部分。
> ■ 本路径适用对象为临床诊断为消化性溃疡的患者，包括胃溃疡、十二指肠溃疡、胃十二指肠溃疡，如合并消化道出血、消化道穿孔、梗阻和癌变等并发症，需进入其他相应路径。

（二）诊断依据

根据《消化性溃疡病诊断与治疗规范（2013年，深圳）》［中华消化杂志，2014，34（2），73-76］，《实用内科学》（王吉耀、葛均波、邹和建主编，人民卫生出版社，2022年，第16版）诊断消化性溃疡，包括胃溃疡和十二指肠溃疡。

1. 有中上腹疼痛、反酸。

2. 可有恶心、厌食、食欲缺乏、腹胀等表现。

3. 胃镜检查或消化道钡餐检查确诊为消化性溃疡，且仅需药物治疗者。

释义

■ 本路径的制订主要参考国内权威参考书籍和诊疗指南。

■ 病史和临床症状是诊断消化性溃疡的初步依据，多数患者表现为慢性周期性、节律性中上腹疼痛和反酸可伴有恶心、厌食、食欲缺乏、腹胀等表现。胃镜检查可见黏膜溃疡，X线钡餐检查提示龛影可明确诊断。部分患者临床表现不典型，如胃镜或X线钡餐检查支持胃十二指肠溃疡，亦可进入路径。进入路径的患者仅需药物治疗，如需要内镜、介入或手术干预，则进入其他路径。

（三）治疗方案的选择

根据《消化性溃疡病诊断与治疗规范（2013年，深圳）》［中华消化杂志，2014，34（2），73-76］，《实用内科学》（王吉耀、葛均波、邹和建主编，人民卫生出版社，2022年，第16版）诊断消化性溃疡，包括胃溃疡和十二指肠溃疡。

1. 健康宣传教育，调整生活方式。

2. 药物治疗：Hp根除治疗，质子泵抑制剂；H_2受体阻断剂；胃黏膜保护剂。

3. 合并出血的患者，若有休克者，密切观察生命体征，补充血容量，纠正酸中毒。在上述治疗的基础上，可应用局部止血药及内镜下止血等治疗。

4. 合并穿孔的患者，需外科治疗。

5. 合并输出道梗阻的患者，纠正水、电解质代谢紊乱、放置胃管、应用质子泵抑制剂，不全性梗阻可应用促进胃动力药，器质性幽门梗阻需外科治疗。

6. 中医治疗方案。

释义

■ 本病确诊后即应开始综合性治疗，包括内科基本治疗和药物治疗，目的在于消除病因、缓解临床症状、促进溃疡愈合、防止溃疡复发和减少并发症的发生。

■ 内科一般治疗包括调整生活方式（避免劳累和精神紧张），注意饮食（戒烟戒酒，少食多餐，避免咖啡、浓茶、辛辣等刺激性食物），避免使用可诱发消化性溃疡的药物（如NSAIDs、肾上腺糖皮质激素等）。

■ 治疗消化性溃疡的药物主要包括降低胃酸药物、黏膜保护剂、根除幽门螺杆菌（Hp）药物等，具体治疗方案参见"（七）治疗方案与药物选择"。对老年人消化性溃疡病、巨大溃疡、复发性溃疡，在抑酸、抗幽门螺杆菌（Hp）同时，必要时可考虑使用黏膜保护剂。

■ 当消化性溃疡合并出血时，需要密切监测生命体征，出现休克表现时，补充血容量（补充胶体、晶体，输血），纠正酸中毒。在药物治疗和支持治疗基础上，必要时可以局部应用止血药物、内镜下止血、介入止血等，但这部分患者需要进入其他路径。

■ 当消化性溃疡合并穿孔时，应积极进行外科手术治疗，并退出本路径。

■ 当消化性溃疡合并消化道梗阻时，在应用质子泵抑制剂、纠正水、电解质紊乱基础上，可放置胃管减压引流。如为不全梗阻，可酌情使用促动力剂（包括多潘立酮、莫沙必利等); 如为完全梗阻, 需要外科手术治疗。上述情况均需要退出本路径。

■ 中医治疗

1. 辨证治疗:

(1) 肝气犯胃证: 胃脘胀痛, 窜及两胁; 胸闷喜叹息, 遇情志不遂胃痛加重; 嗳气频繁。烦躁易怒; 嘈杂反酸; 口苦纳差。舌质淡红, 苔薄白, 脉弦。治法: 疏肝理气, 和胃止痛。

(2) 脾胃气虚证: 胃脘隐痛; 腹胀纳少食后尤甚; 大便溏薄。肢体倦怠; 少气懒言; 消瘦。舌淡苔白; 脉缓弱或脉细弱。治法: 健脾益气。

(3) 脾胃湿热证: 脘腹痞满或疼痛; 口干或口苦。口干不欲饮; 纳呆; 恶心或呕吐; 小便短黄。舌红, 苔黄厚腻; 脉滑。治法: 清热化湿, 理气和中。

(4) 寒热错杂证: 胃脘灼痛, 喜温喜按; 口干苦或吐酸水。嗳气时作; 嘈杂泛酸; 四肢不温; 大便时干时稀。舌淡或淡红, 体胖有齿痕, 苔黄白相间或苔黄腻, 脉弦细。治法: 寒温并用, 和胃止痛。

(5) 胃络瘀阻证: 胃脘疼痛如针刺或如刀割, 痛处不移; 胃痛拒按, 食后胃痛加重。痛晚间发作, 或夜间痛甚; 呕血或黑便。舌质紫暗或见瘀斑, 脉涩或沉弦。治法: 活血化瘀, 通络止痛。

(6) 胃阴不足证: 胃脘隐痛或灼痛; 嘈杂似饥, 饥不欲食。口干不欲饮; 纳呆食少; 干呕; 大便干结。舌红少津裂纹、少苔、无苔或剥苔, 脉细数。治法: 健脾养阴, 益胃止痛。

(7) 脾胃虚寒证: 胃脘隐痛, 喜温喜按; 空腹痛重, 得食痛减。面色无华; 神疲肢怠; 纳呆食少; 泛吐清水; 四肢不温; 大便稀溏。舌体胖, 边有齿痕, 苔薄白, 脉沉细或迟。治法: 温中散寒, 健脾和胃。

2. 特色治疗:

(1) 针灸疗法:

主穴: 中脘、足三里、内关、胃俞、脾俞、肾俞。

配穴: 肝胃不和, 加肝俞、期门、膈俞、梁门、梁丘、阳陵泉, 用泻法。饮食积滞者, 加梁门、下脘、天枢、脾俞、支沟, 用泻法、强刺激。脾胃虚弱者, 加章门, 用补法, 另外加灸脾俞、胃俞、下脘、气海、关元、天枢。胃阴不足者, 加三阴交、太溪, 用补法。胃热者, 刺金津、玉液出血。胃寒者, 主穴加灸。瘀血阻络者加肝俞、期门、三阴交。1 次/天, 10 天为 1 个疗程。

(2) 中药穴位贴敷: ①寒证: 热敷方: 取干姜、吴茱萸等调制成药膏外敷脐部或疼痛最明显处, 外敷 1~2 次/天, 并配合红外线照射; ②热证: 寒敷方: 取大黄、黄柏调制成药膏外敷脐部或疼痛最明显处, 外敷 1~2 次/天。

(3) 穴位注射: 双足三里穴位各注射灯盏细辛注射液或丹参注射液 1ml。

(4) 热敏灸疗法: 热敏穴位以腹部、背部及小腿外侧为热敏穴位高发区, 多出现在中脘、肝俞、脾俞、阳陵泉、足三里等区域。每次选取上述 1~2 组穴位, 每天 1 次, 10 次为 1 个疗程, 每次治疗以灸至感传消失为度, 疗程间休息 2~5 天, 共 2~3 个疗程。临床可根据具体情况, 选用多功能艾灸仪、智能通络治疗仪等治疗。

3. 康复与预防复发: 消化性溃疡的复发是综合因素造成的, 季节因素、饮食因素、精神情志因素、环境因素、体质因素、药物因素以及一些未知因素等都可导致溃疡病复发, 避免这些负性因素对于预防本病复发具有重要意义。

（1）按时规律进餐，戒进食过饱及睡前进食，戒烟酒，戒大量饮用浓茶或咖啡，戒辛辣等刺激性食物。

（2）避免过度劳累及精神紧张。

（3）慎用对胃黏膜有损害的药物，如非甾体抗炎药、肾上腺皮质激素、利血平等。

（4）Hp为消化性溃疡病重要发病原因和复发因素之一，故对消化性溃疡Hp阳性者，无论溃疡是活动期或者静止期都应行根除Hp治疗。

（四）标准住院日

7~9日。

> **释义**
>
> ■ 疑诊消化性溃疡的患者入院后，完善常规检查、病情评估、胃镜/消化道钡餐前准备1天，第1~3天完善胃镜检查或消化道钡餐检查，并开始药物治疗，如存在幽门螺杆菌感染，同时予以抗幽门螺杆菌治疗，主要观察临床症状的缓解情况和有无药物不良反应，总住院时间7~9天符合本路径要求。

（五）进入路径标准

1. 第一诊断符合消化性溃疡（疾病编码ICD-10：K25-K27）。
2. 当患者同时具有其他疾病诊断，但在住院期间不需要特殊处理也不影响第一诊断的临床路径流程实施时，可以进入路径。

> **释义**
>
> ■ 进入本路径的患者为第一诊断为消化性溃疡，需除外出血、穿孔、梗阻、癌变等溃疡病并发症。
>
> ■ 入院后常规检查发现有基础疾病，如高血压、冠状动脉粥样硬化性心脏病、糖尿病、肝功能、肾功能不全等，经系统评估后对溃疡病诊断治疗无特殊影响者，可进入路径。但可能增加医疗费用，延长住院时间。

（六）住院期间检查项目

1. 必需的检查项目（同级别医院近期内已查项目可自行决定是否采用）：
（1）血常规、粪便常规和隐血、尿常规。
（2）肝功能、肾功能、电解质、凝血功能、血糖。
（3）Hp感染相关检测。
（4）胃镜或消化道钡餐检查（胃镜检查前做乙型肝炎、丙型肝炎等感染性疾病筛查）。
（5）心电图。
（6）X线胸片。

（7）腹部彩超。

2. 同时具有其他疾病诊断，只要是发现消化道出血：

（1）内镜下活体组织学检查。

（2）淀粉酶。

（3）血型。

（4）腹部平片。

（5）腹部 CT 平扫和/或增强，或腹部 MRI。

（6）胃蛋白酶原、胃泌素 G17。

（7）肿瘤标志物筛查。

> **释义**
>
> ■ 血常规、尿常规、粪便常规+隐血是最基本的三大常规检查，进入路径的患者均需完成。便隐血试验和血红蛋白检测可以进一步了解患者有无急性或慢性消化道失血及贫血；肝功能、肾功能、电解质、血糖、凝血功能、心电图、X 线胸片、腹部彩超可评估有无基础疾病，是否影响住院时间、费用及其治疗预后；感染性疾病筛查用于胃镜检查前准备，包括乙型肝炎、丙型肝炎等；无禁忌证患者均应行胃镜或 X 线钡餐检查，同时行^{13}C 或^{14}C 尿素呼气试验或者胃黏膜病理学检查/快速尿素酶试验检测幽门螺杆菌感染。
>
> ■ 对于胃溃疡患者，应行内镜下黏膜活体组织检测，以鉴别良恶性溃疡。本病还需与其他引起上腹痛的疾病相鉴别，如怀疑胆囊炎、胆石症，除查血常规、肝功能外，应行腹部超声、CT 或 MRI；急性腹痛持续不缓解，不能除外胰腺炎者，应行血淀粉酶/脂肪酶以及腹部 CT、MRI 检查；立位腹平片可以协助诊断消化道梗阻、穿孔；难治性的、多发溃疡的、胃大部切除后迅速复发的或伴有腹泻的消化性溃疡者，需要考虑胃泌素瘤的可能，血清胃泌素 G17 检测有助于定性诊断，腹部影像学有助于定位诊断；血清肿瘤标志物可协助良、恶性溃疡的鉴别。胃蛋白酶原 I/II 用于反映不同部位胃黏膜功能，其比值降低与胃黏膜萎缩进展相关。血型、Rh 因子用于输血前检查。

（七）治疗方案与药物选择

1. 质子泵抑制剂。

2. H$_2$受体阻断剂。

3. Hp 检测阳性者行 Hp 根除治疗。

4. 胃黏膜保护剂：铋剂、硫糖铝、米索前列醇、铝碳酸镁、替普瑞酮、聚普瑞锌等。

5. 营养支持治疗。

6. 中药或中成药。

> **释义**
>
> ■ 降低胃酸可以促进溃疡愈合，目前抑制胃酸分泌药物包括质子泵抑制剂（PPI）和 H$_2$ 受体阻断剂（H$_2$RA）两大类，质子泵抑制剂（PPI）的常用药物包括奥美拉唑、兰索拉唑、雷贝拉唑、泮托拉唑、埃索美拉唑、艾普拉唑等；H$_2$ 受体阻断剂（H$_2$RA）的常用药物包括西咪替丁、法莫替丁、罗沙替丁等。PPI 较 H$_2$RA 抑

制胃酸分泌的作用更强，持续时间更久。一般来说，十二指肠溃疡的治疗疗程为 4~6 周，胃溃疡的治疗疗程为 6~8 周。

■幽门螺杆菌（Hp）感染是消化性溃疡的主要病因之一，十二指肠溃疡患者的 Hp 感染率为 90%~100%，胃溃疡患者 Hp 感染率为 80%~90%，消化性溃疡合并 Hp 感染者均应予以根除 Hp 治疗。根据 2016 年 12 月我国浙江杭州《第五次全国幽门螺杆菌感染处理共识报告》，根除幽门螺杆菌方案推荐铋剂+PPI+两种抗菌药物组成的四联疗法，疗程推荐 14 天。必要时可考虑联合使用具有肠道菌群调节作用的微生态制剂提高根除率，降低患者腹痛、腹胀、恶心、呕吐等不良反应。在停用抗 Hp 治疗 4 周后，应行 ^{13}C 或 ^{14}C 尿素呼气试验以明确是否达到 Hp 根除，复查呼气试验前 2 周停用抗酸药物，否则可能造成假阴性结果。

■对老年人消化性溃疡、巨大溃疡、复发性溃疡，在抗酸，抗 Hp 同时，必要时可考虑使用黏膜保护剂，包括瑞巴派特、硫糖铝、铝碳酸镁、替普瑞酮、复方尿囊素、铋剂如胃铋镁等，可以更快缓解症状，并促进胃黏膜组织形态结构的恢复，提高溃疡愈合质量。

■根据患者进食和营养状况，适当予以口服或静脉营养支持，维持水电解质平衡。

■中药或中成药

1. 肝气犯胃证，推荐方药：柴胡疏肝散加减；中成药：气滞胃痛片或颗粒、胃苏颗粒、健胃愈疡片。

2. 脾胃气虚证，推荐方药：四君子汤加味；中成药：安胃疡胶囊。

3. 脾胃湿热证，推荐方药：王氏连朴饮加减；中成药：三九胃泰胶囊或颗粒。

4. 寒热错杂证，推荐方药：半夏泻心汤加减；中成药：荆花胃康胶丸。

5. 胃络瘀阻证，推荐方药：失笑散合丹参饮加减；中成药：元胡止痛片、康复新液。

6. 胃阴不足证，推荐方药：一贯煎合芍药甘草汤加减；中成药：养胃舒胶囊。

7. 脾胃虚寒证，推荐方药：黄芪健中汤加减；中成药：小建中胶囊（颗粒）、虚寒胃痛冲剂。

（八）出院标准

1. 诊断明确，除外其他疾病。
2. 腹痛、反酸等症状缓解，可应用口服药物维持治疗。

> **释义**
>
> ■患者消化性溃疡诊断明确，通过系统检查除外其他疾病。
>
> ■患者治疗后腹痛、反酸症状缓解，不需要使用静脉药物，口服药物即可维持治疗时，符合出院标准。

（九）变异及原因分析

1. 合并溃疡并发症（出血、穿孔、梗阻等），需内镜下止血等治疗，出径或进入相关路径。

2. 检查后发现胃癌等其他消化系统疾病，出径或进入相关路径。

3. 合并其他脏器严重疾病需进行相关检查及治疗，或转入相关路径。

4. 患者在被充分告知的情况下，拒绝配合必要的检查项目和/或治疗方案。

> **释义**
>
> ■ 当消化性溃疡合并消化道出血、穿孔、梗阻等并发症时，需要内镜下止血或手术治疗时，需退出本路径或进入相应路径。
>
> ■ 当消化性溃疡经诊断证实为胃癌等其他消化系统疾病时，需要退出本路径或进入相应路径。
>
> ■ 如合并其他严重基础疾病，需调整药物治疗或继续其他基础疾病的治疗，则退出本路径或进入相应路径。
>
> ■ 因患者方面的主观原因（即便充分告知，仍拒绝配合）导致执行路径出现变异，需医师在表单中予以说明。

五、消化性溃疡临床路径给药方案

1. 用药选择：

（1）根除幽门螺杆菌的治疗：幽门螺杆菌感染是胃十二指肠溃疡的主要病因，根除幽门螺杆菌对溃疡愈合和预防复发至关重要。根据 2016 年 12 月我国浙江杭州《第五次全国幽门螺杆菌感染处理共识报告》，推荐 PPI+两种抗菌药物+铋剂组成的四联疗法，疗程 14 天，抗菌药物的组合方案为：①阿莫西林+克拉霉素；②阿莫西林+左氧氟沙星；③阿莫西林+呋喃唑酮；④四环素+甲硝唑；⑤四环素+呋喃唑酮；⑥阿莫西林+甲硝唑；⑦阿莫西林+四环素。青霉素过敏者推荐的抗菌药物方案为：①克拉霉素+左氧氟沙星；②克拉霉素+呋喃唑酮；③四环素+甲硝唑或呋喃唑酮；④克拉霉素+甲硝唑；⑤四环素+甲硝唑；⑥四环素+呋喃唑酮。

（2）抑酸药：

1）质子泵抑制剂（PPI）：PPI 是公认的有效抑制胃酸的药物，抑制胃酸分泌可以促进溃疡愈合，常用的 PPI 药物包括奥美拉唑、兰索拉唑、雷贝拉唑、泮托拉唑、埃索美拉唑、艾普拉唑等，在急性期可以予以 PPI 静脉输注，如奥美拉唑或埃索美拉唑 40mg，每 12 小时 1 次，然后继续口服单剂量 PPI，每日 1~2 次，总疗程十二指肠溃疡为 4~6 周，胃溃疡为 6~8 周。常规剂量 PPI 治疗，可予 PPI 口服，如埃索美拉唑 20mg，早餐前半小时吞服（不可咀嚼），一日 1 次，给药剂量更小，提高了用药安全性，适于临床用药。

2）H_2 受体阻断剂（H_2RA）：H_2RA 如法莫替丁、罗沙替丁等，抑制胃酸分泌的作用较 PPI 弱。对于病变较轻或基层医院可考虑应用，如法莫替丁 20mg，静脉滴注，每日 1~2 次或罗沙替丁 75mg，静脉滴注，每日 2 次。

（3）黏膜保护剂：在消化性溃疡的治疗中，黏膜保护剂联合抑酸药，促进溃疡愈合。常用的黏膜保护剂有瑞巴派特、胶体铋、胃铋镁、硫糖铝、铝碳酸镁、聚普瑞锌等。瑞巴派特能促进环氧化酶及前列腺素的合成，提高胃黏膜细胞增生修复能力，同时其抑制了 Hp 黏附以及 IL-8D 产生，减少胃黏膜损伤并抑制乙醇引起的胃黏膜电位差低下，瑞巴派特因具有清除氧自由基，抑制中性粒细胞活化特性因此具有一定的抗炎活性；胶体铋主要在酸性环境下与溃疡面的黏蛋白形成螯合剂，覆盖于胃黏膜上发挥治疗作用，促进胃上皮细胞分泌黏液，抑制胃蛋白酶活性，干扰幽门螺杆菌的代谢，使菌体与黏膜上皮失去黏附作用；胃铋镁为复方制剂，可在溃疡表面形成保护膜，同时具有抗酸、减轻炎症反应等作用，干扰幽门螺杆菌代谢，促进溃疡愈合，并减少铋在脑、肾等脏器的蓄积；硫糖铝在酸性胃液中凝聚成糊状黏稠物，附着于黏膜表面，阻止胃蛋白酶侵袭溃疡面，有利于黏膜上皮细胞的再生，促进溃疡的愈合；铝碳酸镁可促进胃黏膜组织形态结构的恢复，提高溃疡愈合质量。

（4）中药汤剂：某些中药具有抗 Hp 的作用，且中药可以与抑酸药、黏膜保护剂等基础用药构成中西医结合治疗方案。在降阶梯（step down）疗法中，根据患者实际情况选择合适的中药或中成药进行维持治疗。为了促进消化性溃疡临床症状的缓解，促进溃疡愈合，防止溃疡复发，减少并发症发生，可以在医师指导下服用中药或中成药。

1）肝气犯胃证，柴胡 6g、香附 9g、川芎 9g、陈皮 6g、枳壳 9g、白芍 15g、炙甘草 6g。

2）脾胃气虚证，党参 18g、白术 12g、茯苓 15g、黄芪 30g、木香 9g、砂仁 6g（后下）、炙甘草 6g。

3）脾胃湿热证，黄连 3g、厚朴 9g、石菖蒲 9g、法半夏 9g、淡豆豉 125g、栀子 9g、芦根 30g。

4）寒热错杂证，黄连 3g、黄芩 9g、干姜 9g、桂枝 9g、白芍 15g、法半夏 9g、炙甘草 9g、陈皮 9g、茯苓 15g、枳壳 9g。

5）胃络瘀阻证，生蒲黄 9g（包煎）、五灵脂 9g（包煎）、丹参 15g、檀香 3g、砂仁 3g（后下）、桃仁 9g、红花 6g、川芎 9g、当归 9g、延胡索 9g、三七粉 3g（冲服）、煅瓦楞子 15g（先煎）。

6）胃阴不足证，北沙参 12g、麦冬 12g、白芍 15g、炙甘草 3g、当归 9g、枸杞子 9g、生地黄 15g、川楝子 9g。

7）脾胃虚寒证，炙黄芪 15g、白芍 15g、桂枝 9g、炙甘草 6g、生姜 9g、饴糖 30g、大枣 15g。

口服方药，一日 2 次，早晚餐后 30 分钟服用，每次约 200ml。中成药按药物说明书进行服用，特殊情况遵医嘱。

2. 药学提示：

（1）质子泵抑制剂（PPI）：用药相对安全，不良反应包括：①胃肠道反应，包括腹痛、腹胀、食欲减退、恶心、腹泻等；②皮肤损害，主要引起皮疹、皮肤瘙痒等症状；③神经内分泌系统，多出现头痛、头晕、口干、失眠、疲倦、嗜睡、乏力等；④少数患者可出现肝酶一过性升高，白细胞计数暂时性降低。此外，长期应用需要警惕骨质疏松、骨折、肠道菌群紊乱和低镁血症风险。

（2）H_2 受体阻断剂（H_2RA）：不良反应相对较少，少数患者可有皮肤损害、口干、头晕、失眠、便秘、腹泻、皮疹、面部潮红、白细胞减少。偶有轻度一过性转氨酶增高等。个别患者应用 H_2RA 可出现中枢神经系统不良反应，表现为躁狂、谵妄、抽搐、意识障碍等。

（3）氯吡格雷是一种抗凝血药，主要用于心脏病史患者预防新的心脏事件的发生，但目前研究发现某些 PPI 会降低氯吡格雷的疗效，使患者血栓事件发生的概率增加，以奥美拉唑的抑制作用最明显。如使用氯吡格雷的患者必须使用 PPI 时，应考虑不会产生强烈相互作用的药物，如雷贝拉唑、泮托拉唑。也可考虑选用 H_2 受体阻断剂进行抑酸治疗，如法莫替丁、罗沙替丁等。

（4）部分中药含皂苷成分较多，如人参皂苷、三七皂苷、甘草皂苷，若使用剂量过大或非适应证会产生食欲减退、恶心等消化道反应；人参三醇苷剂量过大可导致房室传导阻滞；生地黄、麦冬、玉竹等中药富含黏多糖，剂量过大有滑肠便稀的反应。半夏中含有的草酸钙针晶为主要的不良刺激成分，超量服用或长久服用可引起对肾、肝、肠等靶器官的毒性，通过炮制或充分煎煮，可减少或避免不良反应的发生。部分中成药患者服用后会出现过敏性药疹、变应性休克等不良反应。

3. 注意事项：

（1）质子泵抑制剂（PPI）长期用药可能造成骨质疏松症和肠道菌群紊乱。

（2）PPI对胃恶性病变引起的症状同样有较好的疗效，因此需要除外恶性病变的可能性。

（3）奥美拉唑在0.9%氯化钠溶液中比5%葡萄糖溶液更稳定，最好选用0.9%氯化钠来配制静脉输注的奥美拉唑溶液，且0.9%氯化钠输液体积以100ml为宜；奥美拉唑溶液应单独使用，不应添加其他药物。

（4）消化性溃疡和幽门螺杆菌根除的治疗更强调患者用药要足量足疗程，以免出现病情复发。

（5）贝母与青霉素类药物合用可能加剧对皮肤的损害，导致麻疹及猩红热样药疹。大剂量的甘草及其制剂与抗菌药物联用，会降低或丧失药物的吸收率，长期连用可引起二重感染；甘草酸水解后的甘草次酸有类肾上腺皮质激素的作用，长期大剂量的使用会诱发和加重消化道溃疡。奥美拉唑、西咪替丁均可抑制肝药酶活性，而部分中药成分对肝药酶具有诱导作用。在中药或中成药联合西药使用时应注意药物之间的相互作用。

六、消化性溃疡护理规范

1. 对疾病不同严重程度、是否有并发症的消化性溃疡患者予以相应级别的护理。

2. 休息与活动：溃疡活动期，症状较重或有并发症者，应卧床休息；溃疡缓解期，鼓励患者适当活动，劳逸结合，避免餐后剧烈活动。

3. 饮食护理：指导患者规律进食，在溃疡活动期，应做到少食多餐、定时定量、细嚼慢咽、避免过饱，避免餐间零食和睡前进食。选择营养丰富，易于消化的食物，避免食用对胃黏膜有较强刺激的生、冷、硬食物及粗纤维多的蔬菜、水果，忌用强刺激胃酸分泌的食品和调味品。

4. 病情观察：注意观察患者疼痛的规律及特点，监测生命体征及腹部体征变化，以便及时发现并纠正并发症。

5. 协助完善检查前准备工作，并做好相关解释及宣教。

6. 遵医嘱完成口服或静脉药物治疗，指导患者了解药物作用、用法及不良反应，了解根除幽门螺杆菌和溃疡治疗需要足量足疗程，积极配合医师治疗，提高用药依从性。

7. 帮助患者认识疾病，消除疑虑，乐观对待疾病，减少不良心理因素的影响。

8. 饮食和健康宣教：生活规律，少食多餐，促进溃疡愈合，防止复发。

七、消化性溃疡营养治疗规范

1. 疾病活动期，严格限制对胃黏膜有刺激的食物（予以易于消化的蛋白质和碳水化合物（如米汤、米粥、藕粉、蛋羹等），少食多餐。

2. 疾病缓解期，宜进浓流质或细软易消化的少渣半流质食物（如肉末蛋羹、鸡肉汤等），注意适当增加营养。

3. 疾病恢复期，以细软易消化的食物为主，可进食软米饭、面条、蒸包、清蒸鱼等，可增加一些纤维素少的蔬菜（如冬瓜、土豆等），少食多餐，避免过饱。

4. 出现消化道出血、幽门梗阻、消化道穿孔等并发症时，应禁食，肠外营养支持，病情稳定后逐步过渡到肠内营养。

八、消化性溃疡患者健康宣教

1. 养成良好的饮食习惯，规律进食，避免过饥过饱，避免过冷、过热、过硬、刺激性食物。

2. 采取健康的生活方式，戒烟戒酒，适量运动，避免过度劳累和精神紧张。

3. 避免服用诱发溃疡的药物（如非甾体抗炎药、阿司匹林、糖皮质激素等）。

4. 正确认识疾病，规范治疗，规律复查随诊。

九、推荐表单

（一）医师表单

消化性溃疡临床路径医师表单

适用对象：第一诊断为消化性溃疡（ICD-10：K25-K27）

患者姓名：	性别： 年龄： 门诊号：	住院号：
住院日期： 年 月 日	出院日期： 年 月 日	标准住院日：7~9 天

时间	住院第 1 天	住院第 2~3 天
主要诊疗工作	□ 询问病史及体格检查 □ 采集中医四诊信息 □ 进行中医证候判断 □ 完成病历书写 □ 初步拟定诊疗方案 □ 安排入院常规检查 □ 病情评估，病情告知 □ 对患者进行有关胃镜检查的宣教，签署胃镜检查同意书	□ 采集中医四诊信息 □ 进行中医证候判断 □ 完成相关检查，明确诊断，若合并其他脏器疾病，提请相关科室会诊 □ 上级医师查房，评估治疗效果，调整或补充诊疗方案 □ 观察患者临床症状和体征 □ 完成上级医师查房记录
重点医嘱	**长期医嘱** □ 二级护理 □ 软质饮食 □ 质子泵抑制剂 □ 胃黏膜保护剂 □ 营养支持治疗（必要时） □ 中医辨证 □ 口服中药汤剂、中成药 □ 针灸 □ 中药贴敷 □ 其他疗法 **临时医嘱**（同级别医院近期内已查项目可自行决定是否取用） □ 血常规、粪便常规和隐血、尿常规 □ 肝功能、肾功能、凝血功能、血糖、电解质 □ Hp 感染检测 □ 心电图、X 线胸片、腹部彩超 □ 胃镜或消化道钡餐造影（胃镜检查前做乙型肝炎、丙型肝炎等感染性疾病筛查） □ 必要时行内镜下活体组织学检查、血型、淀粉酶、肿瘤标志物筛查、胃蛋白酶原、胃泌素 G17、腹部平片、腹部 CT 或 MRI 等检查	**长期医嘱** □ 二级护理 □ 软质饮食 □ 质子泵抑制剂 □ 胃黏膜保护剂 □ Hp 检测阳性者行 Hp 根除治疗 □ 营养支持治疗（必要时） □ 中医辨证 □ 口服中药汤剂、中成药 □ 针灸 □ 中药贴敷 □ 其他疗法 **临时医嘱** □ 必要时行内镜下活体组织学检查、血型、淀粉酶、肿瘤标志物筛查、胃蛋白酶原、胃泌素 G17、腹部平片、腹部 CT 或 MRI 等检查
病情变异记录	□ 无 □ 有，原因： 1. 2.	□ 无 □ 有，原因： 1. 2.
医师签名		

时间	住院第 4~6 天	住院第 7~9 天 （出院日）
主要诊疗工作	□ 上级医师查房与诊疗评估 □ 采集中医四诊信息 □ 进行中医证候判断 □ 观察患者临床症状和体征 □ 完成上级医师查房记录	□ 上级医师查房及诊疗评估，确定患者可以出院 □ 通知患者及其家属出院，交代注意事项及门诊随诊 □ 告知根除 Hp 疗效评价时间 □ 完成出院小结、病案首页、出院诊断书等医疗文件
重点医嘱	**长期医嘱** □ 二级护理 □ 软质饮食 □ 质子泵抑制剂 □ 胃黏膜保护剂 □ Hp 检测阳性者行 Hp 根除治疗 □ 营养支持治疗（必要时） □ 中医辨证 □ 口服中药汤剂、中成药 □ 针灸 □ 中药贴敷 □ 其他疗法 **临时医嘱** □ 根据病情变化及异常结果复查相关检查	**出院医嘱** □ 停长期医嘱 □ 出院带药 □ 今日／明日出院
病情变异记录	□ 无　□ 有，原因： 1. 2.	□ 无　□ 有，原因： 1. 2.
医师签名		

（二）护士表单

消化性溃疡临床路径护士表单

适用对象：第一诊断为消化性溃疡（ICD-10：K25-K27）

患者姓名：	性别：	年龄：	门诊号：	住院号：

住院日期： 年 月 日	出院日期： 年 月 日	标准住院日：7~9 天

时间	住院第 1 天	住院第 2~3 天
健康宣教	□ 入院宣教 　介绍主管医师、护士 　介绍环境、设施 　介绍住院注意事项 　介绍探视和陪护制度 　介绍贵重物品保管制度 □ 药物宣教 □ 胃镜/消化道造影检查前宣教，告知检查前准备及检查后注意事项，检查中配合医师，消除患者紧张情绪	□ 胃镜检查后宣教 　饮食宣教 　药物使用宣教 □ 再次明确探视陪护须知
护理处置	□ 核对患者姓名，佩戴腕带 □ 建立入院护理病历 □ 协助患者留取各种标本 □ 测量体重 □ 协助医师完成胃镜检查前相关实验室检查及检查前准备 □ 检查前禁食、禁水	□ 遵医嘱完成各项检查 □ 遵医嘱完成药物治疗
基础护理	□ 二级护理 □ 晨晚间护理 □ 排泄管理 □ 患者安全管理	□ 二级护理 □ 晨晚间护理 □ 排泄管理 □ 患者安全管理
专科护理	□ 护理查体 □ 病情观察 □ 呕吐物及大便的观察 □ 腹部体征的观察 □ 需要时，填写跌倒及压疮防范表 □ 需要时，请家属陪护 □ 确定饮食种类 □ 心理护理	□ 病情观察 □ 呕吐物及大便的观察 □ 腹部体征的观察 □ 遵医嘱完成相关检查 □ 心理护理
重点医嘱	□ 详见医嘱执行单	□ 详见医嘱执行单

续　表

时间	住院第 1 天	住院第 2~3 天
病情 变异 记录	□无　□有，原因： 1. 2.	□无　□有，原因： 1. 2.
护士 签名		

时间	住院第 4~6 天	住院第 7~9 天 （出院日）
健康宣教	□ 药物作用及频率 　　饮食、活动指导	□ 出院宣教 　　复查时间 　　服药方法 　　活动休息 　　指导饮食 □ 指导办理出院手续
护理处置	□ 遵医嘱完成相关检查 □ 遵医嘱完成药物治疗	□ 办理出院手续 □ 书写出院小结
基础护理	□ 三级护理 □ 晨晚间护理 □ 排泄管理 □ 患者安全管理	□ 三级护理 □ 晨晚间护理 □ 协助或指导进食、进水 □ 协助或指导活动 □ 患者安全管理
专科护理	□ 病情观察 　　呕吐物及大便的观察 　　腹部体征的观察 □ 心理护理	□ 病情观察 　　呕吐物及大便的观察 　　腹部体征的观察 □ 出院指导（胃溃疡者需要治疗后复查胃镜和病理） □ 心理护理
重点医嘱	□ 详见医嘱执行单	□ 详见医嘱执行单
病情变异记录	□ 无　□ 有，原因： 1. 2.	□ 无　□ 有，原因： 1. 2.
护士签名		

（三）患者表单

消化性溃疡临床路径患者表单

适用对象：第一诊断为消化性溃疡（ICD-10：K25-K27）

患者姓名：	性别：	年龄：	门诊号：	住院号：
住院日期： 年 月 日	出院日期： 年 月 日			标准住院日：7~9 天

时间	住院第 1 天	住院第 2~3 天
医患配合	□ 配合询问病史、收集资料，请务必详细告知既往史、用药史、过敏史 □ 配合进行体格检查 □ 有任何不适请告知医师 □ 配合完善胃镜检查前相关检查、实验室检查，如采血、留尿、心电图、X 线胸片 □ 医师与患者及家属介绍病情及胃镜检查谈话、胃镜检查前签字	□ 配合完善相关检查、实验室检查，如采血、留尿、胃镜 □ 配合医师摆好检查体位
护患配合	□ 配合测量体温、脉搏、呼吸频率 3 次，血压、体重 1 次 □ 配合完成入院护理评估（简单询问病史、过敏史、用药史） □ 接受入院宣教（环境介绍、病室规定、订餐制度、贵重物品保管等） □ 配合执行探视和陪护制度 □ 有任何不适请告知护士 □ 接受胃镜检查前宣教 □ 接受饮食宣教 □ 接受药物宣教	□ 配合测量体温、脉搏、呼吸频率 3 次，询问大便情况 1 次 □ 接受饮食宣教 □ 接受药物宣教 □ 有任何不适请告知护士
饮食	□ 遵医嘱饮食 □ 胃镜检查前禁食、禁水 □ 胃镜检查后，根据医嘱 2 小时后试饮水，无恶心呕吐可进少量流质饮食或者半流质饮食	□ 遵医嘱饮食
排泄	□ 正常排尿便	□ 正常排尿便
活动	□ 正常活动	□ 正常活动

附：原表单（2016 年版）

消化性溃疡临床路径表单

适用对象：第一诊断为消化性溃疡（ICD-10：K25-K27）

患者姓名：	性别：	年龄：	门诊号：	住院号：
住院日期：　　年　月　日	出院日期：　　年　月　日		标准住院日：7~9 天	

时间	住院第 1 天	住院第 2~3 天
主要诊疗工作	□ 询问病史及体格检查 □ 完成病历书写 □ 安排入院常规检查 □ 病情评估，病情告知 □ 对患者进行有关胃镜检查的宣教，签署胃镜检查同意书	□ 完成相关检查，明确诊断，若合并其他脏器疾病，提请相关科室会诊 □ 上级医师查房，根据病情予以药物治疗 □ 观察患者临床症状和体征 □ 完成上级医师查房记录
重点医嘱	**长期医嘱** □ 二级护理 □ 软质饮食 □ 质子泵抑制剂 □ 胃黏膜保护剂 □ 营养支持治疗（必要时） **临时医嘱**（同级别医院近期内已查项目可自行决定是否采用） □ 血常规、粪便常规和隐血、尿常规 □ 肝功能、肾功能、凝血功能、血糖、电解质 □ Hp 感染检测 □ 心电图、X 线胸片、腹部彩超 □ 胃镜或消化道钡餐造影（胃镜检查前做乙型肝炎、丙型肝炎等感染性疾病筛查） □ 必要时行内镜下活体组织学检查、血型、淀粉酶、肿瘤标志物筛查、胃蛋白酶原、胃泌素 G17、腹部平片、腹部 CT 或 MRI 等检查	**长期医嘱** □ 二级护理 □ 软质饮食 □ 质子泵抑制剂 □ 胃黏膜保护剂 □ Hp 检测阳性者行 Hp 根除治疗 □ 营养支持治疗（必要时） **临时医嘱** □ 必要时行内镜下活体组织学检查、血型、淀粉酶、肿瘤标志物筛查、胃蛋白酶原、胃泌素 G17、腹部平片、腹部 CT 或 MRI 等检查
主要护理工作	□ 协助办理入院手续 □ 入院宣教 □ 入院护理评估 □ 指导饮食 □ 观察尿便情况	□ 基本生活、心理护理 □ 指导饮食 □ 观察尿便情况 □ 督促患者用药
病情变异记录	□ 无　□ 有，原因： 1. 2.	□ 无　□ 有，原因： 1. 2.
护士签名		
医师签名		

时间	住院第 4~6 天	住院第 7~9 天 （出院日）
主要诊疗工作	□ 上级医师查房，根据病情予以药物治疗 □ 观察患者临床症状和体征 □ 完成上级医师查房记录	□ 上级医师查房及诊疗评估，确定患者可以出院 □ 通知患者及其家属出院，交代注意事项及门诊随诊 □ 告知根除 Hp 疗效评价时间 □ 完成出院小结、病案首页、出院诊断书等医疗文件
重点医嘱	**长期医嘱** □ 二级护理 □ 软质饮食 □ 质子泵抑制剂 □ 胃黏膜保护剂 □ Hp 检测阳性者行 Hp 根除治疗 □ 营养支持治疗（必要时） **临时医嘱** □ 根据病情变化及异常结果复查相关检查	**出院医嘱** □ 今日出院
主要护理工作	□ 基本生活、心理护理 □ 指导饮食 □ 观察尿便情况 □ 督促患者用药	□ 协助办理出院手续 □ 出院宣教
病情变异记录	□ 无　□ 有，原因： 1. 2.	□ 无　□ 有，原因： 1. 2.
护士签名		
医师签名		

时间	住院第 4~6 天	住院第 7~9 天 （出院日）
医患配合	□ 配合腹部检查 □ 配合完善术后检查：如采血、留尿便等	□ 接受出院前指导 □ 知道复查程序 □ 获取出院诊断书
护患配合	□ 配合定时测量生命体征、每日询问大便情况 □ 配合检查腹部 □ 接受输液、服药等治疗 □ 接受进食、进水、排便等生活护理 □ 配合活动，预防皮肤压力伤 □ 注意活动安全，避免坠床或跌倒 □ 配合执行探视及陪护	□ 接受出院宣教 □ 办理出院手续 □ 获取出院带药 □ 知道服药方法、作用、注意事项 □ 知道复印病历程序
饮食	□ 遵医嘱饮食	□ 遵医嘱饮食
排泄	□ 正常排尿便	□ 正常排尿便
活动	□ 适度活动，避免疲劳	□ 适度活动，避免疲劳

第十四章

内镜下胃息肉切除术临床路径释义

【医疗质量控制指标】

指标一、完善术前评估，确定符合内镜治疗适应证、除外禁忌；注意全身基础病、合并症情况，确定麻醉及操作的耐受性。

指标二、内镜切除过程中规范操作，根据病变形态、病理类型等确定适宜切除方式。

指标三、制订个体化的随访方案。

一、内镜下胃息肉切除术编码

1. 疾病名称及编码：胃息肉（ICD-10：K31.7）

　　　　　　　　　　胃腺瘤样息肉（ICD-10：D13.1）

2. 手术操作及编码：内镜下胃息肉切除术（ICD-9-CM-3：43.41）

3. 对应或相关中医病种及编码：胃脘痛（ICD-11：SA51/A17.30/BNP010）

　　　　　　　　　　　　　　　胃痞（ICD-11：SA52/A17.31/BNP020）

二、临床路径检索方法

（K31.7/D13.1）伴 43.41/BNP010

三、国家医疗保障疾病诊断相关分组（CHS-DRG）

MDCG 消化系统疾病及功能障碍

GZ1 其他消化系统诊断

四、内镜下胃息肉切除术临床路径标准住院流程

（一）适用对象

第一诊断为胃息肉（ICD-10：K31.7），胃腺瘤样息肉（ICD-10：D13.1），行内镜下胃息肉切除术（ICD-9-CM-3：43.41）。

> **释义**
>
> ■ 消化道息肉泛指来源于黏膜上皮、隆起于黏膜表面并凸向腔内的新生物。根据所在部位，分别称之为胃息肉、大肠息肉等。其形态上可分为有蒂、亚蒂和无蒂息肉（包括侧向发育息肉）。根据息肉的数目可分为单发、多发性息肉病。息肉的组织病理学可分为增生性、炎症性、错构瘤性及腺瘤性。
>
> ■ 一般而言，内镜下息肉切除术指在内镜直视下将消化道上皮来源且没有恶变证据的息肉进行局部切除。息肉内镜切除的绝对适应证为：各种大小的有蒂息肉、无蒂息肉和腺瘤；单发或多发性腺瘤和息肉。随着内镜设备、附件及操作技术的发展改进，内镜下息肉切除的适应证日益扩增，尤其对于息肉大小通常没有绝对的限制。消化道息肉内镜下切除治疗的意义在于：①明确息肉性质；②治疗息肉引起的出血等相关疾病；③切除癌前病变（腺瘤或上皮内瘤变），预防胃癌发生。

■ 临床上需要根据息肉性质、分布范围，以及患者年龄、全身情况等综合因素来进行治疗方式的选择。而对于：①内镜检查禁忌者；②多发性腺瘤和息肉，分布局限，数目较多者；③家族性腺瘤息肉病；④内镜下形态已有明显恶变征象者或黏膜下浸润超出内镜切除范围，通常不适合普通的内镜下切除治疗。

（二）诊断依据

根据《实用内科学》（王吉耀、葛均波、邹和建主编，人民卫生出版社，2022 年，第 16 版），《消化内镜学》（李益农、陆星华主编，科学出版社，2004 年，第 2 版），Management of gastric polyps：an endoscopy-based approach［Clin Gastroenterol Hepatol，2013，11（11）：1374-1384］，The management of gastric polyps［Gut，2010，59（9）：1270-1276］等国内外临床、内镜诊断及治疗指南。

1. 胃镜发现胃息肉。
2. 钡餐造影检查发现充盈缺损，提示胃息肉。

释义

■ 胃息肉通常没有特异性症状。往往因为其他原因进行胃镜或消化道造影检查而被发现。随着影像学水平的提高，亦有患者通过 CT 检查发现胃部息肉。较大的胃息肉可以出现糜烂、溃疡甚至出血，临床可以有消化道出血等表现。少数息肉甚至可以引起幽门梗阻。多发性息肉病或较大的息肉可以出现腹泻、蛋白丢失性胃病。

■ 此外，胃肠道息肉病患者常常具有胃肠道以外的特征性表现：Gardner 综合征是常染色体显性遗传病，常伴有骨和软组织肿瘤；Peutz-Jeghers 综合征常伴有口唇颊部黏膜及指趾皮肤的色素斑；Cronkhite-Canada 综合征常常有脱发、指/趾甲萎缩及皮肤色素沉着等等外胚层受累表现。

（三）治疗方案的选择

根据《实用内科学》（王吉耀、葛均波、邹和建主编，人民卫生出版社，2022 年，第 16 版），《消化内镜学》（李益农、陆星华主编，科学出版社，2004 年，第 2 版），Management of gastric polyps：an endoscopy-based approach［Clin Gastroenterol Hepatol，2013，11（11）：1374-1384］，The management of gastric polyps［Gut，2010，59（9）：1270-1276］等国内外临床、内镜诊断及治疗指南。

1. 内科基本治疗（包括生活方式、饮食等）。
2. 内镜下治疗。
3. 中医治疗方案。

释义

■ 内镜下息肉切除可以采取以下技术手段：0.5cm 以下、可采用冷切除；活检钳、圈套器完整或分次切除、尼龙圈套扎后用圈套器进行黏膜切除术、局部黏膜下注射后圈套切除（endoscopic mucosal resection，EMR），大息肉分次切除等。不同的方法适用于不同大小及类型的息肉，需要不同的内镜下治疗器械，对操作者的技术要求不同，产生的医疗费用也有所不同，各医疗单位应根据自身条件及患者息肉的类型、大小、部位等特征，合理选择治疗方式，开展安全、有效的治疗。

■随着消化内镜技术及内镜器械的不断发展，消化道息肉的内镜下切除的适应证日益扩大。但是，上述的各种内镜下切除方式仍仅限于病变局部的切除治疗，因此明确恶变者，不适合上述的内镜下切除手段，对于有恶变倾向（如高级别瘤变）的病变，或者有癌变但限于黏膜下层浅层以上患者，为减少病变残留复发风险，可采用内镜下黏膜剥离（endoscopic submucosal disection，ESD）切除方式，完整切除病变并进行准确病理评估切除标本，这部分不包括在本路径的内镜下切除方法中。

■中医治疗

1. 辨证治疗：

（1）寒邪客胃证：胃痛暴作，遇冷痛重，舌淡苔白，脉弦紧，治法：温胃散寒，理气止痛。

（2）饮食伤胃证：胃胀痛拒按，嗳腐酸臭，舌苔厚腻，脉弦滑，治法：消食导滞，和胃止痛。

（3）肝胃不和证：胃脘胀满或疼痛，两胁胀满，舌淡红，苔薄白，脉弦，治法：理气解郁，和胃止痛。

（4）脾胃湿热证：脘腹痞满或疼痛，口干或口苦，舌红，苔黄厚腻，脉滑，治法：清热化湿，理气和胃。

（5）寒热错杂证：胃脘胀满疼痛，遇冷加重，口干或口苦，舌淡，苔黄，脉弦细滑，治法：辛开苦降，和胃开痞。

（6）瘀血阻胃证：胃脘刺痛，痛处不移，舌质紫暗，舌体瘀斑，脉弦涩，治法：活血化瘀，理气和胃。

（7）胃阴亏虚证：胃脘痛隐隐，饥而不欲食，舌红少津或舌裂纹无苔；脉细，治法：养阴生津，益胃止痛。

（8）脾胃虚寒证：胃脘隐痛，喜温喜按，得食痛减，舌淡或舌边齿痕，舌苔薄白，脉虚弱或迟缓，治法：益气健脾，温胃止痛。

2. 特色治疗：

（1）针刺：取足阳明经、手厥阴经、足太阴经、任脉穴。处方：足三里、梁丘、公孙、内关、中脘。配穴：胃寒者加梁门；胃热者加内；肝郁者加期门、太冲；脾胃虚寒者加气海、脾俞；胃阴不足者加三阴交、太溪；血瘀者加血海、膈俞。操作：毫针刺，实证用泻法，虚证用补法，胃寒及脾胃虚寒宜艾灸。

（2）灸法：寒邪客胃和脾胃虚寒者，取中脘、气海、神阙、足三里、脾俞、胃俞穴施行艾条灸法或隔姜灸（中脘、气海、足三里穴还可施行温针灸）。

（3）外敷法：对脾胃虚寒胃痛，可以采用外敷法治疗。将肉桂、丁香研为细末，用纱布包扎外敷中脘穴，每次 10~20 分钟。将吴茱萸用白酒适量拌匀，用绢布包成数包，蒸 20 分钟左右，趁热以药包熨脘腹、脐下、足心，药包冷则更换，每日 2 次，每次 30 分钟；或以疼痛缓解为度。除脾胃虚寒证外，其他胃痛用此法疗效欠佳。

（4）推拿疗法：采用行气止痛治法，用一指禅推、按、揉、摩、拿、搓、擦等法。取穴及部位：中脘、天枢、肝俞、脾俞、胃俞、三焦俞、肩中俞、手三里、内关、合谷、足三里、气海，胃脘部、背部、肩及胁部。

　　3. 康复与预防复发：胃痛发作多与情志不遂、饮食不节、寒温不适、劳累过度有关，故在预防上要重视精神、饮食、寒温、劳逸等的调摄。胃痛持续不已者，应在一定时期内进流质或半流质饮食，少食多餐，饮食清淡易消化；忌粗糙多纤维饮食，避免食用浓茶、咖啡、烟酒和辛辣等诱发因素；慎用水杨酸、肾上腺皮质激素等西药。

（四）标准住院日

5~7 天。

> **释义**
>
> 　　■ 胃息肉患者入院后，第 2~3 天实施内镜治疗，治疗后观察 1~7 天，必要时等待息肉病理检查结果。总住院时间不超过 10 天均符合路径要求。

（五）进入临床路径标准

1. 第一诊断必须符合胃息肉（ICD-10：K31.7），胃腺瘤样息肉（ICD-10：D13.1）疾病编码。
2. 符合胃息肉内镜下切除适应证。
3. 当患者同时具有其他疾病诊断时，但住院期间不需要特殊处理，也不影响第一诊断的临床路径流程实施时，可以进入路径。

> **释义**
>
> 　　■ 进入本路径的患者必须经过相关检查已经诊断胃息肉，入院目的为拟行胃息肉内镜下切除术。疑诊胃肠道息肉病者，不符合进入本路径标准。怀疑或者明确癌变患者，不符合本路径标准。
>
> 　　■ 经入院常规检查发现伴有基础疾病，如高血压、糖尿病、凝血功能障碍、肝功能、肾功能不全等，可对患者健康影响严重，或者该疾病可影响内镜下治疗，则应优先考虑治疗该种基础疾病，暂不宜进入本路径。
>
> 　　■ 上述基础疾病经合理治疗后达到稳定，或目前尚需要持续用药，但经评估无内镜下检查治疗禁忌，可进入路径。但可能会增加医疗费用，延长住院时间。

（六）住院期间检查项目

1. 必需的检查项目：
（1）血常规、血型及 Rh 因子。
（2）尿常规。
（3）粪便常规+隐血。
（4）肝功能、肾功能、电解质、血糖。
（5）感染指标筛查（乙型、丙型肝炎病毒、HIV、梅毒）。

（6）凝血功能。

（7）心电图、腹部超声、X线胸片。

2. 根据患者情况可选择的检查项目：

（1）消化道肿瘤指标筛查（CA19-9、CA242、CEA、CA72-4等）。

（2）超声内镜。

（3）结肠镜检查。

（4）对于增生性息肉和腺瘤性息肉者，应进行幽门螺杆菌检测。

释义

■所有进入路径的患者均应完成上述常规检查，以确保内镜下治疗的安全、有效。治疗前应认真分析检查结果，以及时发现异常情况并采取对应处置。

■血常规、肝功能、肾功能、电解质、血糖和凝血功能检查可以判断有无基础疾病，尤其是可能损害凝血功能，影响内镜下治疗及转归的基础疾病（如慢性肝肾疾病、血小板减少等）。血型和输血前检查（乙型和丙型肝炎、艾滋病、梅毒等疾病筛查）为发生大出血等并发症可能需要输血时做准备。

■消化道肿瘤标志物筛查及腹部超声等检查，是为了排除潜在的恶性疾病。

■心电图和X线胸片检查为入院常规检查，有助于了解患者心肺功能状况，排除潜在疾病，减少并发症发生机会。

■较大息肉或广基息肉，术前酌情选择超声内镜检查，了解病变累及深度及根部血管情况，帮助确定手术方案并减少并发症，但会相应增加医疗费用。某些特殊部位（如贲门部）的息肉，内镜切除时操作难度较大，需要在麻醉状态下完成，也会增加医疗费用。

■增生性息肉是胃小凹细胞增生所致，往往与幽门螺杆菌感染或自身免疫性胃炎相关；而胃腺瘤存在幽门螺杆菌感染基础上的萎缩肠化背景上的上皮细胞不典型增生。因此建议对上述两种病理类型患者进行幽门螺杆菌的检测。

■接受镇静/麻醉内镜操作的患者，术前需要经麻醉科医师会诊，评估麻醉风险并签署麻醉同意书，评估所需其他检查由麻醉科医师判定，可能会增加相关检查造成相应医疗费用增加（如肺功能评估、超声心动图等）。

■结肠镜和小肠CT或小肠造影，小肠气钡双重对比造影等有助于发现胃以外的消化道病变，但应严格把握治疗适应证。

■为了缩短住院日，上述检查项目及评估可以在患者入院前于门诊完成。

（七）内镜下治疗

住院后第2~3天。

1. 术前签署胃镜检查和治疗同意书。

2. 可使用镇静或麻醉药：术中需监测生命体征，术后要在内镜室观察至清醒后返回病房。

3. 按顺序进行常规胃镜检查。

4. 根据术中所见息肉形态、大小、数目等决定内镜下治疗方案并按胃息肉内镜治疗规范实施治疗；1cm以上的息肉应完全切除并进行病理评估，以除外上皮内瘤变。围术期采用适当措施避免可能的治疗并发症。

5. 抗血小板药物停用5天或以上。

6. 尽可能回收切除标本送病理检查。

7. 术后密切观察病情，及时发现并处理可能的并发症。

> **释义**
>
> ■ 消化内镜检查及内镜下治疗属于有创性操作，有潜在并发症的风险，需在患者充分知情并签署知情同意书后进行。
>
> ■ 接受无痛内镜操作的患者，术前需经麻醉科医师会诊评估麻醉风险，让患者了解麻醉的风险及注意事项，并签署麻醉知情同意书。
>
> ■ 各医疗单位应根据自身设备条件、治疗经验及患者息肉的形态类型、大小、部位等特征，合理选择内镜下治疗方式，按各种方法的内镜治疗规范开展安全、有效的治疗。>1cm 的息肉可能合并不典型增生甚至癌变，因此需要完整切除并全面细致地病理评估。
>
> ■ 内镜下胃息肉切除术并发症包括大出血、胃穿孔，可发生在手术中至术后2周内。为了预防并发症，必要时可在息肉切除后预防性热活检钳电凝处理或应用金属钛夹钳夹和/或尼龙套封闭创面，降低出血及穿孔的风险，但可能会相应增加医疗费用。
>
> ■ 术后密切观察，术后两天必须复查血常规及粪便常规与便隐血，其他时间根据需要进行相关检查（血常规、粪便常规与隐血、腹平片等），必要时可以增加同一检查的频次。术后应注意休息，避免剧烈运动，根据术中切除情况短期禁食或进流质饮食-少渣半流质饮食，密切观察病情，警惕并发症发生。

（八）选择用药

1. 使用抑酸剂［如质子泵抑制剂（PPI）或 H_2 受体阻断剂（H_2RA）］。
2. 使用黏膜保护剂。
3. 必要时使用抗菌药物。
4. 中药或中成药。

> **释义**
>
> ■ 胃息肉切除术后局部创面会继发溃疡形成，可按照消化性溃疡处理，予以 PPI 或 H_2RA 和/或黏膜保护剂治疗。个别创面较大，延迟出血或迟发穿孔风险高者，可以酌情加大 PPI 剂量，或者早期采用静脉用药。较大/较深的创面、多个息肉切除、操作时间长、有误吸导致肺部感染风险、免疫力低下等易合并感染的患者，可酌情使用抗菌药物。
>
> ■ 中药或者中成药应根据相应证型进行选择。
>
> 寒邪客胃证，推荐方药：良附丸合香苏散。
>
> 饮食伤胃证，推荐方药：保和丸或枳实导滞丸。
>
> 肝胃不和证，推荐方药：柴胡疏肝散；中成药：气滞胃痛颗粒或胃苏颗粒。
>
> 脾胃湿热证，推荐方药：连朴饮；中成药：香砂平胃颗粒。
>
> 寒热错杂证，推荐方药：半夏泻心汤；中成药：荆花胃康胶丸或荆花胃康胶丸。
>
> 瘀血阻胃证，推荐方药：丹参饮合失笑散；中成药：荜铃胃痛颗粒或胃康胶囊。
>
> 胃阴亏虚证，推荐方药：益胃汤合芍药甘草汤。
>
> 脾胃虚寒证，推荐方药：黄芪建中汤；中成药：小建中胶囊、虚寒胃痛颗粒、温胃舒胶囊、附子理中丸。

(九) 出院标准

1. 无出血、穿孔、感染等并发症。
2. 患者一般情况允许。

> **释义**
>
> ■ 患者出院前应完成必须复查项目（血常规，粪便常规及隐血，酌情行腹平片检查），且应无明显异常。检查结果明显异常者，应进行仔细分析并作出相应处置。
>
> ■ 符合胃息肉切除出院标准，虽然合并其他基础疾病患者，合并疾病如病情稳定则不影响出院。病情不稳定或恶化，需住院处理者，转入相应基础疾病治疗临床路径流程。
>
> ■ 出院时应尽量明确息肉病理检查结果，为制订进一步治疗及随诊方案。尚未得到病理诊断者，应约定患者到门诊复诊。

(十) 变异及原因分析

1. 年龄<18 岁或>65 岁的患者，进入特殊人群临床路径。
2. 具有胃镜操作禁忌证的患者进入特殊人群临床路径：如心肺等重要脏器功能障碍及凝血功能障碍，有精神疾患不能配合者，上消化道穿孔的急性期或消化道手术的围术期，严重咽喉部疾患内镜不能插入，腐蚀性食管损伤的急性期等。
3. 应用影响血小板及凝血功能药物者，进入特殊人群临床路径。
4. 息肉不符合内镜治疗指征，或患者存在内镜治疗禁忌证，出院或转外科，进入胃肿瘤外科治疗临床路径。
5. 合并急性消化道大出血，进入消化道出血临床路径，进行内镜下止血，必要转外科手术。
6. 合并感染，需要继续抗感染治疗，进入消化道感染临床路径。
7. 合并消化道穿孔，转外科手术，进入相应临床路径。
8. 病理提示恶性，转外科手术，进入其他路径。
9. 多发息肉、大息肉或复杂情况：多发>3 枚，或息肉直径≥2cm 或广基息肉或粗蒂息肉（蒂直径≥1cm），进入相应临床路径。

> **释义**
>
> ■ 变异是指入选临床路径的患者未能按路径流程完成医疗行为或未达到预期的医疗质量控制目标。包含三方面情况：①按路径流程完成治疗，但出现非预期结果，可能需要后续进一步处理。如本路径治疗后出现并发症或病理检查发现息肉性质为恶性肿瘤等。②按路径流程完成治疗，但超出了路径规定的时限或限定的费用。如实际住院日超出标准住院日要求或未能在规定的时间限定内实施内镜下治疗等。③不能按路径流程完成治疗，患者需要中途退出路径。如治疗过程中出现严重并发症（如消化道大出血、胃穿孔），导致必须终止路径或需要转入其他路径进行治疗等。对这些患者，均应进行变异原因的分析，并在临床路径的表单中予以说明。
>
> ■ 患者进入选路径后，在检查及治疗过程中发现患者合并事前未预知的对本路径治疗可能产生影响的情况，需终止执行路径或延长治疗时间、增加治疗费用等，医师需在表单中明确说明。如术前检查发现严重凝血功能障碍、胃镜检查发现息肉不符合内镜治疗指征，或者怀疑息肉癌变等。

　　■ 由于患者原因导致执行路径出现变异，如未按要求进行胃镜的术前准备，不能配合进行内镜下治疗等，需医师在表单中予以说明。

　　■ 其他意外情况导致执行路径出现变异，需医师在表单中予以说明。

　　■ 年龄小于 18 岁的患者，需仔细检查分析是否存在特殊类型的消化道息肉病，不适用本路径。老年胃息肉患者（＞65 岁）需要在内镜下治疗前充分地评估风险，并及时治疗合并疾病。

　　■ 3 枚以上胃息肉的患者，直径≥2cm 息肉，在息肉切除前应先明确息肉的性质（特殊检查、取活检等待病理检查结果），除外合并息肉病等情况，故不适用于本路径。其他情况复杂的胃息肉（广基息肉、粗蒂息肉）选择上述常规内镜下切除方法操作风险高，有时难以达到满意治疗效果，不适用于本路径。

五、内镜下胃息肉切除术临床路径给药方案

1. 用药选择：

（1）胃息肉切除术后，可予以 PPI/H_2RA 治疗，如奥美拉唑，法莫替丁等。多数以口服为主，个别创面较大，延迟出血或迟发穿孔风险高的患者，可以酌情加大 PPI 用量，或静脉给药。PPI/H_2RA 通过提高胃内 pH，达到促进创面愈合及预防出血/止血的作用。

（2）除 PPI/H_2RA 外，还可酌情予以黏膜保护剂治疗，如铋剂、硫糖铝等。

（3）胃息肉切除术后，通常不常规使用抗菌药物。

（4）中药或中成药：中药和中成药可以作为辅助用药与抑酸药、黏膜保护剂等基础用药构成中西医结合治疗方案。胃息肉切除术后，根据患者实际情况选择合适的中药或中成药进行维持治疗。

1）良附丸合香苏散，高良姜 9g、香附子 9g、紫苏叶 9g、甘草 3g、陈皮 6g。

2）保和丸，山楂 18g、神曲 6g、半夏 9g、茯苓 9g、陈皮 3g、连翘 3g、莱菔子 3g。

3）柴胡疏肝散，柴胡 6g、陈皮 6g、川芎 4.5g、香附 4.5g、枳壳 4.5g、芍药 4.5g、甘草 1.5g。

4）连朴饮，制厚朴 6g、川连 3g、石菖蒲 3g、制半夏 3g、香豉 9g、焦栀 9g、芦根 60g。

5）半夏泻心汤，半夏 12g、黄芩 9g、干姜 9g、人参 9g、黄连 3g、大枣 12 枚、甘草 9g。

6）丹参饮合失笑散，丹参 30g、檀香 4.5g、砂仁 4.5g、五灵脂 6g、蒲黄 6g。

7）益胃汤合芍药甘草汤，沙参 9g、麦冬 15g、冰糖 3g、生地 15g、玉竹 4.5g、芍药 12g、甘草 12g。

8）黄芪建中汤，桂枝 9g、甘草 6g、大枣 6 枚、芍药 18g、生姜 9g、胶饴 30g、黄芪 5g。

口服方药，一日 2 次，早晚餐后 30 分钟服用，每次约 200ml。中成药按药物说明书进行服用，特殊情况遵医嘱。

2. 药学提示：

（1）奥美拉唑常见不良反应包括：头痛、腹泻、恶心、呕吐、便秘、腹痛及腹胀等。对该药品过敏者禁用，过敏体质者慎用。法莫替丁不良反应较少，最常见的有头痛、头晕、便秘和腹泻，偶有皮疹、荨麻疹、白细胞减少、转氨酶升高等。

（2）黏膜保护剂不良反应少，少数患者可以出现便秘、恶心等不适。

（3）半夏作为胃息肉常用中药，具有燥湿化痰，降逆止呕，消痞散结的功效。现代中药药理研究表明：在一般临床剂量范围内，半夏配伍川乌、草乌或附子不会出现毒性增强或疗效降低的情况，但临床应用时还需慎重，以免发生不良反应。半夏具有神经毒性，生半夏误服微

量即可中毒，所以生半夏按毒性中药管理，临床需炮制后使用。此外，半夏还有对局部黏膜强烈刺激性、肾毒性、妊娠胚胎毒性、致畸作用。

3. 注意事项：

（1）奥美拉唑具有酶抑制作用，可延缓经肝脏细胞色素 P450 系统代谢的药物（如双香豆素、地西泮、苯妥英钠、华法林、硝苯地平）在体内的消除。当本药品与上述药物一起使用时，应酌情减轻后者用量。

（2）铋剂服用后可以造成粪便呈灰黑色，停药后可自行消失。硫糖铝不宜与多酶片合用，否则二者疗效均有所下降。

（3）奥美拉唑经由肝药酶 P450 2C19 代谢，中药成分黄芩苷、葛根素、姜黄素等具有对肝药酶具有诱导作用，人参皂苷和吴茱萸次碱等对肝药酶具有抑制作用。在中医药或中成药联合西药使用时应注意药物之间的相互作用。

六、内镜下胃息肉切除术护理规范

1. 对不同基础病、合并症患者给予相应等级的护理照顾级别。

2. 准确、及时记录体温、排便情况。

3. 协助患者做好胃镜检查前准备工作，术前禁食、禁水 6~8 小时。

4. 术后指导患者卧床休息，一周内避免剧烈运动。

5. 术后指导患者禁食、禁水，术后第一天遵医嘱予流质饮食，逐渐过渡到半流质饮食、少渣软质饮食等。

6. 术后密切观察患者有无并发症，如发现发热、腹痛、黑便等情况，及时通知医师处理，警惕术后并发症发生。

7. 做好护患沟通，建立良好护患关系，帮助患者树立良好的疾病应对心态。

8. 加强患者的健康宣教，并在出院时做好出院后的健康宣教。

七、内镜下胃息肉切除术营养治疗规范

1. 术前根据麻醉及内镜治疗要求禁食、禁水。

2. 术后根据医嘱确定饮食要求，从禁食逐渐过渡到流质饮食、半流质饮食、少渣软质饮食等。

3. 必要时可选择肠外营养和/或口服肠内营养剂。

八、内镜下胃息肉切除术患者健康宣教

1. 健康生活方式。

2. 帮助患者正确认识疾病及其风险因素。

3. 详细讲解术后饮食方案的必要性，在院期间做好指导培训。

4. 告知内镜治疗后的注意事项，不良反应的观察及简单处理。

5. 关注患者精神心理状态，积极沟通，帮助其建立良好的应对策略。

九、推荐表单

（一）医师表单

内镜下胃息肉切除术临床路径医师表单

适用对象：第一诊断为胃息肉（ICD-10：K31.7/D13.1）

行内镜下胃息肉切除（ICD-9-CM-3：43.4102）

患者姓名：	性别：	年龄：	门诊号：	住院号：
住院日期： 年 月 日	出院日期： 年 月 日			标准住院日：5~10 天

日期	住院第 1 天	住院第 2 天	住院第 3 天
主要诊疗工作	□ 完成询问病史和体格检查 □ 完成病历书写 □ 开据实验室检查单，完善术前检查 □ 确认停止服用阿司匹林、硫酸氢氯吡格雷片等抗血小板药物 5 天以上	□ 上级医师查房 □ 评估内镜下治疗的指征与风险 □ 确定胃镜检查时间、落实术前检查 □ 确定内镜下治疗方案，向患者及其家属交代术前、术中和术后注意事项 □ 与患者及家属签署胃镜检查及治疗同意书 □ 签署自费用品协议书 □ 完成上级医师查房记录 □ 根据需要，请相关科室会诊	□ 术前禁食、禁水 8 小时 □ 上级医师查房 □ 完成查房记录 □ 行胃镜检查治疗，酌情行超声内镜检查，根据检查所见采用相应内镜下治疗措施切除息肉 □ 将回收标本送病理检查 □ 观察有无胃镜治疗后并发症（如穿孔、出血等） □ 病程记录
重点医嘱	**长期医嘱** □ 内科护理常规 □ 二级护理 □ 少渣饮食 **临时医嘱** □ 血常规、血型、Rh 因子（急查） □ 尿常规 □ 粪便常规+隐血 □ 肝功能、肾功能、电解质、血糖 □ 感染指标筛查 □ 凝血功能（急查） □ 心电图、腹部超声、X 线胸片 □ 肿瘤指标筛查（必要时） □ 肺功能评估（部分麻醉患者）	**长期医嘱** □ 内科护理常规 □ 一级护理 □ 少渣饮食 **临时医嘱** □ 次晨禁食、禁水 □ 相关科室会诊（必要时） □ 24 小时备血（必要时）	**长期医嘱** □ 内科护理常规 □ 一级护理 □ 禁食，不禁水（检查治疗后） □ 酌情予静脉输液治疗 □ PPI 治疗 □ 黏膜保护剂 **临时医嘱** □ 利多卡因胶浆 □ 术前半小时静脉滴注一次抗菌药物（必要时） □ 心电监护（必要时） □ 术后静脉滴注抗菌药物（必要时）
病情变异记录	□ 无 □ 有，原因： 1. 2.	□ 无 □ 有，原因： 1. 2.	□ 无 □ 有，原因： 1. 2.
医师签名			

日期	住院第 4 天	住院第 5 天	住院第 6~10 天 （出院日）
主要诊疗工作	□ 观察患者生命体征、腹部症状和体征，观察粪便性状，注意有无消化道出血、感染及穿孔 □ 上级医师查房 □ 完成病程记录	□ 继续观察患者腹部症状和体征，注意观察有无并发症情况 □ 上级医师查房 □ 完成查房记录	□ 继续观察患者腹部症状和体征，注意观察有无并发症如果患者可以出院 □ 通知出院处 □ 通知患者及家属今日出院 □ 向患者及家属交代出院后注意事项，不适及时就诊。嘱患者等病理回报后门诊随诊，决定下部诊治方案 □ 饮食宣教，预约复诊时间，随诊胃息肉病理报告 □ 将出院记录的副本交给患者 □ 准备出院带药及出院证明 □ 如果患者不能出院，在病程记录中说明原因和继续治疗的方案
重点医嘱	**长期医嘱** □ 消化内科护理常规 □ 一级护理 □ 流质饮食 □ PPI 治疗 □ 黏膜保护剂 **临时医嘱** □ 复查血常规 □ 粪便常规+隐血 □ 抗菌药物（必要时）	**长期医嘱** □ 消化内科护理常规 □ 二级护理 □ 半流质饮食 □ PPI 治疗 □ 黏膜保护剂 **临时医嘱** □ 复查血常规（必要时） □ 粪便常规+隐血（必要时） □ 抗菌药物（必要时）	**长期医嘱** □ 消化内科护理常规 □ 二级护理 □ 少渣饮食 □ PPI 治疗 □ 黏膜保护剂 **临时医嘱** □ 出院带药
病情变异记录	□ 无 □ 有，原因： 1. 2.	□ 无 □ 有，原因： 1. 2.	□ 无 □ 有，原因： 1. 2.
医师签字			

（二）护士表单

内镜下胃息肉切除临床路径护士表单

适用对象：第一诊断为胃息肉（ICD-10：K31.7/D13.1）

行内镜下胃息肉切除（ICD-9-CM-3：43.4102）

患者姓名：	性别： 年龄： 门诊号：	住院号：
住院日期： 年 月 日	出院日期： 年 月 日	标准住院日：5~10 天

时间	住院第 1 天	住院第 2 天	住院第 3 天
健康宣教	□ 入院宣教 介绍主管医师、责任护士 介绍环境、设施、贵重物品保管 介绍注意事项、探视陪护制度 □ 饮食宣教：少渣饮食 □ 出入量宣教，留取标本的宣教 □ 药物宣教：停用阿司匹林、氯吡格雷等抗血小板药物5 天以上	□ 宣教用药知识 □ 宣教疾病知识 □ 宣教胃镜的注意事项 □ 宣教胃镜时的呼吸控制 □ 主管护士与患者沟通，了解并指导心理应对	□ 宣教用药知识 □ 宣教疾病知识 □ 宣教胃镜的注意事项 □ 宣教胃镜时的呼吸控制 □ 主管护士与患者沟通，了解并指导心理应对
护理处置	□ 核对患者姓名，佩戴腕带 □ 建立入院护理病历 □ 卫生处置：剪指（趾）甲、沐浴，更换病号服 □ 静脉抽血	□ 遵医嘱记录 24 小时出入量 □ 遵医嘱完成相关检查 □ 正确执行医嘱 □ 静脉抽血（备血）	□ 送患者至内镜中心 嘱患者摘除义齿 核对患者资料及带药 □ 配合医师完成胃镜 □ 并完成护理记录 □ 记录 24 小时出入量 □ 遵医嘱完成相关检查 □ 正确执行医嘱
基础护理	□ 二级护理 □ 晨晚间护理 □ 患者安全管理	□ 一级护理 □ 晨晚间护理 □ 患者安全管理	□ 二级护理 □ 晨晚间护理 □ 患者安全管理
专科护理	□ 监测生命体征、测量体重 □ 少渣食物 □ 需要时，填写跌倒及压疮防范表 □ 需要时，请家属陪护 □ 心理护理	□ 监测生命体征 □ 观察腹部体征 □ 少渣食物 □ 心理护理	□ 监测生命体征 □ 胃镜护理 □ 观察患者神志情况 □ 观察腹部体征 □ 禁食、禁水，出入量护理 □ 遵医嘱静脉输液治疗 □ 遵医嘱 PPI 治疗遵医嘱黏膜保护剂 □ 遵医嘱抗菌药物、心电监护（必要时） □ 心理护理

续　表

时间	住院第 1 天	住院第 2 天	住院第 3 天
重点 医嘱	□ 详见医嘱执行单	□ 详见医嘱执行单	□ 详见医嘱执行单
病情 变异 记录	□ 无　□ 有，原因： 1. 2.	□ 无　□ 有，原因： 1. 2.	□ 无　□ 有，原因： 1. 2.
护士 签名			

时间	住院第 4 天	住院第 5 天	住院第 6~10 天
健康宣教	□ 药物宣教 □ 饮食宣教	□ 药物宣教 □ 饮食宣教	□ 出院宣教 □ 复查时间 □ 服药方法 □ 活动休息 □ 指导饮食 □ 指导办理出院手续 □ 对患者进行坚持治疗和预防复发的宣教
护理处置	□ 遵医嘱完成相关检查 □ 正确完成医嘱 □ 静脉抽血 □ 留取粪便	□ 遵医嘱完成相关检查 □ 正确完成医嘱 □ 静脉抽血（必要时） □ 留取粪便（必要时）	□ 办理出院手续 □ 书写出院小结
基础护理	□ 一级护理 □ 晨晚间护理 □ 患者安全管理	□ 一级护理 □ 晨晚间护理 □ 患者安全管理	□ 二级护理 □ 晨晚间护理 □ 患者安全管理
专科护理	□ 监测生命体征、观察腹部体征及粪便 □ 半流质饮食 □ 遵医嘱 PPI 治疗 □ 遵医嘱予黏膜保护剂 □ 心理护理	□ 监测生命体征、观察腹部体征及粪便 □ 少渣饮食 □ 遵医嘱 PPI 治疗 □ 遵医嘱予黏膜保护剂 □ 心理护理	□ 监测生命体征、测量体重 □ 少渣饮食 □ 心理护理
重点医嘱	□ 详见医嘱执行单	□ 详见医嘱执行单	□ 详见医嘱执行单
病情变异记录	□ 无　□ 有，原因： 1. 2.	□ 无　□ 有，原因： 1. 2.	□ 无　□ 有，原因： 1. 2.
护士签名			

（三）患者表单

内镜下胃息肉切除临床路径患者表单

适用对象：第一诊断为胃息肉（ICD-10：K31.7/D13.1）

行内镜下胃息肉切除（ICD-9-CM-3：43.4102）

患者姓名：	性别：　　年龄：　　门诊号：	住院号：
住院日期：　　年　月　日	出院日期：　　年　月　日	标准住院日：5~10 天

时间	入院	胃镜治疗当天
医患配合	□ 配合询问病史、收集资料，请务必详细告知既往史、用药史、过敏史 □ 配合进行体格检查 □ 有任何不适请告知医师	□ 配合完善胃镜前相关检查、实验室检查 □ 医师与患者及家属介绍病情及胃镜前谈话、签字
护患配合	□ 配合测量体温、脉搏、呼吸频率、血压、体重 1 次 □ 配合完成入院护理评估（简单询问病史、过敏史、用药史） □ 接受入院宣教（环境介绍、病室规定、订餐制度、贵重物品保管等） □ 有任何不适请告知护士	□ 配合测量体温、脉搏、呼吸频率 3 次，询问大便情况 1 次 □ 接受穿刺前相关知识的宣教 □ 去掉活动性义齿 □ 配合取胃镜体位 □ 配合胃镜时的呼吸控制
饮食	□ 少渣饮食	□ 禁食、禁水
排泄	□ 正常排尿便 □ 避免便秘	□ 正常排尿便 □ 避免便秘
活动	□ 正常活动，避免疲劳	□ 正常活动，避免疲劳

时间	胃镜治疗后	出院
医患配合	□ 配合腹部查体 □ 配合完成相关检查	□ 接受出院前指导 □ 知道复查程序 □ 获取出院诊断书
护患配合	□ 配合定时测量生命体征、每日询问排便情况 □ 配合测量体重，询问出入量 □ 接受静脉输液等治疗 □ 接受必要的生活护理 □ 配合检查穿刺处情况 □ 注意活动安全，避免坠床或跌倒 □ 配合执行探视及陪护	□ 接受出院宣教 □ 办理出院手续 □ 获取出院带药 □ 知道服药方法、作用、注意事项 □ 知道复印病历程序
饮食	□ 半流质饮食	□ 少渣饮食
排泄	□ 正常排尿便 □ 避免便秘	□ 正常排尿便 □ 避免便秘
活动	□ 适度活动，避免疲劳	□ 适度活动，避免疲劳

附：原表单（2011 年版）

内镜下胃息肉切除术临床路径表单

适用对象：第一诊断为胃息肉（ICD-10：K31.7/D13.1）

行内镜下胃息肉切除（ICD-9-CM-3：43.41）

患者姓名：	性别：　　年龄：　　门诊号：	住院号：
住院日期：　　年　月　日	出院日期：　　年　月　日	标准住院日：5~7 天

日期	住院第 1 天	住院第 2 天	住院第 3 天
主要诊疗工作	□ 完成询问病史和体格检查 □ 完成病历书写 □ 开据实验室检查单，完善术前检查 □ 确认停止服用阿司匹林、硫酸氢氯吡格雷片等抗血小板药物至少 5 天以上	□ 上级医师查房 □ 评估内镜下治疗的指征与风险 □ 确定胃镜检查时间、落实术前检查 □ 确定内镜下治疗方案，向患者及其家属交代术前、术中和术后注意事项 □ 与患者及家属签署胃镜检查及治疗同意书 □ 签署自费用品协议书 □ 完成上级医师查房记录 □ 根据需要，请相关科室会诊	□ 术前禁食、禁水 8 小时 □ 上级医师查房 □ 完成查房记录 □ 行胃镜检查治疗，酌情行超声内镜检查，根据检查所见采用相应内镜下治疗措施切除息肉 □ 将回收标本送病理检查 □ 观察有无胃镜治疗后并发症（如穿孔、出血等） □ 病程记录
重点医嘱	**长期医嘱** □ 内科护理常规 □ 二级护理 □ 少渣饮食 **临时医嘱** □ 血常规、血型、Rh 因子（急查） □ 尿常规 □ 粪便常规+隐血 □ 肝功能、肾功能、电解质、血糖 □ 感染指标筛查 □ 凝血功能（急查） □ 心电图、腹部超声、X 线胸片 □ 肿瘤指标筛查（必要时）	**长期医嘱** □ 内科护理常规 □ 一级护理 □ 少渣饮食 **临时医嘱** □ 次晨禁食、禁水 □ 相关科室会诊（必要时） □ 24 小时备血（必要时）	**长期医嘱** □ 内科护理常规 □ 一级护理 □ 禁食，不禁水（检查治疗后） □ 酌情予静脉输液治疗 □ PPI 治疗 □ 黏膜保护剂 **临时医嘱** □ 利多卡因胶浆 □ 术前半小时静脉滴注一次抗菌药物（必要时） □ 心电监护（必要时） □ 术后静脉滴注抗菌药物（必要时）
主要护理工作	□ 协助患者及家属办理入院手续 □ 进行入院宣教 □ 准备次晨空腹静脉抽血	□ 基本生活和心理护理 □ 进行关于胃镜检查宣教	□ 基本生活和心理护理 □ 检查及治疗后常规护理 □ 治疗后饮食生活宣教 □ 并发症观察

续　表

日期	住院第 1 天	住院第 2 天	住院第 3 天
病情 变异 记录	□ 无　□ 有，原因： 1. 2.	□ 无　□ 有，原因： 1. 2.	□ 无　□ 有，原因： 1. 2.
护士 签名			
医师 签名			

日期	住院第 4 天	住院第 5 天	住院第 6~10 天 （出院日）
主要诊疗工作	□ 观察患者生命体征、腹部症状和体征，观察粪便性状，注意有无消化道出血、感染及穿孔 □ 上级医师查房 □ 完成病程记录	□ 继续观察患者腹部症状和体征，注意观察有无并发症情况 □ 上级医师查房 □ 完成查房记录	□ 继续观察患者腹部症状和体征，注意观察有无并发症 如果患者可以出院 □ 通知出院处 □ 通知患者及家属今日出院 □ 向患者及家属交代出院后注意事项，不适及时就诊 □ 饮食宣教，预约复诊时间，随诊胃息肉病理报告 □ 将出院记录的副本交给患者 □ 准备出院带药及出院证明 □ 如果患者不能出院，在病程记录中说明原因和继续治疗的方案
重点医嘱	**长期医嘱** □ 消化内科护理常规 □ 一级护理 □ 酌情禁食不禁水或半流质 □ PPI 治疗 □ 黏膜保护剂 **临时医嘱** □ 复查血常规 □ 粪便常规 □ 抗菌药物（必要时）	**长期医嘱** □ 消化内科护理常规 □ 二级护理 □ 少渣饮食 □ PPI 治疗 □ 黏膜保护剂 □ 抗菌药物（必要时）	**长期医嘱** □ 消化内科护理常规 □ 二级护理 □ 少渣饮食 □ PPI 治疗 □ 黏膜保护剂 **临时医嘱** □ 出院带药
主要护理工作	□ 基本生活和心理护理 □ 检查治疗后常规护理 □ 饮食生活宣教、并发症观察	□ 基本生活和心理护理 □ 检查治疗后常规护理	□ 帮助患者办理出院手续、交费等事宜 □ 出院指导
病情变异记录	□ 无　□ 有，原因： 1. 2.	□ 无　□ 有，原因： 1. 2.	□ 无　□ 有，原因： 1. 2.
护士签字			
医师签字			

第十五章

胃部 ESD/EMR 术临床路径释义

【医疗质量控制指标】

指标一、完善术前评估，包括：放大内镜精查，确定符合内镜治疗适应证、除外禁忌；注意全身基础病、合并症情况，确定麻醉及操作的耐受性。

指标二、ESD/EMR 过程中规范操作（包括标记边缘、黏膜下注射、黏膜切开及黏膜下剥离、创面止血）。

指标三、切除标本的规范处理；规范化病理报告以评价切除的治愈性。

一、胃部 ESD/EMR 术编码

疾病名称及编码：消化道（不包括肛门）恶性肿瘤（ICD-10：C15-20）

结肠、直肠良性肿瘤（ICD-10：D12.0-D12.8）

食管良性肿瘤（ICD-10：D13.0）

胃良性肿瘤（ICD-10：D13.1）

十二指肠良性肿瘤（ICD-10：D13.2）

小肠良性肿瘤（ICD-10：D13.3）

食管交界恶性肿瘤（ICD-10：D37.701）

食管肿瘤（ICD-10：D37.702）

消化道交界恶性或性质未知的肿瘤（ICD-10：D37.1-D37.5）

手术操作名称及编码：内镜下胃黏膜下剥离术（ESD）（ICD-9-CM-3：43.4107）

内镜下胃黏膜切除术（EMR）（ICD-9-CM-3：43.4108）

3. 对应或相关中医病种及编码：胃脘痛病（BNP010）

内科瘤病（BNL000）

二、临床路径检索方法

C15-20/D12.0-D12.8/D13.0-D13.3/D37.701/D37.702/D37.1-D37.5 伴 43.4107/43.4108/ BNA000/BNP010

三、国家医疗保障疾病诊断相关分组（CHS-DRG）

MDCG 消化系统疾病及功能障碍

GR1 消化系统恶性肿瘤

GZ1 其他消化系统诊断

四、胃部 ESD/EMR 术临床路径标准住院流程

（一）适用对象

胃黏膜中高级别上皮内瘤变或早期胃癌拟行 ESD/EMR 术。

> **释义**
>
> ■ ESD/EMR，即内镜下黏膜剥离术/内镜下黏膜切除术，均可用于局限于消化道表浅肿瘤性病变的切除。EMR 可以对 2cm 以下的病变进行整块切除，而对 2cm 以上的病变往往需要 EMR 分片切除，不利于病理评估，且增加残留复发风险。与 EMR 相比，ESD 可以对较大面积的病变进行整块切除，包括合并溃疡甚至纤维化瘢痕的病变，因此对于早期癌变病灶或怀疑癌变者更适合采用 ESD，但其操作难度及相关并发症风险较 EMR 均明显增高。
>
> ■ 胃癌的治疗主要包括内镜下治疗、手术治疗和化疗。根据中国早期胃癌筛查及内镜诊治共识意见（2014 年，长沙），内镜下治疗主要用于淋巴结转移风险低且可能完整切除的胃癌病变。国内参考《日本胃癌指南》（2010 年版），其绝对适应证为：病变最大径≤2cm 且无溃疡的分化型黏膜内癌。相对适应证为：①无溃疡性病灶，且最大径＞2cm 的分化型黏膜内癌；②合并溃疡者，病变最大径≤3cm 的分化型黏膜内癌；③无溃疡性病灶，且最大径≤2cm 的未分化型黏膜内癌。对于上述适应证以外的胃癌，仍以手术治疗为主，不适用于本路径。
>
> ■ 不同消化道部位的病变，其进行内镜下切除（ESD/EMR）的适应证有所不同。根据《中国早期食管癌筛查及内镜诊治专家共识意见》（2014 年，北京），早期食管癌和癌前病变内镜下切除的绝对适应证为：病变局限于上皮层或黏膜固有层（M_1、M_2）；食管黏膜重度异型增生。相对适应证为：病变浸润黏膜肌层或黏膜下层（M_3、SM_1），未发现淋巴结转移征象；病变范围大于 3/4 环周、切除后狭窄风险大者亦为相对适应证。根据《中国早期结直肠癌及癌前病变筛查与诊治共识》，推荐结直肠腺瘤、黏膜内癌为内镜下治疗的绝对适应证；向黏膜下层轻度浸润的 SM_1 癌为内镜下治疗的相对适应证。

（二）诊断依据

根据《中华胃肠外科杂志》2012 年 10 月第 15 期第 10 卷等国内、外临床、内镜诊断及治疗指南。

1. 胃镜发现胃黏膜中高级别上皮内瘤变或早期癌病变。
2. 病理证实。
3. 必要时超声内镜明确病变浸润深度不超过 SM_1。

> **释义**
>
> ■ 内镜下治疗前，通常需要活检病理证实为肿瘤性病变或癌前病变。同时，应结合内镜下病变大体形态、色素和放大内镜下的表面微细结构及血管形态，以及超声内镜检查，对组织病理分化类型、浸润深度等进行临床判断。

（三）治疗方案的选择

根据《中华胃肠外科杂志》2012 年 10 月第 15 期第 10 卷等国内、外临床、内镜诊断及治疗指南。

1. 内科基本治疗（包括生活方式、饮食等）。
2. 内镜下治疗。

3. 中医治疗方案。

> **释义**
>
> ■ 内科一般治疗包括生活方式改变及饮食习惯的调整，如戒烟、戒酒，不吃腌制食品，增加新鲜蔬菜水果的摄入等。此外，对于合并 Hp 感染者，推荐予以根除治疗。
>
> ■ 根据病变大小、是否合并溃疡和/或瘢痕等因素，选择 EMR 或 ESD。
>
> ■ 中医中药治疗：根据中华中医药学会脾胃病分会《慢性胃炎中医诊疗专家共识意见 2017》及《中医内科常见病诊疗指南（中医疾病部分）》（中华中医药学会. 中国中医药出版社，2008 年）。
>
> 根据疾病和证候诊断给予相应中医治疗。在动态观察患者的基础上，动态选用方药。
>
> 辨证治疗：结合现有共识和标准，确定临床常用证候为肝胃不和证（包括肝胃气滞证和肝胃郁热证）、脾胃湿热证、脾胃虚弱证（包括脾胃气虚证和脾胃虚寒证）、胃阴不足证及胃络瘀阻证。上述证候可单独出现，也可相兼出现，临床应在辨别单一证候的基础上辨别复合证候。常见的复合证候有肝郁脾虚证、脾虚气滞证、寒热错杂证、气阴两虚证、气滞血瘀证、虚寒夹瘀证、湿热夹瘀证等。同时，随着病情的发展变化，证候也呈现动态变化的过程，临床需认真甄别。
>
> ■ 中成药在我国广泛应用于胃、食管慢性炎症（伴上皮内瘤变）、癌前病变及早癌的治疗与预后，其疗效的已有众多临床试验，一项纳入 227 个临床试验、涉及 72 种中成药的使用分析显示中成药辅助治疗胃癌，其能扶正培本，改善胃癌患者体质，延长生存时间，值得进一步开展高质量研究予以证实。
>
> ■ 目前关于针刺辅助治疗胃、食管慢性炎症（伴上皮内瘤变）、癌前病变及早癌的疗效的临床试验研究质量参差不齐，结果不一致。一项纳入 16 项随机对照试验，共 1360 例患者的 Meta 分析显示，针灸能促进患者胃肠功能恢复，但不同针灸干预措施之间的比较还需纳入更多高质量的研究以进一步验证。
>
> ■ 中成药和针刺辅助治疗胃、食管慢性炎症（伴上皮内瘤变）、癌前病变及早癌的疗效尚需更多高质量循证医学证据进一步证实，建议根据具体情况结合患者意愿决定是否选用。

（四）标准住院日

5~7 天。

> **释义**
>
> ■ 内镜下切除（ESD/EMR）标准住院时间为 5~7 天：第 1~2 天完善操作前准备；第 3 天行内镜下治疗；第 4~7 天监测术后并发症，逐渐过渡经口进食后可准予出院。总住院时间不超过 7 天者均可进入本路径。

（五）进入临床路径标准

1. 第一诊断必须符合胃黏膜中高级别上皮内瘤变或早期胃癌。

2. 符合内镜下治疗的适应证。

3. 当患者同时具有其他疾病诊断时，但在住院期间不需要特殊处理也不影响第一诊断的临床路径流程实施时，可以进入路径。

> **释义**
>
> ■ 入院常规检查发现其他基础疾病，如高血压、糖尿病、心功能不全、心律失常、肝功能、肾功能不全、心脑血管疾病、凝血功能障碍等，对患者健康影响严重，影响手术实施、增加手术和麻醉风险、影响预后，则应优先考虑治疗该基础疾病，暂不宜进入路径。近期因各种原因使用抗凝血或抗血小板药物者，亦不宜进入本路径。
>
> ■ 若既往患有上述基础疾病，经治疗后病情稳定，经评估无手术及麻醉禁忌证，可以进入路径，但可能增加围术期并发症及医疗费用，延长住院时间。

（六）住院期间检查项目

1. 必须的检查项目：

（1）血常规，血型及 Rh 因子。

（2）尿常规。

（3）粪便常规+OB。

（4）肝功能、肾功能、电解质、血糖。

（5）感染指标筛查（乙型肝炎病毒、丙型肝炎病毒，HIV，梅毒）。

（6）凝血功能。

（7）心电图、腹部超声、X 线胸片。

2. 根据病情可选择的检查项目：

（1）消化道肿瘤指标筛查（CA19-9、CA242、CEA 等）。

（2）超声内镜检查。

（3）腹部增强 CT。

（4）动脉血气分析（既往有基础肺病的患者）。

> **释义**
>
> ■ 必查项目是确保手术治疗安全、有效的基础，在术前必须完成。
>
> ■ 应认真分析检查结果，及时发现异常情况并采取对应处置。重要的异常发现，若可能影响手术实施、增加操作风险时，应权衡利弊，可暂不进入本路径。为缩短患者术前等待时间，检查项目可以在患者入院前于门诊完成。
>
> ■ 超声内镜检查可以进一步了解病变在胃壁的浸润层次，尤其对于内镜下大体形态有可疑黏膜下累及的病例，有助于治疗方案的选择。
>
> ■ 腹部 CT 可以显示胃及周围脏器的结构，有利于除外区域性淋巴结转移。

（七）内镜下治疗

住院后第 2~3 天。

1. 术前完成胃镜检查和治疗同意书、全麻同意书。

2. 使用镇静或麻醉药：术中需监测生命体征，术后要在内镜室观察至清醒后返回病房；麻醉药品及麻醉操作费、监护费用另行收取。

3. 按顺序进行常规胃镜检查。

4. 根据术中所见病灶形态、大小、数目等决定内镜下治疗方案并按内镜治疗规范实施治疗，围手术期采用适当措施避免可能的治疗并发症。

5. 切除标本送病理检查，报告包括切缘及浸润深度。

6. 术后密切观察病情，及时发现并处理可能的并发症。

> **释义**
>
> ■ 内镜下治疗属于有创性操作，有潜在并发症的风险，必须在患者充分知情并签署知情同意书后才可以进行。
>
> ■ 采用麻醉状态下进行内镜下切除的患者，术前需经麻醉科医师会诊评估麻醉风险，并充分告知麻醉风险及注意事项，并签署麻醉同意书。
>
> ■ 各医疗单位应根据自身设备条件、治疗经验及病变形态类型、大小、部位等因素，合理选择内镜下治疗器械及设备参数，按照治疗规范安全有效地进行内镜下切除，并采取适当措施（如金属钛夹钳夹和/或尼龙圈套封闭创面）处理/避免出血、穿孔等治疗相关并发症，可能会由此增加一定医疗费用。
>
> ■ 病变范围广泛、局部黏膜下层粘连/浸润、困难部位、出血倾向明显者，往往造成内镜下操作困难，将延长操作时间、增加操作及麻醉并发症，并增加医疗费用。
>
> ■ 应及时妥善处理切除后标本以便病理组织学评估，包括展平固定、测量观察、标记口侧/肛侧等多个环节。
>
> ■ 术后 1 天禁食，密切观察生命体征，并进行相关检查（血常规、粪便常规与隐血、腹平片等），必要时可以增加同一检查的频次。术后应注意休息，避免剧烈运动，根据术中切除情况短期禁食或进流质饮食—少渣半流质饮食。

（八）选择用药

1. 术后使用静脉 PPI 3 天。

2. 黏膜保护剂。

3. 必要时抗菌药物治疗。

4. 中药或中成药治疗。

> **释义**
>
> ■ 内镜下治疗后，局部将形成溃疡，因此推荐使用 PPI 治疗。个别创面较大，延迟出血或迟发穿孔风险高者，可以酌情加大 PPI 剂量。联合使用黏膜保护剂如瑞巴派特能有效提高人工溃疡的愈合速度和质量。对于切除范围大、操作时间长、术中曾有/可能穿孔、有误吸导致肺部感染风险、免疫力低下等易合并感染的患者可以酌情使用抗菌药物治疗。
>
> ■ 根据中华中医药学会脾胃病分会《慢性胃炎中医诊疗专家共识意见 2017》及《中医内科常见病诊疗指南（中医疾病部分）》（中华中医药学会．中国中医药出版社，2008 年）辨证论治：肝胃不和证：
>
> 　1. 肝胃气滞证：
>
> 　治法：疏肝解郁，理气和胃。

推荐方药：柴胡疏肝散加减。柴胡、香附、枳壳、白芍、甘草、陈皮、佛手、百合、乌药等。

中成药：气滞胃痛颗粒、胃苏颗粒等。

2. 肝胃郁热证：

治法：疏肝和胃，解郁清热。

推荐方药：化肝煎合左金丸加减。柴胡、赤芍、青皮、陈皮、龙胆草、黄连、吴茱萸、乌贼骨、浙贝母、丹皮、栀子、甘草等。

中成药：加味左金丸等。

3. 脾胃湿热证：

治法：清热化湿，宽中醒脾。

推荐方药：黄连温胆汤加减。黄连、半夏、陈皮、茯苓、枳壳、竹茹、黄芩、滑石、大腹皮等。

中成药：三九胃泰胶囊等。

4. 脾胃气虚证：

治法：健脾益气，调胃和中。

推荐方药：香砂六君子汤加减。党参、炒白术、茯苓、炙甘草、陈皮、木香、法半夏等。

中成药：香砂六君丸等。

5. 脾胃虚寒证：

治法：温中健脾，散寒和胃。

推荐方药：黄芪健中汤合理中汤加减。黄芪、桂枝、干姜、白术、法半夏、陈皮、党参、茯苓、炙甘草等。

中成药：胃复春胶囊（片）、温胃舒胶囊、虚寒胃痛颗粒等。

6. 胃阴不足证：

治法：养阴生津，益胃和中。

推荐方药：沙参麦冬汤加减。北沙参、麦冬、生地、玉竹、百合、乌药、佛手等。

中成药：养胃舒胶囊、阴虚胃痛颗粒等。

7. 胃络瘀阻证：

治法：活血通络，理气化瘀。

推荐方药：丹参饮合失笑散加减。丹参、砂仁、蒲黄、莪术、五灵脂、三七粉（冲）、元胡、川芎、当归等。

中成药：摩罗丹等。

此外，在辨证论治的基础上，酌情选用白花蛇舌草、半枝莲、半边莲、蜂房、薏苡仁、三七粉、莪术、丹参等以促进癌前病变逆转。

■针灸治疗：推荐选穴：以中脘、足三里（双）为基础穴位。肝胃气滞或肝胃郁热证加章门（双）、天枢（双）；脾胃湿热证加丰隆（双）、天枢（双）；脾胃气虚或脾胃虚寒证加关元、神阙；胃阴亏虚证加三阴交（双）。

■特色疗法：根据病情需要，可选用药物敷贴疗法、穴位埋线疗法、中药足浴疗法、背腧穴循经走罐或其他中医特色疗法。

1. 药物敷贴疗法：

功能：温经通络、消痞止痛。

推荐处方：生川乌、白芷、花椒、白附子、干姜、川芎、细辛等。

方法：共研细末，黄酒调敷，贴敷穴位。取穴：中脘、天枢、胃俞、脾俞等，每日 1 次，每次 2~4 小时。

禁忌：对药物过敏者、孕妇等。

2. 穴位埋线疗法：

功效：疏通经络、调和气血；补虚泻实，扶正祛邪。

方法：四诊合参，并进行经络诊查，制定穴位处方。7~14 天穴位埋线 1 次，3~5 次为 1 个疗程。

3. 中药足浴疗法：

推荐处方：当归、细辛、川芎、木瓜、红花、甘草等。据具体情况辨证加减。

方法：将煎煮好药液加入足浴器中，温度控制在恒定 40~42℃，每天 1 次，15~20 次为 1 个疗程。

禁忌：过敏、脱皮、有出血症、安装有心脏起搏器、身体极度虚弱者。

4. 背腧穴循经走罐：

方法：结合中医辨证、经络诊查，以明确病变的脏腑经络及敏感部位。循环操作走、闪、座罐及罐底揉按敏感腧穴等，后留罐，每日或隔日 1 次，每个疗程 15 天。

禁忌：身体极度消耗者；血液病患者；皮肤易过敏者、易起泡、发红者；孕妇等。

5. 其他疗法：根据单位情况，积极使用中医诊疗设备，如胃动力治疗仪、中药离子导入、经络治疗仪、艾灸仪等。

（九）出院标准

1. 无出血、穿孔、感染等并发症。

2. 患者一般情况允许。

> 释义

> ■ 患者出院前应完成必需的复查项目，且无明显异常。检查结果明显异常者，应进行仔细分析并做出相应处置。内镜治疗后无相关并发症但合并其他基础疾病者，如病情稳定不影响出院；对于病情不稳定或恶化，需住院处理者，转入相应基础疾病治疗临床路径流程。

> ■ 出院时获得病理检查结果者，主管医师应为其制订进一步治疗及随诊方案。出院时尚未获得病理诊断者，应约定患者近期门诊复诊。

（十）变异及原因分析

1. 患者年龄小于 18 岁或大于 75 岁者，进入特殊人群临床路径。

2. 具有胃镜操作禁忌证的患者进入特殊人群临床路径：如心肺等重要脏器功能障碍及凝血

功能障碍，有精神疾患不能配合者，上消化道穿孔的急性期或消化道手术的围术期，严重咽喉部疾患内镜不能插入，腐蚀性食管损伤的急性期等。

3. 应用影响血小板及凝血功能药物者，进入特殊人群临床路径。

4. 病变不符合内镜治疗指征，或患者存在内镜治疗禁忌证，出院或转外科，进入胃肿瘤外科治疗临床路径。

5. 合并急性消化道大出血，进入消化道出血临床路径，进行内镜下止血，必要转外科手术。

6. 合并感染，需要继续抗感染治疗，进入消化道感染临床路径。

7. 合并消化道穿孔，转外科手术，进入相应临床路径。

> **释义**
>
> ■ 变异是指入选临床路径的患者未能按路径流程完成医疗行为或未达到预期的医疗质量控制目标。包含三方面情况：①按路径流程完成治疗，但出现非预期结果，可能需要后续进一步处理。如本路径治疗后出现并发症等。②按路径流程完成治疗，但超出了路径规定的时限或限定的费用。如实际住院日超出标准住院日要求或未能在规定的时间限定内实施内镜下治疗等。③不能按路径流程完成治疗，患者需要中途退出路径。如治疗过程中出现严重并发症（如消化道大出血、胃穿孔），导致必须终止路径或需要转入其他路径进行治疗等。对这些患者，均应进行变异原因的分析，并在临床路径的表单中予以说明。
>
> ■ 患者入选路径后，在检查及治疗过程中发现患者合并事前未预知的对本路径治疗可能产生影响的情况，需终止执行路径或延长治疗时间、增加治疗费用等，医师需在表单中明确说明。如本路径术前检查发现严重凝血功能障碍；如胃镜检查发现病变不符合内镜治疗指征等。
>
> ■ 患者原因导致执行路径出现变异，如未按要求进行胃镜的术前准备，不能配合进行内镜下治疗等，需医师在表单中予以说明。
>
> ■ 其他意外情况导致执行路径出现变异，需医师在表单中予以说明。
>
> ■ 患者年龄小于18岁的患者，不适用本路径。老年患者（>65岁）需要在内镜下治疗前充分地评估风险，并及时治疗合并疾病。

五、胃部 ESD/EMR 临床路径给药方案

1. 用药选择：

（1）内镜下黏膜切除术后，局部形成溃疡，应采用 PPI 或者 H_2 受体阻断剂进行抗溃疡治疗。在预防胃部 ESD 术后出血方面，PPI 疗效优于 H_2 受体阻断剂。常用的 PPI 药物包括奥美拉唑、埃索美拉唑、泮托拉唑、雷贝拉唑、兰索拉唑、艾普拉唑等。术后短期可以予以 PPI 静脉输注，如奥美拉唑或埃索美拉唑 40mg，每 12 小时 1 次；如出血明显，可予以静脉持续泵入。经口进食后，可序贯口服 PPI 药物，每日 1~2 次，或 H_2RA 药物，如法莫替丁 20mg，每日 2 次。

（2）黏膜保护剂联合抑酸药，可促进黏膜溃疡愈合。常用的黏膜保护剂有胶体铋、硫糖铝等。

（3）切除范围大、操作时间长、并发消化道穿孔风险高者，可以预防性使用抗菌药物。切除术后可酌情应用抗菌药物。

（4）中药或中成药可以与抑酸药、黏膜保护剂、PPI 等基础用药构成中西医结合治疗方案。在降阶梯（step down）疗法中，根据患者实际情况选择合适的中药或中成药进行维持治疗。

为了促进术后溃疡面愈合和术后患者体质恢复，可以在医师指导下服用中药或中成药。

补充常用药物、服用方法的说明：对慢性胃炎伴癌前病变者的治疗，非脾胃虚寒者可在复方中加入白花蛇舌草、半枝莲、半边莲，或配合使用活血化瘀类中药丹参、三七、莪术等。若术后出血者，可加入化瘀止血之品如三七粉、白及粉等（随汤药冲服或用温水调成糊状口服，空腹时服用），但建议在辨证的基础上使用。中成药按药物说明书进行服用，特殊情况遵医嘱。

2. 药学提示：

（1）奥美拉唑常见不良反应包括：头痛、腹泻、恶心、呕吐、便秘、腹痛及腹胀等。长期用药可能造成骨质疏松症和肠道菌群紊乱。对该药品过敏者禁用，过敏体质者慎用。法莫替丁不良反应较少，最常见的有头痛、头晕、便秘和腹泻，偶有皮疹、荨麻疹、白细胞计数减少、转氨酶升高等。

（2）黏膜保护剂不良反应少，少数患者可以出现黑便、恶心等不适。

（3）中药/中成药不良反应少，但临床使用需辨证施治，根据不同临床症候调整药物间配伍，如 ESD/EMR 术后需慎用活血类药物，以防术后溃疡面出血。

3. 注意事项：

（1）奥美拉唑具有酶抑制作用，可延缓经肝脏细胞色素 P450 系统代谢的药物（如双香豆素、地西泮、苯妥英钠、华法林、硝苯地平）在体内的消除。当本药品与上述药物一起使用时，应酌情减轻后者用量。

（2）铋剂服用后可以造成粪便呈灰黑色，停药后可自行消失。硫糖铝应不宜与多酶片合用，否则二者疗效均有所下降。

（3）部分患者可能对中药某种成分过敏，如奥美拉唑通过肝药酶 CYP2C19 代谢，同时又是肝药酶的强效抑制剂，中药成分黄芩苷、葛根素、姜黄素等具有对肝药酶具有诱导作用，人参皂苷和吴茱萸次碱等对肝药酶有抑制作用。在中医药或中成药联合西药使用时应注意药物之间的相互作用。

（4）针灸、中医特色疗法如走罐疗法，需注意患者是否有血液系统疾病，是否存在过敏，是否安装心脏起搏器等。尤其注意孕妇慎用。

六、胃部 ESD/EMR 护理规范

1. 对不同基础病、合并症患者给予相应等级的护理照顾级别。

2. 准确、及时记录体温、排便情况。

3. 协助患者做好术前准备工作，禁食、禁水 6~8 小时。

4. 术中协助患者取左侧屈膝卧位，及时清除呼吸道分泌物，随时吸痰。

5. 术后严密观察患者意识、生命体征及尿量情况。观察有无出呕血、黑便及腹痛，及时发现并处理并发症。

6. 术后指导患者禁食、禁水，如无腹痛及便血等情况，可于 48 小时后进流质饮食，72 小时后进无渣饮食，1 周后逐步过渡至软质饮食。

7. 做好护患沟通，建立良好护患关系，帮助患者树立良好的疾病应对心态。

8. 加强患者的健康宣教，并在出院时做好出院后的健康宣教。

七、胃部 ESD/EMR 营养治疗规范

1. 术前根据麻醉及内镜治疗要求禁食、禁水。

2. 术后根据医嘱确定饮食要求，从禁食逐渐过渡到流质饮食、半流质饮食、少渣软质饮食等。

3. 必要时可选择肠外营养和/或口服肠内营养剂。

八、胃部 ESD/EMR 患者健康宣教

1. 健康生活方式，戒烟、戒酒，减少腌制食品摄入。
2. 帮助患者正确认识胃黏膜癌变及癌前病变，及其风险因素。
3. 详细讲解术后饮食方案的必要性，在院期间做好指导培训。
4. 告知内镜治疗后的注意事项，不良反应的观察及简单处理。
5. 关注患者精神心理状态，积极沟通，帮助其建立良好的应对策略。

九、推荐表单

（一）医师表单

胃部 ESD/EMR 临床路径医师表单

适用对象：胃黏膜中、高级别上皮内瘤变或早期胃癌
拟行 ESD/EMR 术

患者姓名：	性别：　年龄：　门诊号：	住院号：
住院日期：　　年　月　日	出院日期：　　年　月　日	标准住院日：5~7 天

日期	住院第 1 天	住院第 2 天	住院第 3 天
主要诊疗工作	□ 完成询问病史和体格检查 □ 完成病历书写 □ 开据实验室检查单，完善术前检查 □ 确认停止服用阿司匹林、硫酸氢氯吡格雷片等抗血小板药物至少 7 天以上	□ 上级医师查房 □ 评估内镜下治疗的指征与风险 □ 确定胃镜检查时间、落实术前检查 □ 确定内镜下治疗方案，向患者及其家属交代手术前、手术中和手术后注意事项 □ 与患者及家属签署胃镜检查及治疗同意书，全身麻醉同意书 □ 签署自费用品协议书 □ 完成上级医师查房记录 □ 根据需要，请相关科室会诊	□ 术前禁食、禁水 8 小时 □ 上级医师查房 □ 完成查房记录 □ 行胃镜检查治疗，酌情行超声内镜检查，根据检查所见采用相应内镜下治疗措施 □ 将回收标本送病理检查 □ 观察有无胃镜治疗后并发症（如穿孔、出血等） □ 病程记录
重点医嘱	**长期医嘱** □ 消化内科护理常规 □ 二级护理 □ 少渣饮食 **临时医嘱** □ 血常规；血型、Rh 因子 □ 尿常规 □ 粪便常规+OB □ 肝功能、肾功能、电解质、血糖 □ 凝血功能 □ 感染指标筛查 □ 心电图、腹部超声、X 线胸片 □ 肿瘤标志物筛查 □ 超声内镜 □ 动脉血气分析 □ 中医辨证施治 □ 中药/中成药 □ 针灸治疗 □ 动脉血气分析	**长期医嘱** □ 消化内科护理常规 □ 一级护理 □ 少渣饮食 **临时医嘱** □ 次晨禁食、禁水	**长期医嘱** □ 消化内科护理常规 □ 特级护理 □ 禁食，不禁水（检查治疗后） □ 酌情予静脉输液治疗 □ PPI 治疗 □ 黏膜保护剂 **临时医嘱** □ 利多卡因胶浆

续 表

日期	住院第 1 天	住院第 2 天	住院第 3 天
主要 护理 工作	□ 协助患者及家属办理入院 　　手续 □ 进行入院宣教 □ 准备次晨空腹静脉抽血	□ 基本生活和心理护理 □ 进行关于胃镜检查宣教	□ 基本生活和心理护理 □ 检查及治疗后常规护理 □ 治疗后饮食生活宣教 □ 并发症观察
病情 变异 记录	□ 无　□ 有，原因： 1. 2.	□ 无　□ 有，原因： 1. 2.	□ 无　□ 有，原因： 1. 2.
护士 签名			
医师 签名			

日期	住院第 4 天	住院第 5 天	住院第 6~7 天（出院日）
主要诊疗工作	□ 观察患者生命体征、腹部症状和体征，观察大便性状，注意有无消化道出血、感染及穿孔 □ 上级医师查房 □ 完成病程记录	□ 继续观察患者腹部症状和体征，注意观察有无并发症情况 □ 上级医师查房 □ 完成查房记录	□ 继续观察患者腹部症状和体征，注意观察有无并发症 □ 如果患者可以出院 □ 通知出院处 □ 通知患者及家属今日出院 □ 向患者及家属交代出院后注意事项，不适及时就诊；饮食宣教，预约复诊时间，随诊切除病变病理报告 □ 将出院记录的副本交给患者 □ 准备出院带药及出院证明 □ 如果患者不能出院，在病程记录中说明原因和继续治疗的方案
重点医嘱	**长期医嘱** □ 消化内科护理常规 □ 一级护理 □ 半流质饮食 □ PPI 治疗 □ 黏膜保护剂 **临时医嘱** □ 复查血常规 □ 中医辨证施治 □ 中药/中成药 □ 针灸治疗 □ 中医特色疗法	**长期医嘱** □ 消化内科护理常规 □ 二级护理 □ 少渣饮食 □ PPI 治疗 □ 黏膜保护剂	**长期医嘱** □ 消化内科护理常规 □ 二级护理 □ 少渣饮食 □ PPI 治疗 □ 黏膜保护剂 **临时医嘱** □ 出院带药 □ 中医辨证施治 □ 中药/中成药
主要护理工作	□ 基本生活和心理护理 □ 检查治疗后常规护理 □ 饮食生活宣教、并发症观察	□ 基本生活和心理护理 □ 检查治疗后常规护理	□ 帮助患者办理出院手续、交费等事宜 □ 出院指导
病情变异记录	□ 无 □ 有，原因： 1. 2.	□ 无 □ 有，原因： 1. 2.	□ 无 □ 有，原因： 1. 2.
护士签字			
医师签字			

（二）护士表单

胃部 ESD/EMR 术临床路径护士表单

适用对象：胃黏膜中、高级别上皮内瘤变或早期胃癌
　　　　　拟行 ESD/EMR 术

| 患者姓名： | 性别： | 年龄： | 门诊号： | 住院号： |

| 住院日期：　年　月　日 | 出院日期：　年　月　日 | 标准住院日：5~7 天 |

时间	住院第 1 天	住院第 2 天	住院第 3 天
健康宣教	□ 入院宣教 　介绍主管医师、责任护士 　介绍环境、设施、贵重物品保管 　介绍注意事项、探视和陪护制度 □ 饮食宣教：少渣饮食 □ 出入量宣教，留取标本的宣教 □ 确认停用阿司匹林、氯吡格雷等抗血小板药物至少 7 天以上	□ 宣教用药知识 □ 宣教疾病知识 □ 宣教胃镜的注意事项 □ 宣教麻醉的注意事项 □ 主管护士与患者沟通，了解并指导心理应对	□ 宣教用药知识 □ 宣教疾病知识 □ 宣教胃镜的注意事项 □ 宣教麻醉的注意事项 □ 主管护士与患者沟通，了解并指导心理应对
护理处置	□ 核对患者姓名，佩戴腕带 □ 建立入院护理病历 □ 卫生处置：剪指（趾）甲、沐浴，更换病号服 □ 静脉抽血	□ 遵医嘱记录 24 小时出入量 □ 遵医嘱完成相关检查 □ 正确执行医嘱 □ 静脉抽血（备血）	□ 术前禁食、禁水 6~8 小时 □ 核对患者资料及带药 □ 送患者至内镜中心 □ 嘱患者摘除义齿 □ 内镜治疗后记护理记录 □ 记录 24 小时出入量 □ 遵医嘱完成相关检查 □ 正确执行医嘱
基础护理	□ 二级护理 □ 晨晚间护理 □ 患者安全管理	□ 一级护理 □ 晨晚间护理 □ 患者安全管理	□ 特级护理 □ 晨晚间护理 □ 患者安全管理
专科护理	□ 监测生命体征、测量体重 □ 少渣食物 □ 需要时，填写跌倒及压疮防范表 □ 需要时，请家属陪护 □ 心理护理	□ 监测生命体征 □ 观察腹部体征 □ 少渣食物，次日晨禁食、禁水 □ 心理护理	□ 监测生命体征 □ 胃镜护理 □ 观察患者神志情况 □ 观察腹部体征 □ 禁食、禁水，出入量护理 □ 遵医嘱静脉输液治疗 □ 遵医嘱 PPI 治疗遵医嘱黏膜保护剂 □ 遵医嘱抗菌药物、心电监护（必要时） □ 心理护理

续　表

时间	住院第 1 天	住院第 2 天	住院第 3 天
重点 医嘱	□ 详见医嘱执行单	□ 详见医嘱执行单 □ 次日晨禁食、禁水	□ 详见医嘱执行单
病情 变异 记录	□ 无　□ 有，原因： 1. 2.	□ 无　□ 有，原因： 1. 2.	□ 无　□ 有，原因： 1. 2.
护士 签名			

时间	住院第 4 天	住院第 5 天	住院第 6~7 天
健康宣教	□ 药物宣教 □ 饮食宣教	□ 药物宣教 □ 饮食宣教	□ 出院宣教 □ 复查时间 □ 服药方法 □ 活动休息 □ 指导饮食 □ 指导办理出院手续 □ 对患者进行坚持治疗和预防 　复发的宣教
护理处置	□ 遵医嘱完成相关检查 □ 正确完成医嘱 □ 静脉抽血	□ 遵医嘱完成相关检查 □ 正确完成医嘱 □ 静脉抽血（必要时） □ 留取大便（必要时）	□ 办理出院手续 □ 书写出院小结
基础护理	□ 一级护理 □ 晨晚间护理 □ 患者安全管理	□ 二级护理 □ 晨晚间护理 □ 患者安全管理	□ 二级护理 □ 晨晚间护理 □ 患者安全管理
专科护理	□ 监测生命体征、观察腹部体 　征及大便 □ 遵嘱饮食 □ 遵医嘱 PPI 治疗 □ 遵医嘱予黏膜保护剂 □ 心理护理	□ 生命体征、观察腹部体征及 　大便 □ 遵嘱饮食 □ 遵医嘱 PPI 治疗 □ 遵医嘱予黏膜保护剂 □ 心理护理	□ 监测生命体征、测量体重 □ 遵嘱饮食 □ 心理护理
重点医嘱	□ 详见医嘱执行单	□ 详见医嘱执行单	□ 详见医嘱执行单
病情变异记录	□ 无　□ 有，原因： 1. 2.	□ 无　□ 有，原因： 1. 2.	□ 无　□ 有，原因： 1. 2.
护士签名			

（三）患者表单

胃部 ESD/EMR 术临床路径患者表单

适用对象：胃黏膜中、高级别上皮内瘤变或早期胃癌

拟行 ESD/EMR 术

患者姓名：	性别：	年龄：	门诊号：	住院号：
住院日期： 年 月 日	出院日期： 年 月 日			标准住院日：5~7 天

时间	入院	内镜治疗当天
医患配合	□ 配合询问病史、收集资料，请务必详细告知既往史、用药史、过敏史 □ 配合进行体格检查 □ 有任何不适请告知医师	□ 配合完善内镜治疗前相关检查、实验室检查，医师与患者及家属介绍病情及内镜治疗前谈话、签字
护患配合	□ 配合测量体温、脉搏、呼吸频率、血压、体重1 次 □ 配合完成入院护理评估（简单询问病史、过敏史、用药史） □ 接受入院宣教（环境介绍、病室规定、订餐制度、贵重物品保管等） □ 有任何不适请告知护士	□ 配合测量体温、脉搏、呼吸频率 3 次，询问大便情况 1 次 □ 接受穿刺前相关知识的宣教 □ 去掉活动性义齿 □ 配合内镜治疗及麻醉时的注意事项
饮食	□ 少渣饮食	□ 遵嘱禁食
排泄	□ 正常排尿便 □ 避免便秘	□ 正常排尿便 □ 避免便秘
活动	□ 正常活动，避免疲劳	□ 正常活动，避免疲劳

时间	内镜治疗后	出院
医患配合	□ 配合腹部查体 □ 配合完成相关检查	□ 接受出院前指导 □ 知道复查程序 □ 获取出院诊断书
护患配合	□ 配合定时测量生命体征、每日询问人便情况 □ 配合测量体重，询问出入量 □ 接受静脉输液等治疗 □ 接受必要的生活护理 □ 配合检查穿刺处情况 □ 注意活动安全，避免坠床或跌倒 □ 配合执行探视及陪护	□ 接受出院宣教 □ 办理出院手续 □ 获取出院带药 □ 知道服药方法、作用、注意事项 □ 知道复印病历程序
饮食	□ 遵嘱饮食、并逐渐过渡	□ 遵嘱饮食
排泄	□ 正常排尿便 □ 避免便秘	□ 正常排尿便 □ 避免便秘
活动	□ 避免剧烈活动，避免疲劳	□ 避免剧烈活动，避免疲劳

附：原表单（2016 年版）

胃部 ESD/EMR 术临床路径表单

适用对象：胃黏膜中、高级别上皮内瘤变或早期胃癌

　　　　　拟行 ESD/EMR 术

患者姓名：	性别： 年龄： 门诊号：	住院号：
住院日期： 年 月 日	出院日期： 年 月 日	标准住院日：5~7 天

日期	住院第 1 天	住院第 2 天	住院第 3 天
主要诊疗工作	□ 完成询问病史和体格检查 □ 完成病历书写 □ 开据实验室检查单，完善术前检查 □ 确认停止服用阿司匹林、硫酸氢氯吡格雷片等抗血小板药物至少 7 天以上	□ 上级医师查房 □ 评估内镜下治疗的指征与风险 □ 确定胃镜检查时间、落实术前检查 □ 确定内镜下治疗方案，向患者及其家属交代手术前、手术中和手术后注意事项 □ 与患者及家属签署胃镜检查及治疗同意书，全身麻醉同意书 □ 签署自费用品协议书 □ 完成上级医师查房记录 □ 根据需要，请相关科室会诊	□ 术前禁食、禁水 8 小时 □ 上级医师查房 □ 完成查房记录 □ 行胃镜检查治疗，酌情行超声内镜检查，根据检查所见采用相应内镜下治疗措施 □ 将回收标本送病理检查 □ 观察有无胃镜治疗后并发症（如穿孔、出血等） □ 病程记录
重点医嘱	**长期医嘱** □ 消化内科护理常规 □ 二级护理 □ 少渣饮食 **临时医嘱** □ 血常规；血型、Rh 因子 □ 尿常规 □ 粪便常规+OB □ 肝功能、肾功能、电解质、血糖 □ 凝血功能 □ 感染标志物筛查 □ 心电图、腹部超声、X 线胸片 □ 肿瘤指标筛查 □ 超声内镜 □ 动脉血气分析	**长期医嘱** □ 消化内科护理常规 □ 一级护理 □ 少渣饮食 **临时医嘱** □ 次晨禁食、禁水	**长期医嘱** □ 消化内科护理常规 □ 特级护理 □ 禁食，不禁水（检查治疗后） □ 酌情予静脉输液治疗 □ PPI 治疗 □ 黏膜保护剂 **临时医嘱** □ 利多卡因胶浆
主要护理工作	□ 协助患者及家属办理入院手续 □ 进行入院宣教 □ 准备次晨空腹静脉抽血	□ 基本生活和心理护理 □ 进行关于胃镜检查宣教	□ 基本生活和心理护理 □ 检查及治疗后常规护理 □ 治疗后饮食生活宣教 □ 并发症观察

续　表

日期	住院第 1 天	住院第 2 天	住院第 3 天
病情 变异 记录	□无　□有，原因： 1. 2.	□无　□有，原因： 1. 2.	□无　□有，原因： 1. 2.
护士 签名			
医师 签名			

日期	住院第 4 天	住院第 5 天	住院第 6~7 天（出院日）
主要诊疗工作	□ 观察患者生命体征、腹部症状和体征，观察大便性状，注意有无消化道出血、感染及穿孔 □ 上级医师查房 □ 完成病程记录	□ 继续观察患者腹部症状和体征，注意观察有无并发症情况 □ 上级医师查房 □ 完成查房记录	□ 继续观察患者腹部症状和体征，注意观察有无并发症 □ 如果患者可以出院 □ 通知出院处 □ 通知患者及家属今日出院 □ 向患者及家属交代出院后注意事项，不适及时就诊；饮食宣教，预约复诊时间，随诊切除病变病理报告 □ 将出院记录的副本交给患者 □ 准备出院带药及出院证明 □ 如果患者不能出院，在病程记录中说明原因和继续治疗的方案
重点医嘱	**长期医嘱** □ 消化内科护理常规 □ 一级护理 □ 半流质饮食 □ PPI 治疗 □ 黏膜保护剂 **临时医嘱** □ 复查血常规	**长期医嘱** □ 消化内科护理常规 □ 二级护理 □ 少渣饮食 □ PPI 治疗 □ 黏膜保护剂	**长期医嘱** □ 消化内科护理常规 □ 二级护理 □ 少渣饮食 □ PPI 治疗 □ 黏膜保护剂 **临时医嘱** □ 出院带药
主要护理工作	□ 基本生活和心理护理 □ 检查治疗后常规护理 □ 饮食生活宣教、并发症观察	□ 基本生活和心理护理 □ 检查治疗后常规护理	□ 帮助患者办理出院手续、交费等事宜 □ 出院指导
病情变异记录	□ 无　□ 有，原因： 1. 2.	□ 无　□ 有，原因： 1. 2.	□ 无　□ 有，原因： 1. 2.
护士签字			
医师签字			

第十六章

胃石临床路径释义

【医疗质量控制指标】

指标一、诊断胃石需结合饮食习惯、临床表现和内镜检查。

指标二、对确诊病例可根据摄入物类型判断胃石性质，行经验性溶石治疗。

指标三、对重症病例应尽早行取石或碎石治疗。

一、胃石编码

1. 原编码：

疾病名称及编码：胃石（ICD-10：K31.8809）

2. 修改编码：

疾病名称及编码：胃石（ICD-10：K31.808）

手术操作名称及编码：内镜下胃内异物去除（ICD-9-CM-3：98.0301）

3. 对应和相关病种及编码：胃石病（A04.03.21）

积聚（A16.01/BNG040）

呕吐（A17.28/BNP050）

二、临床路径检索方法

K31.808+98.0301

三、国家医疗保障疾病诊断相关分组（CHS-DRG）

MDCG 消化系统疾病及功能障碍

GZ1 其他消化系统诊断

四、胃石临床路径标准住院流程

（一）适用对象

第一诊断为胃石（ICD-10：K31.8809），胃石行内镜下胃石碎石术。

> **释义**
>
> ■ 适用对象编码如上。
>
> ■ 本路径适用对象为临床诊断为胃石的患者，并无内镜操作禁忌证的患者，如合并内镜操作禁忌证，需进入其他相应路径。

（二）诊断依据

根据《临床诊疗指南·消化系统疾病分册》（中华医学会编著，人民卫生出版社，2005 年）。

1. 症状：有大量进食山楂、柿子等诱因，出现上腹痛、上腹胀、恶心、呕吐和胃灼热，也可出现呕血、黑便等症状。

2. 体征：可有上腹部压痛或上腹部包块体征。

3. 辅助检查：胃镜检查发现胃内的结石。

> **释义**
>
> ■ 本路径的制订主要参考国内权威参考书籍和诊疗指南。
> ■ 病史和临床症状是诊断胃石的初步依据，多数患者有大量进食山楂、柿子等诱因，可出现上腹痛、上腹胀、恶心、呕吐和胃灼热，也可出现呕血、黑便等症状。腹部查体可出现上腹部压痛，部分患者可触及上腹部包块。胃镜检查可见胃结石即可明确诊断。部分患者临床表现不典型，如胃镜检查支持胃石，亦可进入路径。

（三）进入路径标准

1. 第一诊断必须符合 ICD-10：K31.8809 编码，且没有并发症和严重的心肺疾病等基础疾病。
2. 当患者同时具有其他疾病诊断，但在住院期间不需要特殊处理，也不影响第一诊断的临床路径流程实施时，可以进入路径。

> **释义**
>
> ■ 进入本路径的患者第一诊断为胃石，如合并消化道出血和消化道穿孔等并发症，或合并严重的心肺疾病等内镜操作禁忌的基础疾病，需进入其他相应路径。
> ■ 入院后常规检查发现有基础疾病，如高血压、冠状动脉粥样硬化性心脏病、糖尿病、肝功能、肾功能不全等，经系统评估后对胃石诊断治疗无特殊影响者，可进入路径。但可能增加医疗费用，延长住院时间。

（四）标准住院日

6~7 天。

> **释义**
>
> ■ 怀疑胃石的患者入院后，胃镜前准备 1~2 天，第 2~3 天行胃镜检查及胃镜下结石取出术或碎石治疗，术后开始药物治疗，主要观察有无术后出血或穿孔、感染等并发症，临床症状的缓解情况以及有无药物不良反应，总住院时间不超过 7 天符合本路径要求。

（五）住院期间检查项目

1. 必需的检查项目：
（1）血常规、尿常规、粪便常规+隐血。
（2）血生化检查：肝功能、肾功能、电解质、血糖、凝血时间和活动度。
（3）感染性疾病筛查（HBV、HCV、HIV、梅毒等）。
（4）X 线胸片、心电图、腹部超声检查。
（5）胃镜检查。

2. 根据患者病情可选择的检查项目：

（1）胃镜检查时如遇可疑病变，应作活检送病理学检查，以除外食管、胃的其他疾病，特别是恶性病变。

（2）胸腹 CT。

以上检查可在住院前完成，也可在住院后进行。

> **释义**
>
> ■ 血常规、尿常规、粪便常规+隐血是最基本的三大常规检查，进入路径的患者均需完成。便隐血试验和血红蛋白检测可以进一步了解患者有无急性或慢性失血；肝功能、肾功能、电解质、血糖、凝血功能、心电图、X 线胸片可评估有无基础疾病，是否影响住院时间、费用及其治疗预后；感染性疾病筛查用于胃镜检查前准备；无禁忌证患者均应行胃镜检查。胃镜检查时如遇到其他可疑病变，无法鉴别病变性质时，可做活检送病理学检查明确病变性质。
>
> ■ 本病需与其他引起上腹痛的疾病相鉴别，如怀疑胆囊炎、胆石症，除查血常规、肝功能外，应行腹部超声、CT 或 MRI；立位腹部平片可以协助诊断消化道梗阻、穿孔。

（六）治疗方案的选择

根据《临床诊疗指南·消化系统疾病分册》（中华医学会编著，人民卫生出版社，2005 年）。

1. 一般治疗：禁食，补液。

2. 药物治疗：抑酸剂 PPI/H_2 受体阻断剂，5%碳酸氢钠和复方消化酶口服。

3. 内镜下胃石碎石术。

4. 以上治疗无效者，可考虑其他治疗措施（外科等）。

5. 中医治疗方案。

> **释义**
>
> ■ 胃石中大多含有碳酸钙、鞣酸、纤维素等成分，碳酸氢钠与其中和后可溶掉部分胃石，消化酶可促进纤维素的溶解，促进胃石缩小或消失。
>
> ■ 胃石在胃内移动或胃石压迫可损伤胃黏膜，降低胃酸可以促进胃黏膜修复，目前抑制胃酸分泌药物包括 H_2 受体阻断剂（H_2RA）和质子泵抑制剂（PPI）两大类，H_2 受体阻断剂（H_2RA）的常用药物包括西咪替丁、雷尼替丁、法莫替丁等，质子泵抑制剂（PPI）的常用药物包括奥美拉唑、雷贝拉唑、泮托拉唑、兰索拉唑、艾司奥美拉唑、艾普拉唑等。PPI 较 H_2RA 抑制胃酸分泌的作用更强，持续时间更久。
>
> ■ 对于较大胃石或无法溶解的胃石，如无胃镜操作禁忌证，可行胃镜下利用碎石器进行碎石，对于药物无效或内镜下无法取出的胃石，可行手术取石。
>
> ■ 中医治疗
>
> 1. 辨证治疗：
>
> （1）食积胃肠证：胃脘胀满感或痛而拒按，多不知饥，纳呆，嗳腐吞酸，恶心呕吐，吐后痛减，小便淡黄，大便黏滞不爽，或夹有柿皮、枣皮等；上腹隆部可触及硬块，能移动。舌淡红、苔厚腻，脉滑或弦滑。治法：消食化积，导滞和胃。

（2）痰瘀阻胃证：胃脘刺痛，定位拒按，恶心欲呕，胀满嗳气，反复发作，日久不愈，大便干，色暗红；上腹部可触及活动性积块。舌紫暗或有瘀斑、苔少，脉弦涩。治法：消痰化瘀，舒络散结。

（3）脾胃虚寒证：脘腹隐痛、喜温喜少按，呕吐清涎，食后脘胀，食少纳呆，小便清长，大便溏薄，上腹部可触及活动性包块；舌淡体胖、苔白，脉缓或细。治法：温中散寒，消痰散结。

2. 特色治疗：针灸是治疗胃石的非药物疗法之一。体针常用穴位：主穴：足三里、天枢，配穴：中脘、内关、脾俞、阴陵泉、太冲，依证针施补、泻，必要时加灸。耳针常用穴位：胃、脾、皮质下、交感、神门、内分泌，2~3 穴/次，强刺激，留针30分钟。

3. 康复与预防复发：

（1）药物：依证选服健脾或调胃之方药，如健脾丸、香砂养胃丸、平胃散等。

（2）饮食：避免进食生冷、油腻、刺激性食物，少食多餐，减少高纤维食物。对营养类的食物，如瘦猪肉、牛肉、鸡肉、鱼等，均需切成细丝或肉末。蔬菜类宜选用含纤维素较少的瓜、小白菜、油菜、菠菜的嫩叶，均应切成细丝。

（七）治疗方案和药物选择

1. 必要时术前需纠正电解质紊乱，维持酸碱平衡，并给予一定肠外营养支持治疗。

2. 术前内镜显示合并压力性胃溃疡患者给予抑酸剂（PPI/H$_2$受体阻断剂）及黏膜保护剂，修复胃黏膜，减低术后穿孔、出血和感染风险。

3. 术后给予抑酸剂（PPI/H$_2$受体阻断剂）及黏膜保护剂。

4. 抗菌药物（必要时）。

5. 中药或中成药。

> **释义**
>
> ■ 胃石可引起消化道梗阻，少数患者会因为胃石引起小肠梗阻危及生命。长期禁食者易出现营养不良、电解质及酸碱平衡紊乱，术前应给以营养支持、纠正电解质紊乱，维持酸碱平衡。
>
> ■ 胃石在胃内移动或胃石压迫可损伤胃黏膜，可给以抑酸药及黏膜保护剂，修复胃黏膜，降低术后穿孔、出血和感染的风险。
>
> ■ 术后胃黏膜损伤轻微者，可给以抑酸药和黏膜保护剂，胃黏膜损伤较重，患者感染及穿孔风险较大者，可给以预防性应用抗菌药物。
>
> ■ 中医药及中成药需根据相应证型进行选择。食积胃肠证，推荐方药：消痞汤；中成药：保和丸。痰瘀阻胃证，推荐方药：祛痰逐瘀汤加减；中成药：木香槟榔丸。脾胃虚寒证，推荐方药：消积理中汤加减。

（八）出院标准

1. 诊断已明确。

2. 治疗后胃石消失，症状减轻。

释义

■患者出院前应完成所有必须检查项目，且胃石消失，观察临床症状是否减轻或消失，有无明显胃镜操作或药物相关不良反应。出院时最好有直接证据证明胃石消失，且无消化道梗阻的征象，完善立卧位腹平片检查。

（九）变异及原因分析

1. 胃镜检查提示其他病变，如肿瘤等，不进入本路径。
2. 胃石内镜下碎石术合并出血、穿孔等风险大。出现以上并发症后，出径或进入相应的临床路径处理。

释义

■胃镜检查发现其他严重基础疾病，需先进行其他基础疾病的治疗时，则不进入本路径，进入相应基础疾病的临床路径。

■碎石前向患者解释碎石过程中潜在风险，取得患者理解并同意后方可碎石，碎石过程中合并出血或穿孔时，出径或进入相应的临床路径。

■认可的变异原因主要是指患者进入路径后，在检查及治疗过程中发现患者合并存在事前未预知的、对本路径治疗可能产生影响的情况，需要终止执行路径或延长治疗时间、增加治疗费用。医师需在表单中明确说明。

■因患者方面的主观原因导致执行路径出现变异，医师需在表单中予以说明。

五、胃石临床路径给药方案

1. 用药选择：

（1）碳酸氢钠和消化酶：应用碳酸氢钠治疗胃石的历史悠久，可中和鞣酸等成分，可单独口服（注意嚼碎碳酸氢钠片剂或者用碳酸氢钠溶液效果更好），也可同时加服等量发泡剂，加强疗效，缩短疗程。在上述治疗的基础上加用胃蛋白酶或胰蛋白酶，也可用糜蛋白酶（α-糜蛋白酶）溶于水中或碳酸氢钠溶液中口服或从胃管中注入，也有加用乙酰半胱氨酸溶于生理盐水，从胃管中注入，连续2~3天，效果更好。

（2）抑酸药：

1）质子泵抑制剂（PPI）：PPI是公认的有效抑制胃酸的药物，抑制胃酸分泌可以促进溃疡愈合，常用的PPI药物包括奥美拉唑、艾司奥美拉唑、泮托拉唑、雷贝拉唑、兰索拉唑、艾普拉唑等，在急性期可以予以PPI静脉输注，如奥美拉唑或艾司奥美拉唑40mg，每12小时1次，然后继续口服单剂量PPI，每日1~2次，总疗程并发十二指肠溃疡为4~6周，并发胃溃疡为6~8周。常规剂量PPI治疗，可予PPI口服，如艾普拉唑肠溶片10mg，早餐前半小时吞服（不可咀嚼），一日1次，给药剂量更小，提高了用药安全性，适于临床用药。

2）H_2受体阻断剂（H_2RA）：H_2RA抑制胃酸分泌的作用较PPI弱，对于病变较轻或基层医院可考虑应用，如法莫替丁20mg，静脉滴注，每日1~2次或法莫替丁20mg，口服，每日2次。

（3）黏膜保护剂：在消化性溃疡的治疗中，黏膜保护剂联合抑酸药，可以促进溃疡愈合。常用的黏膜保护剂有胶体铋、硫糖铝等。胶体铋主要在酸性环境下与溃疡面的黏蛋白形成螯合剂,覆盖于胃黏膜上发挥治疗作用,促进胃上皮细胞分泌黏液,抑制胃蛋白酶活性,干扰幽门螺杆菌的代谢,使菌体与黏膜上皮失去黏附作用;硫糖铝在酸性胃液中凝聚成糊状黏稠物,附着于黏膜表面,阻止胃蛋白酶侵袭溃疡面,有利于黏膜上皮细胞的再生,促进溃疡的愈合。

(4)中药和中成药:中药和中成药可以作为辅助用药,与碳酸氢钠、消化酶、抑酸药及黏膜保护剂等基础用药构成中西医结合治疗方案。在目前的胃结石诊疗指南推荐疗法中,根据患者实际情况选择合适的中药或中成药进行治疗。为了促进胃石患者的康复与预防复发,可以在医师指导下服用中药或中成药。

1)消痞汤,鸡内金 10g、枳实 10g、厚朴 10g、茯苓 10g、槟榔 10g、麦芽 15g、神曲 15g、莱菔子 15g、大黄 10g、甘草 3g。

2)祛痰逐瘀汤,桃仁 10g、三棱 10g、莪术 10g、茯苓 10g、川芎 10g、枳实 10g、陈皮 10g、大黄 10g、半夏 12g、赤芍 15g。

3)消积理中汤,党参 15g、白术 10g、茯苓 10g、干姜 10g、半夏 10g、陈皮 10g、枳实 10g、鸡内金 12g、桂枝 6g、甘草 3g。

口服方药,一日 2 次,早晚餐后 30 分钟服用,每次约 200ml,中成药按药物说明书进行服用,特殊情况遵医嘱。

2. 药学提示:

(1)质子泵抑制剂(PPI):用药相对安全,不良反应包括:①胃肠道反应,包括腹痛、腹胀、食欲减退、恶心、腹泻等;②皮肤损害,主要引起皮疹、皮肤瘙痒等症状;③神经内分泌系统表现,多出现头痛、头晕、口干、失眠、疲倦、嗜睡、乏力等;④少数患者可出现一过性转氨酶增高,白细胞计数暂时性降低。此外,长期应用需要警惕骨质疏松、骨折、肠道菌群紊乱和低镁血症风险。

(2)H_2 受体阻断剂(H_2RA):不良反应相对较少,少数患者可有皮肤损害、口干、头晕、失眠、便秘、腹泻、皮疹、面部潮红、白细胞计数减少。偶有轻度一过性转氨酶增高等。个别患者应用 H_2RA 可出现中枢神经系统不良反应,表现为躁狂、谵妄、抽搐、意识障碍等。

(3)氯吡格雷是一种抗凝血药,主要用于心脏病史患者预防新的心脏事件的发生,但目前研究发现某些 PPI 会降低氯吡格雷的疗效,使患者血栓事件发生的概率增加,以奥美拉唑的抑制作用最明显。如使用氯吡格雷的患者必须使用 PPI 时,应考虑不会产生相互影响的药物,如雷贝拉唑、泮托拉唑。

(4)半夏在胃石的治疗中具有燥湿化痰、降逆止呕、消痞散结作用。生半夏具有神经毒性,误服微量即可中毒,生半夏对口腔、喉头和消化道黏膜有强烈的刺激性,可导致失音、呕吐、水泻等不良反应,严重的喉头水肿可致呼吸困难,甚至窒息,但这种刺激作用可通过煎煮而除去。故生半夏按毒性中药管理,临床需炮制后使用。

(5)甘草含三萜皂苷类,即甘草甜素,甘草甜素日剂量超过 500mg,连服 1 个月,即可产生假醛固酮症,还有甘草甜素引起精神症状、非哺乳期妇女泌乳的报道,故应遵照药典使用,避免大剂量久服。

3. 注意事项:

(1)质子泵抑制剂(PPI)长期用药可能造成骨质疏松症和肠道菌群紊乱。

(2)PPI 对胃恶性病变引起的症状同样有较好的疗效,因此需要除外恶性病变的可能性。

(3)奥美拉唑在 0.9% 氯化钠溶液中比 5% 葡萄糖溶液更稳定,最好选用 0.9% 氯化钠溶液来配制静脉输注的奥美拉唑溶液,且 0.9% 氯化钠输液体积以 100ml 为宜;奥美拉唑溶液应单独使用,不应添加其他药物。

六、胃石护理规范

1. 对于不同严重程度的患者给予相应等级的护理照顾级别。

2. 对于服用碳酸氢钠溶石的患者，嘱患者服药后取左侧卧位半小时，增加药物与胃石的接触，充分溶石。

3. 协助患者做好各项内镜术前准备工作，术前禁食、禁水 6~8 小时，避免术中及术后呕吐误吸引起窒息。

4. 内镜操作过程中密切监测患者心率、呼吸、血氧饱和度，保持呼吸道通畅。

5. 内镜操作后做好护患沟通，嘱患者卧床休息，密切观察患者有无呕血、黑便、腹痛、发热、胸痛、呼吸困难等症状，禁食、禁水 2~4 小时，给予全身支持和对症治疗，2~4 小时后无不适可进少量水，后逐渐进流质饮食、软质饮食、普通饮食，告知患者进食避免辛辣、刺激性及粗糙食物。

6. 加强患者的健康宣教。

七、胃石营养治疗规范

1. 内镜操作后禁食、禁水 2~4 小时，2~4 小时后无不适可进少量水，后逐渐进流质饮食、软质饮食、普通饮食，告知患者进食避免辛辣、刺激性及粗糙食物。

2. 禁食期间应给予补液及营养支持治疗。

八、胃石患者健康宣教

1. 保持良好的个人饮食习惯。

2. 多饮水，少食辛辣刺激食物，避免大量进食山楂、柿子等。

3. 出现腹痛等不适症状后应及时就医诊治。

九、推荐表单

(一) 医师表单

胃石临床路径医师表单

适用对象：第一诊断为胃石的患者（ICD-10：K31.8809）

患者姓名：	性别： 年龄： 门诊号：	住院号：
住院日期： 年 月 日	出院日期： 年 月 日	标准住院日：6~7天

日期	住院第1天	住院第2天
主要诊疗工作	□ 完成询问病史和体格检查 □ 完成中医四诊信息采集（选用为好） □ 完成中医辨证（选用为好） □ 完成病历书写 □ 完善常规检查 □ 完善腹部超声检查排除胆囊炎、胆结石等	□ 上级医师查房 □ 完成中医四诊信息采集（选用为好） □ 注意中医证候变化（选用为好） □ 完成临床诊断 □ 完成上级医师查房记录 □ 对患者进行胃石及胃镜检查治疗的宣教 □ 向患者家属交代病情，签署胃镜检查同意书
重点医嘱	**长期医嘱** □ 消化内科常规护理 □ 二级护理 □ 禁食、禁水 □ 0.9%氯化钠注射液，每次100ml，每天2次 □ 静脉注射用PPI，每次1支，每天2次 □ 0.9%氯化钠注射液，每次500ml，每天2次 □ 5%葡萄糖注射液，每次500ml，每天1次 □ 中/长链脂肪乳注射液（C_{8-24}），每次250ml，每天1次 □ 复方氨基酸注射液（18AA-V），每次250ml，每天1次 □ 丙氨酰谷氨酰胺注射液，每次100ml，每天1次 □ 注射用复方维生素（3），每次2支，每天1次 □ 氯化钾注射液，每次10ml，每天1次 □ 碳酸氢钠注射液（250ml：12.5g），口服，每次50ml，每天4次 □ 口服中药汤剂（选用为好） □ 口服中成药（选用为好） □ 其他中医特色治疗（如针灸） **临时医嘱** □ 血常规、尿常规、粪便常规+隐血 □ 肝功能、肾功能、电解质、血糖、凝血功能、感染性疾病筛查 □ 心电图、X线胸片、腹部超声、立卧位腹平片 □ 其他检查（酌情）：上腹部CT或MRI	**长期医嘱** □ 消化内科常规护理 □ 二级护理 □ 禁食、禁水 □ 0.9%氯化钠注射液，每次100ml，每天2次 □ 静脉注射用PPI，每次1支，每天2次 □ 0.9%氯化钠注射液，每次500ml，每天2次 □ 5%葡萄糖注射液，每次500ml，每天1次 □ 复方氨基酸注射液（18AA-V），每次250ml，每天1次 □ 丙氨酰谷氨酰胺注射液，每次100ml，每天1次 □ 注射用脂溶性维生素（I），每次2支，每天1次 □ 注射用复方维生素（3），每次2支，每天1次 □ 氯化钾注射液，每次10ml，每天1次 □ 碳酸氢钠注射液（250ml：12.5g），每次50ml，每天4次 □ 口服中药汤剂（选用为好） □ 口服中成药（选用为好） □ 其他中医特色治疗（如针灸，选用为好） **临时医嘱** □ 电子胃镜，共1次，一次性

续 表

日期	住院第 1 天	住院第 2 天
病情 变异 记录	□无 □有，原因： 1. 2.	□无 □有，原因： 1. 2.
医师 签名		

日期	住院第 3~4 天	住院第 5~7 天
主要诊疗工作	□ 上级医师查房 □ 完成中医四诊信息采集（选用为好） □ 注意中医证候变化（选用为好） □ 确定胃镜治疗时间 □ 向家属以及患者本人交代注意事项 □ 与患者以及家属签署胃镜治疗知情同意书 □ 签署自费用品协议书 □ 完成上级医师查房记录 □ 必要时请相应科室会诊	□ 上级医师查房 □ 完成中医四诊信息采集（选用为好） □ 注意中医证候变化（选用为好） □ 完成查房记录 □ 观察患者腹部症状，观察有无并发症 □ 通知出院处 □ 向患者及家属交代出院后注意事项，嘱患者及时复诊 □ 如患者不能出院，在病程记录中说明原因
重点医嘱	**长期医嘱** □ 消化内科常规护理 □ 一级护理 □ 禁食、禁水 □ 0.9%氯化钠注射液，每次 100ml，每天 2 次 □ 静脉注射用 PPI，每次 1 支，每天 2 次 □ 0.9%氯化钠注射液，每次 500ml，每天 2 次 □ 5%葡萄糖注射液，每次 500ml，每天 1 次 □ 中/长链脂肪乳注射液（C_{8-24}），每次 250ml，每天 1 次 □ 复方氨基酸注射液（18AA-V），每次 250ml，每天 1 次 □ 丙氨酰谷氨酰胺注射液，每次 100ml，每天 1 次 □ 注射用复方维生素（3），每次 2 支，每天 1 次 □ 氯化钾注射液，每次 10ml，每天 1 次 □ 口服中药汤剂（必要时） □ 口服中成药（必要时） □ 其他中医特色治疗（如针灸，必要时） **临时医嘱** □ 电子胃镜，共 1 次，一次性	**长期医嘱** □ 消化内科常规护理 □ 二级级护理 □ 软质饮食 □ 0.9%氯化钠注射液，每次 100ml，每天 2 次。根据病情，也可口服 □ 静脉注射用 PPI，每次 1 支，每天 2 次。根据病情，也可口服 □ 口服中药汤剂 □ 口服中成药 □ 其他中医特色治疗（如针灸） **临时医嘱** □ 通知出院
病情变异记录	□ 无　□ 有，原因： 1. 2.	□ 无　□ 有，原因： 1. 2.
医师签名		

（二）护士表单

胃石临床路径护士表单

适用对象：第一诊断为胃石的患者（ICD-10：K31.8809）

患者姓名：	性别：	年龄：	门诊号：	住院号：

住院日期： 年 月 日	出院日期： 年 月 日	标准住院日：6~7天

日期	住院第 1 天	住院第 2 天
健康宣教	□ 入院宣教 　介绍主管医师、护士 　介绍环境、设施 　介绍住院注意事项 　介绍探视和陪护制度 　介绍贵重物品保管制度	□ 药物宣教 □ 胃镜检查前宣教 　宣教胃镜检查前准备及检查后注意事项 　告知胃镜检查后饮食 　告知患者在检查中配合医师 　主管护士与患者沟通，消除患者紧张情绪 　告知检查后可能出现的情况及应对方式
护理处置	□ 核对患者姓名，佩戴腕带 □ 建立入院护理病历 □ 协助患者留取各种标本 □ 测量体重	□ 协助医师完成胃镜检查前的相关实验室检查 □ 胃镜检查前准备 □ 禁食、禁水
基础护理	□ 二级护理 □ 晨晚间护理 □ 排泄管理 □ 患者安全管理	□ 二级护理 □ 晨晚间护理 □ 排泄管理 □ 患者安全管理
专科护理	□ 护理查体 □ 病情观察 　呕吐物及大便的观察 　腹部体征的观察 □ 需要时，填写跌倒及压疮防范表 □ 需要时，请家属陪护 □ 确定饮食种类 □ 心理护理	□ 病情观察 　呕吐物及大便的观察 　腹部体征的观察 □ 遵医嘱完成相关检查 □ 心理护理
重点医嘱	□ 详见医嘱执行单	□ 详见医嘱执行单
病情变异记录	□ 无　□ 有，原因： 1. 2.	□ 无　□ 有，原因： 1. 2.
护士签名		

日期	住院第 3~4 天	住院第 5~7 天
健康宣教	□ 胃镜检查当日宣教 　告知饮食、体位要求 　告知胃镜检查后需禁食 2~4 小时 　给予患者及家属心理支持 　再次明确探视陪护须知	□ 出院宣教 　复查时间 　服药方法 　活动休息 　指导饮食 　指导办理出院手续
护理处置	□ 送患者至内镜中心 　摘除患者义齿 　核对患者资料及带药 □ 接患者 　核对患者及资料	□ 办理出院手续 　书写出院小结
基础护理	□ 一级护理 □ 晨晚间护理 □ 患者安全管理	□ 二级护理 □ 晨晚间护理 □ 协助或指导进食、进水 □ 协助或指导活动 □ 患者安全管理
专科护理	□ 遵医嘱予补液 □ 病情观察 　呕吐物及大便的观察 　腹部体征的观察 □ 心理护理	□ 病情观察 　监测生命体征 　出血、穿孔等并发症的观察 　大便的观察 　腹部体征的观察 □ 出院指导（胃溃疡者需要治疗后复查胃镜和病理） □ 心理护理
重点医嘱	□ 详见医嘱执行单	□ 详见医嘱执行单
病情变异记录	□ 无　□ 有，原因： 1. 2.	□ 无　□ 有，原因： 1. 2.
护士签名		

（三）患者表单

胃石临床路径患者表单

适用对象：第一诊断为胃石的患者（ICD-10：K31.8809）

患者姓名：	性别：	年龄：	门诊号：	住院号：
住院日期： 年 月 日	出院日期： 年 月 日			标准住院日：6~7天

时间	入院	胃镜术前	胃镜检查当天
医患配合	□ 配合询问病史、收集资料，请务必详细告知既往史、用药史、过敏史 □ 配合进行体格检查 □ 有任何不适请告知医师	□ 配合完善胃镜检查前相关检查、实验室检查，如采血、留尿、心电图、X线胸片、腹部超声等 □ 医师与患者及家属介绍病情及胃镜检查谈话、胃镜检查前签字	□ 配合完善相关检查 □ 配合医师摆好检查体位
护患配合	□ 配合测量体温、脉搏、呼吸频率3次，血压、体重1次 □ 配合完成入院护理评估（简单询问病史、过敏史、用药史） □ 接受入院宣教（环境介绍、病室规定、订餐制度、贵重物品保管等） □ 配合执行探视和陪护制度 □ 有任何不适请告知护士 □ 接受输液、服药等治疗	□ 配合测量体温、脉搏、呼吸频率3次，询问大便情况1次 □ 接受胃镜检查前宣教 □ 接受饮食宣教 □ 接受药物宣教 □ 接受输液、服药等治疗	□ 配合测量体温、脉搏、呼吸频率3次，询问大便情况1次 □ 送内镜中心前，协助完成核对，带齐影像资料及用药 □ 返回病房后，配合接受生命体征的测量 □ 配合检查意识（全身麻醉者） □ 配合缓解疼痛 □ 接受胃镜检查后宣教 □ 接受饮食宣教：胃镜当天禁食 □ 接受药物宣教 □ 接受输液、服药等治疗 □ 有任何不适请告知护士
饮食	□ 禁食、禁水	□ 禁食、禁水	□ 胃镜检查前禁食、禁水 □ 胃镜检查后，根据医嘱2~4小时后试饮水，无恶心呕吐可进少量流质饮食或者半流质饮食
排泄	□ 正常排尿便	□ 正常排尿便	□ 正常排尿便
活动	□ 少量活动	□ 少量活动	□ 少量活动

时间	胃镜检查后	出院
医患配合	□ 配合腹部检查	□ 接受出院前指导 □ 知道复查程序 □ 获取出院诊断书
护患配合	□ 配合定时测量生命体征、每日询问大便情况 □ 配合检查腹部 □ 接受输液、服药等治疗 □ 接受进食、进水、排便等生活护理 □ 配合活动，预防皮肤压力伤 □ 注意活动安全，避免坠床或跌倒 □ 配合执行探视及陪护	□ 接受出院宣教 □ 办理出院手续 □ 获取出院带药 □ 知道服药方法、作用、注意事项 □ 知道复印病历程序
饮食	□ 遵医嘱饮食	□ 遵医嘱饮食
排泄	□ 正常排尿便	□ 正常排尿便
活动	□ 适度活动，避免疲劳	□ 适度活动，避免疲劳

附：原表单（2016 年版）

胃石临床路径表单

适用对象：第一诊断为胃石的患者（ICD-10：K31.8809）

患者姓名：	性别： 年龄： 门诊号：	住院号：
住院日期： 年 月 日	出院日期： 年 月 日	标准住院日：6~7 天

日期	住院第 1 天	住院第 2 天
主要诊疗工作	□ 询问病史、系统查体 □ 完成病历书写 □ 提检相应的辅助检查 □ 上级医师查房及病情评估	□ 主治医师查房 □ 完成临床诊断 □ 提检相应的辅助检查 □ 完成上级医师查房记录等病历书写
重点医嘱	**长期医嘱** □ 一级/二级/三级护理，持续性 □ 普通饮食/全流质/半流质/低纤维素/禁食、禁水/糖尿病饮食，持续性 □ 0.9%氯化钠注射液，每次 100ml，每天 2 次 □ 静脉注射用 PPI，每次 1 支，每天 2 次 □ 0.9%氯化钠注射液，每次 500ml，每天 2 次 □ 5%葡萄糖注射液，每次 500ml，每天 1 次 □ 中/长链脂肪乳注射液（C_{8-24}），每次 250ml，每天 1 次 □ 复方氨基酸注射液（18AA-V），每次 250ml，每天 1 次 □ 丙氨酰谷氨酰胺注射液，每次 100ml，每天 1 次 □ 注射用复方维生素（3），每次 2 支，每天 1 次 □ 氯化钾注射液，每次 10ml，每天 1 次 □ 碳酸氢钠注射液（250ml：12.5g），每次 50ml，每天 4 次 **临时医嘱** □ 血细胞分析（五分类），共 1 次，一次性 □ 彩超常规检查（腹部），共 1 次，一次性 □ 彩超常规检查（泌尿系），共 1 次，一次性 □ 常规心电图检查（电），共 1 次，一次性 □ 电子胃镜，共 1 次，一次性	**长期医嘱** □ 一级/二级/三级护理，持续性 □ 普通饮食/全流质/半流质/低纤维素/禁食、禁水/糖尿病饮食，持续性 □ 0.9%氯化钠注射液，每次 100ml，每天 2 次 □ 静脉注射用 PPI，每次 1 支，每天 2 次 □ 0.9%氯化钠注射液，每次 500ml，每天 2 次 □ 5%葡萄糖注射液，每次 500ml，每天 1 次 □ 复方氨基酸注射液（18AA-V），每次 250ml，每天 1 次 □ 丙氨酰谷氨酰胺注射液，每次 100ml，每天 1 次 □ 注射用脂溶性维生素（I），每次 2 支，每天 1 次 □ 注射用复方维生素（3），每次 2 支，每天 1 次 □ 氯化钾注射液，每次 10ml，每天 1 次 □ 碳酸氢钠注射液（250ml：12.5g），每次 50ml，每天 4 次 **临时医嘱** □ 血细胞分析（五分类），共 1 次，一次性 □ 电子胃镜，共 1 次，一次性
主要护理工作	□ 入院护理评估、宣教 □ 遵医嘱给予相应级别的护理和饮食指导	□ 给予内镜检查前后的心理辅导，胃镜检查后给予口服药物的指导 □ 遵医嘱给予相应级别的护理和饮食指导

续　表

日期	住院第 1 天	住院第 2 天
病情 变异 记录	□ 无　□ 有，原因： 1. 2.	□ 无　□ 有，原因： 1. 2.
护士 签名		
医师 签名		

日期	住院第 3~5 天	住院第 6~7 天
主要诊疗工作	□ 上级医师查房 □ 确定胃镜检查时间 □ 向家属以及患者本人交代注意事项 □ 与患者以及家属签署知情同意书 □ 签署自费用品协议书 □ 完成上级医师查房记录 □ 可请相应科室会诊	□ 上级医师查房 □ 完成查房记录 □ 复查胃镜 □ 观察患者腹部症状，观察有无并发症 □ 通知出院处 □ 向患者及家属交代出院后注意事项，嘱患者及时复诊 □ 如患者不能出院，在病程记录中说明原因
重点医嘱	**长期医嘱** □ 一级/二级/三级护理，持续性 □ 普通饮食/全流质/半流质/低纤维素/禁食、禁水/糖尿病饮食，持续性 □ 0.9%氯化钠注射液，每次 100ml，每天 2 次 □ 静脉注射用 PPI，每次 1 支，每天 2 次 □ 0.9%氯化钠注射液，每次 500ml，每天 2 次 □ 5%葡萄糖注射液，每次 500ml，每天 1 次 □ 中/长链脂肪乳注射液（C_{8-24}），每次 250ml，每天 1 次 □ 复方氨基酸注射液（18AA-V），每次 250ml，每天 1 次 □ 丙氨酰谷氨酰胺注射液，每次 100ml，每天 1 次 □ 注射用复方维生素（3），每次 2 支，每天 1 次 □ 氯化钾注射液，每次 10ml，每天 1 次 □ 碳酸氢钠注射液（250ml：12.5g），每次 50ml，每天 4 次 **临时医嘱** □ 电子胃镜，共 1 次，一次性	**长期医嘱** □ 一级/二级/三级护理，持续性 □ 普通饮食/全流质/半流质/低纤维素/禁食、禁水/糖尿病饮食，持续性 □ 0.9%氯化钠注射液，每次 100ml，每天 2 次 □ 静脉注射用 PPI，每次 1 支，每天 2 次 □ 0.9%氯化钠注射液，每次 500ml，每天 2 次 □ 碳酸氢钠注射液（250ml：12.5g），每次 50ml，每天 4 次 **临时医嘱** □ 通知出院 □ 做好出院后的用药和生活指导
主要护理工作	□ 遵医嘱给予相应级别的护理和饮食指导	
病情变异记录	□ 无 □ 有，原因： 1. 2.	□ 无 □ 有，原因： 1. 2.
护士签名		
医师签名		

第十七章
克罗恩病临床路径释义

【医疗质量控制指标】

指标一、诊断克罗恩病需结合临床表现、实验室检查、影像及内镜检查、组织病理学及治疗疗效综合判断。

指标二、诊断克罗恩病前，必须常规排除肠结核，对鉴别有困难者行诊断性抗结核治疗。

指标三、对确诊克罗恩病者，在制订治疗方案前必须对病情进行全面综合评估（临床分型、活动性及并发症）。

指标四、合理选择治疗用药，重视患者的随访。

一、克罗恩病编码

1. 疾病名称及编码：克罗恩病（ICD-10：K50）
2. 对应或相关中医病种及编码：腹痛（ICD-11：SA53/ A17.36/BNP090）

　　　　　　　　　　　　　　　泄泻（ICD-11：SA55/ A04.03.07/BNP110）

　　　　　　　　　　　　　　　休息痢（A01.03.19.05）

　　　　　　　　　　　　　　　久痢（BNP020）

　　　　　　　　　　　　　　　肠痈（ICD-11：SA59/A04.03.37/BWV020）

　　　　　　　　　　　　　　　肠结（A04.03.36）

二、临床路径检索方法

K50

三、国家医疗保障疾病诊断相关分组（CHS-DRG）

MDCG 消化系统疾病及功能障碍

GT1 炎症性肠病

四、克罗恩病临床路径标准住院流程

（一）适用对象

第一诊断为克罗恩病（CD）（ICD-10：K50）。

> 释义
>
> ■ 确诊或疑诊为克罗恩病的患者，其入院目的是治疗克罗恩病的本病。如患者存在严重的并发症，如腹腔脓肿、血栓栓塞性疾病、消化道大出血、穿孔或结直肠癌等，则不适于该路径。

（二）诊断依据

根据《炎症性肠病诊断与治疗的共识意见（2018 年，北京）》［中华消化杂志，2018，38（5）：292-311］，《生物制剂治疗炎症性肠病专家建议意见》［中华炎性肠病杂志，2021，5

（3）：193-206]。

1. 临床表现：包括消化道表现、全身性表现、肠外表现及并发症。消化道表现主要有腹泻和腹痛，可有血便；全身性表现主要有体重减轻、发热、食欲缺乏、疲劳、贫血等，并发症常见的有瘘管、腹腔脓肿、肠狭窄和梗阻、肛周病变（肛周脓肿、肛周瘘管、皮赘、肛裂等），较少见的有消化道大出血、急性穿孔，病程长者可发生癌变。

> **释义**
>
> ■ CD 的消化道症状缺乏特异性，以腹痛、腹泻、消瘦最常见，可有血便、腹部包块；肠外表现包括关节损伤（外周性关节炎、脊柱关节炎等）、皮肤黏膜表现（结节性红斑、坏疽性脓皮病等）、眼部病变（虹膜炎、巩膜炎等）、肝胆疾病（原发性硬化性胆管炎、脂肪肝等）及血栓栓塞性疾病等；CD 容易合并肛周病变，包括肛周瘘管、肛周脓肿等，其中约 20%~30% CD 患者会并发肛周病变。
>
> ■ 国外共识意见指出大约 50% 的 CD 患者会出现至少一种肠外表现，即肠道以外器官受累的表现，包括关节痛/关节炎、反复口腔溃疡、结节性红斑、坏疽性脓皮病、虹膜睫状体炎、原发性硬化性胆管炎和血栓栓塞疾病等，部分肠外表现与疾病活动相关。部分患者肠外表现可先于消化道表现。
>
> ■ 克罗恩病患者合并恶性肿瘤发生率较普通人群增加，早期起病、病程长、长时间应用免疫抑制剂是高危因素，尤其应注意嘌呤类药物长期应用可增加淋巴瘤发生的风险。

2. 内镜检查：

（1）结肠镜检查：结肠镜检查和黏膜组织活检应列为 CD 诊断的常规首选检查，镜检应达末段回肠。镜下一般表现为节段性、非对称性的各种黏膜炎症表现，其中具特征性的内镜表现为非连续性病变、纵行溃疡和卵石样外观。

> **释义**
>
> ■ 结肠镜检查是 CD 诊断的最重要的检查手段之一。CD 的内镜下病变可表现为纵行溃疡、阿弗他样溃疡、卵石样外观、非连续性病变、黏膜糜烂、炎性息肉、瘢痕、瘘口及肠道狭窄等，其中以非连续性病变、纵行溃疡和卵石样外观最具特征性。内镜表现有助于结肠溃疡病变的鉴别诊断，譬如国内何瑶等研究发现，CD 表现纵行溃疡、鹅卵石外观的比例显著高于肠结核（40.3%：2.7%，9.7%：0%），而环形溃疡比例较肠结核低（1.6%：21.6%）；李骥等一项回顾性研究也发现 CD 表现为纵行溃疡、卵石样外观的比例显著高于肠贝赫切特病（27.4%：5.7%，38.7%：17.1%），而环形溃疡比例低于肠贝赫切特病（7.5%：23.5%）。
>
> ■ 结肠镜检查也是用于评价疾病活动度及治疗疗效的重要手段，且是 CD 相关癌变筛查的最佳手段。近年基于内镜表现而制定的黏膜"黏膜愈合"的治疗目标，在临床实践中越来越被临床医师所接受，然而临床研究中常采用的 CD 内镜严重程度指数（CDEIS）或 CD 简化内镜评分（SES-CD）尚未在临床实践中广泛应用。

（2）小肠胶囊内镜检查：主要适用于疑诊 CD 但结肠镜及小肠放射影像学检查阴性者。

> **释义**
>
> ■ 小肠胶囊内镜检查属于无创检查，是结肠镜、小肠影像学检查的补充，但无法取组织病理学检查，且价格昂贵。需特殊注意的是，小肠胶囊内镜检查前，需除外患者存在胶囊内镜检查的禁忌，如肠梗阻、明确的肠道狭窄、多发的肠道憩室及瘘管者等。

（3）小肠镜检查：适用于其他检查（如小肠胶囊内镜检查或放射影像学）发现小肠病变或尽管上述检查阴性而临床高度怀疑小肠病变，需进行确认及鉴别者；或已确诊 CD 需要小肠镜检查以指导或进行治疗者。小肠镜下 CD 病变特征与结肠镜所见相同。

> **释义**
>
> ■ 小肠镜检查属于侵入性有创检查，一方面其对小肠病变有较高的检出率，内镜下表现的描述基本上同结肠镜检查，另一方面，其也可用于胶囊滞留取出、狭窄治疗等。

（4）胃镜检查：少部分 CD 病变可累及食管、胃和十二指肠，但一般很少单独累及。

> **释义**
>
> ■ 因为 CD 可累及全消化道，上消化道受累是难治性 CD 的高危因素之一，而且胃镜检查是最佳的上消化道检查手段之一，所以建议对 CD 患者常规进行的胃镜检查。

3. 影像学检查：

（1）CT 或磁共振肠道显像：活动期 CD 典型的 CT 表现为肠壁明显增厚（＞4mm）；肠黏膜明显强化伴有肠壁分层改变，黏膜内环和浆膜外环明显强化，呈"靶症"或"双晕征"；肠系膜血管增多、扩张、扭曲，呈"木梳征"；相应系膜脂肪密度增高、模糊；肠系膜淋巴结肿大等。

> **释义**
>
> ■ 在有条件进行该检查的医疗机构且在患者无禁忌（如对比剂过敏、肾衰竭）的情况下，CT 或磁共振肠道显像应作为评估 CD 肠道受累的首选无创检查手段。该检查既有利于疾病的诊断及鉴别诊断，评估肠道受累范围，发现并发症（肠瘘、穿孔、腹腔脓肿、肛周病变等），亦可用于疾病治疗疗效的评价。对于肛周型 CD 患者，直肠磁共振有助于确定肛周病变的位置和范围，了解瘘管类型及其与周围组织的关系。

（2）钡剂灌肠及小肠钡剂造影：所见为多发性、跳跃性病变，病变处见裂隙状溃疡、卵石样改变、假息肉、肠腔狭窄、僵硬，可见瘘管。

> **释义**
>
> ■ 尽管在临床上钡剂灌肠及小肠钡剂造影已逐渐被 CT 或磁共振肠道显像所替代，但在无条件进行 CT 或磁共振肠道显像的医疗机构及患者存在 CT 或磁共振肠道显像检查禁忌的情况下，钡剂灌肠及小肠钡剂造影仍是重要的检查手段。相较于 CT 或磁共振肠道显像，其在肠道狭窄、瘘管的动态观察方面，有一定的优势。

（3）腹部超声检查：对发现瘘管、脓肿和炎性包块具有一定价值。

> **释义**
>
> ■ 经腹肠道超声可显示肠壁病变部位和范围、瘘管、脓肿和炎性包块等，因其无创、无需肠道准备、价格相对便宜、检查方便及患者接纳度好等优势，越来越多的应用于 CD 患者的并发症观察及治疗疗效的随访。但超声检查对操作者的要求比较高，且肠道超声检查的规范化尚有待提高。

4. 黏膜病理组织学检查 CD 黏膜活检标本的病理组织学改变有：

（1）固有膜炎症细胞呈局灶性不连续浸润。

（2）裂隙状溃疡。

（3）阿弗他溃疡。

（4）隐窝结构异常，腺体增生，个别隐窝脓肿，黏液分泌减少不明显，可见幽门腺化生或潘氏细胞化生。

（5）非干酪样坏死性肉芽肿。

（6）以淋巴细胞和浆细胞为主的慢性炎症细胞浸润，以固有膜底部和黏膜下层为重，常见淋巴滤泡形成。

（7）黏膜下淋巴管扩张。

（8）神经节细胞增生和/或神经节周围炎。

> **释义**
>
> ■ 黏膜组织病理活检应多部位、多点取材，除外裂隙状溃疡、阿弗他溃疡的 8 点中以非干酪样坏死性肉芽肿意义最大，但活检标本中阳性率仅为 15% ~ 36%，且其他疾病（如结核、耶尔森菌感染、真菌、结节病和异物反应等）也可出现上皮样肉芽肿。此外，黏膜组织活检病理中极少有机会见到裂隙状溃疡。

5. 手术切除标本病理检查：可见肉眼及组织学上 CD 上述特点。

> **释义**
>
> ■ 手术切除标本病理检查：包括大体病理特点及光学显微镜下特点。其中大体病理特点包括：节段性或局灶性病变，融合的纵行线性溃疡，卵石样外观，瘘管形成，肠系膜脂肪包绕病灶，肠壁增厚和肠腔狭窄等特点。光学显微镜下特点包括：透壁性炎，聚集性炎症分布，黏膜下层增厚，裂隙性溃疡，非干酪样肉芽肿，肠道

神经系统的异常（黏膜下神经纤维增生和神经节炎，肌间神经纤维增生），相对比较正常的上皮-黏液分泌保存。

■ 大体组织相较于黏膜活检组织，标本量大，发现相对典型的病理改变的机会更多，且能发现"全层炎、透壁性炎、瘘管、葡行肠系膜脂肪包绕病灶"等黏膜组织病理活检无法获取的诊断信息。手术病理不仅仅要重视肠道病变的大体及显微镜下观察，也应重视肠系膜淋巴结的病理改变，有助于疾病的鉴别诊断。

在排除细菌性痢疾、阿米巴痢疾、慢性血吸虫病、肠结核等感染性结肠炎及溃疡性结肠炎、缺血性结肠炎、放射性结肠炎等疾病的基础上，可按下列标准诊断：

（1）具备上述临床表现者可临床疑诊，安排进一步检查。

（2）同时具备上述结肠镜或小肠镜（病变局限在小肠者）特征以及影像学（CTE 或 MRE，无条件者采用小肠钡剂造影）特征者，可临床拟诊。

（3）如再加上活检提示 CD 的特征性改变且能排除肠结核，可做出临床诊断。

（4）如有手术切除标本（包括切除肠段及病变附近淋巴结），可根据标准做出病理确诊。

（5）对无病理确诊的初诊病例，随访 6~12 个月或以上，根据对治疗反应及病情变化判断，符合 CD 自然病程者，可做出临床确诊。如与肠结核混淆不清但倾向于肠结核者应按肠结核作诊断性治疗 8~12 周，再行鉴别。

释义

■ 截至当前，CD 的诊断尚无金标准，需综合患者的临床表现、影像学及内镜检查+病理活检、治疗疗效等资料来确定诊断。病理确诊及临床确诊需具备充分的依据，且已排除其他的肠道疾病。作为结核罹患率较高的国家，我国的临床医师高度重视 CD 与肠结核的鉴别诊断，两者的鉴别诊断往往比较困难，需综合临床表现、内镜下表现、血清 γ 干扰素释放分析、影像学检查等资料，部分患者的诊断有赖于诊断性抗结核治疗的疗效来做出。

■ 一旦确诊 CD，临床医师会对 CD 进行蒙特利尔分型，即根据确诊年龄（A1 ≤16 岁，A2 17~40 岁，A3＞40 岁）、病变部位（L1 回肠末端，L2 结肠，L3 回结肠，L4 上消化道）及疾病行为（B1 非狭窄非穿透，B2 狭窄，B3 穿透）进行表型分析。

疾病活动性评估：临床上用克罗恩病活动指数（CDAI，表 3）评估疾病活动性的严重程度以及进行疗效评价。

表 3 简化 CDAI 计算法

项目	分数
一般情况	0：良好；1：稍差；2：差；3：不良；4：极差
腹痛	0：无；1：轻；2：中；3：重
腹泻	稀便每日 1 次记 1 分
腹块	0：无；1：可疑；2：确定；3：伴触痛
伴随疾病（关节痛、虹膜炎、结节性红斑、坏疽性脓皮病、阿弗他溃疡、裂沟、新瘘管及脓肿等）	每种症状记 1 分

注：＜4 分为缓解期；5~8 分为中度活动期；≥9 分为重度活动期。

> **释义**
>
> ■ Best CDAI 是应用最广泛的判断 CD 疾病活动的指数，而简化 CDAI 因其计算简便且与 CDAI 有较高的一致性，亦在临床上广泛应用。此外，血清的 C 反应蛋白或超敏 C 反应蛋白、粪便钙卫蛋白等指标也有助于疾病活动度的评估。内镜活动度评分多采用 CD 内镜严重程度指数（CDEIS）或 CD 简化内镜评分（SES-CD），术后患者采用 Rutgeerts 内镜评分，但以上内镜评分在日常临床实践中未被广泛采用，更多的是在科研中应用。CDEIS 及 SES-CD 评分中主要涉及肠道狭窄、肠道溃疡大小、病变分布及受累肠段等方面。

（三）治疗方案的选择

根据《炎症性肠病诊断与治疗的共识意见（2018 年，北京）》［中华消化杂志，2018，38（5）：292-311］，《生物制剂治疗炎症性肠病专家建议意见》［中华炎性肠病杂志，2021，5（3）：193-206］。

1. 一般治疗：包括戒烟、营养支持、纠正代谢紊乱、心理支持及对症处理等。

> **释义**
>
> ■ CD 治疗的总体治疗原则是诱导缓解并维持疾病缓解，防治并发症，改善生存质量。
>
> ■ CD 治疗方案的选择包括一般治疗、药物治疗及手术治疗等。
>
> ■ 一般治疗包括：①生活方式改变，特别是戒烟，已有明确证据提示吸烟会导致 CD 病情加重，药物治疗疗效下降，手术率及术后复发率增高，因此对于吸烟患者进行戒烟教育是非常重要的。②营养支持，改善机体的内环境。已有明确证据证实在儿童和青春期活动性 CD 患者中全肠内营养支持治疗诱导疾病缓解率与激素相当，还能促进深度缓解和肠黏膜溃疡愈合，并促进生长发育。肠内营养支持治疗在成人 CD 患者中的疗效虽然不像儿童 CD 患者中那么明确，但也有助于改善患者营养状态，减少术后并发症等优点。③心理支持，许多 CD 患者在疾病诊治过程中出现焦虑、抑郁等精神心理疾患，且应激会增加疾病复发风险，针对性治疗有助于改善患者心境，增强依从性，改善患者生活质量。

2. 药物治疗：根据病情选择水杨酸类制剂，病情重时改用免疫抑制剂或皮质类固醇激素，激素无效时视情况应用英夫利昔单抗，继发肠道感染时加用广谱抗菌药物。

> **释义**
>
> ■ 药物治疗的选择需依据患者病情活动度、既往治疗疗效及其预后估测来制订。
>
> ■ 5-氨基水杨酸制剂在中重度活动 CD 患者中疗效不明确。
>
> ■ 传统意义上，口服或静脉给药糖皮质激素仍被看作是中重度活动 CD 患者诱导缓解的首选方案，生物制剂（如英夫利昔单抗）用于激素无效或依赖、免疫抑制剂无效或无法耐受的患者。

■近些年国外研究经验证实，部分"病情难以控制"的患者应接受早期积极治疗，即"降阶梯治疗"。预测"病情难以控制"高危因素包括合并肛周病变、广泛性病变（病变累及肠段累计＞100cm）、食管胃十二指肠病变、发病年龄轻、首次发病即需要激素治疗等。对于有2个或以上高危因素的患者宜在开始治疗时就考虑给予早期积极治疗，即活动期诱导缓解的治疗初始就予更强的药物，包括激素联合免疫抑制剂或直接予生物制剂（联合或不联合硫唑嘌呤）。

3. 必要时手术治疗。

释义

■手术治疗是CD整体治疗中的较为重要的手段，适用于药物治疗无效、合并严重并发症（消化道穿孔、肠狭窄伴肠梗阻、癌变等）的患者。

4. 中医治疗方案。

释义

■辨证治疗

1. 肠道湿热证：表现为腹痛，腹泻，黏液脓血便，甚则血便，可伴肛门灼热，肛周脓肿，瘘口流脓，身热，小便短赤，口干口苦，口臭。舌质红，苔黄腻，脉滑数。清热解毒，燥湿止利。治法清热解毒，燥湿止利。

2. 湿瘀互结证：表现为腹部胀痛或刺痛，腹部积块，大便不通或腹泻，便脓血，面色晦暗，形体消瘦，发热。舌质紫暗或有瘀点，苔腻，脉弦滑。

3. 脾虚湿蕴证：腹部隐痛，大便溏薄，或有黏液便，伴肛周瘘口流脓，脓质清稀，肢体困倦，食少纳差，神疲懒言。舌质淡红，边有齿痕，苔薄白腻，脉濡或细滑。

4. 寒热错杂证：腹痛绵绵，大便溏薄，便次增多，夹有黏冻，畏寒怕冷，肛门灼热，口渴不欲饮，饥不欲食。舌质红，苔黄或腻，脉弦或脉滑。

5. 气血两虚证：大便稀溏，腹痛隐隐，面色苍白或萎黄，形体消瘦，头晕目眩，四肢倦怠，气短懒言，纳差。舌淡苔薄白，脉细弱或虚大无力。

6. 脾肾阳虚证：反复泄泻，甚则完谷不化，腹痛隐隐，黎明腹痛，肠鸣即泻，形寒肢冷，喜温喜按，腰膝酸软。舌质淡胖，或有齿痕，苔薄白润，脉沉细。

7. 阴精不足证：幼年起病，腹痛，便下脓血，发育迟缓，食欲不振，形体消瘦，神疲乏力，腰膝酸软。舌体偏瘦，或舌红少苔，脉细无力。

■特色治疗：中药灌肠适用于回结肠型及结肠型，选用清热解毒、敛疮生肌、活血化瘀类药物配伍灌肠。此外，针灸也常用于克罗恩病的治疗。取穴：天枢、足三里、上巨虚、气海、关元、中脘、曲池、合谷。灸法常用取穴：天枢、中脘、气海、水分、肾俞、大肠俞。

（四）标准住院日

17~21 日。

> **释义**
>
> ■ 疑诊或确诊克罗恩病的患者入院后，第1周完善常规检查、结肠镜、肠道影像学检查，除外其他诊断，确定疾病类型、活动度及并发症等，第2周开始给予针对性的治疗，第17~21天进行治疗后反应（包括疗效及不良反应）的评估并做好出院随诊安排。总住院时间不超过21天符合本路径要求。

（五）进入路径标准

1. 第一诊断必须符合 ICD-10：K50 克罗恩病疾病编码。
2. 当患者同时具有其他疾病诊断，但在住院期间不需要特殊处理，也不影响第一诊断的临床路径流程实施时，可以进入路径。

> **释义**
>
> ■ 进入本路径的患者的第一诊断为克罗恩病，需除外消化道大出血、穿孔、肠梗阻、肠瘘、腹腔脓肿或癌变等并发症。
>
> ■ 入院后常规检查发现有基础疾病，如高血压、冠状动脉粥样硬化性心脏病、糖尿病、肝功能、肾功能不全等，经系统评估后对克罗恩病诊断治疗无特殊影响者，可进入路径。但可能增加医疗费用，延长住院时间。

（六）住院期间检查项目

1. 必需的检查项目：
（1）血常规、尿常规、粪便常规+隐血。
（2）粪便培养、粪便找寄生虫。
（3）肝功能、肾功能、电解质、凝血功能、输血前检查（乙型肝炎五项、HCV 抗体、HIV 抗体、血型）、红细胞沉降率、C 反应蛋白。
（4）X 线胸片、心电图、立位腹平片、腹部 B 超。
（5）结肠镜检查并活检。

> **释义**
>
> ■ 血常规、尿常规、粪便常规+隐血是最基本的三大常规检查，进入路径的患者均需完成。便隐血试验和血红蛋白检测可以进一步了解患者有无急性或慢性失血。
>
> ■ 粪便病原学检查有助于除外肠道感染。
>
> ■ 肝功能、肾功能、电解质、血糖、凝血功能、心电图、X 线胸片可评估有无基础疾病（包括肝功能、肾功能不全、结核感染），是否影响住院时间、费用及其治疗预后；血型、Rh 因子、感染性疾病筛查用于结肠镜检查前和输血前准备。
>
> ■ 立位腹平片有助于了解患者有无肠梗阻、急性肠道穿孔；腹部 B 超有助于了解有无腹腔脓肿、腹膜后淋巴结肿大等情况。

> ■ 无禁忌证患者均应行结肠镜及活体组织病理检查。另对于初次诊断的 CD 患者，应进行胃镜评估上消化道情况。

2. 不愿接受结肠镜检查或存在结肠镜检查禁忌证的患者，可选择结肠气钡双重造影检查。

释义

> ■ 如患者不愿意接受结肠镜或存在结肠镜检查禁忌，一方面可选择结肠气钡双重造影了解结直肠黏膜情况，了解有无肠道狭窄、肠道内瘘等情况；另一方面可考虑 CT 或磁共振肠道显像评估小肠受累情况以及 CD 并发症情况。

3. 根据患者情况可选择的检查项目：
(1) 粪便找阿米巴，粪便难辨梭菌毒素检测。
(2) 粪便找结核菌，粪便找霉菌。
(3) 自身免疫系统疾病筛查（ANA、ANCA、ASCA）。
(4) 病毒检测（如 CMV、EB、TORCH 等）。
(5) 肿瘤标志物。
(6) 胃镜、小肠镜、胶囊内镜或小肠造影检查（必要时）。

释义

> ■ 粪便找阿米巴、找结核菌及真菌除外阿米巴肠道感染、肠结核及肠道真菌感染，粪便难辨梭菌毒素检测是为了明确或除外难辨梭菌感染，因为难辨梭菌感染是 CD 病情加重、治疗疗效欠佳及复发的危险因素。
> ■ 自身免疫系统疾病筛查（抗核抗体 ANA、抗中性粒细胞胞浆抗体 ANCA、抗酿酒酵母细胞抗体 ASCA）：ANCA、ASCA 是国内外公认的对 UC、CD 诊断具有鉴别诊断价值的血清学标志物，其联合监测有助于 UC、CD 的鉴别诊断，ANCA +/ASCA-倾向于 UC 诊断，而 ANCA-/ASCA+倾向于 CD 诊断。但由于 ASCA 对于 CD 的诊断特异性不高，因此并非 UC、CD 鉴别诊断的必要血清学检查。
> ■ 筛查巨细胞病毒 CMV、EBV 病毒指标有助于除外 CMV 及 EBV 感染。
> ■ γ-干扰素释放试验（IGRAs）可筛查潜伏结核，决定是否在启动免疫抑制治疗或生物制剂治疗前予预防结核复燃的措施。
> ■ 肿瘤标志物有助于除外肿瘤性溃疡性疾病，另外也有助于 IBD 相关结直肠癌的筛查。
> ■ 如前述，一般推荐进行胃镜检查了解有无上消化道受累。小肠镜、胶囊内镜及小肠造影检查在部分情况下有助于 CD 病情的评估。

（七）治疗方案与药物选择

1. 水杨酸制剂：
(1) 柳氮磺胺吡啶（SASP）：4g/d，分 4 次服用。对磺胺类药物过敏者禁用，可选择 5-ASA

类药物。

（2）5-氨基水杨酸类药物（5-ASA）：3~4g/d，分3~4次服用。

2. 糖皮质激素：泼尼松0.75~1mg/（kg·d）（其他类型全身作用激素的剂量按相当于上述泼尼松剂量折算）。达到症状完全缓解开始逐步减量，每周减5mg，减至20mg/d时每周减2.5mg至停用，快速减量会导致早期复发。注意药物相关不良反应并做相应处理，宜同时补充钙剂和维生素D。

3. 抗菌药物（根据病情，不能除外感染时使用）。

4. 肠道益生菌制剂。

5. 促肠黏膜修复药物。

6. 生物制剂：如英夫利昔单克隆抗体：使用方法为5mg/kg，静脉滴注，在第0、2、6周给予作为诱导缓解；随后每隔8周给予相同剂量作长程维持治疗。在取得临床完全缓解后将激素逐步减量至停用。

7. 中药。

释义

■ 5-氨基水杨酸类药物仅在轻度结肠型或回结肠CD中有一定的缓解临床症状的治疗作用。对于中重度CD患者，单用5-氨基水杨酸类药物难以诱导疾病缓解。

■ 糖皮质激素是中重度CD诱导缓解的主要手段之一，其见效快，许多患者可达临床缓解，然而其不良反应多，且不能用于疾病的维持缓解治疗，因此国外指南建议3个月内减停激素。国内指南虽然没有指出明确的激素使用时间，但临床上一般不建议激素使用超过6个月。激素使用过程中需要观察其不良反应，包括：高血压、高血糖、库欣综合征、脂代谢异常、感染、皮疹、骨质疏松、精神症状和水电解质紊乱等。激素使用期间建议给予补钙及维生素D治疗。

■ 免疫抑制剂是CD重要的药物选择，譬如硫唑嘌呤、甲氨蝶呤、沙利度胺等。因药物起效时间长，一般不单独用于活动期疾病的诱导缓解，而是维持缓解期的主要用药。此类药物往往有肝功能损伤、骨髓抑制、过敏反应、胃肠道反应等不良反应，但只要在使用期间积极观察药物不良反应，适时选择合理的治疗剂量，定期检测常规实验室检查，有条件时可进行嘌呤类药物代谢产物6-TGN的测定，有助于降低药物不良反应所带来的危害，充分发挥免疫抑制剂的治疗疗效。

■ 生物制剂：①抗TNFα抗体：英夫利昔单克隆抗体：使用方法为5mg/kg，静脉滴注，在第0、2、6周给予作为诱导缓解，随后每隔8周给予相同剂量作长程维持治疗；阿达木单抗：160mg第0周，80mg第2周，40mg第4周后每隔2周皮下注射。②抗整合素抗体：维得利珠单抗，使用方法是300mg，静脉滴注，在第0、2、6周给予作为诱导缓解；随后每隔8周给予相同剂量作长程维持治疗。③抗IL-12/IL-23单抗：乌司奴单抗，使用方法为首剂根据体重给药，≤55kg，260mg；55~85kg，390mg；>85kg，520mg，静脉给药。第8周90mg皮下注射，之后每隔12周90mg皮下注射。

■ 国内用于克罗恩病治疗的生物制剂包括英夫利昔单抗、阿达木单抗、维得利珠单抗及乌司奴单抗，在高危患者中早期应用，有助于改变患者预后。但其医疗花费大，亦存在原发或继发性失应答及药物不良反应的风险，譬如感染、过敏反应、继发免疫相关性疾病等。

■辨证采用中药治疗。肠道湿热证采用黄芩汤合白头翁汤加减；湿瘀互结证采用薏苡附子败酱散合消疮饮加减；脾虚湿蕴证采用参苓白术散加减；寒热错杂证采用乌梅丸加减；气血两虚证采用八珍汤加减；脾肾阳虚证采用四神丸或附子理中丸加减；阴精不足证采用六味地黄丸加减治疗。

（八）出院标准

少渣饮食情况下，便次、便血情况较入院有较好改善，体温基本正常。没有需要住院处理的并发症和/或合并症。

> 释义
>
> ■患者出院前应完成所有必须检查项目，且开始药物治疗，观察临床症状减轻或消失，无明显药物相关不良反应，同时无需要住院处理的并发症和/或合并症。

（九）变异及原因分析

1. 合并腹盆腔脓肿、内瘘以及其他复杂性并发症的病例需要手术或介入治疗，不进入本路径。

2. 临床症状改善不明显，调整药物治疗，导致住院时间延长。

> 释义
>
> ■CD患者不论入院前还是住院期间出现腹盆腔脓肿、肠内瘘、保守治疗无效的肠梗阻、复杂性肛瘘、急性穿孔等需外科手术或介入操作干预的情况，均不纳入或需退出本路径。
>
> ■认可的变异原因主要是经常规治疗后患者临床症状不改善或出现不可耐受的副作用，需要调整药物治疗方案，可能会导致住院时间延长。此类情况需特殊注明，可继续按照本路径执行。
>
> ■因患者方面的主观原因导致执行路径出现变异，需医师在表单中予以说明。

五、克罗恩病临床路径给药方案

1. 用药选择：

CD与UC两者间药物选择的类型基本相同，从药物使用及注意事项方面，两者可相互参照。

（1）氨基水杨酸制剂：具有抑制肠道炎症反应，促进黏膜修复的作用。适用于轻中度活动CD的治疗。药物种类包括柳氮磺吡啶、5-氨基水杨酸前体药（巴柳氮、奥沙拉秦）、5-氨基水杨酸（美沙拉秦）。以5-氨基水杨酸计算，1g柳氮磺吡啶、巴柳氮、奥沙拉秦分别相当于美沙拉秦0.4g、0.36g和1g。柳氮磺吡啶是5-氨基水杨酸与磺胺吡啶的偶氮化合物，在结肠降解后释放5-氨基水杨酸，成人口服推荐剂量3~4g/d。巴柳氮是5-氨基水杨酸与P-氨基苯甲酰β丙氨酸偶氮化合物，在结肠释放5-氨基水杨酸，成人口服推荐剂量4~6g/d。奥沙拉秦是两分子5-氨基水杨酸的偶氮化合物，在结肠释放5-氨基水杨酸，成人口服推荐剂量 2~4g/d。美沙拉秦有两种类型，一种是甲基丙烯酸酯控释 pH 值依赖，在末段回肠和结肠释放；另一种是乙基纤维素半透膜控释时间依赖，释放部位在远端空肠、回肠、结肠。成人口服推荐剂量 2~4g/d，分次口服或顿服。

（2）糖皮质激素：具有抗炎、免疫抑制的作用。主要用于中重度活动期 CD 的诱导缓解治疗，多为全身用药，常用药物包括布地奈德、泼尼松、甲泼尼松龙、氢化可的松琥珀酸钠等。布地奈德可用于轻中度活动的病变以回肠、升结肠为主的 CD 患者，常规推荐剂量为 9mg/d。中重度活动患者会初始选择口服或静脉用相当于泼尼松 0.75~1mg/（kg·d）剂量的糖皮质激素，病情稳定后，应规律减量，总疗程在 3~6 个月之间。

（3）免疫抑制剂：免疫抑制剂是指降低机体免疫反应的制剂，它可通过抑制免疫反应有关细胞的增殖和功能、促进其凋亡来实现抑制作用。主要适用于糖皮质激素依赖或抵抗的患者。目前临床上用于克罗恩病的免疫抑制剂有硫唑嘌呤类药物（硫唑嘌呤、6-巯基嘌呤）、甲氨蝶呤等。硫唑嘌呤与 6-巯基嘌呤的换算关系为 1mg 硫唑嘌呤相当于 0.5mg 6-巯基嘌呤。一般推荐小剂量开始服用，观察 10~30 天后，逐渐加大药物剂量至目标剂量。常以硫唑嘌呤 50mg/d、6-巯基嘌呤 25~50mg/d 开始服用，用于炎症性肠病的目标剂量为硫唑嘌呤 1.5~2.5mg/（kg·d）、6-巯基嘌呤 1.0~1.5mg/（kg·d）。甲氨蝶呤可用于 CD 的诱导缓解或激素减量阶段，25 毫克/周，皮下或肌内注射；临床缓解一段时间后，可改为 15 毫克/周维持，皮下或肌内注射。

（4）生物制剂：目前国内被批准用于克罗恩病治疗的生物制剂为抗肿瘤坏死因子 α 抗体（英夫利昔单抗、阿达木单抗），抗整合素抗体（维得利珠单抗）及抗 IL-12/IL-23 抗体（乌司奴单抗）。英夫利昔单抗是一种小鼠抗人 TNF-α 嵌合型 IgG_1 抗体，其常规使用剂量为 5mg/（kg·d），分别在第 0、2、6 周给予诱导治疗，此后每 8 周给药 1 次，长时间维持，定时监测病情变化。若第 14 周评价药物无效，可停用。给药前可给予患者抗组胺药和/或激素预防过敏反应（预防性用药的选择需参考既往有无过敏反应）。注射过程采用低速度开始，然后逐渐提高输液速度，至最大速度，每次静脉注射时间大于 2 小时。阿达木单抗是一种全人源性抗人 TNF-α 的单抗，其常规剂量是 160mg 第 0 周，80mg 第 2 周，40mg 第 4 周后每隔 2 周。一般采用皮下注射，可在门诊或者患者在家注射。维得利珠单抗与英夫利昔单抗相似，均为静脉滴注，常规剂量为 300mg，使用频次及疗效观察节点基本与英夫利昔单抗相似。乌司奴单抗首剂根据患者体重决定，≤55kg，260mg；55~85kg，390mg；>85kg，520mg。为静脉给药，之后是 90mg 第 8 周皮下注射，然后每隔 12 周 90mg 皮下注射。

（5）中药临床使用策略：中药可以与 5-氨基水杨酸、免疫抑制剂、糖皮质激素、沙利度胺等用药构成中西医结合治疗方案。在生物制剂应用背景下，可以联合生物制剂达到防治感染、抗纤维化、减少并发症、改善营养不良和促进黏膜愈合等目的。缓解期的时候可以根据患者实际情况选择合适的中药进行维持治疗。

2. 药学提示：

（1）氨基水杨酸制剂：用药相对安全，不良反应包括：①过敏反应；②胃肠道反应：最常见，包括腹泻、腹痛、恶心、呕吐等；③血液系统毒性：白细胞降低，溶血性贫血等；④肝功能、肾功能损伤；⑤神经系统：头痛、头晕。

（2）糖皮质激素：合理用药相对安全，长期不良反应较多，且不能维持疾病缓解，因此不推荐长期服用。不良反应包括：①内分泌及代谢：糖尿病，高脂血症，水钠潴留，低血钾，库欣综合征，肾上腺皮质功能低下；②胃肠道反应：消化性溃疡、胃出血、胰腺炎；③骨骼肌肉：骨质疏松，无菌性骨坏死，肌无力，肌肉疼痛；④心血管：高血压、加速动脉粥样硬化；⑤眼：白内障，青光眼，葡萄膜炎；⑥皮肤：皮肤萎缩，痤疮，多毛，紫纹，创口不愈合；⑦生殖系统：月经不调，流产，阳痿；⑧其他：继发感染、外周白细胞计数升高、情绪异常、胎儿体重过轻等。

（3）免疫抑制剂：不良反应相对较多，服用过程中需严密监测药物不良反应。不同药物的不良反应不尽相同，但较常见的共有的不良反应包括：①过敏反应；②胃肠道反应：腹部不适、恶心、食欲缺乏、呕吐，硫唑嘌呤还可诱发胰腺炎；③血液系统毒性：白细胞计数降低，血小板下降，程度不等的骨髓抑制等；④肝功能、肾功能损伤；⑤易继发感染：巨细胞病毒、EB病毒感染、疱疹病毒感染等机会性感染比例会增高，结核复发风险增高；⑥罹患肿瘤风险增加，譬如年轻患者长期服用硫唑嘌呤类药物，淋巴瘤风险增加；⑦其他：譬如沙利度胺可导致周围神经炎、致胎儿畸形等。

（4）生物制剂：相较于免疫抑制剂，不良反应较低。不良反应包括：①输液反应：静脉炎、过敏反应；②胃肠道反应：腹部不适、恶心、食欲缺乏、呕吐；③血液系统毒性较少见：白细胞计数降低，血小板下降；④免疫原性及血管炎：出现针对药物的抗体，导致药物疗效下降，也可出现继发性血管炎改变，如皮疹、肺血管炎等；⑤继发感染风险增高：巨细胞病毒、EB病毒感染、疱疹病毒感染等机会性感染比例会增高，结核复发风险增高；⑥罹患肿瘤风险增加，譬如年轻患者长期服用硫唑嘌呤类药物，淋巴瘤风险增加；⑦其他：头晕，头痛，关节痛、心悸等。

3. 注意事项：

（1）柳氮磺吡啶影响叶酸合成，长期服用的患者可补充叶酸 1mg/d。急性间歇性卟啉病患者禁用柳氮磺吡啶。

（2）糖皮质激素对于活动期克罗恩病患者诱导缓解有效，但不建议用于维持缓解。一方面无证据提示糖皮质激素作为维持治疗能降低疾病复发风险，另一方面，长期服用糖皮质激素不良作用较多。

（3）免疫抑制剂或生物制剂使用前，CD患者需筛查乙型肝炎病毒感染、丙型肝炎病毒感染以及结核感染情况。

（4）免疫抑制剂为慢作用药物，即起效慢，多需 2~3 个月才能充分发挥药物疗效；整个免疫抑制剂服用期间，应嘱患者定期门诊随访、定期检测血常规及肝功能、肾功能。硫唑嘌呤联合 5-氨基水杨酸制剂会增加骨髓抑制的风险。使用甲氨蝶呤者，应常规补充叶酸。

（5）生物制剂作为新型药物，具有起效快、不良反应少、改善患者预后的优势，使用期间需严格遵嘱，如条件允许，尽量完善药物浓度监测及抗抗体监测，制订合理的联合药物治疗方案。

（6）妊娠期患者的治疗药物选择可由消化内科医师及妇产科医师联合制订，孕期及产后积极门诊随诊，合理授乳，尽量避免疾病复发，避免药物对胎儿及婴儿带来损伤。

六、克罗恩病护理规范

1. 对不同疾病活动程度的患者给予相应等级的护理照顾级别。

2. 准确、及时记录患者的体温、排便情况。

3. 协助患者做好各项检查前准备工作，以及做好患者检查后的病情观察。

4. 指导患者进行肠内营养治疗。

5. 对于接受生物制剂特别是静脉输注生物制剂治疗的患者，严格按照静脉输注流程，严密观察患者输液时反应，及时发现及处理输液相关不良反应。

6. 做好护患沟通，建立良好护患关系，帮助患者树立良好的疾病应对心态。

7. 加强患者的健康宣教，并在出院时做好出院后的健康宣教。

七、克罗恩病营养治疗规范

1. 对入院治疗的溃疡性结肠炎（中度活动）患者应常规进行营养风险筛查，评估患者的营养状态，推荐应用营养风险筛查工具 2002（NRS2002）。NRS2002 评分 ≥3 分提示有营养风险，需要进行营养支持治疗。

2. 治疗过程中每周至少为患者评估 1 次，以便尽早发现患者出现营养风险并采取早期干预。

3. 营养支持治疗首选肠内营养，建议选用整蛋白肠内营养制剂。根据胃肠功能状况尽早经口营养补充肠内营养制剂。如口服摄入不足目标量的 60% 时，推荐管饲肠内营养。肠内营养不能达到目标量 60% 时可选用肠外营养药物，胃肠耐受情况好转立即过渡到肠内营养。根据病情变化及营养耐受性选择或调整肠外肠内营养方案。

4. 患者的每日供给量推荐为每日 25~30kcal/kg，如患者合并严重消耗，每日供给量推荐为每日 30~35kcal/kg。

5. 蛋白质供给量为每日 1.0~1.5g/kg。

6. 重视微量元素的补充，入院后完善血清铁、钙、维生素 D 等检测，服用柳氮磺吡啶、甲氨蝶呤的患者建议补充叶酸，服用泼尼松治疗的患者建议补充钙、维生素 D。

7. 对于部分中重度活动患者，积极给予肠内营养支持，有助于诱导或辅助诱导疾病的缓解，改善患者临床症状。

8. 治疗儿童和青少年 CD，首选全肠内营养制剂。

八、克罗恩病患者健康宣教

1. 健康生活方式，戒烟。

2. 帮助患者正确认识 CD，充分理解 CD 的治疗是一个长期、综合性的过程，提高患者依从性。

3. 对需要全肠内营养治疗的患者，详细讲解治疗方案，在院期间做好指导培训。

4. 接受糖皮质激素、免疫抑制剂及生物制剂的患者，建议尽量避免去人群的公共场所。

5. 注意口腔及肛周卫生，避免及减少院内感染发生。

6. 告知治疗药物的服药注意事项，不良反应的观察及简单处理，养成按时遵嘱服药的好习惯。

7. 关注患者精神心理状态，积极沟通，帮助其建立良好的应对策略。

九、推荐表单

（一）医师表单

克罗恩病临床路径医师表单

适用对象：第一诊断为克罗恩病（ICD-10：K50）

患者姓名：		性别： 年龄： 门诊号：		住院号：
住院日期： 年 月 日		出院日期： 年 月 日		标准住院日：17~21 天

日期	住院第 1 天	住院第 2 天
主要诊疗工作	□ 询问病史及体格检查 □ 完成病历书写 □ 开实验室检查单 □ 初步拟定诊断 □ 对症支持治疗 □ 中药治疗	□ 上级医师查房 □ 完成入院常规检查 □ 观察体温、大便次数、量、性状、饮食情况 □ 继续对症支持治疗 □ 申请必要的相关科室会诊 □ 完成上级医师查房记录等病历书写 □ 向患者及家属交代病情及其注意事项
重点医嘱	**长期医嘱** □ 内科护理常规 □ 一级/二级护理 □ 少渣饮食 □ 记大便次数及便量 □ 维持原治疗方案/酌情调整 □ 其他医嘱 **临时医嘱** □ 血常规、尿常规、粪便常规+隐血 □ 粪便培养、粪便找寄生虫、粪便找阿米巴、粪便找结核菌、粪找真菌 □ 肝功能、肾功能、电解质、红细胞沉降率、C 反应蛋白、凝血功能、血型、乙肝五项、HCV 抗体、HIV 抗体 □ ANCA、ASCA（有条件） □ 粪便难辨梭菌毒素（有条件） □ 血清 γ-干扰素释放试验（有条件） □ X 线胸片、心电图、立位腹平片、腹部 B 超 □ 其他医嘱	**长期医嘱** □ 患者既往基础用药 □ 发热患者不能除外感染时给予口服或静脉抗菌药物治疗 □ 肠道益生菌制剂（必要时） □ 其他医嘱 **临时医嘱** □ 粪便常规+隐血 □ 粪便培养、粪便找寄生虫 □ 其他医嘱
病情变异记录	□ 无 □ 有，原因： 1. 2.	□ 无 □ 有，原因： 1. 2.
医师签名		

日期	住院第 3~4 天	住院第 5~7 天
主要诊疗工作	□ 上级医师查房 □ 观察体温、大便次数、量、性状、饮食情况 □ 继续对症支持治疗 □ 完成必要的相关科室会诊 □ 完成病程记录 □ 向患者及家属签署结肠镜检查同意书	□ 上级医师查房 □ 观察肠道清洁情况 □ 继续对症支持治疗 □ 完成结肠镜检查 □ 完成结肠镜检查当日病程纪录 □ 观察患者结肠镜检查后体温、症状、大便次数、性状和腹部体征
重点医嘱	**长期医嘱** □ 患者既往基础用药 □ 抗菌药物治疗（必要时） □ 肠道益生菌制剂（必要时） □ 其他医嘱 **临时医嘱** □ 粪便常规+隐血 □ 粪便培养、粪便找寄生虫 □ 对症支持 □ 小肠 CT □ 便次无增多者，拟次日结肠镜检查 □ 肠道准备 □ 其他医嘱	**长期医嘱** □ 患者既往基础用药 □ 抗菌药物治疗（必要时） □ 肠道益生菌制剂（必要时） □ 其他医嘱 **临时医嘱** □ 对症支持 □ 结肠镜检查 □ 其他医嘱
病情变异记录	□ 无 □ 有，原因： 1. 2.	□ 无 □ 有，原因： 1. 2.
医师签名		

日期	住院第 8~9 天	住院第 10~16 天
主要诊疗工作	□ 上级医师查房 □ 观察体温、大便次数、量、性状、饮食情况 □ 根据临床、实验室检查结果、结肠镜结果和既往资料，进行鉴别诊断和确定诊断 □ 根据其他检查结果判断是否合并其他疾病 □ 注意观察药物治疗的不良反应，并对症处理 □ 完成病程记录	□ 上级医师查房 □ 观察体温、大便次数、量、性状、饮食情况 □ 根据临床、实验室检查结果判断治疗效果 □ 注意观察药物治疗的不良反应，并对症处理 □ 完成病程记录
重点医嘱	**长期医嘱**（结肠镜检查后酌情调整治疗） □ 柳氮磺胺吡啶 1g qid 或美沙拉秦 1g qid 口服 □ 既往服用水杨酸类药物效果不佳者，加用泼尼松 0.75~1.0mg/（kg·d） □ 抗菌药物治疗（必要时） □ 肠道益生菌制剂（必要时） □ 中药治疗 □ 其他医嘱 **临时医嘱** □ 复查血常规、尿常规 □ 复查粪便常规+隐血 □ 对症支持 □ 其他医嘱	**长期医嘱** □ 柳氮磺胺吡啶 1.0g qid 或美沙拉秦 1g qid 口服 □ 既往服用水杨酸类药物效果不佳者，加用泼尼松 0.75~1.0mg/（kg·d） □ 停用抗菌药物治疗（必要时） □ 肠道益生菌制剂（必要时） □ 中药治疗 □ 其他医嘱 **临时医嘱** □ 复查血常规、肝功能、肾功能、ESR、CRP □ 复查粪便常规+隐血 □ 对症支持 □ 其他医嘱
病情变异记录	□ 无 □ 有，原因： 1. 2.	□ 无 □ 有，原因： 1. 2.
医师签名		

日期	住院第 17~21 天 （出院日）
主要诊疗工作	□ 上级医师查房，进行评估，确定有无并发症情况，明确是否出院 □ 完成出院记录、病案首页、出院证明书等 □ 向患者交代出院后的注意事项，如饮食、药物用量与用法、返院复诊的时间、地点，发生紧急情况时的处理等
重点医嘱	**出院医嘱** □ 出院带药 □ 定期门诊随访 □ 监测血常规、粪便常规+隐血、肝功能、肾功能、尿常规
病情变异记录	□ 无　□ 有，原因： 1. 2.
医师签名	

（二）护士表单

克罗恩病临床路径护士表单

适用对象：第一诊断为克罗恩病（ICD-10：K50）

患者姓名：	性别：　　年龄：　　门诊号：	住院号：
住院日期：　　年　月　日	出院日期：　　年　月　日	标准住院日：17~21 天

时间	住院第 1 天	住院第 2~4 天	住院第 5~7 天
健康宣教	□ 入院宣教 　介绍主管医师、护士 　介绍环境、设施 　介绍住院注意事项 　介绍探视和陪护制度 　介绍贵重物品制度	□ 药物宣教 　结肠镜/小肠 CT 检查前宣教 　宣教结肠镜检查前准备及检查后注意事项 　告知结肠镜检查后饮食 　告知患者在检查中配合医师 　主管护士与患者沟通，消除患者紧张情绪 　告知检查后可能出现的情况及应对方式	□ 结肠镜检查当日宣教 　告知饮食、体位要求 　告知结肠镜检查注意事项 　给予患者及家属心理支持 　再次明确探视陪护须知
护理处置	□ 核对患者姓名，佩戴腕带 □ 建立入院护理病历 □ 协助患者留取各种标本 □ 测量体重	□ 协助医师完成结肠镜检查前的相关实验室检查 □ 结肠镜检查前准备 □ 肠道准备	□ 送患者至内镜中心 　核对患者资料及带药 □ 接患者 　核对患者及资料
基础护理	□ 三级护理 □ 晨晚间护理 □ 排泄管理 □ 患者安全管理	□ 三级护理 □ 晨晚间护理 □ 排泄管理 □ 患者安全管理	□ 二级/一级护理 □ 晨晚间护理 □ 患者安全管理
专科护理	□ 护理查体 □ 病情观察 □ 大便的观察 □ 腹部体征的观察 □ 需要时，填写跌倒及压疮防范表 □ 需要时，请家属陪护 □ 确定饮食种类 □ 心理护理	□ 病情观察 □ 大便的观察 □ 腹部体征的观察 □ 遵医嘱完成相关检查 □ 心理护理	□ 遵医嘱予补液 □ 病情观察 □ 大便的观察 □ 腹部体征的观察 □ 心理护理
重点医嘱	□ 详见医嘱执行单	□ 详见医嘱执行单	□ 详见医嘱执行单
病情变异记录	□ 无　□ 有，原因： 1. 2.	□ 无　□ 有，原因： 1. 2.	□ 无　□ 有，原因： 1. 2.
护士签名			

时间	住院第 8~16 天	住院第 17~21 天 （出院日）
健康宣教	□ 结肠镜检查后宣教 　药物作用及频率 　饮食、活动指导	□ 出院宣教 　复查时间 　服药方法 　活动休息 　指导饮食 　指导办理出院手续
护理处置	□ 遵医嘱完成相关检查	□ 办理出院手续 □ 书写出院小结
基础护理	□ 二级护理 □ 晨晚间护理 □ 排泄管理 □ 患者安全管理	□ 三级护理 □ 晨晚间护理 □ 协助或指导进食、进水 □ 协助或指导活动 □ 患者安全管理
专科护理	□ 病情观察 　监测生命体征 　出血、穿孔、感染等并发症的观察 　大便的观察 　腹部体征的观察 　药物不良反应观察 □ 心理护理	□ 病情观察 　监测生命体征 　出血、穿孔、感染等并发症的观察 　大便的观察 　腹部体征的观察 　药物不良反应观察 □ 出院指导 □ 心理护理
重点医嘱	□ 详见医嘱执行单	□ 详见医嘱执行单
病情变异记录	□ 无　□ 有，原因： 1. 2.	□ 无　□ 有，原因： 1. 2.
护士签名		

（三）患者表单

克罗恩病临床路径患者表单

适用对象：第一诊断为克罗恩病（ICD-10：K50）

患者姓名：		性别： 年龄： 门诊号：		住院号：
住院日期： 年 月 日		出院日期： 年 月 日		标准住院日：17~21 天

时间	住院第 1 天	住院第 2~4 天	住院第 5~7 天
医患配合	□ 配合询问病史、收集资料，请务必详细告知既往史、用药史、过敏史 □ 配合进行体格检查 □ 有任何不适请告知医师	□ 配合完善结肠镜检查前相关检查、实验室检查，如采血、留尿、心电图、X 线胸片 □ 医师与患者及家属介绍病情及结肠镜检查谈话、结肠镜检查前签字	□ 配合完善相关检查、实验室检查，如采血、留尿、结肠镜 □ 配合医师摆好检查体位
护患配合	□ 配合测量体温、脉搏、呼吸频率 3 次，血压、体重 1 次 □ 配合完成入院护理评估（简单询问病史、过敏史、用药史） □ 接受入院宣教（环境介绍、病室规定、订餐制度、贵重物品保管等） □ 配合执行探视和陪护制度 □ 有任何不适请告知护士	□ 配合测量体温、脉搏、呼吸频率 3 次，询问大便情况 1 次 □ 接受结肠镜、小肠 CT 检查前宣教 □ 接受饮食宣教 □ 接受药物宣教	□ 配合测量体温、脉搏、呼吸频率 3 次，询问大便情况 1 次 □ 送内镜中心前，协助完成核对，带齐影像资料及用药 □ 返回病房后，配合接受生命体征的测量 □ 配合检查意识（全身麻醉者） □ 配合缓解疼痛 □ 接受结肠镜检查后宣教 □ 接受饮食宣教 □ 接受药物宣教 □ 有任何不适请告知护士
饮食	□ 遵医嘱饮食	□ 遵医嘱饮食	□ 结肠镜检查前肠道准备 □ 结肠镜检查后如无特殊，可即刻回复结肠镜检查前饮食
排泄	□ 正常排尿便	□ 正常排尿便	□ 正常排尿便
活动	□ 正常活动	□ 正常活动	□ 正常活动

时间	住院第 8~16 天	住院第 17~21 天
医患配合	□ 配合腹部检查 □ 配合完善术后检查：如采血、留尿便等	□ 接受出院前指导 □ 知道复查程序 □ 获取出院诊断书
护患配合	□ 配合定时测量生命体征、每日询问大便情况 □ 配合检查腹部 □ 接受输液、服药等治疗 □ 接受进食、进水、排便等生活护理 □ 配合活动，预防皮肤压力伤 □ 注意活动安全，避免坠床或跌倒 □ 配合执行探视及陪护	□ 接受出院宣教 □ 办理出院手续 □ 获取出院带药 □ 知道服药方法、作用、注意事项 □ 知道复印病历程序
饮食	□ 遵医嘱饮食	□ 遵医嘱饮食
排泄	□ 正常排尿便	□ 正常排尿便
活动	□ 适度活动，避免疲劳	□ 适度活动，避免疲劳

附：原表单（2016 年版）

克罗恩病临床路径表单

适用对象：第一诊断为克罗恩病（ICD-10：K50）

患者姓名：		性别： 年龄： 门诊号：	住院号：
住院日期： 年 月 日		出院日期： 年 月 日	标准住院日：17～21 天

日期	住院第 1 天	住院第 2 天
主要诊疗工作	□ 询问病史及体格检查 □ 完成病历书写 □ 开实验室检查单 □ 初步拟定诊断 □ 对症支持治疗	□ 上级医师查房 □ 完成入院常规检查 □ 观察体温、大便次数、量、性状、饮食情况 □ 继续对症支持治疗 □ 申请必要的相关科室会诊 □ 完成上级医师查房记录等病历书写 □ 向患者及家属交代病情及其注意事项
重点医嘱	**长期医嘱** □ 内科护理常规 □ 二级/一级护理 □ 少渣饮食 □ 记大便次数及便量 □ 维持原治疗方案/酌情调整 □ 其他医嘱 **临时医嘱** □ 血常规、尿常规、粪便常规+隐血 □ 粪便培养、粪便找寄生虫、粪便找阿米巴、粪便找结核菌、粪找真菌 □ 肝功能、肾功能、电解质、红细胞沉降率、C 反应蛋白、凝血功能、血型、乙肝五项、HCV 抗体、HIV 抗体 □ ANCA、ASCA（有条件） □ 粪便难辨梭菌毒素（有条件） □ T-spot（有条件） □ X 线胸片、心电图、立位腹平片、腹部 B 超 □ 其他医嘱	**长期医嘱** □ 患者既往基础用药 □ 发热患者不能除外感染时给予口服或静脉抗菌药物治疗 □ 肠道益生菌制剂 □ 其他医嘱 **临时医嘱** □ 粪便常规+隐血 □ 粪便培养、粪便找寄生虫 □ 其他医嘱
主要护理工作	□ 介绍病房环境、设施和设备 □ 入院护理评估 □ 宣教	□ 观察患者病情变化 □ 监测患者生命体征 □ 教会患者准确记录出入量
病情变异记录	□ 无 □ 有，原因： 1. 2.	□ 无 □ 有，原因： 1. 2.
护士签名		
医师签名		

日期	住院第 3~4 天	住院第 5~7 天
主要诊疗工作	□ 上级医师查房 □ 观察体温、大便次数、量、性状、饮食情况 □ 继续对症支持治疗 □ 完成必要的相关科室会诊 □ 完成病程记录 □ 向患者及家属签署结肠镜检查同意书	□ 上级医师查房 □ 观察肠道清洁情况 □ 继续对症支持治疗 □ 完成结肠镜检查 □ 完成结肠镜检查当日病程纪录 □ 观察患者结肠镜检查后体温、症状、大便次数、性状和腹部体征
重点医嘱	**长期医嘱** □ 患者既往基础用药 □ 抗菌药物治疗 □ 肠道益生菌制剂 □ 其他医嘱 **临时医嘱** □ 粪便常规+隐血 □ 粪便培养、粪便找寄生虫 □ 对症支持 □ 小肠 CT □ 便次无增多者，拟次日结肠镜检查 □ 肠道准备 □ 其他医嘱	**长期医嘱** □ 患者既往基础用药 □ 抗菌药物治疗 □ 肠道益生菌制剂 □ 其他医嘱 **临时医嘱** □ 对症支持 □ 结肠镜检查 □ 其他医嘱
主要护理工作	□ 观察患者病情变化 □ 观察患者肠道准备情况 □ 做好结肠镜检查前的宣教 □ 告知患者清洁肠道的重要性	□ 观察患者病情变化 □ 观察患者结肠镜检查后症状、大便次数、便量和性状 □ 注意监测结肠镜检查后的生命体征
病情变异记录	□ 无　□ 有，原因： 1. 2.	□ 无　□ 有，原因： 1. 2.
护士签名		
医师签名		

日期	住院第 8~9 天	住院第 10~16 天
主要诊疗工作	□ 上级医师查房 □ 观察体温、大便次数、量、性状、饮食情况 □ 根据临床、实验室检查结果、结肠镜结果和既往资料，进行鉴别诊断和确定诊断 □ 根据其他检查结果判断是否合并其他疾病 □ 注意观察药物治疗的不良反应，并对症处理 □ 完成病程记录	□ 上级医师查房 □ 观察体温、大便次数、量、性状、饮食情况 □ 根据临床、实验室检查结果判断治疗效果 □ 注意观察药物治疗的不良反应，并对症处理 □ 完成病程记录
重点医嘱	**长期医嘱**（结肠镜检查后酌情调整治疗） □ 柳氮磺胺吡啶 1g qid 或美沙拉秦 1g qid 口服 □ 既往服用水杨酸类药物效果不佳者，加用泼尼松 0.75~1.0mg/（kg·d） □ 抗菌药物治疗 □ 肠道益生菌制剂 □ 其他医嘱 **临时医嘱** □ 复查血常规、尿常规 □ 复查粪便常规+隐血 □ 对症支持 □ 其他医嘱	**长期医嘱** □ 柳氮磺胺吡啶 1g qid 或美沙拉秦 1g qid 口服 □ 既往服用水杨酸类药物效果不佳者，加用泼尼松 0.75~1.0mg/（kg·d） □ 停用抗菌药物治疗 □ 肠道益生菌制剂 □ 其他医嘱 **临时医嘱** □ 复查血常规、肝功能、肾功能、ESR、CRP □ 复查粪便常规+隐血 □ 对症支持 □ 其他医嘱
主要护理工作	□ 观察患者病情变化 □ 向患者讲解有关口服用药的注意事项	□ 观察患者病情变化 □ 向患者讲解有关口服用药的注意事项
病情变异记录	□ 无　□ 有，原因： 1. 2.	□ 无　□ 有，原因： 1. 2.
护士签名		
医师签名		

日期	住院第 17~21 天 （出院日）
主 要 诊 疗 工 作	□ 上级医师查房，进行评估，确定有无并发症情况，明确是否出院 □ 完成出院记录、病案首页、出院证明书等 □ 向患者交代出院后的注意事项，如饮食、药物用量与用法、返院复诊的时间、地点，发生紧急情况 　　时的处理等
重 点 医 嘱	**出院医嘱** □ 出院带药 □ 定期门诊随访 □ 监测血常规、粪便常规+隐血、肝功能、肾功能、尿常规
主要 护理 工作	□ 指导患者办理出院手续 □ 做好出院后的用药及生活指导
病情 变异 记录	□ 无　□ 有，原因： 1. 2.
护士 签名	
医师 签名	

第十八章

缺血性肠病临床路径释义

【医疗质量控制指标】

指标一、诊断缺血性肠病需结合临床表现、体格检查、影像与内镜检查及治疗疗效综合判断。

指标二、对确诊缺血性肠病者，应对缺血部位和病变血管进行评估（CT血管重建或核磁共振）。

指标三、根据患者病情，合理选择内科、介入或外科治疗，重视对病情的动态评估。

一、缺血性肠病编码

1. 原编码：

疾病名称及编码：缺血性肠炎（ICD-10：K55.015/K55.902）

局限性缺血性肠病（ICD-10：K55.901）

2. 修改编码：

疾病名称及编码：急性缺血性肠病（ICD-10：K55.0）

慢性缺血性肠病（ICD-10：K55.1）

缺血性小肠炎（ICD-10：K55.901）

缺血性肠病（ICD-10：K55.902）

3. 对应或相关中医病种及编码：腹痛（ICD-11：SA58/A18.36/BNP090）

血证（ICD-11：LS-SF0）

国内医学对于缺血性肠病并无明确记载，目前亦无缺血性肠病相关的中医诊疗专家共识意见或中西医结合诊疗共识意见。目前常依据缺血性肠病临床表现从"腹痛""血证"范畴进行辨证论治。

二、临床路径检索方法

K55.0/K55.1/K55.901/K55.902

三、国家医疗保障疾病诊断相关分组（CHS-DRG）

MDCG 消化系统疾病及功能障碍

GZ1 其他消化系统诊断

四、缺血性肠病临床路径标准住院流程

（一）适用对象

第一诊断为缺血性肠炎（ICD-10：K55.015），局限性缺血性肠病（ICD-10：K55.901），缺血性肠炎（ICD-10：K55.902）。

> 释义
>
> ■ 适用对象编码参见第一部分。
>
> ■ 本路径适用对象为临床诊断为缺血性肠炎的患者，如合并消化道大出血、消化道穿孔、消化道梗阻、腹膜炎、休克和酸中毒等并发症，需进入其他相应路径。

（二）诊断依据

根据《中华胃肠病学》（萧树东、许国铭主编，人民卫生出版社，2008 年），《老年人缺血性肠病诊治中国专家建议（2011）》［中华老年医药杂志，2011，30（1）：1-6］。

1. 临床表现：最常见是腹痛，突然发生，位于脐周及下腹部，阵发性绞痛，程度不同，坏死型可出现恶心、呕吐、发热、心动过速、血压下降等急腹症症状。其次为便血，呈鲜红、暗红或果酱色，可伴腹泻。体征可有下腹部压痛。

2. 结肠镜检查：发病 48 小时内，黏膜充血与苍白区交替，随后黏膜下水肿，高低不平，黏膜下出血，呈现散在分布红色淤斑，融合后出现蓝紫色小结节，继后出现黏膜浅表糜烂和溃疡，酷似溃疡性结肠炎。但病变呈区域性分布，与正常段分界清楚。7 天左右溃疡融合延长，变深，可出现纵行、匍行性溃疡，类似结肠克罗恩病。

释义

■ 本路径的制订主要参考国内权威参考书籍和诊疗指南。

■ 病史和临床症状是诊断缺血性肠炎的初步依据，典型症状为突发左下腹绞痛，进食后加重，可伴有与粪便相混的血便，可见厌食、恶心、呕吐、低热。结肠镜检查是缺血性肠炎的主要诊断方法，表现为黏膜充血、水肿，可有部分黏膜坏死，继之黏膜脱落、溃疡形成，病变与正常肠段间界限清楚。血管超声可能提示肠系膜下动脉的狭窄和闭塞。

（三）进入路径标准

第一诊断必须符合缺血性肠炎（ICD-10：K55.015），局限性缺血性肠病（ICD-10：K55.901），缺血性肠炎（ICD-10：K55.902）。临床病情排除急性坏死型。

释义

■ 进入本路径的患者为第一诊断为缺血性肠炎，需除外消化道大出血、肠坏死、肠穿孔、肠梗阻、腹膜炎等并发症。

■ 入院后常规检查发现有基础疾病，如高血压、冠状动脉粥样硬化性心脏病、糖尿病、肝功能、肾功能不全等，经系统评估后对溃疡性结肠炎诊断治疗无特殊影响者，可进入路径。但可能增加医疗费用，延长住院时间。

（四）标准住院日

10~14 日。

释义

■ 怀疑缺血性肠炎的患者入院后，结肠镜前准备 1~3 天，第 3~4 天行结肠镜检查，不愿接受结肠镜检查或存在结肠镜检查禁忌证的患者，第 2~3 天行其他影像学检查，检查后开始药物治疗，主要观察临床症状的缓解情况和有无药物不良反应，总住院时间不超过 14 天符合本路径要求。

（五）住院期间的检查项目

1. 必需的检查项目：

（1）血常规、尿常规、粪便常规+隐血。

（2）肝功能、肾功能、电解质、凝血功能、输血前检查（乙肝五项、HCV 抗体、HIV 抗体、血型）、D-二聚体、C 反应蛋白。

（3）X 线胸片、心电图、立位腹平片、腹部 B 超。

（4）不愿接受结肠镜检查或存在结肠镜检查禁忌证的患者，可选择其他影像学检查（包括腹部 CT、MRI、DSA）。

2. 根据患者病情进行的检查项目：

（1）肿瘤标志物。

（2）其他与本病发病机制相关的病因学检查项目。

> **释义**
>
> ■ 血常规、尿常规、粪便常规+隐血是最基本的三大常规检查，进入路径的患者均需完成。便隐血试验和血红蛋白检测可以进一步了解患者有无急性或慢性失血；D-二聚体和 C 反应蛋白检测可以评估患者炎症反应的水平及血栓负荷情况；肝功能、肾功能、电解质、血糖、凝血功能、心电图、X 线胸片可评估有无基础疾病，是否影响住院时间、费用及其治疗预后；血型、Rh 因子、感染性疾病筛查用于结肠镜检查前和输血前准备；无禁忌证患者应尽量行结肠镜检查。不愿接受结肠镜检查或存在结肠镜检查禁忌证的患者可行其他影像学检查。
>
> ■ 本病需与其他引起腹痛的疾病相鉴别，如怀疑胆囊炎、胆石症，疼痛多位于右上腹，除查血常规、肝功能外，应行腹部超声、CT 或 MRI；急性腹痛持续不缓解，不能除外胰腺炎者，应行血淀粉酶/脂肪酶以及腹部 CT、MRI 检查；立位腹平片可以协助诊断消化道梗阻及穿孔；溃疡性结肠炎患者为慢性腹泻、脓血便，结肠镜下表现为连续分布的病变，绝大多数患者直肠受累。局部血管病变、血流量不足或血液的高凝状态都可能导致缺血性肠炎，因此危险因素包括动脉粥样硬化、心力衰竭、心律失常、恶性肿瘤等，应完善肿瘤标志物筛查及相关病因学筛查。

（六）治疗方案的选择

1. 支持治疗：静脉补液、纠正水、电解质平衡和酸中毒，必要时给予禁食和胃肠减压。

2. 给予扩血管药物：罂粟碱、中药制剂等改善微循环的药物。

3. 抗菌药物（给予预防和治疗继发感染）。

4. 肠道益生菌制剂。

5. 促肠黏膜修复药物。

6. 中医治疗方案。

> **释义**
>
> ■ 对缺血性肠炎患者应静脉补液，维持水、电解质平衡，纠正酸中毒，早期多需禁食，给予全胃肠外营养，减少经口进食带来的肠道负担和因缺血继发的腹痛，必要时胃肠减压。病情允许后可少食多餐，避免进食过多或不易消化的食物。

■血管扩张剂可在一定程度上改善微循环，减轻缺血症状，如罂粟碱、前列地尔、丹参或低分子右旋糖酐，疗程3~7天，少数患者需治疗2周。

■缺血性肠炎患者的肠壁缺血，黏膜屏障功能变差，容易出现肠源性菌血症，因此应早期应用广谱抗菌药物预防或治疗感染。抗菌谱应覆盖需氧及厌氧菌，尤其是革兰阴性菌，常用喹诺酮类和甲硝唑，严重感染者可用第三代头孢菌素。

■缺血性肠炎患者因肠壁缺血肿胀、渗出性腹泻，容易导致肠道内环境紊乱，肠道菌群失调，进一步加重腹痛、腹泻。加用双歧杆菌等益生菌可以调节、改善肠道功能，一定程度上减轻缺血症状。

■中医治疗

1. 气虚血瘀证：腹部疼痛，以胀痛或刺痛为主，或腹胀，便秘或便血，舌质暗，舌边有瘀斑点，脉弦或涩。

治法：活血化瘀，行气止痛。

推荐方药：膈下逐瘀汤加减。

五灵脂9g，当归9g，桃仁9g，丹皮6g，赤芍6g，红花9g，丹参9g，延胡索3g，香附3g，枳壳5g，牛膝15g，甘草6g。

2. 湿热蕴肠证：腹胀明显，腹痛，大便溏泻，或粘液便，或有便血，或大便秘结，口干，小便黄，肛门坠胀，舌质偏红，舌苔黄腻，脉弦滑或滑数。

治法：清热利湿，活血止痛。

推荐方药：白头翁汤加减。

白头翁10g，黄柏10g，黄连10g，秦皮10g，丹参10g，白芍20g，桃仁10g，木香15g，延胡索20g。

3. 脾肾阳虚证：腹部隐痛或腹胀，大便溏烂，便血色淡，四肢乏力，腰膝酸软，失眠。舌质淡胖，苔薄白，脉细无力。

治法：温肾健脾，活血通络。

推荐方药：温肾健脾汤加减。

黄芪30g，党参15g，白术15g，牛膝15g，鸡血藤15g，薏苡仁15g，茯苓15g，山茱萸15g。

4. 肝郁脾虚证：腹部胀满，口干口苦，烦躁易怒。舌边红，苔白，脉弦。

治法：疏肝健脾，行气通络。

推荐方药：逍遥散加减。

柴胡9g，当归9g，茯苓9g，白芍9g，白术9g，甘草5g。

5. 脾胃虚弱证：腹部隐痛，或腹部胀闷不适，四肢乏力，少气懒言，大便溏烂。舌质淡，苔白腻，脉细弱。

治法：温阳补脾，活血行气。

推荐方药：补中益气汤加味。

黄芪15g，炙甘草9g，人参9g，当归5g，陈皮5g，升麻5g，柴胡5g，白术10g。

（七）预防性抗菌药物选择与使用时机

建议早期使用广谱抗菌药物预防菌血症。

> **释义**
>
> ■ 缺血性肠炎患者的肠壁缺血，黏膜屏障功能变差，容易出现肠源性菌血症，因此应早期应用广谱抗菌药物预防或治疗感染。抗菌谱应覆盖需氧及厌氧菌，尤其是革兰阴性菌，常用喹诺酮类和甲硝唑，严重感染者可用第三代头孢菌素。

(八) 出院标准

腹痛、便血消失，进食和排便良好。

> **释义**
>
> ■ 患者出院前应完成所有必须检查项目，且在药物治疗后临床症状消失，基本恢复正常饮食，无明显药物相关不良反应。

(九) 变异及原因分析

腹痛、便血加重，腹部压痛扩散，伴反跳痛，白细胞计数增多，体温升高，有败血症（脓毒血症）或休克征象，说明可能为坏死型，转出本路径，进入相应的临床路径。

> **释义**
>
> ■ 本路径适用于内科保守治疗有效的非坏死型缺血性肠炎。按标准治疗方案如患者腹痛、便血缓解不明显，出现肌紧张、反跳痛等腹膜炎体征，或感染难以控制，提示有肠梗死可能，需要手术治疗，则退出本路径，需转入相应路径。

五、缺血性肠病临床路径给药方案

1. 用药选择：

(1) 血管扩张剂可在一定程度上改善微循环，减轻缺血症状，如罂粟碱、前列地尔、丹参或低分子右旋糖酐，疗程3~7天，少数患者需治疗2周。根据2011年《老年人缺血性肠病诊治中国专家建议（2011）》，推荐的用药方案如下：①罂粟碱30mg肌内注射，每日1~2次，疗程3~7天，少数患者可用至2周；②丹参30~60ml加入250~500ml葡萄糖注射液中，静脉滴注，1~2次/天；③低分子右旋糖酐500ml，静脉滴注每6~8小时1次；④前列地尔10μg，静脉滴注，1次/天。

(2) 采用广谱抗菌药物预防或治疗感染时，抗菌谱应覆盖需氧及厌氧菌，尤其是革兰阴性菌，推荐的用药方案如：①左氧氟沙星500mg加入100~250ml生理盐水中，静脉滴注，3~7天；②头孢他啶1~2g加入100ml生理盐水中，静脉滴注，3次/天；③甲硝唑500mg，静脉滴注，2~3次/天。注意应采用①+③或②+③的给药方案，同时覆盖需氧及厌氧菌。

(3) 可应用双歧杆菌、枯草杆菌、乳酸菌等肠道益生菌制剂调节、改善肠道功能。推荐剂量，1~2粒/次，3次/天。

(4) 中药和中成药：根据患者实际情况选择合适的中药或中成药进行维持治疗，可以在医师指导下服用中药或中成药。

1) 膈下逐瘀汤，五灵脂9g、当归9g、桃仁9g、丹皮6g、赤芍6g、红花9g、丹参9g、延胡索 3g、香附 3g、枳壳 5g、牛膝 15g、甘草 6g。

2）白头翁汤，白头翁 10g、黄柏 10g、黄连 10g、秦皮 10g、丹参 10g、白芍 20g、桃仁 10g、木香 15g、延胡索 20g。

3）温肾健脾汤，黄芪 30g、党参 15g、白术 15g、牛膝 15g、鸡血藤 15g、薏苡仁 15g、茯苓 15g、山茱萸 15g。

4）逍遥散，柴胡 9g、当归 9g、茯苓 9g、白芍 9g、白术 9g、甘草 5g。

5）补中益气汤，黄芪 15g、炙甘草 9g、人参 9g、当归 5g、陈皮 5g、升麻 5g、柴胡 5g、白术 10g。

口服方药，一日 2 次，早晚餐后 30 分钟服用，每次约 200ml，特殊情况遵医嘱。

2. 药学提示：

（1）罂粟碱：有恶心、呕吐、食欲缺乏、嗜睡、头痛、便秘、过敏性肝损伤（如黄疸、嗜酸性粒细胞增多、肝功能异常等）等不良反应。静脉注射过量或速度过快，可导致房室传导阻滞、心室颤动，甚至死亡，故应充分稀释后缓缓推入。

（2）前列地尔：偶见休克，要注意观察，发现异常现象时，立刻停药并采取适当的措施。注射部位有时出现血管炎，局部红、硬、瘙痒等。有时出现心力衰竭加重、肺水肿等症状，一旦出现立即停药。消化系统有时出现腹泻、腹胀，偶见腹痛、食欲缺乏、呕吐、便秘、转氨酶升高等。

（3）左氧氟沙星：用药期间可能出现恶心、呕吐、腹部不适、腹泻、食欲缺乏、腹痛、腹胀等胃肠道症状，失眠、头晕、头痛等精神系统症状，以及皮疹、瘙痒等。亦可出现一过性肝功能异常，如血清氨基转移酶增高、血清总胆红素增高等。上述不良反应发生率在 0.1%~5.0% 之间。偶见血中尿素氮升高、倦怠、发热、心悸、味觉异常等。一般均能耐受，疗程结束后迅速消失。

3. 注意事项：

（1）因缺血性肠病老年患者多见，共患病多，长期用药复杂，应注意药物相互作用。

（2）抗菌药物应注意根据肌酐清除率调整剂量。

（3）左氧氟沙星避免与茶碱同时使用，如需同时应用，应监测茶碱的血药浓度，以调整剂量。与华法林或其衍生物同时应用时，应监测凝血酶原时间或其他凝血试验。与非甾体抗炎药物同时应用，有引发抽搐的可能。与口服降血糖药同时使用时可能引起血糖波动，包括高血糖及低血糖，因此用药过程中应注意监测血糖水平。

六、缺血性肠炎护理规范

1. 对不同病情严重程度的患者给予相应等级的护理照顾级别。

2. 密切观察疾病的变化，准确、及时记录患者的意识状态、面色、腹痛、出入量、排便情况；密切监测生命体征，观察黑便的次数、量、颜色变化等，警惕并发症的发生。

3. 协助患者做好各项检查前准备工作，以及做好患者检查后的病情观察。

4. 指导患者病情改善时的饮食过渡方案，遵医嘱予患者营养支持治疗。指导患者进食清淡易消化，维生素丰富、高蛋白食物，少食多餐。

5. 观察患者腹痛位置、性质、持续时间，一旦发生强烈腹痛、腹肌紧张，警惕发生肠穿孔。

6. 做好护患沟通，建立良好护患关系，给予患者鼓励与支持，保持温柔和蔼的态度与患者进行交流，提高患者的信任感，帮助患者树立良好的疾病应对心态。

7. 遵医嘱改善微循环血量，治疗心力衰竭，病情较轻者可下床适量活动；严格监测心源性休克与血压过高造成的心血管并发症及高压性脑病；静脉注射时，严格调整液体量及滴注速度。

8. 加强患者健康宣教，并在出院时做好出院后的健康宣教。

七、缺血性肠炎营养治疗规范

1. 所有患者入院后应常规进行营养筛查和营养状况评估和综合测定。

2. 治疗过程中每周至少为患者评估 1 次，以便尽早发现患者出现营养风险并采取早期干预。

3. 营养治疗方式的选择：①为了降低感染风险，首选经口摄入；②出现重度口腔/口咽黏膜炎影响吞咽功能者或产生较强的胃肠道反应的患者，肠内营养应经管饲给予，肠内营养制剂首选要素型制剂。

4. 患者的每日供给量推荐为 25～30kcal/kg，如患者合并严重消耗，每日供给量推荐为 30～35kcal/kg。

5. 患者可适当提高优质脂肪的供能比例；蛋白质供给量为每日 1.0～1.5g/kg。

6. 根据胃肠功能状况尽早经口营养补充肠内营养制剂。如口服摄入不足目标量的 60% 时，推荐管饲肠内营养。肠内营养不能达到目标量 60% 时可选用肠外营养药物，以全合一的方式实施（应包含氨基酸、脂肪乳、葡萄糖、维生素、微量元素、电解质注射制剂等）。根据病情变化及营养耐受性选择或调整肠外肠内营养方案。

八、缺血性肠炎患者健康宣教

1. 健康生活方式，戒烟戒酒。

2. 控制可能加重血管病变的危险因素，如血压、血糖、血脂，在相关科室规律随诊。

3. 对尚未恢复正常饮食的患者，详细讲解营养过渡方案，在院期间做好指导培训。

4. 关注患者精神心理状态，积极沟通，帮助其建立良好的应对策略。

九、推荐表单

（一）医师表单

缺血性肠炎临床路径医师表单

适用对象：第一诊断为缺血性肠炎的患者（ICD-10：K92.204）（非坏死型患者）

患者姓名：	性别： 年龄： 门诊号：	住院号：
住院日期： 年 月 日	出院日期： 年 月 日	标准住院日：10~14 天

时间	住院第 1 天	住院第 2 天
主要诊疗工作	□ 询问病史和体格检查 □ 完成病历书写 □ 安排入院常规检查 □ 上级医师查房及病情评估 □ 签署特殊检查操作（包括内镜和抢救）等知情同意书 □ 病情复杂、危重者，须请相关科室（包括外科、放射科、ICU 等）会诊，必要时转入其他流程（调整临床路径）	□ 上级医师查房 □ 完成入院检查 □ 完成上级医师查房记录等病历书写 □ 完成相关检查（包括内镜、影像学检查） □ 病情复杂、危重者，须请相关科室（包括外科、放射科、ICU 等）会诊，必要时转入其他流程（调整临床路径）
重点医嘱	**长期医嘱** □ 内科护理常规 □ 一级/特级护理 □ 病重/病危 □ 禁食、禁水，记出入量 □ 静脉输液（方案视患者情况而定） □ 根据病情给予罂粟碱、抗栓、抗凝药物 □ 中药治疗：中药每日一剂，水煎分早晚两次口服 **临时医嘱** □ 血常规、尿常规、粪便常规+隐血 □ 肝功能、肾功能、电解质、凝血功能 □ 胸部 X 线检查、心电图、腹部超声 □ 结肠镜检查前感染筛查项目 □ 心电监护（必要时） □ 吸氧（必要时） □ 建立静脉通路，必要时插中心静脉导管，监测中心静脉压（必要时） □ 血气分析（必要时） □ 中药治疗：中药每日一剂，水煎分早晚两次口服	**长期医嘱** □ 内科护理常规 □ 一级/特级护理 □ 病重/病危 □ 禁食、禁水，记出入量 □ 静脉输液（方案视患者情况而定） □ 根据病情给予罂粟碱、抗栓、抗凝药物 □ 中药治疗：中药每日一剂，水煎分早晚两次口服 **临时医嘱** □ 吸氧（必要时） □ 血气分析（必要时） □ 心电监护（必要时） □ 监测中心静脉（必要时） □ 完善相关影像学检查（包括结肠镜、放射学检查） □ 中药治疗：中药每日一剂，水煎分早晚两次口服
病情变异记录	□ 无 □ 有，原因： 1. 2.	□ 无 □ 有，原因： 1. 2.
医师签名		

时间	住院第 3~9 天	住院第 10~14 天 （出院日）
主要诊疗工作	□ 完成相关检查，根据病因、病情调整诊疗方案 □ 观察有无结肠镜检查术后并发症 □ 上级医师查房，决定是否将患者转入其他疾病流程（临床路径），制订后续诊治方案 □ 住院医师完成病程记录 □ 决定能否允许患者进流质饮食 □ 继续监测重要脏器功能 □ 病情加重或出现合并症者，须请相关科室（外科、放射科、ICU 等）会诊，必要时转入其他流程（临床路径）	□ 上级医师查房，明确是否出院 □ 通知患者及其家属出院 □ 完成出院记录、病案首页、出院证明书 □ 向患者及其家属交代出院后注意事项 □ 将出院小结及出院证明书交患者或其家属
重点医嘱	**长期医嘱** □ 内科护理常规 □ 二级/一级/特级护理 □ 根据病情调整药物治疗 □ 开始进流质饮食（病情允许） □ 静脉输液（病情允许，逐渐减少输液量） **临时医嘱** □ 针对缺血性肠炎的病因治疗（必要时） □ 根据病情，酌情复查血常规等实验室检查 □ 记 24 小时出入量 □ 影像学复查（如腹部 CT；必要时） □ 吸氧（必要时）	**临时医嘱** □ 出院带药
病情变异记录	□ 无　□ 有，原因： 1. 2.	□ 无　□ 有，原因： 1. 2.
医师签名		

（二）护士表单

缺血性肠炎临床路径护士表单

适用对象：第一诊断为缺血性肠炎的患者（ICD-10：K92.204）（非坏死型患者）

患者姓名：	性别： 年龄： 门诊号：	住院号：
住院日期： 年 月 日	出院日期： 年 月 日	标准住院日：10~14 天

时间	住院第 1 天	住院第 2 天	住院第 3 天
健康宣教	□ 入院宣教 　介绍主管医师、护士 　介绍环境、设施 　介绍住院注意事项 　介绍探视和陪护制度 　介绍贵重物品保管制度	□ 药物宣教 　结肠镜检查前宣教 　宣教结肠镜检查前准备及检查后注意事项 　告知结肠镜检查后饮食 　告知患者在检查中配合医师 　主管护士与患者沟通，消除患者紧张情绪 　告知检查后可能出现的情况及应对方式	□ 结肠镜检查当日宣教 　告知饮食、体位要求 　告知结肠镜检查后注意事项 　给予患者及家属心理支持 　再次明确探视陪护须知
护理处置	□ 核对患者姓名，佩戴腕带 □ 建立入院护理病历 □ 协助患者留取各种标本 □ 测量体重	□ 协助医师完成结肠镜检查前的相关实验室检查 □ 结肠镜检查前准备 □ 禁食、禁水	□ 送患者至内镜中心 □ 核对患者资料及带药 □ 接患者 □ 核对患者姓名及资料
基础护理	□ 一级/特级护理 □ 晨晚间护理 □ 排泄管理 □ 患者安全管理	□ 一级/特级护理 □ 晨晚间护理 □ 排泄管理 □ 患者安全管理	□ 二级/一级护理 □ 晨晚间护理 □ 患者安全管理
专科护理	□ 护理查体 □ 病情观察 　大便的观察 　腹部体征的观察 □ 需要时，填写跌倒及压疮防范表 □ 需要时，请家属陪护 □ 确定饮食种类 □ 心理护理	□ 病情观察 　大便的观察 　腹部体征的观察 □ 遵医嘱完成相关检查 □ 心理护理	□ 遵医嘱予补液 □ 病情观察 　大便的观察 　腹部体征的观察 □ 心理护理
重点医嘱	□ 详见医嘱执行单	□ 详见医嘱执行单	□ 详见医嘱执行单

续　表

时间	住院第 1 天	住院第 2 天	住院第 3 天
病情 变异 记录	□ 无　□ 有，原因： 1. 2.	□ 无　□ 有，原因： 1. 2.	□ 无　□ 有，原因： 1. 2.
护士 签名			

时间	住院第 3~9 天	住院第 10~14 天 （出院日）
健康宣教	□ 结肠镜检查后宣教 　药物作用及频率 　饮食、活动指导	□ 出院宣教 　复查时间 　服药方法 　活动休息 　指导饮食 　指导办理出院手续
护理处置	□ 遵医嘱完成相关检查	□ 办理出院手续 □ 书写出院小结
基础护理	□ 二级/一级/特级护理 □ 晨晚间护理 □ 排泄管理 □ 患者安全管理	□ 二级护理 □ 晨晚间护理 □ 协助或指导进食、进水 □ 协助或指导活动 □ 患者安全管理
专科护理	□ 病情观察 　监测生命体征 　出血、穿孔、感染等并发症的观察 　大便的观察 　腹部体征的观察 □ 心理护理	□ 病情观察 　监测生命体征 　出血、穿孔、感染等并发症的观察 　大便的观察 　腹部体征的观察 □ 出院指导 □ 心理护理
重点医嘱	□ 详见医嘱执行单	□ 详见医嘱执行单
病情变异记录	□ 无　□ 有，原因： 1. 2.	□ 无　□ 有，原因： 1. 2.
护士签名		

（三）患者表单

缺血性肠炎临床路径患者表单

适用对象：第一诊断为缺血性肠炎的患者（ICD-10：K92.204）（非坏死型患者）

患者姓名：	性别： 年龄： 门诊号：	住院号：
住院日期： 年 月 日	出院日期： 年 月 日	标准住院日：10~14 天

时间	入院	结肠镜术前	结肠镜检查当天
医患配合	□ 配合询问病史、收集资料，请务必详细告知既往史、用药史、过敏史 □ 配合进行体格检查 □ 有任何不适请告知医师	□ 配合完善结肠镜检查前相关检查、实验室检查，如采血、留尿、留便、心电图、X 线胸片 □ 医师与患者及家属介绍病情及结肠镜检查谈话、结肠镜检查前签字	□ 配合完善相关检查、实验室检查如采血、留尿、结肠镜 □ 配合医师摆好检查体位
护患配合	□ 配合测量体温、脉搏、呼吸频率 3 次、血压、体重 1 次 □ 配合完成入院护理评估（简单询问病史、过敏史、用药史） □ 接受入院宣教（环境介绍、病室规定、订餐制度、贵重物品保管等） □ 配合执行探视和陪护制度 □ 有任何不适请告知护士	□ 配合测量体温、脉搏、呼吸频率 3 次、询问大便情况 1 次 □ 接受结肠镜检查前宣教 □ 接受饮食宣教 □ 接受药物宣教	□ 配合测量体温、脉搏、呼吸频率 3 次、询问大便情况 1 次 □ 送内镜中心前，协助完成核对，带齐影像资料及用药 □ 返回病房后，配合接受生命体征的测量 □ 配合检查意识（全身麻醉者） □ 配合缓解疼痛 □ 接受结肠镜检查后宣教 □ 接受饮食宣教 □ 接受药物宣教 □ 有任何不适请告知护士
饮食	□ 遵医嘱饮食	□ 遵医嘱饮食	□ 结肠镜检查前非全身麻醉者禁食、不禁水；全身麻醉者禁食、禁水 □ 结肠镜检查后，根据结果决定饮食方案
排泄	□ 正常排尿便	□ 正常排尿便	□ 正常排尿便
活动	□ 正常活动	□ 正常活动	□ 正常活动

时间	结肠镜检查后	出院
医患配合	□ 配合腹部检查 □ 配合完善术后检查：如采血、留尿便等	□ 接受出院前指导 □ 知道复查程序 □ 获取出院诊断书
护患配合	□ 配合定时测量生命体征、每日询问大便情况 □ 配合检查腹部 □ 接受输液、服药等治疗 □ 接受进食、进水、排便等生活护理 □ 配合活动，预防皮肤压力伤 □ 注意活动安全，避免坠床或跌倒 □ 配合执行探视及陪护	□ 接受出院宣教 □ 办理出院手续 □ 获取出院带药 □ 知道服药方法、作用、注意事项 □ 知道复印病历程序
饮食	□ 遵医嘱饮食	□ 遵医嘱饮食
排泄	□ 正常排尿便	□ 正常排尿便
活动	□ 适度活动，避免疲劳	□ 适度活动，避免疲劳

附：原表单（2016 年版）

缺血性肠炎临床路径表单

适用对象：第一诊断为缺血性肠炎的患者（ICD-10：K92.204）（非坏死型患者）

患者姓名：	性别：	年龄：	门诊号：	住院号：
住院日期： 年 月 日	出院日期： 年 月 日			标准住院日：10～14 天

日期	住院第 1 天	住院第 2 天
主要诊疗工作	□ 询问病史及体格检查 □ 完成病历书写 □ 安排入院常规检查 □ 上级医师查房及病情评估 □ 签署特殊检查操作（包括内镜和抢救）等知情同意书 □ 病情复杂、危重者，须请相关科室（包括外科、放射科、ICU 等）会诊，必要时转入其他流程（调整临床路径）	□ 上级医师查房 □ 完成入院检查 □ 完成上级医师查房记录等病历书写 □ 完成相关检查（包括内镜、影像学检查） □ 病情复杂、危重者，须请相关科室（包括外科、放射科、ICU 等）会诊，必要时转入其他流程（调整临床路径）
重点医嘱	**长期医嘱** □ 内科护理常规 □ 一级/特级护理 □ 病重/病危 □ 禁食、禁水，记出入量 □ 静脉输液（方案视患者情况而定） □ 根据病情给予罂粟碱、抗栓、抗凝药物 **临时医嘱** □ 血常规、尿常规、粪便常规+隐血 □ 肝功能、肾功能、电解质、凝血功能 □ 胸部 X 线检查、心电图、腹部超声 □ 肠镜检查前感染筛查项目 □ 心电监护（必要时） □ 吸氧（必要时） □ 建立静脉通路，必要时插中心静脉导管，监测中心静脉压（必要时） □ 血气分析（必要时） □ 吸氧（必要时）	**长期医嘱** □ 内科护理常规 □ 一级/特级护理 □ 病重/病危 □ 禁食、禁水，记出入量 □ 静脉输液（方案视患者情况而定） □ 根据病情给予罂粟碱、抗栓、抗凝药物 **临时医嘱** □ 吸氧（必要时） □ 血气分析（必要时） □ 心电监护（必要时） □ 监测中心静脉（必要时） □ 完善相关影像学检查（包括肠镜、放射检查）
主要护理工作	□ 介绍病房环境、设施和设备 □ 入院护理评估	□ 宣教（缺血性肠病的预防和肠镜检查的知识）
病情变异记录	□ 无 □ 有，原因： 1. 2.	□ 无 □ 有，原因： 1. 2.

续　表

日期	住院第 1 天	住院第 2 天
护士 签名		
医师 签名		

日期	住院第 3~9 天	住院第 10~14 天 （出院日）
主要诊疗工作	□ 完成相关检查，根据病因、病情调整诊疗方案 □ 观察有无肠镜检查术后并发症 □ 上级医师查房，决定是否将患者转入其他疾病流程（临床路径），制订后续诊治方案 □ 住院医师完成病程记录 □ 决定能否允许患者进流质饮食 □ 继续监测重要脏器功能 □ 病情加重或出现合并症者，须请相关科室（外科、放射科、ICU）会诊，必要时转入其他流程（临床路径）	□ 上级医师查房，明确是否出院 □ 通知患者及其家属出院 □ 完成出院记录、病案首页、出院证明书 □ 向患者及其家属交代出院后注意事项 □ 将出院小结及出院证明书交患者或其家属
重点医嘱	**长期医嘱** □ 内科护理常规 □ 二级/一级/特级护理 □ 根据病情调整药物治疗 □ 开始进流质饮食（病情允许） □ 静脉输液（病情允许，逐渐减少输液量） **临时医嘱** □ 针对缺血性肠病的病因治疗（必要时） □ 根据病情，酌情复查血常规等实验室检查 □ 记 24 小时出入量 □ 影像学复查（如腹部 CT；必要时） □ 吸氧（必要时）	**出院医嘱** □ 出院带药
主要护理工作	□ 观察患者病情变化 □ 心理与生活护理 □ 指导患者饮食	□ 帮助患者办理出院手续、交费等事项
病情变异记录	□ 无　□ 有，原因： 1. 2.	□ 无　□ 有，原因： 1. 2.
护士签名		
医师签名		

第十九章

溃疡性结肠炎（中度活动）临床路径释义

【医疗质量控制指标】

指标一、诊断溃疡性结肠炎缺乏"金标准"，需结合临床表现、实验室检查、影像学检查、内镜检查、组织病理学表现以及治疗疗效进行综合判断。

指标二、诊断溃疡性结肠炎前，须排除感染性和其他非感染性结肠炎。

指标三、确诊溃疡性结肠炎者，须根据全面的病情评估（包括临床类型、病情活动的严重程度、病变范围、肠外表现和并发症）制订治疗方案。

指标四、合理选择治疗用药，与患者充分交流并获得同意后实施治疗方案，重视患者的长程随访。

一、溃疡性结肠炎（中度）编码

1. 疾病名称及编码：溃疡性全结肠炎，中度（ICD-10：K51.002）
2. 对应或相关中医病种及编码：痢疾/肠澼/滞下（A01.03.19）

外感热病（痢疾病）（BNW000）

二、临床路径检索方法

K51.002

三、国家医疗保障疾病诊断相关分组（CHS-DRG）

MDCG 消化系统疾病及功能障碍

GT1 炎症性肠病

四、溃疡性结肠炎（中度活动）临床路径标准住院流程

（一）适用对象

第一诊断为溃疡性结肠炎（UC）（ICD-10：K51.002），临床严重程度为中度活动，临床病程为慢性复发型。

> **释义**
>
> ■ 本路径适用对象为诊断溃疡性结肠炎，且疾病呈慢性复发型，疾病活动程度为中度的患者。慢性复发型指溃疡性结肠炎诊断明确经临床缓解期后再次出现症状。疾病活动程度的判断遵从下文诊断依据部分。
>
> ■ 本路径不适用于轻度或重度活动的溃疡性结肠炎患者，亦不适用于初发型溃疡性结肠炎患者，即无既往病史首次发作的患者。

（二）诊断依据

根据《炎症性肠病诊断与治疗的共识意见》［中国实用内科杂志，2018，38（9）：796-813］，《生物制剂治疗炎症性肠病专家建议意见》［中华炎性肠病杂志，2021，5（3）：

193-206]。

1. 诊断标准：UC 缺乏诊断的"金标准"，需结合临床表现、实验室检查、影像学检查、内镜检查和组织病理学表现进行综合分析，在排除感染性和其他非感染性结肠炎的基础上进行诊断。

(1) 临床表现：有持续或反复发作的腹泻、黏液脓血便伴腹痛、里急后重和不同程度的全身症状。病程多在 4~6 周及以上。可有皮肤、黏膜、关节、眼、肝胆等肠外表现。

(2) 结肠镜检查：病变多从直肠开始，呈连续性、弥漫性分布。中度炎症的内镜特征为血管形态消失，出血黏附在黏膜表面、糜烂，常伴有粗糙呈颗粒状的外观及黏膜脆性增加（接触性出血）。

(3) 黏膜活检：建议多段、多点取材。组织学上可见以下主要改变。活动期：①固有膜内有弥漫性、急性、慢性炎症细胞浸润，尤其是上皮细胞间有中性粒细胞浸润（即隐窝炎），乃至形成隐窝脓肿；②隐窝结构改变，隐窝大小、形态不规则；③可见黏膜表面糜烂、浅溃疡形成和肉芽组织。

(4) 其他检查：无条件行结肠镜检查的单位可行钡剂灌肠检查。肠腔狭窄时如结肠镜无法通过，可应用钡剂灌肠检查、CT 结肠成像检查显示结肠镜检查未及部位。

(5) 手术切除标本病理检查：大体和组织学改变可见上述 UC 的特点。

在排除其他疾病如急性感染性肠炎、阿米巴肠病、肠道血吸虫病、肠结核等感染性结肠炎及克罗恩病结肠炎、缺血性结肠炎、放射性结肠炎等疾病的基础上，可按下列要点诊断。

(1) 具有上述典型临床表现者为临床疑诊，安排进一步检查。

(2) 同时具备上述结肠镜和/或放射影像学特征者，可临床拟诊。

(3) 如再具备上述黏膜活检和/或手术切除标本组织病理学特征者，可以确诊。

(4) 初发病例如临床表现、结肠镜检查和活检组织学改变不典型者，暂不确诊 UC，应予密切随访。

2. 病情评估：

(1) 临床类型：UC 临床类型分为初发型和慢性复发型。

(2) 病变范围：采用蒙特利尔分型，分为直肠型、左半结肠型、广泛结肠型。

(3) 临床活动性的严重程度：依据改良 Turelove 和 Witts 疾病严重程度分型。

1) 轻度：排便次数＜4 次/日，便血轻或无，体温和脉搏正常，血红蛋白和红细胞沉降率正常。

2) 中度：介于轻度和重度之间。

3) 重度：排便次数≥6 次/日，便血重，体温＞37.8℃，脉搏＞90 次/分，血红蛋白＜75%的正常值，红细胞沉降率＞30mm/h。

释义

■ 溃疡性结肠炎是慢性反复性病程，典型的临床表现是黏液脓血便、里急后重伴或不伴腹痛。中度活动患者通常无发热，肠道外表现可有口腔溃疡、关节痛、葡萄膜炎、血栓栓塞、原发性硬化性胆管炎等。

■ 结肠镜的典型表现为由直肠向近端结肠呈连续性、对称性分布的黏膜病变。通常为糜烂或浅溃疡，溃疡周边黏膜呈颗粒样改变，血管纹理模糊或消失。

■ 钡灌肠检查并非诊断溃疡性结肠炎的必要条件，对于慢性复发型患者，结肠镜评估后如无狭窄等并发症无需进一步钡灌肠检查。

■ 内镜下结直肠黏膜的组织活检除对于诊断有所帮助外，还有助于除外合并感染特别是巨细胞病毒性肠炎。

■ 溃疡性结肠炎的诊断目前尚缺乏金标准，典型的慢性反复的病程、临床症状、内镜表现加上内镜活检病理的特点可实现临床诊断。对于诊断明确病情再次活动的慢性复发型患者，需除外合并感染，如细菌性痢疾、阿米巴痢疾、慢性血吸虫病、肠结核、艰难梭菌感染、巨细胞病毒性肠炎等。

（三）治疗方案的选择

根据《炎症性肠病诊断与治疗的共识意见》［中国实用内科杂志，2018，38（9）：796-813］，《生物制剂治疗炎症性肠炎专家建议意见》［中华炎性肠病杂志，2021，5（3）：193-206］。

中度溃疡性结肠炎活动期：

1. 氨基水杨酸类制剂：是主要药物。可选用柳氮磺胺吡啶（SASP）制剂，每日4g，分次口服；或用相当剂量的5-氨基水杨酸（5-ASA）制剂。对于直肠或直乙病变为主的患者，可联合局部给予上述药物栓剂纳肛或灌肠治疗。

2. 糖皮质激素：足量氨基水杨酸制剂治疗后（一般2~4周）症状控制不佳者，尤其是病变较广泛者，应予糖皮质激素。如泼尼松0.75~1mg/（kg·d）（其他类型全身作用激素的剂量按相当于上述泼尼松剂量折算）。达到症状缓解后开始逐渐缓慢减量至停药。对于直肠或直乙病变为主的患者，可局部给予糖皮质激素类药物灌肠治疗。

3. 硫嘌呤类药物：包括硫唑嘌呤和6-巯基嘌呤。适用于激素无效或依赖者。推荐剂量从低剂量开始，缓慢加量，严密监测骨髓抑制等不良反应。

4. 生物制剂：如英夫利昔单克隆抗体（infliximab，IFX）：当激素和上述免疫抑制剂治疗无效或激素依赖或不能耐受上述药物治疗时，可考虑IFX治疗。

5. 营养治疗药物：包括肠内营养剂及胃肠外营养液。首选肠内营养剂。

6. 选择性白细胞吸附疗法：有条件的单位，特别是合并机会性感染者可考虑应用。

7. 中药：中成药如五味苦参胶囊等，可用于轻中度活动的溃疡性结肠炎诱导缓解治疗。

8. 中医治疗。

释义

■ 根据《生物制剂治疗炎症性肠病专家建议意见》。

■ 溃疡性结肠炎的治疗目标在于诱导并维持临床缓解以及黏膜愈合，防治并发症，改善患者生命质量。治疗方案的选择建立在对于病情进行全面评估的基础上。

■ 活动期的一般治疗包括休息、高热能、高蛋白质、富含维生素、低脂少渣膳食。避免食用含刺激性和富纤维的食物，如辛辣食物、芹菜、生蔬菜、水果以及带刺激性的葱、姜、蒜和粗杂粮等。可选用含优质蛋白的鱼肉、瘦肉、蛋类制成软而少油的食物。

■ 中度活动的溃疡性结肠炎治疗仍以氨基水杨酸制剂为主。氨基水杨酸制剂包括传统的柳氮磺吡啶和不同类型的5-氨基水杨酸制剂，二者疗效相近，但前者不良反应相对多见，且注意询问磺胺类药物的过敏史。SASP是5-ASA与磺胺吡啶的偶氮化合物，治疗剂量通常为3~4g/d。5-ASA制剂如美沙拉秦的剂量为3~4g/d，分次服用。中度活动期联合治疗应用中药。

■ 糖皮质激素用于足量水杨酸制剂治疗 2~4 周后症状控制不佳者，尤其是结肠病变广泛的患者，应及时改用或加用激素。通常选用泼尼松 0.75~1mg/（kg·d），口服剂量不宜超过 60mg/d；症状缓解后可考虑开始逐渐减量，减量过快可能导致早期复发。激素服用的过程中需警惕电解质紊乱、骨质疏松或骨量减少、血压和血糖增高以及感染等不良反应。

■ 硫嘌呤类药物包括硫唑嘌呤、6-硫基嘌呤，适用于激素无效或依赖者。硫唑嘌呤在我国患者的目标剂量低于欧美推荐的 1.5~2.5mg/（kg·d），低剂量 1.3mg/（kg·d）可有效维持疾病缓解。由于药物的骨髓抑制等不良反应，建议从低剂量 50mg，qd 开始，缓慢加量，密切监测血常规等。需要特别注意氨基水杨酸制剂与硫嘌呤类药物合用时，可增加硫嘌呤类药物的骨髓抑制毒性。

■ 生物制剂：①抗 TNFα 抗体：英夫利昔单抗可用于糖皮质激素和硫嘌呤类药物治疗无效、激素依赖、或不能耐受上述药物治疗时。使用方法为 5mg/kg，静脉滴注，在第 0、2、6 周给予作为诱导缓解；随后每隔 8 周用药作为长程维持治疗。②抗整合素抗体：维得利珠单抗：使用方法为 300mg，静脉滴注：在第 0、2、6 周给予作为诱导缓解；随后每隔 8 周给予相同剂量作为长程维持治疗。应用该类药物前需注意完善结核感染、慢性病毒性肝炎、机会性感染等筛查，药物治疗的过程中可通过监测临床和内镜表现、参考药物浓度和抗体水平，调整药物剂量、缩短用药间隔从而优化药物疗效。治疗过程中需警惕出现输液反应、免疫相关不良反应、合并感染等情况。

■ 选择性白细胞吸附疗法可通过吸附减低活化或升高的粒细胞和单核细胞从而减轻肠道炎症。对于轻中度溃疡性结肠炎特别是合并机会性感染的患者可考虑应用。在治疗的过程中需严格遵守操作流程，由有经验的专科护士操作。

■ 对于病变局限于直肠或直肠乙状结肠者，强调局部用药，可考虑美沙拉秦灌肠液、激素灌肠液、复方黄柏液涂剂等。中度远段结肠炎应考虑口服与局部用药相结合。

■ 中成药物如五味苦参肠溶胶囊具有清热燥湿、解毒敛疮、凉血止血的作用，可用于轻中度溃疡性结肠炎活动期；推荐剂量为口服，一次 4 粒，一日 3 次，疗程 8 周。

■ 中医治疗

1. 辨证治疗：

（1）大肠湿热证：腹泻，便下黏液脓血，腹痛，里急后重，肛门灼热，腹胀，小便短赤，口干，口苦。舌质红，苔黄腻，脉滑。治法：清热化湿，调气和血。

（2）热毒炽盛证：便下脓血或血便，量多次频，腹痛明显，发热，里急后重，腹胀，口渴，烦躁不安。舌质红，苔黄燥，脉滑数。治法：清热祛湿，凉血解毒。

（3）脾虚湿蕴证：便下少许黏液脓血便，白多赤少，或为白冻，腹泻便溏，夹有不消化食物，脘腹胀满，腹部隐痛，肢体困倦，食少纳差，神疲懒言。舌质淡红，边有齿痕，苔薄白腻，脉细弱或细滑。治法：益气健脾，化湿和中。

（4）寒热错杂证：下痢黏液脓血，反复发作，口腔溃疡，畏寒怕冷，腹痛绵绵，喜温喜按，肛门灼热。舌质红，或舌淡红，苔薄黄，脉弦，或细弦。治法：温中补虚，清热化湿。

（5）肝郁脾虚证：情绪抑郁或焦虑不安，常因情志因素诱发大便次数增多，大便稀烂或黏液便，腹痛即泻，泻后痛减，排便不爽，饮食减少，腹胀，肠鸣。舌质淡红，苔薄白，脉弦或弦细。治法：疏肝理气，健脾化湿。

(6) 脾肾阳虚证：久泻不止，大便稀薄，夹有白冻，或伴有完谷不化，甚则滑脱不禁，腹痛喜温喜按，腹胀，食少纳差，形寒肢冷，腰酸膝软。舌质淡胖，或有齿痕，苔薄白润，脉沉细。治法：健脾补肾，温阳化湿。

(7) 阴血亏虚证：便下脓血，反复发作，大便干结，夹有黏液便血，排便不畅，腹中隐隐灼痛，形体消瘦，口燥咽干，虚烦失眠，五心烦热。舌红少津或舌质淡，少苔或无苔，脉细弱。治法：滋阴清肠，益气养血。

2. 特色治疗：

(1) 中药保留灌肠：常用的中成药应用较多的有锡类散、康复新液、龙血竭散，成方以白头翁汤、葛根芩连汤、芍药汤、十灰散等为主，协定方组方多选用清热解毒、凉血止血、敛疮生肌之品。

(2) 针灸：穴位多取天枢、足三里、上巨虚等足阳明胃经穴位，中脘、气海、神阙等任脉穴位，脾俞、肾俞、大肠俞等背俞穴，取阴陵泉、三阴交、太冲等足三阴经穴位。治疗方法多用针刺、灸法或针灸药结合。

3. 康复与预防复发：基于病情的发展与中医证候的演变规律，给予预防调摄、防止复发的中医方向的指导。溃疡性结肠炎活动期多属实证，主要病机为湿热蕴肠，气血不调，重度以热毒、瘀热为主，反复难愈者应考虑痰浊瘀血。缓解期多属虚实夹杂，主要病机为脾虚湿恋，运化失健。不同临床表现，病机侧重点不同。随访应关注症状与证候的变化。

(四) 标准住院日

17~18 天。

> **释义**
>
> ■ 患者入院后第 1~7 天，完善检查（包括内镜）、评估病情、给予对症支持治疗、确定诊断；第 4~9 天，制订详细的治疗方案并开始执行；第 9~16 天，治疗并进一步评价疗效、调整治疗方案、监测治疗的不良反应；第 17~18 天，观察疗效稳定，准予出院。总住院时间不超过 18 天均符合路径要求。

(五) 进入路径标准

1. 第一诊断必须符合 ICD-10：K51.002 溃疡性结肠炎疾病编码。

2. 符合需要住院的指征：临床严重程度为中度，即介于轻度与重度之间（见上述疾病活动度的严重程度评估）。

3. 临床病程符合慢性复发型。

4. 当患者同时具有其他疾病诊断，但在住院期间不需要特殊处理，也不影响第一诊断的临床路径流程实施时，可以进入路径。

　　■ 溃疡性结肠炎仅慢性复发型、中度活动的患者符合进入本路径要求，轻度或重度活动患均不宜进入本路径。

　　■ 经入院检查发现伴有其他疾病，其对患者健康的影响严重，需优先治疗其他疾病，暂不宜进入本路径，如伴随明确的感染性肠炎、消化道大出血、血栓栓塞疾病、肝功能、肾功能不全等。

　　■ 经入院检查发现伴有其他疾病，其诊断和治疗可以与本路径疾病同时进行，不影响本路径的实施，则可同时进入两种疾病的临床路径。

　　■ 既往有基础疾病者，经合理治疗后达到稳定，或尚要持续用药，不影响本路径的实施，则可进入本路径。但可能会增加医疗费用，延长住院时间。如高血压病、冠心病、糖尿病、高脂血症等。

（六）住院期间检查项目

1. 必需的检查项目：

（1）血常规、尿常规、粪便常规+隐血。

（2）大便培养、大便找寄生虫。

（3）肝功能、肾功能、电解质、凝血功能、输血前检查（乙肝五项、HCV 抗体、HIV 抗体、血型）、红细胞沉降率、C 反应蛋白。

（4）X 线胸片、心电图、立位腹部 X 线平片、腹部超声。

（5）结肠镜检查并活检。

（6）营养筛查与评估：入院后 24 小时内完成。

2. 不愿接受结肠镜检查或存在结肠镜检查禁忌证，或存在结肠狭窄内镜无法观察全结肠的患者，可根据各单位条件和患者情况选择钡剂灌肠、结肠 CT 成像等检查。

3. 根据患者具体情况可选择的检查项目：

（1）大便找阿米巴、大便艰难梭菌毒素、大便找真菌检测。

（2）结核筛查。

（3）自身免疫系统疾病筛查（ANA、ANCA、ASCA）。

（4）合并贫血的患者查血清铁、铁蛋白、总铁结合力、转铁蛋白饱和度。

（5）病毒相关检测（如 CMV、EBV 等）。

（6）肿瘤标志物，如 CEA 等。

（7）其他：如胃镜、CT 小肠成像（CTE）、磁共振小肠成像（MRE）、全消化道钡餐造影、肠道超声、胶囊内镜、小肠镜等。

　　■ 入院后必须完成的检查目的是全面评价病情，除外合并肠道感染，判断疾病活动度，为进一步治疗方案的确定提供依据。

　　■ 如果条件允许，应尽可能完善全结肠或乙状结肠镜检查，对于不愿行结肠镜检查或因合并全身疾病不能或不宜行内镜检查的患者可考虑选择钡剂灌肠或结肠 CT 成像等检查，上述检查的局限性主要在于不能获取黏膜组织标本。

■ 怀疑合并机会性感染（如患者长期服用激素、免疫抑制药物，营养状态差，发热、腹痛表现突出）者，应根据需要选择粪便病原学检查（如阿米巴、难辨梭菌毒素、结核菌、真菌等）、病毒相关检测（如 CMV-DNA，EBV 等）。

■ 对于病程较长超过 8 年者，可根据需要检测消化道肿瘤标志物（如癌胚抗原等）。

■ 怀疑合并上消化道病变、诊断不明确时，可根据需要选择胃镜或小肠相关检查包括 CT 小肠成像（CTE）、磁共振小肠成像（MRE）、全消化道钡餐造影、肠道超声、胶囊内镜、小肠镜等。具体检查手段应根据患者的具体病情评估需要，按照先无创后有创的原则安排相关检查。

（七）治疗方案与药物选择

1. 氨基水杨酸制剂：

（1）柳氮磺胺吡啶（SASP）：4g/d，分 4 次服用。对磺胺类药物过敏者禁用，可选择5-ASA类药物。

（2）5-氨基水杨酸（5-ASA）：美沙拉秦 3~4g/d，分 3~4 次服用。

2. 糖皮质激素：根据结肠检查病变范围不同，可采用不同的剂型。

（1）直肠型：可给予糖皮质激素保留灌肠，1~2 次/日。

（2）左半结肠型、广泛型：足量氨基水杨酸制剂治疗后（一般 2~4 周）症状控制不佳者，予全身作用糖皮质激素，通常给予泼尼松 0.75~1mg/（kg·d），口服。注意监测药物相关不良反应并进行相应处理；宜同时补充钙剂和维生素 D。

3. 抗菌药物（根据病情，不能除外感染时使用）。

4. 肠道益生菌制剂。

5. 促肠黏膜修复药物。

6. 合并缺铁性贫血患者补充铁剂。

7. 营养治疗药物：有营养风险或营养不良的患者，入院 24~48 小时内尽早启动肠内营养。肠内营养不能达到目标量60%时，可选全合一的方式实施肠外营养。

8. 中药或中成药。

释义

■ 溃疡性结肠炎的治疗药物主要包括：水杨酸制剂和糖皮质激素。首选水杨酸制剂，无效或效果不佳时选择糖皮质激素治疗。其他药物还包括抗菌药物、肠道益生菌和促肠黏膜修复药物等。抗菌药物通常在有明确病原学诊断的基础上应用，对于高度怀疑合并感染的患者也可经验性应用抗菌药物治疗，通常选用喹诺酮或三代头孢联合甲硝唑治疗。益生菌治疗可减少肠道细菌的移位减轻系统性炎性反应的发生，改善肠黏膜上皮屏障功能。常用的益生菌制剂有地衣芽胞杆菌活菌制剂、双歧杆菌活菌制剂等。

■ 水杨酸制剂和糖皮质激素应用的释义见"治疗方案的选择"。

■ 中药或者中成药应根据相应证型进行选择。大肠湿热证，推荐方药：芍药汤；中成药：虎地肠溶胶囊，五味苦参肠溶胶囊，结肠宁（灌肠剂）。热毒炽盛证，推荐方药：白头翁汤；中成药：裸花紫珠片，八味锡类散（灌肠）。脾虚湿蕴证，推荐方药：参苓白术散；中成药：补脾益肠丸。寒热错杂证，推荐方药：乌梅丸。肝郁脾虚证，推荐方药：痛泻要方合四逆散；中成药：固肠止泻丸。脾肾阳虚证，推荐方药：附子理中丸合四神丸。阴血亏虚证，推荐方药：驻车丸合四物汤。

（八）出院标准

1. 少渣饮食情况下，便次、便血情况较入院有较好改善，体温基本正常。
2. 营养摄入状况改善或营养状态稳定。

[释义]

■症状、体征变化及辅助检查结果提示诊断明确、治疗有效，且无治疗相关不良反应，可准予出院。

（九）变异及原因分析

1. 合并机会性感染的患者；如艰难梭菌、巨细胞病毒感染的患者需退出该路径。
2. 病情活动程度由中度活动发展至重度活动者，需退出该路径。
3. 结肠镜活检病理提示存在不典型增生或癌变的患者，需退出该路径。

[释义]

■变异是指入选临床路径的患者未能按路径流程完成医疗行为或未达到预期的医疗质量控制目标。包含以下情况：①按路径流程完成治疗，但超出了路径规定的时限或限定的费用；②不能按路径流程完成治疗，需要中途退出路径，如治疗过程中病情恶化者，由溃疡性结肠炎中度活动转为重度活动，需要退出并转入相应路径。主管医师均应进行变异原因的分析，并在临床路径的表单中予以说明。

■医师认可的变异原因主要指患者入选路径后，发现合并存在对本路径治疗可能产生影响的情况，需终止执行路径或延长治疗时间、增加治疗费用。医师需在表单中明确说明。

■入院后诊断合并机会性感染，如便艰难梭菌毒素阳性、血 CMV-DNA 阳性等，结合临床判断需先针对机会性感染进行相应治疗者，需退出本路径。

■在院治疗过程中，如足量糖皮质激素治疗后症状无明显改善或病情加重至重度活动，需退出本路径。上述情况提示可能存在诊断、分型及合并严重感染、对激素抵抗等情况。本路径的检查及治疗方案已不再适合继续治疗，应及时退出本路径并考虑新的治疗方案。

■在诊治过程中新发现乙肝病毒感染者，应退出本路径，并转入相应路径。

■结肠镜活检病理提示存在重度不典型增生或癌变的患者，提示存在合并消化道肿瘤，需退出本路径。

■因患者原因导致执行路径出现变异，需要医师在表单中予以说明。

五、溃疡性结肠炎（中度活动）临床路径给药方案

1. 用药选择：

（1）给药方案建立在对病情进行全面评估的基础上，对于中度溃疡性结肠炎给药方案选择主要依据病变累及的范围。治疗过程中应根据治疗的反应及对药物的耐受情况随时调整给药方案。

（2）氨基水杨酸制剂：包括传统的柳氮磺胺吡啶和多种不同类型的5-氨基水杨酸制剂。柳氮磺胺吡啶与5-氨基水杨酸制剂疗效相近，但不良反应相对多。各种不同类型的5-氨基水杨酸制剂之间疗效无明显差异。柳氮磺胺吡啶的用法是4g/d，分次口服。5-氨基水杨酸制剂如美沙拉秦3~4g/d，分次或顿服。

（3）糖皮质激素：足量氨基水杨酸制剂治疗（一般2~4周），症状控制不佳者，尤其是病变较广泛者，应及时改用糖皮质激素，泼尼松0.75~1mg/（kg·d）（其他类型全身作用激素的剂量按相当于上述泼尼松剂量折算）给药。激素诱导症状完全缓解即可开始减量，每周减泼尼松5mg，减至20mg/d时每周减2.5mg至停用。

（4）局部用药：对于病变局限于直肠或直肠乙状结肠者，强调局部用药（病变局限在直肠用栓剂、局限在直肠乙状结肠用灌肠剂）。对于中度远段结肠炎局部用药应与口服用药联合治疗。局部用药有美沙拉唑栓剂0.5~1.0克/次、1~2次/天；美沙拉秦灌肠剂1~2克/次、1~2次/天；激素如氢化可的松琥珀酸钠盐（禁用酒石酸制剂）100~200mg/d、布地奈德泡沫剂2毫克/次、1~2次/天。

（5）其他：可根据具体情况选择联用中药和肠道益生菌有助提高治疗有效率。

（6）中药和中成药：中药和中成药可以与氨基水杨酸制剂、糖皮质激素构成中西医结合治疗方案。根据患者实际情况在医师指导下选择合适的中药或中成药进行治疗。中成药如五味苦参胶囊：一次四粒，每日3次。

1）芍药汤，白芍12g、黄连3g、黄芩9g、木香3g、炒当归9g、肉桂3g、槟榔6g、生甘草6g、大黄3g。

2）白头翁汤，白头翁9g、黄连3g、黄柏9g、秦皮9g。

3）参苓白术散，党参9g、白术9g、茯苓12g、甘草6g、桔梗6g、莲子肉9g、白扁豆12g、砂仁3g、山药15g、薏苡仁15g、陈皮6g。

4）乌梅丸，乌梅12g、黄连3g、黄柏9g、桂枝6g、干姜6g、党参15g、炒当归9g、花椒6g、细辛3g、制附子6g等。

5）痛泻要方合四逆散，陈皮6g、白术9g、白芍9g、防风9g、炒柴胡6g、炒枳实6g、炙甘草6g。

6）附子理中丸合四神丸，制附子9g、党参9g、干姜9g、炒白术9g、甘草6g、补骨脂9g、肉豆蔻6g、吴茱萸3g、五味子3g。

口服方药，一日2次，早晚餐后30分钟服用，每次约200ml，中成药按药物说明书进行服用，特殊情况遵医嘱。

2. 药学提示：

（1）氨基水杨酸药物：柳氮磺胺吡啶由于含有磺胺吡啶，故磺胺过敏者禁用。5-氨基水杨酸不良反应相对柳氮磺胺吡啶少。孕妇、哺乳期及2岁以下幼儿均禁用。氨基水杨酸类药物的不良反应包括腹泻、腹痛、结肠炎加重；罕见的还有急性胰腺炎、血液疾病（白细胞减少症、正铁血红蛋白血症、血小板减少症等）、肝毒性、肾病（间质性肾炎、肾病综合征）等。

（2）糖皮质激素：是由肾上腺皮质束状带分泌的代谢调节激素，具有抗炎和免疫抑制的作用。长期大量应用可导致：①皮质功能亢进综合征：如向心性肥胖、满月脸、水牛背、痤疮、类固醇糖尿病、低血钾等；②诱发或加重感染；③诱发或加重胃、十二指肠溃疡；④诱发高血压或动脉硬化；⑤骨质疏松；⑥诱发精神病或癫痫；⑦抑制儿童生长发育；⑧其他：负氮平衡、食欲增加、眼压升高，诱发青光眼、白内障等。

3. 注意事项：

（1）氨基水杨酸类药物开始用药时需检测血常规，警惕白细胞计数减少，长期用药需警惕肾毒性，应定期检测尿常规及肾功能。

（2）糖皮质激素在应用过程中需警惕合并感染，需定期检测 HBV-DNA、血糖、血压，如有条件可定期检测骨代谢指标，宜同时补充钙剂和维生素 D。注意避免激素快速减量导致早期复发。

（3）中药如长期应用也要注意其不良反应，如肝功能。

六、溃疡性结肠炎（中度活动）护理规范不良反应

1. 对不同年龄、疾病活动程度的患者给予相应等级的护理照顾级别。

2. 活动与休息：轻者鼓励适量运动，劳逸结合；重症卧床休息，减少胃肠蠕动及体力消耗。

3. 饮食指导：急性活动期患者进食无渣流质饮食，病情严重者暂禁食，遵医嘱静脉补充营养、水电解质。病情缓解后给予少渣、柔软、易消化、富营养食物。禁生冷、粗硬、辛辣刺激性食物，忌纤维素多的蔬菜，慎用牛奶和乳制品，少食多餐。

4. 病情观察：观察患者排便次数、量、性质，腹泻严重者观察生命体征变化、准确记录出入量、排便次数和便量情况。观察患者腹痛的部位、性质的变化，警惕肠穿孔、大出血等并发症的发生。

5. 用药护理：向患者说明药物作用、用法、不良反应等，指导正确用药，提高患者对药物治疗依从性。

6. 协助患者做好各项检查前准备工作，对结肠镜检查前肠道准备等进行重点宣教，做好患者检查后的病情观察。

7. 对于接受静脉输注生物制剂（英夫利昔单抗、乌司奴单抗、维得利珠单抗等）治疗的患者，严格遵循输注流程，严密观察患者输液反应，及时发现并处理输液反应。

8. 加强护患沟通，建立良好护患关系，做好出院后的健康宣教，提高患者的治疗依从性。

七、溃疡性结肠炎（中度活动）营养治疗规范

1. 对入院治疗的溃疡性结肠炎（中度活动）患者应常规进行营养风险筛查，评估患者的营养状态，推荐应用营养风险筛查工具 2002（NRS2002）。NRS2002 评分 ≥ 3 分提示有营养风险，需要进行营养支持治疗。

2. 重视微量元素的补充，入院后完善血清铁、钙、维生素 D 等检测，服用柳氮磺吡啶的患者建议补充叶酸，服用泼尼松治疗的患者建议补充钙、维生素 D。

3. 营养支持治疗首选肠内营养，建议选用整蛋白肠内营养制剂。当肠内营养无法满足患者需求或存在禁忌，再考虑联合肠外营养。

八、溃疡性结肠炎（中度活动）患者健康宣教

1. 健康生活方式，戒烟戒酒，宣教疾病活动期、缓解期饮食原则。

2. 帮助患者了解疾病相关知识，正确认识疾病，提高患者依从性。

3. 接受糖皮质激素、免疫抑制剂及生物制剂的患者，建议尽量避免去人群密集的公共场所，或佩戴口罩降低感染风险，避免接种活疫苗。

4. 告知治疗药物的服药注意事项，不良反应的观察及简单处理，养成按时遵嘱服药的好习惯，嘱患者出院后定期随诊。

5. 关注患者精神心理状态，积极沟通，帮助其建立良好的应对策略。

九、推荐表单

(一) 医师表单

溃疡性结肠炎 (中度活动) 临床路径医师表单

适用对象：第一诊断为溃疡性结肠炎 (ICD-10：K51.002) 中度活动慢性复发型

患者姓名：	性别：	年龄：	门诊号：	住院号：
住院日期：　　年　月　日	出院日期：　　年　月　日			标准住院日：17~18 天

日期	住院第 1 天	住院第 2 天
主要诊疗工作	□ 询问病史及体格检查 □ 中医四诊信息采集 □ 完成病历书写 □ 开实验室检查单 □ 初步拟定诊断 □ 进行中医证候判断 □ 对症支持治疗 □ 进行中医证候判断	□ 上级医师查房 □ 完成入院常规检查 □ 观察体温、大便次数、量、性状、饮食情况 □ 中医四诊信息采集 □ 进行中医证候判断 □ 继续对症支持治疗 □ 申请必要的相关科室会诊 □ 完成上级医师查房记录等病历书写 □ 向患者及家属交代病情及其注意事项
重点医嘱	**长期医嘱** □ 内科护理常规 □ 一级/二级护理 □ 少渣饮食 □ 记大便次数及便量 □ 维持原治疗方案/酌情调整 □ 辨证论治 □ 口服中成药 □ 其他中医特色疗法 　中药灌肠治疗 　直肠栓剂疗法 　中药外敷治疗 　针灸治疗 　隔药灸 □ 其他医嘱 □ 营养治疗药物 (视评估情况) **临时医嘱** □ 血常规、尿常规、粪便常规+隐血 □ 粪便培养、粪便找寄生虫、粪便找阿米巴、粪便找结核菌、粪找真菌 □ 肝功能、肾功能、电解质、红细胞沉降率、C 反应蛋白、凝血功能、血型、乙肝五项、HCV 抗体、HIV 抗体 □ ANCA、ASCA (有条件) □ 粪便难辨梭菌毒素 (有条件) □ X 线胸片、心电图、立位腹平片、腹部 B 超 □ PPD 皮试，IGRA (有条件) □ 血清铁、铁蛋白、总铁结合力、转铁蛋白饱和度 (合并贫血的患者) □ X 线胸片、心电图、立位腹平片、腹部超声 □ 其他医嘱	**长期医嘱** □ 患者既往基础用药 □ 发热患者不能除外感染时给予口服或静脉抗菌药物治疗 □ 氨基水杨酸制剂 □ 糖皮质激素 (必要时) □ 肠道益生菌制剂 □ 合并缺铁性贫血患者补充铁剂 □ 营养治疗药物支持 □ 辨证论治 □ 口服中成药 □ 其他中医特色疗法 　中药灌肠治疗 　直肠栓剂疗法 　中药外敷治疗 　针灸治疗 　隔药灸 □ 其他医嘱 **临时医嘱** □ 粪便常规+隐血 □ 粪便培养、粪便找寄生虫 □ 其他医嘱

续　表

日期	住院第 1 天	住院第 2 天
病情 变异 记录	□ 无　□ 有，原因： 1. 2.	□ 无　□ 有，原因： 1. 2.
医师 签名		

日期	住院第 3~4 天	住院第 5~7 天	住院第 8~9 天
主要诊疗工作	□ 上级医师查房 □ 观察体温、大便次数、量、性状、饮食情况 □ 中医四诊信息采集 □ 进行中医证候判断 □ 继续对症支持治疗 □ 完成必要的相关科室会诊 □ 完成病程记录 □ 向患者及家属签署结肠镜检查同意书	□ 上级医师查房 □ 观察肠道清洁情况 □ 中医四诊信息采集 □ 进行中医证候判断 □ 继续对症支持治疗 □ 完成结肠镜检查 □ 完成结肠镜检查当日病程纪录 □ 观察患者结肠镜检查后体温、症状、大便次数、性状和腹部体征	□ 上级医师查房 □ 观察体温、大便次数、量、性状、饮食情况 □ 根据临床、实验室检查结果、结肠镜结果和既往资料,进行鉴别诊断和确定诊断 □ 根据其他检查结果判断是否合并其他疾病 □ 中医四诊信息采集 □ 进行中医证候判断 □ 注意观察药物治疗的不良反应,并对症处理 □ 完成病程记录 □ 完成营养筛查复查与评估

重点医嘱	**长期医嘱**
	□ 患者既往基础用药
	□ 抗菌药物治疗
	□ 氨基水杨酸制剂
	□ 糖皮质激素(必要时)
	□ 肠道益生菌制剂
	□ 合并缺铁性贫血患者补充铁剂
	□ 营养治疗药物
	□ 辨证论治
	□ 口服中成药
	□ 其他中医特色疗法
	  中药灌肠治疗
	  直肠栓剂疗法
	  中药外敷治疗
	  针灸治疗
	  隔药灸
	□ 其他医嘱
	临时医嘱
	□ 粪便常规+隐血
	□ 粪便培养、粪便找寄生虫
	□ 对症支持
	□ 便次无增多者,拟次日结肠镜检查
	□ 肠道准备
	□ 其他医嘱
		长期医嘱
		□ 患者既往基础用药
		□ 抗菌药物治疗
		□ 美沙拉秦与肠道益生菌制剂
		□ 辨证论治
		□ 口服中成药
		□ 其他中医特色疗法
		  中药灌肠治疗
		  直肠栓剂疗法
		  中药外敷治疗
		  针灸治疗
		  隔药灸
		□ 其他医嘱
		临时医嘱
		□ 对症支持
		□ 结肠镜检查
		□ 钡剂灌肠或结肠 CT 成像(必要时)
		□ 其他医嘱
			长期医嘱(结肠镜检查后酌情调整治疗)
			□ 直肠型
			  1. 氨基水杨酸栓剂或灌肠剂,或糖皮质激素灌肠剂:柳氮磺胺吡啶栓剂 0.5g 置肛,或美沙拉秦栓剂 0.5~1.0g 置肛,或美沙拉秦灌肠液 4g 灌肠,分 1~2 次/日;或氢化可的松琥珀酸钠 50~100mg,灌肠,1~2 次/日
			  2. 氨基水杨酸口服制剂:柳氮磺吡啶 1g qid 或美沙拉秦 1g qid 口服
			□ 左半结肠型、广泛型
			  1. 氨基水杨酸口服制剂:柳氮磺胺吡啶 1g qid 或美沙拉秦 1g qid 口服
			  2. 糖皮质激素口服制剂:既往服用水杨酸类药物效果不佳者或本次用美沙拉秦 >3g/d 症状无改善者,加用泼尼松 0.75~1.0mg/(kg·d)
			  3. 直肠、乙状结肠病变突出者予氨基水杨酸栓剂或灌肠剂局部治疗,用法同上
			□ 抗菌药物治疗
			□ 肠道益生菌制剂
			□ 合并缺铁性贫血患者补充铁剂
			□ 营养治疗药物
			□ 辨证论治
			□ 口服中成药
			□ 其他中医特色疗法
			  中药灌肠治疗
			  直肠栓剂疗法
			  中药外敷治疗
			  针灸治疗
			  隔药灸
			□ 其他医嘱
			临时医嘱
			□ 复查血常规、尿常规
			□ 复查粪便常规+隐血
			□ 对症支持
			□ 其他医嘱

续　表

日期	住院第 3~4 天	住院第 5~7 天	住院第 8~9 天
病情 变异 记录	□ 无　□ 有，原因： 1. 2.	□ 无　□ 有，原因： 1. 2.	□ 无　□ 有，原因： 1. 2.
医师 签名			

日期	住院第 10~16 天	住院第 17~18 天 （出院日）
主要诊疗工作	□ 上级医师查房 □ 观察体温、大便次数、量、性状、饮食情况 □ 中医四诊信息采集 □ 进行中医证候判断 □ 根据临床、实验室检查结果判断治疗效果 □ 注意观察药物治疗的不良反应，并对症处理 □ 完成病程记录	□ 上级医师查房，进行评估，确定治疗方案有效有无并发症情况，明确是否出院 □ 完成出院记录、病案首页、出院证明书等 □ 完成营养筛查与评估 □ 向患者交代出院后的注意事项，如饮食、药物用量与用法、返院复诊的时间、地点，发生紧急情况时的处理等
重点医嘱	**长期医嘱** □ 直肠型 　1. 氨基水杨酸栓剂或灌肠剂，或糖皮质激素灌肠剂：柳氮磺胺吡啶栓剂 0.5g 置肛，或美沙拉秦栓剂 0.5~1.0g 置肛，或美沙拉秦灌肠液 4g 灌肠，分 1~2 次/日；或氢化可的松琥珀酸钠 50~100mg，灌肠，1~2 次/日 　2. 氨基水杨酸口服制剂：柳氮磺吡啶 1g qid 或美沙拉秦 1g qid 口服 □ 左半结肠型、广泛型 　1. 氨基水杨酸口服制剂：柳氮磺胺吡啶 1g qid 或美沙拉秦 1g qid 口服 　2. 糖皮质激素口服制剂：既往服用水杨酸类药物效果不佳者或本次用美沙拉秦＞3g/d 症状无改善者，加用泼尼松 0.75~1.0mg/（kg·d） 　3. 直肠、乙状结肠病变突出者予氨基水杨酸栓剂或灌肠剂局部治疗，用法同上 □ 停用抗菌药物治疗 □ 肠道益生菌制剂 □ 合并缺铁性贫血患者补充铁剂 □ 营养治疗药物 □ 其他医嘱：泼尼松治疗患者予补充钙剂、维生素D 等 □ 辨证论治 □ 口服中成药 □ 其他中医特色疗法 　中药灌肠治疗 　直肠栓剂疗法 　中药外敷治疗 　针灸治疗 　隔药灸 **临时医嘱** □ 复查血常规、肝功能、肾功能、ESR、CRP □ 复查粪便常规+隐血 □ 对症支持 □ 其他医嘱：英夫利昔单克隆抗体 5mg/kg，iv；激素或上述免疫抑制剂治疗无效或激素依赖或不能耐受上述药物治疗	**出院医嘱** □ 出院带药 □ 定期门诊随访 □ 监测血常规、粪便常规+隐血、肝功能、肾功能、尿常规

日期	住院第 10~16 天	住院第 17~18 天 （出院日）
病情 变异 记录	□ 无　□ 有，原因： 1. 2.	□ 无　□ 有，原因： 1. 2.
医师 签名		

（二）护士表单

溃疡性结肠炎（中度活动）临床路径护士表单

适用对象：第一诊断为溃疡性结肠炎（ICD-10：K51.002）中度活动慢性复发型

患者姓名：	性别： 年龄： 门诊号：	住院号：
住院日期： 年 月 日	出院日期： 年 月 日	标准住院日：17~18 天

时间	住院第 1 天	住院第 2 天	住院第 3~4 天
健康宣教	□ 入院宣教 介绍主管医师、护士 介绍环境、设施 介绍住院注意事项 介绍探视和陪护制度 介绍贵重物品管理制度	□ 宣教规律服药的重要性 □ 饮食宣教 □ 肛周皮肤护理宣教	□ 告知饮食、体位要求 告知肠镜检查前注意事项 告知肠道准备的重要性 告知患者在检查中配合医师 主管护士与患者沟通，消除 患者紧张情绪 告知检查后可能出现的情况 及应对方式 给予患者及家属心理支持
护理处置	□ 核对患者姓名，佩戴腕带 □ 建立入院护理病历 □ 协助患者留取各种标本 □ 测量体重	□ 协助留取粪便常规 □ 排泄护理 □ 安全护理	□ 协助留取粪便常规 □ 协助进行肠道准备
基础护理	□ 一级/二级护理 □ 晨晚间护理 □ 排泄管理 □ 患者安全管理	□ 一级/二级护理 □ 晨晚间护理 □ 排泄管理 □ 患者安全管理	□ 一级/二级护理 □ 晨晚间护理 □ 排泄管理 □ 患者安全管理
专科护理	□ 护理查体 □ 观察病情 观察排便的次数、性状 观察腹部体征 □ 需要时，填写跌倒及压疮防范表 □ 填写营养评估表 □ 营养治疗护理（遵医嘱） □ 需要时，请家属陪护 □ 少渣饮食 □ 心理护理	□ 病情观察 观察腹部体征 观察排便的次数、性状 □ 遵医嘱完成相关检查 □ 发热患者不能除外感染时给予口服或静脉抗菌药物治疗 □ 遵医嘱氨基水杨酸制剂 □ 遵医嘱糖皮质激素（必要时） □ 遵医嘱肠道益生菌制剂 □ 营养治疗护理 □ 少渣饮食 □ 心理护理	□ 肠道准备 观察粪便的性状（水样便） 监测电解质（因肠道准备） 观察腹部体征 □ 遵医嘱抗菌药物治疗 □ 遵医嘱氨基水杨酸制剂 □ 遵医嘱糖皮质激素（必要时） □ 遵医嘱肠道益生菌制剂 □ 营养治疗护理 □ 心理护理
重点医嘱	□ 详见医嘱执行单	□ 详见医嘱执行单	□ 详见医嘱执行单

时间	住院第 1 天	住院第 2 天	住院第 3~4 天
病情变异记录	□无 □有，原因： 1. 2.	□无 □有，原因： 1. 2.	□无 □有，原因： 1. 2.
护士签名			

时间	住院第 5~7 天	住院第 8~9 天
健康宣教	□ 肠镜检查当日宣教 　告知饮食、体位要求 　告知肠镜检查后注意事项 　给予患者及家属心理支持 　再次明确探视陪护须知	□ 肠镜检查后宣教 　药物作用及频率 　饮食、活动指导
护理处置	□ 送患者至内镜中心 　协助更换衣裤 　核对患者资料及带药 □ 接患者 □ 核对患者及资料	□ 遵医嘱完成相关检查
基础护理	□ 一级/二级护理 □ 晨晚间护理 □ 排泄管理 □ 患者安全管理	□ 一级/二级护理 □ 晨晚间护理 □ 排泄管理 □ 患者安全管理
专科护理	□ 肠镜护理 　病情观察 　监测生命体征 　出血、穿孔、感染等并发症的观察 　观察粪便的性状 　观察腹部体征 □ 遵医嘱抗菌药物治疗 □ 遵医嘱美沙拉秦与肠道益生菌制剂 □ 心理护理	□ 肠镜检查后，根据检查结果遵医嘱 □ 直肠型 　1. 氨基水杨酸栓剂或灌肠剂，或糖皮质激素灌肠剂 　2. 氨基水杨酸口服制剂 □ 左半结肠型、广泛型 　1. 氨基水杨酸口服制剂 　2. 糖皮质激素口服制剂 　3. 直肠、乙状结肠病变突出者予氨基水杨酸栓剂或灌肠剂局部治疗，用法同上 □ 遵医嘱抗菌药物治疗 □ 遵医嘱肠道益生菌制剂 □ 完成营养筛查复查与评估 □ 营养治疗护理 □ 心理护理
重点医嘱	□ 详见医嘱执行单	□ 详见医嘱执行单
病情变异记录	□ 无　□ 有，原因： 1. 2.	□ 无　□ 有，原因： 1. 2.
护士签名		

时间	住院第 10~16 天	住院第 17~18 天 （出院日）
健康宣教	□ 药物作用及频率 　饮食、活动指导	□ 出院宣教 　复查时间 　服药方法 　活动休息 　指导饮食与营养 　指导办理出院手续
护理处置	□ 遵医嘱完成相关检查	□ 办理出院手续 　书写出院小结
基础护理	□ 一级/二级护理 □ 晨晚间护理 □ 排泄管理 □ 患者安全管理	□ 三级护理 □ 晨晚间护理 □ 协助或指导进食、进水 □ 协助或指导活动 □ 患者安全管理
专科护理	□ 肠镜检查后，根据检查结果遵医嘱 　直肠型 　1. 氨基水杨酸栓剂或灌肠剂，或糖皮质激素灌肠剂 　2. 氨基水杨酸口服制剂 　左半结肠型、广泛型 　1. 氨基水杨酸口服制剂 　2. 糖皮质激素口服制剂 　3. 直肠、乙状结肠病变突出者予氨基水杨酸栓剂或灌肠剂局部治疗，用法同上 □ 遵医嘱停用抗菌药物治疗 □ 遵医嘱肠道益生菌制剂 □ 营养治疗护理 □ 心理护理	□ 病情观察 　监测生命体征 　观察腹部体征 □ 出院指导 □ 心理护理
重点医嘱	□ 详见医嘱执行单	□ 详见医嘱执行单
病情变异记录	□ 无　□ 有，原因： 1. 2.	□ 无　□ 有，原因： 1. 2.
护士签名		

（三）患者表单

溃疡性结肠炎（中度活动）临床路径患者表单

适用对象：第一诊断为溃疡性结肠炎（ICD-10：K51.002）中度活动慢性复发型

患者姓名：		性别： 年龄： 门诊号：		住院号：
住院日期： 年 月 日		出院日期： 年 月 日		标准住院日：17~18 天

日期	住院第 1 天	住院第 2 天
医患配合	□ 配合询问病史、收集资料，请务必详细告知既往史、用药史、过敏史 □ 配合进行体格检查 □ 有任何不适请告知医师	□ 配合完成入院常规检查 □ 配合完成症状观察，大便次数、量、性状 □ 配合医师指导下的饮食选择
护患配合	□ 配合测量体温、脉搏、呼吸频率、血压、体重 1 次 □ 配合完成入院护理评估（简单询问病史、过敏史、用药史） □ 接受入院宣教（环境介绍、病室规定、订餐制度、贵重物品保管等） □ 配合陪伴探视制度 □ 有任何不适请告知护士	□ 配合测量体温、脉搏、呼吸频率 3 次，配合询问排便情况 2 次 □ 配合完成采血、留取粪便标本等相关检查 □ 配合宣教规律服药的重要性 □ 配合饮食宣教 □ 配合肛周皮肤护理宣教 □ 配合观察病情 　观察排便的次数、性状 　观察腹部体征
饮食	□ 少渣饮食	□ 少渣饮食
排泄	□ 注意排便次数、便量、性状，推荐记录排便日记	□ 注意排便次数、便量、性状，推荐记录排便日记
活动	□ 适度活动，避免疲劳	□ 适度活动，避免疲劳

日期	住院第 3~4 天	住院第 5~7 天	住院第 8~9 天
医患配合	□ 配合医师查房 □ 配合观察病情变化、饮食情况 □ 接受对症支持治疗 □ 接受基础用药治疗：如氨基水杨酸制剂、肠道益生菌制剂、营养治疗药物等 □ 医师与患者及家属介绍病情及结肠镜检查谈话、签字	□ 配合医师查房 □ 配合完成结肠镜检查 □ 配合观察结肠镜检查后体温、症状、排便次数、性状和腹部体征	□ 配合医师查房 □ 配合观察体温、排便次数、量、性状、饮食情况 □ 医师与患者及家属沟通疾病诊断、严重程度、治疗方案及药物相关不良反应
护患配合	□ 配合定时测量生命体征、症状 □ 接受肠道准备及结肠镜检查注意事项宣教 □ 配合进行肠道准备 　配合观察排便的性状（水样便） 　配合观察腹部体征 □ 接受心理护理	□ 配合定时测量生命体征、症状 □ 配合观察肠道准备效果 □ 接受肠镜检查前信息核对、更换衣物 □ 配合肠镜检查体位及症状观察 □ 配合检查后观察症状、腹部体征和粪便性状 □ 配合接受基础药物治疗 □ 接受心理护理	□ 配合定时测量生命体征、症状、便次、便量、性状观察 □ 接受医嘱给予的药物治疗剂量及服药时间 □ 接受心理护理
饮食	□ 少渣饮食	□ 少渣饮食	□ 少渣饮食
排泄	□ 注意排便次数、便量、性状，推荐记录排便日记	□ 注意排便次数、便量、性状，推荐记录排便日记	□ 注意排便次数、便量、性状，推荐记录排便日记
活动	□ 适度活动，避免疲劳	□ 适度活动，避免疲劳	□ 适度活动，避免疲劳

日期	住院第 10~16 天	住院第 17~18 天 （出院日）
医患配合	□ 配合医师查房 □ 配合观察体温、排便次数、量、性状 □ 接受医师给予的饮食指导 □ 配合观察治疗反应及药物不良反应 □ 与医师沟通诊疗过程中的疑问	□ 接受出院前指导，如饮食、药物用量与用法、不良反应 □ 知道复查程序，如返院复诊的时间、地点，发生紧急情况时的处理等 □ 获取出院诊断书
护患配合	□ 配合定时测量生命体征、症状、便次、便量、性状观察 □ 配合完成血常规、肝功能、肾功能、ESR、CRP 等检查项目的复查 □ 配合完成粪便常规+隐血等复查 □ 接受医嘱给予的药物治疗剂量及服药时间 □ 接受心理护理	□ 接受出院宣教 □ 接受出院饮食指导 □ 办理出院手续 □ 获取出院带药 □ 知道服药方法、作用、注意事项 □ 知道复印病历程序
饮食	□ 少渣饮食	□ 少渣饮食
排泄	□ 注意排便次数、便量、性状，推荐记录排便日记	□ 注意排便次数、便量、性状，推荐记录排便日记
活动	□ 适度活动，避免疲劳	□ 适度活动，避免疲劳

附：原表单（2011 年版）

溃疡性结肠炎（中度活动）临床路径表单

适用对象：第一诊断为溃疡性结肠炎（ICD-10：K51.002）中度活动慢性复发型

患者姓名：	性别：	年龄：	门诊号：	住院号：
住院日期： 年 月 日	出院日期： 年 月 日			标准住院日：17~18 天

日期	住院第 1 天	住院第 2 天
主要诊疗工作	□ 询问病史及体格检查 □ 完成病历书写 □ 开实验室检查单 □ 初步拟定诊断 □ 对症支持治疗 □ 营养筛查与评估	□ 上级医师查房 □ 完成入院常规检查 □ 观察体温、大便次数、量、性状、饮食情况 □ 继续对症支持治疗 □ 申请必要的相关科室会诊 □ 完成上级医师查房记录等病历书写 □ 向患者及家属交代病情及其注意事项
重点医嘱	**长期医嘱** □ 内科护理常规 □ 一级/二级护理 □ 少渣饮食 □ 记便次及便量 □ 维持原治疗方案/酌情调整 □ 其他医嘱 □ 营养治疗药物（视评估情况） **临时医嘱** □ 血常规、尿常规、粪便常规+隐血 □ 粪便培养、粪便找寄生虫、粪便找阿米巴、粪找真菌 □ 肝功能、肾功能、电解质、红细胞沉降率、C 反应蛋白、凝血功能、血型、乙肝五项、HCV 抗体、HIV 抗体 □ ANCA、ASCA（有条件） □ 粪便难辨梭菌毒素（有条件） □ PPD 皮试，IGRA（有条件） □ 血清铁、铁蛋白、总铁结合力、转铁蛋白饱和度（合并贫血的患者） □ X 线胸片、心电图、立位腹平片、腹部 B 超 □ 其他医嘱	**长期医嘱** □ 患者既往基础用药 □ 发热患者不能除外感染时给予口服或静脉抗菌药物治疗 □ 氨基水杨酸制剂 □ 糖皮质激素（必要时） □ 肠道益生菌制剂 □ 合并缺铁性贫血患者补充铁剂 □ 营养治疗药物支持 □ 其他医嘱 **临时医嘱** □ 粪便常规+隐血 □ 粪便培养、粪便找寄生虫 □ 其他医嘱
主要护理工作	□ 介绍病房环境、设施和设备 □ 入院护理评估 □ 宣教 □ 填写营养评估表 □ 营养治疗护理（遵医嘱）	□ 观察患者病情变化 □ 监测患者生命体征 □ 教会患者准确记录出入量 □ 营养治疗护理

续　表

日期	住院第 1 天	住院第 2 天
病情 变异 记录	□无　□有，原因： 1. 2.	□无　□有，原因： 1. 2.
护士 签名		
医师 签名		

日期	住院第 3~4 天	住院第 5~7 天
主要诊疗工作	□ 上级医师查房 □ 观察体温、排便次数、量、性状、饮食情况 □ 继续对症支持治疗 □ 完成必要的相关科室会诊 □ 完成病程记录 □ 向患者及家属签署结肠镜检查同意书	□ 上级医师查房 □ 观察肠道清洁情况 □ 继续对症支持治疗 □ 完成结肠镜检查 □ 完成结肠镜检查当日病程纪录 □ 观察患者结肠镜检查后体温、症状、排便次数、性状和腹部体征
重点医嘱	**长期医嘱** □ 患者既往基础用药 □ 抗菌药物治疗 □ 氨基水杨酸制剂 □ 糖皮质激素（必要时） □ 肠道益生菌制剂 □ 合并缺铁性贫血患者补充铁剂 □ 营养治疗药物 □ 其他医嘱 **临时医嘱** □ 粪便常规+隐血 □ 粪便培养、粪便找寄生虫 □ 对症支持 □ 便次无增多者，拟次日结肠镜检查 □ 肠道准备 □ 其他医嘱	**长期医嘱** □ 患者既往基础用药 □ 抗菌药物治疗 □ 氨基水杨酸制剂 □ 糖皮质激素（必要时） □ 肠道益生菌制剂 □ 合并缺铁性贫血患者补充铁剂 □ 营养治疗药物 □ 其他医嘱 **临时医嘱** □ 对症支持 □ 结肠镜检查 □ 钡剂灌肠或结肠 CT 成像（必要时） □ 其他医嘱
主要护理工作	□ 观察患者病情变化 □ 观察患者肠道准备情况 □ 做好结肠镜检查前的宣教 □ 告知患者清洁肠道的重要性 □ 营养治疗护理	□ 观察患者病情变化 □ 观察患者结肠镜检查后症状、排便次数、便量和性状 □ 注意监测结肠镜检查后的生命体征 □ 营养治疗护理
病情变异记录	□ 无　□ 有，原因： 1. 2.	□ 无　□ 有，原因： 1. 2.
护士签名		
医师签名		

日期	住院第 8~9 天	住院第 10~16 天
主要诊疗工作	□ 上级医师查房 □ 观察体温、排便次数、量、性状、饮食情况 □ 根据临床、实验室检查结果、结肠镜结果和既往资料，进行鉴别诊断和确定诊断 □ 根据其他检查结果判断是否合并其他疾病 □ 注意观察药物治疗的不良反应，并对症处理 □ 完成病程记录 □ 完成营养筛查复查与评估	□ 上级医师查房 □ 观察体温、排便次数、量、性状、饮食情况 □ 根据临床、实验室检查结果判断治疗效果 □ 注意观察药物治疗的不良反应，并对症处理 □ 完成病程记录
重点医嘱	**长期医嘱**（结肠镜检查后酌情调整治疗） □ 直肠型 　1. 氨基水杨酸栓剂或灌肠剂，或糖皮质激素灌肠剂 　2. 氨基水杨酸口服制剂 □ 左半结肠型、广泛型 　1. 氨基水杨酸口服制剂 　2. 糖皮质激素口服制剂 　3. 直肠、乙状结肠病变突出者予氨基水杨酸栓剂或灌肠剂局部治疗，用法同上 □ 抗菌药物治疗 □ 肠道益生菌制剂 □ 合并缺铁性贫血患者补充铁剂 □ 营养治疗药物 □ 其他医嘱 **临时医嘱** □ 复查血常规、尿常规 □ 复查粪便常规+隐血 □ 对症支持 □ 其他医嘱	**长期医嘱** □ 直肠型 　1. 氨基水杨酸栓剂或灌肠剂，或糖皮质激素灌肠剂 　2. 氨基水杨酸口服制剂 □ 左半结肠型、广泛型 　1. 氨基水杨酸口服制剂 　2. 糖皮质激素口服制剂 　3. 直肠、乙状结肠病变突出者予氨基水杨酸栓剂或灌肠剂局部治疗，用法同上 □ 停用抗菌药物治疗 □ 肠道益生菌制剂 □ 合并缺铁性贫血患者补充铁剂 □ 其他医嘱：泼尼松治疗患者予补充钙剂、维生素 D 等 □ 营养治疗药物 **临时医嘱** □ 复查血常规、肝功能、肾功能、ESR、CRP □ 复查粪便常规+隐血 □ 对症支持 □ 其他医嘱：英夫利昔单克隆抗体 5mg/kg，iv，激素或上述免疫抑制剂治疗无效或激素依赖或不能耐受上述药物治疗
主要护理工作	□ 观察患者病情变化 □ 向患者讲解有关口服用药的注意事项 □ 营养治疗护理	□ 观察患者病情变化 □ 向患者讲解有关口服用药的注意事项 □ 营养治疗护理
病情变异记录	□ 无　□ 有，原因： 1. 2.	□ 无　□ 有，原因： 1. 2.
护士签名		
医师签名		

日期	住院第 17~18 天 （出院日）
主要诊疗工作	□ 上级医师查房，进行评估，确定有无并发症情况，明确是否出院 □ 完成出院记录、病案首页、出院证明书等 □ 完成营养筛查与评估 □ 向患者交代出院后的注意事项，如饮食、药物用量与用法、返院复诊的时间、地点，发生紧急情况时的处理等
重点医嘱	**出院医嘱** □ 出院带药 □ 定期门诊随访 □ 监测血常规、粪便常规+隐血、肝功能、肾功能、尿常规
主要护理工作	□ 指导患者办理出院手续 □ 做好出院后的用药及生活指导 □ 营养、防护等健康宣教
病情变异记录	□ 无　□ 有，原因： 1. 2.
护士签名	
医师签名	

第二十章

功能性肠病临床路径释义

【医疗质量控制指标】

指标一、功能性肠病是一类疾病谱而不是孤立的疾病。

指标二、由于普遍存在症状重叠，不易区分不同的功能性肠病。

指标三、诊断功能性肠病因基于以下几个方面进行：临床病史、体格检查、实验室检查、结肠镜检查或其他适当检查（有临床指证时进行）。

指标四、合理选择治疗用药，重视患者的随访。

一、功能性肠病编码

1. 原编码：

疾病名称及编码：功能性肠病（ICD-10：K63.902）

2. 修改编码：

疾病名称及编码：肠易激综合征（ICD-10：K58.900x003）

功能性肠疾患（ICD-10：K59）

3. 对应或相关中医病种及编码：腹痛（A17.36/BNP090）

泄泻病（A04.03.07/BNP110）

腹泻（A17.38）

便秘病（A04.03.06/BNP000）

便秘（A17.40/BNP000）

腹胀病（A04.03.05）

腹胀（A17.37/BNP100）

二、临床路径检索方法

K58-K59/BNP000/BNP090/BNP100/BNP110

三、国家医疗保障疾病诊断相关分组（CHS-DRG）

MDCG 消化系统疾病及功能障碍

GW1 食管炎、胃肠炎

GZ1 其他消化系统诊断

四、功能性肠病临床路径标准住院流程

（一）适用对象

第一诊断为功能性肠病（ICD-10：K63.902）。

> **释义**
>
> ■ 适用对象编码参见第一部分。
> ■ 本路径适用对象为临床诊断为功能性肠病的患者。

（二）诊断依据

根据《实用内科学》（王吉耀、葛均波、邹和建主编，人民卫生出版社，2022 年，第 16 版），《内科学》（葛均波、徐永健、王辰主编，人民卫生出版社，2018 年，第 9 版），《罗马Ⅳ：功能性胃肠病肠−脑互动异常》（德罗斯曼总编，科学出版社，2017 年）。

1. 临床症状：腹痛、腹胀、腹部膨胀、排便习惯异常（便秘、腹泻或便秘腹泻交替）等。
2. 常规实验室检查、结肠镜检查或消化道造影未发现器质性疾病。
3. 符合罗马Ⅳ功能性肠病的诊断标准。

释义

■ 本路径的制订主要参考国内外权威参考书籍和诊疗指南。

■ 功能性肠病的诊断首先需要排除器质性疾病。病史和临床症状是诊断功能性肠病的重要依据。罗马Ⅳ功能性肠病诊断标准如下：

1. 肠易激综合征诊断标准：反复发作的腹痛，近 3 个月内平均发作至少每周 1 日，伴有以下 2 项或 2 项以上：

（1）与排便相关。

（2）伴有排便频率的改变。

（3）伴有粪便性状（外观）改变。

诊断前症状出现至少 6 个月，近 3 个月符合以上诊断标准。

2. 功能性便秘诊断标准：

（1）必须包括下列 2 项或 2 项以上：

1）1/4（25%）以上的排便感到费力。

2）1/4（25%）以上的排便为干球粪或硬粪（Bristol 粪便性状量表 1~2 型）。

3）1/4（25%）以上的排便有不尽感。

4）1/4（25%）以上的排便有肛门直肠梗阻/堵塞感。

5）1/4（25%）以上的排便需要手法辅助（如用手指协助排便、盆底支持）。

6）每周自发排便少于 3 次。

（2）不用泻剂时很少出现稀粪。

（3）不符合肠易激综合征的诊断标准。

诊断前症状出现至少 6 个月，近 3 个月符合以上诊断标准。

3. 功能性腹泻诊断标准：25%以上的排便为松散粪或水样粪，且不伴有明显的腹痛或腹胀不适。

诊断前症状出现至少 6 个月，近 3 个月符合以上诊断标准；应排除符合腹泻型肠易激综合征诊断标准的患者。

4. 功能性腹胀/腹部膨胀诊断标准：必须包括下列 2 项：

（1）反复出现腹胀/腹部膨胀，平均至少为每周 1 日，腹胀/腹部膨胀较其他症状突出。

（2）不符合肠易激综合征、功能性便秘、功能性腹泻或餐后不适综合征的诊断标准。

诊断前症状出现至少 6 个月，近 3 个月符合以上诊断标准；腹胀可伴有轻度腹痛以及轻微的排便异常。

5. 非特异性功能性肠病诊断标准：肠道症状不能归咎于器质性疾病，也不符合肠易激综合征、功能性便秘、功能性腹泻、功能性腹胀/腹部膨胀的诊断标准。

诊断前症状出现至少6个月，近3个月符合以上诊断标准。

6. 阿片引起的便秘诊断标准：

(1) 在开始使用阿片、改变剂型或增加剂量过程中新出现的或加重的便秘症状，且必须包括下列2项或2项以上：

1) 1/4 (25%) 以上的排便感到费力。

2) 1/4 (25%) 以上的排便为干球粪或硬粪 (Bristol 粪便性状量表1~2型)。

3) 1/4 (25%) 以上的排便有不尽感。

4) 1/4 (25%) 以上的排便有肛门直肠梗阻/堵塞感。

5) 1/4 (25%) 以上的排便需要手法辅助 (如用手指协助排便、盆底支持)。

6) 每周自发排便少于3次。

(2) 不用泻剂时很少出现稀粪。

(三) 治疗方案的选择

根据《实用内科学》(王吉耀、葛均波、邹和建主编，人民卫生出版社，2022年，第16版)，《内科学》(葛均波、徐永健、王辰主编，人民卫生出版社，2018年，第9版)，《罗马Ⅳ：功能性胃肠病肠-脑互动异常》(德罗斯曼总编，科学出版社，2017年)。

1. 基本治疗：包括建立良好的医患关系，调整生活方式、注意饮食等。

2. 药物治疗：根据病情选择：①解痉剂；②止泻药；③导泻药；④肠道动力感觉调节药；⑤益生菌；⑥中枢神经作用药物等。

3. 补充和替代治疗：①中医药治疗；②生物反馈治疗；③心理治疗等。

> **释义**
>
> ■ 治疗目的是消除患者顾虑，提高生活质量。治疗策略主要是积极寻找并去除促发因素和对症治疗，强调综合治疗和个体化的治疗原则。
>
> ■ 由国家中医药管理局部颁布的涉及功能性肠病的诊疗方案的病种有"泄泻病 (腹泻型肠易激综合征)""便秘病 (便秘型肠易激综合征)""功能性腹痛"及"腹胀满 (功能性腹胀)"4种，可以参考执行。

(四) 标准住院日

5~7天。

> **释义**
>
> ■ 怀疑功能性肠病的患者入院后，肠镜前准备1~2天，第2~3天行肠镜检查，根据检查所见采用相应内镜下治疗措施，检查治疗后观察1~3天，注意有无结肠镜检查后并发症。总住院时间不超过7天符合本路径要求。

(五) 进入路径标准

1. 第一诊断必须符合 ICD-10：K63.902 功能性肠病疾病编码。

2. 当患者同时具有其他疾病诊断，但在住院期间不需要特殊处理也不影响第一诊断的临床路径流程实施时，可以进入路径。

> **释义**
>
> ■ 进入本路径的患者为第一诊断为功能性肠病，需除外器质性病变。
>
> ■ 入院后常规检查发现有基础疾病，如高血压、冠状动脉粥样硬化性心脏病、糖尿病、肝功能、肾功能不全等，经系统评估后对功能性肠病诊断治疗无特殊影响者，可进入路径。但可能增加医疗费用，延长住院时间。

（六）住院期间检查项目

1. 必须完成的检查：

（1）血常规、尿常规、粪便常规+隐血。

（2）肝功能、肾功能、电解质、血糖、血脂、凝血功能、感染性疾病筛查（乙型肝炎、丙型肝炎、艾滋病、梅毒等）。

（3）结肠镜检查或消化道造影。

（4）心电图、X线胸片。

2. 诊断有疑问者可查：

（1）血淀粉酶、甲状腺功能、肿瘤标志物筛查。

（2）腹部超声、立位腹平片、胃镜或X线钡餐、腹部CT或MRI。

> **释义**
>
> ■ 血常规、尿常规、粪便常规+隐血是最基本的三大常规检查，进入路径的患者均需完成。肝功能、肾功能、电解质、血糖、凝血功能、心电图、X线胸片可评估有无基础疾病，是否影响住院时间、费用及其治疗预后；感染性疾病筛查用于肠镜检查前准备；无禁忌证患者均应行肠镜或消化道造影检查。
>
> ■ 腹痛为主者应与引起腹痛的疾病鉴别，腹泻为主者应与引起腹泻的疾病鉴别，以便秘为主者应于引起便秘的疾病鉴别。对于存在报警症状的患者不应轻易诊断功能性肠病，必须进行全面检查直至找到病因。

（七）结肠镜检查

1. 入院前未检查者，应尽早进行。

2. 检查前禁食4~6小时，检查前清肠。

3. 如选择无痛内镜，术中需监测生命体征，术后要在内镜室观察至清醒，并经麻醉医师同意后返回病房。

4. 结肠镜检查2小时后再进食。

> **释义**
>
> ■ 消化内镜检查及内镜下治疗属于有创性操作，有潜在并发症的风险，必须在患者充分知情并签署知情同意书后才可以进行。

■ 为了保证结肠镜检查、治疗的效果，必须进行良好的肠道清洁准备。各医疗单位可根据自身的条件、用药习惯及经验，选择不同的肠道准备方案。

■ 接受无痛内镜操作的患者，术前需经麻醉科医师会诊评估麻醉风险，让患者了解麻醉的风险及注意事项，并签署麻醉知情同意书。

（八）药物治疗方案

根据病情选择下述药物：

1. 解痉剂：抗胆碱能药如阿托品、溴丙胺太林（普鲁本辛）、东莨菪碱等改善腹痛等症状。

2. 止泻药：轻症者可选用吸附剂，如双八面体蒙脱石等。

3. 导泻药：常用的有容积性泻药如欧车前制剂或甲基纤维素，渗透性轻泻剂如聚乙二醇（PEG4000）、乳果糖或山梨醇。

4. 肠道动力感觉调节药：马来酸曲美布汀、匹维溴铵、奥替溴铵等。

5. 益生菌制剂：如双歧杆菌、地衣芽胞杆菌等。

6. 中枢神经作用药物：对于胃肠道症状与精神心理障碍合并存在或虽缺乏精神心理障碍表现，但胃肠道常规药物治疗（疗程4~8周）疗效不理想的患者，在进一步排查和排除器质性疾病的情况下，可试用中枢神经作用药物治疗。如三环类抗抑郁药及选择性5-HT再摄取抑制剂。

7. 中药或中成药。

释义

■ 治疗目的是消除患者顾虑，提高生活质量。治疗策略主要是积极寻找并去除促发因素和对症治疗，强调综合治疗和个体化的治疗原则。

■ 中医治疗建议以分病种辨证论治为主，其他疗法如中成药、针灸等为辅。

■ 肠易激综合征中医证候诊断及治法

1. 腹泻型肠易激综合征：

（1）肝气乘脾证：腹痛即泻，泻后痛缓；发作与情绪变动有关；肠鸣矢气；胸胁胀满窜痛；腹胀不适；舌淡红或淡暗，苔薄白，脉弦细。治法：抑肝扶脾。

（2）脾胃虚弱证：餐后大便溏泻；畏生冷饮食；腹胀肠鸣；易汗出；食少纳差；乏力懒言；舌质淡，或有齿痕，苔白，脉细弱。治法：健脾益气。

（3）脾肾阳虚证：黎明即泻；腹部冷痛，得温痛减；腰膝酸软；大便或有不消化食物；形寒肢冷；舌质淡胖，边有齿痕，苔白滑，脉沉细。治法：温补脾肾。

（4）大肠湿热：腹痛即泻；泄下急迫或不爽；脘腹不舒；渴不欲饮；口干口粘；肛门灼热；舌红，苔黄腻，脉滑数。治法：清热利湿。

2. 便秘型肠易激综合征：

（1）肝郁气滞证：腹痛伴排便，大便干结难解；每于情志不畅时便秘加重；胸胁不舒；腹痛腹胀；嗳气频作，心情不畅时明显；舌质淡或暗淡，苔薄白，脉弦。治法：疏肝理气。

（2）大肠燥热证：腹痛伴排便，大便秘结；大便干硬；腹部胀痛，按之明显；口干口臭；舌质红，苔黄少津，脉细数。治法：泻热润肠通便。

3. 混合型肠易激综合征：寒热夹杂证：腹痛伴排便，腹泻便秘交作；腹胀肠鸣；口苦；肛门下坠；排便不爽；舌暗红，苔白腻，脉弦细或弦滑。治法：平调寒热。

■ 功能性便秘中医证候诊断及治法

1. 热积秘：大便干结，大便臭秽；腹胀或腹痛；口干，口臭；小便短赤；面红心烦；舌红，苔黄，脉滑数。治法：清热润肠。

2. 寒积秘：大便艰涩；腹痛拘急、得温痛减；手足不温；畏寒；舌质淡暗，苔薄白腻，脉弦紧。治法：温通散积。

3. 气滞秘：大便干结或不甚干结，排便不爽；腹胀，或伴腹痛；肠鸣矢气；情绪不畅时加重；胸胁痞满；嗳气频作；舌红，苔薄，脉弦。治法：顺气导滞。

4. 气虚秘：大便不硬，虽有便意，但排便费力；用力努挣则汗出短气；便后乏力；神疲懒言；舌淡，苔白，脉弱。治法：益气润肠。

5. 血虚秘：大便干结；面色少华；头晕目眩；心悸气短；口唇色淡；舌质淡，脉细弱。治法：滋阴养血，润燥通便。

6. 阴虚秘：大便干结如羊屎状；潮热盗汗；手足心热；口干少津；形体消瘦，头晕耳鸣；心烦少眠；腰膝酸软；舌质红，有裂纹，少苔，脉细数。治法：滋阴润燥。

7. 阳虚秘：大便干或不干，排出困难；面色㿠白；小便清长；腹中冷痛；腰膝酸冷；四肢不温，畏寒怕冷；舌淡，苔白，脉沉迟。治法：温润通便。

■ 功能性腹泻中医证候诊断及治法

1. 肝郁脾虚证：大便清稀；抑郁恼怒或精神紧张时大便次数增加；胸胁胀满；嗳气；纳呆；舌边红、苔薄黄，脉弦细。治法：抑肝扶脾。

2. 脾胃虚弱证：大便时溏时泻，迁延反复，完谷不化；面色萎黄不华；稍进食油腻或劳累时大便次数明显增加；神疲乏力；舌淡胖、边有齿痕、苔薄白，脉细弱。治法：益气健脾，渗湿止泻。

3. 湿热内蕴证：腹泻肠鸣，泻下不多；里急后重，或泻而不爽；口干口苦，不欲饮水；肢体沉重；头晕头重；舌质红，苔黄腻，脉滑数。治法：益气健脾，渗湿止泻。

4. 寒热错杂证：便质稀溏，泻下不爽；偶见便秘；脘腹痞满；口干口苦，不欲多饮；小便黄；舌淡红或边尖红，苔黄腻，脉弦或沉。治法：辛开苦降，平调寒热。

5. 脾肾阳虚证：晨起腹泻；肠鸣即泻；腰膝酸软冷痛；脘腹喜温喜按；形寒肢冷；舌胖大边有齿痕、苔薄白，脉沉细。治法：温肾健脾，固涩止泻。

■ 功能性腹胀中医证候诊断及治法

1. 肝郁气滞证：腹胁胀满，胀满攻窜，部位不定；嗳气频作，善太息；每于情志不畅时加重；舌淡红，苔薄白，脉弦。治法：疏肝解郁，行气导滞。

2. 脾胃湿热证：脘腹胀闷；口苦口臭；大便黏腻不爽；肢体困重；口干，口渴不欲多饮；舌质红，苔黄腻，脉滑或数。治法：清热祛湿，理气消滞。

饮食停滞证：脘腹胀满；或呕吐不消化食物，吐后胀减；厌食欲呕；嗳腐酸臭；口苦不喜饮；不思饮食；大便臭秽不爽，得矢气及便后稍舒；舌淡红，苔厚腻，脉滑。治法：消食和胃，理气化滞。

4. 寒热错杂证：腹胀；肠鸣；脘腹痞闷；心烦；口苦；恶心；便溏；舌质淡红，苔黄腻，脉弱或沉。治法：平调寒热，消胀散痞。

5. 脾虚湿阻证：脘腹胀满；食少纳呆；大便溏而黏滞不爽；肢体困倦；舌质淡，苔白腻，脉弱。治法：健脾和中，化湿理气。

6. 中焦虚寒证：腹部胀满，遇冷加重；喜热饮，喜热敷，得热则舒；四肢不温；小便清长，大便稀溏；舌体淡胖，有齿痕，脉沉。治法：温补脾阳，行气消胀。

7. 肠燥津亏证：腹部胀闷；大便干燥；口干或口臭；喜饮；头晕；舌红少苔或黄燥，脉细或数。治法：增液养津，清热润燥。

（九）出院标准

腹痛、腹胀、腹泻、便秘等症状减轻或消失。

> **释义**
>
> ■ 患者出院前应完成所有必须检查项目，且开始药物治疗，观察临床症状是否减轻或消失，有无明显药物相关不良反应。

（十）变异及原因分析

1. 临床症状改善不明显，调整药物治疗，导致住院时间延长。
2. 需要进行心理及行为治疗，需转入相应临床路径。

> **释义**
>
> ■ 按标准治疗方案如患者症状缓解不明显，发现其他严重基础疾病，需调整药物治疗或继续其他基础疾病的治疗，则终止本路径。
>
> ■ 认可的变异原因主要是指患者入选路径后，在检查及治疗过程中发现患者合并存在事前未预知的、对本路径治疗可能产生影响的情况，需要终止执行路径或延长治疗时间、增加治疗费用。医师需在表单中明确说明。
>
> ■ 因患者方面的主观原因导致执行路径出现变异，需医师在表单中予以说明。

五、功能性肠病临床路径给药方案

1. 用药选择：

根据病情选择用药。

（1）作用于外周的药物：

1）缓泻剂：容易获得、廉价、安全性好。

2）促分泌剂：通过位于管腔内肠上皮细胞顶端表面的氯离子通道发挥作用。目前在一些国家鲁比前列酮已获准用于治疗成年女性的 IBS-C。利那洛肽作用于肠上皮细胞顶端表面的鸟苷酸环化酶 C 受体，该受体活化导致细胞内 cGMP 的生成，随后活化囊性纤维化跨膜传导调节因子、氯离子分泌。一些国家已批准利那洛肽用于治疗成年 IBS-C 患者。

3）胆汁酸调节剂：研究发现调节消化道胆汁酸可治疗功能性肠病。胆汁酸可增加排便频率，疗效呈剂量依赖性。

4）μ-阿片受体激动剂：洛哌丁胺是一种合成的外周μ-阿片受体激动剂，可以减缓结肠运输，增加水和离子吸收。艾沙度林是一种新的混合型μ-阿片受体激动剂/δ阿片受体阻断剂，但生物利用度低，抑制肠道蠕动的效果比洛哌丁胺弱。

（2）作用于全身的药物：

1）解痉剂：包括抗胆碱能药或平滑肌松弛剂，可以抑制消化道收缩。常用药物：匹维溴铵片、马来酸曲美布汀片。

2）抗抑郁药：三环类抗抑郁药肠用于治疗功能性肠病患者，因为三环类抗抑郁药有潜在的抗胆碱能作用，可以引起便秘，故特别适用于IBS-D的治疗。

3）促动力药：普芦卡必利是选择性5-HT4受体激动剂，其治疗慢性便秘患者有效，但目前还没有针对普芦卡必利治疗IBS-C患者的随机、安慰剂对照试验。

4）5-HT3阻断剂：可以减轻内脏痛、减缓结肠传输和抑制肠道分泌。阿洛司琼，一种高选择性5-HT3受体阻断剂，可以使结肠松弛、内脏感觉阈值提高、肠道传输减慢。

（3）微生态和免疫调节剂：

1）益生菌：服用益生菌可能对IBS患者有益，其可能作用机制包括调节肠道菌群、黏膜免疫功能、黏膜屏障功能、神经内分泌细胞功能等多种机制。

2）抗菌药物：研究最充分的抗菌药物是利福昔明，它是不可吸收的广谱抗菌药物，2015年5月美国FDA批准利福昔明用于治疗IBS-D。

（4）中医药：近年有随机对照研究显示中医药对改善功能性肠病的症状有一定疗效，如胃肠安丸等可联合西药治疗腹泻型肠易激综合征，但仍需更高质量的证据证实。

辨证用药：

1）肠易激综合征：

①腹泻型肠易激综合征：

a. 肝气乘脾证：痛泻要方加味。白术、白芍、防风、陈皮等。

b. 脾胃虚弱证：参苓白术散加减。党参、白术、茯苓、莲子肉、薏苡仁、砂仁、桔梗、白扁豆、山药、炙甘草等。

c. 脾肾阳虚证：附子理中汤合四神丸加减。附子、党参、白术、干姜、五味子、补骨脂、肉豆蔻、吴茱萸、炙甘草等。

d. 大肠湿热：葛根芩连汤加减。葛根、黄芩、黄连、炙甘草等。

②便秘型肠易激综合征：

a. 肝郁气滞证：六磨汤加味。沉香、木香、槟榔、乌药、枳实、生大黄等。

b. 大肠燥热证：麻子仁丸加减。麻子仁、白芍、枳实、大黄、厚朴、杏仁、白蜜等。

③混合型肠易激综合征：

寒热夹杂证：乌梅丸加减。乌梅、细辛、干姜、黄连、当归、附子、蜀椒、桂枝、党参、黄柏等。

2）功能性便秘：

①热积秘：麻子仁丸加减。火麻仁、芍药、杏仁、大黄、厚朴、枳实等。

②寒积秘：温脾汤加减。附子、大黄、芒硝、当归、干姜、人参、甘草等。

③气滞秘：六磨汤、四逆散加减。柴胡、白芍、枳壳、沉香粉、木香、乌药、瓜蒌仁等。

④气虚秘：黄芪汤加减。黄芪、生白术、火麻仁、陈皮、白蜜等。

⑤血虚秘：润肠丸加减。当归、生地、火麻仁、桃仁、枳壳等。

⑥阴虚秘：增液汤加减。玄参、麦冬、生地、火麻仁、当归、沙参、石斛等。

⑦阳虚秘：济川煎加减。当归、牛膝、附子、肉苁蓉、泽泻、升麻、枳壳等。

3）功能性腹泻：

①肝郁脾虚证：逍遥散合痛泻要方加减。柴胡、当归、薄荷、茯苓、生姜、大枣、陈皮、白术、白芍、防风、甘草等。

②脾胃虚弱证：参苓白术散加减。白扁豆、白术、茯苓、甘草、桔梗、莲肉、党参、砂仁、山药、薏苡等。

③湿热内蕴证：葛根芩连汤加减。葛根、黄芩、黄连、甘草等。

④寒热错杂证：半夏泻心汤加减。清半夏、黄芩、黄连、干姜、太子参、炙甘草、生姜、大枣等。

⑤脾肾阳虚证：附子理中汤合四神丸加减。炮附子、党参、干姜、甘草、白术、煨肉豆蔻、五味子、吴茱萸、大枣等。

4）功能性腹胀：

①肝郁气滞证：木香顺气散加减。木香、香附、槟榔、青皮、陈皮、枳壳、砂仁、厚朴、苍术、炙甘草等。

②脾胃湿热证：三黄泻心汤合枳实导滞丸加减。大黄、黄连、黄芩、厚朴、枳实、六神曲、白术、茯苓、泽泻等。

③饮食停滞证：保和丸加减。山楂、法半夏、茯苓、神曲、陈皮、连翘、莱菔子、麦芽等。

④寒热错杂证：半夏泻心汤加减。黄芩、黄连、党参、法半夏、干姜、炙甘草、大枣等。

⑤脾虚湿阻证：香砂六君子汤加减。党参、木香、砂仁、陈皮、法半夏、白术、茯苓、炙甘草等。

⑥中焦虚寒证：理中汤合平胃散加减。党参、干姜、白术、苍术、厚朴、陈皮、炙甘草等。

⑦肠燥津亏证：麻子仁丸加减。火麻仁、白芍、大黄、枳实、厚朴、杏仁等。

（5）中成药：

1）腹泻症状相关中成药：

①参苓白术颗粒：人参、茯苓、白术、山药、白扁豆、莲子、薏苡仁、砂仁、桔梗、甘草。适于腹泻型肠易激综合征、功能性腹泻脾胃虚弱证。

②补脾益肠丸：黄芪、党参、砂仁、白芍、当归、白术、肉桂、延胡索、荔枝核、干姜、甘草、防风、木香、补骨脂、赤石脂。适于腹泻型肠易激综合征、功能性腹泻脾虚或脾肾两虚证。

③人参健脾丸：人参、白术、茯苓、山药、陈皮、木香、砂仁、黄芪、当归、酸枣仁、远志。适用于腹泻型肠易激综合征、功能性腹泻脾虚湿阻证。

④四神丸：肉豆蔻、补骨脂、五味子、吴茱萸、大枣。适于腹泻型肠易激综合征、功能性腹泻脾肾虚寒证。

⑤固本益肠片：党参、白术、补骨脂、山药、黄芪、炮姜、当归、白芍、延胡索、木香、地榆炭、赤石脂、儿茶、甘草。适于腹泻型肠易激综合征、功能性腹泻脾肾虚寒证。

⑥参倍固肠胶囊：五倍子、肉豆蔻、诃子肉、乌梅、木香、苍术、茯苓、鹿角霜、红参。适用于腹泻型肠易激综合征、功能性腹泻脾肾阳虚证。

⑦痛泻宁颗粒：白芍、青皮、薤白、白术。适于腹泻型肠易激综合征肝气乘脾证。

⑧葛根芩连丸：葛根、黄连、黄芩、炙甘草。适用于腹泻型肠易激综合征、功能性腹泻脾胃湿热证。

⑨香连丸：木香、黄连（吴茱萸制）。适用于腹泻型肠易激综合征、功能性腹泻脾胃湿热证。

⑩乌梅丸：乌梅肉、花椒、细辛、黄连、黄柏、干姜、附子、桂枝、当归、人参。适用于腹泻型肠易激综合征、功能性腹泻寒热错杂证。

2）便秘、腹胀症状相关中成药：

①麻仁润肠丸：火麻仁、苦杏仁、大黄、木香、陈皮、白芍。适于便秘型肠易激综合征、功

能性便秘大肠燥热证。

②便秘通：白术、肉苁蓉、枳壳。适用于便秘型肠易激综合征、功能性便秘脾肾虚弱证。

③四磨汤口服液：木香、枳壳、槟榔、乌药。适用于便秘型肠易激综合征、功能性便秘、功能性腹胀肝郁气滞证。

④六味能消胶囊：大黄、诃子、干姜、藏木香、碱花、寒水石。适用于便秘型肠易激综合征、功能性便秘、功能性腹胀胃肠气滞、大肠燥热证。

⑤枳实导滞丸：枳实（炒），大黄，黄连（姜汁炙），黄芩，六神曲（炒），白术（炒），茯苓，泽泻。适用于便秘型肠易激综合征、功能性便秘、功能性腹胀饮食积滞，湿热内阻证。

⑥木香槟榔丸：木香、槟榔、青皮、陈皮、广茂、枳壳、黄连、黄柏、大黄、香附子、牵牛。适用于便秘型肠易激综合征、功能性便秘、功能性腹胀肝郁气滞、饮食积滞，湿热内阻证。

⑦木香顺气丸：木香、砂仁、醋香附、槟榔、甘草、陈皮、厚朴、枳壳（炒）、苍术（炒）、青皮（炒）、生姜。适用于功能性腹胀胃肠气滞证。

（6）针灸治疗：泻取穴如足三里、天枢、三阴交等，实证用泻法，虚证用补法。脾胃虚弱加脾俞、章门；脾肾阳虚加肾俞、命门、关元，也可用灸法；肝郁加肝俞、行间。便秘、腹胀取背俞穴、腹部募穴及下合穴为主，取穴如大肠俞、天枢、支沟、丰隆等，实证宜泻，虚证宜补，寒证加灸。热秘加合谷、曲池；气滞加中脘、行间，用泻法。

2. 药学提示：

（1）解痉剂不良反应：极少数患者中观察到轻微的胃肠不适，极个别患者出现皮疹样过敏反应。马来酸曲美布汀片：一般不良反应偶有口渴、口内麻木、腹泻、腹鸣、便秘和心动过速、困倦、眩晕、头痛等；严重不良反应有肝功能损伤（不足0.1%）、黄疸，发现异常时应停药，充分观察进行适当处置。

（2）抗抑郁药最常见的不良反应是嗜睡、口干，特别是服用三环类抗抑郁药患者。

（3）根据目前的资料，一些单菌种和多菌种益生菌可能对功能性肠病患者有临床疗效，但还需要严谨的随机对照试验来阐明具体的种类、剂量和用药时间。

（4）中医处方中的用药剂量应当在《中华人民共和国药典》规定范围内。处方用药应当符合辨证论治的基本原则。

（5）据现代医学研究，细辛中含有马兜铃酸，具有一定的肾毒性，不建议长期、大量使用；部分通便药物中含有大黄等蒽醌类药物，不建议长期使用。

（6）对于西药与中药联合使用的安全性问题，建议在临床中进一步观察。

3. 注意事项：

功能性肠病的治疗尚缺乏既有效又标准的治疗流程。在每例患者的治疗中，要识别其主要或最受困扰的症状。某些症状较轻的患者可能只需调整生活方式（如运动、改善睡眠习惯、减压）和饮食干预就足以达到治疗目的；而对于症状持续出现的患者而言，应根据其主要症状（如便秘、腹泻、腹痛）来指导临床治疗。

六、功能性肠病护理规范

1. 缓解患者紧张焦虑情绪。

2. 协助患者做好各项检查前准备工作，以及做好患者检查后的病情观察。

3. 指导患者进食低渣饮食，避免刺激性食物。对于严重营养不良、消化吸收功能减退、胃肠进食引起腹泻的患者，遵医嘱予肠外营养支持治疗。

4. 患者腹痛时，遵医嘱予对症治疗。

5. 做好护患沟通，建立良好护患关系，了解患者思想、工作及生活环境，帮助寻找发病原因，有效实施心理护理。

6. 加强患者的健康宣教，并在出院时做好出院后的健康宣教。

七、功能性肠病营养治疗规范

应通过日记方式记录饮食情况，要特别关注乳制品、小麦、咖啡因、水果、蔬菜、果汁、含糖饮料和口香糖等的摄入，因为这些食物可能会加剧或引起功能性肠病症状。

八、功能性肠病患者健康宣教

1. 健康生活方式，戒烟戒酒，饮食调整。
2. 帮助患者正确认识功能性肠病。
3. 关注患者精神心理状态，积极沟通，帮助其建立良好的应对策略。

九、推荐表单

（一）医师表单

功能性胃肠病临床路径医师表单

适用对象：第一诊断为功能性肠病（ICD-10：K63.902）

患者姓名：	性别：　　年龄：　　门诊号：	住院号：
住院日期：　　年　　月　　日	出院日期：　　年　　月　　日	标准住院日：5~7 天

时间	住院第 1 天	住院第 2 天	住院第 3 天
主要诊疗工作	□ 询问病史和体格检查 □ 完成病历书写 □ 开实验室检查单，完善内镜前检查	□ 上级医师查房 □ 确定结肠镜检查时间，落实术前检查 □ 确定内镜下治疗方案，向患者及其家属交代围术期注意事项 □ 与患者和家属签署结肠镜检查同意书 □ 签署自费用品协议书 □ 完成上级医师查房记录 □ 根据需要，请相关科室会诊 □ 如无结肠镜检查禁忌证，继续肠道准备 □ 完成中医辨证论治及处方用药（待结肠镜结束后服药）	□ 观察患者腹部症状和体征，注意肠道准备情况 □ 上级医师查房 □ 完成查房记录 □ 行结肠镜检查，根据检查所见采用相应内镜下治疗措施 □ 观察有无结肠镜检查后并发症（如穿孔、出血等）
重点医嘱	**长期医嘱** □ 内科护理常规 □ 二级护理 □ 少渣饮食 **临时医嘱** □ 血常规、尿常规、粪便常规、C 反应蛋白、红细胞沉降率 □ 肝功能、肾功能、电解质、血糖、血脂、快速传染病四项 □ 腹部 B 超、心电图 □ 肿瘤标志物、甲状腺功能（必要时）	**长期医嘱** □ 内科护理常规 □ 二级护理 □ 少渣饮食 **临时医嘱** □ 清肠剂（治疗前两天开始肠道准备。根据不同肠道准备方法选用不同药物） □ 次晨禁食（治疗当日） □ 拟明日行结肠镜检查及治疗	**长期医嘱**（检查后） □ 内科护理常规 □ 二级护理 □ 少渣饮食/禁食、禁水 **临时医嘱** □ 必要时行 CT 检查 □ 活检或切除息肉患者给予抗炎药物应用预防感染
疾病变异记录	□ 无　□ 有，原因： 1. 2.	□ 无　□ 有，原因： 1. 2.	□ 无　□ 有，原因： 1. 2.
医师签名			

时间	住院第 4 天	住院第 5~7 天 （出院日）
主要诊疗工作	□ 观察患者生命体征、腹部症状和体征，观察大便性状，注意有无消化道出血、感染及穿孔 □ 上级医师查房 □ 完成查房记录	□ 继续观察患者腹部症状和体征，注意观察有无并发症 □ 如果患者可以出院 □ 通知出院处 □ 通知患者及家属今日出院 □ 向患者及家属交代出院后注意事项，嘱患者不适及时就诊 □ 饮食宣教，预约复诊时间 □ 将出院记录的副本交给患者 □ 准备出院带药及出院证明 □ 如果患者不能出院，在病程记录中说明原因和继续治疗的方案
重点医嘱	**长期医嘱** □ 内科护理常规 □ 二级护理 □ 少渣饮食/禁食、禁水 **临时医嘱** □ 必要时复查血常规	**出院医嘱** □ 出院带药（根据基础疾病带相关用药）
疾病变异记录	□ 无　□ 有，原因： 1. 2.	□ 无　□ 有，原因： 1. 2.
医师签名		

（二）护士表单

功能性胃肠病临床路径护士表单

适用对象：第一诊断为功能性肠病（ICD-10：K63.902）

患者姓名：	性别： 年龄： 门诊号：	住院号：
住院日期： 年 月 日	出院日期： 年 月 日	标准住院日：5~7 天

时间	住院第 1 天	住院第 2 天	住院第 3 天
健康宣教	□ 入院宣教 　介绍主管医师、护士 　介绍环境、设施 　介绍住院注意事项 　介绍探视和陪护制度 　介绍贵重物品保管制度	□ 药物宣教 □ 肠镜检查前宣教 　宣教肠镜检查前准备及检查后注意事项 　告知肠镜检查后饮食 　告知患者在检查中配合医师 　主管护士与患者沟通，消除患者紧张情绪 　告知检查后可能出现的情况及应对方式	□ 肠镜检查当日宣教 　告知饮食、体位要求 　告知结肠镜术后可能出现情况的应对方式 　给予患者及家属心理支持 　再次明确探视陪护须知
护理处置	□ 核对患者姓名，佩戴腕带 □ 建立入院护理病历 □ 协助患者留取各种标本 □ 测量体重	□ 协助医师完成肠镜检查前的相关实验室检查 □ 术前肠道准备	□ 评估肠道准备情况 □ 送患者至内镜中心 □ 接患者 □ 核对患者资料
基础护理	□ 二级护理 □ 晨晚间护理 □ 排泄管理 □ 患者安全管理	□ 二级护理 □ 晨晚间护理 □ 排泄管理 □ 患者安全管理	□ 一级护理 □ 晨晚间护理 □ 患者安全管理
专科护理	□ 护理查体 □ 病情观察 　呕吐物及大便的观察 　腹部体征的观察 □ 需要时，填写跌倒及压疮防范表 □ 需要时，请家属陪护 □ 确定饮食种类 □ 心理护理	□ 病情观察 　呕吐物及大便的观察 　腹部体征的观察 □ 遵医嘱完成相关检查 □ 心理护理	□ 病情观察监测生命体征 □ 遵医嘱予补液 □ 呕吐物及大便的观察 　腹部体征的观察 □ 需要时，请家属陪护 □ 心理护理
重点医嘱	□ 详见医嘱执行单	□ 详见医嘱执行单	□ 详见医嘱执行单

续 表

时间	住院第 1 天	住院第 2 天	住院第 3 天
病情 变异 记录	□无 □有，原因： 1. 2.	□无 □有，原因： 1. 2.	□无 □有，原因： 1. 2.
护士 签名			

时间	住院第 4 天	住院第 5~7 天 （出院日）
健康宣教	□ 肠镜检查后宣教 　肠镜检查后注意事项 　饮食、活动指导	□ 出院宣教 　复查时间 　服药方法 　活动休息 　指导饮食 　指导办理出院手续
护理处置	□ 遵医嘱完成相关检查	□ 办理出院手续 □ 书写出院小结
基础护理	□ 二级护理 □ 晨晚间护理 □ 排泄管理 □ 患者安全管理	□ 二级护理 □ 晨晚间护理 □ 协助或指导进食、进水 □ 协助或指导活动 □ 患者安全管理
专科护理	□ 病情观察 　监测生命体征 　出血、穿孔、感染等并发症的观察 　大便的观察 　腹部体征的观察 □ 心理护理	□ 病情观察 　监测生命体征 　出血、穿孔、感染等并发症的观察 　大便的观察 　腹部体征的观察 □ 出院指导 □ 心理护理
重点医嘱	□ 详见医嘱执行单	□ 详见医嘱执行单
病情变异记录	□ 无　□ 有，原因： 1. 2.	□ 无　□ 有，原因： 1. 2.
护士签名		

（三）患者表单

功能性胃肠病临床路径患者表单

适用对象：第一诊断为功能性肠病（ICD-10：K63.902）

患者姓名：	性别： 年龄： 门诊号：	住院号：
住院日期： 年 月 日	出院日期： 年 月 日	标准住院日：5~7 天

时间	入院	肠镜术前	肠镜检查当天
医患配合	□ 配合询问病史、收集资料，请务必详细告知既往史、用药史、过敏史 □ 配合进行体格检查 □ 有任何不适请告知医师	□ 配合完善肠镜检查前相关检查，如采血、留尿、心电图、X线胸片 □ 医师与患者及家属介绍病情及肠镜检查谈话、肠镜检查前签字	□ 配合完善相关检查 □ 配合医师摆好检查体位 □ 配合检查：生命体征，腹部体征，采血 □ 如病情需要，配合术后转入监护病房 □ 有任何不适请告知医师
护患配合	□ 配合测量体温、脉搏、呼吸频率3次，血压、体重1次 □ 配合完成入院护理评估（简单询问病史、过敏史、用药史） □ 接受入院宣教（环境介绍、病室规定、订餐制度、贵重物品保管等） □ 配合执行探视和陪护制度 □ 有任何不适请告知护士	□ 配合测量体温、脉搏、呼吸频率3次，询问大便情况1次 □ 接受肠镜检查前宣教 □ 接受饮食宣教 □ 接受药物宣教 □ 接受肠道准备	□ 配合测量体温、脉搏、呼吸频率3次，询问大便情况1次 □ 送内镜中心前，协助完成核对，带齐影像资料及用药 □ 返回病房后，配合接受生命体征的测量 □ 配合检查意识（全身麻醉者） □ 配合缓解疼痛 □ 接受肠镜检查后宣教 □ 接受饮食宣教 □ 接受药物宣教 □ 有任何不适请告知护士
饮食	□ 遵医嘱饮食	□ 遵医嘱饮食	□ 麻醉清醒前禁食、禁水 □ 麻醉清醒后，根据医嘱试饮水，无恶心呕吐时进少量流质饮食或者半流质饮食
排泄	□ 正常排尿便	□ 正常排尿便	□ 正常排尿便
活动	□ 正常活动	□ 正常活动	□ 根据情况适度活动

时间	肠镜检查后	出院
医患配合	□ 配合腹部检查 □ 配合完善术后检查：如采血、留尿、便等	□ 接受出院前指导 □ 知道复查程序 □ 获取出院诊断书
护患配合	□ 配合定时测量生命体征、每日询问大便情况 □ 配合检查腹部 □ 接受输液、服药等治疗 □ 接受进食、进水、排便等生活护理 □ 配合活动，预防皮肤压力伤 □ 注意活动安全，避免坠床或跌倒 □ 配合执行探视及陪护	□ 接受出院宣教 □ 办理出院手续 □ 获取出院带药 □ 知道服药方法、作用、注意事项 □ 知道复印病历程序
饮食	□ 遵医嘱饮食	□ 遵医嘱饮食
排泄	□ 正常排尿便	□ 正常排尿便
活动	□ 适度活动，避免疲劳	□ 适度活动，避免疲劳

附：原表单（2016 年版）

功能性胃肠病临床路径表单

适用对象：第一诊断为功能性肠病（ICD-10：K63.902）

患者姓名：	性别：	年龄：	门诊号：	住院号：
住院日期： 年 月 日	出院日期： 年 月 日			标准住院日：5~7 天

时间	住院第 1 天	住院第 2 天	住院第 3 天
主要诊疗工作	□ 询问病史和体格检查 □ 完成病历书写 □ 开实验室检查单，完善内镜前检查	□ 上级医师查房 □ 确定结肠镜检查时间，落实术前检查 □ 确定内镜下治疗方案，向患者及其家属交代围术期注意事项 □ 与患者和家属签署结肠镜检查同意书 □ 签署自费用品协议书 □ 完成上级医师查房记录 □ 根据需要，请相关科室会诊 □ 如无结肠镜检查禁忌证，继续肠道准备	□ 观察患者腹部症状和体征，注意肠道准备情况 □ 上级医师查房 □ 完成查房记录 □ 行结肠镜检查，根据检查所见采用相应内镜下治疗措施 □ 观察有无结肠镜检查后并发症（如穿孔、出血等）
重点医嘱	**长期医嘱** □ 内科护理常规 □ 二级护理 □ 少渣饮食 **临时医嘱** □ 血常规、尿常规、粪便常规、C 反应蛋白、红细胞沉降率 □ 肝功能、肾功能、电解质、血糖、血脂、快速传染病四项 □ 腹部 B 超、心电图 肿瘤标志物、甲状腺功能（必要时）	**长期医嘱** □ 内科护理常规 □ 二级护理 □ 少渣饮食 **临时医嘱** □ 清肠剂（治疗前两天开始肠道准备。根据不同肠道准备方法选用不同药物） □ 次晨禁食（治疗当日） □ 拟明日行结肠镜检查及治疗	**长期医嘱（检查后）** □ 内科护理常规 □ 二级护理 □ 少渣饮食/禁食、禁水 **临时医嘱** □ 必要时行 CT 检查 □ 活检或切除息肉患者给予抗炎药物应用预防感染
主要护理工作	□ 协助患者及家属办理入院手续 □ 进行入院宣教 □ 准备次晨空腹静脉抽血	□ 基本生活和心理护理 □ 进行结肠镜检查相关宣教 □ 协助进行肠道准备	□ 基本生活和心理护理 □ 检查治疗后常规护理 □ 并发症观察
疾病变异记录	□ 无 □ 有，原因： 1. 2.	□ 无 □ 有，原因： 1. 2.	□ 无 □ 有，原因： 1. 2.
护士签名			
医师签名			

时间	住院第 4 天	住院第 5~7 天 （出院日）
主要诊疗工作	□ 观察患者生命体征、腹部症状和体征，观察大便性状，注意有无消化道出血、感染及穿孔 □ 上级医师查房 □ 完成查房记录	□ 继续观察患者腹部症状和体征，注意观察有无并发症 　如果患者可以出院 □ 通知出院处 □ 通知患者及家属今日出院 □ 向患者及家属交代出院后注意事项，嘱患者不适及时就诊 □ 饮食宣教，预约复诊时间 □ 将出院记录的副本交给患者 □ 准备出院带药及出院证明 □ 如果患者不能出院，在病程记录中说明原因和继续治疗的方案
重点医嘱	**长期医嘱** □ 内科护理常规 □ 二级护理 □ 少渣饮食/禁食、禁水 **临时医嘱** □ 必要时复查血常规	**出院医嘱** □ 出院带药（根据基础疾病带相关用药）
主要护理工作	□ 基本生活和心理护理 □ 检查治疗后常规护理 □ 并发症观察	□ 帮助患者办理出院手续、交费等事宜 □ 出院指导
病情变异记录	□ 无　□ 有，原因： 1. 2.	□ 无　□ 有，原因： 1. 2.
护士签名		
医师签名		

第二十一章
结直肠息肉临床路径释义

【医疗质量控制指标】

指标一、结直肠息肉的诊断主要依赖于结肠镜检查，内镜下治疗前需要鉴别是否存在结直肠息肉病。

指标二、对确诊结直肠息肉者，在制订内镜下治疗方案前必须了解息肉的部位、形态，明确是否存在内镜下检查及治疗的禁忌证。

指标三、根据评估，合理选择内镜下治疗方式；重视患者的随访，根据息肉的形态和病理特征确定复查结肠镜时间。

一、结直肠息肉编码

1. 疾病名称及编码：结肠腺瘤样息肉（ICD-10：D12.602）
   直肠腺瘤样息肉（ICD-10：D12.8）
   直肠息肉（ICD-10：K62.100）
   结肠息肉（ICD-10：K63.500）

手术操作及编码：内镜下结直肠息肉切除术（ICD-9-CM-3：45.42）

2. 对应或相关中医病种及编码：肠瘤（A16.02.21）
   积聚类病（A16.01/ BNG040）
   便血（ICD-11：SA55/A17.41/ BNP130）
   泄泻病（ICD-11：ME24.A3/A04.03.07/ BNP110）

二、临床路径检索方法

第一诊断编码为 ICD-10：D12.602/D12.802/K62.1/K63.5，手术编码为 45.42 且患者年龄大于 18 岁/小于 65 岁者（注：结直肠息肉临床路径 2009 版原文存在刊印错误："小于 18 岁/大于 65 岁"）

三、国家医疗保障疾病诊断相关分组（CHS-DRG）

MDCG 消化系统疾病及功能障碍

GZ1 其他消化系统诊断

四、结直肠息肉临床路径标准住院流程

（一）适用对象

第一诊断为结肠腺瘤样息肉（ICD-10：D12.6），直肠腺瘤样息肉（ICD-10：D12.8），直肠息肉（ICD-10：K62.1），结肠息肉（ICD-10：K63.5），行内镜下大肠息肉摘除术（ICD-9-CM-3：45.42）。

> 释义
>
> ■ 本路径适用对象为大肠散发息肉者，包括结肠息肉和直肠息肉。结肠镜检查时发现结直肠息肉的概率为 10%~20%，其中腺瘤的比例最高，其他病理类型还包括

增生性息肉、幼年性息肉、错构瘤性息肉、炎性息肉等。大多数结直肠息肉都可以经内镜下摘除。本路径适用对象不包括第一诊断为结直肠息肉病（如家族性腺瘤性息肉病、黑斑息肉病等）的患者。

■ 本路径针对的是内镜下结直肠息肉摘除术，结直肠息肉的治疗方式还包括外科手术治疗，需进入另外的路径。

（二）诊断依据

根据《临床诊疗指南·消化系统疾病分册》（中华医学会编著，人民卫生出版社，2005 年），《实用内科学》（王吉耀、葛均波、邹和建主编，人民卫生出版社，2022 年，第 16 版），《消化内镜学》（李益农，陆星华主编，科学出版社，2004 年，第 2 版），《Colorectal polypectomy and endoscopic mucosal resection （EMR）：European Society of Gastrointestinal Endoscopy （ESGE）》[Endoscopy，2017，49（3）：270-297]，《中国大肠肿瘤筛查、早诊早治和综合预防共识意见（摘要）》[中华消化内镜杂志，2012，29（2）：61-64] 等国内外临床诊疗指南。

1. 钡剂灌肠造影存在充盈缺损，提示结肠和/或直肠息肉。
2. 结肠镜检查发现结肠和/或直肠息肉。

> **释义**
>
> ■ 结直肠息肉的临床表现没有特异性，部分患者可以表现为腹部不适、排便习惯改变，较大息肉有时可以合并出血，表现为便隐血实验阳性、黑便、便血等，合并肠梗阻或肠套叠可以有相应症状，也有患者缺乏临床症状，因与结直肠息肉无关的表现进行检查时发现结直肠息肉。另外，健康体检进行结肠镜筛查者逐渐增多，发现结直肠息肉的概率增加。
>
> ■ 诊断多需要依靠钡剂灌肠和/或结肠镜等实验室检查；随着 CT 重建技术的发展，部分可通过 CT 结肠三维重建（"仿真结肠镜"）检查得到诊断。任何检查均存在假阳性及假阴性的可能，需不同的检查相互补充。
>
> ■ 距离肛缘 7cm 以内的直肠息肉可以通过直肠指诊发现。

（三）选择治疗方案的依据

根据《临床诊疗指南·消化系统疾病分册》（中华医学会编著，人民卫生出版社，2005 年），《实用内科学》（王吉耀、葛均波、邹和建主编，人民卫生出版社，2022 年，第 16 版），《消化内镜学》（李益农，陆星华主编，科学出版社，2004 年，第 2 版），《Colorectal polypectomy and endoscopic mucosal resection （EMR）：European Society of Gastrointestinal Endoscopy （ESGE））》[Endoscopy，2017，49（3）：270-297]，《中国大肠肿瘤筛查、早诊早治和综合预防共识意见（摘要）》[中华消化内镜杂志，2012，29（2）：61-64] 等国内外临床诊疗指南。

1. 基本治疗（包括生活方式、饮食等）。
2. 内镜下治疗。
3. 中医治疗方案。

释义

■ 内镜下结直肠息肉摘除术包括：活检钳除、圈套器切除、单纯尼龙圈套扎、尼龙圈套扎后圈套器切除、内镜黏膜切除（EMR）等。不同的方法适用于不同大小及类型的息肉，需要不同的内镜下治疗器械，对操作者的技术要求不同，产生的医疗费用也相应不同，各医疗单位应根据自身条件及患者息肉的类型、大小、部位等特征，合理选择治疗方式，开展安全、有效的治疗。

■ 随着消化内镜技术及内镜器械的不断发展，结直肠息肉的内镜下治疗方法还包括内镜下黏膜剥离（ESD）（适用于直径大于2cm的侧向生长型息肉或早期大肠癌）。由于对操作者技术及医疗设备要求高，且风险较高，容易出现并发症，目前该技术开展尚不广泛，不包括在本路径的内镜下治疗方法中。

■ 中医治疗

1. 辨证治疗：

（1）湿瘀阻滞证：大便溏烂不爽或黏液便，或见便下鲜红或暗红血液，或腹痛腹胀，或腹部不适，脘闷纳少。舌质偏暗或有瘀点、瘀斑，苔白厚或腻，脉弦或涩。治法：行气化湿，活血止痛。

（2）肠道湿热证：腹胀腹痛，大便溏泻，或黏液便，泻下不爽而秽臭，或有便血，或大便秘结，兼口渴喜饮，小便黄，肛门灼热坠胀，舌质偏红，舌苔黄腻，脉弦滑或滑数。治法：清热解毒，行气化湿。

（3）气滞血瘀证：脘腹胀闷疼痛，或有刺痛，便秘、便血或大便溏烂，或有痞块，时消时聚，舌质偏暗或有瘀斑，脉弦或涩。治法：活血化瘀，行气止痛。

（4）脾虚夹瘀证：见腹痛隐作，大便溏薄，便血色淡，神倦乏力，面色萎黄，纳呆，或畏寒、四肢欠温，舌质淡胖而暗，或有瘀斑、瘀点，脉虚或细涩。治法：补益气血，活血化瘀。

2. 特色治疗：

（1）针刺治疗：主穴：天枢、大肠俞、上巨虚、三阴交、血海。配穴：湿瘀阻滞证配阴陵泉、丰隆；肠道湿热证配合谷、内庭、阴陵泉；气滞血瘀证配太冲、阳陵泉；脾虚夹瘀证配脾俞、足三里、关元。

（2）外治法：

1）穴位注射疗法：主穴：大肠俞、天枢、三阴交、足三里、上巨虚。配穴：湿瘀阻滞证配血海、丰隆；肠道湿热证配下巨虚；气滞血瘀证配太冲、膈俞；脾虚夹瘀证配脾俞、血海。

2）埋线疗法：主穴：大肠俞、天枢、三阴交、足三里、上巨虚。配穴：湿瘀阻滞证加血海、丰隆；肠道湿热证加下巨虚；气滞血瘀证加太冲、膈俞；脾虚夹瘀证加脾俞、血海。

3. 康复与预防复发：脾虚、痰湿、瘀血是肠息肉发生的关键病理因素。病变早期，湿浊阻滞肠道，从寒化为寒湿，从热化为湿热，致肠道气机不利，则有泄泻、便秘、腹痛等症，随着疾病进展，痰浊内生，瘀血内结，痰湿瘀血互结于肠道，损伤肠道脉络，则见便血；进一步变化，瘀毒内生，而发生虚损瘤癌。脾胃虚弱是肠息肉复发的根本，湿瘀互结是癌变的关键，湿邪内阻贯穿病程始终，脾虚-湿阻-瘀血是息肉复发和癌变的病机演变，息肉的预防调摄需根据不同病因病机特点进行辨证论治，做到未病防病，已病防变、愈后防复。

（四）标准住院日

5 天。

> **释义**
>
> ■结直肠息肉患者入院后，第 2~3 天实施内镜治疗，治疗后观察 1~3 天，必要时等待息肉病理检查结果。总住院时间不超过 5 天均符合路径要求。

（五）进入路径标准

1. 第一诊断必须符合 ICD-10：D12.6/D12.8/K62.1/K63.5 大肠息肉疾病编码。
2. 当患者同时具有其他疾病诊断，但在住院期间不需要特殊处理也不影响第一诊断的临床路径流程实施时，可以进入路径。

> **释义**
>
> ■进入本临床路径的患者必须经过相关检查已经诊断结直肠息肉（结肠和/或直肠息肉），入院目的为拟行结直肠息肉内镜下摘除术。疑诊结直肠息肉病者，不符合进入本路径标准。
>
> ■经入院常规检查发现伴有基础疾病，如高血压、糖尿病、凝血功能障碍、肝功能、肾功能不全等，对患者健康影响严重，或者该疾病可影响内镜下治疗，则应优先考虑治疗该基础疾病，暂不宜进入本路径。服用阿司匹林、氯吡格雷等抗血小板药物的患者，在病情允许的前提下应停用上述药物 5~7 天，才能进入本路径。
>
> ■上述基础疾病经合理治疗后达到稳定，或目前尚需要持续用药，经评估无内镜下检查治疗禁忌，可进入本路径。但可能增加医疗费用，延长住院时间。

（六）入院后第≤3 天

必需的检查项目：

1. 血常规、尿常规、粪便常规+隐血。
2. 肝功能、肾功能、电解质、血糖、凝血功能、血型、Rh 因子、感染性疾病筛查（乙型肝炎、丙型肝炎、艾滋病、梅毒等）。
3. 消化道肿瘤标志物筛查（CA19-9、CA24-2、CEA 等）。
4. 腹部超声、心电图、X 线胸片。

> **释义**
>
> ■所有进入路径的患者均应完成上述常规检查，以确保内镜下治疗的安全、有效。应认真分析检查结果，以及时发现异常情况并采取对应处置。
>
> ■血常规、肝功能、肾功能、电解质、血糖和凝血功能检查可以判断有无基础疾病，尤其是可能损害凝血功能，影响内镜下治疗及转归的基础疾病（如慢性肝肾疾病、血小板减少等）。血型和输血前检查（乙型肝炎和丙型肝炎、艾滋病、梅毒等疾病筛查）为发生大出血等并发症可能需要输血时作准备。
>
> ■消化道肿瘤标志物筛查及腹部超声等检查，是为了排除潜在的恶性疾病。

■ 心电图和 X 线胸片检查为入院常规检查，有助于了解患者心肺功能状况，排除潜在疾病，减少并发症发生机会。

■ 较大息肉或有粗蒂结直肠息肉，术前和术中应仔细评估息肉有无较大供血血管，术中注意止血，以预防和减少出血并发症。

■ 接受无痛内镜操作的患者，术前需要经麻醉科医师会诊，评估麻醉风险并签署麻醉同意书，评估所需其他检查由麻醉科医师判定。

■ 为了缩短住院日，检查项目可以在患者入院前于门诊完成。

（七）内镜下治疗为入院后第≤3 天

1. 术前完成肠道准备及签署结肠镜检查和治疗同意书。
2. 行无痛内镜时，术中需监测生命体征，术后要在内镜室观察至清醒，并经麻醉医师同意后返回病房。
3. 按顺序进行常规结肠镜检查，检查时应用润滑剂。
4. 根据术中所见息肉形态、大小、数目等决定内镜下治疗方案，并按结肠息肉内镜治疗规范实施治疗。
5. 术后密切观察病情，及时发现并发症，对症处理。

释义

■ 消化内镜检查及内镜下治疗属于有创性操作，有潜在并发症的风险，必须在患者充分知情并签署知情同意书后才可以进行。

■ 为了保证结肠镜检查、治疗的效果，必须进行良好的肠道清洁准备。各医疗单位可根据自身的条件、用药习惯及经验，选择不同的肠道准备方案。本路径不推荐甘露醇用于清洁肠道。

■ 接受无痛内镜操作的患者，术前需经麻醉科医师会诊评估麻醉风险，让患者了解麻醉的风险及注意事项，并签署麻醉知情同意书。

■ 各医疗单位应根据自身设备条件、治疗经验及患者息肉的形态类型、大小、部位等特征，合理选择内镜下治疗方式［热活检钳电切除、圈套器切除（不通电，适用于直径不超过 10mm 的较小息肉）、圈套器完整电切除、分次电切除、单纯尼龙圈套扎、尼龙圈套扎后息肉圈套器切除、局部黏膜下注射后内镜下黏膜息肉切除（EMR）等］，按各种方法的内镜治疗规范开展安全、有效的治疗。

■ 内镜下结直肠息肉切除术并发症包括出血、肠穿孔，可发生在手术后至术后两周内。为了预防并发症，必要时可在息肉切除后预防性应用金属钛夹缝合息肉切除后的创面，降低术后迟发出血及肠穿孔的风险，但可能会增加医疗费用。

■ 较大的创面、多个息肉切除、肠道准备不够充分、免疫力低下等易合并感染的患者，可酌情使用抗菌药物。

■ 术后密切观察，术后两天必须复查血常规及粪便常规与隐血，其他时间根据需要进行相关检查（血常规、粪便常规与隐血、腹平片等），必要时可以增加同一检查的频次。可酌情给予通便治疗，尽可能减少因干硬粪便导致创面出血，如口服乳果糖、口服山梨醇等。术后应注意休息，避免剧烈运动，进流质饮食-少渣半流质饮食，保持排便通畅。

（八）出院标准

1. 患者一般情况良好。
2. 无出血、穿孔、感染等并发症。

释义

■ 患者出院前应完成必须复查项目，且应无明显异常。检查结果明显异常者，应进行仔细分析并作出相应处置。

■ 出院时未发生并发症、合并其他基础疾病者，病情稳定不影响出院。病情不稳定或恶化，需住院处理者，转入相应基础疾病治疗临床路径流程。

■ 出院时应尽量明确息肉病理检查结果，为制订进一步治疗及随诊方案。尚未得到病理诊断者，应约定患者近期门诊复诊。

（九）变异及原因分析

1. 患者年龄<18岁，或>65岁者，可疑存在肠道特殊疾病患者，进入相应临床路径。
2. 合并严重心、肺、肝、肾等其他脏器基础疾病及凝血功能障碍者，退出本路径。
3. 息肉不符合内镜治疗指征，或患者存在内镜治疗禁忌证，出院或转外科，进入普外科治疗住院流程。
4. 患者住院期间出现合并症，如急性消化道大出血、肠道穿孔或活检病理提示为恶性肿瘤等，必要时转外科手术，转入相应临床路径。
5. 合并感染，需要继续抗感染治疗，进入肠道感染住院流程。
6. 多发息肉、大息肉或复杂情况：多发>5枚以上，或息肉直径≥2cm；或广基息肉；或粗蒂息肉（蒂直径≥1cm）；或侧向生长型息肉等。

释义

■ 变异是指入选临床路径的患者未能按路径流程完成医疗行为或未达到预期的医疗质量控制目标。包含三方面情况：①按路径流程完成治疗，但出现非预期结果，可能需要后续进一步处理。如本路径治疗后病理检查发现息肉性质为恶性肿瘤等。②按路径流程完成治疗，但超出了路径规定的时限或限定的费用。如实际住院日超出标准住院日要求或未能在规定的时间限定内实施内镜下治疗等。③不能按路径流程完成治疗，患者需要中途退出路径。如治疗过程中出现严重并发症（如消化道大出血、肠穿孔），导致必须终止路径或需要转入其他路径进行治疗等。对这些患者，均应进行变异原因的分析，并在临床路径的表单中予以说明。

■ 患者入选路径后，在检查及治疗过程中发现患者合并事前未预知的对本路径治疗可能产生影响的情况，需终止执行路径或延长治疗时间、增加治疗费用等，医师需在表单中明确说明。如本路径术前检查发现严重凝血功能障碍，如结肠镜检查发现息肉不符合内镜治疗指征，或者怀疑息肉癌变等。

■ 患者原因导致执行路径出现变异，如未能充分进行肠道准备，不能配合进行内镜下治疗等，需医师在表单中予以说明。

■ 年龄小于18岁的患者，需仔细分析是否存在特殊类型的肠道息肉病，不适用本路径。老年结直肠息肉患者（>65岁）需要在内镜下治疗前充分地评估风险，并及时治疗合并疾病。

> ■ 5 枚以上结直肠息肉的患者，在多发性息肉切除前需先明确息肉的性质（取活检等待病理检查结果），故不适用于本路径。其他情况复杂的结直肠息肉（广基息肉、粗蒂息肉、侧向生长型息肉）选择上述常规内镜下摘除方法操作风险高，有时难以达到满意治疗效果，不适用于本路径。

五、结直肠息肉（内镜下治疗）临床路径给药方案

1. 用药选择：

（1）结直肠息肉经内镜下切除治疗后，通常无特殊后续用药。术后流质饮食-半流质饮食，个别情况下需要禁食、禁水，补液，观察。

（2）术后酌情可给予通便治疗，保持排便通畅，尽可能减少因干硬粪便导致创面出血。可给予乳果糖 10~20g/d 或口服山梨醇 6~18g/d。

（3）结直肠息肉切除术后，通常不常规使用抗菌药物；较大的创面、多个息肉切除、肠道准备不够充分、免疫力低下等易合并感染的患者，可酌情使用抗菌药物。

（4）静脉滴注中成药注射剂：根据病情可辨证选用丹参注射液、血塞通注射液等。

（5）中药应根据相应证型进行选择：

1）湿瘀阻滞证：推荐方药：平胃散合地榆散加减。苍术 10g、陈皮 10g、地榆 15g、槐花 15g、茯苓 15g、薏苡仁 10g、莪术 15g、丹参 15g、赤芍 15g、槟榔 10g。

2）肠道湿热证：推荐方药：地榆散合槐角丸加减。地榆 15g、槐花 15g、枳壳 10g、槟榔 10g、当归 10g、赤芍 15g、黄芩 10g、茯苓 15g、蒲公英 10g、薏苡仁 30g、防风 15g。

3）气滞血瘀证：推荐方药：血府逐瘀汤加减。当归 10g、生地 15g、桃仁 15g、红花 15g、枳壳 10g、赤芍 15g、柴胡 10g、川芎 10g、牛膝 15g、薏苡仁 30g、槐花 10g、地榆 10g、桔梗 15g、甘草 5g 等。

4）脾虚夹瘀证：推荐方药：四君子汤和化积丸加减。党参 15g、白术 20g、茯苓 15g、薏苡仁 30g、莪术 15g、煅瓦楞子 15g、丹参 15g、三七 10g、槟榔 10g 等。

口服方药，一日 2 次，早晚餐后 30 分钟服用，每次约 200ml，中成药按药物说明书进行服用，特殊情况遵医嘱。

2. 药学提示：

（1）乳果糖：该药在结肠中被细菌代谢形成乳酸和醋酸，使肠腔内 pH 值降低，同时渗透压改变而产生缓泻作用。其常用剂量是每日口服 10~20g，以避免干硬粪便秘结于大肠。

（2）乳果糖不良反应轻微，偶有腹部不适、胀气或腹痛，大量应用可致腹泻及水电解质失衡。胃肠道梗阻及半乳糖血症患者禁用。

（3）口服山梨醇：该药直接刺激黏膜内 I 细胞分泌缩胆囊素，促进肠蠕动，抑制空肠、回肠对液体、钠、钾的吸收，而产生缓泻作用。常用剂量是 6~18g/d。

（4）槟榔可导致口腔黏膜下纤维化，可增加口腔癌发病率且与口腔白斑和口腔扁平苔藓等癌前病变密切相关，对人和其他动物具有生殖系统毒性，可增加患肝硬化和肝细胞癌的风险，降低免疫系统功能，产生神经系统毒性，且能导致心血管、内分泌等疾病。

3. 注意事项：

（1）乳果糖在治疗便秘的剂量下，不会对血糖带来任何影响。如需很大剂量才能达到通便的作用时，糖尿病患者应慎用，建议选用其他通便药，如口服山梨醇。

（2）喹诺酮类药物与丹参的各种制剂存在配伍禁忌，二者需要相续使用，应使用生理盐水或 5% 葡萄糖液冲管，如不冲管，可能会因沉淀物输入体内产生不良反应甚至不良事件。

六、结直肠息肉护理规范

1. 根据患者内镜下治疗前后的情况给予相应等级的护理照顾级别。

2. 准确、及时记录患者的体温、排便情况。

3. 协助患者做好内镜下治疗前准备工作，做好患者治疗后的病情观察。

4. 指导患者进行合理饮食控制和充分的肠道准备。

5. 密切观察患者术后观察大便颜色、性状及腹部症状体征，警惕穿孔、出血等并发症的发生。

6. 做好护患沟通，建立良好护患关系，疏导患者对治疗的紧张恐惧情绪。

7. 加强患者的健康宣教，并在出院时做好出院后的健康宣教。

七、结直肠息肉营养治疗规范

1. 治疗前以少渣或无渣饮食为主，适当控制进食量。

2. 充分的肠道准备是治疗成功的前提保证，但需要注意防止清洁肠道时脱水，必要时静脉输液补充水及电解质。

3. 内镜下治疗后，根据治疗情况酌情恢复饮食，避免暴饮暴食及粗硬食物摄入。

八、结直肠息肉患者健康宣教

1. 健康生活方式，避免高脂饮食。

2. 帮助患者正确认识结直肠息肉，理解定期复查结肠镜的意义。

3. 充分告知随访查询切除息肉病理类型的必要性，帮助患者理解相应息肉病理类型的临床意义，避免过度紧张焦虑。

九、推荐表单

(一) 医师表单

结直肠息肉临床路径医师表单

适用对象：第一诊断为结直肠息肉（ICD-10：D12.6/D12.8/K62.1/K63.5）
　　　　　行内镜下结直肠息肉摘除术（ICD-9-CM-3：45.42）

患者姓名：		性别：　　　年龄：　　　门诊号：	住院号：
住院日期：　　　年　月　日		出院日期：　　　年　月　日	标准住院日：5~7天

时间	住院第1天	住院第2天	住院第3天
主要诊疗工作	□ 询问病史和体格检查 □ 采集中医四诊信息 □ 进行中医证候判断 □ 完成病历书写 □ 开实验室检查单，完善内镜前检查 □ 确认停止服用阿司匹林、氯吡格雷等抗血小板药物至少1周	□ 采集中医四诊信息 □ 进行中医证候判断 □ 上级医师查房 □ 评估结肠息肉经内镜下治疗的指征 □ 确定结肠镜检查时间，落实术前检查 □ 确定内镜下治疗方案，向患者及其家属交代围术期注意事项 □ 与患者和家属签署结肠镜检查及治疗同意书 □ 签署自费用品协议书 □ 完成上级医师查房记录 □ 根据需要，请相关科室会诊 □ 如无结肠镜检查禁忌证，继续肠道准备	□ 采集中医四诊信息 □ 进行中医证候判断 □ 观察患者腹部症状和体征，注意肠道准备情况 □ 上级医师查房 □ 完成查房记录 □ 行结肠镜检查，酌情行超声内镜检查，根据检查所见采用相应内镜下治疗措施 □ 将回收的标本送病理 □ 观察有无结肠镜检查后并发症（如穿孔、出血等）
重点医嘱	**长期医嘱** □ 消化内科护理常规 □ 二级护理 □ 少渣饮食 □ 口服中药汤剂 □ 中医外治疗法 **临时医嘱** □ 血常规、尿常规、粪便常规+隐血 □ 肝功能、肾功能、电解质、血糖、凝血功能、血型、Rh因子、感染性疾病筛查 □ 肿瘤标志物筛查 □ 心电图、X线胸片、腹部超声	**长期医嘱** □ 消化内科护理常规 □ 二级护理 □ 少渣饮食 □ 口服中药汤剂 □ 中医外治疗法 **临时医嘱** □ 清肠剂（治疗前两天开始肠道准备。根据不同肠道准备方法选用不同药物） □ 次晨禁食（治疗当日） □ 拟明日行结肠镜检查及治疗	**长期医嘱**（检查后） □ 消化内科护理常规 □ 专科治疗后护理（一级护理） □ 少渣饮食或禁食 **临时医嘱** □ 利多卡因凝胶1支 □ 口服中药汤剂 □ 中医外治疗法

续　表

时间	住院第 1 天	住院第 2 天	住院第 3 天
疾病 变异 记录	□ 无　□ 有，原因： 1. 2.	□ 无　□ 有，原因： 1. 2.	□ 无　□ 有，原因： 1. 2.
医师 签名			

时间	住院第 4 天	住院第 5 天 （出院日）
主要诊疗工作	□ 观察患者生命体征、腹部症状和体征，观察大便性状，注意有无消化道出血、感染及穿孔 □ 采集中医四诊信息 □ 进行中医证候判断 □ 上级医师查房 □ 完成查房记录	□ 继续观察患者腹部症状和体征，注意观察有无并发症 □ 采集中医四诊信息 □ 进行中医证候判断 □ 如果患者可以出院，通知出院处 □ 通知患者及家属今日出院 □ 向患者及家属交代出院后注意事项，嘱患者不适及时就诊 □ 饮食宣教，预约复诊时间 □ 预约取结肠息肉病理报告时间 □ 将出院记录的副本交给患者 □ 准备出院带药及出院证明 □ 如果患者不能出院，在病程记录中说明原因和继续治疗的方案
重点医嘱	**长期医嘱** □ 消化内科护理常规 □ 二级护理 □ 少渣饮食 □ 口服中药汤剂 □ 中医外治疗法 **临时医嘱** □ 复查血常规	**出院医嘱** □ 今日出院 □ 出院带药（根据基础疾病带相关用药） □ 中药医嘱（根据辨证选择使用）
疾病变异记录	□ 无　□ 有，原因： 1. 2.	□ 无　□ 有，原因： 1. 2.
医师签名		

（二）护士表单

结肠息肉临床路径护士表单

适用对象：第一诊断为结肠息肉（ICD-10：D12.6/D12.8/K62.1/K63.5）

行内镜下结肠息肉摘除术（ICD-9-CM-3：45.42）

患者姓名：	性别：　　年龄：　　门诊号：		住院号：
住院日期：　　　年　　月　　日	出院日期：　　　年　　月　　日		标准住院日：5~7 天

时间	住院第 1 天	住院第 2 天 （结肠镜术前）	住院第 3 天 （结肠镜术当天）
健康宣教	□ 入院宣教 　　介绍主管医师、护士 　　介绍环境、设施 　　介绍住院注意事项 　　介绍探视和陪护制度 　　介绍贵重物品保管制度	□ 结肠镜术前宣教 　　宣教疾病知识、检查前准备 　　及手术过程 　　告知结肠镜术后饮食、活动 　　及探视注意事项 　　告知结肠镜术后可能出现的 　　情况及应对方式 　　主管护士与患者沟通，了解 　　并指导心理应对	□ 结肠镜术后当日宣教 　　告知禁食、体位要求 　　告知腹痛注意事项 　　告知结肠镜术后可能出现情 　　况的应对方式 　　告知结肠镜术后饮食：少渣 　　饮食或禁食 　　给予患者及家属心理支持 　　再次明确探视陪护须知
护理处置	□ 核对患者姓名，佩戴腕带 □ 建立入院护理病历 □ 卫生处置：剪指（趾）甲、 　　沐浴，更换病号服 □ 静脉采血	□ 协助医师完成术前检查实验 　　室检查 □ 术前准备 　　肠道准备	□ 评估肠道准备情况 □ 送患者至内镜中心 　　嘱患者摘除义齿 　　核对患者资料及带药 □ 接患者 　　核对患者及资料
基础护理	□ 二级护理 □ 晨晚间护理 □ 排泄管理 □ 患者安全管理	□ 二级护理 □ 晨晚间护理 □ 排泄管理 □ 患者安全管理	□ 一级护理 □ 卧位护理：协助翻身、床上 　　移动、预防压疮 □ 排泄护理 □ 患者安全管理
专科护理	□ 护理查体 □ 病情观察 　　呕吐物及大便的观察 　　腹部体征的观察 □ 需要时，填写跌倒及压疮防 　　范表 □ 心理护理	□ 病情观察 　　大便的观察 　　腹部体征的观察 □ 遵医嘱完成相关检查 □ 心理护理	□ 病情观察 　　监测生命体征 　　出血、穿孔、感染等并发症 　　的观察 　　大便的观察 　　腹部体征的观察 □ 遵医嘱予脱水、抗感染治疗 □ 需要时，请家属陪护 □ 心理护理
重点医嘱	□ 详见医嘱执行单	□ 详见医嘱执行单	□ 详见医嘱执行单

续　表

时间	住院第 1 天	住院第 2 天 （结肠镜术前）	住院第 3 天 （结肠镜术当天）
疾病 变异 记录	□无　□有，原因： 1. 2.	□无　□有，原因： 1. 2.	□无　□有，原因： 1. 2.
护士 签名			

时间	住院第 4 天 （结肠镜术后）	住院第 5 天	住院第 6~7 天 （出院日）
健康宣教	□ 结肠镜检查后宣教 □ 结肠镜检查后注意事项 □ 饮食、活动指导	□ 药物宣教 □ 饮食宣教	□ 出院宣教 　复查时间 　服药方法 　活动休息 　指导饮食 　指导办理出院手续
护理处置	□ 遵医嘱完成相关检查	□ 遵医嘱完成相关检查	□ 遵医嘱完成相关检查
基础护理	□ 二级护理 □ 晨晚间护理 □ 排泄管理 □ 患者安全管理	□ 二级护理 □ 晨晚间护理 □ 排泄管理 □ 患者安全管理	□ 三级护理 □ 晨晚间护理 □ 协助或指导进食、进水 □ 协助或指导床旁活动 □ 患者安全管理
专科护理	□ 病情观察 　生命体征的监测 　出血、穿孔、感染等并发症 　的观察 　粪便的观察 　腹部体征的观察 □ 遵医嘱予脱水、抗感染治疗 □ 心理护理	□ 病情观察 　生命体征的监测 　出血、穿孔、感染等并发症 　的观察 　粪便的观察 　腹部体征的观察 □ 遵医嘱予脱水、抗感染治疗 □ 心理护理	□ 病情观察 　生命体征的监测 　出血、穿孔、感染等并发症 　的观察 　粪便的观察 　腹部体征的观察 □ 心理护理
重点医嘱	□ 详见医嘱执行单	□ 详见医嘱执行单	□ 详见医嘱执行单
疾病变异记录	□ 无　□ 有，原因： 1. 2.	□ 无　□ 有，原因： 1. 2.	□ 无　□ 有，原因： 1. 2.
护士签名			

（三）患者表单

结直肠息肉临床路径患者表单

适用对象：第一诊断为结直肠息肉（ICD-10：D12.6/D12.8/K62.1/K63.5）

　　　　　行内镜下结直肠息肉摘除术（ICD-9-CM-3：45.42）

患者姓名：	性别：　　年龄：　　门诊号：	住院号：
住院日期：　　年　月　日	出院日期：　　年　月　日	标准住院日：5~7 天

时间	入院	结肠镜术前	结肠镜术当天
医患配合	□ 配合询问病史、收集资料，请务必详细告知既往史、用药史、过敏史 □ 配合进行体格检查 □ 有任何不适请告知医师	□ 配合完善术前相关检查、实验室检查，如采血、留尿、留便等 □ 医师与患者及家属介绍病情及手术谈话、术前签字	□ 如病情需要，配合术后转入监护病房 □ 配合评估手术效果 □ 配合检查：生命体征，腹部体征，采血 □ 有任何不适请告知医师
护患配合	□ 配合测量体温、脉搏、呼吸频率各 3 次、血压、体重1 次 □ 配合完成入院护理评估（简单询问病史、过敏史、用药史） □ 接受入院宣教（环境介绍、病史规定、订餐制度、贵重物品保管等） □ 有任何不适请告知护士	□ 配合测量体温、脉搏、呼吸频率各 3 次、询问排便情况1 次 □ 接受术前宣教 □ 接受配血，以备术中需要时用 □ 接受灌肠 □ 取下义齿、饰品等，贵重物品交家属保管	□ 配合测量体温、脉搏、呼吸频率各 3 次、血压 1 次 □ 接受术前宣教 □ 送内镜前，协助完成核对，带齐影像资料 □ 返回病房后，协助完成核对，配合过病床 □ 配合检查意识、腹部 □ 配合术后吸氧、监护仪监测、输液 □ 遵医嘱采取正确体位 □ 配合缓解疼痛 □ 有任何不适请告知护士
饮食	□ 遵医嘱饮食	□ 术前少渣饮食或禁食、禁水	□ 麻醉清醒前禁食、禁水 □ 麻醉清醒后，根据医嘱试饮水，无恶心呕吐时进少量流质饮食或者半流质饮食
排泄	□ 正常排尿便	□ 正常排尿便	□ 正常排尿便
活动	□ 正常活动	□ 正常活动	□ 根据情况适度活动

时间	结肠镜术后	出院
医患配合	□ 配合腹部检查 □ 配合完善术后检查：如采血、留尿、留便等	□ 接受出院前指导 □ 知道复查程序 □ 获取出院诊断书
护患配合	□ 配合定时测量生命体征、每日询问排便情况 □ 配合检查腹部，询问出入量 □ 接受输液、服药等治疗 □ 接受进食、进水、排便等生活护理 □ 配合活动，预防皮肤压力伤 □ 注意活动安全，避免坠床或跌倒 □ 配合执行探视及陪护制度	□ 接受出院宣教 □ 办理出院手续 □ 获取出院带药 □ 知道服药方法、作用、注意事项 □ 知道复印病历程序
饮食	□ 根据医嘱，由流质饮食逐渐过渡到少渣饮食	□ 遵医嘱饮食
排泄	□ 正常排尿便	□ 正常排尿便
活动	□ 适度活动，避免疲劳	□ 适度活动，避免疲劳

附：原表单（2009 年版）

结直肠息肉临床路径表单

适用对象：第一诊断为结直肠息肉（ICD-10：D12.6/D12.8/K62.1/K63.5）
行内镜下结肠直息肉摘除术（ICD-9-CM-3：45.42）

患者姓名：	性别： 年龄： 门诊号：	住院号：
住院日期： 年 月 日	出院日期： 年 月 日	标准住院日：5 天

时间	住院第 1 天	住院第 2 天	住院第 3 天
主要诊疗工作	□ 询问病史和体格检查 □ 完成病历书写 □ 开实验室检查单，完善内镜前检查 □ 评估患者血栓形成风险以及术后出血风险，决定是否停用阿司匹林及其他抗血小板药物以及抗凝药物、停用时间以及术后何时恢复使用该类药物	□ 上级医师查房 □ 评估结肠息肉经内镜下治疗的指征 □ 确定结肠镜检查时间，落实术前检查 □ 确定内镜下治疗方案，向患者及其家属交代围术期注意事项 □ 与患者和家属签署结肠镜检查及治疗同意书 □ 签署自费用品协议书 □ 完成上级医师查房记录 □ 根据需要，请相关科室会诊，心脏起搏器置入患者需要电生理会诊 □ 如无结肠镜检查禁忌证，继续肠道准备	□ 观察患者腹部症状和体征，注意肠道准备情况 □ 上级医师查房 □ 完成查房记录 □ 行结肠镜检查，酌情行超声内镜检查，根据检查所见采用相应内镜下治疗措施 □ 将回收的标本送病理 □ 观察有无结肠镜检查后并发症（如穿孔、出血等）
重点医嘱	**长期医嘱** □ 消化内科护理常规 □ 二级护理 □ 少渣饮食 **临时医嘱** □ 血常规、尿常规、粪便常规+隐血 □ 肝功能、肾功能、电解质、血糖、凝血功能、血型、Rh因子、感染性疾病筛查 □ 肿瘤标志物筛查 □ 心电图、X 线胸片、腹部超声	**长期医嘱** □ 消化内科护理常规 □ 一级护理 □ 少渣饮食 **临时医嘱** □ 清肠剂（治疗前两天开始肠道准备。根据不同肠道准备方法选用不同药物） □ 次晨禁食（治疗当日） □ 拟明日行结肠镜检查及治疗	**长期医嘱**（检查后） □ 消化内科护理常规 □ 专科治疗后护理 □ 少渣饮食或禁食 **临时医嘱** □ 利多卡因凝胶 1 支
主要护理工作	□ 协助患者及家属办理入院手续 □ 进行入院宣教 □ 准备次晨空腹静脉抽血	□ 基本生活和心理护理 □ 进行结肠镜检查相关宣教 □ 协助进行肠道准备	□ 基本生活和心理护理 □ 检查治疗后常规护理 □ 内镜治疗后饮食生活宣教 □ 并发症观察

时间	住院第 1 天	住院第 2 天	住院第 3 天
疾病 变异 记录	□ 无　□ 有，原因： 1. 2.	□ 无　□ 有，原因： 1. 2.	□ 无　□ 有，原因： 1. 2.
护士 签名			
医师 签名			

时间	住院第 4 天	住院第 5 天	住院第 5 天 （出院日）
主要诊疗工作	□ 观察患者生命体征、腹部症状和体征，观察粪便性状，注意有无消化道出血、感染及穿孔 □ 上级医师查房 □ 完成查房记录	□ 继续观察患者腹部症状和体征，注意观察有无并发症情况 □ 上级医师查房 □ 完成三级医师查房记录	□ 继续观察患者腹部症状和体征，注意观察有无并发症 □ 如果患者可以出院，通知出院处 □ 通知患者及家属今日出院 □ 向患者及家属交代出院后注意事项，嘱患者不适及时就诊 □ 饮食宣教，预约复诊时间 □ 预约取结肠息肉病理报告时间 □ 将出院记录的副本交给患者 □ 准备出院带药及出院证明 □ 如果患者不能出院，在病程记录中说明原因和继续治疗的方案
重点医嘱	**长期医嘱** □ 消化内科护理常规 □ 二级护理 □ 少渣饮食 **临时医嘱** □ 复查血常规	**长期医嘱** □ 消化内科护理常规 □ 二级护理 □ 少渣饮食	**出院医嘱** □ 出院带药（根据基础疾病带相关用药）
主要护理工作	□ 基本生活和心理护理 □ 检查治疗后常规护理 □ 内镜治疗后饮食生活宣教 □ 并发症观察	□ 基本生活和心理护理 □ 检查治疗后常规护理	□ 帮助患者办理出院手续、交费等事宜 □ 出院指导
疾病变异记录	□ 无　□ 有，原因： 1. 2.	□ 无　□ 有，原因： 1. 2.	□ 无　□ 有，原因： 1. 2.
护士签名			
医师签名			

第二十二章

肠息肉切除术后临床路径释义

【医疗质量控制指标】

指标一、诊断肠息肉切除术后需结合临床表现、实验室检查、影像及内镜检查综合判断。

指标二、诊断肠息肉切除术必须排除穿孔并发症，及时进入其他相应路径治疗。

指标三、治疗期间必须对病情持续进行全面综合评估，及时发现变异情况。

指标四、合理选择治疗用药，重视患者的随访。

一、肠息肉切除术后编码

1. 原编码：

疾病名称及编码：肠息肉切除术（ICD-10：K63.582/Z87.121/K63.501/K63.581）

2. 修改编码：

疾病名称及编码：肠镜下息肉切除术后（ICD-10：Z03.801）

3. 对应或相关中医病种及编码：肠瘤（术后）（A16.02.21）

积聚类病（术后）（A16.01/BNG040）

便血（ICD-11：SA55/A17.41/BNP130）

泄泻病（ICD-11：ME24.A3/A04.03.07/BNP110）

二、临床路径检索方法

Z03.801

三、国家医疗保障疾病诊断相关分组（CHS-DRG）

MDCG 消化系统疾病及功能障碍

GK3 结肠镜治疗操作

四、肠息肉切除术后标准住院流程

（一）适用对象

肠息肉切除术后（ICD-10：K63.582/Z87.121/K63.501/K63.581）。

> 释义
>
> ■ 本路径适用对象为肠镜下息肉切除术后有可疑并发症症状或体征的患者，以及门诊进行息肉切除后临床医师判断发生并发症可能性大的患者。临床诊断如明确有消化道穿孔，需进入其他相应路径。
>
> ■ 因结肠息肉收住入院进行治疗参照相应临床路径。

（二）诊断依据

根据《临床诊疗指南·消化系统疾病分册》（中华医学会编著，人民卫生出版社，2005年），《临床消化病学》（姚希贤主编，天津科学技术出版社，1999年），《中国结直肠癌诊疗规范

（2017 年版）》［中华临床医师杂志：电子版，2018，12（1）：3-23］。

1. 临床表现：肠镜下息肉切除后（可出现腹痛、排便性状改变、大便带血）。

2. 电子结肠镜：已进行肠镜下息肉切除术。

> **释义**
>
> ■ 当日或近日进行过肠镜下息肉切除术是诊断的必要依据。
>
> ■ 临床症状主要包括腹痛，排便性状改变以及消化道出血。腹痛大多发生在切除术后数日之内。腹痛部位多与息肉切除部位有对应关系。腹痛部位伴腹膜炎时可有肌卫，压痛及反跳痛，需与消化道穿孔鉴别。消化道出血视出血严重程度不同可表现为便隐血试验阳性、黑便和便血。
>
> ■ 肠镜和影像学如腹部平片、CT 检查并非诊断必需。有活动性出血时肠镜检查可以明确出血部位并进行内镜下治疗。影像学检查有助于消化道穿孔的鉴别诊断，同时评估严重程度，随访治疗效果。

（三）进入路径标准

根据《临床诊疗指南·消化系统疾病分册》（中华医学会编著，人民卫生出版社，2005 年），《临床消化病学》（姚希贤主编，天津科学技术出版社，1999 年），《中国结直肠癌诊疗规范（2017 年版）》［中华临床医师杂志：电子版，2018，12（1）：3-23］。

1. 内科治疗：

（1）结肠息肉切除后禁食、禁水 6 小时。

（2）维持水电解质平衡、营养支持治疗。

（3）药物治疗：给予抗感染、调节肠道菌群治疗（必要时）。

2. 内镜治疗：如有术后出血，内镜下电凝、喷洒止血药物或 APC 止血，或钛夹止血。

> **释义**
>
> ■ 进入路径标准
>
> 1. 肠镜下息肉切除术后有可疑并发症症状或体征的患者。
>
> 2. 门诊进行息肉切除后临床医师判断发生并发症可能性大的患者。
>
> ■ 进入本临床路径的患者必需当日或近日进行过肠镜下息肉切除术。如患者的临床表现与肠镜治疗相隔时间长，两者间无必然联系，不符合进入本路径标准。
>
> ■ 进行肠镜下息肉切除术后有可疑并发症发生的患者进入本临床路径。
>
> ■ 肠镜息肉切除术难度超出预期，切除创面大，创面处理不满意等发生并发症可能性大的患者，虽然未出现并发症症状或症状非常轻微，亦可进行相应诊断进入路径。

（四）标准住院日

3 天。

释义

■ 肠息肉切除术后患者入院后，第 1 天密切观察症状及体征变化，完善相应实验室检查，必要时安排进行影像学及肠镜检查。第 2~3 天根据患者情况逐级开放饮食，减少补液量，安排出院。总住院时间不超过 3 天符合本路径要求。

（五）住院期间的检查项目

1. 必需的检查项目：

（1）血常规、尿常规、粪便常规+隐血，凝血。

（2）肝功能、肾功能、电解质、血糖、心电图、腹部彩超、X 线胸片。

2. 根据患者病情进行的检查项目：

（1）肿瘤标志物筛查（CEA、AFP、CA19-9）。

（2）息肉切除病理。

释义

■ 血常规、尿常规、粪便常规+隐血是最基本的三大常规检查，进入路径的患者均需完成。便隐血试验和血红蛋白检测可了解患者有无急性或慢性失血。

■ 肝功能、肾功能、电解质、血糖、凝血功能、心电图、腹部彩超、X 线胸片可评估有无基础疾病，是否影响住院时间、费用及其治疗预后。

■ 肿瘤标志物筛查及息肉切除病理检查是为了排除潜在的恶性疾病。

■ 根据病情选择腹部立位平片和 CT 检查可以及时发现消化道穿孔并评估严重程度。

■ 肠镜检查可以明确是否有消化道出血，发现出血部位，评估出血与肠息肉切除术是否有关，同时进行内镜下治疗。

（六）治疗方案的选择

1. 抗感染治疗（乳酸左氧氟沙星及奥硝唑）（必要时）。

2. 调节肠道菌群治疗（地衣芽胞杆菌活菌、双歧杆菌）（必要时）。

3. 补液：补液维持水电解平衡。

4. 中医治疗方案。

释义

■ 内科治疗的原则是减少肠道内容物的量，减少胃肠道的负荷，创造有利于肠道黏膜修复的环境。进入路径后，在注意休息、避免剧烈运动、禁食禁水的基础上，补液营养支持，维持水电解质平衡是最基本、最主要的治疗。

■ 必要时，如创面较大、多个息肉切除、肠道准备不充分、免疫力低下等易合并感染的患者，可酌情使用抗菌药物。也可酌情使用调节肠道菌群药物改善肠道内环境。

■ 肠息肉切除术后消化道出血内科保守治疗无效，首选内镜治疗。必须强调由具有丰富止血经验的内镜专科医师进行操作。术前详细了解已切除息肉的部位、大小、数目、形态及切除方式，并准备各种止血药物及器械，止血药物可选择创面喷洒凝血酶类，如注射用尖吻蝮蛇血凝酶，减少流血量或预防出血。操作前排除肠镜禁忌并获得患者及家属的充分知情同意。未开放饮食的前提下，常规肠道准备并非必需。可根据出血病灶的形态，出血程度，操作者对不同止血方法的掌握程度，各医疗单位的不同设备条件等因素选择一种或联合应用多种止血措施进行治疗。

■ 中医治疗

1. 辨证治疗：

(1) 湿瘀阻滞证：大便溏烂不爽或黏液便，或见便下鲜红或暗红血液，或腹痛腹胀，或腹部不适，脘闷纳少。舌质偏暗或有瘀点、瘀斑，苔白厚或腻，脉弦或涩。治法：行气化湿，活血止痛。

(2) 肠道湿热证：腹胀腹痛，大便溏泻，或黏液便，泻下不爽而秽臭，或有便血，或大便秘结，兼口渴喜饮，小便黄，肛门灼热坠胀，舌质偏红，舌苔黄腻，脉弦滑或滑数。治法：清热解毒，行气化湿。

(3) 气滞血瘀证：脘腹胀闷疼痛，或有刺痛，便秘、便血或大便溏烂，或有痞块，时消时聚，舌质偏暗或有瘀斑，脉弦或涩。治法：活血化瘀，行气止痛。

(4) 脾虚夹瘀证：见腹痛隐作，大便溏薄，便血色淡，神倦乏力，面色萎黄，纳呆，或畏寒、四肢欠温，舌质淡胖而暗，或有瘀斑、瘀点，脉虚或细涩。治法：补益气血，活血化瘀。

2. 特色治疗：

(1) 针刺治疗：主穴：天枢、大肠俞、上巨虚、三阴交、血海。配穴：湿瘀阻滞证配阴陵泉、丰隆；肠道湿热证配合谷、内庭、阴陵泉；气滞血瘀证配太冲、阳陵泉；脾虚夹瘀证配脾俞、足三里、关元。

(2) 中药肠道水疗：术后5日后可进行中药肠道水疗。证候偏于湿热者，治宜清热除湿，导滞止痛。证候偏于湿瘀者，治宜除湿导滞，清热活血。

(3) 外治法：①穴位注射疗法：主穴：大肠俞、天枢、三阴交、足三里、上巨虚。配穴：湿瘀阻滞证配血海、丰隆；肠道湿热证配下巨虚；气滞血瘀证配太冲、膈俞；脾虚夹瘀证配脾俞、血海。②埋线疗法：主穴：大肠俞、天枢、三阴交、足三里、上巨虚。配穴：湿瘀阻滞证加血海、丰隆；肠道湿热证加下巨虚；气滞血瘀证加太冲、膈俞；脾虚夹瘀证加脾俞、血海。

3. 康复与预防复发：脾虚、痰湿、瘀血是肠息肉发生的关键病理因素。病变早期，湿浊阻滞肠道，从寒化为寒湿，从热化为湿热，致肠道气机不利，则有泄泻、便秘、腹痛等症，随着疾病进展，痰浊内生，瘀血内结，痰湿瘀血互结于肠道，损伤肠道脉络，则见便血；进一步变化，瘀毒内生，而发生虚损瘤癌。脾胃虚弱是肠息肉复发的根本，湿瘀互结是癌变的关键，湿邪内阻贯穿病程始终，脾虚-湿阻-瘀血是息肉复发和癌变的病机演变，息肉的预防调摄需根据不同病因病机特点进行辨证论治，做到已病防变、愈后防复。

(七) 出院标准

1. 可进食，无腹痛、腹胀、无发热。

2. 粪便常规+隐血正常。

> **释义**
>
> ■ 患者出院前应可进食。入院时症状缓解或无明显不适。
> ■ 完成所有必须检查项目，且应无明显异常。检查结果明显异常者，应进行仔细分析并做出相应处置。
> ■ 出院时应尽量明确息肉病理检查结果，为患者制订进一步治疗及随访方案。尚未得到病理诊断者，应约定患者近期门诊复诊。

（八）变异及原因分析

1. 患者继发感染，退出本路径。
2. 息肉切除后出现穿孔，则退出本路径，联系外科必要时予以转科手术治疗。

> **释义**
>
> ■ 按标准治疗方案如患者继发感染，需调整药物治疗，不能按本路径流程完成治疗，则退出本路径。需医师在表单中予以说明。
> ■ 按标准治疗方案如患者出现消化道穿孔，不能按本路径流程完成治疗，则退出本路径，需要转入其他路径进行治疗。医师需在表单中予以说明。
> ■ 患者因消化道出血行内镜止血治疗，需延长治疗观察时间 1~2 天，增加治疗费用。医师需在表单中明确说明。

五、肠息肉切除术后临床路径给药方案

1. 用药选择：

（1）结肠息肉切除术后常规禁食、禁水 6 小时，然后由流质，半流质逐渐开放饮食。前期给予营养支持治疗，维持水电解质平衡，随饮食开放逐渐减量。

（2）不常规使用抗菌药物。如创面较大、多个息肉切除、肠道准备不充分、免疫力低下等易合并感染的患者，可酌情使用抗菌药物抗感染治疗。针对肠道菌群以革兰阴性菌和厌氧菌为主，宜选用相应抗菌谱的喹诺酮类药物如乳酸左氧氟沙星（0.2g，bid），硝基咪唑类药物如奥硝唑（0.5g，q12h）。

（3）不常规进行调节肠道菌群治疗。合并有肠道菌群紊乱的患者可以考虑使用该类药物，如地衣芽胞杆菌，双歧杆菌等。

（4）静脉滴注中成药注射剂：根据病情可辨证选用丹参注射液，血塞通注射液等。

（5）中药应根据相应证型进行选择：

1）湿瘀阻滞证：推荐方药：平胃散合地榆散加减。苍术 10g、陈皮 10g、地榆 15g、槐花 15g、茯苓 15g、薏苡仁 10g、莪术 15g、丹参 15g、赤芍 15g、槟榔 10g。

2）肠道湿热证：推荐方药：地榆散合槐角丸加减。地榆 15g、槐花 15g、枳壳 10g、槟榔 10g、当归 10g、赤芍 15g、黄芩 10g、茯苓 15g、蒲公英 10g、薏苡仁 30g、防风 15g。

3）气滞血瘀证：推荐方药：血府逐瘀汤加减。当归 10g、生地 15g、桃仁 15g、红花 15g、枳壳 10g、赤芍 15g、柴胡 10g、川芎 10g、牛膝 15g、薏苡仁 30g、槐花 10g、地榆 10g、桔梗 15g、甘草 5g 等。

4）脾虚夹瘀证：推荐方药：四君子汤和化积丸加减。党参 15g、白术 20g、茯苓 15g、薏苡仁 30g、莪术 15g、煅瓦楞子 15g、丹参 15g、三七 10g、槟榔 10g 等。

口服方药，一日 2 次，早晚餐后 30 分钟服用，每次约 200ml，特殊情况遵医嘱。

2. 药学提示：

（1）乳酸左氧氟沙星主要作用机制为抑制细菌 DNA 旋转酶活性，抑制细菌 DNA 复制。具有抗菌谱广、抗菌作用强的特点，对多数肠杆菌科细菌，如肺炎克雷伯菌、变形杆菌属、伤寒沙门菌属、志贺菌属、流感杆菌、部分大肠杆菌、铜绿假单胞菌、淋球菌等有较强的抗菌活性。不良反应包括偶见食欲缺乏、恶心、呕吐、腹泻、失眠、头晕、头痛、皮疹及血清谷丙转氨酶升高及注射局部刺激症状等，一般均能耐受，疗程结束后即可消失。

（2）奥硝唑治疗由脆弱拟杆菌、狄氏拟杆菌、卵圆拟杆菌、多形拟杆菌、普通拟杆菌、梭状芽胞杆菌等敏感厌氧菌所引起的多种感染性疾病。通常具有良好的耐受性，用药期间可能会出现轻度胃部不适、恶心、口腔异味等消化系统反应；头晕及困倦、眩晕、颤抖、四肢麻木、痉挛和精神错乱等神经系统反应；皮疹、瘙痒等过敏反应以及白细胞减少等其他反应。

（3）地衣芽胞杆菌用于细菌或真菌引起的急、慢性肠炎、腹泻。超剂量服用可见便秘。双歧杆菌治疗因肠道菌群失调引起的急慢性腹泻、便秘，也可用于治疗轻中型急性腹泻，慢性腹泻及消化不良、腹胀，以及辅助治疗肠道菌群失调引起的内毒素血症。无明显不良反应。

（4）槟榔可导致口腔黏膜下纤维化，可增加口腔癌发病率且与口腔白斑和口腔扁平苔藓等癌前病变密切相关，对人和其他动物具有生殖系统毒性，可增加患肝硬化和肝细胞癌的风险，降低机体免疫系统功能，产生神经系统毒性，且能导致心血管、内分泌等疾病。

3. 注意事项：

（1）不常规使用抗菌药物治疗，选用同时注意继发肠道菌群紊乱。

（2）不常规进行肠道菌群调节治疗。

（3）喹诺酮类药物与丹参的各种制剂存在配伍禁忌，二者需要相续使用，应使用生理盐水或 5% 葡萄糖液冲管，如不冲管，可能会因沉淀物输入体内产生不良反应甚至不良事件。

六、肠息肉切除术后护理规范

1. 根据患者病情及基础疾病给予相应等级的护理照顾级别。

2. 准确、及时记录患者的体温、排便情况。

3. 协助患者做好各项检查前准备工作，协助患者进行肠道准备，以及做好患者检查后的病情观察。

4. 指导患者的饮食、活动及病情观察，警惕并发症的发生。

5. 做好护患沟通，建立良好护患关系，帮助患者树立良好的疾病应对心态。

6. 加强患者的健康宣教，并在出院时做好出院后的饮食和随访宣教。

七、肠息肉切除术后营养治疗规范

1. 入院后进行营养风险筛查，评估患者营养状态，入院初期禁食、禁水期间进行肠外营养，重视水、电解质平衡。病情稳定，开放饮食后及时调整方案。

2. 饮食以流质及少渣半流质易消化食物为主，逐渐过渡至正常饮食。忌辛辣和刺激性食物。

八、肠息肉切除术后患者健康宣教

1. 建立健康生活方式，戒烟戒酒，按时作息。

2. 适当运动锻炼，控制体重。

3. 清淡饮食，多吃蔬菜水果，低脂高纤维饮食。

4. 养成良好排便习惯。

5. 遵医嘱定期复查。

九、推荐表单

（一）医师表单

肠息肉切除术后临床路径医师表单

适用对象：第一诊断为肠息肉切除术后（ICD-10：K63.582/287.121/K63.501/K63.581）

患者姓名：	性别：　　年龄：　　门诊号：	住院号：
住院日期：　　年　月　日	出院日期：　　年　月　日	标准住院日：3 天

时间	住院第 1 天	住院第 2 天	住院第 3 天 （出院日）
主要诊疗工作	□ 询问病史和体格检查 □ 采集中医四诊信息 □ 进行中医证候判断 □ 完成病历书写 □ 完善常规检查 □ 评估有无急性并发症（如大出血、穿孔等） □ 确认停止服用阿司匹林/氯吡格雷等抗血小板药物 □ 如需结肠镜检查和治疗，当日安排，并与患者和家属签署结肠镜检查及治疗同意书，签署自费用品协议书	□ 观察患者生命体征、腹部症状和体征，观察粪便性状，注意有无消化道出血、感染及穿孔 □ 采集中医四诊信息 □ 进行中医证候判断 □ 上级医师查房 □ 明确下一步诊疗计划 □ 如需结肠镜检查和治疗，当日安排，并与患者和家属签署结肠镜检查及治疗同意书，签署自费用品协议书 □ 完成上级医师查房记录	□ 观察患者生命体征、腹部症状和体征，注意观察有无并发症 □ 采集中医四诊信息 □ 进行中医证候判断 □ 上级医师查房及诊疗评估是否可以出院 □ 完成三级查房记录 □ 如果患者可以出院，通知出院处 □ 通知患者及家属今日出院 □ 向患者及家属交代出院后注意事项，嘱患者不适及时就诊 □ 饮食宣教，预约复诊时间 □ 预约取结肠息肉病理报告时间 □ 将出院记录的副本交给患者 □ 准备出院带药及出院证明 □ 如果患者不能出院，在病程记录中说明原因和继续治疗的方案
重点医嘱	**长期医嘱** □ 消化内科护理常规 □ 专科治疗后护理（一级护理） □ 禁食、禁水 6 小时 □ 营养支持治疗 □ 酌情抗菌药物，菌群调节药物 □ 口服中药汤剂 □ 中医外治疗法 **临时医嘱** □ 血常规、尿常规、粪便常规+隐血 □ 肝功能、肾功能、电解质、血糖、凝血功能 □ 心电图、X 线胸片、腹部超声 □ 其他检查（必要时）：肿瘤标志物筛查，息肉切除病理，腹部立位平片，上腹部 CT 平扫或增强，结肠镜检查	**长期医嘱** □ 消化内科护理常规 □ 二级护理 □ 流质或少渣饮食 □ 营养支持治疗减量或停止 □ 口服中药汤剂 □ 中医外治疗法 **临时医嘱** □ 复查粪便常规+隐血	**出院医嘱** □ 今日出院 □ 出院带药（根据基础疾病带相关用药） □ 中药医嘱（根据辨证选择使用） □ 定期门诊随访

续　表

时间	住院第 1 天	住院第 2 天	住院第 3 天（出院日）
病情 变异 记录	□无　□有，原因： 1. 2.	□无　□有，原因： 1. 2.	□无　□有，原因： 1. 2.
医师 签名			

（二）护士表单

肠息肉切除术后临床路径护士表单

适用对象：第一诊断为肠息肉切除术后（ICD-10：K63.582/Z87.121/K63.501/K63.581）

患者姓名：	性别： 年龄： 门诊号：	住院号：
住院日期： 年 月 日	出院日期： 年 月 日	标准住院日：3 天

时间	住院第 1 天	住院第 2 天	住院第 3 天（出院日）
健康宣教	□ 入院宣教 　介绍主管医师、护士 　介绍环境、设施 　介绍住院注意事项 　介绍探视和陪护制度 　介绍贵重物品保管制度 □ 结肠镜术后宣教 　告知禁食、体位要求 　告知腹痛注意事项 　告知结肠镜术后可能出现情况的应对方式 　告知结肠镜术后饮食：少渣饮食或禁食 □ 药物宣教（必要时） □ 给予患者及家属心理支持，再次明确探视陪护须知	□ 结肠镜检查后宣教 □ 结肠镜检查后注意事项宣教 □ 饮食、活动指导 □ 主管护士与患者沟通，消除患者紧张情绪	□ 出院宣教 　复查时间 　服药方法 　活动休息 　指导饮食 　指导办理出院手续
护理处置	□ 核对患者姓名，佩戴腕带 □ 建立入院护理病历 □ 卫生处置：剪指（趾）甲、沐浴，更换病号服 □ 静脉采血 □ 协助患者留取各种标本 □ 测量体重 □ 评估肠道准备情况（如需肠镜检查及治疗时） □ 送患者至内镜中心核对患者资料及带药 □ 接患者，核对患者及资料	□ 遵医嘱完成相关检查及治疗 □ 评估肠道准备情况（如需肠镜检查及治疗时） □ 送患者至内镜中心 　核对患者资料及带药 □ 接患者 　核对患者及资料	□ 办理出院手续
基础护理	□ 一级护理 □ 晨晚间护理 □ 卧位护理：协助翻身、床上移动、预防压疮 □ 排泄管理 □ 患者安全管理	□ 二级护理 □ 晨晚间护理 □ 排泄管理 □ 患者安全管理	□ 三级护理 □ 晨晚间护理 □ 协助或指导进食、进水 □ 协助或指导活动 □ 患者安全管理

续　表

时间	住院第 1 天	住院第 2 天	住院第 3 天 （出院日）
专科护理	□ 护理查体 □ 病情观察 　生命体征的监测 　出血、穿孔、感染等并发症 　的观察 　粪便的观察 　腹部体征的观察 □ 需要时，填写跌倒及压疮防 　范表 □ 需要时，请家属陪护 □ 确定饮食种类 □ 心理护理	□ 病情观察 　生命体征的监测 　出血、穿孔、感染等并发症 　的观察 　粪便的观察 　腹部体征的观察 □ 遵医嘱完成相关检查 □ 心理护理	□ 病情观察 　生命体征的监测 　出血、穿孔、感染等并发症 　的观察 　粪便的观察 　腹部体征的观察 □ 出院指导 □ 心理护理
重点医嘱	□ 详见医嘱执行单	□ 详见医嘱执行单	□ 详见医嘱执行单
病情变异记录	□ 无　□ 有，原因： 1. 2.	□ 无　□ 有，原因： 1. 2.	□ 无　□ 有，原因： 1. 2.
护士签名			

（三）患者表单

肠息肉切除术后临床路径患者表单

适用对象：第一诊断为肠息肉切除术后（ICD-10：K63.582/Z87.121/K63.501/K63.581）

患者姓名：	性别： 年龄： 门诊号：	住院号：
住院日期： 年 月 日	出院日期： 年 月 日	标准住院日：3 天

时间	入院	住院	出院
医患配合	□ 配合询问病史、收集资料，请务必详细告知既往史、用药史、过敏史 □ 配合进行体格检查 □ 有任何不适请告知医师 □ 配合完善相关检查，如采血、留尿、心电图、X 线胸片和腹部超声 □ 结肠镜检查及治疗谈话、术前签字（必要时） □ 配合评估手术效果（必要时） □ 配合检查：生命体征，腹部体征（必要时）	□ 医师与患者及家属介绍病情 □ 结肠镜检查及治疗谈话、术前签字（必要时） □ 配合评估手术效果（必要时） □ 配合检查：生命体征，腹部体征（必要时） □ 有任何不适请告知医师	□ 接受出院前指导 □ 知道复查程序 □ 获取出院诊断书
护患配合	□ 配合测量体温、脉搏、呼吸频率各 3 次，血压、体重 1 次 □ 配合完成入院护理评估（简单询问病史、过敏史、用药史） □ 接受入院宣教（环境介绍、病室规定、订餐制度、贵重物品保管等） □ 配合执行探视和陪护制度 □ 有任何不适请告知护士 □ 接受饮食宣教 □ 接受药物宣教（必要时） □ 接受术前宣教（必要时） □ 送内镜室前，协助完成核对，带齐影像资料（必要时） □ 返回病房后，协助完成核对，配合过病床（必要时） □ 配合检查意识、检查腹部（必要时） □ 配合术后吸氧、监护仪监测、输液（必要时） □ 遵医嘱采取正确体位	□ 配合测量体温、脉搏、呼吸频率各 3 次，询问大便情况 1 次 □ 接受术前宣教（必要时） □ 送内镜室前，协助完成核对，带齐影像资料（必要时） □ 返回病房后，协助完成核对，配合过病床（必要时） □ 配合检查意识、检查腹部（必要时） □ 配合术后吸氧、监护仪监测、输液（必要时） □ 遵医嘱采取正确体位 □ 有任何不适请告知护士 □ 接受进食、进水、排便等生活护理 □ 配合活动，预防皮肤压疮 □ 注意活动安全，避免坠床或跌倒 □ 配合执行探视及陪护制度	□ 接受出院宣教 □ 办理出院手续 □ 获取出院带药 □ 知道服药方法、作用、注意事项 □ 知道复印病历程序

续　表

时间	入院	住院	出院
饮食	□ 遵医嘱饮食（禁食、禁水）	□ 遵医嘱饮食（流质或少渣饮食）	□ 遵医嘱饮食
排泄	□ 正常排尿便	□ 正常排尿便	□ 正常排尿便
活动	□ 根据情况适度活动	□ 适度活动，避免疲劳	□ 适度活动，避免疲劳

附：原表单（2016 年版）

肠息肉切除术后临床路径表单

适用对象：第一诊断为肠息肉切除术后（ICD-10：K63.582/287.121/K63.501/K63.581）

| 患者姓名： | 性别：　　年龄：　　门诊号： | 住院号： |

| 住院日期：　　年　月　日 | 出院日期：　　年　月　日 | 标准住院日：3 天 |

时间	住院第 1 天	住院第 2 天	住院第 3 天（出院日）
主要诊疗工作	□ 询问病史和体格检查 □ 完成病历书写 □ 观察患者腹部症状与体征 □ 明确结肠息肉切除诊断 □ 完善常规检查	□ 上级医师查房 □ 明确下一步诊疗计划 □ 观察患者腹部症状及体征 □ 观察有无发热，腹痛，大便隐血情况 □ 完成上级医师查房	□ 观察患者腹部症状和体征 □ 上级医师查房及诊疗评估是否可以出院 □ 完成查房记录 □ 对患者进行坚持治疗和预防复发的宣教 □ 注意患者排便情况
重点医嘱	**长期医嘱** □ 消化内科护理常规 □ 一级护理 □ 禁食、禁水 6 小时 □ 生命体征监测 □ 补液抗感染治疗 □ 快速测量血糖 □ 测量血压 **临时医嘱** □ 血常规、尿常规、粪便常规+隐血、凝电解质、肾功能、电解质、血糖、CRP、肝功能 □ 心电图、腹部彩超、可选择肿瘤组合 1	**长期医嘱** □ 消化内科护理常规 □ 一级护理 □ 清流质饮食 □ 生命体征监测 □ 维持水、电解质平衡 □ 抗感染治疗 **临时医嘱** □ 根据病情复查：血常规、粪便常规+隐血 □ 腹痛症状加重进一步完善立位腹平片	**出院医嘱**（包括出院带药和注意事项） □ 告知随访时间 **临时医嘱** □ 根据病情变化及监测异常结果复查
护理工作	□ 协助患者即家属办理入院手续 □ 进行入院宣教和健康宣教（疾病相关知识）	□ 基本生活和心理护理 □ 记录液体出入量 □ 静脉抽血	□ 基本生活和心理护理 □ 协助患者即家属办理出院手续
病情变异记录	□ 无　□ 有，原因： 1. 2.	□ 无　□ 有，原因： 1. 2.	□ 无　□ 有，原因： 1. 2.
护士签名			
医师签名			

第二十三章

胆汁淤积性黄疸临床路径释义

【医疗质量控制指标】

指标一、基于皮肤巩膜黄染、瘙痒、尿黄等临床表现，结合生化检查，除外肝细胞性黄疸和溶血性黄疸，以明确胆汁淤积性黄疸的诊断。

指标二、对考虑胆汁淤积性黄疸的患者，结合临床表现、实验室检查、B超、影像学检查及必要时的肝穿刺组织病理学检查，尽早明确病因。

指标三、根据患者临床表现和实验室检查，评估疾病严重程度。

指标四、根据病因和疾病严重程度合理选择用药，重视患者的随访。

一、胆汁淤积性黄疸编码

1. 原编码：

疾病名称及编码：胆汁淤积性黄疸（ICD-10：R17，E80.7，K576.8）

2. 修改编码：

疾病名称及编码：胆汁淤积性黄疸（ICD-10：K83.1）

3. 对应或相关中医病种及编码：黄疸病（A04.02.03）

胆胀病（A04.02.11）

黄疸（ICD-11：SA01）

胆胀（ICD-11：SA05）

黄疸病（BNG020）

胆胀病（BNG130）

二、临床路径检索方法

K83.1

三、国家医疗保障疾病诊断相关分组（CHS-DRG）

MDCH 肝、胆、胰疾病及功能障碍

HU1 急性胆道疾患

四、胆汁淤积性黄疸临床路径标准住院流程

（一）适用对象

第一诊断为胆汁淤积性黄疸（ICD-10：R17，E80.7，K576.8）。

> **释义**
>
> ■ 本路径适用对象为临床诊断为胆汁淤积性黄疸的患者，其入院目的是明确胆汁淤积性黄疸的病因，并给予相应治疗。若明确造成胆汁淤积性黄疸的具体病因为胰头癌、十二指肠壶腹部肿瘤，或急性（或慢加急性）肝衰竭、重症胆道感染等，则需进入其他相应路径。

（二）诊断依据

参照《实用内科学》（王吉耀、葛均波、邹和建主编，人民卫生出版社，2022 年，第 16 版）和《Sleisenger and Fordtran's Gastrointestinal and Liver Disease》（Mark Feldmand 等主编，Saunders，2015 年，第 10 版）。

1. 胆红素高于正常上限（17.1μmol/L）伴有 ALP 或 GGT 升高。

2. 临床表现为皮肤巩膜黄染、瘙痒、恶心、乏力和尿黄等。

3. 基于病史、体格检查及必要的实验室检查排除肝细胞性黄疸和少数溶血性黄疸。

> **释义**
>
> ■ 本路径的制订主要参考国内权威参考书籍和诊疗指南。
>
> ■ 患者的临床症状和实验室生化检查是诊断的依据。患者早期可无不适症状，也可伴有乏力、食欲缺乏、恶心、上腹不适等非特异症状，胆汁淤积相关的临床表现主要有巩膜或皮肤黄染、皮肤瘙痒、疲劳、脂肪泻、黄色瘤和骨质疏松等。血生化检测胆红素高于正常上限（17.1μmol/L）伴有 ALP 或 GGT 升高应考虑该诊断。根据我国 2015 年制定的《胆汁淤积性肝病诊断和治疗共识》，肝脏生化检查发现 ALP 超过 1.5×ULN，且 GGT 超过 3×ULN 可诊断胆汁淤积性肝病。但需在排除肝细胞性黄疸和溶血性黄疸后进入该路径。
>
> ■ 胆汁淤积性黄疸的诊断分 3 个步骤。首先是确定胆汁淤积是否存在，可通过血清学方法确定；其次，依据影像学和内镜结果确定是肝外胆汁淤积还是肝内胆汁淤积；最后综合分析得出诊断（包括病因、肝组织病理学、ERCP 和经皮肝穿刺胆管造影以及基因检测等）。

（三）进入路径标准

1. 第一诊断必须符合 ICD-10：R17，E80.7，K576.8 胆汁淤积性黄疸。

2. 当患者同时具有其他疾病诊断，但在住院期间不需要特殊处理，也不影响第一诊断的临床路径流程实施时，可以进入路径。

> **释义**
>
> ■ 进入本路径的患者为第一诊断为胆汁淤积性黄疸，需除外嗜肝病毒感染性肝炎、常见的非嗜肝病毒感染性肝炎（如 CMV、EBV 感染）、重症肝损伤导致的肝细胞性黄疸、各种因素如药物性诱发的溶血性黄疸以及肝衰竭。需要详细询问病史：有无右上腹痛、发热；有无白陶土样大便；有无长期大量饮酒史；职业是否有毒物接触史；有无高热、寒战等脓毒血症表现；有无口干、眼干、牙齿片状脱落、雷诺现象等自身免疫性疾病表现；有无可疑损伤肝功能的用药史（正在应用或发病前 5~90 天）；有无不明原因黄疸反复发作或家族中有无类似疾病史。
>
> ■ 入院后常规检查发现有基础疾病，如高血压、冠状动脉粥样硬化性心脏病、糖尿病、肾功能不全等，经系统评估后对胆汁淤积性黄疸诊断治疗无特殊影响者可进入路径，但可能增加医疗费用，延长住院时间。

（四）标准住院日

7~8 日。

（五）住院期间的检查项目

1. 必需的检查项目：

（1）血常规+网织红细胞、尿常规、粪便常规+隐血。

（2）肝功能、肾功能、电解质、血脂、凝血功能、感染指标（CRP、红细胞沉降率）、感染指标（甲型肝炎、乙型肝炎、丙型肝炎、戊型病毒肝炎，HIV 抗体和梅毒抗体）。

（3）X 线胸片、心电图、肝胆脾胰 B 超。

2. 根据患者病情进行的检查项目：

（1）免疫指标：抗核抗体、AMA、SMA、ANCA 抗体。

（2）免疫球蛋白（IgE、IgM、IgG、IgG$_4$）和铜蓝蛋白（CER）。

（3）血清淀粉酶和脂肪酶。

（4）腹部增强 CT 检查。

（5）MRCP 和 MRI。

（6）ERCP。

（7）经皮肝穿刺胆道造影。

（8）肝穿刺活检组织病理学。

（9）超声内镜（EUS）。

> **释义**
>
> ■ 血常规+网织红细胞、尿常规、粪便常规+隐血是最基本的三大常规检查，进入路径的患者均需完成。
>
> ■ 肝功能是诊断该疾病的关键指标。肝功能可按四大亚类进行分析：①反映肝细胞损害的 ALT、AST；②反映胆汁淤积的 ALP 与 GGT；③代表肝脏合成功能的前白蛋白和白蛋白（同时结合凝血酶原时间延长程度和血总胆固醇水平综合判断肝脏合成功能损害的严重程度）；④总胆红素（是多种肝脏自身疾病或胆道系统梗阻严重程度重要的判断指标）。通过对肝功能、病史以及 B 超对胆道系统有无梗阻的简单判断，同时结合甲型肝炎病毒、乙型肝炎病毒、丙型肝炎病毒、戊型肝炎病毒及 CMV、EBV 等指标的检测判断有无嗜肝及常见非嗜肝病毒的感染，初步、快速地排除肝细胞损伤导致的肝细胞性黄疸。此外，通过血常规、网织红细胞检查以及 Coombs 试验排除溶血性黄疸。
>
> ■ 感染指标（CRP、红细胞沉降率）用于排除是否存在急性胰腺炎、胆道感染。腹部 B 超可用于初步判断是否存在胆囊结石、明显的肝内外胆管结石，以及判断是否存在肝内、外胆管的扩张。
>
> ■ 肾功能、电解质、血糖、凝血功能、HIV 抗体、梅毒抗体、心电图、X 线胸片、可评估有无基础疾病，是否影响住院时间、费用及其治疗预后。ANA、AMA、SMA、ANCA 以及免疫球蛋白（IgE、IgM、IgG、IgG$_4$）等免疫指标用于诊断是否存在自身免疫性肝病。在排除其他病因的情况下，AMA（+）/AMA-M2（+）合并 IgM 升高或 ALP 明显升高应考虑原发性胆汁性胆管炎。诊断自身免疫性肝炎可以按照由排除嗜肝病毒感染、IgG 水平、ANA 阳性滴度以及肝组织病理界面性炎症严重度四项组成的简化诊断标准进行判断。原发性硬化性胆管炎需结合 MRCP 呈现大胆管串珠样改变进行判断。IgG$_4$ 胆管炎需要有血清 IgG$_4$ 水平升

高或组织学 IgG_4 免疫组化阳性并结合 MRCP 呈现的胆管呈枯枝样改变确诊。铜蓝蛋白用于初筛是否存在肝豆状核变性。

■ 增强 CT 或 MRI 以及 MRCP 组合可以有效诊断胰腺肿瘤、各种胆管癌导致的梗阻性黄疸；同时也可以明确诊断结石导致的肝外胆汁淤积。同时对 PSC 以及 IgG_4 胆管炎的诊断有重要参考价值。

■ ERCP、经皮肝穿刺胆道造影一般不单纯作为诊断手段。存在胆总管结石梗阻情况下，对肝内、外胆管结石导致的胆汁淤积性黄疸可入院后紧急 ERCP；经皮肝穿刺胆道造影主要用于 ERCP 无法解决的肿瘤或高位结石导致的胆汁淤积性黄疸进行造影并细钢丝引导下置入扩张支架以引流胆汁。少数不明原因的肝内胆汁淤积性黄疸患者必要时行肝穿刺活检。对于判断 IgG_4 胰腺炎还是胰腺肿瘤存在困难的患者，可使用超声内镜进行胰腺穿刺获得组织病理依据。对于青少年发病，除外了药物、免疫等一系列因素的患者，应想到遗传代谢病的可能，基因检测是可供选择的方法。

（六）治疗方案的选择

根据《实用内科学》（王吉耀、葛均波、邹和建主编，人民卫生出版社，2022 年，第 16 版）。

1. 基础病因治疗：寻找潜在病因，对于病因明确者，如有可能均应根治或控制基础疾病。如肿瘤、结石所致的梗阻，可通过手术根治性肿瘤切除或 ERCP 取石；修复胆道狭窄则可使胆道引流恢复正常；小胆管的免疫性损伤，免疫抑制剂可能有效；对于药物性胆汁淤积性黄疸及时停用有关的药物至关重要。

> **释义**
>
> ■ 胆汁淤积性黄疸为继发的临床症候群，需要明确导致胆汁淤积性黄疸的基础病因。治疗原则是去除病因和对症治疗。最有效的治疗是病因治疗，针对不同的病因采取不同的、有针对性的治疗方法，如手术或经内镜取结石、手术切除肿瘤、对 PBC 和 PSC 可用熊去氧胆酸、对药物性和酒精性肝病及时停用有关药物和戒酒最为重要、对乙型和丙型肝炎进行抗病毒治疗、自身免疫性肝炎可用糖皮质激素取得缓解。

2. 保肝药物：胆汁淤积性黄疸治疗的靶点包括：①刺激或诱导胆汁酸的分泌；②抑制胆汁酸的吸收、促进胆汁酸的代谢解毒；③保护肝细胞，组织胆汁酸所致的肝细胞凋亡；④保护胆管内皮细胞。

可供选择的药物包括，熊去氧胆酸（UDCA）、多烯磷脂酰胆碱、S-腺苷蛋氨酸（SAMe）、糖皮质激素、苯巴比妥及某些中药制剂。

> **释义**
>
> ■ 药物治疗目的是改善由于胆汁淤积所致的临床症状和肝脏损伤。目前保肝药物分为以下几种：①细胞膜稳定剂：多烯磷脂酰胆碱；②抗氧化作用：还原性谷胱甘肽；③增强细胞代谢活性：B 族辅酶；④多靶点抗炎：甘草酸制剂；⑤多靶点促进

胆汁分泌：UDCA、SAMe；⑥多靶点保肝降酶中药制剂：舒肝宁注射液等。

■ UDCA 和 SAMe 可用于治疗多种肝病所致的胆汁淤积性黄疸；免疫介导的胆汁淤积在充分权衡治疗收益和可能的不良反应后，可试用糖皮质激素。

■ 对于胆道完全梗阻或胆囊颈部完全梗阻的患者，促进胆汁分泌而无法排出容易诱发胆管或胆囊破裂，因此不建议使用促进胆汁分泌的药物。

3. 支持与对症治疗：胆汁淤积并发瘙痒的治疗可应用考来烯胺、考来替泊、纳洛酮和钠美芬、利福平；注意补充脂溶性维生素、维生素 D 和钙。

> **释义**
>
> ■ 胆汁淤积易导致瘙痒，影响生活质量。多个药物可以单独或者联合应用治疗胆汁淤积并发的瘙痒，包括考来烯胺、抗组胺药、孕烷 X 受体激动剂、阿片受体阻断剂、5-HT 受体阻断剂。考来烯胺通过增加胆汁酸循环促进胆汁酸经肠道排泄以降低血清胆汁酸水平。利福平具有诱导肝细胞 MRD 受体的形成而促进肝内胆汁酸向肝外毛细胆管分泌。
>
> ■ 胆汁淤积时肝脏分泌胆汁至小肠发生障碍，肠内胆盐减少，可出现脂溶性维生素缺乏和脂肪泻，因此，需要适当补充脂溶性维生素。
>
> ■ 胆汁淤积性黄疸患者骨质疏松风险增加，可能与维生素 D 缺乏、营养不良等有关，建议患者补充钙及维生素 D 预防骨质疏松。

4. 中医治疗方案。

> **释义**
>
> ■ 中医治疗
>
> 1. 辨证治疗：黄疸辨证，应以阴阳为纲，阳黄常见证型分为肝胆湿热证、疫毒炽盛证、胆腑郁热证；阴黄常见证型分为瘀血内结证、寒湿阻遏证。
>
> （1）肝胆湿热证：目睛黄染，继之全身发黄，其色鲜明如橘子色。湿重于热者，头身困重，大便溏薄，腹胀脘闷，口淡不渴，苔薄白或白腻，脉濡数；热重于湿者，发热，烦渴，尿少，便结，苔黄腻，脉弦数。治法：热重于湿者，清热通腑，利湿退黄；湿重于热者，利湿化浊，佐以清热。
>
> （2）疫毒炽盛证：身目俱黄，黄疸迅速加深，甚则其色如金，腹满而痛，或见高热烦渴，神昏谵语，吐血便血，肌肤瘀斑，舌质红绛，苔黄干燥，脉弦数或弦细数。治法：清热解毒，凉血开窍。
>
> （3）胆腑郁热证：身目发黄，黄色鲜明，上腹部或右胁胀闷疼痛，牵及背部，寒战身热，或寒热往来，口苦咽干，恶心呕吐，大便秘结或呈陶土色，小便黄赤，舌红苔黄，脉弦滑数。治法：疏肝利胆，泄热退黄。
>
> （4）瘀血内结证：身目发黄，其色晦暗，甚则面色黧黑，胁下或有癥块，皮肤可见蛛丝纹缕，或见手掌赤痕，舌质紫暗或有瘀斑，脉弦涩。治法：活血化瘀，疏肝解郁。

（5）寒湿阻遏证：身目发黄，黄色晦暗，脘腹痞胀，食欲不振，神疲乏力，大便溏薄，口淡不渴，舌质淡胖，苔薄白或腻，脉濡缓。治法：温化寒湿，健脾和胃。

2. 特色治疗：针灸治疗是治疗胆汁淤积性黄疸的非药物疗法之一，临床常根据阴黄、阳黄不同选择不同穴位：①阳黄证常用取穴：肝俞、胆俞、阳陵泉、阴陵泉、内庭、太冲。配穴：胸闷呕恶取内关、公孙；腹胀、便秘取大肠俞、天枢。以上针刺均用泻法。②阴黄证常用取穴至阳、脾俞、胆俞、中脘、足三里、三阴交。配穴：神疲畏寒取命门、气海，大便溏薄取天枢、关元。以上针刺均用平补平泻，并用灸法。

3. 调摄护理：本病除了药物治疗以外，精神调摄、饮食调养、生活起居、休息营养等对本病有着重要的辅助治疗意义。由于本病较为特殊的临床表现，患病后容易精神焦虑，忧郁善怒，致使病情加重。宜使患者正确认识与对待疾病，树立乐观精神，而不为某些症状惶惶不安，忧虑不宁。避免使用肝损伤药物。禁食酒类、生冷、油腻、辛辣、坚硬的食物，宜进食富于营养而易消化的饮食，如高蛋白、富含维生素、低脂肪的食物，以保证营养供应，但注意要适量，不可过偏。患者在恢复期，更忌暴饮暴食，以防重伤脾胃，使病情加重。病后机体功能紊乱，往往易于疲劳，故在急性期或慢性活动期应适当卧床休息，有利于整体功能的恢复。疾病后期，根据患者体力情况，适当参加体育锻炼，如太极拳等。

（七）预防性抗菌药物选择与使用时机

胆道结石梗阻伴有感染推荐使用抗菌药物 3~5 天，通常为喹诺酮类抗菌药物或头孢类抗菌药物。

> 【释义】
>
> ■ 在黄疸基础上，若患者出现发热、右上腹疼痛或不适、墨菲征阳性等表现应考虑存在胆道或胆囊感染。结合腹部超声或腹部 CT 提示胆囊肿大、壁增厚、周围渗出性改变，WBC 计数与中性粒细胞比例、CRP 以及降钙素原升高予以明确诊断。

（八）手术日

对肝外胆管结石导致的胆汁淤积性黄疸可入院后紧急 ERCP；少数不明原因的肝内胆汁淤积性黄疸患者必要时行肝穿刺活检。

> 【释义】
>
> ■ 对于清除肝外胆管结石、缓解梗阻性黄疸等方面，ERCP 已经作为临床的重要治疗手段，术后能够迅速降低胆红素，改善黄疸症状。
>
> ■ 肝穿刺活检在不明原因的肝内胆汁淤积性黄疸诊断具有一定价值。肝脏穿刺活检可在病理上鉴别急性肝损伤、急性炎症及慢性炎症。界面性肝炎通常是病程超过 6 个月慢性肝脏炎症的表现。PBC 晚期（第 4 期）可以发现汇管区小叶间胆管数

量明显减少。胆汁淤积在病理上分为肝窦、毛细胆管、细胆管、小胆管、中大胆管淤胆。PSC 患者可存在大胆管管腔内皮损伤。

（九）术后恢复

ERCP 术后临床症状改善，胆红素下降，胆道梗阻解除。

释义

■ ERCP 术后应观察是否存在发热腹痛和血淀粉酶明显升高，及时判断是否并发 ERCP 后急性胰腺炎、胆管炎/脓毒血症、出血和肠穿孔、低血压、低血氧、空气栓塞等，并作相应处理。

（十）出院标准

胆红素正常或接近正常，基本病因处理或控制。

释义

■ 患者出院前应完成所有必须检查项目，且开始药物治疗，观察临床症状是否减轻或消失，有无明显药物相关不良反应。基本病因处理或控制以及胆红素正常或接近正常给予出院。

（十一）变异及原因分析

1. 通过检查明确胆汁淤积性黄疸的具体病因，对明确结石、肿瘤等梗阻所致黄疸，建议进入相应的疾病路径或转入相关科室。
2. 对于明确为病毒性肝炎（HAV、HBV、HCV、HEV）所致的胆汁淤积性黄疸出路径，转入感染科隔离病房，进入相应的临床路径。
3. 对于胆道梗阻所致的胆道感染性休克和急性肝衰竭患者进入相应的临床路径。

释义

■ 由于胆汁淤积性黄疸是继发症候群，因此，对明确结石、肿瘤等梗阻所致黄疸，进入相应的疾病路径或转入相关科室。对于明确为病毒性肝炎（HAV、HBV、HCV、HEV）所致的胆汁淤积性黄疸出路径，转入感染科隔离病房。

■ 对于胆道梗阻所致的胆道感染性休克也因该疾病危重，明确诊断后进入相应的临床路径。

■ 需要根据相关诊断标准及早识别肝衰竭（包括急性或慢加急性肝衰竭），因该类疾病短期死亡率高、治疗费用高者，需退出本路径。

■ 认可的变异原因主要是指患者入选路径后，在检查及治疗过程中发现患者合并存在事前未预知的、对本路径治疗可能产生影响的情况，需要终止执行路径或延长治疗时间、增加治疗费用。医师需在表单中明确说明。

■ 因患者方面的主观原因导致执行路径出现变异，需医师在表单中予以说明。

五、胆汁淤积性黄疸临床路径给药方案

1. 用药选择：

（1）熊去氧胆酸：有稳定细胞膜、免疫调节剂线粒体保护作用，能促进胆酸运输和结合胆红素分泌，可用于胆汁淤积的治疗，成人一般用法：10~15mg/（kg·d）。

（2）S-腺苷蛋氨酸：可增加磷脂膜的生物合成、加快胆酸的转运、增加胆酸可溶性，可用于肝内胆汁淤积的防治。用法：初始治疗，使用注射用S-腺苷蛋氨酸，0.5~1.0g/d，肌肉或静脉注射，共两周；维持治疗，使用S-腺苷蛋氨酸片，1.0~2.0g/d，口服，直至症状及生化指标改善，一般疗程为4~8周。

（3）糖皮质激素：糖皮质激素对胆汁淤积性黄疸疗效尚缺乏随机对照研究，宜用于免疫介导的胆汁淤积性黄疸。激素应用于胆汁淤积性黄疸的治疗应十分谨慎，应充分权衡治疗收益和可能的不良反应。给药方式：甲泼尼龙前3天依次为80mg、40mg、40mg静脉滴注，第4日评价治疗效果，根据应答情况分为快速应答、缓慢应答及无应答，并据此调整治疗方案。快速应答：TBIL降至治疗前50%以下，甲泼尼龙3天后改为每日20mg静脉滴注，连用4d，之后改为20mg，隔日1次，激素疗程2周；缓慢应答：TBIL降低但未达到快速应答标准，按上述疗法糖皮质激素静脉应用2周，若TBIL仍未降至治疗前50%，改为口服甲泼尼龙片20mg，每日1次，每周递减4mg，总疗程不超过8周；无应答：TBIL水平无下降或升高者，停用激素。

（4）抗炎保肝药：甘草酸制剂：包括异甘草酸镁、甘草酸二铵、复方甘草酸苷等。一般情况下按常规剂量，静脉用药1~2周后改口服制剂。

（5）其他治疗：重度黄疸或严重瘙痒经积极内科治疗无效者可考虑应用非生物型人工肝方法治疗，主要包括血浆置换、胆红素吸附、血浆滤过透析和分子吸附再循环系统等，这些治疗方法需有经验的专科医师指导，并需患者和家属知情同意；对于患者远期生存的影响尚需进一步研究。经药物和上述治疗无效且出现肝衰竭者可考虑肝移植。

（6）中药或中成药：对于肝胆湿热证，如热重于湿者，推荐方药：茵陈蒿汤加减，茵陈30g、栀子12g、大黄15g；中成药：茵栀黄颗粒或茵栀黄胶囊。湿重于热者，推荐方药：茵陈五苓散合甘露消毒丹加减，茵陈30g、桂枝12g、猪苓12g、泽泻15g、白术15g、茯苓15g、飞滑石15g、黄芩12g、石菖蒲12g、川贝母12g、桶草12g、藿香15g、连翘15g、白蔻仁15g、薄荷9g、射干12g；中成药：大黄利胆胶囊。疫毒炽盛证，推荐方药：犀角散加减（犀角用水牛角代替），水牛角15g、黄连12g、升麻12g、栀子9g、大黄12g、生地黄15g、牡丹皮15g、赤芍15g、紫草12g。胆腑郁热证，推荐方药：大柴胡汤加减，柴胡12g、黄芩15g、芍药12g、法半夏9g、生姜9g、枳实12g、大枣12g、大黄12g。瘀血内结证，推荐方药：血府逐瘀汤加减，当归15g、生地黄15g、桃仁12g、红花9g、枳壳12g、赤芍12g、甘草9g、川芎15g、大黄12g。寒湿阻遏证，推荐方药：茵陈术附汤，茵陈30g、炮附子12g、干姜12g、白术15g、甘草9g、茯苓12g、泽泻12g、车前子15g、猪苓12g。中药汤药均口服，一日2次，早晚餐后30分钟服用，每次200ml。中成药按药物说明书进行服用。

2. 药学提示：

（1）熊去氧胆酸：不良反应发生较少，偶可见便秘、头痛、过敏、胰腺炎等；对于胆总管完全梗阻或胆囊颈部结石完全梗阻患者禁用。

（2）S-腺苷蛋氨酸：禁用于胆总管完全梗阻或胆囊颈部结石完全梗阻患者；不良反应较少，

可引起昼夜节律紊乱。

（3）糖皮质激素：不良反应较多，主要包括：①内分泌及代谢：糖尿病、高脂血症、水钠潴留、低血钾、库欣综合征、肾上腺皮质功能低下；②胃肠道反应：消化性溃疡、胃出血、胰腺炎；③骨骼肌肉：骨质疏松、无菌性骨坏死、肌无力、肌肉疼痛；④心血管：高血压、加速动脉粥样硬化；⑤眼：白内障、青光眼、葡萄膜炎；⑥皮肤：皮肤萎缩、痤疮、多毛、紫纹、创口不愈合；⑦生殖系统：月经不调、流产、阳痿；⑧其他：继发感染、外周白细胞计数升高、情绪异常、胎儿体重过轻等。

（4）抗炎保肝药：甘草酸制剂增量或长期使用可出现低钾血症、水钠潴留等假性醛固酮症。其他不良反应包括恶心、呕吐、腹胀、皮疹、瘙痒过敏等。

3. 注意事项：

（1）虽然糖皮质激素合理用药相对安全，但长期应用不良反应较多，使用期间应严格遵医嘱，密切监测血压、血糖及有无其他不良反应，注意补充钙剂。

（2）严重低钾血症、心力衰竭、肾衰竭的患者禁用或慎用甘草酸制剂。甘草酸制剂使用期间需监测电解质、血压等情况。

（3）胆道完全梗阻和严重肝损伤者禁用熊去氧胆酸。

（4）在应用中药附子时需注意使用前应该充分炮制，且需先煎。同时孕妇慎用，不宜与半夏、瓜蒌、瓜蒌子、瓜蒌皮、天花粉、川贝母、浙贝母、平贝母、伊贝母、湖北贝母、白蔹、白芨同用。

六、胆汁淤积性黄疸护理规范

1. 保持充足的睡眠和休息，避免剧烈运动。

2. 对不同疾病活动程度的患者给予相应等级的护理照顾级别。

3. 伴有瘙痒的患者，要求患者勿搔抓，及时修剪指甲，避免抓破皮肤引发感染，及时增减衣服，避免冷热刺激，告知患者穿宽松纯棉内衣，用清洁温水清洗皮肤，勿使用碱性强的皂液，水温控制在42℃以下，洗后用干净毛巾轻轻擦拭，保持皮肤清洁干爽；瘙痒明显者局部外涂炉甘石洗剂。

4. 对于出现认知障碍和抑郁情绪的，积极与患者沟通，鼓励患者进行脑部训练，适时进行心理疏导。

5. 协助患者做好各项检查前准备工作，以及做好患者检查后的病情观察；尤其是 ERCP 术后注意观察患者有无腹痛、发热等症状；术后放置鼻胆管的患者应于体外妥善固定导管，以防意外脱出。

6. 对于接受糖皮质激素治疗的患者，需注意皮肤清洁、完整，监测血压、血糖变化，督促患者及时补充钙剂，密切观察精神状况，及时发现有无应激性溃疡、有无青光眼等不良反应。

7. 观察患者皮肤瘙痒、体重、尿色等的情况及动态变化，伴随症状的出现或消除等。

8. 指导患者进低脂易消化饮食，戒烟、酒。

9. 加强患者的健康宣教，并在出院时做好健康宣教。

七、胆汁淤积性黄疸营养治疗规范

1. 评估患者营养状态，推荐目前应用最广泛的营养风险筛查工具 2002（NRS2002）。NRS2002 评分≥3 分提示有营养风险，需要进行营养支持治疗。

2. 饮食以高热量、高维生素、高蛋白质（合并肝性脑病患者除外）、易消化、适当脂肪、少渣的饮食为主，避免进食油炸、生、冷、坚硬、粗糙或辛辣刺激性食物。

3. 对于病史较长的患者，重视补充脂溶性维生素、维生素 D、钙和微量元素。

4. 有腹水和水肿的患者，应低盐或无盐饮食，限制钠和水的摄入，盐以＜2g/d，饮水量控制在 1000ml/d 为宜。

5. 合并肝硬化的营养不良患者，需要进行营养支持治疗，基本目标是能量和蛋白质摄入达到目标量。建议肝硬化患者每日能量摄入量 30~35kcal/kg 或 1.3 倍静态能量消耗值（REE），每日蛋白质摄入 1.2~1.5g/kg；应避免长时间饥饿状态，分餐至 4~6 次少量进餐（3 餐+3 次加餐，含夜间加餐），可以促进蛋白质和能量吸收。

八、胆汁淤积性黄疸患者健康宣教

1. 健康生活方式，戒烟、戒酒，忌刺激性饮料。

2. 合理饮食，忌大量进食油腻食物；保持大便通畅，便秘时可遵医嘱适当使用促进排便的药物。

3. 对于酒精或非酒精性脂肪肝引起的胆汁淤积的患者，力荐戒酒，调整饮食结构，建议地中海饮食，适当运动，减轻体重。

4. 帮助患者正确认识疾病，自身免疫性肝病和遗传代谢性肝病的治疗是一个长期、综合性的过程，提高患者依从性，树立治疗疾病的信心。

5. 对于药物引起胆汁淤积的患者，嘱咐患者以后服用药物时遵医嘱，切忌盲目用药。

6. 接受糖皮质激素治疗的患者，监测血压、血糖、骨密度，尽量避免去人群密集的公共场所。

7. 告知治疗药物的服药注意事项、观察不良反应及简单处理，养成按时遵医嘱服药的好习惯。

8. 关注患者精神心理状态，积极沟通，帮助其建立良好的应对策略。

九、推荐表单

（一）医师表单

胆汁淤积性黄疸临床路径医师表单

适用对象：第一诊断为胆汁淤积性黄疸（ICD-10：R17，E80.7，K576.8）

患者姓名：	性别： 年龄： 门诊号：	住院号：
住院日期： 年 月 日	出院日期： 年 月 日	标准住院日：7~8 天

时间	住院第 1 天	住院第 2 天	住院第 3 天
主要诊疗工作	□ 询问病史及体格检查 □ 完成病历书写 □ 安排入院常规检查 □ 上级医师查房及病情评估 □ 排除溶血性黄疸和肝细胞性黄疸 □ 对胆道结石梗阻患者评估有无 ERCP 指征 □ 药物及支持治疗	□ 上级医师查房 □ 完成入院检查 □ 完成上级医师查房记录等病历书写 □ 根据初步检查对于明确病因，进入相关流程 □ 对于 ERCP 术后并发症评估 □ 药物及支持治疗	□ 上级医师查房 □ 完善部分检查及分析已有检查结果 □ 进一步明确病因的进入相关流程 □ 对于 ERCP 术后，评估术后效果 □ 药物及支持治疗
重点医嘱	**长期医嘱** □ 消化内科护理常规 □ 一级护理 □ 低脂饮食 □ 药物及支持治疗 **临时医嘱** □ 血常规、尿常规、粪便常规+隐血 □ 网织红细胞 □ 肝功能、肾功能、电解质、血糖、血脂、淀粉酶、脂肪酶 □ 红细胞沉降率、CRP、CER □ 凝血功能、病毒性肝炎抗体、CMV、EBV、梅毒、HIV 抗体、ANA、AMA、SMA、ANCA 及免疫球蛋白（IgM、IgG、IgA、IgG$_4$） □ 必要时 ERCP	**长期医嘱** □ 消化内科护理常规 □ 一级护理 □ 低脂饮食 □ 药物及支持治疗 **临时医嘱** □ 复查血常规、尿常规	**长期医嘱** □ 消化内科护理常规 □ 一级护理 □ 低脂饮食 □ 药物及支持治疗 **临时医嘱** □ 复查肝功能
病情变异记录	□ 无 □ 有，原因： 1. 2.	□ 无 □ 有，原因： 1. 2.	□ 无 □ 有，原因： 1. 2.
医师签名			

时间	住院第 4 天 （手术日）		住院第 5 天 （术后第 1 日）
	术前	术后	
主要诊疗工作	□ 讨论病情，评估病因 □ 决定进一步检查方案	□ 上级医师查房	□ 评估病因及治疗效果 □ 决定进一步检查方案
重点医嘱	**长期医嘱** □ 消化内科护理常规 □ 一级护理 □ 低脂饮食 □ 药物及支持治疗 **临时医嘱** □ 腹部 CT 检查 □ MRI+MRCP	**长期医嘱** □ 消化内科护理常规 □ 一级护理 □ 低脂饮食 □ 药物及支持治疗 **临时医嘱** □ 复查必要的异常指标	**长期医嘱** □ 消化内科护理常规 □ 一级护理 □ 低脂饮食 □ 药物及支持治疗 **临时医嘱** □ 必要时肝穿刺活检 □ EUS（必要） □ 血常规 □ 肝功能
病情变异记录	□ 无　□ 有，原因： 1. 2.	□ 无　□ 有，原因： 1. 2.	□ 无　□ 有，原因： 1. 2.
医师签名			

时间	住院第 6 天 （术后第 2 日）	住院第 7 天 （术后第 3 日）	住院第 8 天 （术后第 4 日）
主要诊疗工作	□ 上级医师查房 □ 完成病程记录 □ 完善方案	□ 评估病情 □ 住院医师完成病程记录 □ 复查肝功能	□ 评估病情，决定有无出院指征 □ 住院医师完成病程记录 □ 通知患者及家属准备出院 □ 交代出院后注意事项及随访计划
重点医嘱	**长期医嘱** □ 消化内科护理常规 □ 二级护理 □ 低脂饮食 □ 药物及对症处理	**长期医嘱** □ 消化内科护理常规 □ 二级护理 □ 低脂饮食 □ 药物及对症处理 **临时医嘱** □ 血常规 □ 复查肝功能 □ 腹部超声（必要时）	**长期医嘱** □ 消化内科护理常规 □ 三级护理 □ 低脂饮食 □ 停用有关药物治疗 **临时医嘱** □ 出院带药 □ 门诊随访
病情变异记录	□ 无　□ 有，原因： 1. 2.	□ 无　□ 有，原因： 1. 2.	□ 无　□ 有，原因： 1. 2.
医师签名			

（二）护士表单

胆汁淤积性黄疸临床路径护士表单

适用对象：第一诊断为胆汁淤积性黄疸（ICD-10：R17，E80.7，K576.8）

患者姓名：	性别：　年龄：　门诊号：	住院号：
住院日期：　　年　月　日	出院日期：　　年　月　日	标准住院日：7~8天

时间	住院第1天	住院第2天	住院第3天
健康宣教	□ 入院宣教 　介绍主管医师、护士 　介绍环境、设施 　介绍住院注意事项 　介绍探视和陪护制度 　介绍贵重物品保管制度 □ 饮食宣教 □ 根据当日检查医嘱完成相关检查宣教	□ 药物宣教 　抗炎保肝药物的用法、时间、用药注意事项等 □ 饮食宣教 　含有优质蛋白质的食物种类，每日蛋白质摄入量	□ 药物宣教 　对肝脏功能损伤较大的药物种类 □ 给予患者及家属心理支持 □ 再次明确探视陪护须知
护理处置	□ 核对患者姓名，佩戴腕带 □ 建立入院护理病历 □ 静脉采血 □ 协助患者留取尿、便标本 □ 测量体重及生命体征，必要时记录出入量 □ 检查前准备	□ 遵医嘱给药 □ 根据前期检查结果，必要时遵医嘱静脉采血完成相关检查 □ 完善护理记录	□ 遵医嘱给药 □ 完善护理记录
基础护理	□ 二级护理 □ 晨晚间护理 □ 皮肤护理 □ 患者安全管理	□ 二级护理 □ 晨晚间护理 □ 皮肤护理 □ 患者安全管理	□ 二级护理 □ 晨晚间护理 □ 皮肤护理 □ 患者安全管理
专科护理	□ 护理查体 □ 病情观察 □ 是否有乏力、恶心、呕吐、上腹不适、发热、皮肤瘙痒或黄疸等症状 □ 确定饮食种类 □ 心理护理	□ 病情观察 □ 心理护理	□ 病情观察 □ 心理护理
重点医嘱	□ 详见医嘱执行单	□ 详见医嘱执行单	□ 详见医嘱执行单
病情变异记录	□ 无　□ 有，原因： 1. 2.	□ 无　□ 有，原因： 1. 2.	□ 无　□ 有，原因： 1. 2.
护士签名			

时间	住院第 4 天 （手术日）	住院第 5 天 （术后第 1 日）
健康宣教	□ 心理与生活护理 □ 药物指导，遵医嘱给药	□ 心理与生活护理 □ 指导患者低脂饮食 □ 疾病宣教 □ 药物指导，遵医嘱给药 □ 遵医嘱留取静脉血、标本实验室检查
护理处置	□ 遵医嘱给药 □ 遵医嘱静脉采血复查 □ 完善护理记录	□ 遵医嘱给药 □ 遵医嘱静脉采血复查 □ 完善护理记录
基础护理	□ 一级护理 □ 晨晚间护理 □ 皮肤护理 □ 患者安全管理	□ 一级护理 □ 晨晚间护理 □ 皮肤护理 □ 患者安全管理
专科护理	□ 病情观察 □ 心理护理	□ 病情观察 □ 心理护理
重点医嘱	□ 详见医嘱执行单	□ 详见医嘱执行单
病情变异记录	□ 无　□ 有，原因： 1. 2.	□ 无　□ 有，原因： 1. 2.
护士签名		

时间	住院第 6 天 （术后第 2 日）	住院第 7 天 （术后第 3 日）	住院第 8 天 （术后第 4 日）
健康宣教	□ 药物宣教 □ 按时服用口服药，不能随意减量或停药 □ 饮食、活动指导	□ 药物宣教 □ 按时服用口服药，不能随意减量或停药 □ 饮食、活动指导	□ 出院宣教 □ 复查时间 □ 服药方法 □ 活动休息 □ 指导饮食 □ 指导办理出院手续
护理处理	□ 遵医嘱给药 □ 遵医嘱静脉采血复查 □ 完善护理记录	□ 遵医嘱给药 □ 遵医嘱静脉采血复查 □ 完善护理记录	□ 办理出院手续 □ 书写出院小结
基础护理	□ 二级护理 □ 晨晚间护理 □ 皮肤护理 □ 患者安全管理	□ 二级护理 □ 晨晚间护理 □ 皮肤护理 □ 患者安全管理	□ 二级护理 □ 晨晚间护理 □ 皮肤护理 □ 患者安全管理
专科护理	□ 病情观察 □ 心理护理	□ 病情观察 □ 心理护理	□ 病情观察 □ 出院指导 □ 心理护理
重点医嘱	□ 详见医嘱执行单	□ 详见医嘱执行单	□ 详见医嘱执行单
病情变异记录	□ 无 □ 有，原因： 1. 2.	□ 无 □ 有，原因： 1. 2.	□ 无 □ 有，原因： 1. 2.
护士签名			

（三）患者表单

胆汁淤积性黄疸临床路径患者表单

适用对象：第一诊断为胆汁淤积性黄疸（ICD-10：R17，E80.7，K576.8）

患者姓名：	性别： 年龄： 门诊号：	住院号：
住院日期： 年 月 日	出院日期： 年 月 日	标准住院日：7~8 天

时间	住院第 1 天	住院第 2 天	住院第 3 天
医患配合	□ 配合询问病史、收集资料，请务必详细告知既往史、用药史、过敏史 □ 配合进行体格检查 □ 有任何不适请告知医师	□ 配合完善相关检验检查 □ 医师与患者及家属介绍病情及检查前谈话、签字	□ 配合完成相关检验检查
护患配合	□ 配合测量体温、脉搏、呼吸频率、血压、体重 □ 配合完成入院护理评估（简单询问病史、过敏史、用药史） □ 接受入院宣教（环境介绍、病室规定、订餐制度、贵重物品保管等） □ 接受检验检查、输液 □ 有任何不适请告知护士	□ 配合测量体温、脉搏、呼吸频率、血压 □ 接受药物等相关宣教 □ 接受静脉输液 □ 接受检查和治疗 □ 有任何不适请告知护士	□ 配合测量生命体征 □ 接受药物等相关宣教 □ 接受静脉输液 □ 接受检查和治疗 □ 有任何不适请告知护士
饮食	□ 普通饮食	□ 普通饮食	□ 普通饮食
排泄	□ 正常排尿便	□ 正常排尿便	□ 正常排尿便
活动	□ 正常活动 □ 输液期间需协助如厕	□ 正常活动 □ 输液期间需协助如厕	□ 正常活动 □ 输液期间需协助如厕

时间	住院第 4 天 （手术日）	住院第 5 天 （术后第 1 日）
医患 配合	□ 配合完成相关检验检查	□ 接受指导
护 患 配 合	□ 配合测量生命体征 □ 接受药物等相关宣教 □ 接受静脉输液 □ 接受检查和治疗 □ 有任何不适请告知护士	□ 配合测量生命体征 □ 接受药物等相关宣教 □ 接受静脉输液 □ 接受检查和治疗 □ 有任何不适请告知护士
饮食	□ 术后禁食	□ 禁食
排泄	□ 正常排尿便	□ 正常排尿便
活动	□ 卧床 □ 输液期间需协助如厕	□ 卧床 □ 输液期间需协助如厕

时间	住院第 6 天 （术后第 2 日）	住院第 7 天 （术后第 3 日）	住院第 8 天 （术后第 4 日）
医 患 配 合	□ 配合完成相关检验检查	□ 配合完成相关检验检查	□ 接受出院前指导 □ 知道复查程序 □ 获取出院诊断书
护 患 配 合	□ 配合测量生命体征 □ 接受药物等相关宣教 □ 接受静脉输液 □ 接受检查和治疗 □ 有任何不适请告知护士	□ 配合测量生命体征 □ 接受药物等相关宣教 □ 接受静脉输液 □ 接受检查和治疗 □ 有任何不适请告知护士	□ 接受出院宣教 □ 办理出院手续 □ 获取出院带药 □ 知道服药方法、作用、注意事项 □ 知道随诊程序和项目 □ 复印病历程序
饮食	□ 禁食	□ 清流质	□ 半流质
排泄	□ 正常排尿便	□ 正常排尿便	□ 正常排尿便
活动	□ 正常活动 □ 输液期间需协助如厕	□ 正常活动 □ 输液期间需协助如厕	□ 正常活动

附：原表单（2017年版）

胆汁淤积性黄疸临床路径表单

适用对象：第一诊断为胆汁淤积性黄疸（ICD-10：R17，E80.7，K576.8）

患者姓名：	性别： 年龄： 门诊号：	住院号：
住院日期： 年 月 日	出院日期： 年 月 日	标准住院日：7~8天

时间	住院第1天	住院第2天	住院第3天
主要诊疗工作	□ 询问病史及体格检查 □ 完成病历书写 □ 安排入院常规检查 □ 上级医师查房及病情评估 □ 排除溶血性黄疸和肝细胞性黄疸 □ 对胆道结石梗阻患者评估有无 ERCP 指征 □ 药物及支持治疗	□ 上级医师查房 □ 完成入院检查 □ 完成上级医师查房记录等病历书写 □ 根据初步检查对于明确病因，进入相关流程 □ 对于 ERCP 术后并发症评估 □ 药物及支持治疗	□ 上级医师查房 □ 完善部分检查及分析已有检查结果 □ 进一步明确病因的进入相关流程 □ 对于 ERCP 术后，评估术后效果 □ 药物及支持治疗
重点医嘱	**长期医嘱** □ 消化内科护理常规 □ 一级护理 □ 低脂饮食 □ 药物及支持治疗 **临时医嘱** □ 血常规、尿常规、粪便常规+隐血 □ 网织红细胞 □ 肝功能、肾功能、电解质、血糖、血脂、淀粉酶、脂肪酶 □ 红细胞沉降率、CRP、CER □ 凝血功能 □ 病毒性肝炎抗体、梅毒、HIV 抗体 □ 免疫球蛋白（IgM、IgG、IgA、IgG₄） □ 必要时 ERCP	**长期医嘱** □ 消化内科护理常规 □ 一级护理 □ 低脂饮食 □ 药物及支持治疗 **临时医嘱** □ 复查血常规、尿常规	**长期医嘱** □ 消化内科护理常规 □ 一级护理 □ 低脂饮食 □ 药物及支持治疗 **临时医嘱** □ 复查肝功能
护理工作	□ 一级护理 □ 介绍病房环境、设施和设备 □ 入院护理评估（包括入院护理评估、自理能力评估、跌倒危险因素评估、压疮风险因素评估以及内科住院患者静脉血栓栓塞症风险评估） □ 指导患者低脂饮食 □ 药物指导，并遵医嘱给药 □ 入院宣教 □ 遵医嘱静脉取血实验室检查	□ 一级护理 □ 心理与生活护理 □ 指导患者低脂饮食 □ 疾病宣教 □ 药物指导，遵医嘱给药 □ 遵医嘱留取静脉血、标本实验室检查	□ 一级护理 □ 指导患者低脂饮食 □ 药物指导，并遵医嘱用药 □ 心理与生活护理 □ 观察病情变化 □ 遵医嘱静脉取血实验室检查

续　表

时间	住院第 1 天	住院第 2 天	住院第 3 天
病情 变异 记录	□无　□有，原因： 1. 2.	□无　□有，原因： 1. 2.	□无　□有，原因： 1. 2.
护士 签名			
医师 签名			

时间	住院第 4 天 （手术日）		住院第 5 天 （术后第 1 日）
	术前	术后	
主要 诊疗 工作	□ 讨论病情，评估病因 □ 决定进一步检查方案	□ 上级医师查房	□ 评估病因及治疗效果 □ 决定进一步检查方案
重 点 医 嘱	**长期医嘱** □ 消化内科护理常规 □ 一级护理 □ 低脂饮食 □ 药物及支持治疗 **临时医嘱** □ 腹部 CT 检查 □ MRI+MRCP	**长期医嘱** □ 消化内科护理常规 □ 一级护理 □ 低脂饮食 □ 药物及支持治疗 **临时医嘱** □ 复查必要的异常指标	**长期医嘱** □ 消化内科护理常规 □ 一级护理 □ 低脂饮食 □ 药物及支持治疗 **临时医嘱** □ 必要时肝穿刺活检 □ EUS（必要） □ 血常规 □ 肝功能
护 理 工 作	□ 一级护理 □ 检查指导（CT 及 MRI 检查 　的注意事项） □ 指导患者低脂饮食 □ 心理与生活护理 □ 药物指导，遵医嘱给药	□ 一级护理 □ 指导患者低脂饮食 □ 心理与生活护理 □ 药物指导，遵医嘱给药 □ 必要时，遵医嘱留取静脉血 　实验室检查	□ 一级护理 □ 指导患者低脂饮食 □ 心理与生活护理 □ 药物宣教，遵医嘱给药 □ 针对治疗方案进行宣教 □ 遵医嘱留取静脉血实验室 　检查 □ 如需肝穿刺活检，指导患者 　配合检查，解释目的及注意 　事项
病情 变异 记录	□ 无　□ 有，原因： 1. 2.	□ 无　□ 有，原因： 1. 2.	□ 无　□ 有，原因： 1. 2.
护士 签名			
医师 签名			

时间	住院第 6 天 （术后第 2 日）	住院第 7 天 （术后第 3 日）	住院第 8 天 （术后第 4 日）
主要诊疗工作	□ 上级医师查房 □ 完成病程记录 □ 完善方案	□ 评估病情 □ 住院医师完成病程记录 □ 复查肝功能	□ 评估病情，决定有无出院指针 □ 住院医师完成病程记录 □ 通知患者及家属准备出院 □ 交代出院后注意事项及随访计划
重点医嘱	**长期医嘱** □ 消化内科护理常规 □ 二级护理 □ 低脂饮食 □ 药物及对症处理	**长期医嘱** □ 消化内科护理常规 □ 二级护理 □ 低脂饮食 □ 药物及对症处理 **临时医嘱** □ 血常规 □ 复查肝功能 □ 腹部超声（必要时）	**长期医嘱** □ 消化内科护理常规 □ 三级护理 □ 低脂饮食 □ 停用有关药物治疗 **临时医嘱** □ 出院带药 □ 门诊随访
护理工作	□ 二级护理 □ 指导患者低脂饮食 □ 药物治疗宣教 □ 心理与生活护理 □ 药物指导，遵医嘱用药 □ 观察生命体征及病情变化	□ 二级护理 □ 指导患者低脂饮食 □ 心理与生活护理 □ 药物指导，并遵医嘱给药 □ 遵医嘱留取静脉血实验室检查 □ 必要时，配合医师行腹部超声 □ 向患者做好检查指导	□ 三级护理 □ 指导患者低脂饮食 □ 心理护理 □ 出院宣教（自我护理、药物指导） □ 指导并协助患者及家属办理出院手续 □ 制订门诊随访计划
病情变异记录	□ 无 □ 有，原因： 1. 2.	□ 无 □ 有，原因： 1. 2.	□ 无 □ 有，原因： 1. 2.
护士签名			
医师签名			

第二十四章

药物性肝损伤临床路径释义

【医疗质量控制指标】

指标一、药物性肝损伤的诊断目前仍为排他性诊断，首先要确认存在肝损伤，其次排除其他肝病，再通过因果关系评估来确定肝损伤与可疑药物的相关程度。

指标二、药物性肝损伤最重要的治疗措施是及时停用可疑肝损伤药物，尽量避免再次使用可疑或同类药物。

指标三、药物性肝损伤应充分权衡停药引起原发病进展和继续用药导致肝损伤加重的风险。

指标四、根据药物性肝损伤的临床类型选用适当的药物治疗，重症患者必要时可考虑紧急肝移植。

一、药物性肝损伤编码

1. 原编码：

疾病名称及编码：药物性肝损伤（ICD-10：S36.10522）

2. 修改编码：

疾病名称及编码：药物性肝损伤（ICD-10：K71）

3. 对应或相关中医病种及编码：黄疸病（A04.02.03）

黄疸（ICD-11：SA01）

黄疸病（BNG020）

二、临床路径检索方法

K71

三、国家医疗保障疾病诊断相关分组（CHS-DRG）

MDCH 肝、胆、胰疾病及功能障碍

HZ1 其他肝脏疾患

四、药物性肝损伤临床路径标准住院流程

（一）适用对象

第一诊断为药物性肝损伤（ICD-10：S36.1052），或已系统性地排除其他可能导致肝损伤的病因而诊断为药物性肝病（ICD-10：K71.1/K71.9）。

> **释义**
>
> ■ 本临床路径适用对象是第一诊断是药物性肝损伤（drug-induced liver injury，DILI）的患者。
>
> ■ 本临床路径适用对象不包括其他原因所致的肝损伤，包括病毒性肝炎、非酒精性脂肪性肝病（代谢相关脂肪性肝病）、酒精性肝病、自身免疫性肝炎、胆汁淤积性疾病、遗传代谢性肝病等。

（二）诊断标准

根据《药物与中毒性肝病》（陈成伟主编，上海科学技术出版社，2013年，第12版），《实用内科学》（王吉耀、葛均波、邹和建主编，人民卫生出版社，2022年，第16版），《药物性肝损伤诊疗指南（2015年版）》［实用肝脏病杂志，2015，23（10）：1752-1769］。

1. 临床表现：可具有非特异性的肝病相关症状的临床表现。

2. 经血液生化学检查、影像学检查和肝组织学检查等检查，明确存在急性、亚急性或慢性肝损伤或肝病。

3. 患者有明确的用药史，且服药时间与肝损伤或肝病的发生有时间上的相关性。

4. 应用RUCAM因果关系评估量表评分≥6分，提示肝损伤或肝病"很可能"是由药物引起。

5. 基于详细病史、血液生化学检查、影像学检查和肝组织学检查等合理应用的排除性诊断，是目前药物性肝损伤的基本诊断策略。需排除引起肝损伤的其他可能病因，通常需与其他肝病如急性病毒性肝炎、自身免疫性肝炎（AIH）、隐源性肝硬化、急性胆囊炎、原发性胆汁淤积性胆管炎等作鉴别诊断。

6. 临床分型：诊断药物性肝损伤后，建议进一步根据初次检查肝脏生化异常的模式，对药物性肝损伤进行临床分型，分型标准如下：①肝细胞损伤型：ALT≥3ULN，且R≥5；②胆汁淤积型：ALP≥2ULN，且R≤2；③混合型：ALT≥3ULN，ALP≥2ULN，且2＜R＜5。R=（ALT实测值/ALT ULN）/（ALP实测值/ALP ULN）。

此外，临床上尚可见药物引起的肝血管损伤型损伤。以肝窦、肝小静脉和肝静脉主干及门静脉等内皮细胞受损为主，临床包括肝窦阻塞综合征/肝小静脉闭塞病（SOS/VOD）、紫癜性肝病（PH）、巴德-基亚里综合征（BCS）、可引起特发性门静脉高压症（IPH）的肝汇管区硬化和门静脉栓塞、肝脏结节性再生性增生（NRH）等。

> **释义**
>
> ■ DILI的诊断依据参考我国2015版《药物性肝损伤诊疗指南》。DILI的诊断属排他性诊断。首先要确认存在肝损伤，其次排除其他肝病，再通过因果关系评估来确定肝损伤与可疑药物的相关程度。
>
> ■ DILI可表现出所有急慢性肝胆疾病的类似表现，最多见的是急性肝炎型或胆汁淤积型。部分过敏特异性患者可有嗜酸性粒细胞增多。DILI基于病程分为急性和慢性DILI；慢性DILI定义为：DILI发生6个月后，血清ALT、AST、ALP及TBil仍持续异常，或存在门静脉高压或慢性肝损伤的影像学和组织学证据。在临床上，急性DILI占绝大多数，其中6%~20%可发展为慢性。急性DILI的临床表现通常无特异性，潜伏期差异很大，1天至数月皆可，一般1~4周；多数患者可无明显症状，仅有血清ALT、AST及ALP、GGT等肝脏生化指标不同程度的升高；部分患者可有乏力、食欲减退、厌油、肝区胀痛及上腹不适等消化道症状；淤胆明显者可有全身皮肤黄染、大便颜色变浅和瘙痒等；少数患者可有发热、皮疹、嗜酸性粒细胞增多甚至关节酸痛等过敏表现，还可能伴有其他肝外器官损伤的表现；病情严重者可出现急性肝衰竭或亚急性肝衰竭。慢性DILI在临床上可表现为慢性肝炎、肝纤维化、代偿性和失代偿性肝硬化、AIH样DILI、慢性肝内胆汁淤积和胆管消失综合征（VBDS）等；少数患者还可出现SOS/VOD及肝脏肿瘤等；SOS/VOD可呈急性，并有腹水、黄疸、肝增大等表现。

■ 生化指标主要为血清 ALT、ALP、GGT 和 TBil。国际严重不良反应协会（iSAEC）于 2011 年提出 DILI 的生化学诊断为出现以下任一情况：①ALT≥5ULN；②ALP≥2ULN，特别是伴有 5′-核苷酸酶或 GGT 升高且排除骨病引起的 ALP 升高；③ALT≥3ULN 且 TBil≥2ULN。根据受损靶细胞分为肝细胞损伤型、胆汁淤积型和混合型。需要指出，此非 DILI 的临床诊断标准，而主要是对治疗决策更具参考意义。

■ 下列情况应考虑肝组织活检：①经临床和实验室检查仍不能确诊 DILI，尤其是 AIH 仍不能排除时；②停用可疑药物后，肝脏生化指标仍持续上升或出现肝功能恶化的其他迹象；③停用可疑药物 1~3 个月，肝脏生化指标未降至峰值的 50% 或更低；④怀疑慢性 DILI 或伴有其他慢性肝病时；⑤长期使用某些可能导致肝纤维化的药物，如甲氨蝶呤等。

■ DILI 必须除外其他引起肝损伤的病因，如病毒性肝炎、酒精性肝病、非酒精性脂肪性肝病（代谢相关脂肪性肝病）、自身免疫性肝病、胆汁淤积性肝病、遗传代谢性肝病、感染（局部或全身）、血流动力学异常、血管闭塞性疾病等。

■ 因果关系评估多采用 RUCAM（Roussel uclaf causality assessment method）量表。RUCAM 量表根据评分结果将药物与肝损伤的因果相关性分为 5 级。极可能：＞8 分；很可能：6~8 分；可能：3~5 分；不太可能：1~2 分；可排除：≤0 分。

■ 目前国际上通常将急性 DILI 的严重程度分为 1~5 级。结合我国肝衰竭指南，中华医学会参与制定的《药物性肝损伤诊治指南》中将 DILI 分为 0~5 级。0 级（无肝损伤）：患者对暴露药物可耐受，无肝毒性反应。1 级（轻度肝损伤）：血清 ALT 和/或 ALP 水平呈可恢复性升高，总胆红素（TBil）＜2.5×ULN（2.5mg/dl 或 42.75μmol/L），且国际标准化比值（INR）＜1.5；多数患者可适应；可有或无乏力、虚弱、恶心、厌食、右上腹痛、黄疸、瘙痒、皮疹或体重减轻等症状。2 级（中度肝损伤）：血清 ALT 和/或 ALP 水平升高，TBil≥2.5×ULN，或虽无 TBil 升高但 INR≥1.5；上述症状可有加重。3 级（重度肝损伤）：血清 ALT 和/或 ALP 水平升高，TBil≥5×ULN（5.0 mg/dl 或 85.5 μmol/L），伴或不伴 INR≥1.5；患者症状进一步加重，需要住院治疗，或住院时间延长。4 级（急性肝衰竭）：血清 ALT 和/或 ALP 水平升高，TBil≥10×ULN（10.0mg/dl 或 171.0 μmol/L）或每日上升 ≥1.0 mg/dl（17.1μmol/L），INR≥2.0 或凝血酶原活动度（PTA）＜40%，可同时出现腹水或肝性脑病，或与 DILI 相关的其他器官功能衰竭。5 级（致命）：因 DILI 死亡，或需接受肝移植才能存活。

■ DILI 的规范诊断格式：完整的 DILI 诊断应包括诊断命名、临床类型、病程、RUCAM 评分结果、严重程度分级。例如：药物性肝损伤，肝细胞损伤型，急性，RUCAM 9 分（极可能），严重程度 3 级。

（三）治疗方案的选择

根据《药物与中毒性肝病》（陈成伟主编，上海科学技术出版社，2013 年，第 12 版），《实用内科学》（王吉耀、葛均波、邹和建主编，人民卫生出版社，2022 年，第 16 版），《药物性肝损伤诊疗指南（2015 年版）》[实用肝脏病杂志，2015，23（10）：1752-1769]。

1. 内科治疗：

（1）及时停用可疑肝损伤药物，尽量避免再次使用可疑或同类药物。应充分权衡停药引起原发病进展和继续用药导致肝损伤加重的风险。

（2）支持治疗：根据患者肝损伤严重程度，可酌情考虑予适当支持治疗。

2. 药物治疗：

（1）急性或亚急性肝衰竭等重型患者应尽早选用N-乙酰半胱氨酸（NAC）。成人一般用法：50~150mg/（kg·d），总疗程不低于3天。

（2）糖皮质激素仅限于应用在超敏或自身免疫征象明显且停用肝损伤药物后生化指标改善不明显甚或继续恶化的无禁忌证的患者，并应充分权衡治疗收益和可能的不良反应。

（3）根据肝损伤类型，合理选择抗炎保肝类药物的治疗。肝细胞损伤型可选择甘草酸制剂、双环醇；胆汁淤积型可选择熊去氧胆酸、S-腺苷-L-蛋氨酸。

（4）对于药物导致的各类急性、亚急性和慢性肝病如肝硬化、自身免疫性肝病、脂肪肝、血管病变等，应参照相应肝病治疗原则采取合适的治疗方案。

3. 中医治疗方案。

> **释义**
>
> ■ DILI重在预防，应严格掌握药物适应证。应避免同时使用多种药物，了解药物与肝损伤的可能关系，避免服药时饮酒。
>
> ■ DILI的基本治疗原则是：①及时停用可疑肝损伤药物，尽量避免再次使用可疑或同类药物；②应充分权衡停药引起原发病进展和继续用药导致肝损伤加重的风险；③根据DILI的临床类型选用适当的药物治疗；④ALF/SALF等重症患者必要时可考虑紧急肝移植。
>
> ■ 停药是最为重要的治疗措施。美国FDA于2013年制订了药物临床试验中出现DILI的停药原则，出现下列情况之一应考虑停用肝损伤药物：①血清ALT或AST＞8ULN；②ALT或AST＞5ULN，持续2周；③ALT或AST＞3ULN，且TBil＞2ULN或INR＞1.5；④ALT或AST＞3ULN，伴逐渐加重的疲劳、恶心、呕吐、右上腹疼痛或压痛、发热、皮疹和/或嗜酸性粒细胞增多（＞5%）。上述原则适用对象为药物临床试验受试者，且有待前瞻性系统评估，因此在临床实践中仅供参考。
>
> ■ 中医治疗方案：对于胆汁淤积型药物性肝损伤可以参照中医"黄疸病"范畴进行辨证施治。临床主要可见于肝胆湿热证与寒湿阻遏证两种证型。①肝胆湿热证：目睛黄染，继之全身发黄，其色鲜明如橘子色，头身困重，腹胀脘闷，大便溏薄，口淡不渴，苔黄腻或白腻，脉濡数或滑数。治法：清热利湿退黄。②寒湿阻遏证：身目发黄，黄色晦暗，脘腹痞胀，食欲缺乏，神疲乏力，大便溏薄，口淡不渴，舌质淡胖，苔薄白或腻，脉濡缓。治法：温化寒湿，健脾和胃。

（四）标准住院日

14~20天。

> **释义**
>
> ■ 入院后第1~3天，完善检查，明确诊断，排除鉴别诊断并开始治疗。第3~13天，评价疗效，调整治疗方案，监测治疗的不良反应。第14~20天，观测疗效稳定，准予出院。
>
> ■ 总住院时间不超过20天均符合路径要求。若肝功能恶化或患者依从性差，可适当延长住院时间。

（五）进入路径标准

1. 第一诊断必须符合药物性肝损伤编码（ICD-10：S36.1052），或已系统性地排除其他可能导致肝损伤的病因而诊断为药物性肝病（ICD-10：K71.1/K71.9）。

2. 当患者同时具有其他疾病诊断，但在住院期间不需要特殊处理也不影响第一诊断的临床路径流程实施时，可以进入路径。

> **释义**
>
> ■ 进入本临床路径的患者需符合 DILI 的诊断标准。
>
> ■ 入院时应根据详细病史（服药史、发病过程与服药的时间关系特点等）、血液生化学检查、影像学检查，并排除其他肝损伤原因后给予诊断。必要时可行肝组织学检查以明确诊断。
>
> ■ 患者同时具有其他诊断，如糖尿病、高血压等，如病情稳定，在住院期间不需要特殊处理，不影响第一诊断的临床路径流程实施时，可以进入路径。

（六）住院期间检查项目

1. 必需的检查项目：

（1）血常规、尿常规、粪便常规+隐血。

（2）肝功能、肾功能、血脂、血糖、糖化血红蛋白、脂肪酶、凝血功能。

（3）各种病毒性肝炎标志物（甲、乙、丙、丁、戊型肝炎）、非嗜肝病毒（CMV、EBV）抗体、自身免疫性肝病抗体、免疫球蛋白、血清铜、血清铜蓝蛋白、铁蛋白、铁代谢等。

（4）心电图、腹部超声、胸部 X 线片。

2. 根据患者病情可选择检查项目：

（1）腹部 CT、磁共振胰胆管造影（MRCP）、内镜下逆行性胰胆管造影（ERCP）。

（2）肝活检术。

> **释义**
>
> ■ 必查项目检测是为了诊断与鉴别诊断并判断患者病情轻重程度，选择相应治疗。三大常规可了解血、尿、便的基本情况。肝功能有助于 DILI 的诊断和病情评估，肾功能、血脂、血糖、糖化血红蛋白、脂肪酶、凝血功能可以判断有无基础疾病。各种病毒性肝炎标志物（甲、乙、丙、丁、戊型肝炎）、非嗜肝病毒（CMV、EBV）抗体、自身免疫性肝病抗体、免疫球蛋白、血清铜、血清铜蓝蛋白、铁蛋白、铁代谢等有助于排除其他致肝损伤的原因。腹部超声可了解肝胆脾肾等腹部情况，有助于了解有无肝硬化表现。心电图和 X 线胸片可评价心肺基础情况。
>
> ■ 可选项目中，腹部 CT、MRCP、ERCP 有助于鉴别胆汁淤积性疾病。下列情况应考虑肝组织活检：①经临床和实验室检查仍不能确诊 DILI，尤其是 AIH 仍不能排除时；②停用可疑药物后，肝脏生化指标仍持续上升或出现肝功能恶化的其他迹象；③停用可疑药物 1~3 个月，肝脏生化指标未降至峰值的 50% 或更低；④怀疑慢性 DILI 或伴有其他慢性肝病时；⑤长期使用某些可能导致肝纤维化的药物，如甲氨蝶呤等。

（七）选择用药

1. 营养支持治疗如 B 族维生素、叶酸、维生素 C、维生素 E。

2. 急性或亚急性肝衰竭等重型患者应尽早选用 N-乙酰半胱氨酸（NAC）。

3. 糖皮质激素仅限于应用在超敏反应或自身免疫征象明显且停用肝损伤药物后生化指标改善不明显甚或继续恶化的无禁忌证的患者。

4. 根据肝损伤类型，合理选择抗炎保肝类药物的治疗。肝细胞损伤型可选择甘草酸制剂、双环醇；胆汁淤积型可选熊去氧胆酸、S-腺苷-L-蛋氨酸。

5. 对于药物导致的各类急性、亚急性和慢性肝病如肝硬化、自身免疫性肝病、脂肪肝、血管病变等，应参照相应肝病治疗原则采取合适的治疗方案。

> **释义**
>
> ■ N-乙酰半胱氨酸主要通过促进谷胱甘肽的生成，从而提高组织内谷胱甘肽的含量，以防止肝损伤，对乙酰氨基酚引起的肝衰竭，NAC 可改善血流动力和氧利用、降低脑水肿。
>
> ■ 糖皮质激素对 DILI 疗效尚缺乏随机对照研究。糖皮质激素应用于 DILI 的治疗应十分谨慎，需严格掌握适应证，充分权衡治疗获益和可能的风险。宜用于治疗免疫机制介导的 DILI。AIH 样 DILI 多对糖皮质激素治疗应答良好，且在停用糖皮质激素后不易复发。
>
> ■ 异甘草酸镁可用于治疗 ALT 明显升高的急性肝细胞型或混合型 DILI。轻-中度肝细胞损伤型和混合型 DILI，炎症较重者可试用双环醇和甘草酸制剂（甘草酸二铵肠溶胶囊、甘草酸单铵半胱氨酸氯化钠注射液及复方甘草苷等）；炎症较轻者，可试用水飞蓟素；胆汁淤积型 DILI 可选用熊去氧胆酸（UDCA）或腺苷蛋氨酸（SAMe），但均有待高级别的循证医学证据支持。其他临床常用药如多烯磷脂酰胆碱，具有保护和修复肝细胞膜的作用，可考虑使用以促进肝组织再生。
>
> ■ 目前中医药治疗 DILI 尚缺少高级别的循证医学证据，宜选用安全性好、疗效确切的中成药制剂治疗，有文献报道舒肝宁注射液具有保肝抗炎作用，可减轻肝损伤，改善肝脏功能。
>
> ■ 对发生 DILI 的患者应加强支持治疗，密切监测肝功能等指标，特别是监测急性肝衰竭和进展为慢性肝衰竭的征象。

（八）出院标准

1. 异常的肝生化检查恢复正常。

2. 肝损伤显著好转或肝病稳定。

> **释义**
>
> ■ 出院标准以患者临床表现、肝生化检查为评判标准。患者血清 ALT、ALP、GGT 和 TBil 恢复正常、显著好转或稳定。

（九）变异及原因分析

1. 患者进展为重症肝炎或急性肝衰竭，需接受肝移植治疗时，退出本路径。

2. 肝功能恶化，或患者依从性差，可导致住院时间延长。

> **释义**
>
> ■ 变异是指入选临床路径的患者未能按路径流程完成医疗行为或未达到预期的医疗质量控制目标。包含以下情况：①按路径流程完成治疗，但超出了路径规定的时限或限定的费用，如患者肝功能恶化，导致住院时间延长；②药物性肝损伤在治疗中病情恶化者，需行肝移植，转入相应路径。主管医师均应进行变异原因的分析，并在临床路径的表单中予以说明。
>
> ■ 医师认可的变异原因主要指患者入选路径后，发现合并存在对本路径治疗可能产生影响的情况，需终止执行路径或延长治疗时间、增加治疗费用。医师需在表单中明确说明。
>
> ■ 因患者原因导致执行路径出现变异，需医师在表单中予以说明。

五、药物性肝损伤（内科治疗）临床路径给药方案

1. 用药选择：

（1）N-乙酰半胱氨酸（NAC）：指南推荐 NAC 用于治疗早期急性肝衰竭患者。不建议 NAC 用于儿童药物性急性肝衰竭的治疗。成人一般用法：$50 \sim 150\text{mg}/$（kg·d），总疗程不低于 3 天。

（2）糖皮质激素：糖皮质激素对 DILI 疗效尚缺乏随机对照研究，宜用于免疫介导的 DILI。激素应用于 DILI 的治疗应十分谨慎，应充分权衡治疗收益和可能的不良反应。对常规保肝等治疗效果欠佳的重症药物性肝损伤，应积极考虑给予激素治疗。目前国内外关于激素用量及其疗程尚无统一标准。临床常有 2 种激素给药方式：①激素递减疗法。甲泼尼龙 $60 \sim 120\text{mg/d}$ 静滴或甲泼尼松 $40 \sim 60\text{mg/d}$ 口服共 $5 \sim 7$ 天，病情好转后逐步减量。②激素冲击疗法。甲泼尼龙 $60 \sim 120\text{mg/d}$ 共 $3 \sim 5$ 天。

（3）抗炎保肝药：药物性肝损伤据前述临床分型选择不同抗炎保肝药。不推荐 2 种以上保肝抗炎药物联合应用，也不推荐预防性用药来减少 DILI 的发生。

1）甘草酸制剂：包括异甘草酸镁、甘草酸二铵、甘草酸单铵（甘草酸单铵半胱氨酸氯化钠注射液）或复方甘草酸苷等。一般情况下按常规剂量，静脉用药 $1 \sim 2$ 周后改口服制剂。

2）双环醇：主要为降酶作用，还参与调解肝脏免疫调解、清除自由基和保护线粒体功能等。常规用药为 $25 \sim 50\text{mg}$，每日 3 次口服，应逐渐减量。

3）熊去氧胆酸（UDCA）：有稳定细胞膜、免疫调节及线粒体保护作用，能促进胆酸运输和结合胆红素分泌，可用于胆汁淤积的治疗。常用剂量为 0.25 克/次，每日 $2 \sim 3$ 次口服。

4）S-腺苷-L-蛋氨酸（SAMe）：可增加磷脂膜的生物合成，加快胆酸的转运，增加胆酸可溶性，可用于肝内胆汁淤积的防治。用药方法为每天 $1 \sim 2\text{g}$ 肌内注射或静脉滴注 2 周，以后改为每天 $1 \sim 2\text{g}$ 口服，直至症状及生化指标改善，一般为 $4 \sim 8$ 周。

5）多烯磷脂酰胆碱：可保护和修复肝细胞膜，促进肝组织再生。用药方法为开始时每次 0.456g，每日 3 次口服；维持剂量可每次 0.228g，每日 3 次。不得用于 12 岁以下儿童。

（4）中药或中成药：对于肝胆湿热证，推荐方药：茵陈蒿汤加减，茵陈 30g、栀子 12g、大黄 15g、金钱草 30g、柴胡 9g、郁金 12g、丹皮 12g、白术 15g、茯苓 15g、芍药 12g；中成药：茵栀黄颗粒或茵栀黄胶囊。寒湿阻遏证，推荐方药：茵陈术附汤，茵陈 30g、炮附子 12g、干姜 12g、白术 15g、甘草 9g、茯苓 12g、泽泻 12g、车前子 15g、猪苓 12g。中药汤药均口服，一日 2 次，早晚餐后 30 分钟服用，每次 200ml。中成药按药物说明书进行服用。

2. 药学提示：

（1）N-乙酰半胱氨酸：不良反应包括恶心、呕吐、皮疹、瘙痒、支气管痉挛、发热、过敏等。偶可见血管神经性水肿、低血压和心动过速等。减慢静脉输液滴速可减少不良反应。

（2）糖皮质激素：不良反应较多，包括：①长期大量应用引起的不良反应：皮质功能亢进综合征、诱发或加重感染、诱发或加重溃疡病、生长迟滞、下丘脑-垂体-肾上腺轴抑制、代谢紊乱、骨质疏松等；②停药反应：肾上腺皮质萎缩或功能不全。

（3）抗炎保肝药：①甘草酸制剂：增量或长期使用可增加出现低钾血症、水钠潴留等假性醛固酮症的发生率。其他不良反应包括恶心、呕吐、腹胀、皮疹、瘙痒过敏等。②双环醇：可出现皮疹、头晕、腹胀等不良反应，发生率较低，一般不需停药或对症治疗可缓解。③熊去氧胆酸：不良反应发生较少，偶可见便秘、头痛、过敏、胰腺炎等。④S-腺苷-L-蛋氨酸：不良反应较少，可引起昼夜节律紊乱。⑤多烯磷脂酰胆碱：不良反应较少，大剂量服用时偶尔会出现胃肠道紊乱。

3. 注意事项：

（1）支气管哮喘者或支气管痉挛史者使用 NAC 期间需严密监控，如发生支气管痉挛需立即停药。

（2）糖皮质激素不良反应较多，需充分评估治疗的收益和风险。长期用药者需缓慢减停。

（3）严重低钾血症、高钠血症、心力衰竭、肾衰竭的患者和未能控制的重度高血压患者禁用或慎用甘草酸制剂。甘草酸制剂使用期间需监测电解质、血压等情况。

（4）下列情况下禁用 UDCA：急性胆囊炎和胆管炎；胆道完全梗阻；经常性的胆绞痛发作；射线穿不透的胆结石钙化；胆囊功能受损；胆囊不能在 X 射线下被看到时；对胆汁酸或任一成分过敏。

（5）在应用中药附子时需注意使用前应该充分炮制，且需先煎。同时孕妇慎用，不宜与半夏、瓜蒌、瓜蒌子、瓜蒌皮、天花粉、川贝母、浙贝母、平贝母、伊贝母、湖北贝母、白蔹、白及同用。

（6）对于中草药制剂相关药物性肝损伤，临床应慎用中药治疗，同时需尽可能少用或禁用可能引起肝损伤的中药。

六、药物性肝损伤护理规范

1. 对不同疾病严重程度的患者给予相应等级的护理照顾级别；指导皮肤护理，皮肤瘙痒者给予止痒处理，嘱患者勿用手抓搔，及时修剪指甲，以免皮肤破损。

2. 活动与休息指导，保持充足的睡眠和休息，避免剧烈运动，视病情适当活动。

3. 对于出现认知障碍和抑郁情绪的，积极与患者沟通，鼓励患者进行脑部训练，适时进行心理疏导。

4. 协助患者做好各项检查前准备工作，以及做好患者检查后的病情观察。

5. 用药指导与病情监测，避免患者再次使用可疑或同类药物，加用药物需征得医师同意，以免服药不当而加重肝脏负担和肝功能损伤。

6. 对于接受糖皮质激素治疗的患者，需注意皮肤清洁、完整，监测血压、血糖变化，督促患者及时补充钙剂，密切观察精神状况，及时发现有无应激性溃疡、有无青光眼等不良反应。

7. 指导患者进食高热量、高纤维素、低脂、易消化的清淡饮食，稳定期进高蛋白饮食，重症肝损害期间严格限制蛋白质的摄入，以防肝性脑病的发生。嘱患者戒烟酒，禁食油腻、辛辣刺激及海鲜等食物。

8. 用药期间注意观察患者皮肤、巩膜黄染的情况，定时监测患者生命体征、黄疸、尿色等，观察患者神志的变化，避免肝性脑病发生。

9. 做好护患沟通，建立良好护患关系，帮助患者树立良好的疾病应对心态。

10. 加强患者的健康宣教，并在出院时做好健康宣教。

七、药物性肝损伤营养治疗规范

1. 评估患者营养状态，推荐目前应用最广泛的营养风险筛查工具 2002（NRS2002）；NRS2002 评分≥3 分提示有营养风险，需要进行营养支持治疗。

2. 饮食以高热量、高维生素、高蛋白质（合并肝性脑病患者除外）、易消化、适当脂肪、少渣的饮食为主，避免进食油炸、生、冷、坚硬、粗糙或辛辣刺激性食物。

3. 对于病史较长的患者，重视补充脂溶性维生素、维生素 D、钙和微量元素。

4. 有腹水和水肿的患者，应低盐或无盐饮食，限制钠和水的摄入。

5. 能量和蛋白质摄入达到目标量；建议每日能量摄入量 30~35kcal/kg 或 1.3 倍静态能量消耗值（REE），每日蛋白质摄入 1.2~1.5g/kg；应避免长时间饥饿状态，分餐至 4~6 次少量进餐（3 餐+3 次加餐，含夜间加餐），可以促进蛋白质和能量吸收。

八、药物性肝损伤患者健康宣教

1. 健康生活方式，戒烟、戒酒，忌刺激性饮料。

2. 合理饮食，忌大量进食油腻食物；保持大便通畅，便秘时可遵医嘱适当使用促进排便的药物。

3. 嘱咐患者以后服用药物时遵医嘱，切忌盲目用药，避免再次使用可疑或同类药物。

4. 避免滥用抗菌药物及长期服用药物（包括中草药和保健品）。

5. 避免同时服用多种药物和服药时饮酒。

6. 接受糖皮质激素治疗的患者，监测血压、血糖、骨密度，尽量避免去人群密集的公共场所。

7. 告知治疗药物的服药注意事项、观察不良反应及简单处理，养成按时遵医嘱服药的好习惯。

8. 积极沟通，帮助其建立良好的应对策略，鼓励患者参加集体活动，利于心情愉悦的同时，身体也得到适锻炼等，有利于降低药物性肝损伤的发生率和提高预后。

九、推荐表单

（一）医师表单

药物性肝损伤临床路径医师表单

适用对象：第一诊断为药物性肝损伤（ICD-10：S36.1052）

患者姓名：	性别： 年龄： 门诊号：	住院号：
住院日期： 年 月 日	出院日期： 年 月 日	标准住院日：14～20 天

时间	住院第 1 天	住院第 2～3 天	住院第 4～10 天
主要诊疗工作	□ 询问病史和体格检查 □ 完成病历书写 □ 观察患者临床症状和体征 □ 明确药物性肝损伤的诊断 □ 与其他肝病鉴别 □ 完善常规检查	□ 上级医师查房 □ 明确下一步诊疗计划 □ 观察患者临床症状和体征 □ 完成上级医师查房记录	□ 观察患者腹部症状和体征 □ 上级医师查房及诊疗评估 □ 完成查房记录 □ 对患者进行坚持治疗和预防复发的宣教 □ 注意患者排便情况
重点医嘱	**长期医嘱** □ 消化内科护理常规 □ 一级/二级护理 □ 优质蛋白低脂饮食 □ 支持治疗 □ 抗炎保肝药物治疗 □ 综合治疗 **临时医嘱** □ 血常规、尿常规、粪便常规+隐血 □ 肝功能、肾功能、血脂、血糖、糖化血红蛋白、脂肪酶、凝血功能 □ 各种病毒性肝炎标志物（甲、乙、丙、丁、戊型肝炎）、非嗜肝病毒（CMV、EBV）抗体、自身免疫性肝病抗体、免疫球蛋白、血清铜、血清铜蓝蛋白、铁蛋白、铁代谢等 □ 心电图、腹部超声、胸部 X线片	**长期医嘱** □ 消化内科护理常规 □ 一级/二级护理 □ 优质蛋白低脂饮食 □ 支持治疗 □ 抗炎保肝药物治疗 □ 综合治疗 **临时医嘱** □ 根据病情变化及检查异常结果复查 □ 必要时检查：腹部 CT、磁共振胰胆管造影（MRCP）、内镜下逆行性胰胆管造影（ERCP）、肝活检术	**长期医嘱** □ 消化内科护理常规 □ 一级/二级护理 □ 优质蛋白低脂饮食 □ 支持治疗 □ 抗炎保肝药物治疗 □ 综合治疗 **临时医嘱** □ 根据病情变化及检查异常结果复查
主要护理工作	□ 协助患者及家属办理入院手续 □ 进行入院宣教和健康宣教（疾病相关知识） □ 静脉抽血	□ 基本生活和心理护理 □ 进行饮食宣教 □ 静脉抽血	□ 基本生活和心理护理 □ 监督患者用药 □ 对患者进行饮食宣教 □ 静脉抽血

续　表

时间	住院第 1 天	住院第 2~3 天	住院第 4~10 天
病情 变异 记录	□无　□有，原因： 1. 2.	□无　□有，原因： 1. 2.	□无　□有，原因： 1. 2.
护士 签名			
医师 签名			

时间	住院第 10~13 天	住院第 14~20 天 （出院日）
主要诊疗工作	□ 观察患者临床症状和体征 □ 上级医师查房及诊疗评估、必要时调整治疗方案 □ 完成查房记录 □ 对患者进行坚持治疗的宣教和心理疏导	□ 观察患者临床症状和体征，注意患者巩膜及皮肤黄染情况 □ 上级医师查房及诊疗评估，确定患者可以出院 □ 对患者进行坚持治疗和预防复发的宣教 □ 完成上级医师查房记录、出院记录、出院证明书和病历首页的填写 □ 通知出院 □ 向患者及家属交代出院后注意事项，预约复诊时间 □ 如患者不能出院，在病程记录中说明原因和继续治疗的方案
重点医嘱	**长期医嘱** □ 消化内科护理常规 □ 一级/二级护理 □ 优质蛋白低脂饮食 □ 支持治疗 □ 抗炎保肝药物治疗 □ 综合治疗 **临时医嘱** □ 根据病情变化及检查异常结果复查：肝功能、肾功能，血糖，血脂，血常规等	**出院医嘱** □ 出院带药（根据具体情况） □ 消化门诊随诊
主要护理工作	□ 基本生活和心理护理 □ 监督患者用药 □ 对患者进行饮食宣教 □ 静脉抽血	□ 基本生活和心理护理 □ 对患者进行饮食宣教 □ 对患者进行坚持治疗和预防复发的宣教 □ 帮助患者办理出院手续、交费等事宜 □ 饮食指导 □ 出院指导
病情变异记录	□ 无 □ 有，原因： 1. 2.	□ 无 □ 有，原因： 1. 2.
护士签名		
医师签名		

（二）护士表单

药物性肝损伤临床路径护士表单

适用对象：第一诊断为药物性肝损伤（ICD-10：S36.1052）

患者姓名：	性别： 年龄： 门诊号：	住院号：
住院日期： 年 月 日	出院日期： 年 月 日	标准住院日：14~20 天

时间	住院第 1 天	住院第 2~3 天	住院第 4~10 天
健康宣教	□ 入院宣教 　介绍主管医师、护士 　介绍环境、设施 　介绍住院注意事项 　介绍探视和陪护制度 　介绍贵重物品保管制度 □ 饮食宣教 □ 根据当日检查医嘱完成相关检查宣教	□ 药物宣教 □ 抗炎保肝药物的用法、时间、用药注意事项等 □ 饮食宣教 □ 含有优质蛋白质的食物种类，每日蛋白质摄入量	□ 药物宣教 □ 对肝脏功能损伤较大的药物种类 □ 给予患者及家属心理支持 □ 再次明确探视陪护须知
护理处置	□ 核对患者姓名，佩戴腕带 □ 建立入院护理病历 □ 静脉采血 □ 协助患者留取尿、便标本 □ 测量体重及生命体征，必要时记录出入量 □ 检查前准备	□ 遵医嘱给药 □ 根据前期检查结果，必要时遵医嘱静脉采血完成相关检查 □ 完善护理记录	□ 遵医嘱给药 □ 完善护理记录
基础护理	□ 一级/二级护理 □ 晨晚间护理 □ 皮肤护理 □ 患者安全管理	□ 一级/二级护理 □ 晨晚间护理 □ 皮肤护理 □ 患者安全管理	□ 一级/二级护理 □ 晨晚间护理 □ 皮肤护理 □ 患者安全管理
专科护理	□ 护理查体 □ 病情观察 □ 是否有乏力、恶心、呕吐、上腹不适、发热、皮肤瘙痒或黄疸等症状 □ 确定饮食种类 □ 心理护理	□ 病情观察 □ 心理护理	□ 病情观察 □ 心理护理
重点医嘱	□ 详见医嘱执行单	□ 详见医嘱执行单	□ 详见医嘱执行单
病情变异记录	□ 无 □ 有，原因： 1. 2.	□ 无 □ 有，原因： 1. 2.	□ 无 □ 有，原因： 1. 2.
护士签名			

时间	住院第 10~13 天	住院第 14~20 天 （出院日）
健康宣教	□ 药物宣教 □ 按时服用口服药，不能随意减量或停药 □ 饮食、活动指导	□ 出院宣教 □ 复查时间 □ 服药方法 □ 活动休息 □ 指导饮食 □ 指导办理出院手续
护理处置	□ 遵医嘱给药 □ 遵医嘱静脉采血复查 □ 完善护理记录	□ 办理出院手续 □ 书写出院小结
基础护理	□ 一级/二级护理 □ 晨晚间护理 □ 皮肤护理 □ 患者安全管理	□ 二级护理 □ 晨晚间护理 □ 皮肤护理 □ 患者安全管理
专科护理	□ 病情观察 □ 心理护理	□ 病情观察 □ 出院指导 □ 心理护理
重点医嘱	□ 详见医嘱执行单	□ 详见医嘱执行单
病情变异记录	□ 无 □ 有，原因： 1. 2.	□ 无 □ 有，原因： 1. 2.
护士签名		

（三）患者表单

药物性肝损伤临床路径患者表单

适用对象：第一诊断为药物性肝损伤（ICD-10：S36.1052）

患者姓名：	性别： 年龄： 门诊号：	住院号：
住院日期： 年 月 日	出院日期： 年 月 日	标准住院日：14~20 天

时间	住院第 1 天	住院第 2~3 天	住院第 4~10 天
医患配合	□ 配合询问病史、收集资料，请务必详细告知既往史、用药史、过敏史 □ 配合进行体格检查 □ 有任何不适请告知医师	□ 配合完善相关检验检查 □ 医师与患者及家属介绍病情及检查前谈话、签字	□ 配合完成相关检验检查 □ 配合医师查房及诊疗评估
护患配合	□ 配合测量体温、脉搏、呼吸、血压、体重 □ 配合完成入院护理评估（简单询问病史、过敏史、用药史） □ 接受入院宣教（环境介绍、病室规定、订餐制度、贵重物品保管等） □ 接受检验检查、输液 □ 有任何不适请告知护士	□ 配合测量体温、脉搏、呼吸、血压 □ 接受药物等相关宣教 □ 接受静脉输液 □ 接受检查和治疗 □ 有任何不适请告知护士	□ 配合测量生命体征 □ 接受药物等相关宣教 □ 接受静脉输液 □ 接受检查和治疗 □ 有任何不适请告知护士
饮食	□ 普通饮食	□ 普通饮食	□ 普通饮食
排泄	□ 正常排尿便	□ 正常排尿便	□ 正常排尿便
活动	□ 正常活动 □ 输液期间需协助如厕	□ 正常活动 □ 输液期间需协助如厕	□ 正常活动 □ 输液期间需协助如厕

时间	住院第 10~13 天	住院第 14~20 天 （出院日）
医患配合	□ 配合完成相关检验检查 □ 配合医师查房及诊疗评估	□ 接受出院前指导 □ 知道复查程序 □ 获取出院诊断书
护患配合	□ 配合测量生命体征 □ 接受药物等相关宣教 □ 接受静脉输液 □ 接受检查和治疗 □ 有任何不适请告知护士	□ 接受出院宣教 □ 办理出院手续 □ 获取出院带药 □ 知道服药方法、作用、注意事项 □ 知道随诊程序和项目 □ 复印病历程序
饮食	□ 普通饮食	□ 普通饮食
排泄	□ 正常排尿便	□ 正常排尿便
活动	□ 正常活动 □ 输液期间需协助如厕	□ 正常活动

附：原表单（2016年版）

药物性肝损伤临床路径表单

适用对象：第一诊断为药物性肝损伤（ICD-10：S36.1052）

患者姓名：	性别： 年龄： 门诊号：	住院号：
住院日期： 年 月 日	出院日期： 年 月 日	标准住院日：14~20天

时间	住院第1天	住院第2~3天	住院第4~10天
主要诊疗工作	□ 询问病史和体格检查 □ 完成病历书写 □ 观察患者临床症状和体征 □ 明确药物性肝损伤的诊断 □ 与其他肝病鉴别 □ 完善常规检查	□ 上级医师查房 □ 明确下一步诊疗计划 □ 观察患者临床症状和体征 □ 完成上级医师查房记录	□ 观察患者腹部症状和体征 □ 上级医师查房及诊疗评估 □ 完成查房记录 □ 对患者进行坚持治疗和预防复发的宣教 □ 注意患者排便情况
重点医嘱	长期医嘱 □ 消化内科护理常规 □ 二级护理 □ 优质蛋白低脂饮食 □ 支持治疗 □ 抗炎保肝药物治疗 □ 综合治疗 临时医嘱 □ 血常规、尿常规、粪便常规+隐血 □ 肝功能、肾功能、血脂、血糖、糖化血红蛋白、脂肪酶、凝血功能；各种病毒性肝炎标志物（甲、乙、丙、丁、戊型肝炎）、非嗜肝病毒（CMV、EBV）抗体、自身免疫性肝病抗体、免疫球蛋白、血清铜、血清铜蓝蛋白、铁蛋白、铁代谢等 □ 心电图、腹部超声、胸部X线片 □ 可选择检查：腹部CT、磁共振胰胆管造影（MRCP）、内镜下逆行性胰胆管造影（ERCP） □ 肝活检术	长期医嘱 □ 消化内科护理常规 □ 二级护理 □ 优质蛋白低脂饮食 □ 支持治疗 □ 抗炎保肝药物治疗 □ 综合治疗 临时医嘱 □ 根据病情变化及检查异常结果复查	长期医嘱 □ 消化内科护理常规 □ 二级护理 □ 优质蛋白低脂饮食 □ 支持治疗 □ 抗炎保肝药物治疗 □ 综合治疗 临时医嘱 □ 根据病情变化及检查异常结果复查

续　表

时间	住院第 1 天	住院第 2~3 天	住院第 4~10 天
主要 护理 工作	□ 协助患者及家属办理入院 　手续 □ 进行入院宣教和健康宣教 　（疾病相关知识） □ 静脉抽血	□ 基本生活和心理护理 □ 进行饮食宣教 □ 静脉抽血	□ 基本生活和心理护理 □ 监督患者用药 □ 对患者进行饮食宣教 □ 静脉抽血
病情 变异 记录	□ 无　□ 有，原因： 1. 2.	□ 无　□ 有，原因： 1. 2.	□ 无　□ 有，原因： 1. 2.
护士 签名			
医师 签名			

时间	住院第 10~13 天	住院第 14~20 天 （出院日）
主要诊疗工作	□ 观察患者临床症状和体征，注意患者巩膜及皮肤黄染情况 □ 上级医师查房及诊疗评估 □ 完成查房记录 □ 对患者进行坚持治疗的宣教和心理疏导	□ 观察患者临床症状和体征，注意患者巩膜及皮肤黄染情况 □ 上级医师查房及诊疗评估，确定患者可以出院 □ 对患者进行坚持治疗和预防复发的宣教 □ 完成上级医师查房记录、出院记录、出院证明书和病历首页的填写 □ 通知出院 □ 向患者及家属交代出院后注意事项，预约复诊时间 □ 如患者不能出院，在病程记录中说明原因和继续治疗的方案
重点医嘱	**长期医嘱** □ 消化内科护理常规 □ 二级护理 □ 优质蛋白低脂饮食 □ 支持治疗 □ 抗炎保肝药物治疗 □ 综合治疗 **临时医嘱** □ 根据病情变化及检查异常结果复查：肝功能、肾功能，血糖，血脂，血常规	**出院医嘱** □ 出院带药（根据具体情况） □ 消化门诊随诊
主要护理工作	□ 基本生活和心理护理 □ 监督患者用药 □ 对患者进行饮食宣教 □ 静脉抽血	□ 基本生活和心理护理 □ 对患者进行饮食宣教 □ 对患者进行坚持治疗和预防复发的宣教 □ 帮助患者办理出院手续、交费等事宜 □ 饮食指导 □ 出院指导
病情变异记录	□ 无 □ 有，原因： 1. 2.	□ 无 □ 有，原因： 1. 2.
护士签名		
医师签名		

第二十五章

酒精性肝炎临床路径释义

【医疗质量控制指标】

指标一、诊断酒精性肝炎需结合饮酒史、饮酒量、临床表现、实验室检查、影像检查进行综合判断。

指标二、诊断酒精性肝炎前，必须常规排除病毒性肝炎、非酒精性脂肪性肝炎、药物性肝炎、自身免疫性肝病，对鉴别有困难者行肝脏活检确定。

指标三、对确诊酒精性肝炎患者，在制订治疗方案前必须对病情进行全面综合评估（临床分型、活动性及并发症）。

指标四、合理选择治疗用药，重视患者的随访。

一、酒精性肝炎编码

1. 原编码：

疾病名称及编码：酒精性肝炎（ICD-10：K70.101）

2. 修改编码：

疾病名称及编码：酒精性肝炎（ICD-10：K70.1）

3. 对应或相关中医病种及编码：酒精性肝炎（ICD-11：DB94.1）

酒精性肝炎伴肝硬化（ICD-11：DB94.10）

酒精性肝炎，未特指的（ICD-11：DB94.1Z）

二、临床路径检索方法

K70

三、国家医疗保障疾病诊断相关分组（CHS-DRG）

MDCH 肝胆胰腺疾病及功能障碍

HS2 肝硬化

HZ1 其他肝脏疾患

四、酒精性肝炎临床路径标准住院流程

（一）适用对象

第一诊断为酒精性肝炎（ICD-10：K70.101）。

> **释义**
>
> ■ 适用对象编码为 ICD-10：K70.101。
>
> ■ 本路径适用对象为第一临床诊断为酒精性肝炎患者，若为酒精性肝硬化失代偿期患者，需进入其他相应路径。

(二) 诊断依据

1. 参照《酒精性肝病防治指南》［中华肝脏病杂志，2018，26（3）：188-194］，《实用内科学》（王吉耀、葛均波、邹和建主编，人民卫生出版社，2022年，第16版）及《2012年欧洲肝病学会酒精性肝病处理指南》。

2. 长期饮酒史，折合成乙醇量男性每日≥40g，女性每日≥20g；或2周内有大量饮酒史，每日≥80g。

3. 临床表现：有乏力、食欲缺乏、体重下降、肝区隐痛等非特异性症状及体征；病情加重者可出现肝硬化体征。

4. 血生化检查：AST、ALT、GGT、TBil、PT和MCV可有升高。

5. 典型肝脏影像学表现。

6. 排除病毒性肝炎、药物、自身免疫病肝病及中毒性肝损伤。

7. 凡具备以上第1、2、5项，以及第3或第4项中任何一项者即可诊断为酒精性肝病。

> **释义**
>
> ■ 本路径的制订主要参照《酒精性肝病防治指南》［中华肝脏病杂志，2018，26（3）：188-194］，《酒精性肝病基层诊疗指南》［中华全科医师杂志，2020，19（11）：990-996］，《实用内科学》（王吉耀、葛均波、邹和建主编，人民卫生出版社，2022年，第16版）及《2012年欧洲肝病学会酒精性肝病处理指南》。
>
> ■ 长期过量饮酒或近期大量饮酒是诊断酒精性肝病的必备条件，包括酒的种类，每天的摄入量和持续时间等。对于饮酒量的定义，基于各类酒的浓度的差异，指南采用摄入乙醇量进行界定。乙醇量计算公式如下：乙醇量（g）＝饮酒量（ml）×酒精含量（%）×0.8（酒精比重）。性别的差异，对酒精性肝病的易感性也不同，与男性相比，女性对酒精介导的肝毒性更敏感，更小的酒精摄入量就可能出现酒精性肝病。
>
> ■ 临床表现可无症状，或为非特异性，包括右上腹胀痛、食欲缺乏、乏力、体重减轻等；随着病情加重，可有黄疸、蜘蛛痣、肝掌以及神经精神症状等表现。
>
> ■ 目前尚无单一的实验室指标诊断酒精性肝病，缺糖转铁蛋白（CDT）、GGT、AST、ALT、MCV是诊断酒精性肝病的常用指标，每日饮酒量＞50g的人群中酒精性肝病判断的敏感性CDT为69%，GGT为73%，AST为50%，ALT为35%，MCV为52%；特异性CDT为92%，GGT为75%，AST为82%，ALT为86%，MCV为85%。目前国内绝大多数医疗机构没有开展CDT的检测。酒精性肝病患者的GGT水平通常高于其他肝病患者，但是在其他病因导致的肝纤维化患者中GGT也通常升高，并受BMI、性别影响。AST/ALT＞2，常提示有进展期肝纤维化。禁酒后这些指标可明显下降，通常4周内基本恢复正常（但GGT恢复较慢）。
>
> ■ 肝脏B超规定具备以下3项腹部超声表现中的两项者为弥漫性脂肪肝：①肝脏近场回声弥漫性增强（"明亮肝"），回声强于肾脏；②肝内管道结构显示不清；③肝脏远场回声逐渐衰减。CT表现为弥漫性肝脏密度降低，肝脏与脾脏的CT值之比≤1。弥漫性肝脏密度降低，肝/脾CT比值≤1.0但＞0.7者为轻度；肝/脾CT比值≤0.7但＞0.5者为中度；肝/脾CT比值≤0.5者为重度。
>
> ■ 需要排除其他原因所致的肝炎，排除嗜肝病毒现症感染以及药物、中毒性肝损伤、自身免疫性肝病或遗传代谢性肝病等。

（三）进入路径标准

1. 第一诊断必须符合 ICD-10：K70.101 酒精性肝炎的患者。

2. 当患者同时具有其他疾病诊断，但在住院期间不需要特殊处理，也不影响第一诊断的临床路径流程实施时，可以进入路径。

> **释义**
>
> ■ 进入本路径的患者为第一诊断为酒精性肝炎。
>
> ■ 入院后常规检查发现有基础疾病，如高血压、冠状动脉粥样硬化性心脏病、糖尿病、肝功能、肾功能不全等，经系统评估后对诊断治疗无特殊影响者，可进入路径。但可能增加医疗费用，延长住院时间。

（四）标准住院日

14 日。

> **释义**
>
> ■ 怀疑酒精性肝炎的患者入院后，第 1~3 天拟定检查项目、评定患者营养状态，制订初步治疗方案，排除激素使用禁忌证，第 3~14 天进一步完善检查，根据相应检查结果调整治疗方案，检查后开始药物治疗，主要观察临床症状、生化指标的改善情况、药物的不良反应。总住院时间不超过 14 天符合本路径要求。

（五）住院期间的检查项目

1. 必需的检查项目：

（1）肝功能、肾功能、电解质、血糖、凝血功能、肝炎病毒标志物、自身抗体、肿瘤抗原标志物（AFP、CA19-9）、血常规、尿常规、粪便常规+隐血。

（2）X 线胸片、心电图、腹部超声。

（3）腹部 CT 检查/上腹部 MRI。

> **释义**
>
> ■ 血常规、尿常规、粪便常规+隐血是最基本的三大常规检查，进入路径的患者均需完成。心电图、X 线胸片、血糖可评估有无基础疾病，是否影响住院时间、费用及其治疗预后；肝功能、肾功能、电解质、凝血功能评估肝功能受损程度；大便隐血试验和血红蛋白检测可以进一步了解患者有无急性或慢性失血；肝炎病毒标志物、自身抗体、肿瘤抗原标志物等排除病毒性肝炎、自身免疫性肝炎、肝癌等其他病因所致的肝功能异常。
>
> ■ 影像学检查用于反映肝脏脂肪浸润的分布类型，粗略判断弥漫性脂肪肝的程度，提示是否存在肝硬化，但其不能区分单纯性脂肪肝与脂肪性肝炎，且难以检出 <33% 的肝细胞脂肪变。应注意弥漫性肝脏回声增强以及密度降低也可见于其他慢性肝病。同时影像学检查联合肿瘤标志物用于排除肝胆胰腺肿瘤性疾病。

2. 根据患者病情进行的检查项目：

（1）T-spot。

（2）肝脏活组织检查。

（3）Fibroscan/Fibrotouch。

（4）内镜检查/腹腔积液穿刺。

> **释义**
>
> ■ 糖皮质激素治疗前需排除激素使用禁忌证，如消化道出血、脓毒血症、结核等。
>
> ■ 肝脏活组织检查是明确酒精性肝炎的可靠方法，对其分级分期和肝损伤的严重程度及预后判断都是必要的，并有助于鉴别诊断。依据病变肝组织是否伴有炎症反应和纤维化，可分为单纯性脂肪肝、酒精性肝炎、肝纤维化和肝硬化。
>
> ■ 瞬时弹性成像技术测定肝脏硬度是无创评估肝纤维化的可靠手段，在临床应用过程中需要注意肝脏炎症、胆汁淤积及淤血等因素对肝脏硬度值的影响。
>
> ■ 内镜检查用于排除食管-胃底静脉曲张、消化性溃疡及十二指肠乳头病变；伴有腹水患者常规进行腹腔积液穿刺检查，明确腹水病因。

（六）治疗方案的选择

1. 一般治疗：戒酒和营养支持。

2. 药物治疗：Maddrey 指数＞32，伴或不伴肝性脑病，无糖皮质激素禁忌证，可考虑给予 4 周疗程的泼尼松龙；激素治疗 1 周后进行 Lille 模型评估，评分＞0.45 提示糖皮质激素治疗预后不良，＞0.56 则提示应结束糖皮质激素的治疗；其他药物包括美他多辛、腺苷蛋氨酸、多心磷脂酰胆碱、甘草酸制剂、水飞蓟素类、还原性谷胱甘肽等；细菌感染者使用抗菌药物。

3. 严重的酒精性肝炎肝衰竭可考虑肝移植。

4. 中医治疗方案。

> **释义**
>
> ■ 酒精性肝病是由于长期过量饮酒导致的肝脏疾病，戒酒是酒精性肝病治疗最主要的措施；及时戒酒可以显著改善患者的组织学状况和生存率。戒酒 4 周可使脂肪肝恢复正常，酒精性肝炎的肝功能改善，轻度肝纤维化减轻，但是戒酒难以逆转肝硬化的病理损伤。戒酒过程中应注意防治戒断综合征（包括酒精依赖者，神经精神症状的出现与戒酒有关，多呈急性发作过程，常有四肢抖动及出汗等症状，严重者有戒酒性抽搐或癫痫样痉挛发作）。苯二氮䓬类药物是酒精戒断综合征的标准治疗药物，可有效降低抽搐及神经精神症状，长效的苯二氮䓬类药物，如地西泮作用强大，但中、短效类药物如劳拉西泮、奥沙西泮等对于老年人及肝功能不全的患者更安全。巴氯芬对于防止进展性酒精性肝病患者再度饮酒有效，并有良好的安全性。
>
> ■ 酒精性肝病患者需要良好的营养支持，应在戒酒的基础上提供高蛋白、低脂饮食，并注意补充维生素 B、维生素 C、维生素 K 及叶酸等。酒精性肝病病死率的上升与营养不良的程度相关。长期酗酒者，酒精代替了食物提供身体所需热量，故而蛋白质营养不良和维生素缺乏症常见。在戒酒的基础上，对酒精性肝病的患者应给予高蛋白低脂饮食，若有肝性脑病的表现或先兆，应限制高蛋白饮食；此外，由

于乙醇代谢过程中对维生素的利用、转化、储存均发生障碍，尤其是 B 族维生素普遍缺乏，应注意及时补充维生素 A、B、E、K、叶酸及微量元素。

■ 评估酒精性肝病严重程度的模型主要有以下几种：①Maddrey 判别函数（DF），DF＝4.6×（凝血酶原时间－对照值）＋血清总胆红素（mg/dl），当 DF，32 时提示患者预后不良，近期死亡率高；②终末期肝病模型（MELD 评分），MELO 评分＝3.8×ln［胆红素（mg/dl）］＋11.2×ln（INR）＋9.6×ln［肌酐（mg/dl）］＋6.4，＞18 时往往提示预后不良；③Lille 评分，Lille 评分＝3.19－0.101×年龄（岁）＋0.147×白蛋白（g/L）－0.0165×胆红素（day7）（μmol/L）－0.206×（有肾功能不全取 1，无肾功能不全取 0）－0.0065×胆红素（day0）（μmol/L）－0.0096×凝血酶原时间（s），用于评估激素治疗的效果。④ABIC 评分，ABIC 评分＝年龄×0.1＋血清胆红素×0.08＋血肌酐×0.3＋INR×0.8，该评分系统用于评估患者 90 天或 1 年内的死亡风险。⑤GAHS 评分是根据患者年龄、白细胞计数、血尿素氮、INR 及血清胆红素水平进行评分，也主要用于酒精性肝炎患者的预后。

■ 糖皮质激素：能阻断重症酒精性肝炎患者肝内存在的级联瀑布式放大的炎症反应，部分是通过抑制 NF-κB 的转录活性来实现的。研究提示针对预后较差（Maddrey 指数＞32 和/或伴有肝性脑病者或 MELD 评分＞18）的患者，如果没有激素应用禁忌证（脓毒血症、消化道出血等），给予泼尼松龙 40mg/d，治疗 7 天后进行 Lille 评分，＞0.45 预示激素应答差，＞0.56 表明对激素无应答，此类患者建议停用激素，尽快转换成己酮可可碱或人工肝；Lille 评分＜0.45 的激素治疗有效的患者，连续激素治疗 4 周，可以显著改善患者的短期生存率。

■ 己酮可可碱：是一种非选择性磷酸二酯酶抑制剂，可抑制 TNF-α 基因的转录，相应降低 TNF-α 下游效应分子水平。随机对照实验表明它能明显降低肝肾综合征的发生，改善患者的生存率，提示己酮可可碱对重症酒精性肝炎特别是合并肝肾综合征患者具有较好的疗效，有激素应用禁忌证的重症酒精性肝炎患者，可考虑己酮可可碱 400mg，每天 3 次，口服 4 周。

■ 美他多辛可加速酒精从血清中清除，有助于改善酒精中毒症状和行为异常。

■ 保肝药物的使用：S-腺苷-L-蛋氨酸通过膜磷脂和蛋白质的甲基化可以影响线粒体和细胞膜的流动性，而转硫基作用增加肝细胞内还原性谷胱甘肽、牛磺酸及硫酸根含量，可减少对氧自由基介导的肝脏损害；多烯磷脂酰胆碱对酒精性肝病患者有防止组织学恶化的趋势。甘草酸制剂、水飞蓟素类、多烯磷脂酰胆碱和还原性谷胱甘肽等药物有不同程度的抗氧化、抗炎、保护肝细胞膜及细胞器等作用，临床应用可改善肝脏生化指标。双环醇治疗也可改善酒精性肝损伤。但不宜同时应用多种抗炎保肝药物，以免加重肝脏负担及因药物间相互作用而引起不良反应。

■ 重症酒精性肝炎患者应密切监测肾功能及感染指征，伴有细菌感染者，及时使用抗菌药物。

■ 重症酒精性肝炎的患者可行肝移植。但是肝移植前戒酒至少 6 个月，无其他酒精性器官损伤。移植后主要问题是患者继续酗酒，移植后 11%～49% 的患者再次酗酒，则会很快进展为包括肝纤维化在内的肝脏损害。

■ 中医治疗

1. 辨证治疗：

（1）肝郁脾虚证：胁肋胀痛，心情抑郁不舒，乏力，纳差，脘腹痞闷，便溏，舌淡红，苔薄，脉弦细或沉细。治法：疏肝理气，健脾化湿。推荐方药：柴苓汤加减。白术、茯苓、泽泻、柴胡、猪苓、薏米、白蔻、冬瓜仁、枳椇子、甘草等。

（2）痰湿内阻证：胁肋隐痛，脘腹痞闷，口粘纳差，困倦乏力，头晕恶心，便溏不爽，形体肥胖，舌淡红胖大，苔白腻，脉濡缓。治法：健脾利湿，化痰散结。推荐方药：二陈汤合三仁汤加减。陈皮、半夏、茯苓、白术、薏米、厚朴、白蔻、海蛤粉、冬瓜仁、枳椇子、甘草等。

（3）湿热内蕴证：脘腹痞闷，胁肋胀痛，恶心欲吐，便秘或秽而不爽，困倦乏力，小便黄，口干，口苦，舌红，苔黄腻，脉弦滑。治法：清热利湿，化痰散结。推荐方药：黄连温胆汤合三仁汤加减。黄连、炒枳实、云苓、陈皮、半夏、薏米、白蔻、海蛤粉、赤芍、竹茹、茵陈、败酱草、冬瓜仁、枳椇子、甘草等。

（4）痰瘀互结证：胁肋刺痛，乏力，纳差口粘，脘腹痞闷，胁下痞块，便溏不爽，舌胖大瘀紫，苔白腻，脉细涩。治法：健脾化痰，活血化瘀。推荐方药：二陈汤合大瓜蒌散、酒积丸加减。木香、枳实、砂仁、杏仁、黄连、陈皮、半夏、茯苓、枳椇子、薏米、苍术、白蔻、瓜蒌、红花、冬瓜仁、甘草等。

（5）肝肾不足证：胁肋隐痛，胁下痞块，腰膝酸软，目涩，头晕耳鸣，失眠，午后潮热，盗汗，男子遗精或女子月经不调，舌质紫暗，脉细或细数。治法：滋补肝肾，化瘀软坚。推荐方药：一贯煎合膈下逐瘀汤加减。当归、生地、沙参、麦冬、桃仁、丹皮、赤芍、泽兰、红花、浙贝、冬瓜仁、炒山药、薏米、枳椇子、甘草等。

（6）瘀血内结证：胁肋胀痛，胁下积块渐大，按之较韧，饮食减少，体倦乏力，面暗无华，女子或见经闭不行，舌质紫暗，或见瘀点瘀斑，脉弦滑或细涩。治法：健脾化瘀，软坚散结。推荐方药：水红花子汤合三仁汤加减。水红花子、黄芪、泽兰、内金、郁金、丹参、川牛膝、马鞭草、炒山药、浙贝、白蔻、海蛤粉、冬瓜仁、苡米、甘草等。

2. 特色治疗：

（1）解酒养肝饮：枳椇子、茯苓、薏米、冬瓜仁、生山楂按 1:1:1 进行配伍，沸水冲泡 10 分钟后，频服，以茶代饮。

（2）药膳饮食调治：如茵陈粥（茵陈、粳米各 60g）；赤小豆苡米粥（赤小豆、薏苡仁各 50g 熬成粥），有健脾利湿，解毒之功。

3. 康复与预防复发：

（1）戒酒：是治疗酒精性肝病的最重要的措施，戒酒过程中应注意防治戒断综合征。

（2）清淡饮食，宜食新鲜蔬菜、豆类、粗粮，忌食辛辣、油腻、甘甜之品。

（3）避免剧烈体育运动及重体力劳动。

（七）出院标准

明确诊断，排除其他疾病。症状消失或减轻。

释义

■患者出院前应完成所有必须检查项目，明确疾病第一诊断，并开始药物治疗，观察临床症状是否减轻或消失，有无明显药物相关不良反应。

（八）变异及原因分析

1. 检查后发现为其他病因所致肝功能损害，出路径或进入相关路径。
2. 合并肝脏恶性肿瘤或为酒精性肝硬化失代偿期，出路径或进入相关路径。
3. 合并其他疾病，导致住院时间延长。

释义

■发现其他病因所致肝功能损害或存在严重基础疾病，需调整药物治疗或继续其他基础疾病的治疗，并终止本路径；合并肝脏恶性肿瘤或为酒精性肝硬化失代偿期，治疗疗程长、治疗费用高者，需退出本路径或转入相关路径。

■认可的变异原因主要是指患者入选路径后，在检查及治疗过程中发现患者合并存在事前未预知的、对本路径治疗可能产生影响的情况，需要终止执行路径或延长治疗时间、增加治疗费用。医师需在表单中明确说明。

■因患者方面的主观原因导致执行路径出现变异，需医师在表单中予以说明。

五、酒精性肝炎临床路径给药方案

1. 用药选择：

（1）糖皮质激素可改善重症酒精性肝炎（有脑病者或 Maddrey 指数 > 32 或 MELD 评分 > 18）患者的生存率，如若没有激素应用禁忌证，给予泼尼松龙 40mg/d，20 天，然后停药或 2 周内减量，可以显著改善患者的短期生存率。

（2）美他多辛可加速酒精从血清中清除，有助于改善酒精中毒症状和行为异常。

（3）己酮可可碱对重症酒精性肝炎特别是合并肝肾综合征患者具有较好的疗效，有激素应用禁忌证的重症酒精性肝炎患者，可考虑己酮可可碱 400mg，每天 3 次，口服 4 周。

（4）腺苷蛋氨酸治疗可以改善酒精性肝病患者的临床症状和生物化学指标。

（5）多烯磷脂酰胆碱对酒精性肝病患者有防止组织学恶化的趋势。

（6）甘草酸制剂、水飞蓟素类、多烯磷脂酰胆碱和还原性谷胱甘肽等药物有不同程度的抗氧化、抗炎、保护肝细胞膜及细胞器等作用，临床应用可改善肝脏生物化学指标。

（7）双环醇治疗也可改善酒精性肝损伤。

（8）中药辨证处方：

1）肝郁脾虚证：柴苓汤加减。白术 15g、茯苓 10g、泽泻 10g、柴胡 10g、猪苓 10g、薏米 10g、白蔻（后下）10g、冬瓜仁 20g、枳椇子 10g、甘草 10g 等。

2）痰湿内阻证：二陈汤合三仁汤加减。陈皮 10g、半夏 10g、茯苓 10g、白术 10g、薏米 10g、厚朴 10g、白蔻（后下）10g、海蛤粉（冲服）3g、冬瓜仁 10g、枳椇子 10g、甘草 10g 等。

3）湿热内蕴证：黄连温胆汤合三仁汤加减。黄连 10g、炒枳实 10g、云苓 10g、陈皮 10g、半夏 10g、薏米 10g、白蔻 10g、海蛤粉（冲服）3g、赤芍 10g、竹茹 10g、茵陈 10g、败酱草 10g、冬瓜仁 10g、枳椇子 10g、甘草 10g 等。

4）痰瘀互结证：二陈汤合大瓜蒌散、酒积丸加减。木香 10g、枳实 10g、砂仁（后下）6g、杏仁 10g、黄连 10g、陈皮 10g、半夏 10g、茯苓 10g、枳椇子 10g、薏米 10g、苍术 10g、白蔻（后下）10g、瓜蒌 10g、红花 10g、冬瓜仁 10g、甘草 10g 等。

5）肝肾不足证：一贯煎合膈下逐瘀汤加减。当归 10g、生地 10g、沙参 10g、麦冬 10g、桃仁 6g、丹皮 10g、赤芍 10g、泽兰 10g、红花 10g、浙贝 10g、冬瓜仁 20g、炒山药 10g、薏米 10g、枳椇子 10g、甘草 10g 等。

6）瘀血内结证：水红花子汤合三仁汤加减。水红花子 10g、黄芪 10g、泽兰 10g、内金 10g、郁金 10g、丹参 10g、川牛膝 10g、马鞭草 10g、炒山药 10g、浙贝 10g、白蔻 10g、海蛤粉（冲服）3g、冬瓜仁 10g、苡米 10g、甘草 10g 等。

（9）中成药：

1）双虎清肝颗粒：适用于湿热内蕴证湿热并重者；一次 1 袋（12g），一天 2 次。

2）茵栀黄颗粒：适用于湿热内蕴证热重于湿者；一次 2 袋（6g），一天 3 次。

2. 药学提示：

（1）糖皮质激素治疗酒精性肝病时可能诱发上消化道出血和感染等并发症；对胃肠道有不良影响，可出现上腹部不适、疼痛、反酸、呕吐，诱发或加重胃及十二指肠溃疡，甚至导致溃疡出血、穿孔。

1）长程使用可引起以下不良反应：医源性库欣综合征面容和体态、体重增加、下肢水肿、紫纹、易出血倾向、创口愈合不良、痤疮、月经紊乱、肱或股骨头缺血性坏死、骨质疏松及骨折（包括脊椎压缩性骨折、长骨病理性骨折）、肌无力、肌萎缩、低血钾综合征、胃肠道刺激（恶心、呕吐）、胰腺炎、消化性溃疡或穿孔、儿童生长受到抑制、青光眼、白内障、良性颅内压升高综合征、糖耐量减退和糖尿病加重。

2）患者可出现精神症状：欣快感、激动、谵妄、不安、定向力障碍，也可表现为抑制。精神症状由易发生与患慢性消耗性疾病的人及以往有过精神不正常者。

3）并发感染为肾上腺皮质激素的主要不良反应。以真菌、结核菌、葡萄球菌、变形杆菌、铜绿假单胞菌和各种疱疹病毒为主。

4）糖皮质激素停药综合征。有时患者在停药后出现头晕、昏厥倾向、腹痛或背痛、低热、食欲减退、恶心、呕吐、肌肉或关节疼痛、头痛、乏力、软弱，经仔细检查如能排除肾上腺皮质功能减退和原来疾病的复燃，则可考虑为对糖皮质激素的依赖综合征。

（2）己酮可可碱：常见的不良反应有：头晕，头痛，畏食，腹胀，呕吐等，其发生率均在 5% 以上，最多达 30% 左右。较少见的不良反应有心血管系统：血压降低，呼吸不规则，水肿；神经系统：焦虑，抑郁，抽搐；消化系统：畏食，便秘，口干，口渴；皮肤血管性水肿，皮疹，指甲发亮；视物模糊，结膜炎，中央盲点扩大，以及味觉减退，唾液增多，白细胞计数减少，肌肉酸痛，颈部腺体肿大和体重改变等。偶见的不良反应有心绞痛，心律不齐；黄疸，肝炎，肝功能异常，血液纤维蛋白原降低，再生不良性贫血和白血病等。

（3）美他多辛：长期服用本品或大量服药，偶尔可使少数患者发生周围神经疾病，暂停服药后多可自然减退。

（4）多烯磷脂酰胆碱：在大剂量服用时偶尔会出现胃肠道紊乱，例如胃部不适的主诉、软便和腹泻。在极罕见的情况下，可能会出现过敏反应，如皮疹、荨麻疹、瘙痒等。

（5）中药辨证为主，其中枳椇子中医古籍以解酒毒为其功效，现代研究有较好的解酒功效。各型可通用。

3. 注意事项：

（1）不宜同时应用多种抗炎保肝药物，以免加重肝脏负担及因药物间相互作用而引起不良反应。

（2）酒精性肝炎患者肝脏常伴有肝纤维化的病理改变，故应重视抗肝纤维化治疗。

（3）积极处理酒精性肝硬化的并发症（如门静脉高压、食管胃底静脉曲张、自发性细菌性腹膜炎、肝性脑病和肝细胞肝癌等）；严重酒精性肝炎患者可考虑肝移植，但要求患者肝移植前戒酒 3~6 个月，并且无其他脏器的严重酒精性损害。

六、酒精性肝炎护理规范

1. 对不同疾病活动程度的患者给予相应等级的护理照顾级别。

2. 指导患者卧床休息，减少体能消耗，减轻肝脏负担。

3. 准确、及时记录患者的体温、行为、精神、神志、饮食、排便情况。

4. 协助患者做好各项检查前准备工作，以及做好患者检查后的病情观察。

5. 指导患者进食高蛋白、高热量、低脂饮食，并补充多种维生素，指导患者进行戒酒治疗。

6. 对于接受糖皮质激素治疗的患者，严格按照静脉输注流程，严密观察患者不良反应，包括生命体征、消化道出血、腹痛等症状及体征，及时发现及激素相关不良反应。

7. 做好护患沟通，建立良好护患关系，帮助患者树立戒酒的信心。

8. 加强患者的健康宣教，并在出院时做好出院后的戒酒健康宣教。

七、酒精性肝炎营养治疗规范

1. 酒精性肝炎患者入院后进行营养风险筛查，评估患者营养状态，推荐目前应用最广泛的营养风险筛查工具 2002（NRS2002）。NRS2002 评分 ≥ 3 分提示有营养风险，需要进行营养支持治疗。

2. 应在戒酒的基础上提供足够的热量，给予高蛋白、低脂饮食，并注意补充维生素 B、维生素 C、维生素 E、维生素 A、维生素 K、叶酸及微量元素。

3. 严重的营养不良和酒精性肝硬化失代偿期患者，住院营养，肠道营养（2000kcal/d）首选，补充性肠外营养是次选，完全肠外营养则是最后选择，建议每日的总热量为 30~35kcal/kg，蛋白质摄入为 1.2~1.5g/kg；严重低蛋白血症病例可给予静脉输注白蛋白、氨基酸，促进肝细胞再生，肝性脑病患者可考虑使用富含支链氨基酸，补充液体量和电解质情况调整。

八、酒精性肝炎患者健康宣教

1. 健康生活方式，戒酒。

2. 帮助患者正确认识酒精性肝炎，充分理解酒精性肝炎的治疗是一个长期、综合性的过程，提高患者依从性。

3. 对需要全肠内营养治疗的患者，详细讲解治疗方案，在院期间做好指导培训。

4. 接受糖皮质激素、免疫抑制剂及生物制剂的患者，建议尽量避免去人群的公共场所。

5. 注意口腔卫生，避免及减少院内感染发生。

6. 告知治疗药物的服药注意事项，不良反应的观察及简单处理，养成按时遵嘱服药的好习惯。

7. 关注患者精神心理状态，积极沟通，帮助其建立良好的应对策略。

九、推荐表单

（一）医师表单

酒精性肝炎临床路径医师表单

适用对象：第一诊断为酒精性肝炎（ICD-10：K70.101）

患者姓名：	性别： 年龄： 门诊号：	住院号：
住院日期： 年 月 日	出院日期： 年 月 日	标准住院日：14 天

时间	住院第 1 天	住院第 2 天
主要诊疗工作	□ 完成询问病史和体格检查 □ 完成入院病历及首次病程记录 □ 拟定检查项目，评估营养状态 □ 制订初步治疗方案 □ 药物治疗 □ 对患者进行有关酒精性肝炎的宣教，戒酒	□ 上级医师查房并记录，确定进一步诊疗方案 □ 向患者及家属初步交代病情 □ 评估患者能量、维生素及矿物质缺乏程度 □ 进行 MDF 评分 □ 排除激素使用禁忌证 □ 完成病程记录
重点医嘱	**长期医嘱** □ 消化内科护理常规 □ 二级护理 □ 高热量优质蛋白质饮食 □ 保肝基础药物治疗 **临时医嘱** □ 血常规、尿常规、粪便常规+隐血 □ 肝功能、肾功能、电解质、血糖、血型、凝血功能、AFP、CA19-9、肝炎病毒标志物、自身抗体、铜蓝蛋白、T-spot □ 腹部超声、胸正侧位片 □ 必要时行：腹部 CT 或 MRI、Fibroscan/Fibrotouch、胃肠镜 □ 其他检查（酌情）	**长期医嘱** □ 消化内科护理常规 □ 二级护理 □ 高热量优质蛋白质饮食，补充维生素 □ 保肝基础药物治疗 **临时医嘱** □ 白蛋白静滴（必要时） □ 其他检查（酌情）
病情变异记录	□ 无 □ 有，原因： 1. 2.	□ 无 □ 有，原因： 1. 2.
医师签名		

时间	住院第 3~4 天	住院第 8~11 天	住院第 12~14 天
主要诊疗工作	□ 上级医师查房，确定进一步的检查和治疗 □ 完成上级医师查房记录及各类病历记录 □ MDF > 32，排除激素禁忌，给予泼尼松龙 40mg □ 根据相应回报的检查结果调整及综合治疗方案 □ 向患者及家属交代病情变化	□ 上级医师查房：治疗效果、治疗方案评估 □ 激素治疗 7 天后 Lille 评分，> 0.45 停用激素 □ 联合其他药物治疗 □ 完成上级医师查房记录及各类病历记录 □ 必要时请相关科室协助治疗	□ 上级医师查房，确定患者可以出院 □ 通知患者及其家属出院 □ 完成上级医师查房记录、出院记录、出院证明书和病历首页的填写 □ 向患者交代出院注意事项及随诊时间 □ 若患者不能出院，在病程记录中说明原因和继续治疗的方案
重点医嘱	**长期医嘱** □ 消化内科护理常规 □ 二级护理 □ 高能量优质蛋白饮食 □ 保肝药及其他药物（必要时）调整 □ 泼尼松龙 40mg 口服 □ 同时给予胃黏膜保护剂及钙剂 **临时医嘱** □ 根据病情下达 □ 酌情复查：肝功能、肾功能、电解质、血糖、凝血功能	**长期医嘱** □ 消化内科护理常规 □ 二级护理 □ 高能量优质蛋白饮食 □ 其他药物的应用及调整 □ 并发症治疗方案及药物的调整 **临时医嘱** □ 根据病情下达	**出院医嘱** □ 高能量优质蛋白饮食 □ 戒酒 □ 出院带药 □ 泼尼松龙 40mg 口服共 4 周 □ 嘱定期监测肝、肾功能及血糖、凝血功能 □ 门诊随诊
病情变异记录	□ 无　□ 有，原因： 1. 2.	□ 无　□ 有，原因： 1. 2.	□ 无　□ 有，原因： 1. 2.
医师签名			

（二）护士表单

酒精性肝炎临床路径护士表单

适用对象：第一诊断为酒精性肝炎（ICD-10：K70.101）

患者姓名：	性别： 年龄： 门诊号：	住院号：
住院日期： 年 月 日	出院日期： 年 月 日	标准住院日：14 天

时间	住院第 1 天	住院第 2 天
护理工作	□ 二级护理 □ 入院宣教，介绍病房环境、设施和设备 □ 入院护理评估（包括入院护理评估、自理能力评估、跌倒危险因素评估、压疮风险因素评估以及内科住院患者静脉血栓栓塞症风险评估） □ 饮食指导（高热量优质蛋白饮食） □ 遵医嘱留取静脉血实验室检查 □ 检查指导（腹部超声、CT 或 MRI、Fibroscan/Fibrotouch、胃肠镜） □ 心理支持	□ 二级护理 □ 疾病指导（疾病相关症状和特点、诱因和预防） □ 心理和生活护理 □ 饮食指导（高热量优质蛋白饮食） □ 指导并监督患者戒酒 □ 观察患者病情变化：注意酒精戒断神志变化等，发现异常及时向医师汇报并记录 □ 药物指导、遵医嘱给药 □ 检查指导（必要时）
病情变异记录	□ 无 □ 有，原因： 1. 2.	□ 无 □ 有，原因： 1. 2.
护士签名		

时间	住院第 3~4 天	住院第 8~11 天	住院第 12~14 天
护理工作	□ 二级护理 □ 基本生活和心理护理 □ 饮食指导（高热量优质蛋白饮食） □ 指导并监督患者进行戒酒 □ 药物指导，告诉患者激素使用的目的及注意事项 □ 必要时遵医嘱留取静脉血实验室检查	□ 二级护理 □ 基本生活和心理护理 □ 饮食指导（高热量优质蛋白饮食） □ 监督患者进行出入水量及体重测量 □ 药物指导，遵医嘱给药	□ 出院指导（自我护理、饮食内容、嘱戒酒） □ 嘱患者定期随诊 □ 指导患者办理出院手续、交费等事宜
病情变异记录	□ 无 □ 有，原因： 1. 2.	□ 无 □ 有，原因： 1. 2.	□ 无 □ 有，原因： 1. 2.
护士签名			

（三）患者表单

酒精性肝炎临床路径患者表单

适用对象：第一诊断为酒精性肝炎（ICD-10：K70.101）

患者姓名：	性别： 年龄： 门诊号：	住院号：
住院日期： 年 月 日	出院日期： 年 月 日	标准住院日：14 天

时间	住院第 1 天	治疗期间	出院
医患配合	□ 配合询问病史、收集资料，请务必详细告知既往史、用药史、过敏史 □ 配合进行体格检查 □ 有任何不适请告知医师	□ 配合完善相关检查、实验室检查，如采血、留尿、心电图、X 线胸片 □ 医师与患者及家属介绍病情 □ 配合进行治疗	□ 接受出院前指导 □ 知道复查程序 □ 获取出院诊断书
护患配合	□ 配合测量体温、脉搏、呼吸频率 3 次、血压、体重 1 次 □ 配合完成入院护理评估（简单询问病史、过敏史、用药史） □ 接受入院宣教（环境介绍、病室规定、订餐制度、贵重物品保管等） □ 配合执行探视和陪护制度 □ 有任何不适请告知护士	□ 配合测量体温、脉搏、呼吸频率 □ 接受饮食宣教 □ 接受药物宣教 □ 接受戒酒督导	□ 接受出院宣教 □ 办理出院手续 □ 获取出院带药 □ 知道服药方法、作用、注意事项 □ 知道复印病历程序
饮食	□ 遵医嘱饮食	□ 遵医嘱饮食	□ 遵医嘱饮食
排泄	□ 正常排尿便	□ 正常排尿便	□ 正常排尿便
活动	□ 正常活动	□ 正常活动	□ 适度活动，避免疲劳

附：原表单（2017 年版）

酒精性肝炎临床路径表单

适用对象：第一诊断为酒精性肝炎（ICD-10：K70.101）

患者姓名：	性别： 年龄： 门诊号：	住院号：
住院日期： 年 月 日	出院日期： 年 月 日	标准住院日：14 天

时间	住院第 1 天	住院第 2 天
主要诊疗工作	□ 完成询问病史和体格检查 □ 完成入院病历及首次病程记录 □ 拟定检查项目，评估营养状态 □ 制订初步治疗方案 □ 药物治疗 □ 对患者进行有关酒精性肝炎的宣教，戒酒	□ 上级医师查房并记录，确定进一步诊疗方案 □ 向患者及家属初步交代病情 □ 评估患者能量、维生素及矿物质缺乏程度 □ 进行 MDF 评分 □ 排除激素使用禁忌证 □ 完成病程记录
重点医嘱	**长期医嘱** □ 消化内科护理常规 □ 二级护理 □ 高热量优质蛋白质饮食 □ 保肝基础药物治疗 **临时医嘱** □ 血常规、尿常规、粪便常规+隐血 □ 肝功能、肾功能、电解质、血糖、血型、凝血功能、AFP、CA19-9、肝炎病毒标志物、自身抗体、T-spot □ 腹部超声、胸正侧位片 □ 必要时行：腹部 CT 或 MRI □ 其他检查（酌情）	**长期医嘱** □ 消化内科护理常规 □ 二级护理 □ 高热量优质蛋白质饮食，补充维生素 □ 保肝基础药物治疗 **临时医嘱** □ 白蛋白静脉滴注（必要时） □ 其他检查（酌情）
护理工作	□ 二级护理 □ 入院宣教，介绍病房环境、设施和设备 □ 入院护理评估（包括入院护理评估、自理能力评估、跌倒危险因素评估、压疮风险因素评估以及内科住院患者静脉血栓栓塞症风险评估） □ 饮食指导（高热量优质蛋白饮食） □ 遵医嘱留取静脉血实验室检查 □ 检查指导（腹部超声、CT 或 MRI） □ 心理支持	□ 二级护理 □ 疾病指导（疾病相关症状和特点、诱因和预防） □ 心理和生活护理 □ 饮食指导（高热量优质蛋白饮食） □ 指导并监督患者戒酒 □ 观察患者病情变化：注意酒精戒断神志变化等，发现异常及时向医师汇报并记录 □ 药物指导、遵医嘱给药 □ 检查指导（必要时）
重点变异记录	□ 无 □ 有，原因： 1. 2.	□ 无 □ 有，原因： 1. 2.

续　表

时间	住院第 1 天	住院第 2 天
护士 签名		
医师 签名		

时间	住院第 3~4 天	住院第 8~11 天	住院第 12~14 天
主要诊疗工作	□ 上级医师查房，确定进一步的检查和治疗 □ 完成上级医师查房记录及各类病历记录 □ MDF > 32，排除激素禁忌，给予泼尼松龙 40mg □ 根据相应回报的检查结果调整及综合治疗方案 □ 向患者及家属交代病情变化	□ 上级医师查房：治疗效果、治疗方案评估 □ 激素治疗 7 天后 Lille 评分，＞0.45 停用激素 □ 联合其他药物治疗 □ 完成上级医师查房记录及各类病历记录 □ 必要时请相关科室协助治疗	□ 上级医师查房，确定患者可以出院 □ 通知患者及其家属出院 □ 完成上级医师查房记录、出院记录、出院证明书和病历首页的填写 □ 向患者交代出院注意事项及随诊时间 □ 若患者不能出院，在病程记录中说明原因和继续治疗的方案
重点医嘱	**长期医嘱** □ 消化内科护理常规 □ 二级护理 □ 高能量优质蛋白饮食 □ 保肝药及其他药物（必要时）调整 □ 泼尼松龙 40mg 口服 □ 同时给予胃黏膜保护剂及钙剂 **临时医嘱** □ 根据病情下达 □ 酌情复查：肝功能、肾功能、电解质、血糖、凝血功能	**长期医嘱** □ 消化内科护理常规 □ 二级护理 □ 高能量优质蛋白饮食 □ 其他药物的应用及调整 □ 并发症治疗方案及药物的调整 **临时医嘱** □ 根据病情下达	**出院医嘱** □ 高能量优质蛋白饮食 □ 戒酒 □ 出院带药 □ 泼尼松龙 40mg 口服共 4 周 □ 嘱定期监测肝功能、肾功能及血糖、凝血功能 □ 门诊随诊
护理工作	□ 二级护理 □ 基本生活和心理护理 □ 饮食指导（高热量优质蛋白饮食） □ 指导并监督患者进行戒酒 □ 药物指导，告诉患者激素使用的目的及注意事项 □ 必要时遵医嘱留取静脉血实验室检查	□ 二级护理 □ 基本生活和心理护理 □ 饮食指导（高热量优质蛋白饮食） □ 监督患者进行出入水量及体重测量 □ 药物指导，遵医嘱给药	□ 出院指导（自我护理、饮食内容、嘱戒酒） □ 嘱患者定期随诊 □ 指导患者办理出院手续、交费等事宜
重点变异记录	□ 无　□ 有，原因： 1. 2.	□ 无　□ 有，原因： 1. 2.	□ 无　□ 有，原因： 1. 2.
护士签名			
医师签名			

第二十六章

非酒精性脂肪性肝病临床路径释义

【医疗质量控制指标】

指标一、诊断非酒精性脂肪性肝病需结合病史、临床表现、实验室检查、影像学、肝组织学（必要时）及治疗疗效综合判断。

指标二、诊断非酒精性脂肪性肝病之前，必须注意是否同时有过量饮酒或者其他明确的损肝因素。

指标三、对确诊非酒精性脂肪性肝病者，在制订治疗方案前必须对病情进行全面综合评估（中心性肥胖、糖代谢异常/2 型糖尿病、代谢综合征、心血管风险评估等）。

指标四、合理选择治疗用药，重视患者的生活方式宣教和随访。

一、非酒精性脂肪性肝病编码

1. 原编码：

疾病名称及编码：非酒精性脂肪性肝病（ICD-10：K76.001）

2. 修改编码：

疾病名称及编码：非酒精性脂肪性肝病（ICD-10：K76.0）

3. 对应或相关中医病种及编码：肝癖（A04.02.06）

　　　　　　　　　　　　　　肝著（ICD-11：SA02/A04.02.04）

　　　　　　　　　　　　　　肝胀（A04.02.05）

　　　　　　　　　　　　　　胁痛（ICD-11：SA00/A17.33/BNG010）

二、临床路径检索方法

K76.0

三、国家医疗保障疾病诊断相关分组（CHS-DRG）

MDCH 肝、胆、胰疾病及功能障碍

HZ1 其他肝脏疾患

四、非酒精性脂肪性肝病临床路径标准住院流程

（一）适用对象

第一诊断为非酒精性脂肪性肝病（疾病编码 ICD-10：K76.001）。

> **释义**
>
> ■ 适用对象编码参见第一部分。
> ■ 本路径适用对象为临床诊断为非酒精性脂肪性肝病的患者，如合并肝硬化腹水、失代偿肝硬化、肝硬化合并食管静脉曲张出血和癌变等并发症，需进入其他相应路径。

（二）诊断依据

根据《实用内科学》（王吉耀、葛均波、邹和建主编，人民卫生出版社，2022 年，第 16 版）及《中国非酒精性脂肪性肝病防治指南（2018 年更新版）》［实用肝脏病杂志，2018，21（02）：30-39］。根据临床和肝组织学改变，分为单纯性非酒精性脂肪肝、非酒精性脂肪性肝炎（NASH）和脂肪性肝纤维化和/或肝硬化。

1. 无饮酒史或饮酒折合乙醇量小于 140 克/周（女性＜70 克/周）。

2. 除外病毒性肝炎、药物性肝病、全胃肠外营养、肝豆状核变性、自身免疫性肝病等可导致脂肪肝的特定疾病。

3. 肝脏影像学表现符合弥漫性脂肪肝表现或肝活检组织学改变符合脂肪性肝病的病理学诊断标准。

> **释义**
>
> ■ 本路径的制订主要参考《实用内科学》（王吉耀、葛均波、邹和建主编，人民卫生出版社），《非酒精性脂肪性肝病防治指南（2018 年更新版）》［实用肝脏病杂志，2018，21（02）：30-39］以及《脂肪性肝病诊疗规范化的专家建议（2019 年修订版）》［实用肝脏病杂志，2019，022（006）：787-792］，按照临床和肝组织学改变，分为单纯性非酒精性脂肪肝、非酒精性脂肪性肝炎（NASH）和脂肪性肝纤维化和/或肝硬化。
>
> ■ 诊断依据
>
> 1. 无饮酒史或饮酒折合乙醇量小于 210 克/周（女性＜140 克/周）。
>
> 2. 除外病毒性肝炎、药物性肝病（如他莫昔芬、乙胺碘呋酮、丙戊酸钠、甲氨蝶呤、糖皮质激素、奥氮平等）、全胃肠外营养、甲状腺功能减退症、炎症性肠病、库欣综合征、乳糜泻、β 脂蛋白缺乏血症、脂质萎缩性糖尿病、垂体前叶功能减退、性腺功能减退、多囊卵巢综合征、肝豆状核变性、自身免疫性肝炎等可导致脂肪肝的特定疾病。
>
> 3. 肝脏影像学表现符合弥漫性脂肪肝表现或肝活检组织学改变符合脂肪性肝病的病理学诊断标准。
>
> ■ 根据其定义，排除饮酒史和其他可导致脂肪肝的病因，是诊断非酒精性脂肪性肝病的初步依据。肝活检和/或影像学有助于明确诊断。
>
> ■ 但是，近年来国际肝病学界基本同意将其更名为代谢相关性脂肪性肝病（metabolic associated fatty liver disease，MALFD）。按照其定义，只要存在超重/肥胖、2 型糖尿病或其他代谢综合征的危险因素的脂肪肝患者，即可诊断为 MAFLD，并不需除外酒精性脂肪肝等其他肝病，而是可以和它们并存。

（三）治疗方案的选择

根据《实用内科学》（王吉耀、葛均波、邹和建主编，人民卫生出版社，2022 年，第 16 版）及《中国非酒精性脂肪性肝病防治指南（2018 年更新版）》［实用肝脏病杂志，2018，21（02）：30-39］。

1. 健康宣传教育，改变生活方式。

2. 控制体质量，减少腰围。

3. 改善胰岛素抵抗，纠正代谢紊乱。

4. 减少附加打击以免加重肝脏损害。

5. 保肝抗炎药物防治肝炎和纤维化。

6. 积极处理肝硬化并发症。

7. 中医治疗方案。

释义

■ 本路径的制订主要参考《实用内科学》（王吉耀、葛均波、邹和建主编，人民卫生出版社），《非酒精性脂肪性肝病防治指南（2018年更新版）》[实用肝脏病杂志，2018，21（02）：30-39]以及《脂肪性肝病诊疗规范化的专家建议（2019年修订版）》[实用肝脏病杂志，2019，022（006）：787-792]。

■ 本病确诊后的首要目标应为改善患者胰岛素抵抗、预防与治疗代谢综合征以及相关器官的终末期病变（根据临床需要，可采用相关药物治疗代谢危险因素及其并发症）；次要目标为减少肝内脂肪沉积，避免因"二次打击"导致NASH、肝纤维化、肝硬化以及肝癌的发生。治疗措施主要包括生活方式的干预和药物治疗。

■ 健康宣教、调整生活方式（推荐中等程度的热量限制，肥胖成人每日热量摄入需减少500~1000kcal；改变饮食构成，建议低糖、低脂的平衡膳食并，增加膳食纤维的摄入；每周4次以上中等量有氧运动，累计运动时间150分钟以上）。

■ 合并肥胖的NAFLD患者若改变生活方式6~12个月体质量未能下降5%以上，建议谨慎选用二甲双胍、西布曲明、奥利司他等药物进行二级干预。

■ 改善胰岛素抵抗，纠正代谢紊乱，根据患者病情，可采用相关药物治疗代谢危险因素及其并发症。如患者无严重肝脏损害或失代偿期肝硬化，则可安全应用血管紧张素受体阻断剂、胰岛素增敏剂（二甲双胍、吡格列酮、罗格列酮）以及他汀类药物，以降低血压和防治糖脂代谢紊乱及动脉硬化。

■ NASH患者应避免体质量急剧下降，禁用极低热卡饮食，慎用空-回肠短路手术减肥术，避免小肠细菌过度生长、接触含肝毒性的物质或药物、保健品，严禁饮酒。

■ 保肝抗炎药物在NAFLD防治中的作用至今仍存在争议，目前尚无足够证据推荐患者常规使用此类药物。其作为辅助治疗主要用于：①肝组织学确诊的NASH患者；②可能存在明显肝损伤和/或进展性肝纤维化者；③拟用其他药物有可能诱发肝损伤而影响基础治疗方案实施的患者，或基础治疗过程中出现血清转氨酶增高者；④现正合并嗜肝病毒感染或其他肝病者。具体治疗方案参见"（七）治疗方案的选择"。

■ 根据临床需要采取相关措施，防治肝硬化门脉高压和肝衰竭等并发症。

■ 中医治疗

1. 辨证治疗：

（1）肝郁脾虚证：右胁肋胀满或走窜作痛，每因烦恼郁怒诱发，腹胀，便溏，腹痛欲泻，倦怠乏力，抑郁烦闷，善太息，舌淡，边有齿痕，苔薄白或腻，脉弦或弦细。治法：疏肝健脾。

（2）湿浊内停证：右胁肋不适或胀满，形体肥胖，周身困重，倦怠乏力，胸脘痞满，头晕，恶心、食欲不振，舌淡红，苔白腻，脉弦滑。治法：祛湿化浊。

（3）湿热蕴结证：右胁肋胀痛，口黏或口干口苦，恶心呕吐，胸脘痞满，周身困重，食少纳呆，舌质红，苔黄腻，脉濡数或滑数。治法：清热化湿。

（4）痰瘀互结证：右胁下痞块或右胁肋刺痛，纳呆厌油，胸脘痞闷，面色晦滞，舌淡黯，边有瘀斑，苔腻，脉弦滑或涩。治法：活血化瘀，祛痰散结。

2. 特色治疗：针刺和穴位埋线疗法是中医治疗 NAFLD 主要的外治疗法。常用穴位：丰隆、足三里、阳陵泉、肝俞、三阴交等，多采用泻法。

3. 康复及预防复发：脾虚为 NAFLD 的基本病机，痰饮、湿热、瘀血为主要的病理因素。随访需密切关注症状与证候的变化，适时调整用药方案。NAFLD 是一类慢性疾病，目前尚无治疗的特效药物，短期治疗收到获益后，也容易因不健康的生活方式而出现反复。NAFLD 患者需注意保持健康的生活方式习惯，同时调畅情志，积极控制合并症，以利疾病康复。

（四）标准住院日

7~10 天。

> **释义**
>
> ■ 怀疑非酒精性脂肪性肝病的患者入院后，首先应排查其他可能导致肝损的病因，并全面评估患者是否存在代谢危险因素（内脏性肥胖、2 型糖尿病、血脂紊乱、高血压病、代谢综合征等）。肝活检前准备 1 天，第 2~3 天行肝脏影像学和/或肝活检组织学检查，检查后开始健康宣教、干预生活方式等基础治疗，并根据患者病情给予合适的药物辅助治疗，总住院时间不超过 7 天符合本路径要求。

（五）进入路径标准

1. 第一诊断高度怀疑且分型为非酒精性脂肪性肝病（疾病编码 ICD-10：K76.001）；已初步排除病毒性肝炎、药物性肝病、全胃肠外营养、肝豆状核变性、自身免疫性肝病等。
2. 当患者同时具有其他疾病诊断，但在住院期间不需要特殊处理，且不影响第一诊断的临床路径流程实施时，可以进入路径。

> **释义**
>
> ■ 进入本路径的患者为第一诊断为非酒精性脂肪性肝病，需除外肝硬化合并腹水、食管静脉曲张出血、肝性脑病及癌变等并发症。
>
> ■ 入院后常规检查发现有基础疾病，如高血压、冠状动脉粥样硬化性心脏病、糖尿病、肾功能不全等，经系统评估后对非酒精性脂肪性肝病诊断治疗无特殊影响者，可进入路径。但可能增加医疗费用，延长住院时间。

（六）住院期间的检查项目

1. 必需的检查项目（同级别医院近期内已查项目可自行决定是否采用）：
（1）基本体格参数（身高、体重、腹围）。
（2）血常规、尿常规、粪便常规。
（3）肝功能、肾功能、空腹血糖、血脂、电解质。
（4）肝炎病毒学标志物。

（5）自身免疫性肝病相关抗体。

（6）心电图。

（7）X 线胸片。

（8）腹部彩超。

2. 根据患者病情可选择的检查项目：

（1）餐后 2 小时血糖、糖化血红蛋白、糖耐量试验。

（2）甲状腺功能。

（3）心脏彩超。

（4）颈动脉彩超。

（5）出凝血时间。

（6）血清 HBV DNA 定量。

（7）血清 HCV RNA 定量。

（8）肝脏 CT 平扫/肝脏 MRI 平扫。

（9）肝脏 CT 增强/肝脏 MRI 增强。

（10）MRCP。

（11）门脉血管三维成像。

（12）肝脏硬度检测。

（13）磁共振肝脏脂肪含量测定。

（14）肝活组织检查。

释义

■ 基本体格参数的测量用来计算 BMI 和腰臀比、血尿便三大常规、肝功能、肾功能、血糖、血脂以及腹部彩超是最基本的检查，进入路径的患者均需完成。电解质、心电图和 X 线胸片等检查可评估有无基础疾病，是否影响住院时间、费用及其治疗预后。若同级别医院近期内已查项目例如：生化等血液检查 1 个月内，影像学检查 3 个月内可自行决定是否取用。

■ 本病需与其他可能导致肝损的病因相鉴别，如怀疑病毒性肝炎者，应行肝炎病毒学标志物检测；怀疑自身免疫性肝病者，应行自身免疫性肝病相关自身抗体和血清免疫球蛋白的检测。对于怀疑遗传代谢性肝病者应行铜蓝蛋白、铁蛋白、转铁蛋白饱和度等进行初步筛查。

■ 相关检查全面评估患者的代谢危险因素：如①糖尿病：空腹及餐后两小时血糖、糖化血红蛋白、糖耐量试验、胰岛功能（至少行空腹及餐后 2 小时胰岛素+C 肽检测）；②甲状腺功能减退症：甲状腺功能；③心脑血管并发症：心脏彩超、颈动脉彩超。建议怀疑或诊断多囊卵巢综合征的患者增加妇科内分泌方面检查。

■ 影像学检测方法包括腹部超声、CT、MRI、瞬时弹性成像技术（如 FibroScan、FibroTouch 等），但目前这些检测方法均不能区分单纯性脂肪肝和 NASH。MRI 可较好地评估肝脏脂肪变程度，其优势并不优于 CT 平扫。有条件者可采用受控衰减参数（CAP）、定量超声、磁共振波谱（^{1}H-MRS）和 MRI 质子密度脂肪分数（MRI-PDFF）检测，定量检测肝脂肪含量。^{1}H-MRS 和 MRI-PDFF 是近年来发展的新影像学检查手段，可以检测到非常低的脂肪量，诊断价值优于 MRI，甚至可能鉴别无肝纤维化的 NASH，是目前公认的无创性定量诊断脂肪肝最准确的影像学检查，在一定程度上可取代金标准病理检查。

> ■ 目前肝活组织检查仍是诊断 NASH 和肝纤维化程度的金标准。诊断 NASH 的病理标准为 FLIP-SAF 评分系统（2016 年）。

（七）治疗方案的选择

1. 健康宣传教育，改变生活方式。
2. 保肝抗炎药物。可酌情选用多烯磷脂酰胆碱、维生素 E、水飞蓟素（宾）、甘草酸制剂等可以改善肝功能试验指标的药物。
3. 改善胰岛素抵抗，纠正代谢紊乱。对血清转氨酶小于 3 倍正常值上限者，酌情加用他汀类等药物，但需警惕药物性肝损伤。
4. 减少附加打击，避免加重肝脏损害。
5. 中药或中成药。

> **释义**
>
> ■ 通过健康宣教改变患者生活方式是 NAFLD 的基础治疗。
>
> ■ 如伴有明显肝功能试验指标异常，可酌情选用保肝降酶药，不推荐多种药物联用。
>
> ■ 中药或者中成药应根据相应证型进行选择。肝郁脾虚证，推荐方药：逍遥散；中成药：逍遥丸（颗粒）、强肝胶囊、舒肝康胶囊。湿浊内停证，推荐方药：胃苓汤；中成药：壳脂胶囊、血脂康胶囊。湿热蕴结证，推荐方药：三仁汤合茵陈五苓散；中成药：胆宁片、化滞柔肝颗粒、当飞利肝宁胶囊、茵栀黄颗粒（口服液）。痰瘀互结证，推荐方药：膈下逐瘀汤合二陈汤；中成药：大黄䗪虫丸。

（八）出院标准

1. 明确诊断和药物治疗方案。
2. 肝功能指标好转或维持稳定未进一步升高。

> **释义**
>
> ■ 患者出院前应完成所有必需检查项目，且开始生活方式的有效干预和药物治疗。出院后建议门诊规律随访患者的肝功能指标是否好转或不再进一步升高，有无明显药物相关不良反应等。

（九）变异及原因分析

1. 检查后发现其他病因所致肝脏疾病及肝硬化甚至肝癌，出径或转入相关临床路径。
2. 治疗后肝功能未见好转进一步恶化需延长住院时间。
3. 合并其他脏器严重疾病，需进行相关检查及治疗或进入相关路径。
4. 患者在被充分告知的情况下，拒绝配合必要的检查项目和/或治疗方案。

> **释义**
>
> ■ 按标准治疗方案如患者肝功能未见好转、发现其他严重基础疾病，需调整药物治疗或继续其他基础疾病的治疗，则终止本路径；出现肝硬化甚至肝癌时，需转入相应路径。
>
> ■ 认可的变异原因主要是指患者入选路径后，在检查及治疗过程中发现患者合并存在事前未预知的、对本路径治疗可能产生影响的情况，需要终止执行路径或延长治疗时间、增加治疗费用。医师需在表单中明确说明。
>
> ■ 因患者方面的主观原因导致执行路径出现变异，需医师在表单中予以说明。

五、非酒精性脂肪性肝病临床路径给药方案

1. 用药选择：

（1）如伴有明显肝功能试验指标异常，可酌情选用保肝降酶药，不推荐多种药物联用。

（2）多烯磷脂酰胆碱以保护肝细胞膜为主，增加膜的完整性、稳定性和流动性，使受损肝功能和酶活性恢复正常，调节肝脏的能量代谢、促进肝细胞再生，减少氧应激。维生素 E 可改善无糖尿病的成年 NASH 患者的肝组织学损伤。水飞蓟素（宾）有一定抗氧化作用。甘草酸制剂以抗炎作用为主。熊去氧胆酸和 S-腺苷蛋氨酸以利胆为主，促进肝内淤积胆汁排泄。还原型谷胱甘肽参与三羧酸循环及糖代谢，可减轻肝组织损伤、促进修复，以解毒作用为主。

（3）中药和中成药：目前尚无治疗 NAFLD 的特效药物，临床可根据患者实际情况和中医辨证选择合适的中药和中成药进行治疗。

1）逍遥散，当归 9g、白芍 9g、柴胡 9g、茯苓 9g、白术 9g、炙甘草 6g、生姜 6g、薄荷 3g。

2）胃苓汤，泽泻 9g、苍术 9g、白术 9g、猪苓 9g、茯苓 9g、厚朴 9g、陈皮 6g、桂枝 6g、炙甘草 3g。

3）三仁汤合茵陈五苓散，苦杏仁 9g、泽泻 9g、茵陈 15g、滑石 18g、薏苡仁 18g、白蔻仁 6g、厚朴 6g、通草 6g、半夏 9g、茯苓 9g、猪苓 9g、白术 9g、生甘草 3g。

4）膈下逐瘀汤合二陈汤，陈皮 9g、半夏 9g、桃仁 9g、红花 9g、牡丹皮 9g、乌药 9g、延胡索 6g、川芎 6g、茯苓 9g、当归 9g、五灵脂 6g、枳壳 6g、炙甘草 6g。

口服中药汤剂，一日 2 次，早晚餐后 30 分钟服用，每次约 150ml，中成药按药物说明书进行服用，特殊情况遵医嘱。

2. 药学提示：

（1）维生素 E 每天 800U 对肝活检证实的 NASH 以及可疑 NASH 儿童的肝组织学损害有改善作用。因其疗效仍待考证，暂不推荐用于儿童 NASH 的常规治疗。

（2）部分中药已有肝毒性的报告，长期、超量应用可能导致药物性肝损害，如柴胡、川芎等。对于伴有明显肝功能试验指标异常的 NAFLD 患者，临床应用相关药物应谨慎。

3. 注意事项：

并非所有的 NAFLD 患者都需要给予药物抗炎保肝治疗，饮食管理和有氧运动等基础治疗措施至关重要。

六、非酒精性脂肪性肝病护理规范

1. 对不同肝内炎症和纤维化程度的患者给予相应等级的护理照顾级别。

2. 准确、及时记录患者的体重、腰围、体重指数、血糖、血脂、血压情况。

3. 协助患者做好各项检查前准备工作，以及做好患者检查后的病情观察。

4. 指导患者调整饮食结构，以低糖、低脂为饮食原则。

5. 指导患者适当增加运动，有效促进体内脂肪消耗。不易在饭后立即运动，避免凌晨和深夜运动，合并糖尿病患者应于饭后 1 小时进行锻炼。

6. 指导患者戒烟、戒酒，改变长时间看电视、用电脑、上网等久坐的不良生活方式，增加有氧运动时间。

7. 做好护患沟通，建立良好护患关系，帮助患者树立良好的疾病应对心态。

8. 加强患者的健康宣教，并在出院时做好出院后的健康宣教。

七、非酒精性脂肪性肝病营养治疗规范

1. 限制热卡饮食［建议 25kcal/（kg·d）］或将目前饮食减少 500kcal/d。减少含果糖食物和饮料摄入。目前尚不推荐生酮饮食用于非酒精性脂肪性肝病患者。

2. 合并超重和/或肥胖的脂肪性肝病患者应控制膳食热卡总量，建议每日减少 2090~4180kJ（500~1000kcal）能量饮食，采用低能量的平衡饮食，也可采用限能量代餐或间隙性断食疗法。对于超重和肥胖患者，最初 6 个月以内减轻目前体重的 5%~10%。

3. 建议非酒精性脂肪性肝病患者膳食定量，宜低糖低脂的平衡膳食，不食用或减少含糖饮料，减少饱和脂肪（动物脂肪和棕榈油等）和反式脂肪（油炸食品）的摄入，增加膳食纤维（豆类、全谷物类、蔬菜和水果等）含量。极低能量饮食治疗肥胖症需在临床营养师指导下进行。

4. 合并营养不良的脂肪性肝病患者，需在临床营养师指导下保证能量和氮质正平衡，并补充维生素和微量元素。

5. 非酒精性脂肪性肝病患者应戒酒。

八、非酒精性脂肪性肝病患者健康宣教

1. 健康生活方式，戒酒、减重。对超重或肥胖（尤其是腹型肥胖）的患者，应将以减轻体重为目的的生活方式治疗作为首选。应该鼓励和教育所有患者控制饮食和加强运动，通过改变不良生活方式来减轻体重和改善胰岛素抵抗。

2. 帮助患者正确认识非酒精性脂肪性肝病，充分理解非酒精性脂肪性肝病的治疗是一个长期、综合性的过程，提高患者依从性。

3. 对运动营养处方干预的患者，详细讲解治疗方案，在院期间做好指导培训。

4. 定期来院评估体重、腰围、体重指数、血糖、血脂、血压、肝功能，并进行肝脏超声检查。

5. 关注患者精神心理状态，积极沟通，帮助其建立良好的应对策略。

九、推荐表单

（一）医师表单

非酒精性脂肪性肝病临床路径医师表单

适用对象：第一诊断为非酒精性脂肪性肝病（疾病编码 ICD-10：K76.001）

患者姓名：	性别：	年龄：	门诊号：	住院号：
住院日期： 年 月 日	出院日期： 年 月 日			标准住院日：5~7 天

时间	住院第 1 天	住院第 2 天
主要诊疗工作	□ 询问病史和体格检查 □ 完成病例书写 □ 安排入院常规检查 □ 病情评估，病情告知 □ 健康宣传教育，改变生活方式	□ 上级医师查房 □ 明确下一步诊疗计划 □ 观察患者临床症状和体征 □ 完成上级医师查房记录
重点医嘱	**长期医嘱** □ 二级护理 □ 低脂饮食 □ 抗炎保肝药物治疗 **临时医嘱**（同级别医院近期内已查项目可自行决定是否取用） □ 血常规、尿常规、粪便常规 □ 肝功能、肾功能、空腹血糖、电解质、血脂 □ 肝炎病毒标志物 □ 自身免疫肝病相关抗体 □ 铜蓝蛋白、血清铁蛋白、转铁蛋白饱和度 □ 心电图、X 线胸片、腹部彩超 □ 必要时餐后 2 小时血糖、糖化血红蛋白、糖耐量试验、甲状腺功能、心脏彩超、颈动脉彩超、出凝血时间、血清 HBV DNA 定量、血清 HCV RNA 定量、肝 CT 平扫/肝 MRI 平扫、肝 CT 增强/肝 MRI 增强、MRCP、门脉血管三维成像、Fibroscan 肝脏硬度检测、磁共振肝脏脂肪含量测定、肝活组织检查	**长期医嘱** □ 二级护理 □ 低脂饮食 □ 综合支持治疗 □ 抗炎保肝药物治疗 **临时医嘱** □ 必要时餐后 2 小时血糖、糖化血红蛋白、糖耐量试验、甲状腺功能、心脏彩超、颈动脉彩超、出凝血时间、血清 HBV DNA 定量、血清 HCV RNA 定量、肝 CT 平扫/肝 MRI 平扫、肝 CT 增强/肝 MRI 增强、MRCP、门脉血管三维成像、Fibroscan 肝脏硬度检测、磁共振肝脏脂肪含量测定、肝活组织检查
病情变异记录	□ 无 □ 有，原因： 1. 2.	□ 无 □ 有，原因： 1. 2.
医师签名		

时间	住院第 3~5 天	住院第 6~7 天 （出院日）
主要诊疗工作	□ 上级医师查房及诊疗评估 □ 完成查房记录 □ 对患者进行坚持治疗和预防复发的宣教 □ 注意患者饮食情况	□ 上级医师查房及诊疗评估，确定患者可以出院 □ 完成出院记录、出院诊断书和病历首页等医疗文件的填写 □ 通知患者及家属出院，交代出院后注意事项
重点医嘱	**长期医嘱** □ 二级护理 □ 低脂饮食 □ 抗炎保肝药物治疗 □ 综合支持治疗 **临时医嘱** □ 必要时餐后 2 小时血糖、糖化血红蛋白、糖耐量试验、甲状腺功能、心脏彩超、颈动脉彩超、出凝血时间、血清 HBV DNA 定量、血清 HCV RNA 定量、肝 CT 平扫/肝 MRI 平扫、肝 CT 增强/肝 MRI 增强、MRCP、门脉血管三维成像、Fibroscan 肝脏硬度检测、磁共振肝脏脂肪含量测定、肝活组织检查	**出院医嘱** □ 今日出院
病情变异记录	□ 无　□ 有，原因： 1. 2.	□ 无　□ 有，原因： 1. 2.
医师签名		

（二）护士表单

非酒精性脂肪性肝病临床路径护士表单

适用对象：第一诊断为非酒精性脂肪性肝病（疾病编码 ICD-10：K76.001）

患者姓名：	性别：　　年龄：　　门诊号：	住院号：
住院日期：　　年　月　日	出院日期：　　年　月　日	标准住院日：5~7 天

时间	住院第 1 天	住院第 2 天
健康宣教	□ 入院宣教 　　介绍主管医师、护士 　　介绍环境、设施 　　介绍住院注意事项 　　介绍探视和陪护制度 　　介绍贵重物品保管制度	□ 饮食宣教 □ 督促患者用药 □ 肝活组织检查前宣教 　　宣教肝活组织检查前准备及检查后注意事项 　　告知肝活组织检查后严密观察生命体征和伤口情况 　　告知患者在检查中配合医师 　　主管护士与患者沟通，消除患者紧张情绪 　　告知检查后可能出现的情况及应对方式
护理处置	□ 核对患者姓名，佩戴腕带 □ 建立入院护理病历 □ 静脉采血 □ 协助患者留取各种标本 □ 测量体重、身高、腹围	□ 协助医师完成肝活组织检查前的相关实验室检查 □ 肝活组织检查前准备
基础护理	□ 三级护理 □ 晨晚间护理 □ 排泄管理 □ 患者安全管理	□ 三级护理 □ 晨晚间护理 □ 排泄管理 □ 患者安全管理
专科护理	□ 护理查体 □ 需要时，填写跌倒及压疮防范表 □ 需要时，请家属陪护 □ 确定饮食种类 □ 基本生活和心理护理	□ 遵医嘱完成相关检查 □ 心理护理
重点医嘱	□ 详见医嘱执行单	□ 详见医嘱执行单
病情变异记录	□ 无　□ 有，原因： 1. 2.	□ 无　□ 有，原因： 1. 2.
护士签名		

时间	住院第 3~5 天	住院第 6~7 天（出院日）
健康宣教	□ 肝活组织检查后宣教 药物作用及频率 饮食、活动指导	□ 出院宣教 复查时间 服药方法 活动休息 指导饮食 指导办理出院手续
护理处置	□ 遵医嘱完成相关检查	□ 办理出院手续 □ 书写出院小结
基础护理	□ 二级护理 □ 晨晚间护理 □ 排泄管理 □ 患者安全管理	□ 三级护理 □ 晨晚间护理 □ 协助或指导进食、进水 □ 协助或指导活动 □ 患者安全管理
专科护理	□ 病情观察 □ 基本生活和心理护理	□ 病情观察 □ 出院指导（肝活组织检查病理报告的领取） □ 心理护理
重点医嘱	□ 详见医嘱执行单	□ 详见医嘱执行单
病情变异记录	□ 无　□ 有，原因： 1. 2.	□ 无　□ 有，原因： 1. 2.
护士签名		

（三）患者表单

非酒精性脂肪性肝病临床路径患者表单

适用对象：第一诊断为非酒精性脂肪性肝病（疾病编码 ICD-10：K76.001）

患者姓名：	性别： 年龄： 门诊号：	住院号：
住院日期： 年 月 日	出院日期： 年 月 日	标准住院日：5~7 天

时间	入院	肝活组织检查前	肝活组织检查当天
医患配合	□ 配合询问病史、收集资料，请务必详细告知饮酒史、用药史、既往史、过敏史等 □ 配合进行体格检查 □ 有任何不适请告知医师	□ 配合完善肝活组织检查前相关检查、实验室检查，如采血、留尿、心电图、X 线胸片 □ 医师与患者及家属介绍病情及肝活组织检查谈话、签字	□ 配合完善相关检查、实验室检查，如采血 □ 配合医师摆好检查体位
护患配合	□ 配合测量体温、脉搏、呼吸频率 3 次，血压、体重 1 次 □ 配合完成入院护理评估（简单询问饮酒史、用药史、既往史、过敏史） □ 接受入院宣教（环境介绍、病室规定、订餐制度、贵重物品保管等） □ 配合执行探视和陪护制度 □ 有任何不适请告知护士	□ 配合测量体温、脉搏、呼吸频率 3 次，询问大便情况 1 次 □ 接受肝活组织检查前宣教 □ 接受饮食和生活方式干预的宣教 □ 接受药物宣教	□ 配合测量体温、脉搏、呼吸频率 3 次，询问大便情况 1 次 □ 送 B 超检查室前，协助完成核对，带齐病例资料及用药。返回病房后，配合接受生命体征的测量 □ 配合检查意识 □ 配合缓解疼痛 □ 接受肝活组织检查后宣教 □ 接受饮食宣教 □ 接受药物宣教 □ 有任何不适请告知护士
饮食	□ 遵医嘱饮食	□ 遵医嘱饮食	□ 肝活组织检查后，根据医嘱 6 小时后试饮水，无恶心呕吐进少量流质饮食或者半流质饮食
排泄	□ 正常排尿便	□ 正常排尿便	□ 正常排尿便
活动	□ 正常活动	□ 正常活动	□ 肝活检后平卧 4~6 小时

时间	肝活组织检查后	出院
医患配合	□ 配合腹部伤口检查 □ 配合完善术后检查：如采血、留尿便等	□ 接受出院前指导 □ 知道复查程序 □ 获取出院诊断书
护患配合	□ 配合定时测量生命体征、每日询问大便 □ 配合检查腹部伤口情况 □ 接受输液、服药等治疗 □ 接受进食、进水、排便等生活护理 □ 配合活动，预防皮肤压力伤 □ 注意活动安全，避免坠床或跌倒 □ 配合执行探视及陪护	□ 接受出院宣教 □ 办理出院手续 □ 获取出院带药 □ 知道服药方法、作用、注意事项 □ 知道复印病历程序
饮食	□ 遵医嘱饮食	□ 遵医嘱饮食
排泄	□ 正常排尿便	□ 正常排尿便
活动	□ 适度活动，避免疲劳	□ 适度活动，避免疲劳

附：原表单（2009 年版）

非酒精性脂肪性肝病临床路径表单

适用对象：第一诊断为非酒精性脂肪性肝病（疾病编码 ICD-10：K76.001）

患者姓名：	性别：　　年龄：　　门诊号：	住院号：
住院日期：　　年　月　日	出院日期：　　年　月　日	标准住院日：7~10 天

时间	住院第 1 天	住院第 2~3 天
主要诊疗工作	□ 询问病史和体格检查 完成病例书写 安排入院常规检查 病情评估，病情告知 健康宣传教育，改变生活方式	□ 上级医师查房 明确下一步诊疗计划 观察患者临床症状和体征 完成上级医师查房记录
重点医嘱	**长期医嘱** □ 二级护理 □ 低脂饮食 □ 抗炎保肝药物治疗 **临时医嘱**（同级别医院近期内已查项目可自行决定是否取用） □ 血常规、尿常规、粪便常规 □ 肝功能、肾功能、空腹血糖、电解质、血脂 □ 肝炎病毒标志物 □ 自身免疫肝炎相关抗体 □ 心电图、X 线胸片、腹部彩超 □ 必要时餐后 2 小时血糖、糖化血红蛋白、糖耐量试验、甲状腺功能、心脏彩超、颈动脉彩超、出凝血时间、血清 HBV DMA 定量、血清 HCV RNA 定量、肝 CT 平扫/肝 MRI 平扫、肝 CT 增强/肝 MRI 增强、MRCP、门脉血管三维成像、肝脏硬度检测、磁共振肝脏脂肪含量测定、肝活组织检查	**长期医嘱** □ 二级护理 □ 低脂饮食 □ 综合支持治疗 □ 抗炎保肝药物治疗 **临时医嘱** □ 必要时餐后 2 小时血糖、糖化血红蛋白、糖耐量试验、甲状腺功能、心脏彩超、颈动脉彩超、出凝血时间、血清 HBV DMA 定量、血清 HCV RNA 定量、肝 CT 平扫/肝 MRI 平扫、肝 CT 增强/肝 MRI 增强、MRCP、门脉血管三维成像、肝脏硬度检测、磁共振肝脏脂肪含量测定、肝活组织检查
主要护理工作	□ 协助办理入院手续 □ 入院宣教 □ 记录患者身高、体重、腹围	□ 基本生活和心理护理 □ 进行饮食宣教 □ 督促患者用药
病情变异记录	□ 无　□ 有，原因： 1. 2.	□ 无　□ 有，原因： 1. 2.
护士签名		
医师签名		

时间	住院第 4~6 天	住院第 7~10 天 （出院日）
主要诊疗工作	□ 上级医师查房及诊疗评估 □ 完成查房记录 □ 对患者进行坚持治疗和预防复发的宣教 □ 注意患者饮食情况	□ 上级医师查房及诊疗评估，确定患者可以出院 □ 完成出院记录、出院诊断书和病历首页等医疗文件的填写 □ 通知患者及家属出院，交代出院后注意事项
重点医嘱	**长期医嘱** □ 二级护理 □ 低脂饮食 □ 抗炎保肝药物治疗 □ 综合支持治疗 **临时医嘱** □ 必要时餐后 2 小时血糖、糖化血红蛋白、糖耐量试验、甲状腺功能、心脏彩超、颈动脉彩超、出凝血时间、血清 HBV DMA 定量、血清 HCV RNA 定量、肝 CT 平扫/肝 MRI 平扫、肝 CT 增强/肝 MRI 增强、MRCP、门脉血管三维成像、肝脏硬度检测、磁共振肝脏脂肪含量测定、肝活组织检查	**出院医嘱** □ 今日出院
主要护理工作	□ 基本生活和心理护理 □ 进行饮食宣教	
病情变异记录	□ 无　□ 有，原因： 1. 2.	
护士签名		
医师签名		

第二十七章

原发性胆汁性肝硬化临床路径释义

【医疗质量控制指标】

指标一、诊断原发性胆汁性肝硬化需结合临床表现、实验室检查、肝脏组织病理学、影像及内镜检查、治疗疗效综合判断。

指标二、对于抗线粒体抗体阴性的患者，或者临床怀疑合并其他疾病如自身免疫性肝炎、非酒精性脂肪性肝炎者，如无禁忌证，应施行肝穿刺活检术。

指标三、诊断原发性胆汁性肝硬化前，必须常规排除肝外胆道梗阻。

指标四、对确诊原发性胆汁性肝硬化者，在制订治疗方案前必须对病情进行全面综合评估（肝损伤分期及合并症）。

指标五、坚持长期治疗用药，重视患者的定期随访。

一、原发性胆汁性肝硬化编码

1. 原编码：

疾病名称及编码：原发性胆汁性肝硬化（CD-10：K47.301）

2. 修改编码：

疾病名称及编码：原发性胆汁性肝硬化（ICD-10：K74.3）

3. 对应或相关中医病种及编码：黄疸病（A04.02.03/BNG020）

二、临床路径检索方法

K74.3

三、国家医疗保障疾病诊断相关分组（CHS-DRG）

MDCH 肝、胆、胰疾病及功能障碍

HS2 肝硬化

四、原发性胆汁性肝硬化临床路径标准住院流程

（一）适用对象

第一诊断为原发性胆汁性肝硬化。

> 释义
>
> ■ 本路径适用对象为临床诊断为原发性胆汁性肝硬化（目前已更名为原发性胆汁性胆管炎）的患者，如合并食管胃底静脉曲张破裂出血、腹水、肝性脑病和癌变等并发症，需进入其他相应路径。

（二）诊断依据

根据《临床诊疗指南·消化系统疾病分册》（中华医学会编著，人民卫生出版社，2005 年），《实用内科学》（王吉耀、葛均波、邹和建主编，人民卫生出版社，2022 年，第 16 版），

《2018 AASLD 实践指南：原发性胆汁性胆管炎》等国内、外临床诊疗指南。

符合原发性胆汁性肝硬化的诊断要点：具备下列（1）、（2）、（3）或（1）、（2）、（4）条者可诊断为原发性胆汁性肝硬化。

（1）血清 ALP 升高、γ-谷氨酰转肽酶升高。

（2）B 超或 CT、MRI 等影像学检查无肝外胆管及肝内大胆管梗阻征象。

（3）免疫荧光法抗线粒体抗体（AMA）＝1∶40 或 ELISA 法 AMA-M2 定量测定高于正常值。

（4）肝活检组织病理学显示典型的肉芽肿性胆管炎、汇管区淋巴细胞聚集、小叶间胆管破坏、数目减少，细小胆管增生，可伴有纤维化和肝硬化。

释义

■ 本路径的制订主要参考《2017 EASL 临床实践指南：原发性胆汁性胆管炎患者的诊断和管理》《2018 AASLD 实践指南：原发性胆汁性胆管炎》《原发性胆汁性胆管炎的诊断和治疗指南（2021）》《2021 APASL 临床实践指南：原发性胆汁性胆管炎患者的诊断和管理》等国内权威参考书籍和诊疗指南，《原发性胆汁性胆管炎的诊断和治疗指南（2021）》也为重要参考内容。

■ 符合原发性胆汁性肝硬化的诊断标准：符合下列三个诊断标准中的两项即可诊断为 PBC：

1. 反映胆汁淤积的生化学指标如血清 ALP 升高、γ-谷氨酰转肽酶升高，且影像学检查除外肝外胆系梗阻。

2. AMA 或 AMA-M2 阳性。

3. 肝组织病理学符合 PBC 病理表现。

■ 生化学检查 ALP、γ-GT 明显升高最常见，可伴有 ALT、AST 轻度升高。对所有胆汁淤积的患者均需完善影像学检查如 B 超、CT、MRI 等，以除外肝外胆管及肝内大胆管梗阻。免疫学检查中 AMA 阳性最具诊断价值，其中以第 2 型（AMA-M2）最具特异性。若患者同时具有以上表现可明确诊断。部分患者 AMA 和/或 AMA-M2 阴性，需要有肝活检病理支持才能确诊为原发性胆汁性肝硬化并进入路径。

■ 中医疾病诊断：参照中华人民共和国国家标准《中医临床诊疗术语·疾病部分》（GB/T 16751.1-1997）。

以白睛、皮肤黏膜、小便发黄为特征的一组症状。一般按病之新久缓急与黄色的明暗等分为阳黄与阴黄。凡以黄疸为主要表现的疾病，可归纳为黄疸病类。

■ 中医证候诊断：参照国家中医药管理局重点专科协作组制定的《黄疸病（原发性胆汁性肝硬化）中医诊疗方案（试行）》。

■ 中医证候诊断标准

1. 肝胆湿热证：身目俱黄，色泽鲜明，小便黄赤，大便色浅，纳呆呕恶，厌食油腻，乏力。湿重者，兼见头身困重，腹胀脘闷，口淡不渴，大便黏滞，苔厚腻微黄，脉濡数。热重者，兼见发热，口渴，尿少，大便臭秽或干结，苔黄腻，脉弦数。

2. 瘀热互结证：黄疸较深，经月不退，皮肤瘙痒或有灼热感，抓后有细小出血点及瘀斑，右胁刺痛，口咽干燥，大便色浅或灰白，小便深黄，女子或见月事不调，舌质暗红，苔少，脉实有力或弦涩。

3. 痰瘀阻络证：身目俱黄，色不甚鲜明，口中黏腻，脘闷不饥，腹胀纳少，大便溏泄，有时灰白色，肢体困重，倦怠嗜卧，面色黯黑，胁下肿块胀痛或刺痛，痛处固定不移，女子行经腹痛，经水色暗有块，唇舌紫暗边有瘀斑，苔腻，脉沉细或细涩。

4. 寒湿内停证：黄疸较深，色泽晦暗，经月不解，皮肤瘙痒，或右胁不适，或神疲乏力，形寒肢冷，食少脘痞，小便黄而清冷，大便色浅或灰白，舌体胖，舌质暗淡，苔白滑，脉沉缓。

5. 肝肾阴虚证：黄色晦黯，口燥咽干，腹部胀满，肝区隐痛，两目干涩，头晕腰酸，五心烦热，齿鼻衄血，皮肤瘙痒，入夜尤甚，舌红体瘦或有裂纹，少苔，脉濡细或弦细。

6. 气阴两虚证：面目肌肤发黄，无光泽，神疲乏力，食少纳呆，胃脘隐痛或灼痛，口干咽燥，排便无力或大便秘结，舌淡或暗红，苔少或光剥无苔，脉濡细。

（三）治疗方案的选择

根据《临床诊疗指南·消化系统疾病分册》（中华医学会编著，人民卫生出版社，2005年），《实用内科学》（王吉耀、葛均波、邹和建主编，人民卫生出版社，2022年，第16版），《2018 AASLD实践指南：原发性胆汁性胆管炎》等国内、外临床诊疗指南。

1. 对症治疗（对皮肤瘙痒、骨质疏松的治疗及补充脂溶性维生素）。
2. 熊去氧胆酸是一线治疗。
3. 对熊去氧胆酸无效或疗效不明显者，可加用贝特类药物、布地奈德或奥贝胆酸。
4. 中医治疗方案。

> **释义**
>
> ■ 本病确诊后即应开始药物治疗，目的在于缓解临床症状延缓疾病进展和减少并发症的发生。
>
> ■ 基础治疗：熊去氧胆酸13～15mg/（kg·d）。熊去氧胆酸是治疗PBC最重要的药物，具体治疗方案参见"（八）标准药物治疗方案"。熊去氧胆酸反应不佳的患者可试联合应用贝特类药物、布地奈德或奥贝胆酸等。
>
> ■ 对症治疗：主要包括缓解瘙痒、乏力，预防骨质疏松及补充脂溶性维生素。若患者合并干燥综合征，需同时治疗。
>
> ■ 中医治疗方案：参照国家中医药管理局重点专科协作组制定的《黄疸病（原发性胆汁性肝硬化）中医诊疗方案（试行）》。
>
> 1. 辨证治疗：
> （1）肝胆湿热证：清热化湿。
> （2）瘀热互结证：凉血活血，清热解毒。
> （3）痰瘀阻络证：化瘀祛痰。
> （4）寒湿内停证：温化寒湿。
> （5）肝肾阴虚证：滋阴补肾。
> （6）气阴两虚证：益气养阴。

2. 静脉滴注中成药注射剂：根据病情可辨证选用。肝胆湿热证可选用苦黄注射液；瘀热互结证可选用复方丹参注射液。

3. 其他中医特色治疗：

(1) 止痒方（白鲜皮 10g、石菖蒲 15g、地肤子 10g、甘草 6g、白芍 10g、丹皮 15g），功效：祛风凉血止痒。水煎服，1 日 2 服，也可外用熏洗，每日 1 次。

(2) 肝病治疗仪：应用生物信息反馈技术发出与人体心率同步的脉动红外线，在肝脏体表投影区，即右胁足厥阴肝经、足少阳胆经循行之所，进行施灸，激发脏腑经络气机，起到温经散寒、活血化瘀、祛痰通络的作用。有效改善肝脏微循环，抗肝纤维化。适应证：原发性胆汁性肝硬化胁痛者。操作规程：期门、章门穴位照射，每天 1~2 次。

(四) 标准住院日

10~20 天。

> **释义**
>
> ■ 怀疑原发性胆汁性肝硬化的患者入院后，完善实验室检查及影像学检查需 2~3 天，若血清学阴性需进一步行肝穿刺活检，病理结果回报并明确诊断后开始药物治疗，总住院时间 10~15 天。

(五) 进入路径标准

1. 第一诊断必须符合原发性胆汁性肝硬化。

2. 当患者同时具有其他疾病诊断，但在住院期间不需要特殊处理也不影响第一诊断的临床路径流程实施时，可以进入路径。

> **释义**
>
> ■ 进入本路径的患者为第一诊断为原发性胆汁性肝硬化，需除外合并食管胃底静脉曲张破裂出血、腹水、肝性脑病和原发性肝癌等肝硬化并发症。
>
> ■ 入院后常规检查发现有基础疾病，如高血压、冠状动脉粥样硬化性心脏病、糖尿病、肾功能不全等，经系统评估后对原发性胆汁性肝硬化诊断治疗无特殊影响者，可进入路径。但可能增加医疗费用，延长住院时间。

(六) 住院期间检查项目

1. 入院后必须完成的检查：

(1) 血常规、尿常规、粪便常规+隐血。

(2) 肝功能、肾功能、电解质、血糖、血脂、凝血功能、传染病筛查（乙型肝炎、丙型肝炎、艾滋病、梅毒等）、血清蛋白电泳、免疫球蛋白+补体测定、自免肝相关抗体谱检查、抗线粒体抗体谱、ENA 谱、骨质疏松相关检查、AFP、其他原发性肝癌或肝纤维化相关指标。

（3）腹部超声。

2. 根据患者具体情况可选择：

（1）腹部 CT 平扫+增强或 MRCP 肝脏实时剪切波弹性成像、骨密度测定、电子胃镜。

（2）唾液酸糖蛋白受体（ASGPR）、ANCA 谱、甲状腺抗体、RF、CCP 等其他自身抗体测定。

（3）排查其他引起肝脏损伤的原因：甲肝、戊肝病毒抗体、PCR-CMV-DNA、PCR-EBV-DNA、血清铜蓝蛋白，24 小时尿铜，铁三项（铁蛋白，血清铁，总铁结合力或转铁蛋白）、α-抗胰蛋白酶等。

（4）肝脏病理学检查。

> **释义**
>
> ■ 血常规、尿常规、粪便常规+隐血是最基本的三大常规检查，进入路径的患者均需完成。便隐血试验和血红蛋白检测可以进一步了解患者有无急性或慢性失血；肝功能、肾功能、电解质、血糖、血脂、凝血功能等可评估有无基础疾病，指导诊疗计划的制定并有助于评估住院时间、费用及其治疗预后；血清蛋白电泳、免疫球蛋白+补体测定、自免肝相关抗体谱检查、抗线粒体抗体谱、ENA 谱、甲状腺功能、腹部超声、腹部 CT 平扫+增强、腹部磁共振平扫+增强及 MRCP 可辅助原发性胆汁性肝硬化诊断。如不能除外其他病因，需完善甲型肝炎病毒抗体、戊型肝炎病毒抗体、PCMV-DNA、EBV-DNA、铜蓝蛋白、24 小时尿铜测定、血清铁蛋白、转铁蛋白饱和度、α1-抗胰蛋白酶等，必要时需行肝脏病理学检查。
>
> ■ 诊断该病后需评估是否合并其他疾病及并发症情况，如考虑合并骨质疏松症，需完善骨质疏松相关检查、骨密度测定；如考虑合并其他自身免疫性疾病，除完善自免肝相关抗体谱检查、ENA 谱以外，应行唾液酸糖蛋白受体（ASGPR）、ANCA谱、甲状腺抗体、RF、CCP 等其他自身抗体测定；纤维化指标及肝脏瞬时弹性成像可评估疾病是否进展至纤维化、肝硬化阶段。若患者已存在肝硬化，则需进一步评估并发症情况，腹部增强 CT/MR 和胃镜可评估食管胃底静脉曲张情况，肿瘤标志物（如 AFP）可评估癌变风险。

（七）超声引导下经皮肝穿刺活检术

1. 术前准备：穿刺前检查血小板、凝血酶原活动度、超声探查胸腹水情况，如有异常，纠正后再行穿刺；穿刺前测血压、脉搏。

2. 麻醉方式：局部麻醉。

3. 术后处理：卧床休息 24 小时、监测并记录呼吸、脉搏、血压。

> **释义**
>
> ■ 超声引导下经皮肝穿刺活检术是确诊原发性胆汁性肝硬化的重要手段。对于 AMA 阴性的患者，或者临床怀疑合并其他疾病如自身免疫性肝炎、非酒精性脂肪性肝炎者，如无禁忌证，应在有条件施行肝穿刺活检术的医疗单位进行。对于有凝血机制障碍、血小板降低或有腹水者，可选择经颈静脉肝活检。没有条件的医疗单位可将患者转至有条件的医疗单位完善检查。

■ 行肝脏穿刺活检术前后应做好相应准备：①术前准备：穿刺前检查血小板、凝血酶原活动度、超声探查胸腹水情况，如有异常，纠正后再行穿刺；穿刺前测血压、脉搏；②麻醉方式：局部麻醉；③术后处理：加压固定、平卧6小时、动态监测呼吸、脉搏、血压变化。注意监测生命体征，预防感染及出血情况。

■ 原发性胆汁性肝硬化的基本病理改变为肝内 < 100μm 的小胆管的非化脓性破坏性炎症，导致小胆管进行性减少，进而发生肝内胆汁淤积、肝纤维化及肝硬化。病理分为4期：Ⅰ期：胆管炎期；Ⅱ期：汇管区周围炎期；Ⅲ期：进行性纤维化期；Ⅳ期：肝硬化期。根据病理结果可明确诊断、评估疾病分期并判断预后。

（八）主要药物及对症治疗药物的应用

1. 按原发性胆汁性肝硬化治疗要求，予以熊去氧胆酸治疗。对于伴有转氨酶明显升高或明显黄疸，且未确诊未合并自身免疫性肝炎者，可酌情选用具有降低转氨酶和胆红素作用的药物，但种类不宜过多
2. 皮肤瘙痒：可选择考来烯胺、利福平、纳洛酮、舍曲林等药物。
3. 骨质疏松预防和治疗：口服钙剂、肌内注射维生素 D_3 注射液及双膦酸盐类等药物的应用。
4. 补充脂溶性维生素。
5. 中药或中成药。

释义

■ 按原发性胆汁性肝硬化治疗要求，予以熊去氧胆酸治疗。熊去氧胆酸（UDCA）是目前唯一被国际指南推荐用于 PBC 治疗的一线药物。根据《原发性胆汁性胆管炎的诊断和治疗指南（2021）》，推荐剂量为 13~15mg/（kg·d），分次或 1 次顿服。UDCA 可改善生化指标、延缓疾病进展且不良反应较少。UDCA 治疗后生化学应答评价标准如下：

1. 巴塞罗那标准：经 UDCA 治疗 1 年后，ALP 较基线水平下降 > 40% 或恢复至正常。
2. 巴黎 Ⅰ 标准：经 UDCA 治疗 1 年后，ALP ≤ 3×ULN，AST ≤ 2×ULN，胆红素 ≤ 17.1μmol/L。
3. 巴黎 Ⅱ 标准：经 UDCA 治疗 1 年后，ALP 及 AST ≤ 1.5×ULN，总胆红素正常。

■ 对 UDCA 生化学应答欠佳的患者可予布地奈德、贝特类降脂药、奥贝胆酸等治疗。

■ 若患者同时存在转氨酶明显升高，应考虑是否存在 PBC-AIH 重叠综合征，必要时加用免疫抑制治疗。

■ 考来烯胺是治疗胆汁淤积性疾病所致皮肤瘙痒的一线药物，若不能耐受可选用利福平、阿片受体阻滞剂（如纳洛酮）、5-羟色胺抑制剂（如舍曲林、昂丹司琼）等药物。

■ 原发性胆汁性肝硬化患者因脂溶性维生素吸收障碍、胆汁淤积对骨代谢的直接影响等因素，易患有骨质疏松症，建议补充钙及维生素 D 进行预防和治疗，必要时加用降钙素及二膦酸盐等，同时可根据病情和实验室检查指标补充脂溶性维生素。

■ 中药或中成药

1. 肝胆湿热证，推荐方药：热重于湿者，茵陈蒿汤加减。湿重于热，温胆汤加减。湿热并重者，茵陈蒿汤合茵陈五苓散加减；中成药：双虎清肝颗粒、茵栀黄颗粒、熊胆胶囊等。

2. 瘀热互结证，推荐方药：血府逐瘀汤加减；中成药：丹参片等。

3. 痰瘀阻络证，推荐方药：膈下逐瘀汤合导痰汤加减；中成药：鳖甲煎丸、大黄蛰虫丸。

4. 寒湿内停证，推荐方药：茵陈术附汤加减；中成药：附子理中丸、香砂理中丸、金匮肾气丸等。

5. 肝肾阴虚证，推荐方药：滋水清肝饮加减；中成药：知柏地黄丸等。

6. 气阴两虚证，推荐方药：生脉饮加减；中成药：贞芪扶正颗粒等。

（九）出院标准

1. 诊断明确。
2. 乏力、瘙痒等症状好转。
3. 胆红素、ALP、γ-谷氨酰转肽酶等肝功能指标稳步下降。

【释义】

■ 患者出院前应完成所有必须检查项目，且开始药物治疗，观察临床症状是否减轻或消失，实验室检查指标是否改善，有无明显药物相关不良反应。

（十）变异及原因分析

1. 诊断合并其他肝脏疾病（如自身免疫性肝炎等）转入相应路径。
2. 因血小板低下、凝血功能异常、大量腹水等原因，需纠正后再行肝穿刺活检术（或经颈静脉肝活检术）及肝脏病理学检查，导致住院时间延长、费用增加。
3. 对熊去氧胆酸无效或效果不明显者，且确认合并自身免疫性肝炎者需予以加用泼尼松、硫唑嘌呤等免疫抑制剂或其他药物治疗，导致住院时间延长、费用增加。

【释义】

■ 若患者入院完善检查后明确诊断其他肝脏疾病（如自身免疫性肝炎等）则终止本路径，转入相应路径；因血小板低下、凝血功能异常、大量腹水等原因暂缓行肝穿刺活检术，导致治疗疗程延长、住院时间延长、治疗费用高者，需退出本路径；对标准治疗 UDCA 疗效不佳，需换用其他药物治疗，治疗疗程延长，治疗费用增加，需退出本路径。

■ 认可的变异原因主要是指患者入选路径后，在检查及治疗过程中发现患者合并存在事前未预知的、对本路径治疗可能产生影响的情况，需要终止执行路径或延长治疗时间、增加治疗费用。医师需在表单中明确说明。

■ 因患者方面的主观原因导致执行路径出现变异，需医师在表单中予以说明。

五、原发性胆汁性肝硬化临床路径给药方案

1. 用药选择：

(1) 基础治疗：目前 UDCA 是唯一被国际指南推荐用于治疗 PBC 的药物，可用于病程中的任何时期，且应终身服用，推荐剂量为 13~15mg/（kg·d），分次或 1 次顿服。若患者对 UDCA 生化学应答欠佳，目前尚无统一治疗方法，下述药物在临床研究中显示出一定疗效，但长期疗效仍需验证：①贝特类降脂药：包括苯扎贝特、非诺贝特，其可改善生化学指标；②布地奈德：布地奈德是第二代皮质类固醇激素，口服后 90% 的药物于肝内首过代谢，避免全身不良反应；③奥贝胆酸：该药为法尼酯 X 受体激动剂，对 ALP、GGT、ALT 改善有一定疗效，但可导致皮肤瘙痒、高密度胆固醇降低等不良反应，尚需进一步研究；④免疫抑制剂：如硫唑嘌呤、甲氨蝶呤、环孢素等，主要用于重叠自身免疫性肝炎的患者。

(2) 对症治疗：

1) 皮肤瘙痒：考来烯胺是治疗胆汁淤积性疾病所致皮肤瘙痒的一线药物，该药在小肠内与胆酸结合，形成不溶性化合物阻止其重吸收，而随粪便排泄，降低血清中的胆酸，可缓解因胆酸过多而沉积于皮肤所致的瘙痒，推荐剂量为 4~16g/d（4g, qid）；利福平可作为二线用药，推荐剂量为 150mg, bid，效果不佳的患者可逐渐加量至 600mg/d；阿片受体阻滞剂为三线用药，包括纳洛酮，推荐小剂量开始（50mg/d）逐渐增加至最佳剂量；5-羟色胺系统与瘙痒相关，包括昂丹司琼、舍曲林（75~100mg/d）等药物也可用于控制症状。

2) 乏力：目前尚无特异性治疗药物，研究证明莫达非尼可能有效。

(3) 合并症：

1) 骨质疏松症：建议补充钙及维生素 D 预防骨质疏松，我国营养协会推荐普通成人每日元素钙摄入量 800U，绝经后妇女和老年人每日元素钙摄入量为 1000mg。维生素 D 的成年人推荐剂量为 200U/d，老年人因缺乏日照及摄入和吸收障碍，故推荐剂量为 400~800U/d，维生素 D 用于治疗骨质疏松时，剂量应为 800~1200U/d。

2) 脂溶性维生素缺乏：根据患者病情及实验室指标给予适当补充维生素 A、维生素 E、维生素 K。

3) 干燥综合征：建议停止吸烟、饮酒，避免引起口干的药物，勤漱口、避免念珠菌感染，干眼症患者首选人工泪液，可应用环孢霉素 A 眼膏。

(4) 口服中药汤剂临床使用策略：

1) 肝胆湿热证，推荐方药：热重于湿者，茵陈蒿汤加减。茵陈、栀子、生大黄、蒲公英、赤芍、郁金、葛根等。湿重于热，温胆汤加减。陈皮、清半夏、茯苓、竹茹、枳实、厚朴、茵陈、甘草等。湿热并重者，茵陈蒿汤合茵陈五苓散加减。茵陈、栀子、生大黄、茯苓、猪苓、白术、泽泻、郁金、益母草等。热重于湿见发热口渴者，加知母、黄芩、生石膏、芦根清热生津；呕逆重者，加黄连、竹茹清热化痰，降逆止呕；脘腹胀满者，加枳实、厚朴行气除胀；湿重于热见身热不扬者，加黄芩、竹叶清热泻火；呕逆重者，加藿香、生姜汁和胃降逆；口粘胸闷者，加佩兰、杏仁理气化湿；大便黏滞而臭者，加黄连、苍术解毒燥湿。热重兼表证者，甘露消毒丹化裁；湿重兼表证者，三仁汤化裁；兼伤气阴者，加太子参、麦冬、生地益气养阴；黄疸消退缓慢者，可加大赤芍用量，并加用扁蓄、白茅根清热利小便；齿鼻衄血者，加生地、紫草、槐花凉血止血；皮肤瘙痒者，加紫草、苦参凉血燥湿。

2) 瘀热互结证，推荐方药：血府逐瘀汤加减。赤芍、丹参、生地、桃仁、红花、茜草、当归、葛根、栝蒌、丹皮等。午后低热者，加青蒿、地骨皮清虚热；关节疼痛者，加秦艽、豨莶草祛湿通络；皮肤痤疮加穿心莲、银花；皮肤瘙痒加地肤子、白鲜皮祛湿止痒；胃脘有振水声者，加茯苓、桂枝温化水湿；胃脘胀满，按之则痛者，合用小陷胸汤宽胸散结；大便干，2~3 日 1 次者，加生大黄、芒硝通腑利胆。

3）痰瘀阻络证，推荐方药：膈下逐瘀汤合导痰汤加减。赤芍、丹参、丹皮、桃仁、红花、当归、川芎、甘草、香附、橘红、白术、郁金、茵陈等。恶心呕吐者，加制半夏、生姜和胃降逆；频繁呃逆者，加旋复花、代赭石降气化痰；口中粘腻者，加苍术、藿香燥湿化浊；脘闷不饥者，加砂仁、白豆蔻健脾醒胃；大便溏泄者，加茯苓、扁豆、厚朴淡渗利湿；倦怠嗜卧者，加党参、黄芪健脾益气；畏寒肢冷者，加附子、干姜温阳散寒；胁肋刺痛，加没药、茜草、郁金活血通经；面色黯黑，胁下肿块坚硬者，加鳖甲、生牡蛎软坚散结。

4）寒湿内停证，推荐方药：茵陈术附汤加减。茵陈、制附子、肉桂、白术、干姜、茯苓、丹参、郁金、川芎、甘草等。呃逆，加丁香、柿蒂温胃降气；恶心呕吐，加制半夏、砂仁和胃降逆；口腻、纳呆，加藿香、苍术、白豆蔻化湿醒脾；腹胀苔腻者，加木香、厚朴燥湿行气；气短乏力者，加党参、黄芪健脾益气；腹冷痛便溏者，加吴茱萸、肉豆蔻温阳止痛；下利清谷或五更泻泄者，合用四神丸温肾止泻；下肢水肿者，加猪苓、泽泻健脾渗湿；舌暗边有瘀斑者，加当归、姜黄活血化瘀；胁下痞块者，加莪术、红花、地鳖虫软坚散结。

5）肝肾阴虚证，推荐方药：滋水清肝饮加减。山药、山茱萸、丹皮、泽泻、茯苓、柴胡、栀子、当归、茵陈、赤芍、生地等。腰膝酸软重者，加女贞子、旱莲草滋补肝肾；两目干涩重者，加桑椹、枸杞子、石斛滋阴养肝；胁肋隐痛者，加白芍、川楝子养阴柔肝；心烦不寐者，加酸枣仁、柏子仁、夜交藤安神；午后低热者，加银柴胡、地骨皮、知母清虚热；津伤口渴者，加石斛、花粉、芦根清热生津；脘腹胀者，加香橼、厚朴花、鸡内金行气除湿化积；苔黄者，加虎杖、白花蛇舌草清热解毒；小便短赤，加猪苓、通草清热利湿；大便干结，加火麻仁、肉苁蓉润肠通便；大便滞而不畅者，加香附、枳实行气通便；齿鼻衄血，加紫草、茜草凉血止血；皮肤瘙痒，加白蒺藜、地肤子祛风止痒；神疲乏力者，加太子参、黄芪健脾益气。

6）气阴两虚证，推荐方药：生脉饮加减。党参、麦冬、女贞子、旱莲草、生黄芪、白术、猪苓、山药、丹参、葛根等。肝气郁滞，加香附、郁金、枳实解郁行气；瘀血阻络，刺痛固定，加三七粉、蒲黄行气活血；食少、腹胀，加莱菔子、神曲、谷芽、麦芽健脾消食；兼胃热气滞，加黄连、蒲公英、郁金、陈皮清热理气；口干咽燥者，加石斛、玉竹清热生津；若兼气虚发热者，加升麻、柴胡、黄芪升提中气，或用补中益气汤加减以甘温除热；大便干结者，加麻仁、栝蒌仁润肠通便。

2. 药学提示：

（1）熊去氧胆酸：不良反应较少，主要包括腹泻、胃肠道不适、体质量增加、皮疹和瘙痒加重等，不推荐在妊娠前及妊娠早期使用。该药不可与考来烯胺、考来替泊以及含有氢氧化铝和/或蒙脱石散（氧化铝）等抗酸药同时服用，这些药可在肠道中和熊去氧胆酸结合，从而阻碍吸收，影响疗效，如必须服用需间隔2~4小时以上（具体参见药物说明）。

（2）考来烯胺：不良反应包括便秘、胃灼热感、消化不良、恶心、呕吐、胃痛等，多发生于服用大剂量及超过60岁的患者。因其会影响其他药物的吸收，如熊去氧胆酸、地高辛、避孕药、甲状腺素等，故与其他药物服用时间需一定间隔（具体参见药物说明）。

（3）利福平：不良反应以消化道反应最为多见，可导致严重的药物性肝损害、溶血性贫血、肾功能损害并引起药物间相互作用影响疗效，故在治疗中需严密监测血常规、肝功能、肾功能等。

（4）纳洛酮：不良反应主要为阿片脱瘾的症状，包括躯体疼痛、发热、出汗、神经过敏、不安、易激惹等。

（5）莫达非尼：不良反应包括失眠、恶心、头痛、神经紧张、焦虑等。严重肝损害的患者需减量使用。

3. 注意事项：

（1）熊去氧胆酸：治疗过程中可出现皮肤瘙痒加重，但通常为一过性，且发生率较低。

（2）考来烯胺：长期服用应警惕骨质疏松，并补充脂溶性维生素。

六、原发性胆汁性肝硬化护理规范

1. 病情观察：对 PBC 患者应重点观察皮肤颜色、皮肤瘙痒程度，监测肝功能，对合并有门静脉高压、腹腔积液的患者注意观察腹围、体重、下肢水肿等情况。

2. 活动指导：PBC 患者易感乏力，活动应以患者耐受为主，遵循劳逸结合、循序渐进的原则，注意活动安全。对于合并严重并发症者，要求卧床休息，定期帮助翻身，预防压疮；对于病情轻或恢复期患者，指导适当下床活动。

3. 皮肤护理：对于皮肤瘙痒者，要更换宽松、纯棉质病号服及床上用品，保持皮肤干爽、洁净，可用温水擦拭瘙痒部位，减轻症状，定期帮助修剪指甲，避免搔抓损伤皮肤。指导患者学会转移注意力，如听音乐等，以缓解对瘙痒的过分关注。指导患者遵医嘱正确使用外涂止痒药物。

4. 饮食护理：指导患者服用富含高维生素、适量蛋白质食物，减少高胆固醇、高油脂食物摄入量。进食过程中，要叮嘱患者细嚼慢咽，禁止暴饮暴食；合并腹水者，应控制盐分摄入；合并低钠血症者，需控制饮水量。

5. 用药指导：遵医嘱用药，护理人员要了解药品知识，掌握用药注意事项，规范给药，并观察用药期间患者有无不良反应、并发症等。

6. 心理护理：对表现焦虑不安、抑郁等情绪患者要耐心疏导，多观察情绪变化，陪伴患者并与其多交流，讲解治疗成功案例，多鼓励患者，减轻身心压力，保持良好心理状态。

7. 加强患者的健康宣教，并在出院时做好出院后的健康宣教。

七、原发性胆汁性肝硬化营养治疗规范

1. 患者饮食以高蛋白、高糖类、高维生素、低脂肪为主导原则。

2. 加强维生素 D 和钙的摄入，预防肌萎缩及骨质疏松。对合并有食管胃底静脉曲张的患者，指导其禁食刺激、坚硬的食物。

3. 对合并有腹腔积液的患者，指导其进食优质蛋白质饮食，限盐的摄入；对于合并低钠血症者，需要限水。

4. 对合并有肝性脑病发作的患者，应短期内限制蛋白质摄入。

八、原发性胆汁性肝硬化患者健康宣教

1. 早期明确诊断，积极采取治疗措施，以有效延缓病程进展。

2. 健康生活方式，适当运动，戒酒。

3. 注意手卫生、皮肤卫生，预防感染。

4. 严格遵医嘱正确服药。

5. 定期复诊，监测肝功能、甲胎蛋白、腹部超声/腹部 CT、电子胃镜、骨密度等。

九、推荐表单

(一) 医师表单

原发性胆汁性肝硬化临床路径医师表单

适用对象：第一诊断为原发性胆汁性肝硬化（ICD-10：K47.301）

患者姓名：		性别：	年龄：	门诊号：	住院号：
住院日期： 年 月 日		出院日期： 年 月 日			标准住院日：10~15 天

时间	入院	住院第 2 天
主要诊疗工作	□ 完成询问病史和体格检查 □ 完成入院病历及首次病程记录 □ 拟定检查项目 □ 制订初步治疗方案 □ 对患者进行有关原发性胆汁性肝硬化的宣教	□ 上级医师查房 □ 明确下一步诊疗计划 □ 完成上级医师查房记录 □ 向患者及家属交代病情，并签署超声引导下经皮肝穿刺活检同意书 □ 超声引导下经皮肝穿刺活检术 □ 观察超声引导下经皮肝穿刺活检术后并发症（出血等） □ 完成穿刺记录
重点医嘱	**长期医嘱** □ 消化内科护理常规 □ 一级/二级护理 □ 普通饮食 **临时医嘱** □ 血常规、尿常规、粪便常规+隐血 □ 肝功能、肾功能、电解质、血糖、血脂、凝血功能、传染病筛查（乙型肝炎、丙型肝炎、艾滋病、梅毒等）、血清蛋白电泳、免疫球蛋白+补体测定、自免肝 12 项、抗线粒体抗体谱、ENA 谱、维生素 D_3 测定、AFP、肝纤维化四项 □ 腹部超声、肝脏瞬时弹性成像、骨密度测定、电子胃镜 □ 必要时行腹部 CT/MR 平扫+增强或 MRCP；ASG-PR、ANCA 谱、甲状腺抗体、RF、CCP 等其他自身抗体测定；甲肝、戊肝病毒抗体、CMV-DNA、EBV-DNA、铜蓝蛋白、24 小时尿铜测定、血清铁蛋白、转铁蛋白饱和度、α_1 抗胰蛋白酶等 □ 其他检查（酌情）	**长期医嘱** □ 消化内科护理常规 □ 一级/二级护理 □ 普通饮食 **临时医嘱** □ 超声引导下经皮肝穿刺活检术 □ 肝脏病理学检查 □ 其他检查（酌情）
病情变异记录	□ 无 □ 有，原因： 1. 2.	□ 无 □ 有，原因： 1. 2.
医师签名		

时间	住院第 3~4 天	住院第 5~9 天	住院第 10~15 天
主要诊疗工作	□ 上级医师查房 □ 完成病历记录 □ 予以熊去氧胆酸等药物治疗 □ 根据患者情况予以药物对症治疗瘙痒、骨质疏松、脂溶性维生素缺乏等	□ 上级医师查房 □ 完成病历记录 □ 根据肝脏病理学报告进一步明确诊断，若合并其他肝脏疾病（如自身免疫性肝炎等）转入相应路径	□ 上级医师查房，确定患者可以出院 □ 完成上级医师查房记录、出院记录、出院证明书和病历首页的填写 □ 通知出院 □ 向患者交代出院注意事项及随诊时间 □ 若患者不能出院，在病程记录中说明原因和继续治疗的方案
重点医嘱	**长期医嘱** □ 消化内科护理常规 □ 一级/二级护理 □ 普通饮食 □ 熊去氧胆酸 13~15mg/(kg·d) □ 酌情选择 12 种保肝药物 □ 根据病情需要补充脂溶性维生素 **临时医嘱** □ 根据患者情况予以药物对症治疗瘙痒（考来烯胺、利福平、纳洛酮、舍曲林等）、骨质疏松（钙剂、维生素 D 及二膦酸盐类等）	**长期医嘱** □ 消化内科护理常规 □ 一级/二级护理 □ 普通饮食 □ 熊去氧胆酸 13~15mg/(kg·d) □ 酌情选择 1~2 种保肝药物 □ 根据病情需要补充脂溶性维生素 **临时医嘱** □ 酌情复查肝功能等检查项目 □ 辨证口服中药汤剂或中成药 □ 中药注射液静脉滴注或肌内注射 □ 止痒方治疗 □ 肝病治疗仪治疗	**出院医嘱** □ 今日出院 □ 普通饮食 □ 出院带药（包括口服中药汤剂或中成药） □ 嘱定期复查 □ 门诊随诊
病情变异记录	□ 无 □ 有，原因： 1. 2.	□ 无 □ 有，原因： 1. 2.	□ 无 □ 有，原因： 1. 2.
医师签名			

（二）护士表单

原发性胆汁性肝硬化临床路径护士表单

适用对象：第一诊断为原发性胆汁性肝硬化（ICD-10：K47.301）

患者姓名：		性别：	年龄：	门诊号：		住院号：
住院日期：	年　月　日	出院日期：		年　月　日	标准住院日：10~15 天	

时间	住院第 1 天	住院第 2 天	住院第 3~4 天
健康宣教	□ 入院宣教 　介绍主管医师、护士 　介绍环境、设施 　介绍住院注意事项 　介绍探视和陪护制度 　介绍贵重物品保管制度 □ 饮食宣教 □ 根据当日检查医嘱完成相关检查宣教 　血、尿、便相关检查 　腹部超声、肝脏瞬时弹性成像、骨密度测定 　腹部 CT/MR 平扫＋增强或 MRCP；ASGPR、ANCA 谱、甲状腺抗体、RF、CCP 等其他自身抗体测定；甲型肝炎、戊型肝炎病毒抗体、PCR-CMV-DNA、PCR-EBV-DNA、铜蓝蛋白、24 小时尿铜测定、血清铁蛋白、转铁蛋白饱和度、α_1 抗胰蛋白酶等	□ 药物宣教 □ 超声引导下经皮肝穿刺 □ 术前宣教 　告知超声引导下经皮肝穿刺活检术前准备及检查后注意事项 　告知患者在术中配合医师 　主管护士与患者沟通，消除患者紧张情绪 　告知检查后可能出现的情况及应对方式	□ 药物宣教 □ 饮食宣教 　胃镜检查前后饮食注意事项 □ 如患者需进行胃镜检查，给予胃镜检查当日宣教 　告知饮食、体位要求 　告知胃镜检查后需禁食 2~4 小时 　给予患者及家属心理支持 　再次明确探视陪护须知
护理处置	□ 核对患者姓名，佩戴腕带 □ 建立入院护理病历 □ 静脉采血 □ 协助患者留取尿、便标本 □ 测量体重及生命体征，必要时记录出入量 □ 检查前准备	□ 遵医嘱给药 □ 完善护理记录	□ 遵医嘱给药，因胃镜检查长时间禁食患者给予补液支持 □ 送患者至内镜中心 　摘除患者义齿 □ 核对患者资料及带药 □ 接患者 　核对患者及资料 □ 完善护理记录
基础护理	□ 一级/二级护理 □ 晨晚间护理 □ 排泄管理 □ 皮肤护理 □ 患者安全管理 □ 需要时，请家属陪护	□ 一级/二级护理 □ 晨晚间护理 □ 排泄管理 □ 皮肤护理 □ 患者安全管理 □ 需要时，请家属陪护	□ 一级/二级护理 □ 晨晚间护理 □ 排泄管理 □ 皮肤护理 □ 患者安全管理 □ 需要时，请家属陪护

续　表

时间	住院第 1 天	住院第 2 天	住院第 3~4 天
专科护理	□ 护理查体 □ 病情观察 □ 观察是否有乏力、皮肤黄染或皮下出血点、瘙痒、黑便、眼干、口干等表现 □ 确定饮食种类 □ 心理护理	□ 超声引导下经皮肝穿刺活检 □ 检术前准备 □ 病情观察 □ 超声引导下经皮肝穿刺活检术后观察患者病情变化：神志变化、生命体征、穿刺处敷料是否有渗血渗液，发现异常及时向医师汇报并记录 □ 心理护理	□ 病情观察 □ 胃镜检查后并发症观察 □ 心理护理
重点医嘱	□ 详见医嘱执行单	□ 详见医嘱执行单	□ 详见医嘱执行单
病情变异记录	□ 无　□ 有，原因： 1. 2.	□ 无　□ 有，原因： 1. 2.	□ 无　□ 有，原因： 1. 2.
护士签名			

时间	住院第 5~9 天	住院第 10~15 天
健康宣教	□ 药物作用及频率 □ 饮食、活动指导	□ 出院宣教 □ 复查时间 □ 服药方法 □ 活动休息 □ 指导饮食 □ 指导办理出院手续
护理处置	□ 遵医嘱给药 □ 完善护理记录	□ 办理出院手续 □ 书写出院小结
基础护理	□ 一级/二级护理 □ 晨晚间护理 □ 排泄管理 □ 皮肤护理 □ 患者安全管理 □ 需要时，请家属陪护	□ 二级护理 □ 晨晚间护理 □ 排泄管理 □ 皮肤护理 □ 患者安全管理
专科护理	□ 病情观察 □ 心理护理	□ 病情观察 □ 出院指导 □ 心理护理
重点医嘱	□ 详见医嘱执行单	□ 详见医嘱执行单
病情变异记录	□ 无 □ 有，原因： 1. 2.	□ 无 □ 有，原因： 1. 2.
护士签名		

（三）患者表单

原发性胆汁性肝硬化临床路径患者表单

适用对象：第一诊断为原发性胆汁性肝硬化（ICD-10：K47.301）

患者姓名：	性别： 年龄： 门诊号：	住院号：
住院日期： 年 月 日	出院日期： 年 月 日	标准住院日：10~15 天

时间	入院	肝穿术前
医患配合	□ 配合询问病史、收集资料，请务必详细告知既往史、用药史、过敏史 □ 配合进行体格检查 □ 有任何不适请告知医师	□ 配合完善肝穿检查前相关检查、实验室检查，如采血、留尿、心电图、X 线胸片 □ 医师与患者及家属介绍病情及肝穿检查谈话、肝穿检查前签字
护患配合	□ 配合测量体温、脉搏、呼吸频率 3 次、血压、体重 1 次 □ 配合完成入院护理评估（简单询问病史、过敏史、用药史） □ 接受入院宣教（环境介绍、病室规定、订餐制度、贵重物品保管等） □ 配合执行探视和陪护制度 □ 有任何不适请告知护士	□ 配合测量体温、脉搏、呼吸频率 3 次 □ 接受肝穿检查前宣教 □ 接受饮食宣教 □ 接受药物宣教
饮食	□ 遵医嘱饮食	□ 遵医嘱饮食
排泄	□ 正常排尿便	□ 正常排尿便
活动	□ 正常活动	□ 正常活动

时间	肝穿刺当日	出院日
医患配合	□ 配合完善相关检查、实验室检查，如采血、留尿 □ 配合医师摆好检查体位	□ 接受出院宣教：包括出院注意事项及随诊时间
护患配合	□ 配合测量体温、脉搏、呼吸 3 次 □ 肝穿前，协助完成核对，带齐影像资料及用药 □ 返回病房后，配合接受生命体征的测量 □ 配合缓解疼痛 □ 接受肝穿检查后宣教 □ 接受饮食宣教 □ 接受药物宣教 □ 有任何不适请告知护士	□ 接受出院宣教
饮食	□ 遵医嘱饮食	□ 遵医嘱饮食
排泄	□ 正常排尿便	□ 正常排尿便
活动	□ 少量活动	□ 正常活动

附：原表单（2016 年版）

原发性胆汁性肝硬化临床路径表单

适用对象：第一诊断为原发性胆汁性肝硬化（ICD-10：K47.301）

患者姓名：	性别：	年龄：	门诊号：	住院号：
住院日期： 年 月 日	出院日期： 年 月 日			标准住院日：10~20 天

时间	住院第 1 天	住院第 2 天
主要诊疗工作	□ 完成询问病史和体格检查 □ 完成入院病历及首次病程记录 □ 拟定检查项目 □ 制订初步治疗方案 □ 对患者进行有关原发性胆汁性肝硬化的宣教	□ 上级医师查房 □ 明确下一步诊疗计划 □ 完成上级医师查房记录 □ 向患者及家属交代病情，并签署超声引导下经皮肝穿刺活检同意书 □ 超声引导下经皮肝穿刺活检术 □ 观察超声引导下经皮肝穿刺活检术后并发症（出血等） □ 完成穿刺记录
重点医嘱	**长期医嘱** □ 消化内科护理常规 □ 一级/二级护理 □ 普通饮食 **临时医嘱** □ 血常规、尿常规、粪便常规+隐血 □ 肝功能、肾功能、电解质、血糖、血脂、凝血功能、传染病筛查（乙型肝炎、丙型肝炎、艾滋病、梅毒等）、血清蛋白电泳、免疫球蛋白+补体测定、自免肝 12 项、抗线粒体抗体谱、ENA 谱、维生素 D_3 测定、AFP、肝纤维化四项 □ 腹部超声、肝脏瞬时弹性成像、骨密度测定、电子胃镜 □ 必要时行腹部 CT 平扫+增强或 MRCP；ASGPR、ANCA 谱、甲状腺抗体、RF、CCP 等其他自身抗体测定；甲型肝炎、戊型肝炎病毒抗体、PCR-CMV-DNA、PCR-EBV-DNA、血清铜蓝蛋白、24 小时尿铜测定、血清铁蛋白、转铁蛋白饱和度、α_1 抗胰蛋白酶等 □ 其他检查（酌情）	**长期医嘱** □ 消化内科护理常规 □ 一级/二级护理 □ 普通饮食 **临时医嘱** □ 超声引导下经皮肝穿刺活检术 □ 肝脏病理学检查 □ 其他检查（酌情）
主要护理工作	□ 入院宣教 □ 健康宣教：疾病相关知识 □ 根据医师医嘱指导患者完成相关检查 □ 完成护理记录	□ 基本生活和心理护理 □ 超声引导下经皮肝穿刺活检术后观察患者病情变化：神志变化、生命体征等，发现异常及时向医师汇报并记录 □ 正确执行医嘱 □ 认真完成交接班

续　表

时间	住院第 1 天	住院第 2 天
病情 变异 记录	□无　□有，原因： 1. 2.	□无　□有，原因： 1. 2.
护士 签名		
医师 签名		

时间	住院第 3~4 天	住院第 5~9 天	住院第 10~20 天
主要诊疗工作	□ 上级医师查房 □ 完成病历记录 □ 予以熊去氧胆酸等保肝药物治疗 □ 根据患者情况予以药物对症治疗瘙痒、骨质疏松、脂溶性维生素缺乏等	□ 上级医师查房 □ 完成病历记录 □ 根据肝脏病理学报告进一步明确诊断，若合并其他肝脏疾病（如自身免疫性肝炎等）转入相应路径	□ 上级医师查房，确定患者可以出院 □ 完成上级医师查房记录、出院记录、出院证明书和病历首页的填写 □ 通知出院 □ 向患者交代出院注意事项及随诊时间 □ 若患者不能出院，在病程记录中说明原因和继续治疗的方案
重点医嘱	**长期医嘱** □ 消化内科护理常规 □ 一级/二级护理 □ 普通饮食 □ 熊去氧胆酸 13~15mg/（kg·d） □ 可酌情选择 1~2 种保肝药物 □ 根据病情补充脂溶性维生素 **临时医嘱** □ 根据患者情况予以药物对症治疗瘙痒（考来烯胺、利福平、纳洛酮、舍曲林等）、骨质疏松（钙剂、维生素 D 及二膦酸盐类等药物）	**长期医嘱** □ 消化内科护理常规 □ 一级/二级护理 □ 普通饮食 □ 熊去氧胆酸 13~15mg/（kg·d） □ 可酌情选择 1~2 种保肝药物 □ 根据病情补充脂溶性维生素 **临时医嘱** □ 酌情复查肝功能等检查项目	**出院医嘱** □ 今日出院 □ 普通饮食 □ 出院带药 □ 嘱定期复查 □ 门诊随诊
主要护理工作	□ 基本生活和心理护理 □ 正确执行医嘱 □ 认真完成交接班	□ 基本生活和心理护理 □ 正确执行医嘱 □ 认真完成交接班	□ 帮助患者办理出院手续、交费等事宜 □ 出院指导
病情变异记录	□ 无 □ 有，原因： 1. 2.	□ 无 □ 有，原因： 1. 2.	□ 无 □ 有，原因： 1. 2.
护士签名			
医师签名			

第二十八章

失代偿肝硬化临床路径释义

【医疗质量控制指标】

指标一、失代偿肝硬化的诊断需综合考虑病因、病史、临床表现、并发症、治疗过程、检验、影像学及组织学等检查。

指标二、失代偿肝硬化应完善肝功能及门静脉高压评估以及营养不良风险筛查与营养不良评估，早期识别肝硬化相关并发症。

指标三、失代偿肝硬化诊断明确后，应尽早开始综合治疗，重视病因治疗，必要时肝脏组织非感染性炎症抗炎治疗、抗肝纤维化，积极防治并发症，随访中应动态评估病情。

指标四、合理选择治疗用药及其他治疗措施，重视患者的随访。

一、失代偿肝硬化编码

1. 原编码：

疾病名称及编码：失代偿肝硬化（ICD-10：K74）

2. 修改编码：

疾病名称及编码：乙型肝炎后肝硬化失代偿期（ICD-10：K74.602）

丙型肝炎后肝硬化失代偿期（ICD-10：K74.603）

自身免疫性肝炎后肝硬化失代偿期（ICD-10：K74.604）

肝炎后肝硬化失代偿期（ICD-10：K74.605）

混合型肝硬化失代偿期（ICD-10：K74.606）

肝硬化失代偿期（ICD-10：K74.607）

3. 对应或相关中医病种及编码：积聚（A16.01./BNG040）

鼓胀（A04.02.15./BNG050）

呕血（A17.29）

黄疸（A04.02.03./BNG020）

胁痛（A17.33/BNG010）

腹水（A17.39）

二、临床路径检索方法

K74.602-K74.607/BNG040

三、国家医疗保障疾病诊断相关分组（CHS-DRG）

MDCH 肝、胆、胰疾病及功能障碍

HS2 肝硬化

四、失代偿肝硬化临床路径标准住院流程

（一）适用对象

第一诊断为失代偿肝硬化（ICD-10：K74）。

释义

■本路径适用于失代偿肝硬化患者。其入院目的是寻找肝硬化病因并治疗、缓解临床症状、改善肝功能以及防治并发症等。若患者存在严重的并发症，如食管胃底静脉曲张破裂出血、肝衰竭、肝性脑病、自发性细菌性腹膜炎（spontaneous bacterial peritonitis, SBP）、感染、肝肾综合征、肝肺综合征及原发性肝癌等，一旦诊断，即进入其他相应路径。

（二）诊断依据

根据《临床诊疗指南·消化系统疾病分册》（中华医学会编著，人民卫生出版社，2005年），《实用内科学》（王吉耀、葛均波、邹和建主编，人民卫生出版社，2022年，第16版）等国内、外临床诊疗指南。

1. 符合肝硬化诊断标准：肝组织病理学诊断或影像学诊断，参考肝脏弹性扫描检查；肝功能生化、凝血功能等检查评估肝脏功能，根据 Child-Pugh 评分，B 级或 C 级为肝功能失代偿。

释义

■根据《临床诊疗指南·消化系统疾病分册》（中华医学会编著，人民卫生出版社，2005年），《实用内科学（第15版）》（复旦大学上海医学院编著，人民卫生出版社，2017年），《肝硬化诊治指南》［中华肝脏病杂志，2019，27（11）：846-865］，《肝硬化腹水及相关并发症的诊疗指南》［中华肝脏病杂志，2017，25（9）：664-677］及《2018年欧洲肝病学会失代偿期肝硬化患者的管理临床实践指南》等国内、外临床诊疗指南。

■代偿期肝硬化的诊断依据：符合下列4条之一即可：

1. 肝组织学符合肝硬化的标准。

2. 内镜提示食管胃或消化道异位静脉曲张，除外非肝硬化性门静脉高压。

3. B超、LSM 或 CT 等影像学检查提示肝硬化或门静脉高压。

4. 无组织学、内镜或影像学检查者需符合以下4条中2条：①PLT$< 100\times$$10^9$/L，且无其他原因可解释；②血清白蛋白$<35$g/L，排除营养不良或肾脏疾病等；③INR$> 1.3$ 或 PT 延长（停用溶栓或抗凝药7天以上）；④AST/PLT 比率指数（APRI）> 2。

■肝硬化的诊断内容包括确定有无肝硬化、寻找肝硬化原因、肝功能评估及并发症诊断。临床可分为代偿期、失代偿期、再代偿期及肝硬化逆转。

■引起肝硬化的常见病因有：HBV 和 HCV 感染；酒精性肝病；非酒精性脂肪性肝病（代谢相关脂肪性肝病）；自身免疫性肝病，包括原发性胆汁性肝硬化（原发性胆汁性胆管炎）、自身免疫性肝炎和原发性硬化性胆管炎等；遗传、代谢性疾病，主要包括肝豆状核变性、血色病、肝淀粉样变、遗传性高胆红素血症、α1-抗胰蛋白酶缺乏症、肝性卟啉病等；药物或化学毒物等；寄生虫感染，主要有血吸虫病、华支睾吸虫病等；循环障碍所致，常见的有巴德-基亚里综合征和右心衰竭；不能明确病因的肝硬化。

■肝硬化通常起病隐匿，早期可无特异性症状、体征，病程发展缓慢。代偿期大部分患者无症状或症状较轻，可有腹部不适、乏力、食欲减退、消化不良和腹泻等症状，多呈间歇性。

失代偿期症状较明显，主要有肝功能减退和门静脉高压两大类临床表现，肝功能减退的临床表现有乏力、食欲缺乏或厌食、出血倾向和内分泌紊乱（男性患者常有性欲减退、睾丸萎缩、毛发脱落及乳房发育等；女性患者则表现为月经失调、闭经不孕等）；肝掌、蜘蛛痣等；门静脉高压表现包括门体侧支循环形成（食管胃底静脉曲张、腹壁静脉曲张、痔静脉曲张、腹膜后吻合支曲张、脾肾分流）、脾功能亢进和脾大以及腹腔积液。

■肝硬化相关并发症：消化道出血、感染、肝性脑病、门静脉血栓或海绵样变、电解质和酸碱平衡紊乱、肝肾综合征、肝肺综合征和原发性肝癌、胆石症。

■实验室检查：①血常规：失代偿肝硬化由于营养不良、出血、脾功能亢进可致不同程度的贫血；脾功能亢进时白细胞和血小板计数减少；②尿常规：一般在正常范围内，有黄疸时可出现胆红素，并有尿胆原增加；③粪便常规：消化道出血时出现黑便，少量出血时大便隐血试验阳性；④肝功能：肝功能损伤表现包括血清白蛋白和前白蛋白下降、球蛋白升高、白蛋白/球蛋白比值下降，ALT和AST升高，胆红素升高，胆固醇和胆碱酯酶下降，凝血酶原时间显著延长；⑤免疫功能检查：由于肝硬化时细胞免疫功能减低而体液免疫功能亢进，因此，患者CD3、CD4、CD8阳性T细胞计数均有降低，而免疫球蛋白增高，以IgG增高最明显。

■影像学检查：B超、CT及MRI可发现肝脏表面不光滑、回声或密度不均、肝叶比例失调等，以及门脉增宽、脾大、食管胃静脉曲张等门脉高压表现。其中，B超是诊断肝硬化的简便方法，超声多普勒检查可发现门静脉血流速率降低和门静脉血流反向等改变。肝脏硬度测定（liver stiffness measure，LSM）或瞬时弹性成像（transient elastography，TE）是无创诊断肝纤维化及早期肝硬化最简便的方法。Fibroscan（FS）、Fibrotouch（FT）是临床常用肝脏LSM测定工具，病因不同的肝纤维化、肝硬化，其LSM的临界值（cut off值）也不同。CT可以用于肝纤维化及肝硬化的评估，三维血管重建可清楚显示门静脉系统血管及血栓情况。肝硬化MRI影像学特征与CT检查所见相似。

■内镜检查：胃、肠镜仍然是筛查消化道静脉曲张及评估出血风险的"金标准"。90%肝硬化患者静脉曲张发生在食管和/或胃底，胃镜检查可直接观察食管及胃底有无静脉曲张、了解其曲张程度和范围，并可确定有无门脉高压性胃病。10%左右肝硬化患者静脉曲张发生在十二指肠、小肠及大肠等少见部位，称为"异位静脉曲张"。

■肝组织活检是诊断与评价不同病因致早期肝硬化及肝硬化炎症活动程度的"金标准"。肝硬化在组织学上定义为纤维间隔分隔包绕肝小叶肝细胞致小叶结构紊乱，肝细胞结节性再生，假小叶结构形成。组织学上对肝硬化的诊断应包含病因学诊断及肝硬化病变程度评价。肝硬化患者肝穿组织易碎，不完整，有时肝组织学检查不能准确反映肝硬化病变全貌，并且肝活检为有创操作，存在一定风险，患者接受度相对较低，临床上应严格掌握适应症。

2. 出现肝硬化失代偿的标准：Child-Pugh评分为B级或C级，或按肝硬化五期分类法确定失代偿肝硬化。满足如下其中 1 条标准：Child-Pugh 评分为 7 分或以上；有腹水的体征和影像学结果，腹胀、腹部移动性浊音阳性或腹部超声或 CT 或 MRI 检查证实存在腹腔积液；有食管静脉破裂出血史。

> **释义**
>
> ■ 失代偿期肝硬化的诊断依据：①具备肝硬化的诊断依据；②出现门静脉高压相关并发症：如腹水、食管胃静脉曲张破裂出血、脓毒症、肝性脑病、肝肾综合征等。
>
> ■ Child-Pugh 评分标准（表 4）。

表 4　Child-Pugh 评分标准

临床和生化指标	1 分	2 分	3 分
肝性脑病（级）	无	1~2	3~4
腹水	无	轻度	中、重度
总胆红素（μmol/L）	<34	34~51	>51
白蛋白（g/L）	>35	28~35	<28
凝血酶原时间延长（s）	<4	4~6	>6

> 注：PBC 或 PSC 患者，总胆红素<68μmol/L 记 1 分，68~170μmol/L 记 2 分，>170μmol/L 记 3 分。Child-Pugh 总分：A 级 5~6 分；B 级 7~9 分；C 级 10~15 分。
>
> ■ 肝硬化五期分类法：1 期：无静脉曲张、无腹水；2 期：消化道有静脉曲张，但无出血及腹水；3 期：有腹水，无消化道静脉曲张出血，伴或不伴消化道静脉曲张；4 期：有消化道静脉曲张出血，伴或不伴腹水或肝性脑病；5 期：脓毒症，难控制消化道静脉曲张出血或顽固性腹水、急性肾损伤-肝肾综合征及肝性脑病等多器官功能损伤。

（三）选择治疗方案的依据

根据《临床诊疗指南·消化系统疾病分册》（中华医学会编著，人民卫生出版社，2005 年），《实用内科学》（王吉耀、葛均波、邹和建主编，人民卫生出版社，2022 年，第 16 版），《乙型肝炎病毒相关肝硬化的临床诊断、评估和抗病毒治疗的综合管理》［中华消化杂志，2014，30（2）：138-148］等国内、外临床诊疗指南。

1. 消除病因及诱因（如抗乙型肝炎/丙型肝炎病毒、戒酒、停用有损肝功的药物、限制过量钠盐摄入、营养状况欠佳等）。
2. 一般治疗（休息、控制水和钠盐的摄入）。
3. 药物治疗：原发病的治疗、利尿剂、人血白蛋白、降低门脉压力。
4. 放腹腔积液治疗。
5. 预防自发性细菌性腹膜炎。
6. 预防消化道大出血。
7. 预防肝肾综合征及肝性脑病。
8. 中医治疗方案。

■ 本路径的制订主要参考《临床诊疗指南·消化系统疾病分册》（中华医学会编著，人民卫生出版社，2005年），《实用内科学》（王吉耀、葛均波、邹和建主编，人民卫生出版社，2022年，第16版），《肝硬化诊治指南》[中华肝脏病杂志，2019，27（11）：846-865]，《肝硬化腹水及相关并发症的诊疗指南》[中华肝脏病杂志，2017，25（9）：664-677]及《2018年欧洲肝病学会失代偿期肝硬化患者的管理临床实践指南》等国内、外临床诊疗指南。

■ 肝硬化的治疗首先应针对病因，病因治疗是肝硬化治疗的关键，只要存在可控制的病因，均应尽快开始病因治疗，如酒精性肝硬化患者须戒酒，乙型肝炎或丙型肝炎患者应予抗病毒治疗，药物性肝炎患者应忌用肝损伤药物；其他原因所致肝硬化者，应尽力查明原因后针对病因进行治疗。如右心功能不全或缩窄性心包炎所致的肝淤血性肝硬化，应首先解除右心负荷过重因素；巴德-基亚里综合征等肝流出道梗阻时应解除梗阻。

■ 肝脏组织非感染性炎症抗肝纤维化治疗：对某些疾病无法进行病因治疗，或充分病因治疗后肝脏炎症和/或肝纤维化仍然存在或进展的患者，可考虑给予肝脏组织非感染性炎症抗肝纤维化的治疗。

■ 失代偿肝硬化主要针对并发症进行预防和治疗。预防和治疗腹水，需适当限盐限水，监测出入量，适当利尿，必要时放腹腔积液、输白蛋白。预防消化道大出血需完善食管胃底静脉曲张情况，进软质饮食，必要时予降低门脉压力和内镜或外科治疗。预防肝性脑病需避免一次进食大量蛋白、保持大便通畅、纠正电解质紊乱、控制感染及消化道出血。预防肾功能损伤，需纠正低血容量，积极控制感染，避免肾毒性药物，使用静脉对比剂检查前需权衡利弊，以防止急性肾损伤发生。预防和治疗感染，应强加强营养支持，稳定内环境，维护肠道正常菌群，改善机体免疫状态，多环节控制医院感染的发生，力争做到早诊断、早治疗，合理应用抗感染。

■ 中医治疗

1. 辨证治疗：

（1）肝气郁结证：主症：①胁肋胀痛或窜痛；②急躁易怒，喜太息；③口干口苦，或咽部有异物感；④脉弦。次症：①纳差或食后胃脘胀满；②便溏；③腹胀；④嗳气；⑤乳房胀痛或结块。诊断：具备主症2项和次症1或2项。治法：疏肝理气。

（2）水湿内阻证：主症：①腹胀如鼓，按之坚满或如蛙腹；②胁下痞胀或疼痛；③脘闷纳呆，恶心欲吐；④舌苔白腻或白滑。次症：①小便短少；②下肢水肿；③大便溏薄；④脉细弱。诊断：具备主症2项和次症1或2项。治法：运脾化湿，理气行水。

（3）湿热蕴结证：主症：①目肤黄染，色鲜明；②恶心或呕吐；③口干或口臭；④舌苔黄腻。次症：①脘闷，纳呆，腹胀；②小便黄赤；③大便秘结或黏滞不畅；④胁肋灼痛；⑤脉弦滑或滑数。诊断：具备主症2项和次症1或2项。治法：清热利湿，攻下逐水。

（4）脾肾阳虚证：主症：①腹部胀满，入暮较甚；②大便稀薄；③阳痿早泄；④神疲怯寒；⑤下肢水肿。次症：①小便清长或夜尿频数；②脘闷纳呆；③面色萎黄或苍白或晦暗；④舌质淡胖，苔润；⑤脉沉细或迟。诊断：具备主症2项和次症1或2项。治法：温补脾肾。

（5）肝肾阴虚证：主症：①腰痛或腰酸腿软；②胁肋隐痛，劳累加重；③眼干涩；④五心烦热或低热；⑤舌红少苔。次症：①耳鸣、耳聋；②头晕、眼花；③大便干结；④小便短赤；⑤口干咽燥；⑥脉细或细数。诊断：具备主症2项和次症1或2项。治则：滋养肝肾，活血化瘀。

2. 特色治疗：

（1）中药穴位敷贴疗法：选用活血止痛，化瘀消癥中药或随症加减，粉碎研末后加甘油调匀，采用巴布贴外敷；选取肝区或章门、期门、日月等穴位。患者取坐位或平卧，穴位局部常规消毒后，取药贴于相应穴位，每日1贴，每次12小时，1周为1个疗程，连续1~2个疗程。

（2）针灸治疗：①肝气郁结证：选期门、内关、太冲，用泻法；兼水湿内停加阳陵泉、水分、气海，平补平泻；②脾虚湿盛证：选脾俞、中脘、足三里、阴陵泉、水分，平补平泻；③脾肾阳虚证：选脾俞、肾俞、水分、足三里、气海，平补平泻；④肝肾阴虚证：选肝俞、肾俞、阴陵泉、三阴交、足三里，平补平泻。

3. 康复与预防复发：基于病情的发展与中医证候的演变规律，给予预防调摄、防止复发的中医方向的指导。本病初起以实证居多，随着病情的发展逐渐转变为虚实夹杂以及虚证表现，其虚以肝肾阴虚及脾肾阳虚为主，其实以气滞、血瘀、湿阻多见。随访应关注症状与证候的变化。

（四）标准住院日

病情复杂多变，变异度较大，为14~21天。

【释义】

■ 失代偿肝硬化患者入院后，第1~2天完善血液及腹水的检验以及影像学检查；第3~8天根据并发症评估情况给予相应的保肝、利尿、输血制品、酸化肠道、降低门脉压力等治疗并评估疗效；第9~14天若评估为顽固性腹水，推荐三联治疗：利尿药物、白蛋白和缩血管活性药物（如特利加压素、盐酸米多君及托伐普坦），不推荐使用多巴胺等扩血管药物。也可腹腔穿刺大量放腹水、TIPSS、腹腔积液浓缩回输，甚至肝移植、肾脏替代治疗等；第15~21天患者症状稳定后调整用药向出院过渡。

（五）进入路径标准

1. 第一诊断必须符合肝硬化失代偿疾病编码（ICD-10：K74）。
2. 当患者同时具有其他疾病诊断，但在住院期间不需要特殊处理也不影响第一诊断的临床路径流程实施时，可以进入路径。

【释义】

■ 进入本路径的患者为第一诊断为失代偿肝硬化，需除外食管胃底静脉曲张破裂出血、肝衰竭、肝性脑病、SBP、感染、肝肾综合征、肝肺综合征及原发性肝癌等严重并发症。

■入院后常规检查发现有基础疾病，如高血压、冠状动脉粥样硬化性心脏病、糖尿病、肝功能、肾功能不全等，经系统评估后对肝硬化诊断治疗无特殊影响者，可进入本路径。但可能增加医疗费用，延长住院时间。

（六）住院期间常规检查项目

1. 入院后 1~3 天必须完成的检查：

（1）血常规、尿常规、粪便常规+隐血。

（2）肝功能、肾功能、电解质、血糖、血型、凝血功能、甲胎蛋白（AFP）、HBV 血清学标志、HCV 抗体。

（3）腹腔积液常规、生化检查。

（4）血清腹腔积液蛋白梯度（SAAG）＝血清白蛋白－腹腔积液白蛋白。

（5）腹部超声、胸正侧位 X 线片。

（6）肝纤维化扫描。

（7）胃镜：以了解有无食管静脉曲张及程度。

释义

■血常规、尿常规、粪便常规+隐血是最基本的三大常规检查，进入路径的患者均需完成。便隐血试验和血常规检测可以进一步了解患者有无出血及脾功能亢进。

■肝脏功能评估相关检查：肝功能、凝血功能等。

■HBV 血清学标志、HCV 抗体是筛查有无乙型肝炎、丙型肝炎等最常见的肝硬化病因。

■查腹部超声、肝纤维化扫描是肝硬化诊断相关影像检查，腹部超声还能评估门脉高压情况，血清 AFP 和肝脏超声检查是原发性肝癌早期筛查的主要手段。

■肾功能、电解质、血糖、X 线胸片可评估有无基础疾病（包括肾功能不全、心肺情况），是否影响住院时间、费用及其治疗预后；血型筛查用于胃镜检查及治疗前和输血前准备等。

■腹腔积液常规、生化检查可帮助明确腹水性质，了解有无 SBP 及早期发现潜在的感染；SAAG 有助于判断门脉高压性或非门脉高压性腹水。

2. 根据患者具体情况可选择：

（1）HBV DNA、HCV RNA、血清铁、血清铜、α1-抗胰蛋白酶、铜蓝蛋白、甲状腺功能、自身免疫性肝病等检查。

（2）腹腔积液病原学检查、腹部 CT 或 MRI、肝脏血管彩色多普勒或血管造影、超声心动图检查。

（3）24 小时尿钠排出量或尿钠/钾比值。

（4）腹腔积液脱落细胞学检查。

（5）肌酐清除率、肾小球滤过率。

（6）数字连接试验。

（7）脑电图、脑诱发电位检查。

> **释义**
>
> ■ 肝脏病因相关检查，如 HBV 血清学标志或 HCV 抗体阳性需进一步完善 HBV DNA 或 HCV RNA 了解病毒复制情况；如 HBV 血清学标志和 HCV 抗体阴性需进一步完善铜蓝蛋白、甲状腺功能、自身抗体及免疫球蛋白等寻找病因；腹部 CT 或 MRI，肝脏血管彩色多普勒或血管造影，可判断门静脉系统血管及血栓情况、有无布-加综合征；超声心动图检查可了解有无心力衰竭。
>
> ■ 其他并发症相关检查：脑电图、脑诱发电位检查、血氨诊断有无轻微肝性脑病；电解质、肾功能、肌酐清除率、肾小球滤过率及 24 小时尿钠排出量或尿钠/钾比值诊断有无肾功能损伤；腹腔积液病原学及病理检查、AFP 及腹部 CT 或 MRI 影像学检查协助了解有无原发性肝癌；腹部彩超、CT 或 MRI 还能了解有无胆石症。

（七）治疗方案与药物选择

1. 腹腔穿刺术：
（1）目的：明确腹腔积液性质，辅助治疗。
（2）适应证：新发腹腔积液者；原有腹腔积液迅速增加原因未明者；疑似并发自发性细菌性腹膜炎者。
（3）术前准备：血常规、血型、凝血功能；除外合并明显出血倾向（如 DIC）。
（4）麻醉方式：局部麻醉。

> **释义**
>
> ■ 为明确腹腔积液性质可完善腹水常规、生化、病原学检测及病理检测，通过腹腔积液理化性质、微生物学和细胞学等分析，可明确腹腔积液性质，早期发现潜在的感染或肿瘤。
>
> ■ 腹腔穿刺术的禁忌证：有肝性脑病先兆、粘连型腹膜炎、棘球蚴病、卵巢囊肿、腹腔内巨大肿瘤（尤其是动脉瘤）、腹腔内病灶被内脏粘连包裹、胃肠高度胀气、穿刺部位有腹壁手术瘢痕或明显肠袢、妊娠中后期或躁动、不能合作者。腹腔穿刺术的并发症有腹壁血肿、穿刺点液体漏出、肠穿孔等。

2. 大量放腹腔积液（LVP）治疗：
（1）适应证：紧张性腹腔积液；严格限盐、利尿后腹腔积液消除效果欠佳以及出现利尿剂相关并发症时。
（2）术前准备与腹腔穿刺术相同。
（3）麻醉方式：局部麻醉。
（4）放腹腔积液大于 4L 时补充人血白蛋白，按每升腹腔积液补充人血白蛋白 8~10g。
（5）行腹腔积液浓缩回输，减少蛋白丢失。

> **释义**
>
> ■ 难治性腹腔积液的定义为：对于大剂量利尿剂（螺内酯 400mg/d，呋塞米 160mg/d）缺少反应或在小剂量利尿剂时就发生肝性脑病、低钠、高钾等并发症。

2012年美国肝病研究学会推荐的顽固型腹腔积液诊断标准：①限盐（4~6g/d）及强化利尿药物（螺内酯400mg/d、呋塞米160mg/d）治疗至少1周或治疗性放腹腔积液（每次>5000ml），腹腔积液无治疗应答反应（4天内体重平均下降<0.8kg/d，尿钠排泄少于50mEq/d；或已经控制的腹腔积液4周内复发，腹水增加至少1级）；②出现难控制的利尿药物相关并发症或不良反应：如急慢性肾损伤、难控制的电解质紊乱、男性乳房肿大胀痛等。我国2017年《肝硬化腹水及相关并发症的诊疗指南》给出顽固型腹水的参考诊断标准是：①较大剂量利尿药物（螺内酯160mg/d、呋塞米80mg/d）治疗至少1周或间断治疗性放腹水（4000~5000毫升/次）联合白蛋白［20~40克/（次·天）］治疗2周腹水无治疗应答反应；②出现难控制的利尿药物相关并发症或不良反应。

■ 大容量腹腔穿刺术（large-volume paracentesis, LVP）是大量腹腔积液（3级腹腔积液）患者的一线治疗方法，是顽固型腹腔积液的有效治疗方法，也是快速、有效缓解患者腹胀的方法。LVP术后的常见并发症是低血容量、肾损伤及大量放腹腔积液后循环功能障碍。

■ 对于顽固型大量腹腔积液患者，肝功能Child-Pugh A、B级、无出血倾向（INR<1.6、血小板计数>$50×10^9$/L），排除肝性脑病、上消化道出血、感染后可行LVP治疗。可于1~2小时内抽排腹水4~6L，同时每升腹水补充白蛋白6~8g，以维持有效血容量，减少RAAS系统激活。研究证实，连续大量放腹腔积液（4~6L/d）同时补充人血白蛋白（8g/1000ml腹腔积液）较单用利尿剂更有效，并发症更少。LVP治疗后，应给予最低剂量的利尿剂治疗，以预防腹腔积液复发。

3. 保肝及利尿剂的应用：

（1）针对肝硬化病因治疗。

（2）利尿剂：呋塞米联合应用螺内酯，比例为40:100，根据利尿效果调整剂量。

（3）补充血浆、白蛋白。

> **释义**
>
> ■ 针对病因治疗因肝硬化病因而异，包括戒酒、避免肝损伤药物、抗病毒治疗等，酌情给予相应的保肝、肝脏组织非感染性炎症药物。如复方甘草酸制剂（甘草酸单铵半胱氨酸等）。参见相应路径。
>
> ■ 肝硬化腹水一线治疗包括：限制盐的摄入（4~6g/d），合理应用螺内酯、呋塞米等利尿剂。肝硬化腹腔积液患者在合理限制水钠摄入的基础上，若腹腔积液仍不消退，可予利尿剂治疗。首选螺内酯，40~80mg/d起始，早上顿服，常规用量上限为100mg/d，最大剂量400mg/d。可以合用呋塞米，起始剂量20~40mg/d，常规用量上限为80mg/d，每日最大剂量可达160mg/d。无水肿者每日体重下降500g，有水肿者每日体重下降1000g。使用过程中需监测体重、腹围评估疗效，监测电解质、肾功能警惕不良反应。
>
> ■ 国外指南建议，每放1000ml腹腔积液，补充6~8g白蛋白，可以防治大量放腹腔积液后循环功能障碍，提高生存率。对于低蛋白血症患者，每周定期输注白蛋白、血浆可提高血浆胶体渗透压，促进腹腔积液消退。

4. 预防自发性细菌性腹膜炎：

（1）适应证：腹腔积液蛋白水平低，＜1g/dl；腹腔积液细胞数＞100/μl；既往曾出现自发性腹膜炎。

（2）方案：诺氟沙星400mg口服2次/日，头孢曲松1g静脉滴注1次/日，疗程7~10天。

释义

■ SBP高危人群包括曾发生SBP、老年人（＞65岁）、伴糖尿病、伴原发性肝癌或其他肿瘤、使用免疫抑制剂、严重肝功能损伤（Child-Pugh B、C级、肝衰竭）、食管胃底静脉曲张出血。SBP临床表现缺乏特异性，目前早期诊断基于以下几个方面：

1. 有以下症状或体征之一：①急性腹膜炎：腹痛、腹部压痛或反跳痛，腹肌张力增大，呕吐、腹泻或肠梗阻；②全身炎症反应综合征的表现：发热或体温不升、寒战、心动过速、呼吸急促；③无明显诱因肝功能恶化；④肝性脑病；⑤休克；⑥顽固型腹水或对利尿剂突发无反应或肾衰竭；⑦急性胃肠道出血。

2. 有以下实验检查异常之一：①腹腔积液的中性粒细胞（polymorphonuclear, PMN）计数≥$0.25×10^9$/L；②腹腔积液细菌培养阳性；③降钙素原＞0.5ng/ml，排除其他部位感染。

■ 国内报道，体温、腹部压痛、外周血PMN百分比、总胆红素、腹腔积液PMN计数5个指标联合对早期筛查无症状SBP具有一定的应用价值，一旦诊断，即进入其他相应路径。

■ SBP预后较差，故临床怀疑SBP或腹腔积液PMN计数＞$0.25×10^9$/L者，应立刻行经验性抗感染治疗。曾经发生过SBP者，或腹水白蛋白＜1g/dl的进展性肝硬化伴黄疸、低钠血症或肾功能不全是复发性SBP的高危患者，应口服抗菌药物预防。2018年欧洲肝脏研究学会临床实践指南推荐，推荐Child-Pugh评分≥9分且血清胆红素水平≥3mg/dl，或肾功能受损或低钠血症，且腹水白蛋白＜15g/L的患者使用诺氟沙星作为SBP的一级预防。

■ 肝硬化腹水患者腹部症状、体征（如发热、腹部疼痛或压痛等）或感染相关实验室检查异常可作为早期经验性抗感染治疗指征。若腹水PMN计数低于$0.25×10^9$/L，但伴有感染的症状或腹部疼痛、触痛也应接受经验性抗感染治疗。

■ 自发性细菌性腹膜炎常见致病菌为革兰阴性菌，如大肠杆菌、克雷伯菌，故抗菌药物首选头孢噻肟或头孢曲松，预防用药可选用喹诺酮类。

■ 肝硬化腹水患者使用抗感染药物需慎重，密切观察药物不良反应。利福昔明可预防SBP反复发生。

5. 预防食管胃底静脉破裂出血：

（1）适应证：胃镜提示有中度以上食管胃底静脉曲张；既往有过食管-胃底静脉破裂出血史者。

（2）基本方案：健康宣教，避免坚硬食物，良好心态，保持大便通畅。普萘洛尔10mg口服1~3次/日（根据心率调整）。

（3）重度食管-胃底静脉曲张者可行胃镜下套扎术、组织胶注射、硬化剂注射。

（4）经颈静脉肝内门体静脉内支架分流术（transjugular intrahepatic portosystem stent-shunt, TIPSS）。达到降低门脉高压后控制和预防食管胃底静脉曲张破裂出血，并可促进腹腔积液吸收。适用于：①食管-胃底静脉曲张破裂大出血，经保守治疗效果不佳者；②中-重度食管-胃底静脉曲张，随时有破裂出血危险者；③门脉高压所致的顽固性腹腔积液。

> **释义**
>
> ■食管胃底静脉曲张分级：①轻度（G1）：食管静脉呈直线形或略有迂曲，无红色征；②中度（G2）：食管静脉曲张呈直线形或略有迂曲，有红色征或食管静脉曲张呈蛇形迂曲隆起但无红色征；③重度（G3）：食管静脉曲张呈蛇形迂曲隆起，且有红色征或食管静脉曲张呈串珠状、结节状或瘤样（不论是否有红色征）。
>
> ■食管胃静脉曲张破裂出血（esophagogastric variceal bleeding, EVB）的防治目的包括：①预防首次 EVB（一级预防）；②控制急性 EVB（一旦诊断，即进入其他相应路径）；③预防再次 EVB（二级预防）；④改善肝功能储备。
>
> ■一级预防：轻度静脉曲张若 Child-Pugh B、C 级或红色征阳性，推荐使用非选择性 β 受体阻滞剂预防首次静脉曲张出血。中、重度食管静脉曲张、出血风险较大者（Child-Pugh B、C 级或红色征阳性），推荐使用非选择性 β 受体阻滞剂或内镜下曲张静脉套扎术预防首次静脉曲张出血。出血风险不大者，首选非选择性 β 受体阻滞剂，对非选择性 β 受体阻滞剂有禁忌证、不耐受或依从性差者可选内镜下曲张静脉套扎术。
>
> ■二级预防：二级预防措施包括药物治疗、内镜治疗、外科或放射介入治疗。首次食管胃底静脉曲张破裂出血后，建议使用非选择性 β 受体阻滞剂、内镜治疗或二者联合进行二级预防。内镜下治疗方法主要包括食管胃静脉曲张内镜下套扎和硬化剂注射治疗。
>
> ■非选择性 β 受体阻滞剂普萘洛尔可用于降低门脉压力，其应用方法：起始剂量 10mg，bid，逐渐增加至最大耐受剂量，使静息心率下降至基础心率的 75%，或静息心率达 50~60 次/分。禁忌证：急性出血期、窦性心动过缓、支气管哮喘、慢性阻塞性肺部疾病、心力衰竭、低血压、房室传导阻滞、胰岛素依赖性糖尿病、外周血管病变、肝功能 Child-Pugh 分级 C 级。
>
> ■TIPSS 作为药物、内镜治疗失败的选择方案。对于 Child-Pugh A、B 级的患者，在内镜、药物治疗失败后优先考虑 TIPSS，在没有进行 TIPSS 治疗条件时再考虑外科分流术。
>
> ■外科治疗：包括门奇静脉断流术、分流术、肝移植术。适应证：反复静脉曲张再出血、内镜或药物治疗无效；Child-Pugh A 级或 B 级；特别是年龄＜60 岁者。Child-Pugh A、B 级者可根据门静脉血流动力学选择断流术或不同方式的分流术。Child-Pugh C 级者可作为肝移植的候选者。
>
> ■若出现食管胃底静脉曲张破裂出血，转入"肝硬化合并食管胃静脉曲张出血"路径。

6. 预防肝肾综合征及肝性脑病：

（1）适应证：有消化道出血者，有大量腹腔积液者，有肝功能失代偿，黄疸进行性加深，同时伴有凝血功能障碍者。

（2）基本方案：停用任何诱发氮质血症的药物，给予低蛋白、高糖饮食，减轻氮质血症及肝性脑病的发展。处理上消化道出血、避免大量排放腹腔积液、避免大剂量应用利尿剂、防治感染等。

（3）乳果糖 15~30ml，每日 2~3 次，口服；利福昔明片 0.2g，每日 4 次，口服。

释义

■肝性脑病最常见的诱发因素是感染（包括腹腔、肠道、尿路和呼吸道等感染，尤以腹腔感染最为重要），其次是消化道出血、电解质和酸碱平衡紊乱、大量放腹水、高蛋白饮食、低血容量、利尿、腹泻、呕吐、便秘，以及使用苯二氮䓬类药物和麻醉剂等。故失代偿肝硬化患者均应去除肝性脑病相应诱因，包括防治感染、控制消化道出血、避免一次性摄入大量高蛋白饮食、纠正电解质紊乱、避免大量排放腹水或应用利尿剂导致血容量下降、保持大便通畅。

■营养治疗：长时间过度限制蛋白饮食会造成负氮平衡，增加骨骼肌动员会使血氨升高，更易出现肝性脑病，因此仍应正常摄入蛋白 1.2~1.5g/（kg·d），首选植物蛋白，肥胖或超重的肝硬化患者日常膳食蛋白摄入量维持在 2g/d。轻微肝性脑病患者可不减少蛋白质摄入量；严重肝性脑病患者可酌情减少或短暂限制蛋白质摄入，根据患者耐受情况，逐渐增加蛋白质摄入至目标量。可口服或静脉使用支链氨基酸制剂。因植物和奶制品蛋白产氨少、被肠菌酵解后产酸降低肠道 pH，且增加非吸收性纤维含量从而增加粪便细菌对氮的结合和清除，故优于动物蛋白。

■乳果糖可以酸化肠道减少氨吸收，并且有助于保持大便通畅，为预防及治疗肝性脑病的一线药物。利福昔明为肠道非吸收抗菌药物，可抑制肠道产氨细菌生长，可用于治疗轻微肝性脑病，有效预防复发。

■若出现肝性脑病，转入"肝硬化并发肝性脑病"路径。

■肝肾综合征是扩血管物质增加使内脏血管扩张，有效血容量不足，从而导致肾灌注不足而出现的急性肾损伤。在肝硬化腹水患者中，细菌感染、过度使用利尿剂、大量放腹水、上消化道出血、胆汁淤积性黄疸等二次打击都可以诱发肝肾综合征。故预防肝肾综合征需要去除使有效血容量进一步下降的因素，包括控制出血、感染，避免过量放腹水、利尿，慎用非选择性 β 受体阻断剂，也可通过输注白蛋白和血浆维持有效循环血量预防肝肾综合征的发生。

7. 中药或中成药。

释义

■中药或中成药应根据相应证型进行选择。肝气郁结证，推荐方药：柴胡疏肝汤；中成药：逍遥丸。水湿内阻证，推荐方药：实脾饮；中成药：强肝胶囊。湿热蕴结证，推荐方药：中满分消丸合茵陈蒿汤；中成药：强肝胶囊。肝肾阴虚证，推荐方药：一贯煎合膈下逐瘀汤；中成药：六味地黄丸、鳖甲煎丸。脾肾阳虚证，推荐方药：附子理中丸合五苓散。

（八）出院标准

1. 腹胀症状缓解，腹围减小，体重稳步下降。
2. 对利尿剂反应佳，无严重电解质紊乱。
3. 影像学检查提示腹腔积液完全消退或剩余少量腹腔积液。
4. 消化道症状明显改善，生化、凝血指标明显恢复。

5. 无活动性出血，无感染，无肝性脑病。

> **释义**
>
> ■ 患者出院前应完成所有必须检查项目，评估肝硬化病因、并发症，且治疗后腹腔积液减少且保持稳定、无电解质紊乱、无活动性消化道出血、感染、肝性脑病等并发症，且肝酶、胆红素、凝血功能、白蛋白等肝功能指标改善。

（九）变异及原因分析

1. 顽固性腹腔积液，需进一步诊治，导致住院时间延长、费用增加。
2. 出现并发症（如消化道出血、自发性细菌性腹膜炎、肝性脑病、肝肾综合征等），需转入相应路径，且费用显著增加。
3. 结核性腹膜炎、巴德-基亚里综合征、肿瘤性疾病等转入相应路径。

> **释义**
>
> ■ 顽固性腹水需要更多的鉴别诊断及长时间多手段的治疗，可使治疗疗程延长、治疗费用增加；如出现食管胃底静脉曲张破裂出血、自发性细菌性腹膜炎、肝性脑病、肝肾综合征、原发性肝癌等并发症需转入相应路径。
>
> ■ 因患者方面的主观原因导致执行路径出现变异，需医师在表单中予以说明。

五、失代偿肝硬化临床路径给药方案

1. 用药选择：

（1）利尿剂：利尿药物是治疗肝硬化腹水的主要方法，常用的利尿药物种类：醛固酮拮抗剂、袢利尿剂及血管加压素 V2 受体阻断剂。肝硬化腹水患者血浆醛固酮浓度升高，在增加肾小管钠重吸收中起重要作用，故利尿药首选醛固酮拮抗剂即螺内酯，为增加利尿效果可加用袢利尿剂呋塞米。

1）螺内酯：螺内酯是临床最广泛应用的醛固酮拮抗剂，建议用量 40~80mg/d 起始，晨起顿服。以 3~5 天阶梯式递增剂量，常规用量上限为 100mg/d，最大剂量不超过 400mg/d。

2）呋塞米：呋塞米是最常用的袢利尿剂。呋噻米存在明显的剂量效应关系，随着剂量加大，利尿效果明显增强，且药物剂量范围较大。肝硬化患者口服呋塞米的生物利用度较好，静脉效果优于口服。呋塞米推荐起始剂量 20~40mg/d，3~5 天可递增 20~40mg，呋塞米常规用量上限为 80mg/d，每日最大剂量可达 160mg。

3）V2 受体阻断剂可以竞争性结合位于肾脏集合管主细胞上的 V2 受体，减少集合管对水的重吸收，从而改善肝硬化腹水、稀释性低钠血症及周围组织水肿，且该药几乎不影响心脏、肾脏功能。V2 受体阻断剂可能成为治疗肝硬化腹水特别是伴低钠血症者的新方法。常用药物有托伐普坦。短期（30 天）应用托伐普坦治疗肝硬化腹水和/或伴低钠血症患者安全有效，且血钠纠正患者生存率显著提高。开始一般 15mg/d，根据服药后 8 小时、24 小时的血钠浓度与尿量调整剂量，最大剂量 60g/d，最低剂量 3.75mg/d，一般连续应用不超过 30 天。

（2）预防肝性脑病药物：

1）口服不吸收双糖：乳果糖口服后在结肠内被乳酸菌、厌氧菌等分解为乳酸、醋酸，降低结肠 pH，减少氨的形成与吸收，也可促进乳酸杆菌等有益菌的繁殖。同时，其轻泻作用可

以促进肠内含氮物质的排泄。多项实验表明乳果糖可以预防肝性脑病的发生，可以显著改善轻微型肝性脑病患者的智力测验结果，提高生活质量。常用剂量为每次口服 15~30ml，2~3 次/天（根据患者反应调整剂量），以每天 2~3 次软便为宜。乳梨醇与乳果糖效果一致，推荐剂量是 30~45g/d，分 3 次口服。

2）肠道非吸收抗菌药物：利福昔明-α 晶型是一种肠道不吸收的抗菌药物，可广谱、强效抑制肠道产氨细菌生长，实验证明可预防肝性脑病的发生、改善轻微型肝性脑病患者的认知能力、预防肝性脑病复发。推荐剂量为 800~1200mg/d，分 3~4 次口服，疗程 8 周。

（3）降低门脉压力药物：非选择性 β 受体阻滞剂（常用药物为普萘洛尔）可以通过收缩内脏血管，降低门脉血流量从而降低门脉压力。推荐剂量是 10mg bid，逐渐根据耐受度加量，至静息时心率下降至基础心率的 75%，或静息心率 50~60 次/分。联用单硝酸异山梨酯：可以通过降低门脉阻力，进一步降低门脉压力，增加单用普萘洛尔的效果。

（4）肝脏组织非感染性炎症抗肝纤维化治疗：对某些疾病无法进行病因治疗，或充分病因治疗后肝脏组织非感染性炎症和/或肝纤维化仍然存在或进展的患者，可考虑给予肝脏组织非感染性炎症抗肝纤维化的治疗。

常用的肝脏组织非感染性炎症保肝药物有甘草酸制剂、双环醇、多烯磷脂酰胆碱、水飞蓟素类、腺苷蛋氨酸、还原型谷胱甘肽等。这些药物可通过抑制炎症反应、解毒、免疫调节、清除活性氧和自由基、调节能量代谢、改善肝细胞膜稳定性、完整性及流动性等途径，达到减轻肝组织损害、促进肝细胞修复和再生、减轻肝内胆汁淤积、改善肝功能的目的。

（5）中药和中成药：在抗肝硬化、肝纤维化治疗中，目前尚无西药经过临床有效验证，中医中药发挥了重要作用。中医学认为肝纤维化基本病机是本虚标实，治疗以健脾补肾、活血化瘀、祛湿为主。可在西医常规治疗基础上联合中药和中成药，根据患者实际情况在医师指导下选择合适的中药或中成药进行维持治疗。

1）柴胡疏肝汤，柴胡 9g、白芍 15g、枳壳 12g、香附 10g、川芎 15g、陈皮 15g、炙甘草 6g。

2）实脾饮，白术 15g、熟附子 6g、干姜 9g、木瓜 12g、大腹皮 15g、茯苓 15g、厚朴 12g、木香 9g、草果 12g、薏苡仁 15g、车前子 15g、甘草 6g。

3）中满分消丸合茵陈蒿汤，黄芩 9g、黄连 6g、知母 10g、厚朴 10g、枳实 9g、陈皮 15g、茯苓 15g、猪苓 15g、泽泻 15g、白术 15g、茵陈蒿 15g、栀子 9g、大黄 6g、甘草 6g。

4）一贯煎合膈下逐瘀汤，生地 15g、沙参 15g、麦冬 15g、阿胶（烊）9g、牡丹皮 15g、当归 10g、赤芍 15g、白芍 15g、枸杞子 15g、川楝子 9g、丹参 10g、桃仁 10g、红花 10g、枳壳 10g。

5）附子理中丸合五苓散，熟附子 9g、干姜 9g、党参 15g、白术 15g、猪苓 15g、茯苓 15g、泽泻 15g。

口服方药，一日 2 次，早晚餐后 30 分钟服用，每次约 200ml。中成药按药物说明书进行服用，特殊情况遵医嘱。

2. 药学提示：

（1）利尿剂的不良反应主要有水电解质紊乱、肾功能恶化、体重减轻过度、肝性脑病等。螺内酯有以下不良反应：高钾血症、男性乳房发育胀痛、女性月经失调、行走不协调等。呋塞米有以下不良反应：体位性低血压、低钾、低钠、心律失常等。托伐普坦不良反应包括口渴、高钠血症、肾衰竭等，需密切监测血钠及肝功能、肾功能；禁忌证为低血容量低钠血症。

（2）乳果糖不良反应较少，初始用药可出现腹胀，通常继续治疗症状可消失，对于有糖尿病或乳糖不耐受的患者也可以应用。其禁忌证为：患有急性炎症性肠病（溃疡性结肠炎、克罗恩病）、肠梗阻或亚阻塞综合征、消化道穿孔或消化道穿孔风险、不明原因的腹痛患者禁用。

（3）利福昔明不良反应包括神经系统异常（头晕、头痛），胃肠系统异常（便秘、腹痛、腹胀、腹泻、恶心、里急后重、排便急迫、呕吐等）；禁忌证为肠梗阻、严重肠道溃疡性病变者以及对利福霉素类药物过敏。

（4）普萘洛尔的不良反应有：①低血压、心率过慢、充血性心力衰竭；②支气管痉挛及呼吸困难；③眩晕、神志模糊、精神抑郁、反应迟钝等中枢神经系统不良反应。其禁忌证为窦性心动过缓、支气管哮喘、慢性阻塞性肺疾病、重度或急性心力衰竭、低血压、心源性休克、心脏传导阻滞（二度至三度房室传导阻滞）、胰岛素依赖型糖尿病、肝硬化难治性腹水。急性出血期禁用 β 受体阻滞剂。

（5）附子作为治疗肝硬化失代偿期常用中药，具有回阳救逆，补火助阳，散寒止痛的功效。本品有毒，使用时宜先煎 0.5~1 小时，至口尝无麻辣感为度。孕妇忌用。反半夏、瓜蒌、贝母、白蔹、白及。现代中药药理研究表明：附子中含多种乌头碱类化合物，有较强毒性，尤其是心脏毒性，但经水解后形成的乌头碱，毒性大大降低。附子中毒原因主要是误食或用药不慎（如剂量过大，煎煮不当，配伍失宜等），严重者可致死亡，因此必须严格炮制，按照规定的用法用量使用。

3. 注意事项：

（1）利尿药物：如出现肝性脑病、严重低钠血症（血钠<120mmol/L）、肌酐>120mmol/L 或肌肉痉挛无力应停用利尿剂，可用胶体或盐水扩容。如发生严重的低钾血症（<3mmol/L），应停止呋塞米治疗。如发生严重的高钾血症（>6mmol/L），应停止螺内酯治疗。

（2）肝硬化腹水患者的慎用药物：①NSAIDs 如布洛芬、阿司匹林等：因其可致肾脏前列腺素合成从而减少肾血流灌注，增加出现急性肾衰竭、低钠血症等风险，多个指南均建议这些药物慎用于肝硬化腹水患者；②ACEI 和 ARB 类药物：可引起血压降低、肾功能损伤；③抗菌药物：氨基糖苷类抗菌药物单用或与氨苄西林、美洛西林、头孢类等抗菌药物联用均可增加肾毒性；④对比剂：有可能加重肾功能异常患者肾脏损伤的风险。

（3）乳果糖治疗便秘的一般剂量不会对糖尿病患者造成影响。乳果糖用于治疗及预防肝性脑病剂量较大，糖尿病患者需注意血糖波动；本品可致结肠 pH 下降，可能导致结肠 pH 依赖性药物失活，如 5-ASA 等。在患有肝性脑病的患者中，应避免同时服用其他泻药，因为其阻碍药物剂量的个体化。此外，应考虑到造成电解质失衡的可能性，主要是可加重肝性脑病的低钾血症。

（4）利福昔明慎用于重度肝功能损伤患者；在长期大剂量服用利福昔明或肠黏膜受损时，会有极少量（少于 1%）被吸收，导致尿液呈粉红色。

（5）普萘洛尔的耐受量个体差异大，需小剂量开始，逐渐增加剂量密切观察心率、血压等反应调整剂量；长期用药者停药需逐渐减剂量，至少经过 3 天，一般为 2 周。尽管腹水不是普萘洛尔使用的禁忌证，但在严重或难治性腹水时应慎重使用，并避免大剂量应用。对于进行性低血压患者（收缩压<90mmHg）或治疗期间发生出血、脓毒症、SBP 或急性肾损伤等急性并发症患者，应停用普萘洛尔，病情稳定后可尝试继续使用。长期应用普萘洛尔可在少数患者出现心力衰竭，倘若出现，可用洋地黄苷类和/或利尿剂纠正，并逐渐递减剂量，最后停用。本品可引起糖尿病患者血糖降低，但对于非糖尿病患者无降糖作用，故糖尿病患者应定期检查血糖。

六、失代偿肝硬化护理规范

1. 对不同疾病程度的患者给予相应等级的护理照顾级别。指导皮肤护理，皮肤瘙痒者给予止痒处理，嘱患者勿用手抓搔，以免皮肤破损。

2. 腹水患者可采取半卧位、坐位或取其自觉舒适的体位，使膈肌下降，有利于减轻呼吸困难。肢体水肿者，可抬高下肢，以利静脉回流，减轻水肿。卧床休息时使用床栏，防止坠床。

3. 密切观察患者精神、表情、行为、言语、体温、脉搏、呼吸、血压的变化以及有无扑翼样震颤。皮肤黏膜、胃肠道有无出血等，及时发现有无感染、出血征兆及肝性脑病先兆表现。

4. 评估患者的饮食和营养状况，遵循失代偿肝硬化饮食治疗原则协助加强饮食调理，根据有无腹水、消化道出血、肝性脑病情况调整不同饮食，以高热量、高蛋白质、低脂、维生素、矿物质丰富而易消化的食物为原则，并根据病情变化及时调整，必要时遵医嘱给予静脉内营养补充。少食多餐，严禁饮酒，避免损伤曲张静脉。

5. 用药指导与病情监测，加用药物需征得医师同意，以免服药不当而加重肝脏负担和肝功能损伤。及早识别病情变化，协助指导并发症的预防及早期发现。

6. 腹水治疗期间记录 24 小时出入量，观察尿量的变化，每日测量空腹体重；放腹水治疗术前说明注意事项，测量体重、腹围、生命体征，排空膀胱，术中术后监测生命体征，观察有无不适反应。

7. 预防感染，注意保暖和个人卫生。

8. 做好护患沟通，建立良好护患关系，帮助患者树立良好的疾病应对心态。

9. 加强患者的健康宣教，并在出院时做好出院后的健康宣教。

七、失代偿肝硬化营养治疗规范

1. 患者入院后需进行营养风险筛查，评定营养不良类型及程度，推荐目前应用最广泛的营养风险筛查工具 2002（NRS2002）。总分 ≥3 分认为有营养风险，需要进行营养支持治疗，总分 <3 分：每周复查营养风险筛查。

2. 失代偿肝硬化患者营养不良主要是蛋白质能量营养不良，营养支持治疗的首要目标是达到能量和蛋白质的目标摄入量。避免为预防肝性脑病而禁止或限制蛋白质摄入；轻微肝性脑病患者可不减少蛋白质摄入量。

3. 进食不足的失代偿肝硬化患者可在有经验的营养师或医师的指导下补充维生素和微量元素。

4. 失代偿肝硬化患者应避免长时间饥饿状态，分餐至 4~6 次小餐，可以促进蛋白质和能量吸收，有助于防止肌肉减少。

5. 经口进食不能满足能量及营养素摄入需求时，应给予经口营养补充剂，仍不能满足需求时，建议评估患者营养状态、消化吸收功能、疾病情况（包括消化道出血等风险）及耐受情况等因素，酌情给予管饲肠内营养或肠外营养。

6. 失代偿肝硬化腹水的治疗中限制钠盐摄入可能导致能量及多种营养素摄入减少，建议限盐过程中注意监测患者营养状态，若膳食摄入减少或出现营养不良，应酌情给予口服营养补充剂或肠内营养制剂，必要时给予肠外营养补充。

7. 失代偿肝硬化患者定期筛查营养不良风险或营养风险。有风险患者应进行详细营养评定以确定营养不良类型及程度。诊断营养不良的患者应给予营养支持治疗。

8. 应加强对失代偿肝硬化患者及家属的营养宣教，强调食物多样化、摄入充足的能量和蛋白质等多种营养素的重要性，鼓励患者家属根据患者个体饮食习惯调整，以促进营养素的摄入和吸收。

八、失代偿肝硬化患者健康宣教

1. 不宜进行重体力活动及高强度体育锻炼，应多卧床休息，保持情绪稳定，减轻心理压力。

2. 严格戒酒。避免不必要且疗效不明确的药物、各种解热镇痛的复方感冒药、不正规的中药偏方及保健品，失眠患者应在医师指导下慎重使用镇静催眠药物。

3. 对已有食管-胃底静脉曲张者，进食不宜过快过多，食物不宜过于辛辣和粗糙，在进食带骨的肉类时，应注意避免吞下刺或骨。

4. 食物应以易消化产气少的粮食为主，持续少量蛋白及脂肪食物，常吃蔬菜水果，调味不宜过于辛辣，保持大便通畅，不宜用力排便；未行 TIPS 的肝硬化患者，以低盐饮食为宜；

TIPS 术后患者可不必限盐和水。

5. 避免感染，居室应通风，养成良好的个人卫生习惯，避免受寒及不洁饮食。

6. 了解失代偿肝硬化的病因，坚持使用针对病因的药物，病情稳定者，每 3~6 个月应进行医疗随访，进行相关的实验室检测和超声、CT 及 MRI 检查。

7. 有轻度肝性脑病患者的反应力较低，不宜驾车及高空作业。

8. 乙型肝炎及丙型肝炎患者可以与家人、朋友共餐；应避免血液途径及性途径的传染。

九、推荐表单

(一) 医师表单

失代偿肝硬化临床路径医师表单

适用对象：第一诊断为肝硬化失代偿（ICD-10：K74）

患者姓名：	性别：　　年龄：　　门诊号：	住院号：
住院日期：　　年　月　日	出院日期：　　年　月　日	标准住院日：14~21 天

时间	住院第 1 天	住院第 2~3 天
主要诊疗工作	□ 完成询问病史和体格检查 □ 完成入院病历及首次病程记录 □ 拟定检查项目 □ 制订初步治疗方案 □ 对患者进行有关肝硬化失代偿的宣教	□ 上级医师查房，明确下一步诊疗计划 □ 完成上级医师查房记录 □ 对腹水患者 　　向患者及家属交代病情，并签署腹腔穿刺检查同意书 　　对腹腔积液量不大或肥胖患者行超声腹腔积液定位 　　行腹腔穿刺术，完成穿刺记录，观察腹腔穿刺术后并发症（出血、感染等） □ 完善胃镜检查 　　向患者及家属交代病情，并签胃镜检查治疗同意书 　　完善胃镜检查，评估胃底食管静脉曲张程度，必要时完成内镜下治疗 　　观察内镜下检查治疗后有无呕血、黑便、血色素变化，警惕出血
重点医嘱	**长期医嘱** □ 肝硬化护理常规 □ 二级护理 □ 低盐软质饮食 □ 记 24 小时液体出入量 □ 测体重+腹围，每天 1 次 □ 中药、中成药 **临时医嘱** □ 血常规、尿常规、粪便常规+隐血、肝功能、肾功能、电解质、血糖、血型、凝血功能、AFP、血氨；腹部超声、心电图胸正侧位 X 线片 □ 必要时行：HBV 及 HCV 相关（乙肝 2 对半、丙肝抗体，可选择查病毒载量）；铜蓝蛋白、免疫球蛋白、自身免疫性肝病相关抗体；腹部 CT 或 MRI，胃镜 □ 其他检查（酌情）	**长期医嘱** □ 肝硬化护理常规 □ 一级护理 □ 低盐软质饮食，若行胃镜下治疗后需禁食、禁水 □ 记 24 小时液体出入量 □ 测体重+腹围，每天 1 次；给予利尿剂 □ 胃镜下治疗后，予 PPI 静滴，适当补液 □ 中药、中成药 **临时医嘱** □ 腹腔穿刺术 □ 腹腔积液常规、生化、同日血生化（为计算 SAAG），腹腔积液需氧菌及厌氧菌培养、细胞学检查（必要时） □ 白蛋白静滴（必要时） □ 电子胃镜检查，必要时胃镜下治疗 □ 其他检查（酌情）

续 表

时间	住院第 1 天	住院第 2~3 天
主要护理工作	□ 入院宣教 □ 健康宣教：疾病相关知识 □ 根据医师医嘱指导患者完成相关检查 □ 完成护理记录 □ 记录入院时患者体重和腹围	□ 基本生活和心理护理 □ 监督患者进行出入量及体重测量，胃镜检查前嘱患者禁食、禁水 □ 腹腔穿刺术后观察患者病情变化：意识变化、生命体征、穿刺点渗血及渗液情况，发现异常及时向医师汇报并记录 □ 胃镜检查治疗后关注病情变化：生命体征、大便次数和性状，间断患者禁食、禁水，发现异常及时向医师汇报并记录 □ 正确执行医嘱 □ 认真完成交接班
病情变异记录	□ 无 □ 有，原因： 1. 2.	□ 无 □ 有，原因： 1. 2.
是否退出路径	□ 是 □ 否，原因： 1. 2.	□ 是 □ 否，原因： 1. 2.
护士签名		
医师签名		

时间	住院第 3~8 天	住院第 8~14 天	住院第 14~21 天
主要诊疗工作	□ 上级医师查房 □ 完成病历记录 □ 评价腹水治疗疗效，调整治疗药物（目标：无水肿者每天体重减轻 300~500g，有下肢水肿者每天体重减轻 800~1000g 时） □ 根据腹腔积液检测结果调整治疗方案（如加用抗感染治疗等） □ 若行胃镜下治疗，评估是否有消化道出血，酌情恢复饮食	□ 上级医师查房 □ 完成病历记录 □ 评价治疗疗效，若评价为难治性腹腔积液，可选择： 1. 系列性、治疗性腹腔穿刺术 2. 转诊行 TIPS 治疗 3. 转外科治疗	□ 上级医师查房，确定患者可以出院 □ 完成上级医师查房记录、出院记录、出院证明书和病历首页的填写 □ 通知出院 □ 向患者交代出院注意事项及随诊时间 □ 若患者不能出院，在病程记录中说明原因和继续治疗的方案
重点医嘱	**长期医嘱** □ 感染内科护理常规 □ 一级护理 □ 低盐软质饮食，内镜下治疗者禁食、禁水或酌情恢复饮食 □ 记 24 小时液体出入量 □ 测体重+腹围，每天 1 次 □ 利尿剂 □ 必要时予乳果糖、利福昔明、普萘洛尔等药物 □ 内镜下治疗者 PPI □ 中药、中成药 **临时医嘱** □ 根据病情需要下达 □ 酌情复查：血常规、肝功能、肾功能、电解质测定、血氨	**长期医嘱** □ 感染内科护理常规 □ 一级护理 □ 低盐软质饮食 □ 记 24 小时液体出入量 □ 测体重+腹围，每天 1 次 □ 利尿剂 □ 必要时予乳果糖、利福昔明、普萘洛尔、PPI 等药物 □ 中药、中成药 **临时医嘱** □ 根据病情需要下达 □ 中药、中成药	**出院医嘱** □ 今日出院 □ 低盐软质饮食 □ 出院带药（包括中药、中成药） □ 嘱定期监测血常规、肝功能、肾功能、凝血、电解质、胃镜、腹部 B 超或 CT □ 门诊随诊
主要护理工作	□ 基本生活和心理护理 □ 监督患者进行出入量及体重测量 □ 正确执行医嘱 □ 认真完成交接班	□ 基本生活和心理护理 □ 监督患者进行出入量及体重测量 □ 正确执行医嘱 □ 认真完成交接班	□ 帮助患者办理出院手续、交费等事宜 □ 出院指导
病情变异记录	□ 无 □ 有，原因： 1. 2.	□ 无 □ 有，原因： 1. 2.	□ 无 □ 有，原因： 1. 2.
是否退出路径	□ 是 □ 否，原因： 1. 2.	□ 是 □ 否，原因： 1. 2.	□ 是 □ 否，原因： 1. 2.

续　表

时间	住院第 3~8 天	住院第 8~14 天	住院第 14~21 天
护士 签名			
医师 签名			

（二）护士表单

失代偿肝硬化临床路径护士表单

适用对象：第一诊断为肝硬化失代偿（ICD-10：K74）

| 患者姓名： | 性别： | 年龄： | 门诊号： | 住院号： |

| 住院日期： 年 月 日 | 出院日期： 年 月 日 | 标准住院日：14~21 天 |

时间	住院第 1 天	住院第 2 天	住院第 3~8 天
健康宣教	□ 入院宣教 　介绍主管医师、护士 　介绍环境、设施 　介绍住院注意事项 　介绍探视和陪护制度 　介绍贵重物品保管制度 □ 饮食宣教 □ 强调不能进食坚硬、生冷食物 □ 根据当日检查医嘱完成相关检查宣教	□ 腹腔穿刺术前宣教 □ 告知患者腹腔穿刺术的过程 □ 告知患者于腹腔穿刺术前排空膀胱以防误伤 □ 饮食宣教 □ 每日饮食中盐的摄入量及分配 □ 药物宣教	□ 如患者需进行胃镜检查，给予胃镜检查当日宣教 □ 告知饮食、体位要求 □ 告知胃镜检查后需禁食 2~4 小时 □ 检查宣教 □ 24 小时尿钠排出量测定、尿钠/钾比值测定、尿电解质测定正确留取尿标本的方法 □ 给予患者及家属心理支持 □ 再次明确探视和陪护须知
护理处置	□ 核对患者姓名，佩戴腕带 □ 建立入院护理病历 □ 静脉采血 □ 协助患者留取尿、便标本 □ 记录生命体征，记录出入量 □ 测体重+腹围 □ 相关检查前准备	□ 腹腔穿刺术前后测量生命体征及腹围，准备腹带、敷料、腹水标本容器等 □ 记录生命体征，记录出入量 □ 测体重+腹围 □ 遵医嘱给药 □ 完善护理记录	□ 胃镜检查前准备 □ 遵医嘱给药，因胃镜检查长时间禁食患者给予补液支持 □ 送患者至内镜中心 □ 摘除患者义齿 □ 核对患者资料及带药 □ 接患者 □ 核对患者及资料 □ 记录生命体征，记录出入量 □ 测体重+腹围 □ 完善护理记录
基础护理	□ 一级护理 □ 晨晚间护理，根据病情给予/协助完成口腔护理 □ 皮肤护理：针对皮肤黄疸引起的瘙痒给予对症处理；水肿及消瘦患者给予皮肤保护及保证清洁，避免压疮 □ 排泄护理 □ 患者安全管理 □ 必要时由家属陪同	□ 一级护理 □ 晨晚间护理，根据病情给予/协助完成口腔护理 □ 皮肤护理 □ 排泄护理 □ 患者安全管理 □ 必要时由家属陪同	□ 一级护理 □ 晨晚间护理，根据病情给予/协助完成口腔护理 □ 皮肤护理 □ 排泄护理 □ 患者安全管理 □ 必要时由家属陪同

续　表

时间	住院第 1 天	住院第 2 天	住院第 3~8 天
专科护理	□ 护理查体 □ 病情观察 □ 观察患者是否有乏力、低热、皮肤巩膜黄染、肝掌及蜘蛛痣或下肢水肿，观察腹部体征 □ 确定饮食种类 □ 心理护理	□ 配合完成腹腔穿刺术及留取腹水标本，及时送检 □ 穿刺点覆盖无菌敷料，腹部以腹带加压包扎 □ 病情观察 □ 腹腔穿刺术后观察患者病情变化：意识变化、生命体征、穿刺点渗血及渗液情况，发现异常及时向医师汇报并记录 □ 输注血液或血制品的病情观察（必要时） □ 如使用利尿剂治疗患者，注意观察是否有水电解质紊乱症状 □ 心理护理	□ 病情观察 □ 观察腹腔穿刺后敷料有无渗血渗液，每班调整腹带保证适当压力及患者舒适 □ 观察胃镜检查后并发症 □ 心理护理
重点医嘱	□ 详见医嘱执行单	□ 详见医嘱执行单	□ 详见医嘱执行单
病情变异记录	□ 无　□ 有，原因： 1. 2.	□ 无　□ 有，原因： 1. 2.	□ 无　□ 有，原因： 1. 2.
护士签名			

时间	住院第 9~14 天	住院第 14~21 天
健康宣教	□ 药物宣教 □ 遵医嘱服用利尿剂，服药时间及剂量，如厕过程注意安全 □ 饮食指导 □ 高钾及低钾的食物 □ 蛋白质的摄入及食物选择	□ 出院宣教 □ 复查时间 □ 服药方法 □ 活动休息 □ 指导饮食 □ 指导办理出院手续
护理处置	□ 遵医嘱给药 □ 记录生命体征、出入量 □ 测体重+腹围 □ 遵医嘱静脉采血复查，协助留取尿便标本复查 □ 完善护理记录	□ 办理出院手续 □ 书写出院小结
基础护理	□ 一级护理 □ 晨晚间护理，根据病情给予/协助完成口腔护理 □ 皮肤护理 □ 排泄护理 □ 患者安全管理 □ 必要时由家属陪同	□ 一级/二级护理 □ 晨晚间护理，根据病情给予/协助完成口腔护理 □ 皮肤护理 □ 患者安全管理
专科护理	□ 病情观察 □ 使用利尿剂时，了解患者的出入量及电解质实验室检查结果，注意观察是否有水电解质紊乱症状 □ 心理护理	□ 病情观察 □ 出院指导 □ 心理护理
重点医嘱	□ 详见医嘱执行单	□ 详见医嘱执行单
病情变异记录	□ 无　□ 有，原因： 1. 2.	□ 无　□ 有，原因： 1. 2.
护士签名		

（三）患者表单

失代偿肝硬化临床路径患者表单

适用对象：第一诊断为肝硬化失代偿（ICD-10：K74）

患者姓名：	性别：	年龄：	门诊号：	住院号：
住院日期： 年 月 日	出院日期： 年 月 日			标准住院日：14~21 天

时间	入院	完善检查	治疗
医患配合	□ 配合询问病史、收集资料，请务必详细告知既往史、用药史、过敏史、流行病学史 □ 配合进行体格检查 □ 有任何不适请告知医师	□ 配合完善评估肝功能及肝硬化并发症的相关检查、实验室检查，如采血、留尿、心电图、腹部 CT，必要时配合完善腹腔穿刺术、胃镜 □ 医师向患者及家属介绍病情，必要时进行腹腔穿刺及胃镜检查的谈话及知情同意签字	□ 配合完成相关治疗，如用药、输血制品、放腹腔积液、胃镜下治疗等 □ 配合每日进行体格检查、记录出入量、体重、腹围等以评估治疗疗效 □ 如有不适及时告知
护患配合	□ 配合测量体温、脉搏、呼吸频率 3 次，血压、体重、腹围 1 次 □ 配合完成入院护理评估（简单询问病史、过敏史、用药史） □ 接受入院宣教（环境介绍、病室规定、订餐制度、贵重物品保管等） □ 配合执行探视和陪护制度 □ 有任何不适请告知护士	□ 配合每日测量体温、脉搏、呼吸频率 3 次，测量血压、体重、腹围、询问大便情况 1 次，记每日出入量 □ 接受相关检查前宣教 □ 接受饮食宣教 □ 接受药物宣教	□ 配合每日测量体温、脉搏、呼吸频率 3 次，测量血压、体重、腹围、询问大便情况 1 次，记每日出入量 □ 接受输血、放腹腔积液、胃镜下治疗等宣教 □ 接受饮食宣教 □ 接受药物宣教 □ 有任何不适请告知护士
饮食	□ 低盐软质饮食 □ 避免一次大量进食高蛋白食物 □ 遵医嘱随时调整饮食	□ 低盐软质饮食 □ 避免一次大量进食高蛋白食物 □ 遵医嘱随时调整饮食	□ 低盐软质饮食 □ 避免一次大量进食高蛋白食物 □ 遵医嘱随时调整饮食，如胃镜前后禁食相应时间
排泄	□ 观察大便性状及颜色，如有异常及时告知医护人员 □ 保持大便通畅	□ 观察大便性状及颜色，如有异常及时告知医护人员 □ 保持大便通畅	□ 观察大便性状及颜色，如有异常及时告知医护人员 □ 保持大便通畅
活动	□ 正常活动	□ 正常活动	□ 正常活动

时间	治疗后	出院
医患配合	□ 配合测量生命体征、腹围、体重、大便情况及腹部查体 □ 配合完善术后检查：如采血、留尿便等	□ 接受出院前指导 □ 知道复查程序 □ 获取出院诊断书
护患配合	□ 配合定时测量生命体征、腹围、体重，每日询问大便、出入量 □ 接受输液、服药等治疗 □ 接受进食、进水、排便等生活护理 □ 配合活动，预防皮肤压力伤 □ 注意活动安全，避免坠床或跌倒 □ 配合执行探视及陪护	□ 接受出院宣教 □ 办理出院手续 □ 获取出院带药 □ 知道服药方法、作用、注意事项 □ 知道复印病历程序
饮食	□ 低盐软质饮食 □ 避免一次大量进食高蛋白食物 □ 遵医嘱随时调整饮食，如内镜下治疗后禁食	□ 遵医嘱饮食
排泄	□ 观察大便性状及颜色，如有异常及时告知医护人员 □ 保持大便通畅	□ 正常排尿便
活动	□ 适度活动，避免疲劳	□ 适度活动，避免疲劳

附：原表单（2016 年版）

失代偿肝硬化临床路径表单

适用对象：第一诊断为肝硬化失代偿（ICD-10：K74）

患者姓名：	性别：	年龄：	门诊号：	住院号：
住院日期： 年 月 日	出院日期： 年 月 日		标准住院日：14~21 天	

时间	住院第 1 天	住院第 2 天
主要诊疗工作	□ 完成询问病史和体格检查 □ 完成入院病历及首次病程记录 □ 拟定检查项目 □ 制订初步治疗方案 □ 对患者进行有关肝硬化失代偿的宣教	□ 上级医师查房，明确下一步诊疗计划 □ 完成上级医师查房记录 □ 向患者及家属交代病情，并签署腹腔穿刺检查同意书 □ 对腹腔积液量不大或肥胖患者行超声腹腔积液定位 □ 腹腔穿刺术 □ 完成穿刺记录 □ 观察腹腔穿刺术后并发症（出血、血肿等）
重点医嘱	**长期医嘱** □ 感染内科护理常规 □ 一级护理 □ 低盐饮食 □ 记 24h 液体出入量 □ 测体重+腹围每天 1 次 **临时医嘱** □ 血常规、尿常规、粪便常规+隐血、肝功能、肾功能、电解质、血糖、血型、凝血功能、AFP、HBV、HCV；腹部超声、胸正侧位 X 线片 □ 必要时行：腹部 CT 或 MRI，胃镜，超声心动检查，24h 尿钠排出量或尿钠/钾比值 □ 其他检查（酌情）	**长期医嘱** □ 感染内科护理常规 □ 一级护理 □ 低盐饮食 □ 记 24h 液体出入量 □ 测体重+腹围，每天 1 次；给予利尿剂 **临时医嘱** □ 腹腔穿刺术 □ 腹腔积液常规、生化、SAAG，腹腔积液需氧菌及厌氧菌培养、细胞学检查（必要时） □ 白蛋白静脉滴注（必要时） □ 其他检查（酌情）
主要护理工作	□ 入院宣教 □ 健康宣教：疾病相关知识 □ 根据医师医嘱指导患者完成相关检查 □ 完成护理记录 □ 记录入院时患者体重和腹围	□ 基本生活和心理护理 □ 监督患者进行出入量及体重测量 □ 腹腔穿刺术后观察患者病情变化：意识变化、生命体征、穿刺点渗血及渗液情况，发现异常及时向医师汇报并记录 □ 正确执行医嘱 □ 认真完成交接班
病情变异记录	□ 无 □ 有，原因： 1. 2.	□ 无 □ 有，原因： 1. 2.

续　表

时间	住院第 1 天	住院第 2 天
是否 退出 路径	□ 是　□ 否，原因： 1. 2.	□ 是　□ 否，原因： 1. 2.
护士 签名		
医师 签名		

时间	住院第 3~8 天	住院第 8~14 天	住院第 14~21 天
主要诊疗工作	□ 上级医师查房 □ 完成病历记录 □ 评价治疗疗效，调整治疗药物（无水肿者每天体重减轻 300~500g，有下肢水肿者每天体重减轻 800~1000g 时，无须调整药物剂量） □ 根据腹部血管彩超结果决定是否请相关科室会诊 □ 根据腹腔积液检测结果调整治疗方案（如加用抗感染治疗等）	□ 上级医师查房 □ 完成病历记录 □ 评价治疗疗效，若评价为难治性腹腔积液，可选择： 1. 系列性、治疗性腹腔穿刺术 2. 转诊行 TIPS 治疗 3. 转外科治疗	□ 上级医师查房，确定患者可以出院 □ 完成上级医师查房记录、出院记录、出院证明书和病历首页的填写 □ 通知出院 □ 向患者交代出院注意事项及随诊时间 □ 若患者不能出院，在病程记录中说明原因和继续治疗的方案
重点医嘱	**长期医嘱** □ 感染内科护理常规 □ 一级护理 □ 低盐饮食 □ 记 24h 液体出入量 □ 测体重+腹围，每天 1 次 □ 利尿剂 **临时医嘱** □ 根据病情需要下达 □ 酌情复查：24 小时尿钠排出量测定、尿钠/钾比值测定、肾功能、电解质测定	**长期医嘱** □ 感染内科护理常规 □ 一级护理 □ 低盐饮食 □ 记 24h 液体出入量 □ 测体重+腹围，每天 1 次 □ 利尿剂 **临时医嘱** □ 根据病情需要下达	**出院医嘱** □ 今日出院 □ 低盐饮食 □ 出院带药 □ 嘱定期监测肾功能及血电解质 □ 门诊随诊
主要护理工作	□ 基本生活和心理护理 □ 监督患者进行出入量及体重测量 □ 正确执行医嘱 □ 认真完成交接班	□ 基本生活和心理护理 □ 监督患者进行出入量及体重测量 □ 正确执行医嘱 □ 认真完成交接班	□ 帮助患者办理出院手续、交费等事宜 □ 出院指导
病情变异记录	□ 无 □ 有，原因： 1. 2.	□ 无 □ 有，原因： 1. 2.	□ 无 □ 有，原因： 1. 2.
是否退出路径	□ 是 □ 否，原因： 1. 2.	□ 是 □ 否，原因： 1. 2.	□ 是 □ 否，原因： 1. 2.
护士签名			
医师签名			

第二十九章

肝硬化合并食管-胃静脉曲张出血临床路径释义

【医疗质量控制指标】

指标一、诊断肝硬化并食管-胃静脉曲张出血需结合患者症状、体征、内镜和影像学来综合判断。

指标二、需要排除其他原因引起的上消化道出血，如消化性溃疡、胃癌等。

指标三、对确诊为肝硬化并食管-胃静脉曲张出血患者，需对病情进行充分评估（如内镜下曲张静脉的危险程度分度、门静脉血管成像和 Child-Pugh 分级等）。

指标四、根据病情危重程度选择相应治疗，如药物、内镜和介入治疗等。

指标五、重视患者二级预防。

一、肝硬化合并食管-胃静脉曲张出血编码

1. 原编码：

疾病名称及编码：肝硬化合并食管-胃静脉曲张出血（ICD-10：K74.608+/K70.3+/K71.7+，K92.204）

2. 修改编码：

疾病名称及编码：酒精性肝硬化合并食管-胃静脉曲张出血（ICD-10：K70.302+I98.3*）

原发性胆汁性肝硬化伴食管静脉曲张破裂出血（ICD-10：K74.302+I98.3*）

肝硬化伴食管静脉曲张破裂出血（ICD-10：K74.615+I98.3*）

肝硬化伴食管-胃底静脉曲张破裂出血（ICD-10：K74.617+I98.3*）

肝硬化伴胃底静脉曲张破裂出血（ICD-10：K74.618+I98.3*）

3. 对应或相关中医病种及编码：吐血、呕血（A17.29/BNP120）

便血（A17.41/BNP130）

血脱病（A06.03.07.03）

血厥（A06.03.03/BNG102）

二、临床路径检索方法

K70.302/K74.302/K74.615/K74.617/K74.618/+I98.3*/BNP120/BNP130/BNG102

三、国家医疗保障疾病诊断相关分组（CHS-DRG）

MDCG 消化系统疾病及功能障碍

GS1 胃肠出血

GK2 胃镜治疗操作

MDCH 肝、胆、胰疾病及功能障碍

HK1 食管曲张静脉出血的治疗性内镜操作

HS2 肝硬化

四、肝硬化合并食管-胃静脉曲张出血临床路径标准住院流程

（一）适用对象

第一诊断为肝硬化门脉高压食管-胃静脉曲张，上消化道出血（ICD-10：K74.608+/K70.3+/K71.7+，K92.204）。

> **释义**
>
> ■ 第一诊断为肝硬化合并食管-胃静脉曲张出血（ICD-10：K74.608+/K70.3+/K71.7+，K92.204）。
>
> ■ 本路径适用对象为临床诊断为肝硬化并食管-胃静脉曲张出血的患者，各种原因所致肝硬化，包括病毒性肝炎、酒精性和非酒精性脂肪性、化学毒物、药物、原发性或继发性胆汁淤积、循环障碍、自身免疫性肝炎、寄生虫感染、遗传和代谢性疾病等所致肝硬化及隐源性肝硬化。
>
> ■ 本路径不适用于非食管-胃静脉曲张所致的上消化道出血，如胃、十二指肠溃疡出血、急性胃黏膜病变、门静脉高压性胃病出血、食管贲门黏膜撕裂出血、食管和胃恶性肿瘤出血等。

（二）诊断依据

根据《实用内科学》（王吉耀、葛均波、邹和建主编，人民卫生出版社，2022年，第16版），《内科学》（葛均波、徐永健、王辰主编，人民卫生出版社，2018年，第9版），《肝硬化门静脉高压食管胃静脉曲张出血的防治指南（2016）》［临床肝胆病杂志，2016，32（2）：203-219］。

1. 有呕血和/或黑便，有心悸、恶心、软弱无力或眩晕、晕厥和休克等失血性周围循环衰竭、贫血、氮质血症及发热表现。

2. 内镜检查确诊为曲张静脉活动性出血。

3. 明确肝硬化诊断。

> **释义**
>
> ■ 诊断依据
>
> 1. 突发大量呕血和/或黑便，有心悸、晕厥和休克等失血性周围循环衰竭表现。
>
> 2. 内镜检查确诊为食管和/或胃曲张静脉活动性出血（渗血、喷血）或在未发现其他部位有出血病灶但有明显食管和/或胃静脉曲张的基础上有发现有糜烂、血栓头或新鲜血液。
>
> 3. 影像学和生化等检查诊断肝硬化明确。
>
> ■ 肝硬化失代偿期患者容易发生上消化道出血。肝硬化门静脉高压食管-胃静脉曲张出血的典型临床表现多为大量呕血或者柏油样便，呕血多为暗红色或鲜红色血，诱因多见于进食粗糙食物、腹内压增高及剧烈恶心呕吐或咳嗽，静脉曲张破裂出血量往往比较大，有时出现便血，暗红色血便。由于出血量大，多数患者出现血容量不足或休克的表现。

■根据指南，出血12～24小时行胃镜检查是诊断食管-胃静脉曲张破裂出血的可靠方法，内镜下可见曲张静脉活动性出血（渗血、喷血）、在未发现其他部位有出血病灶但有明显静脉曲张的基础上发现有血栓头。除了胃镜检查，胶囊胃镜、超声内镜、腹部超声、螺旋CT门静脉血管成像、磁共振弹性成像和动态增强磁共振成像、脾门静脉核素显像、肝弹性检测与肝静脉压力梯度等技术也用于评估是否存在食管胃静脉曲张，但都不足以替代胃镜检查，尤其是在判断肝硬化患者上消化道出血是否由食管-胃静脉曲张破裂出血所致上胃镜目前还是最可靠的方法。同时胃镜检查也是排除其他原因引起上消化道出血的方法，如消化性溃疡、胃癌和门静脉高压性胃病等。

■肝硬化诊断的"金标准"仍然是肝穿活组织病理学上假小叶形成，但由于其创伤性等因素在临床应用中受限，临床上主要根据患者慢性肝病病史、肝功能减退表现、门静脉高压表现、肝脏形态学和生化学改变等进行综合临床诊断。肝功能减退包括临床表现如消化吸收不良、营养不良、黄疸、出血和贫血、蜘蛛痣、肝掌等，以及实验室检查反映肝细胞受损、胆红素代谢障碍、肝脏合成功能降低以及血小板降低等。门静脉高压主要包括临床表现如脾大、腹腔积液、腹壁静脉曲张及食管-胃底静脉曲张等。超声、CT及MRI可反映肝脏形态的变化，如肝脏体积缩小、肝裂增宽、肝包膜波浪样改变、脾大、门静脉主径>13mm，脾静脉内径>8mm等，肝脏瞬时弹性成像技术可通过检测肝硬度值来判断肝纤维化程度。

（三）治疗方案的选择

根据《实用内科学》（王吉耀、葛均波、邹和建主编，人民卫生出版社2022年，第16版），《内科学》（葛均波、徐永健、王辰主编，人民卫生出版社，2018年，第9版），《肝硬化门静脉高压食管胃静脉曲张出血的防治指南（2016）》［临床肝胆病杂志，2016，32（2）：203-219］。

1. 一般治疗：纠正低血容量休克、防止胃肠道出血相关并发症、恢复血容量。

2. 药物治疗：应用降低门静脉压力药物及抗菌药物。

3. 内镜治疗：控制肝硬化急性食管-胃静脉曲张出血及尽可能使静脉曲张消失或减轻，防止其再出血。

4. 三腔二囊压迫止血：药物控制出血无效及无急诊内镜或无TIPS治疗条件下使用。

5. 经颈静脉肝内门体分流术（TIPS）：对药物或内镜治疗失败的补救治疗或者Child-Pugh B有活动性出血的患者。

6. 外科手术。

7. 中医治疗方案。

释义

■肝硬化门静脉高压常见的并发症为食管-胃静脉曲张出血，患者出血量大，是需要紧急抢救的临床危重症。因此，对该类出血患者应进行充分的病情评估，包括失血量、是否存在活动性出血等。食管-胃静脉曲张出血往往是上消化道大出血，病情急，变化快，因此首先应抗休克、迅速补充血容量。输血、输液维持血流动力学稳定并使血红蛋白维持在6g/dl以上,恢复血容量要适当,应谨慎地输注浓缩红细胞,必要时补充血浆和血小板。有效血容量恢复的指征:①收缩压90~120mmHg;②脉搏<100次/分;③尿量>17ml/h;④临床表现为神志清楚/好转,无明显的脱水貌。注意保持呼吸道通畅、避免呕血时误吸入引起窒息。注意预防出血后并发症如感染、电解质失衡和肝性脑病的发生。老年患者注意出血后急性心肌梗死、脑梗死的发生。

■ 早期应用降低门静脉压力的药物是治疗肝硬化食管-胃静脉曲张出血的一线治疗方案。降低门静脉压力的药物主要包括生长抑素及类似物和血管加压素及其类似物。生长抑素及其类似物主要包括十四肽生长抑素和人工合成八肽生长抑素。十四肽生长抑素首剂量250μg静脉推注后,持续进行250μg/h静脉滴注,可加量至500μg/h静脉滴注。八肽生长抑素首次静脉推注50μg,持续25~50μg/h输注。疗程可持续3~5天,甚至更长。血管加压素首次注射剂量为10~20U,10分钟后持续静脉滴注0.4U/min,最大速度为0.9U/min,出血停止,剂量逐渐减少。注意血管加压素有强力收缩血管,导致心肌缺血和外周血管缺血相关的不良反应,如心绞痛、心肌梗死、高血压和肠缺血。特利加压素用法为1mg每4小时1次,静脉注射或持续点滴,首剂可加倍。维持治疗为1mg每12小时1次。疗程为3~5天。对控制出血失败者,特利加压素可与生长抑素及其类似物联合应用。早期使用抗菌药物可以预防肝硬化门静脉高压食管-胃静脉曲张出血后菌血症和自发性腹膜炎的发生。根据指南建议,抗菌药物首选头孢三代抗菌药物,如果过敏,则选择喹诺酮类抗菌药物,如左氧氟沙星、莫西沙星等,抗菌药物使用疗程为5~7天。

■ 内镜治疗肝硬化并食管-胃静脉曲张出血与药物治疗有类似疗效,也作为一线治疗,在控制急性出血及预防再出血有重要作用。内镜治疗方法主要包括食管曲张静脉套扎(EVL)、食管曲张静脉硬化剂注射(EIS)和组织黏合剂注射等方法。EVL的适应证包括急性食管静脉曲张出血,外科手术等其他方法治疗后食管静脉曲张再发急性出血,既往有食管静脉曲张破裂出血史。LDRf分型D1.0-D2.0曲张静脉适用。对曲张静脉直径>2.0cm,内镜套扎治疗后近期再发大出血风险增加。首次套扎间隔2~4周可行第2次套扎或硬化剂注射,直至静脉曲张消失或基本消失。常用六环或七环套扎器。EIS的适应证同EVL,对于不适合EVL治疗的食管静脉曲张者,可考虑应用EIS。第1次EIS后,间隔1~2周行第2、3次EIS,直至静脉曲张消失或基本消失。硬化剂常用聚桂醇、5%鱼肝油酸钠。每次注射1~4点;初次注射每条血管(点)以10ml左右为宜,一次总量一般不超过40ml。组织黏合剂治疗适应证为急性胃底静脉曲张出血,胃静脉曲张有红色征或表面糜烂且有出血史。在食管静脉曲张宜小剂量使用。根据曲张静脉容积,选择注射剂量。组织黏合剂为α-氰基丙烯酸正丁酯或异丁酯,采用"三明治"夹心法,根据黏合剂性质,采用聚桂醇或高渗葡萄糖。最好1次将曲张静脉闭塞。对存在胃肾分流或脾肾分流道的胃底静脉曲张,可先在超声内镜引导下曲张静脉内置入弹簧圈,再行组织胶注射。自膨式覆膜食管金属支架可作为不适合急诊TIPS或手术患者,且威胁患者生命时可作为有效的挽救治疗方法。内镜下治疗也要注意禁忌证,包括有上消化道内镜检查禁忌、未纠正的失血性休克、未控制的肝性脑病、患者不配合、患方未签署知情同意书、伴有严重肝、肾功能障碍和大量腹腔积液患者。

■ 三腔二囊管压迫治疗在药物或内镜治疗失败24小时内实施，作为重要的挽救方法。根据病情8~24小时放气囊1次，拔管时机应遵循先放气，气囊放气后观察24小时若无活动性出血即可拔管。三腔二囊管压迫再出血率高达50%以上，因此三腔二囊管压迫止血只作为过渡措施，需与药物、内镜治疗联合使用。而且其并发症多，如吸入性肺炎、气管阻塞、食管及胃底黏膜压迫坏死再出血等，患者痛苦大。

■ TIPS是经颈静脉穿刺，在肝静脉和肝内门静脉分支之间，创建一个减压通道降低门静脉高压的方法，达到与外科分流相同的效果。介入手术需要经验丰富的介入医师操作与设备、器材和外科等后备支持。在药物治疗或内镜治疗失败后，TIPS应在早期（72小时内）实施。优点是微创手术，但也可发生分流道再狭窄或闭塞和肝功能受损及肝性脑病。其适应证为存在高风险治疗失败的患者，如Child-Pugh C（<14分）或B级合并活动性出血的患者；食管静脉曲张大出血常规药物及内镜下治疗效果不佳；终末期肝病等待肝移植期间静脉曲张出血。相对禁忌证为重要脏器功能严重障碍者；难以纠正的凝血功能异常；未能控制的全身炎症反应综合征，尤其存在胆系感染者；肺动脉高压存在右侧心力衰竭者；反复发作的肝性脑病；多囊肝或多发性肝囊肿；肝癌合并重度静脉曲张及门静脉海绵样变。

■ 对药物或内镜治疗不能控制的出血或出血一度停止后5天再次出血，Child-Pugh A/B级者行急诊手术有可能挽救生命；对Child-Pugh C级者肝移植是理想的选择。外科急诊手术仅作为药物和内镜治疗失败的挽救治疗措施之一。可考虑施行门奇静脉断流术或分流术。

■ 中医治疗

1. 辨证治疗：

（1）胃热壅盛：呕血或便血，色红或紫黯，常夹有食物残渣，脘腹胀闷疼痛，烦渴喜冷饮，口臭便秘，大便色黑，舌红、苔黄腻、脉滑数。治法：清胃泄火，凉血止血。

肝火犯胃：吐血色红或紫黯，嘈杂泛酸，口苦胁痛，心烦易怒，寐少梦多，便黑色如柏油，舌质红绛、苔黄，脉弦数。治法：泻肝清胃，凉血止血。

（3）瘀阻胃络：痛有定处而拒按，痛如针刺，渴不欲饮，面色晦暗，舌质紫黯有瘀斑，苔薄，脉涩。治法：活血化瘀，宁络止血。

（4）脾虚不摄：吐血缠绵不止，时轻时重，血色暗淡，神疲乏力，食少纳呆，便色黑稀溏，胃脘隐痛喜按，心悸气短，面色苍白，舌淡苔薄白，脉细弱。治法：健脾补虚，益气摄血。若胃痛隐隐，喜温喜按，舌淡有齿痕，苔薄脉沉细，治法：温阳健脾，益气摄血。

（5）气随血脱：吐血量多，色淡红或鲜红，面色苍白，神疲乏力，心悸气短，四肢厥冷，舌淡苔白，脉微细欲绝或浮大中空。治法：益气回阳，复脉固脱。

2. 特色治疗：

针灸常用穴位：上脘，足三里，神门。实则泻之，虚则补之。

外敷疗法：蒜泥敷涌泉穴，引热下行。

内镜下局部止血：胃镜下注入云南白药、三七粉、大黄粉、五倍子注射液等。

邓铁涛梅花针法：选人迎穴，中心向外周绕圈叩击，先右后左，每侧 3~15 分钟，专治吐血暴作不止者。

出现气随血脱后：可针刺关元，内关，气海，或加电针刺激，艾灸涌泉穴，每次 10 分钟。

耳针：肾上腺、皮质下、肺，留针 30 分钟。

穴位注射：参附注射液 0.5ml 注射双侧内关穴。

3. 康复与预防复发：食管-胃静脉曲张出血往往出血量较大，病情急，变化快，需及时救治，综合运用中西医治疗手段，不可拘泥。本证虚实皆有，若出血不止，后期可出现气随血脱的危象，应密切关注本症。肝硬化患者应积极治疗原发病以预防食管胃底静脉曲张并防止出血，定时用餐，避免过饱，过硬饮食。出血后应保持稳定的情绪，卧床休息，可保持头高脚底侧卧位，出血量大者，应禁食。注意脉象、神志面色等，预防再次出血的发生。

（四）标准住院日

10~14 日。

> **释义**
>
> ■ 患者入院后应即刻评估病情，积极支持治疗和相应药物治疗。第 1~2 天，积极抢救的同时完善检查，12 小时至 24 小时内根据病情尽早完成胃镜检查，确定诊断并且判断出血是否控制，并根据病情实施胃镜下套扎、硬化剂或组织胶注射治疗。第 3~6 天，继续评估和观察病情，进一步判断出血是否控制，观察有无再出血，有无并发症出现。第 7~9 天，进一步评价疗效，观察有无早期再出血，有无并发症出现，酌情调整治疗方案，逐步减少和停用药物及其他治疗措施。第 10~14 天，观察病情稳定，无再出血，准予出院。总住院时间不超 14 天均符合路径要求。若存在需要住院治疗观察的其他肝硬化并发症，应相应延长住院时间并转入相应临床路径流程。

（五）进入路径标准

1. 第一诊断高度怀疑肝硬化合并食管-胃静脉曲张出血（疾病编码 ICD-10：K74.608+/K70.3+/K71.7+和 K92.204）。

2. 有呕血和/或黑便，有心悸、恶心、软弱无力或眩晕、晕厥和休克等失血性周围循环衰竭、贫血、氮质血症及发热表现。

3. 当患者同时具有其他疾病诊断，但在住院期间不需要特殊处理，也不影响第一诊断的临床路径流程实施时，可以进入路径。

> **释义**
>
> ■ 进入本路径的患者第一诊断为肝硬化并食管胃静脉曲张出血，需除外其他原因引起的上消化道出血。患者突发大量呕血和/或黑便，有心悸、晕厥和休克等失血性周围循环衰竭表现。内镜检查确诊为食管胃曲张静脉出血。

■ 经入院检查发现伴有其他严重基础疾病，如肝性脑病、肝肾综合征、自发性腹膜炎、原发性肝癌或其他恶性肿瘤、冠心病、不稳定型心绞痛等，其对患者健康有严重影响，则应在积极止血治疗的基础上，同时给予治疗基础疾病。情况复杂，难以遵循本路径标准流程，暂不宜进入本路径。

■ 经入院检查发现伴有其他基础疾病，其诊断和治疗可以与本路径疾病同时进行，不影响本路径的实施，则可进入本路径，如高血压病、糖尿病等。

■ 既往有基础疾病者，经合理治疗后达到稳定，或尚要持续用药，不影响本路径的实施，则可进入本路径。但可能会增加医疗费用，延长住院时间，如高血压病、冠心病、糖尿病、高脂血症等。

（六）住院期间检查项目

1. 必需的检查项目（同级别医院近期内已查项目可自行决定是否采用）：

（1）血常规、血型及 Rh 因子、粪便常规+隐血、尿常规。

（2）肝功能、肾功能、电解质、血糖、血脂、血氨、凝血功能。

（3）感染指标筛查（乙型肝炎病毒、丙型肝炎病毒、HIV、梅毒）。

（4）肝纤维化指标、甲胎蛋白。

（5）心电图。

（6）腹部彩超。

（7）内镜检查。

2. 根据患者病情可选择的检查项目：

（1）腹部 CT/MRI 平扫（必要时增强）、肝脏弹性成像、门静脉 CTV。

（2）动脉血气分析、心肌标志物。

（3）肝硬化病因相关检测。

释义

■ 血常规、粪便常规+隐血和尿常规是最基本的检查，所有进入路径的患者均需完成。血常规可以帮助判断出血量，对肝硬化的诊断也有帮助。粪便常规+隐血可以帮助判断是否有出血。血型及 Rh 因子为输血前的常规检查，肝硬化食管胃静脉曲张出血多数需要输血治疗。

■ 生化检查进一步帮助判断肝脏功能，进行 Child-Pugh 分级。判断患者内环境，有无并发症的发生及风险，如腹腔积液、肝肾综合征、肝性脑病等。

■ 感染性指标筛查为输血前必查项目，而且乙型肝炎、丙型肝炎为我国引起肝硬化最常见的病因，需要常规检查。

■ 肝纤维化指标可帮助诊断肝硬化。甲胎蛋白可帮助判断有无发生原发性肝癌，如果 AFP 明显增加，需要进一步检查排除原发性肝癌。

■ 心电图是所有进入本路径患者必须完成的项目。

■ 腹部 B 超检查可进一步明确肝脏是否有可疑占位性病变，排除是否有原发性肝癌的可能。同时腹部 B 超对肝硬化的诊断也有帮助，如肝右叶缩小、肝包膜波浪样改变、门静脉增宽超过 13mm、脾静脉增宽超过 8mm，有无脾大，有无腹腔积液形成等。如果存在大量腹腔积液，则诊断和治疗策略与本路径流程有较多差别，需要在积极治疗出血后进入相应路径。

■ 内镜检查在患者生命体征稳定的情况下尽快完成，可以尽早明确是否是食管胃静脉曲张出血还是其他原因如消化性溃疡等引起的出血，同时根据食管胃静脉曲张出血具体病情选择相应的内镜下治疗。

■ 可选项目中腹部 CT/MRI 平扫（必要时增强）检查可进一步明确肝硬化的诊断，同时对肝脏是否存在占位性病变诊断有进一步的帮助。肝脏弹性成像对肝硬化的诊断及严重程度有帮助。门静脉血管成像可进一步判断是否存在胃底静脉曲张，是否有分流，以及门静脉是否有血栓形成，是否有海绵样变等，可进一步帮助诊断，指导治疗，判断预后。

■ 可选项目中动脉血气分析及心肌标志物对并发症的发生判断有帮助，如是否存在肝肺综合征，出血后是否合并心肌梗死等疾病。

■ 可选项目中部分为查找肝硬化原因方面的检查。如自身免疫性肝病、肝豆状核变性等相关检查。另外，考虑为病毒性肝炎所致肝硬化，建议完善 HBV-DNA、HCV-RNA 病毒载量检测。怀疑为淤血性肝硬化者，需行超声心动检查，评价心脏形态及功能，进行血管彩超检查了解有无巴德-希阿里综合征等血管疾病。

（七）治疗方案的选择

1. 一般治疗：绝对卧位休息、保持呼吸道通畅、避免呕吐时血液误吸入气道引起窒息，必要时吸氧，活动性出血期间禁饮食，严密监测患者生命体征，必要时通知病危。

2. 建立快速静脉通道，补充血容量。

3. 药物治疗：

（1）降低门静脉压力药物：①血管加压素及其类似物；②生长抑素及其类似物。

（2）抑酸药物：①质子泵抑制剂（PPI）；②H_2 受体阻滞剂（H_2RA）。

（3）抗菌药物：首选头孢三代类抗菌药物，若过敏则选择喹诺酮类抗菌药物。

（4）静脉营养支持。

（5）其他药物：常用止血药物、维生素 K_1 及止吐药物可酌情使用。

4. 内镜下治疗：在患者生命体征稳定的情况下尽快完成内镜的检查，并根据曲张静脉的部位、程度选择合适的内镜下治疗方式，包括内镜食管静脉曲张结扎术、内镜食管静脉曲张硬化剂注射术、内镜食管静脉曲张组织胶注射术、内镜下胃底静脉曲张组织胶注射术和内镜下覆膜支架置入术。对存在胃肾、脾肾分流道的可在超声内镜下置入弹簧圈后再行组织胶注射。

5. 三腔二囊压迫止血：药物控制出血无效且无内镜治疗或者 TIPS 治疗的条件时采用，但再出血率高。

6. 出血控制后给予病因治疗。

7. 出血控制后给予二级预防，可应用非选择性 β 受体阻滞剂，如普萘洛尔；内镜下再次结扎治疗，定期随访患者。

8. 中药或中成药。

释义

■ 一般治疗是肝硬化并食管-胃静脉曲张出血治疗的基础，用于判断患者病情变化和评估疗效，出血是否控制。患者在活动性出血期间，有呕血时容易导致窒息，因此尤其需要注意保持呼吸道通畅。出血后死亡风险大，因此需要积极与患者家属沟通病情，在大出血期间给予下病危通知。

■ 肝硬化并食管-胃静脉曲张出血往往合并休克，需要积极补充血容量，而建立足够速度的静脉通道是补充血容量的基础，必要的时候需要深静脉置管。补充血容量遵循抗休克的原则，先输平衡液或葡萄糖盐水，后胶体扩容剂。补充红细胞时也要注意血浆和血小板的补充，因为肝硬化失代偿患者凝血功能差，血小板减少，这都不利于止血。输液量以维持组织灌注为目标，尿量是有价值的参考指标，血容量恢复不宜过度充足，输血后血红蛋白水平不宜太高，否则血管内压力高反而不利于止血。

■ 药物治疗中尽早给予降低门静脉压力的药物是肝硬化并食管-胃静脉曲张出血治疗的关键。降低门静脉压力的药物主要为血管活性药物，包括血管加压素及其类似物和生长抑素及其类似物。两者作用机制不同，不良反应也不一样。血管加压素及其类似物可致腹痛、血压升高、心律失常、心绞痛等不良反应，严重者甚至可发生心肌梗死，对有基础心脑血管疾病病史或老年患者应用时尤其要注意，可同时使用硝酸甘油，以减少该药的不良反应。生长抑素及其类似物不导致全身血流动力学改变，短期使用无严重不良反应。两者应用时注意首剂效应及速度维持。

■ 目前指南推荐在合并存在消化性溃疡的肝硬化并食管-胃静脉曲张出血患者使用抑酸药物。当胃内 pH ＞ 5，促进血小板聚集和纤维蛋白凝块的形成，避免血凝块过早溶解，有利于止血和预防再出血，可以提高止血成功率。临床常用的抑酸药物主要为质子泵抑制剂（proton pump inhibitor, PPI）和 H_2 受体阻断剂（H_2RA）。PPI 种类较多，包括奥美拉唑、埃索美拉唑、泮托拉唑等。一般情况下，PPI 40～80mg/d，静脉滴注，对于难以控制的静脉曲张出血患者，PPI 8mg/h 持续静脉滴注。内镜治疗前早期应用 PPI 可减少内镜治疗的需求。目前没有证据表明 PPI 治疗肝硬化食管-胃静脉曲张出血可以影响患者的临床结局，包括死亡率和再出血率。H_2 受体阻断剂可选择法莫替丁、雷尼替丁等。如法莫替丁 80mg/d，静脉滴注，5～7 天。

■ 活动性出血时常存在胃肠黏膜和食管黏膜炎症水肿，因此 20% 左右肝硬化急性静脉曲张出血患者 48 小时内发生细菌感染。早期再出血及病死率与未能控制的细菌感染有关。肠来源的需氧革兰阴性杆菌是最常见的病原菌。根据指南，短期静脉应用头孢三代类抗菌药物在高感染风险晚期肝硬化是有益的。因此，对肝硬化并食管胃静脉曲张出血的患者应短期使用抗菌药物，首选头孢三代类抗菌药物，如头孢噻肟、头孢他啶、头孢哌酮、头孢曲松等；如过敏，则选择喹诺酮类抗菌药物，如左氧氟沙星、莫西沙星等，疗程 5～7 天。

■ 出血得到有效控制前，禁食、禁水。应给予相应静脉营养支持，但需要控制输入液体总量，静脉营养支持要注意能量、电解质、白蛋白等。

■ 根据指南，目前没有足够的临床证据表明，局部使用凝血酶、冰盐水（8mg 去甲肾上腺素/100ml 盐水）、云南白药、血凝酶、凝血酶原复合物、维生素 K_1 等对肝硬化食管胃静脉曲张出血有确切疗效，应避免滥用这类止血药。止吐药对缓解患者呕吐症状可能有一定帮助，但对止血无作用。

■内镜下治疗：在患者生命体征稳定条件下尽早（24 小时内）完成内镜检查，并根据内镜下静脉曲张的表现选择相应的内镜下治疗，其疗效确切有效，对控制急性出血效果明显。对食管静脉曲张，内镜下套扎术是首选治疗方案，套扎可以从贲门口开始，往食管口侧方向螺旋式结扎，对存在血栓头或正在活动性喷血的曲张静脉，应优先处理，硬化剂注射也是一种选择，需要注意硬化剂注射的总量（一般一次总量不超过 40ml），其并发症高于套扎治疗。对胃底静脉曲张，首选组织胶注射，根据曲张静脉的容积注射不同剂量的组织胶。如果处理存在分流道的曲张静脉，可以在超声内镜引导下先行弹簧圈置入，再行组织胶注射，可以减少异位栓塞的发生。

■气囊压迫可使部分出血得到有效控制，但出血复发率高。应注意观察并预防并发症。进行气囊压迫时，应根据病情 8~24 小时放气 1 次，拔管时间应为出血停止 24 小时后。一般先放气观察 24 小时，若无出血即可拔管。

■引起肝硬化的病因包括病毒性、酒精性、胆汁淤积性、自身免疫性、遗传代谢及药物性肝病等。出血控制后应针对病因酌情进行治疗。如乙型或丙型肝炎病毒所致肝硬化，进行相应的抗病毒治疗。酒精性肝硬化给予戒酒等治疗。这些病因治疗往往是长期过程，需要加强宣教，增加患者的依从性。

■食管-胃静脉曲张出血停止后患者再出血和死亡的风险很大，因此，二级预防非常重要。二级预防应在急性出血得到控制后开始进行。二级预防前，常规增强 CT/磁共振成像（MRI）检查及门静脉系统血管重建，了解肝动脉血供及门静脉系统侧支循环情况。常规 B 超检查明确门静脉系统有无血栓。二级预防包括药物治疗，内镜治疗，药物联合内镜治疗、外科手术和 TIPS。药物治疗主要为非选择性 β 受体阻滞剂，如普萘诺尔，卡维地洛，主要用于 Child-Pugh A/B 级肝硬化并发食管-胃静脉曲张出血患者。内镜治疗主要目的是根除或基本使静脉曲张消失，包括曲张静脉套扎（EVL），硬化剂注射（EIS）和组织胶注射治疗。最近也有研究证明，非选择性 β 受体阻滞剂联合内镜治疗是二级预防食管静脉曲张出血首选的标准方案。外科分流手术可以显著降低食管-胃静脉曲张再出血的风险。对于 Child-Pugh A、B 级患者，在内镜、药物治疗失败后优先考虑 TIPS。本临床路径所涵盖的二级预防是指药物治疗，其他二级预防措施应转入相应临床路径开展实施。

■中药或者中成药应根据相应证型进行选择

1. 胃热壅盛，推荐方药：泻心汤和十灰散加减；中成药：紫地宁血散。

2. 肝火犯胃，推荐方药：龙胆泻肝汤；中成药：龙胆泻肝丸。

3. 瘀阻胃络，推荐方药：膈下逐瘀汤加减；中成药：云南白药、三七粉。

4. 脾虚不摄，推荐方药：归脾汤加减；中成药：如归脾丸（液、合剂、片、膏）。若脾阳虚寒用黄土汤加减。

5. 气随血脱，推荐方药：独参汤或参附汤加生脉散加减；中成药：如参附注射液。

（八）出院标准

1. 诊断明确，除外其他疾病。

2. 生命体征平稳，恢复饮食，无再出血表现。

■ 根据症状、体征、内镜检查同时结合其他辅助检查提示肝硬化食管-胃静脉曲张出血诊断明确。出院时未发生其他并发症、合并其他基础疾病。如其他基础疾病病情不稳定或恶化，需住院处理者，转入相应基础疾病治疗临床路径流程。

■ 患者治疗有效，未再出现呕血、黑便等提示早期再出血的症状和体征。

（九）变异及原因分析

1. 治疗期间并发感染（如自发性腹膜炎）、肝性脑病、肝肾综合征等并发症者，出径或转入相应临床路径。
2. 合并其他脏器严重疾病，需进行相关检查及治疗，出径或转入相应临床路径。
3. 药物和内镜治疗难以控制出血，需行 TIPS 等进一步其他治疗。
4. 肝硬化门脉高压食管-胃静脉曲张诊断明确，但检查发现为非静脉曲张性出血，出径或转入相应临床路径。
5. 检查发现合并肝癌、门静脉栓塞（血栓/癌栓）者，出径或转入相应临床路径。
6. 患者在充分告知的情况下，拒绝配合必要的检查项目，出径或转入相应临床路径。

■ 患者在入院后进一步检查发现除了食管静脉曲张破裂出血外，还发生有肝硬化失代偿其他并发症，如自发性腹膜炎、肝性脑病、肝肾综合征、原发性肝癌、肝肺综合征，对患者健康及生命的影响严重，则应在积极止血治疗的基础上，同时给予治疗这些严重并发症；情况复杂，难以遵循本路径标准流程，应按照本路径的原则予以治疗，同时转入相应路径，并延长住院时间。对这些患者，均应进行变异原因的分析，并在临床路径的表单中予以说明。

■ 患者入选路径后，在检查和治疗过程中发现患者原本存在的基础疾病加重或新发合并其他严重的疾病，如患者合并急性心肌梗死、急性左心衰竭、脑血管意外、肺部感染、恶性肿瘤等，这些情况可能对本路径治疗产生影响，在积极控制出血的基础上需终止执行本路径，并转入相应路径。医师需在表单中明确说明。

■ 内科治疗（包括药物治疗、内镜下治疗和气囊压迫止血治疗）对于肝硬化食管-胃静脉曲张出血的总体有效率为80%～90%。对于内科治疗难以控制出血的患者，应采取更积极的止血措施以挽救患者生命。可选择的措施包括经颈静脉肝内门腔静脉分流术（TIPS）、外科手术。这些治疗措施均为有创操作，也存在相应的风险，本路径的检查及治疗方案已不再适合这种情况，应及时退出本路径并转入相应路径。

■ 肝硬化食管-胃静脉曲张诊断明确，但检查发现其他出血原因，如合并消化性溃疡出血，治疗措施需要改变，需要退出本路径并转入相应路径继续治疗。

■ 肝硬化失代偿期患者进一步并发原发性肝癌、门静脉血栓/癌栓形成等，如果在检查和治疗期间，出现上述情况，患者进一步的治疗不适合本路径，需退出本路径，并转入相应路径继续治疗。

■ 根据患者病情需要进行相应的检查，如内镜，腹部彩超等，并与患者及家属进行充分的沟通，但患者仍拒绝相应的检查，如导致执行路径出现变异，应退出本路径，需要医师在表单中予以说明。

五、肝硬化合并食管-胃静脉曲张出血临床路径给药方案

1. 用药选择：

（1）尽早恢复血容量，预防和纠正低血容量性休克。根据出血程度确定扩容量和输注液体性质，输血以维持血流动力学稳定并使血红蛋白维持在 60g/L 以上，应避免过度输血或输液。避免仅用盐溶液补足液体，从而加重或加速腹腔积液或其他血管外部位液体的蓄积。必要时应及时补充血浆和血小板等。

（2）早期应用降低门静脉压力的药物。

（3）生长抑素及其类似物：包括 14 肽生长抑素、8 肽生长抑素（奥曲肽及伐普肽）等。疗效和病死率与血管加压素大致相同，但不良反应更少、更轻微。14 肽生长抑素使用方法：首剂负荷量 250μg 快速静脉滴注后，持续进行 250~500μg/h，持续静脉点滴，一般使用 3~5 天。奥曲肽通常使用方法：起始快速静脉滴注 50μg，之后以 25~50μg/h，持续静脉滴注，一般使用 3~5 天。对生长抑素及其类似物控制出血失败者，可换用或联合应用特利加压素。

（4）血管加压素及其类似物：包括垂体后叶素、血管加压素、特利加压素等。血管加压素收缩动脉血管的作用明显，不良反应多，包括心肌缺血和外周血管缺血表现，如心律失常、心绞痛、高血压、肠缺血。也可出现水钠潴留或低钠血症。血管加压素一次注射剂量为 10~20U，10min 后持续静脉滴注 0.4U/min，最大速度为 0.9U/min，如果出血停止，剂量逐渐减少，应每 6~12h 减少 0.1U/min，疗程一般为 3~5 天。联合硝酸甘油（硝酸甘油 40μg/min，可增加到 400μg/min，调整以维持收缩压＞90mmHg）可减少血管加压素的不良反应。垂体后叶素的用法与血管加压素相似，小剂量开始，增加剂量至 0.2~0.4U/min 连续静脉泵入，最高可加至 0.8U/min；常联合静脉输入硝酸酯类药物，并保证收缩压＞90mmHg。垂体后叶素疗效有限，不良反应多，近年临床应用有减少的趋势。特利加压素为三甘氨酰赖氨酸血管加压素，是一种人工合成的血管加压素缓释剂。不良反应少而轻。用法：1mg 每 4 小时 1 次，静脉注射或持续滴注，首剂可加倍。维持治疗特利加压素 1mg 每 12 小时 1 次，疗程 3~5 天。

（5）抗菌药物的应用：活动性出血时常存在胃肠道黏膜和食管黏膜炎性水肿，预防性使用抗菌药物有助于止血，并可减少早期再出血，减少菌血症和自发性腹膜炎的发生。肠来源的需氧革兰阴性杆菌是最常见的病原菌，因此建议对肝硬化急性静脉曲张破裂出血的患者短期使用抗菌药物首选头孢三代类抗菌药物，若过敏，则选择喹诺酮类抗菌药物，如左氧氟沙星、莫西沙星等，疗程 5~7 天。需要注意的是，此类患者中革兰阳性和喹诺酮耐药微生物越来越多。

（6）质子泵抑制剂或 H_2 受体阻断剂的应用：在胃液 pH＞5，可以提高止血成功率。质子泵抑制剂（PPI）可选用奥美拉唑、埃索美拉唑或泮托拉唑等。一般情况下，PPI 40~80mg/d，静脉滴注，对于难控制的静脉曲张出血患者，PPI 8mg/h 持续静脉滴注。如果 PPI 不可及，也可使用 H_2 受体阻断剂，如法莫替丁 80mg/d，静脉点滴，5~7 天。

（7）非选择性 β 受体阻滞剂如普萘洛尔在急性出血期不建议使用，因为 β 受体阻滞剂有降低血压和增加心率的作用。在出血控制后，推荐作为二级预防用药，单独应用或与内镜治疗联合应用。

（8）其他辅助应用药物：根据病情选择辅助用药。

（9）中药和中成药：应用指南推荐的降低门静脉压力、TIPS 等治疗方法时，可以根据患者证型类别、缓急等情况选择合适的中药或中成药进行辅助治疗，构成中西医结合治疗方案。肝硬化时的食管-胃底静脉曲张出血进展期往往出血量大，病情进展迅速，此时中药传统内服方式不适合，可采用内镜下注射的方式，如白及、三七粉、五倍子等止血药物，以达到迅速止血的目的，同时止血不留瘀，减少肠道毒素的吸收，减少合并症；若出现昏迷、四肢厥

冷等亡阳脱证，可静脉注射生脉散、参附注射液等急以回阳救阴，复脉固脱；如果在恢复期，主张辨证论治、标本兼治，治疗原发肝硬化的同时鉴别患者证型，预防再次出血。

1）胃热壅盛：泻心汤合十灰散，大黄 10g、黄芩 5g、黄连 5g、大蓟 9g、小蓟 9g、荷叶 9g、侧柏叶 9g、白茅根 9g、茜草 9g、栀子 9g、大黄 9g、牡丹皮 9g、棕榈皮 9g；中成药：紫地宁血散。

2）肝火犯胃：龙胆泻肝汤，龙胆草 6g、黄芩 9g、山栀子 9g、泽泻 12g、木通 9g、车前子 9g、当归（酒炒）8g、生地黄 9g、柴胡 10g、生甘草 6g；中成药：龙胆泻肝丸。

3）瘀阻胃络：膈下逐瘀汤，灵脂 6g、当归 9g、川芎 6g、桃仁 9g、丹皮 6g、赤芍 6g、乌 6g、元胡 3g、甘草 9g、香附 4.5g、红花 9g、枳壳 4.5g；中成药：云南白药。

4）脾虚不摄：归脾汤，白术 9g、茯神 10g、黄芪 20g、龙眼肉 15g、酸枣仁 10g、党参 15g、炙甘草 5g、当归 9g、远志 10g、木香 6g。

5）脾阳虚寒：黄土汤，甘草 9g、地黄 9g、白术 9g、附子 9g、阿胶 9g、黄芩 9g、灶心土 30g；中成药：归脾丸（液、合剂、片、膏）。

6）气随血脱：独参汤或参附汤合生脉散，人参 15g（单煎）、黄芪 30g、附子 9g（先煎）、麦冬 9g、五味子 9g、阿胶 15g、山茱萸 15g；中成药：参附注射液。

口服方药，一日 2 次，早晚餐后 30 分钟服用，每次约 200ml。中成药按药物说明书进行服用，特殊情况遵医嘱。

2. 药学提示：

（1）对血管加压素、垂体后叶素、特利加压素、生长抑素过敏和相关抗菌药物过敏的患者用药时避免相关药物的使用。

（2）血管加压素、垂体后叶素收缩血管的作用明显，导致脏器缺血和血压升高，诱发心绞痛，对于冠心病、高血压、心力衰竭、肺源性心脏病、进行性的动脉硬化患者禁用。

（3）垂体后叶素中包含血管加压素和缩宫素（即催产素），缩宫素刺激子宫平滑肌收缩，剂量大时可致子宫强直性收缩。禁用于合并妊娠的静脉曲张出血患者。

（4）特利加压素孕妇不宜使用。

（5）生长抑素类药物可以抑制生长激素、胰岛素、胰高血糖素等多种激素的分泌。在给药开始时可能影响机体对血糖的调节，应用时应注意观察，必要时监测血糖。

（6）生长抑素类药物禁用于妊娠期和哺乳期女性。

（7）中药中成药服药期间忌烟、酒及辛辣食物。有高血压、心脏病、肝病、糖尿病、肾病等慢性病严重者应在医师指导下服用。孕妇、过敏者慎用。儿童、哺乳期妇女、年老体弱者应在医师指导下服用。

（8）独参汤或参附汤合生脉散时，人参应先煎。附子具有毒性，乌头碱可导致心律紊乱、呼吸麻痹，生品只能外用，内服需经炮制，若炮制、煎煮不当可引起中毒。附子辛热燥烈，孕妇慎用，阴虚阳亢者忌用。对参附注射液有过敏或严重不良反应病史者、新生儿、婴幼儿禁用。

（9）服用龙胆泻肝丸及汤剂者，不宜在服药期间同时服用滋补性中药。服药后大便次数增多且不成形者，应酌情减量。

（10）服用云南白药期间忌服蚕豆、鱼类及酸冷食物；运动员慎用。

（11）归脾丸忌食不宜消化食物；感冒发热者不宜使用；口渴、尿黄、便秘等内热表现者不宜服用。

3. 注意事项：

（1）与血管加压素和垂体后叶素不同，生长抑素与硝酸甘油联用不但不能加强疗效，反而会带来更多不良反应。临床上需注意不应联合应用这两类药物。

（2）血管加压素又名抗利尿激素，除了收缩小动脉的作用外，还增加肾小管和集合管对水分的重吸收，发挥抗利尿的作用。临床观察病情时应注意此类药物对尿量的影响。

（3）垂体后叶素用药后出现面色苍白、出汗、心悸、胸闷、腹痛、变应性休克等，应立即停药。

（4）特利加压素用生理盐水配制注射剂，须在12小时内使用。特利加压素应用时应监测血压、血清电解质及液体平衡。

六、肝硬化合并食管-胃静脉曲张出血护理规范

1. 入院评估：根据患者病情和生活自理能力给予相应等级的护理照顾级别，并实施相应的基础护理和专科护理，对大出血患者至少一级护理，必要时特级护理。

2. 休息和体位：大出血时患者绝对卧床休息，取平卧位，将下肢略抬高，以保证脑部供血；保持呼吸道通畅，呕吐时头偏向一侧，及时清除口鼻腔的血液，避免误吸。轻症患者可起身稍活动，可自由如厕，但应注意活动性出血。

3. 治疗护理：给予心电监护，吸氧，备血；立即建立两条以上静脉通道，补充血容量，遵医嘱给予止血治疗。

4. 病情观察：观察患者意识情况；根据病情监测生命体征；观察呕血、黑便和全身症状；准确记录出入量；定期复查血常规。

5. 输液护理：做好静脉输液护理，保证静脉通道通畅，观察药物不良反应。

6. 饮食护理：急性大出血者应禁食，出血停止后逐渐改为流质饮食、半流质饮食、软质饮食，少量多餐。

7. 协助患者留取实验室检查标本，做好各项检查前准备工作，以及做好患者检查后的病情观察。

8. 做好护患沟通，建立良好护患关系，帮助患者树立良好的疾病应对心态。

9. 加强患者的健康宣教，并在出院时做好出院后的健康宣教。

七、肝硬化合并食管-胃静脉曲张出血营养治疗规范

1. 患者入院后需进行营养风险筛查，评估患者营养状态，推荐目前应用最广泛的营养风险筛查工具2002（NRS2002）。NRS2002评分 ≥ 3分提示有营养风险，需要进行营养支持治疗。

2. 在出血期间需要禁食、禁水，行全肠外营养治疗。

3. 出血停止后可行肠内、外营养联合治疗。遵医嘱指导患者进食温热、营养丰富、易消化、无刺激性流质饮食、随后逐渐过渡为半流质、软质饮食。

4. 多进食富含碳水化合物、氨基酸、维生素等易消化的食物，以少食多餐为主，避免进食辛辣刺激、粗糙、坚硬食物。限制钠的摄入，血氨升高患者限制蛋白质的摄入。

5. 指导患者戒烟、戒酒。

八、肝硬化合并食管-胃静脉曲张出血患者健康宣教

1. 饮食宣教：避免坚硬粗糙食物，终生软质饮食，避免过热、过冷、过酸、刺激性及粗纤维食物。出血期间必须禁食、禁水，出血停止后，最初进食温凉流质饮食，逐渐过度至软质饮食。少吃多餐，细嚼慢咽。

2. 活动宣教：根据肝功能及体力耐受情况进行调整，以不疲劳不加重症状为度，避免过度劳累及突然用力的动作。肝功能稳定期间可适当锻炼身体，不可剧烈运动，病情较重的患者则以卧床休息为主。寒冷季节告知患者注意保暖，避免感冒，防止呼吸道感染引起咳嗽，使腹压增加导致出血。

3. 指导患者保持大便畅通：避免便秘发生，便秘可使腹压骤增导致出血。多食水果蔬菜，养成定时排便的习惯，晨起饮水，经常顺时针按摩下腹部，有助于预防便秘，必要时在医师指导下口服乳果糖。肝硬化便秘患者如厕时应有人陪护，以免发生出血晕倒未及时发现。

4. 指导患者保持良好心态：出血发生与情绪有关，保持情绪稳定。鼓励患者培养一些休闲爱好。告知患者肝病虽然不能治愈，但是注意饮食和活动，可以减少并发症的发生，从而提高生活质量。教会患者及家属观察出血的症状和体征。

5. 告知患者避免服用损伤胃黏膜的药。如抗炎镇痛药、阿司匹林、激素等，必要时将片剂研碎口服。

6. 告知患者定期复查胃镜检查。可以明确有无静脉曲张及曲张程度，对上消化道出血的可能性作出评估，早期进行治疗，以减少出血发生的风险。

九、推荐表单

（一）医师表单

肝硬化合并食管-胃静脉曲张出血临床路径医师表单

适用对象：第一诊断为肝硬化合并食管-胃静脉曲张出血（ICD-10：K74.608+/K70.3+/K71.7+，K92.204）

患者姓名：	性别：	年龄：	门诊号：	住院号：
住院日期： 年 月 日	出院日期： 年 月 日			标准住院日：10～14 天

时间	住院第 1 天	住院第 2 天
主要诊疗工作	□ 完成询问病史和体格检查 □ 完成入院病历及首次病程记录 □ 完善常规及相关拟定检查项目 □ 上级医师查房，制订初步治疗方案 □ 向家属告知病重或病危并签署病重或病危通知书 □ 患者家属签署自费用品协议书、输血知情同意书、静脉插管同意书、消化内镜操作知情同意书 □ 24 小时内完成胃镜检查、根据情况选择内镜下治疗，如套扎术、硬化剂注射或组织胶注射 □ 监测生命体征、出入量，观察是否出血控制 □ 建立静脉通路，恢复血容量；给予药物止血	□ 上级医师查房 □ 明确下一步诊疗计划 □ 完成上级医师查房记录、各种操作记录等病历书写 □ 继续药物止血治疗 □ 完成胃镜检查及内镜下静脉曲张治疗 □ 向患者及家属交代病情 □ 观察患者生命体征、神志、腹部症状和体征，观察粪便性状，监测血红蛋白等变化，判断出血有无停止 □ 完善必要的相关科室会诊
重点医嘱	**长期医嘱** □ 消化内科护理常规 □ 一级/特级护理：病重/病危 □ 禁食、禁水，记录 24 小时液体出入量 □ 中药：按证型辨证给药。胃热壅盛：泻心汤和十灰散加减；中成药：紫地宁血散。肝火犯胃：龙胆泻肝汤；中成药：龙胆泻肝丸。瘀阻胃络：膈下逐瘀汤加减；中成药：云南白药、三七粉。脾虚不摄：归脾汤加减；中成药：如归脾丸（液、合剂、片、膏）。若脾阳虚寒用黄土汤加减。气随血脱：独参汤或参附汤加生脉散加减；中成药：如参附注射液 □ 持续心电、血压、血氧监测 □ 静脉营养支持相关医嘱 □ 静脉应用降低门静脉压力药物：生长抑素及其类似物或血管加压素及其类似物 □ 静脉应用抗菌药物：第三代头孢类抗菌药物或喹诺酮类抗菌药物 □ 静脉抑酸药物（PPI 或 H$_2$RA） □ 保肝药 □ 血常规、血型、Rh 因子、尿常规、粪便常规+隐血、肝功能、肾功能、电解质、血糖、血脂、血氨、凝血功能、感染指标筛查、肝纤维化指标、AFP、心电图、腹部彩超、三腔二囊管置入压迫（必要时） □ 胃镜检查和治疗（生命体征稳定时）	**长期医嘱** □ 消化内科护理常规 □ 一级/特级护理：病重/病危 □ 禁食、禁水/全流质；记录 24 小时液体出入量 □ 中药：按证型辨证给药。胃热壅盛：泻心汤和十灰散加减；中成药：紫地宁血散。肝火犯胃：龙胆泻肝汤；中成药：龙胆泻肝丸。瘀阻胃络：膈下逐瘀汤加减；中成药：云南白药、三七粉。脾虚不摄：归脾汤加减；中成药：如归脾丸（液、合剂、片、膏）。若脾阳虚寒用黄土汤加减。气随血脱：独参汤或参附汤加生脉散加减；中成药：如参附注射液 □ 持续心电、血压、血氧监测 □ 静脉营养支持相关医嘱 □ 静脉应用降低门静脉压力药物：生长抑素及其类似物或血管加压素及其类似物 □ 静脉应用抗菌药物：第三代头孢类抗菌药物或喹诺酮类抗菌药物 □ 静脉抑酸药物（PPI 或 H$_2$RA） □ 保肝药 **临时医嘱** □ 血常规、粪便常规+隐血、肾功能、电解质、尿常规、血氨（酌情选择复查指标） □ 三腔二囊管压迫（必要时；如出血控制，放气观察）

续　表

时间	住院第 1 天	住院第 2 天
重点医嘱	**临时医嘱** □ 吸氧（必要时） □ 输血医嘱（必要时）；抗菌药物（第三代头孢类抗菌药物或喹诺酮类抗菌药物） □ 根据病情尽早在 12～24 小时完成胃镜检查，根据病情选择硬化、套扎或组织胶黏合剂注射治疗 □ 其他必要时医嘱：深静脉插管术、动脉血气分析、腹部 CT/MRI 平扫（必要时增强）、CTA；心肌损伤标志物；肝硬化病因相关检测 □ 中药：按证型辨证给药。胃热壅盛：泻心汤和十灰散加减；中成药：紫地宁血散。肝火犯胃：龙胆泻肝汤；中成药：龙胆泻肝丸。瘀阻胃络：膈下逐瘀汤加减；中成药：云南白药、三七粉。脾虚不摄：归脾汤加减；中成药：如归脾丸（液、合剂、片、膏）。若脾阳虚寒用黄土汤加减。气随血脱：独参汤或参附汤加生脉散加减；中成药：如参附注射液	□ 输血医嘱（必要时） □ 利尿剂（必要时） □ 吸氧（必要时） □ 其他检查（酌情） □ 中药：按证型辨证给药。胃热壅盛：泻心汤和十灰散加减；中成药：紫地宁血散。肝火犯胃：龙胆泻肝汤；中成药：龙胆泻肝丸。瘀阻胃络：膈下逐瘀汤加减；中成药：云南白药、三七粉。脾虚不摄：归脾汤加减；中成药：如归脾丸（液、合剂、片、膏）。若脾阳虚寒用黄土汤加减。气随血脱：独参汤或参附汤加生脉散加减；中成药：如参附注射液
病情变异记录	□ 无　□ 有，原因： 1. 2.	□ 无　□ 有，原因： 1. 2.
医师签名		

时间	住院第 3~6 天	住院第 7~9 天
主要诊疗工作	□ 上级医师查房（至少每日 1 次） □ 完成病程记录、上级医师查房记录 □ 观察并判断出血有无停止或再出血，如出血停止，逐步药物减量 □ 观察患者神志、体温等，判断有无并发症出现，并给予相应的处理 □ 向患者及家属交代病情 □ 出血控制，可逐步少量恢复饮水/流质饮食	□ 上级医师查房 □ 完成病程记录、上级医师查房记录 □ 观察并判断有无再出血；如出血停止，无再出血，逐步停用药物 □ 观察有无并发症出现，并给予相应的处理 □ 向患者及家属交代病情 □ 饮水饮食宣教，并指导恢复流质饮食 □ 开始肝硬化门脉高压及其病因的相关口服药物治疗 □ 减少/停用静脉输液
重点医嘱	**长期医嘱** □ 消化内科护理常规 □ 一级护理/特级护理 □ 病重 □ 中药：按证型辨证给药。胃热壅盛：泻心汤和十灰散加减；中成药：紫地宁血散。肝火犯胃：龙胆泻肝汤；中成药：龙胆泻肝丸。瘀阻胃络：膈下逐瘀汤加减；中成药：云南白药、三七粉。脾虚不摄：归脾汤加减；中成药：如归脾丸（液、合剂、片、膏）。若脾阳虚寒用黄土汤加减。气随血脱：独参汤或参附汤加生脉散加减；中成药：如参附注射液 □ 禁食，不禁水/全流质/半流质 □ 记录 24 小时液体出入量 □ 持续心电、血压、血氧监测（必要时） □ 静脉营养支持相关医嘱 □ 静脉应用降低门静脉压力药物：生长抑素及其类似物或血管加压素及其类似物（或联用硝酸酯类药物），根据病情可以减量或停用静脉应用抗菌药物：第三代头孢类抗菌药物或喹诺酮类抗菌药物 □ 静脉抑酸药物（H_2RA 或 PPI） □ 保肝药 **临时医嘱** □ 必要时复查血常规、粪便常规+隐血、肝功能、肾功能、电解质、血氨、尿常规 □ 利尿剂（必要时） □ 输血医嘱（必要时） □ 如应用气囊压迫止血成功，可根据病情拔除三腔二囊管 □ 中药：按证型辨证给药。胃热壅盛：泻心汤和十灰散加减；中成药：紫地宁血散。肝火犯胃：龙胆泻肝汤；中成药：龙胆泻肝丸。瘀阻胃络：膈下逐瘀汤加减；中成药：云南白药、三七粉。脾虚不摄：归脾汤加减；中成药：如归脾丸（液、合剂、片、膏）。若脾阳虚寒用黄土汤加减。气随血脱：独参汤或参附汤加生脉散加减；中成药：如参附注射液	**长期医嘱** □ 消化内科护理常规 □ 一级/二级护理 □ 流质饮食/少渣饮食 □ 中药：按证型辨证给药。胃热壅盛：泻心汤和十灰散加减；中成药：紫地宁血散。肝火犯胃：龙胆泻肝汤；中成药：龙胆泻肝丸。瘀阻胃络：膈下逐瘀汤加减；中成药：云南白药、三七粉。脾虚不摄：归脾汤加减；中成药：如归脾丸（液、合剂、片、膏）。若脾阳虚寒用黄土汤加减。气随血脱：独参汤或参附汤加生脉散加减；中成药：如参附注射液 □ 记录 24 小时液体出入量 □ 口服药碎服 □ 病因治疗相关药物 □ 二级预防用药 □ 停用静脉应用降低门静脉压力药物 □ 停用抗菌药物 □ 静脉抑酸药物（H_2RA 或 PPI）；减量或停用保肝药 **临时医嘱** □ 必要时复查血常规、粪便常规+隐血、肝功能、肾功能、电解质、尿常规 □ 拔鼻胃引流管（必要时） □ 利尿剂（必要时） □ 必要时拔除深静脉插管 □ 中药：按证型辨证给药。胃热壅盛：泻心汤和十灰散加减；中成药：紫地宁血散。肝火犯胃：龙胆泻肝汤；中成药：龙胆泻肝丸。瘀阻胃络：膈下逐瘀汤加减；中成药：云南白药、三七粉。脾虚不摄：归脾汤加减；中成药：如归脾丸（液、合剂、片、膏）。若脾阳虚寒用黄土汤加减。气随血脱：独参汤或参附汤加生脉散加减；中成药：如参附注射液

续　表

时间	住院第 3~6 天	住院第 7~9 天
病情 变异 记录	□ 无　□ 有，原因： 1. 2.	□ 无　□ 有，原因： 1. 2.
医师 签名		

时间	住院第 10~14 天 （出院日）
主要诊疗工作	**如果患者可以出院** ☐ 通知出院处 ☐ 通知患者及家属今日出院 ☐ 向患者及家属交代出院后注意事项，不适时及时就诊 ☐ 指导二级预防方案，继续肝硬化门脉高压及其病因的相关口服药治疗 ☐ 饮食宣教，服药注意事项宣教 ☐ 预约复诊时间 ☐ 完成出院小结、病案首页、出院诊断书等医疗文件，将出院记录的副本交给患者 ☐ 准备出院带药及出院证明 ☐ 如果患者不能出院，请在病程记录中说明原因和继续治疗的方案
重点医嘱	**长期医嘱** ☐ 消化内科护理常规 ☐ 二级护理 ☐ 少渣饮食 ☐ 口服药碎服 ☐ 服药碎服 ☐ 病因治疗相关药物 ☐ 二级预防用药 ☐ 保肝药 ☐ 中药：按证型辨证给药。胃热壅盛：泻心汤和十灰散加减；中成药：紫地宁血散。肝火犯胃：龙胆泻肝汤；中成药：龙胆泻肝丸。瘀阻胃络：膈下逐瘀汤加减；中成药：云南白药、三七粉。脾虚不摄：归脾汤加减；中成药：如归脾丸（液、合剂、片、膏）。若脾阳虚寒用黄土汤加减。气随血脱：独参汤或参附汤加生脉散加减；中成药：如参附注射液 **临时医嘱** ☐ 今日出院 ☐ 出院带药（如果建议患者药物预防，则带相应药物）。中药：按证型辨证给药。胃热壅盛：泻心汤和十灰散加减；中成药：紫地宁血散。肝火犯胃：龙胆泻肝汤；中成药：龙胆泻肝丸。瘀阻胃络：膈下逐瘀汤加减；中成药：云南白药、三七粉。脾虚不摄：归脾汤加减；中成药：如归脾丸（液、合剂、片、膏）。若脾阳虚寒用黄土汤加减。气随血脱：独参汤或参附汤加生脉散加减；中成药：如参附注射液 ☐ 血常规、粪便常规+隐血、肝功能、肾功能+电解质（必要时）
病情变异记录	☐ 无　☐ 有，原因： 1. 2.
医师签名	

（二）护士表单

肝硬化合并食管-胃静脉曲张出血临床路径护士表单

适用对象：第一诊断为肝硬化合并食管-胃静脉曲张出血（ICD-10：K74.608+/K70.3+/K71.7+，K92.204）

患者姓名：	性别： 年龄： 门诊号：	住院号：
住院日期： 年 月 日	出院日期： 年 月 日	标准住院日：10~14 天

时间	住院第 1 天	住院第 2 天	住院第 3~6 天
健康宣教	□ 入院宣教 　介绍主管医师、责任护士 　介绍环境、设施 　介绍住院注意事项 　介绍探视及陪护制度 　介绍贵重物品保管 □ 饮食宣教：禁食 □ 出入量宣教 □ 测体重宣教；测腹围宣教 □ 留取标本的宣教	□ 宣教用药知识 □ 宣教疾病知识 □ 宣教胃镜的注意事项 □ 宣教相关检查 □ 主管护士与患者沟通，了解并指导心理应对	□ 宣教用药知识 □ 宣教疾病知识 □ 宣教相关检查 □ 主管护士与患者沟通，了解并指导心理应对
护理处置	□ 核对患者姓名，佩戴腕带 □ 建立入院护理病历 □ 卫生处置：剪指（趾）甲、沐浴，更换病号服 □ 静脉抽血 □ 建立静脉通路，恢复血容量，给予药物止血 □ 胃镜检查和治疗宣教及术前准备	□ 建立静脉通路，遵医嘱给予营养支持、降低门静脉压力药物（生长抑素及类似物/血管加压素及类似物）、抗菌药物和抑酸药物等 □ 静脉抽血；留取各种标本 □ 记录 24 小时出入量 □ 遵医嘱完成相关检查 □ 正确执行医嘱	□ 建立静脉通路，遵医嘱给予营养支持、降低门静脉压力药物、抗菌药物和抑酸药物等 □ 静脉抽血；留取各种标本 □ 记录 24 小时出入量 □ 遵医嘱完成相关检查 □ 正确执行医嘱
基础护理	□ 一级/特级护理 □ 晨晚间护理 □ 患者安全管理	□ 一级/特级护理 □ 晨晚间护理 □ 患者安全管理	□ 一级/特级护理 □ 晨晚间护理 □ 患者安全管理

续　表

时间	住院第 1 天	住院第 2 天	住院第 3~6 天
专科护理	□ 监测生命体征、测量体重 □ 禁食、禁水 □ 出入量护理 □ 胃镜检查和治疗护理 □ 三腔二囊管的护理（必要时） □ 鼻胃管的护理（必要时） □ 深静脉管路的护理（必要时） □ 需要时，填写跌倒及压疮防范表 □ 需要时，请家属陪护 □ 心理护理	□ 监测生命体征 □ 禁食、禁水 □ 胃镜检查护理 □ 观察患者神志情况、腹部体征 □ 抗菌药物 □ 三腔二囊管的护理（必要时） 鼻胃管引流的护理（必要时），吸氧（必要时），利尿剂（必要时），深静脉管路的护理（必要时） □ 心理护理	□ 监测生命体征观察腹部体征 禁食、禁水 □ 抗菌药物 □ 三腔二囊管的护理（拔除） □ 鼻胃管引流的护理（必要时），吸氧（必要时），利尿剂（必要时），深静脉的护理（必要时） □ 心理护理
重点医嘱	□ 详见医师表单	□ 详见医师表单	□ 详见医师表单
病情变异记录	□ 无　□ 有，原因： 1. 2.	□ 无　□ 有，原因： 1. 2.	□ 无　□ 有，原因： 1. 2.
护士签名			

时间	住院第 7~9 天	住院第 10~14 天
健康宣教	□ 宣教用药知识 □ 宣教疾病知识 □ 宣教相关检查 □ 主管护士与患者沟通，了解并指导心理应对	□ 出院宣教 □ 复查时间 □ 服药方法 □ 活动休息 □ 指导饮食 □ 指导办理出院手续 □ 对患者进行坚持治疗和预防复发的宣教
护理处置	□ 遵医嘱停用静脉给予降低门静脉压力药物、抗菌药物和抑酸药物 □ 留取各种标本 □ 记录 24 小时出入量 □ 遵医嘱完成相关检查 □ 正确执行医嘱 □ 口服药碎服	□ 办理出院手续 □ 书写出院小结 □ 口服药碎服
基础护理	□ 二级护理 □ 晨晚间护理 □ 患者安全管理	□ 二级护理 □ 晨晚间护理 □ 患者安全管理
专科护理	□ 监测生命体征 □ 观察腹部体征 □ 半流质饮食 □ 鼻胃管引流的护理（拔除），吸氧（必要时），利尿剂（必要时），深静脉管路的护理（必要时） □ 心理护理	□ 监测生命体征 □ 观察腹部体征 □ 少渣流质饮食 □ 心理护理
重点医嘱	□ 详见医师表单	□ 详见医师表单
病情变异记录	□ 无　□ 有，原因： 1. 2.	□ 无　□ 有，原因： 1. 2.
护士签名		

（三）患者表单

肝硬化合并食管-胃静脉曲张出血临床路径患者表单

适用对象：第一诊断为肝硬化合并食管-胃静脉曲张出血（ICD-10：K74.608+/K70.3+/K71.7+, K92.204）

患者姓名：	性别： 年龄： 门诊号：	住院号：
住院日期： 年 月 日	出院日期： 年 月 日	标准住院日：10~14 天

时间	入院	住院第 2 天	住院第 3~6 天
医患配合	□ 配合询问病史、收集资料，请务必详细告知既往史、用药史、过敏史 □ 配合进行体格检查 □ 有任何不适请告知医师 □ 医师与患者及家属介绍病情及胃镜（必要时）前谈话、签字 □ 配合进行内镜检查和治疗 □ 必要时配合三腔二囊管及胃管置入等	□ 配合完成相关检查、操作、实验室检查 □ 医师与患者及家属介绍病情及胃镜（必要时）前谈话、签字 □ 有任何不适请告知医师	□ 配合完成相关检查、操作、实验室检查 □ 医师与患者及家属介绍病情前谈话、签字 □ 有任何不适请告知医师
护患配合	□ 配合测量体温、脉搏、呼吸频率、血压、体重 1 次 □ 配合完成入院护理评估（简单询问病史、过敏史、用药史） □ 接受入院宣教（环境介绍、病室规定、订餐制度、贵重物品保管等） □ 有任何不适请告知护士	□ 配合测量体温、脉搏、呼吸频率 3 次 □ 配合询问排便情况 1 次 □ 接受各种健康宣教 □ 配合记录 24 小时出入量 □ 配合留取各种标本 □ 配合静脉输液 □ 必要时接受三腔二囊管、深静脉、吸氧等的护理	□ 配合测量体温、脉搏、呼吸频率 1 次 □ 配合询问排便情况 1 次 □ 接受各种健康宣教 □ 配合记录 24 小时出入量 □ 配合留取各种标本 □ 配合静脉输液 □ 必要时接受三腔二囊管、深静脉、吸氧等的护理
饮食	□ 禁食、禁水	□ 禁食、禁水	□ 禁食、禁水
排泄	□ 正常排尿便 □ 避免便秘	□ 正常排尿便 □ 避免便秘	□ 正常排尿便 □ 避免便秘
活动	□ 卧床	□ 卧床	□ 床旁活动，避免疲劳

时间	住院第 7~9 天	住院第 10~14 天
医患配合	□ 配合完成相关检查、操作、实验室检查 □ 配合医师与患者及家属介绍病情及检查前谈话、签字 □ 如有不适及时向医师反映	□ 配合完成相关检查、操作、实验室检查 □ 配合医师与患者及家属介绍病情及检查前谈话、签字 □ 如有不适及时向医师反映
护患配合	□ 配合测量体温、脉搏、呼吸频率各 3 次 □ 配合询问排便情况 1 次 □ 接受各种健康宣教 □ 配合记录 24 小时出入量 □ 配合留取各种标本 □ 配合静脉输液 □ 配合拔除深静脉（必要时） □ 接受口服药碎服 □ 有任何不适请告知护士	□ 配合测量体温、脉搏、呼吸频率各 3 次 □ 配合询问排便情况 1 次 □ 接受各种健康宣教 □ 配合记录 24 小时出入量 □ 配合留取各种标本 □ 配合静脉输液 □ 配合拔除深静脉（必要时） □ 接受口服药碎服 □ 有任何不适请告知护士
饮食	□ 半流质饮食	□ 少渣饮食
排泄	□ 正常排尿便 □ 避免便秘	□ 正常排尿便 □ 避免便秘
活动	□ 床旁活动，避免疲劳	□ 床旁活动，避免疲劳

附：原表单（2016 年版）

肝硬化合并食管-胃静脉曲张出血临床路径表单

适用对象：第一诊断为肝硬化合并食管-胃静脉曲张出血，上消化道出血（ICD-10：K74.608 +/K70.3+/K71.7+，K92.204）

患者姓名：	性别： 年龄： 门诊号：	住院号：
住院日期： 年 月 日	出院日期： 年 月 日	标准住院日：10～14 天

日期	住院第 1 天
主要诊疗工作	□ 完成询问病史和体格检查 □ 完成病例书写 □ 完善相关检查项目 □ 上级医师查房及病情评估 □ 根据病情决定是否输血 □ 向家属告知病重或病危并签署病重或病危通知书 □ 签署输血知情同意书、静脉插管同意书、内镜检查及内镜下治疗同意书、自费用品协议书 □ 绝对卧床，保持呼吸道通畅 □ 仍有活动性出血、无法控制者，须请相关科室（外科、放射科、ICU）会诊，必要时转入其他流程
重点医嘱	**长期医嘱** □ 一级/特级护理 □ 病重/病危 □ 禁食、禁水，记录 24 小时出入量 □ 持续心电、血压、血氧监测 □ 放置鼻胃管并记量（必要时） □ 吸氧（必要时） □ 静脉输液（方案视患者情况而定） □ 静脉抑酸药物（PPI 或 H_2 受体阻断剂） □ 静脉应用降低门静脉压力药物：血管加压素及其类似物联用或不联用硝酸酯类药物（无禁忌证时）；生长抑素及其类似物 □ 抗菌药物 **临时医嘱** □ 血常规、血型及 Rh 因子、粪便常规+隐血、尿常规 □ 肝功能、肾功能、电解质、血糖、血氨、血脂、凝血功能、甲胎蛋白、肝纤维化指标 □ 感染指标筛查 □ 心电图、腹部彩超、X 线胸片 □ 动脉血气分析、腹部 CT（必要时） □ 深静脉插管术（必要时） □ 输血医嘱（必要时） □ 三腔二囊管置入压迫止血（必要时） □ 12～24 小时完成内镜检查，根据检查情况选择硬化、套扎或组织黏合剂注射治疗

日期	住院第 1 天
主要护理工作	□ 协助办理入院手续 □ 入院宣教 □ 入院护理评估 □ 迅速建立静脉通路 □ 并发症观察 □ 药物不良反应观察
病情变异记录	□ 无　□ 有，原因： 1. 2.
护士签名	
医师签名	

日期	住院第 2 天	住院第 3~6 天
主要诊疗工作	□ 上级医师查房，明确下一步诊疗计划 □ 观察患者生命体征、临床症状和体征，观察尿便情况，监测血红蛋白等变化，判断出血有无停止 □ 完善必要的相关科室会诊 □ 完成上级医师查房记录 □ 继续药物止血治疗	□ 上级医师查房 □ 观察患者生命体征、临床症状和体征，观察尿便情况，监测血红蛋白变化，判断出血有无停止或再出血 □ 观察患者神志、体温等，判断有无并发症出现，并给予相应的处理 □ 完成查房记录
重点医嘱	**长期医嘱** □ 一级护理 □ 病重/病危 □ 禁食、禁水/全流质饮食，记录 24 小时出入量 □ 持续心电、血压、血氧监测 □ 鼻胃管引流记量（必要时） □ 吸氧（必要时） □ 静脉输液（方案视患者情况而定） □ 静脉抑酸药物（PPI 或 H_2 受体阻断剂） □ 静脉应用降低门静脉压力药物：血管加压素及其类似物；生长抑素及其类似物 □ 抗菌药物 **临时医嘱** □ （必要时复查）血常规、粪便常规+隐血、肾功能、电解质、血氨、尿常规 □ 输血医嘱（必要时） □ 三腔二囊管压迫止血（必要时）	**长期医嘱** □ 一级护理 □ 病重 □ 禁食、禁水/全流质饮食/半流质饮食 □ 持续心电、血压、血氧监测（必要时） □ 记 24 小时出入量 □ 静脉输液（方案视患者情况而定） □ 静脉抑酸药物（PPI 或 H_2 受体阻断剂） □ 静脉应用降低门静脉压力药物：血管加压素及其类似物；生长抑素及其类似物 □ 抗菌药物 **临时医嘱** □ （必要时复查）血常规、粪便常规+隐血、肾功能、电解质、血氨、尿常规 □ 输血医嘱（必要时） □ 如应用气囊压迫止血成功，可根据病情予以 □ 拔除三腔二囊管
主要护理工作	□ 基本生活和心理护理 □ 静脉输液 □ 并发症观察 □ 药物不良反应观察	□ 基本生活和心理护理 □ 静脉输液 □ 并发症观察 □ 药物不良反应观察
病情变异记录	□ 无　□ 有，原因： 1. 2.	□ 无　□ 有，原因： 1. 2.
护士签名		
医师签名		

日期	住院第 7~9 天	住院第 10~14 天 （出院日）
主要诊疗工作	□ 上级医师查房 □ 完成查房记录 □ 观察并判断有无再出血 □ 观察有无并发症出现，并给予相应的处理 □ 开始肝硬化门脉高压及其病因的相关口服药治疗	**如果患者可以出院** □ 上级医师查房及治疗评估确定患者可以出院 □ 指导二级预防方案，继续肝硬化门脉高压及其病因的相关口服药治疗 □ 通知患者及家属出院，交代出院后注意事项 □ 完成出院小结、病案首页、出院诊断书等医疗文件
重点医嘱	**长期医嘱** □ 一级/二级护理 □ 流质饮食/少渣饮食 □ 记录 24 小时出入量 □ 二级预防用药 □ 病因治疗相关药物 □ 抑酸药物（PPI 或 H_2 受体阻断剂） □ 停用静脉用降低门静脉压力药物 **临时医嘱** □ （必要时复查）血常规、粪便常规+隐血、肝功能、肾功能、电解质、尿常规 □ 必要时拔除深静脉插管	**出院医嘱** □ 今日出院
主要护理工作	□ 基本生活和心理护理 □ 饮食及服药指导 □ 静脉输液 □ 并发症观察 □ 药物不良反应观察	□ 协助患者办理出院手续 □ 出院宣教
病情变异记录	□ 无 □ 有，原因： 1. 2.	□ 无 □ 有，原因： 1. 2.
护士签名		
医师签名		

第三十章

肝硬化并发肝性脑病临床路径释义

【医疗质量控制指标】

指标一、诊断肝硬化并发肝性脑病的前提是明确诊断为肝硬化。

指标二、诊断肝硬化并发肝性脑病时，应注意鉴别其他病因导致的神经精神症状（如脑出血、脑梗死等）。

指标三、对肝硬化并发肝性脑病的治疗包括一般治疗、去除诱因、针对发病机制的治疗及对症治疗。

指标四、合理选择治疗用药，重视疗效和副作用的评估，密切随访。

一、肝硬化并发肝性脑病编码

1. 原编码：

疾病名称及编码：肝硬化并发肝性脑病（ICD-10：K72.903 伴 K74.1-K74.6/K71.701/K76.102/P78.8/A52.7↑K77.0＊）

2. 修改编码：

疾病名称及编码：肝性脑病（ICD-10：K72.903）

　　　　　　　　肝硬化（ICD-10：K74.1）

　　　　　　　　肝纤维化伴有肝硬化（ICD-10：K74.2）

　　　　　　　　原发性胆汁型肝硬化（ICD-10：K74.3）

　　　　　　　　继发性胆汁型肝硬化（ICD-10：K74.4）

　　　　　　　　胆汁型肝硬化（ICD-10：K74.5）

　　　　　　　　肝硬化（ICD-10：K74.6）

　　　　　　　　酒精性肝硬化（ICD-10：K70.300）

　　　　　　　　药物性肝硬化（ICD-10：K71.701）

　　　　　　　　心源性肝硬化（ICD-10：K76.101）

　　　　　　　　先天性肝硬化（ICD-10：P78.803）

　　　　　　　　梅毒性肝硬化（ICD-10：A52.705↑K77.0＊）

3. 对应或相关中医病种及编码：肝厥（A04.02.08／BNG100）

　　　　　　　　　　　　　　　肝性脑病（ICD-11：DB99.5）

二、临床路径检索方法

K72.903 伴 K74.1-K74.6/K70.300/K71.701/K76.101/P78.803/A52.705↑K77.0＊

三、国家医疗保障疾病诊断相关分组（CHS-DRG）

MDCH 肝、胆、胰疾病及功能障碍

HS2 肝硬化

（肝硬化并发肝性脑病的 DRG 编码 HS21 或 HS23）

四、肝硬化并发肝性脑病临床路径标准住院流程

（一）适用对象

第一诊断为肝性脑病（ICD-10：K72.903），肝硬化（ICD-10：K74.1），肝纤维化伴有肝硬化（ICD-10：K74.2），原发性胆汁型肝硬化（ICD-10：K74.3），继发性胆汁型肝硬化（ICD-10：K74.4），胆汁型肝硬化（ICD-10：K74.5），肝硬化（ICD-10：K74.6），酒精性肝硬化（ICD-10：K70.300），药物性肝硬化（ICD-10：K71.701），心源性肝硬化（ICD-10：K76.101），先天性肝硬化（ICD-10：P78.803），梅毒性肝硬化（ICD-10：A52.705↑K77.0*）。

> **释义**
>
> ■ 适用对象编码参见第一部分。
> ■ 本路径适用对象为各种原因肝硬化所导致的中枢神经系统功能失调综合征。肝硬化按病因分类包括：病毒性肝炎所致肝硬化、酒精性肝硬化、非酒精性脂肪性肝硬化、中毒性及药物性肝炎肝硬化、原发性或继发性胆汁淤积性肝硬化、遗传和代谢性肝病所致肝硬化、淤血性肝硬化、自身免疫性肝炎所致肝硬化、血吸虫性肝硬化及各种隐源性肝硬化。
> ■ 本路径不适用于非肝硬化所导致的中枢神经系统功能失调综合征，包括：与急性肝衰竭相关的肝性脑病（A 型肝性脑病）、存在明显门体分流但无内在肝病的肝性脑病（B 型肝性脑病）、代谢性脑病（如糖尿病酮症酸中毒、高渗性非酮症糖尿病昏迷、低血糖发作、肝豆状核变性病、急慢性肾功能不全等）、缺氧、高/低钠血症、颅内损伤/创伤、脑血管意外（颅内出血、硬膜下和硬膜外血肿）、中枢神经系统肿瘤或感染、癫痫发作、中毒、药物相关性脑病、特殊营养缺乏性脑病（如韦尼克脑病）以及精神病等。

（二）诊断依据

根据《实用内科学》（王吉耀、葛均波、邹和建主编，人民卫生出版社，2022 年，第 16 版）及《肝硬化肝性脑病诊疗指南》[临床肝胆病杂志，2018，34（10）：2076-2089]。

1. 肝硬化病史。
2. 有神经精神症状及体征，或虽无神经精神症状及体征，但神经心理智能测试至少有 2 项异常。
3. 有引起肝性脑病的诱因。
4. 排除其他引起神经精神症状的原因。

> **释义**
>
> ■ 肝硬化按照是否出现肝功能减退和门静脉高压症表现可划分为代偿期和失代偿期。肝性脑病是肝硬化失代偿期严重的并发症之一。
> ■ 轻微肝性脑病是肝性脑病发展过程中的一个非常隐匿的阶段，指肝硬化患者出现精神心理学/神经生理学异常而无定向力障碍、无扑翼样震颤等，即认知功能正常。常需要借助于特殊检查才能明确诊断。

■ 建议采用修订的肝性脑病分级标准，具体如表5：

表5 肝脏脑病分级标准

修订的 HE 分级标准	神经精神学症状	神经系统体征
无 HE	正常	神经系统体征正常，神经心理测试正常
MHE	没有能觉察的人格或行为变化	神经系统体征正常，但神经心理测试异常
HE 1 级	存在轻微临床征象，如轻微认知障碍，注意力减弱，睡眠障碍（失眠、睡眠倒错），欣快或抑郁	扑翼样震颤可引出，神经心理测试异常
HE 2 级	明显的行为和性格变化；嗜睡或冷漠，轻微定向力异常（时间、定向），计算力下降，运动障碍，言语不清	扑翼样震颤易引出，不需要做神经心理测试
HE 3 级	明显定向力障碍（时间、空间定向），行为异常，半昏迷到昏迷，有应答	扑翼样震颤通常无法引出，踝阵挛、肌张力增高、腱反射亢进，不需要做神经心理测试
HE 4 级	昏迷（对言语和外界刺激无反应）	肌张力增高或中枢神经系统阳性体征，不需要做神经心理测试

注：HE 为肝性脑病；MHE 为轻微肝性脑病。

■ 肝性脑病多有明显的诱因，包括：

1. 感染（包括腹腔、肠道、尿路、呼吸道等感染）。
2. 消化道出血。
3. 低钾性碱中毒：如呕吐、腹泻、排钾利尿、大量放腹水等。
4. 便秘。
5. 摄入过多的含氮物质：如高蛋白饮食。
6. 低血糖。
7. 低血容量及缺氧。
8. 药物：如镇静、安眠药等。

■ 需与肝性脑病相鉴别的疾病包括：精神障碍、颅内病变、其他代谢性脑病、韦尼克脑病、中毒性脑病、肝硬化相关帕金森病、肝性脊髓病、获得性肝脑变性等。

（三）治疗方案的选择

根据《实用内科学》（王吉耀、葛均波、邹和建主编，人民卫生出版社，2022 年，第 16 版）及《中国肝性脑病诊治共识意见》［中华消化杂志，2013，33（9）：581-592］。

1. 去除诱因。
2. 对症治疗及支持治疗。
3. 营养治疗。
4. 针对发病机制采取措施。
5. 基础疾病的治疗。

6. 中医治疗方案。

释义

■ 诱因是肝性脑病预防和治疗中最重要的可控制因素。去除诱因的措施包括：及时控制感染和上消化道出血，积极清除积血，避免快速、大量的排钾利尿和放腹腔积液，纠正水、电解质和酸碱平衡失调，缓解便秘，控制使用麻醉、镇痛、安眠和镇静类药物等。

■ 若患者的肝性脑病由上消化道出血诱发，且目前仍存在活动性出血，则不应进入本路径；若进入本路径的患者在治疗过程中再次出现上消化道大出血，应转入其他路径。

■ 对症及支持治疗主要包括营养支持治疗和维持水、电解质、酸碱平衡。

■ 营养支持治疗可改善患者生存质量、降低并发症的发生率、延长生存时间。包括以下方面：

1. 能量摄入：建议肝性脑病患者理想的能量摄入为 $35\sim40kcal/(kg\cdot d)$，鼓励少食多餐、睡前加餐。

2. 蛋白质摄入：3~4 级肝性脑病，禁止从肠道补充蛋白质；轻微肝性脑病及1~2级肝性脑病，开始数日应限制蛋白质，控制在 20g/d，随着症状改善，每2~3天增加 10~20g 蛋白；植物蛋白优于动物蛋白；静脉补充白蛋白安全。

3. 补充支链氨基酸：3~4 级肝性脑病患者应补充富含支链氨基酸的肠外营养制剂。

■ 肝性脑病确切的发病机制迄今尚未完全阐明。氨中毒学说仍是肝性脑病最重要的发病机制，其他机制包括炎症反应损伤、氨基酸失衡学说、γ-氨基丁酸/苯二氮䓬复合受体假说、假性神经递质学说等。

■ 针对发病机制采取的治疗措施包括：

1. 减少肠内毒物的生成和吸收：包括灌肠和导泻、抑制肠道细菌生长、乳果糖等双糖以及含有双歧杆菌、乳酸杆菌等的微生态制剂。

2. 促进氨的转化和代谢：目前有效的降氨药物有 L-鸟氨酸-L-门冬氨酸。

3. 调节神经递质和改善神经传导：对于有苯二氮䓬类或阿片类药物诱因的肝性脑病昏迷患者，可试用氟马西尼或纳洛酮。

■ 基础疾病的治疗：主要包括人工肝支持治疗和肝移植。前者的主要目的是清除体内积聚的毒物，提供正常的由肝脏合成的物质，从而暂时改善症状，为等待肝移植的患者提供过渡疗法。而对于病情无法逆转的肝硬化患者，肝移植是公认有效的治疗。

■ 若患者在本次治疗过程中需要人工肝支持治疗或肝移植，则应退出本路径。

■ 中医治疗

1. 辨证治疗：

(1) 痰浊内蕴，气滞血瘀证：

治法：化痰祛浊，理气化瘀。

推荐方药：导痰汤加减。半夏、胆南星、陈皮、茯苓、枳实、甘草、赤芍、川芎等。

中成药：苏合香丸等。

（2）浊气上逆，内扰神明证：

治法：和胃理气，降浊醒神。

推荐方药：解毒化瘀颗粒加减。茵陈、赤芍、白花蛇舌草、大黄（后下）、郁金、石菖蒲、苏子等。

中成药：安宫牛黄丸、紫雪丹等。辨证选择静脉滴注中药注射液：根据病情可辨证选用清开灵注射液、醒脑静注射液、石菖蒲注射液等静脉滴注。

2. 特色治疗：

（1）中药保留灌肠。以"通腑泻浊法"治疗肝厥，采用含大黄煎剂、承气汤类、生地黄制剂等保留灌肠治疗，可促进通便、促进肠道毒性物质排出、降低血氨水平等以改善肝性脑病。

（2）针灸治疗。辨证取穴，并合理采用补泻手法。针刺反应严重者慎用。

主穴：四神聪、井穴。

辅穴：内关、合谷、太冲、十宣。

操作方法：采用微针在选穴上进行直刺或斜刺 0.5~1.0 寸，待得气后留针 20 分钟，1 次/天，7 天为 1 个疗程。

3. 康复与预防复发：

（1）生活起居：生活规律，禁烟酒，养成定时排便的习惯，保持大便的通畅，注意预防便秘的发生。

（2）饮食调理：限制高蛋白食品，控制肉类的摄入量，尤其是动物肉类，主要应以进食植物蛋白为主（如豆类蔬菜、豆腐、豆浆等）；适量饮水，适当进食水果（如香蕉、核桃仁、桃仁、火龙果等），避免进食辛辣肥甘厚味之品。

（3）情志调摄：嘱患者保持愉快的心情，避免急躁、易怒、过喜、过悲等情绪；向患者解释疾病的基本知识，使其正确认识疾病，并帮助其树立战胜疾病的信心。

（四）标准住院日

13~14 天。

> **释义**
>
> ■ 患者入院后第 1~3 天，完善检查，确定诊断，明确发病诱因并开始治疗；第 3~12 天，评价疗效，调整治疗方案，监测治疗的副作用；第 13~14 天，观察疗效稳定，准予出院。
>
> ■ 总住院时间不超过 14 天均符合路径要求。若肝性脑病的诱因在期限内未能有效控制，可适当延长住院时间。

（五）进入路径标准

1. 第一诊断必须符合 ICD - 10：K72.903 伴 K74.1 - K74.6/K70.300/K71.701/K76.101/P78.803/A52.705↑K77.0＊肝硬化并发肝性脑病疾病编码。

2. 符合需要住院的指征：临床分期为有临床症状的肝性脑病（即 1~4 级）。

3. 当患者同时具有其他疾病诊断，但在住院期间不需要特殊处理，也不影响第一诊断的临床路径流程实施时，可以进入路径。

> **释义**
>
> ■ 经入院检查发现患者伴有活动性消化道出血，应优先治疗消化道出血，暂不宜进入本路径。
>
> ■ 经入院检查发现患者伴有自发性腹膜炎或其他感染，其诊断和治疗可以与本路径疾病同时进行，不影响本路径的实施，但可能会增加医疗费用，延长住院时间。
>
> ■ 经入院检查发现患者伴有原发性肝癌或其他部位恶性肿瘤，其虽对患者健康影响严重，但仍应优先进入本路径。待肝性脑病症状缓解后再转入其他路径继续相关诊治。
>
> ■ 经入院检查发现伴有其他基础疾病，其诊断和治疗可以与本路径疾病同时进行，不影响本路径的实施，则可同时进入两种疾病的临床路径，如高血压病、糖尿病、慢性心功能不全等。
>
> ■ 既往有基础疾病者，经合理治疗后达到稳定，或尚要持续用药，不影响本路径的实施，则可进入本路径。但可能会增加医疗费用，延长住院时间。如高血压病、冠心病、糖尿病、高脂血症等。

（六）住院期间检查项目

1. 必需的检查项目：
（1）血常规、尿常规、粪便常规+隐血。
（2）肝功能、肾功能、电解质、血糖、凝血功能、血氨、血气分析。
（3）X线胸片、心电图、腹部超声。
2. 根据患者情况可选择：头颅CT或MRI、脑电图、脑诱发电位、磁共振质谱分析（MRS）、腹部CT或MRI。
3. 疑有颅内感染者可选择：脑脊液检查。
4. 营养筛查与评估：入院后24小时内完成。

> **释义**
>
> ■ 入院后必须完成的检查目的是评价肝功能障碍的严重程度、发现肝性脑病的诱因，以及与其他原因引起的神经精神症状相鉴别。
>
> ■ 血氨测定：肝性脑病患者多有血氨升高，但是血氨水平与病情严重程度之间无确切关系，血氨正常亦不能排除肝性脑病。标本采集、转运方法及能否及时检测都可能影响血氨结果。止血带压迫时间过长、采血后高温运送或不能及时检测，都可能导致血氨假性升高。应室温采集静脉血后立即送检，30分钟内完成检测，或离心后4℃冷藏，2小时内完成检测。
>
> ■ 头颅CT或MRI的检查目的是排除脑血管意外及颅内肿瘤等疾病。
>
> ■ 脑电图反映大脑皮质功能，只有在严重肝性脑病患者中才能检测出特征性的三相波，不能作为肝性脑病早期诊断的指标。
>
> ■ 对于疑有颅内感染者或并发腹腔积液疑有感染性腹膜炎者，可选择诊断性穿刺检查。由于肝硬化失代偿期患者多伴有凝血功能异常和血小板减少，操作前需严格掌握适应证。

■营养不良是肝硬化的常见并发症，主要表现为骨骼肌质量减少及肌肉无力。建议所有肝硬化失代偿期患者进行快速营养筛查。有营养风险的患者应该完成更详细的营养评估，以确认营养不良的存在和严重程度，以便积极处理。

■营养筛查：若 BMI < 18.5kg/m^2 或 Child-Pugh C 级，则评定为营养不良高风险。除此之外的其他患者，可采用营养筛查工具进行评估。营养筛查工具大多尚未在肝硬化患者中得到证实，并且在液体潴留的情况下容易出现偏差。2017 年中国和 2018 年欧洲慢性肝病患者营养指南中分别推荐 NRS2002 和 RFH-NPT（The Royal Free Hospital-nutritional prioritizing tool，皇家自由医院营养优先工具）做为营养筛查工具。

■营养评定：有营养风险的患者需进行营养评定。首先进行肝肾等器官功能评定，其次依据具体情况采用人体组成检查、成像技术检查、握力检查，必要时采用 SGA、PG-SGA、MNA、NALD 等工具综合评定。

（七）治疗方案与药物选择

1. 去除诱因：包括积极止血、清除肠道积血、积极控制感染、纠正水电解质紊乱及酸碱平衡紊乱、消除便秘、改善肾功能、禁用镇静剂、避免大量利尿和放腹水、减少蛋白质摄入等。

2. 对症治疗及支持治疗：

（1）非蛋白质能量摄入量：104.6~146.4kJ/（kg·d）。合理的营养补充有助于改善病情。

（2）蛋白质供应：肝性脑病 1、2 级起始摄入量 0.5g/（kg·d），之后逐渐增加至 1.0~1.5g/（kg·d），3、4 级摄入量为 0.5~1.2g/（kg·d）；若患者对动物蛋白不耐受，可适当补充支链氨基酸及植物蛋白。

（3）其他对症支持治疗：包括维持水、电解质、酸碱平衡；有低蛋白血症者静脉输注血浆、白蛋白；有脑水肿者给予脱水治疗等。

3. 营养治疗药物：有营养风险或营养不良的患者，入院 24~48 小时内尽早启动肠内营养。肠内营养不能达到目标量 60% 时，可选全合一的方式实施肠外营养。若进行肠外营养，建议脂肪供能占非蛋白能量的 35%~50%，其余由碳水化合物提供。

4. 针对发病机制采取措施：

（1）减少肠道内氨及其他有害物质的生成和吸收。

1）清洁肠道：乳果糖进行灌肠（必要时）。

2）降低肠道 pH：乳果糖（肠梗阻时禁用）口服或鼻饲，每次 15~30ml，2~3 次/天，以每天产生 2~3 次 pH < 6 的软便为宜；没有乳果糖的情况下可用食醋保留灌肠（必要时）；亦可选用拉克替醇初始剂量为 0.6g/kg，分 3 次于就餐时服用，以每日排软便 2 次为标准来增减本药的服用剂量。

3）改善肠道微生态：应用肠道益生菌、益生元制剂。

4）抗菌药物的应用：选择肠道不吸收的抗菌药物，如利福昔明-α 晶型。

（2）促进氨的代谢、拮抗假性神经递质、改善氨基酸平衡。

1）降血氨药物：包括门冬氨酸-鸟氨酸（严重肾功能不全患者，即血清肌酐 ≥ 265μmol/L 时禁用）、精氨酸（伴有代谢性碱中毒时应用，高氯性酸中毒及肾功能不全患者禁用）、乙酰左旋肉碱等。

2）拮抗假性神经递质：考虑可能用过苯二氮䓬类或阿片类药物者可静脉注射氟马西尼或纳

洛酮；伴有共济失调的肝性脑病患者用其他方案治疗无效者可口服溴隐亭、左旋多巴。

3）改善氨基酸平衡：支链氨基酸静脉输注。

（3）非生物型人工肝：可降低血氨、炎性反应因子、胆红素等毒素，有助于改善肝衰竭患者肝性脑病的临床症状。方法包括血浆置换、血液灌流、血液滤过、血液滤过透析、血浆滤过透析、分子吸附再循环系统、部分血浆分离和吸附系统等。

5. 基础疾病的治疗：包括改善肝功能等。

6. 中药或中成药。

释义

■ 寻找及去除诱因是治疗肝性脑病和轻微肝性脑病的基础。

■ 建议肝性脑病患者理想的能量摄入为 $35\sim40kcal/$（$kg\cdot d$），鼓励少食多餐、睡前加餐。

■ 蛋白质摄入：$3\sim4$ 级肝性脑病，禁止从肠道补充蛋白质；轻微肝性脑病及 $1\sim2$ 级肝性脑病，开始数日应限制蛋白质，控制在 20g/d，随着症状改善，每 $2\sim3$ 天增加 $10\sim20g$ 蛋白；植物蛋白优于动物蛋白；静脉补充白蛋白安全。

■ 补充支链氨基酸：$3\sim4$ 级肝性脑病患者应补充富含支链氨基酸的肠外营养制剂。

■ 为维持水、电解质、酸碱平衡，必要时，可输入葡萄糖注射液、果糖注射液、混合糖电解质注射液等基础糖电解质液体；有低蛋白血症者静脉输注血浆、白蛋白；有脑水肿者给予脱水治疗等。

■ 乳果糖：可有效改善肝硬化患者的肝性脑病症状和轻微肝性脑病，提高患者的生活质量及生存率。其常用剂量是每次口服 $15\sim30ml$，$2\sim3$ 次/天，以每天产生 $2\sim3$ 次 pH＜6 的软便为宜。当无法口服时，可保留灌肠给药。

■ 克拉替醇：为肠道不吸收的双糖，能清洁、酸化肠道，减少氨的吸收，调节肠道微生态，有效降低内毒素，其治疗肝性脑病的疗效与乳果糖相当，同时起效速度快，腹胀发生率低，甜度较低，糖尿病患者可正常应用。初始剂量为 0.6g/kg，分 3 次于餐中服用，以每日排软便 2 次为标准来增减剂量。

■ 肠道不吸收抗菌药物：可减少肠道中产氨细菌的数量，减少氨的产生与吸收，从而减轻肝性脑病症状，并可预防复发。α 晶型利福昔明在肠道内几乎不吸收，常用剂量为 $800\sim1200mg/d$，分 $3\sim4$ 次口服，疗程有待进一步研究。

■ 门冬氨酸-鸟氨酸：通过促进肝脏鸟氨酸循环和谷氨酰胺合成降低氨的水平，从而改善症状。可作为替代治疗或用于常规治疗无效的患者。剂量为 $10\sim40g/d$，静脉滴注，亦有口服制剂。

■ 微生态制剂：可促进有益菌株的生长，抑制有害菌群，减少细菌易位，减轻内毒素血症，增加肝脏的氨清除。从而减少肝性脑病的复发，并对轻微肝性脑病患者有改善作用，常用的微生态制剂有地衣芽胞杆菌活菌制剂等。

■ 精氨酸：是肝脏合成尿素的鸟氨酸循环的中间代谢产物，可促进尿素的合成以降低血氨水平。临床上主要用于伴有代谢性碱中毒的肝性脑病患者。高氯性酸中毒及肾功能不全患者禁用。用药期间应进行血气监测，注意患者的酸碱平衡状态。

■ 拮抗假性神经递质的药物临床证据较少，仅在特定情况下可试用。

■ 支链氨基酸理论上可纠正氨基酸代谢的不平衡，但临床试验未证实其有效性。尽管如此，其可安全地用于肝性脑病患者营养的补充。

■ 针对该病种证型及治法，增加推荐的口服中药汤剂或中成药。如痰浊内蕴，气滞血瘀证，推荐方药：导痰汤加减；中成药：苏合香丸。浊气上逆，内扰神明证，推荐方药：解毒化瘀颗粒加减；中成药：安宫牛黄丸、紫雪丹等。

（八）出院标准

1. 诱因去除、神经精神症状及体征消失。
2. 停止静脉输液，至少 3 天。
3. 营养摄入状况改善或营养状态稳定。

释义

■ 经治疗后神经精神症状消失，没有能察觉的人格或行为变化，扑翼样震颤消失，且停止静脉输液后症状及体征无复发者可出院。为预防肝性脑病的反复发作，出院后应继续根据患者病情个体化地给予乳果糖、肠道微生态制剂和/或肠道非吸收抗菌药物。

（九）变异及原因分析

1. 经治疗后，神经精神症状及体征消失，但仍有大量腹水或食管胃底静脉曲张合并出血，则退出该路径，进入相应的临床路径。
2. 治疗过程中，肝性脑病诱因无法去除，肝功能障碍进行性恶化，则退出该路径，进入相应的临床路径。
3. 患者及家属要求退出临床路径。

释义

■ 变异是指入选临床路径的患者未能按路径流程完成医疗行为或未达到预期的医疗质量控制目标。包含有两方面情况：①按路径流程完成治疗，但患者尚存在大量腹腔积液或自发性腹膜炎等肝硬化并发症，需要进一步治疗，则患者应在完成本路径后进入相应路径治疗；②不能按路径流程完成治疗，需要中途退出路径。如治疗过程中肝性脑病的诱因无法去除，或肝功能障碍进行性恶化等，则需要退出本路径，转入其他路径进行治疗。主管医师应进行变异原因的分析，并在临床路径的表单中予以说明。

■ 认可的变异原因主要是患者入选路径后，医师在检查及治疗过程中发现合并存在未预知的、对本路径治疗可能产生影响的情况，需要终止执行路径或延长治疗时间、增加治疗费用。医师需在表单中明确说明。

■ 因患者原因导致的执行路径出现变异，也需要医师在表单中予以说明。

五、肝硬化并发肝性脑病（内科治疗）给药方案

1. 用药选择：

（1）乳果糖：该药在结肠中被细菌代谢形成乳酸和醋酸，使肠腔内 pH 降低，使肠道内氨的产生和吸收减少，又通过缓泻作用使氨和其他含氮物质排泄增多，从而达到治疗肝性脑病的目的。乳果糖是美国 FDA 和我国肝性脑病诊治共识意见中推荐用于治疗肝性脑病的一线药物。研究显示其可有效改善肝硬化患者的肝性脑病和轻微肝性脑病症状，提高患者的生活质量、改善生存率。常用剂量是每次口服 15~30ml，2~3 次/天，以每天产生 2~3 次 pH < 6 的软便为宜。当无法口服时，可保留灌肠给药。乳果糖不良反应轻微，偶有腹部不适、胀气或腹痛，大量应用可致腹泻及水电解质失衡。

（2）克拉替醇：为肠道不吸收的双糖，能清洁、酸化肠道，减少氨的吸收，调节肠道微生态，有效降低内毒素，其治疗肝性脑病的疗效与乳果糖相当，同时起效速度快，腹胀发生率低，甜度较低，糖尿病患者可正常应用。初始剂量为 0.6g/kg，分 3 次于餐中服用，以每日排软便 2 次为标准来增减剂量。其常见不良反应为胃肠胀气、腹部胀痛或痉挛。

（3）α 晶型利福昔明：是利福霉素的衍生物，肠道几乎不吸收，可广谱、强效地抑制肠道内细菌生长。常用剂量为 800~1200mg/d，分 3~4 次口服，疗程有待进一步研究。利福昔明的不良反应轻微，部分患者用药后可出现恶心，但症状可迅速缓解。肝性脑病患者服用后可出现体重下降，血清钾和钠浓度轻度升高，足水肿。

（4）微生态制剂：可以促进肠道内有益菌群如乳酸杆菌的生长，并抑制有害菌群如产脲酶菌的生长；可以改善肠上皮细胞的营养状态、降低肠道通透性，从而减少细菌移位和内毒素血症的发生；还可减轻肝细胞的炎性反应和氧化应激，从而增加肝脏的氨清除。研究显示益生菌治疗可降低肝性脑病患者的血氨水平，减少肝性脑病的复发，并对轻微肝性脑病患者有改善作用。微生态制剂通常安全性和耐受性良好，可用于长期治疗。常用的微生态制剂有地衣芽胞杆菌活菌制剂、双歧三联活菌制剂等。

（5）门冬氨酸-鸟氨酸：研究显示，与安慰剂对照相比，静脉注射门冬氨酸-鸟氨酸可明显降低肝性脑病患者血氨水平，对肝性脑病及轻微肝性脑病具有治疗作用。严重肾功能不全患者（血清肌酐 > 265μmol/L）禁用。给药方式可采用口服或静脉输注。口服：1 次 5.0g，1 日 2~3 次，溶解在水或饮料中，餐前或餐后服用。静脉注射：由于静脉耐受方面的原因，药品使用前需用注射用溶液稀释，每 500ml 溶液中不要溶解超过 30g 药品，输注速度最大不要超过 5g/h。每日用量视病情轻重，最多不超过 40g/d。7~10 日为 1 个疗程。对严格限制输液量的患者，建议使用 20g（40ml）药品加入 5% 葡萄糖注射液 20ml 中，按 15ml/h 静脉泵入。

（6）精氨酸：是肝脏合成尿素的鸟氨酸循环的中间代谢产物，可促进尿素的合成以降低血氨水平。临床上主要用于伴有代谢性碱中毒的肝性脑病患者。高氯性酸中毒及肾功能不全患者禁用。用药期间应进行血气监测，注意患者的电解质及酸碱平衡状态。主要不良反应为高氯性酸中毒及血尿素、肌酸、肌酐浓度升高。输注速度过快可引起流涎、潮红、呕吐等症状。使用方法：静脉滴注，1 次 10~20g，以 5% 葡萄糖注射液 500~1000ml 稀释后缓慢滴注。

（7）支链氨基酸：目前推荐将支链氨基酸主要用于肝性脑病患者的营养支持治疗，可以口服或静脉输注。用法参照不同制剂的使用说明。

（8）导痰汤加减（半夏 12g、胆南星 9g、陈皮 9g、茯苓 15g、枳实 9g、甘草 3g、赤芍 9g、川芎 10g 等）具有化痰祛浊，理气化瘀之功效，适用于痰浊内蕴，气滞血瘀证。水煎服，一日 2 次，早晚餐后 30 分钟服用，每次约 200ml。

（9）解毒化瘀颗粒加减［茵陈 15g、赤芍 9g、白花蛇舌草 15g、大黄 3g（后下）、郁金 15g、石菖蒲 15g、苏子 9g 等］具有和胃理气，降浊醒神之功效，适用于浊气上逆，内扰神明证。水煎服，一日 2 次，早晚餐后 30 分钟服用，每次约 200ml。

（10）苏合香丸：由苏合香、安息香、冰片、水牛角浓缩粉、人工麝香、檀香、沉香、丁香、香附、木香、乳香（制）、荜茇、白术、诃子肉、朱砂组成。具有芳香开窍，行气止痛之功效，适用于痰迷心窍所致的痰厥昏迷、中风偏瘫、肢体不利。口服，一次1丸，一日1~2次。

（11）安宫牛黄丸：由牛黄、水牛角浓缩粉、人工麝香、珍珠、朱砂、雄黄、黄连、黄芩、栀子、郁金、冰片组成。具有清热解毒，镇惊开窍之功效。用于热病，邪入心包，高热惊厥，神昏谵语；中风昏迷及脑炎、脑膜炎、中毒性脑病、脑出血、败血症见上述证候者。口服，一次1丸，一日1次。

（12）紫雪丹：由石膏、寒水石、磁石、滑石、犀角、羚羊角、木香、沉香、元参、升麻、甘草、丁香、朴硝、硝石、麝香、朱砂等十六味药物配制而成。具有清热解毒，镇痉熄风，开窍定惊之功效，用于治疗热病神昏诸证。口服，每次1~2丸，每日2次。

2. 药学提示：

（1）乳果糖和克拉替醇大量应用时可导致腹泻及水、电解质失衡。胃肠道梗阻及半乳糖血症患者禁用。

（2）利福昔明禁用于肠梗阻及严重肠道溃疡性病变者。

（3）门冬氨酸-鸟氨酸禁用于严重肾功能不全（血肌酐> 265μmol/L）患者。

（4）精氨酸禁用于肾功能不全及酸中毒患者。

（5）支链氨基酸禁用于氨基酸代谢失调、心肾功能不全患者。

（6）部分患者服用中药后可能出现恶心、腹泻等消化道症状，可通过调整用量减轻反应。

3. 注意事项：

（1）乳果糖如用于乳糖酶缺乏症患者，需注意药品中乳糖的含量。

（2）乳果糖在治疗便秘的剂量下不会对糖尿病患者带来任何影响，但由于用于治疗肝性脑病时剂量较高，糖尿病患者应慎用。

（3）利福昔明长期大剂量用药或肠道黏膜受损时，会有极少量（小于1%）被吸收，导致尿液呈粉红色。

（4）门冬氨酸—鸟氨酸大剂量静脉用药时会有轻、中度消化道反应，减少用量或减慢滴速（<5g/h）后反应明显减轻。应用时需监测肾功能。

（5）精氨酸用量过大时可引起高氯血症，可使血尿素、肌酸及肌酐浓度升高。应用时需监测肾功能、血钾水平及血气分析。

（6）支链氨基酸输注速度过快可引起恶心、呕吐、头痛、发热等反应。

（7）患者服用中药中药或中成药后如相应证候出现改善，则减量使用或者停用药物；如证候变化，则应更换药物。

六、肝硬化并发肝性脑病护理规范

1. 对不同疾病严重程度的患者给予相应等级的护理照顾级别。

2. 准确、及时记录患者的生命体征，评估患者的神志状态，关注患者的性格改变及行为异常问题，及时处理控制病情变化。当患者出现狂躁时，慎用镇静剂，必要时加装床栏或使用约束带，防止坠床或撞伤。

3. 对患者进行膳食指导，给予清淡、低脂、低盐、低蛋白质饮食，对Ⅱ度以上肝性脑病患者应禁食。主食以米、面为主，限制蛋白质摄入量，以植物性蛋白为主。

4. 协助患者做好各项检查和治疗前准备工作，以及做好检查和治疗后的病情观察。

5. 长期卧床患者，做好皮肤护理，协助患者定时翻身，预防压疮。加强口腔护理，保持口腔清洁。

6. 做好护患沟通，建立良好护患关系，帮助患者树立良好的疾病应对心态。

7. 加强患者的健康宣教，并在出院时做好出院后的健康宣教。

七、肝硬化并发肝性脑病营养治疗规范

1. 建议对所有肝硬化并发肝性脑病的患者进行营养筛查。对有营养风险的患者进行更详细的营养评估。

2. 营养筛查：若 BMI < 18.5kg/m^2 或 Child-Pugh C 级，则评定为营养不良高风险。除此之外的其他患者，可采用营养筛查工具（NRS2002 或 RFH-NPT）进行评估。

3. 营养评定：首先进行肝肾等器官功能评定，其次依据具体情况采用人体组成检查、成像技术检查、握力检查，必要时采用 SGA、PG-SGA、MNA、NALD 等工具综合评定。

营养支持治疗可改善患者生存质量、降低并发症的发生率、延长生存时间。包括以下方面：

（1）能量摄入：建议肝性脑病患者理想的能量摄入为 35~40kcal/（kg·d），鼓励少食多餐、睡前加餐。

（2）蛋白质摄入：3~4 级肝性脑病，禁止从肠道补充蛋白质；轻微肝性脑病及 1~2 级肝性脑病，开始数日应限制蛋白质，控制在 20g/d，随着症状改善，每 2~3 天增加 10~20g 蛋白；植物蛋白优于动物蛋白；静脉补充白蛋白安全。

（3）补充支链氨基酸：3~4 级肝性脑病患者应补充富含支链氨基酸的肠外营养制剂。

八、肝硬化并发肝性脑病患者健康宣教

1. 健康生活方式，给予膳食及营养支持指导。

2. 帮助患者正确认识肝硬化肝性脑病和轻微肝性脑病的潜在危害，告知患者需要长期治疗及定期复查，提高患者依从性。

3. 告知患者能导致基础肝病及肝性脑病加重的因素，建议戒酒、低盐饮食、避免滥用药物及保健品，避免一次性摄入大量高蛋白质饮食，保持排便通畅。

4. 指导家属注意观察患者的行为、性格变化，观察有无注意力、记忆力、定向力的减退，尽可能做到对肝性脑病早发现、早诊断、早治疗。

5. 告知治疗药物的服药注意事项、不良反应及简单处理原则。

6. 帮助患者了解肝硬化其他常见的症状及并发症，以期达到预防、早诊早治的目的。

7. 关注患者精神心理状态，积极沟通，乐观应对疾病。

九、推荐表单

(一) 医师表单

肝硬化并发肝性脑病临床路径医师表单

适用对象：第一诊断为肝硬化并发肝性脑病（ICD-10：K72.903 伴 K74.1-K74.6/K70.301/K71.701/K76.102/P78.8/A52.7↑K77.0＊）

患者姓名：	性别：	年龄：	门诊号：	住院号：
住院日期： 年 月 日	出院日期： 年 月 日			标准住院日：13~14 天

日期	住院第 1~2 天
主要诊疗工作	□ 询问病史及体格检查 □ 完成病历书写 □ 开实验室检查单 □ 上级医师查房，初步确定诊断 □ 根据急查的辅助检查结果进一步确定诊断 □ 确定发病诱因开始治疗 □ 向患者家属告病重或病危通知，并签署病重或病危通知书（必要时） □ 签署自费药品使用同意书
重点医嘱	**长期医嘱** □ 内科护理常规 □ 特级护理 □ 低蛋白饮食或禁食 □ 记 24 小时出入量 □ 记大便次数及量 □ 视病情通知病重或病危 □ 吸氧 □ 对症及支持治疗，包括纠正水、电解质、酸碱平衡紊乱，营养支持治疗等 □ 乳果糖口服或鼻饲 □ 肠道益生菌制剂 □ 利福昔明（必要时） □ 盐酸精氨酸静脉输注（必要时，高氯性酸中毒或肾功能不全患者禁用） □ 门冬氨酸-鸟氨酸静脉输注［必要时，严重肾功能不全即血清肌酐＞265.2μmol/L（3mg/dl）时禁用］ □ 针对诱因的治疗（如抗感染、抑酸、止血等） □ 保肝药物 **临时医嘱** □ 血常规、尿常规、粪便常规+隐血 □ 肝功能、肾功能、电解质、血糖、凝血功能、血氨、血气分析 □ X 线胸片、心电图、腹部 B 超 □ 腹部、头颅 CT 或 MRI、脑电图（必要时） □ 脑脊液检查（必要时） □ 腹腔穿刺检查（必要时） □ 乳果糖灌肠（必要时，并可根据情况酌情调整剂量） □ 弱酸灌肠（必要时） □ 乳果糖 45ml 口服或鼻饲（必要时） □ 深度昏迷、有脑水肿者给予脱水治疗（必要时） □ 其他医嘱：心脏监护等

续　表

日期	住院第 1~2 天
病情 变异 记录	□ 无　□ 有，原因： 1. 2.
医师 签名	

日期	住院第 2~3 天	住院第 3~10 天
主要诊疗工作	□ 上级医师查房 □ 完成入院检查 □ 继续治疗 □ 评价诱因是否去除 □ 必要的相关科室会诊 □ 完成上级医师查房记录等病历书写	□ 上级医师查房 □ 记录生命体征、每日出入量、大便量 □ 观察神经精神症状及体征变化 □ 根据其他检查结果进行鉴别诊断，判断是否合并其他肝硬化并发症 □ 调整治疗方案 □ 视病情变化进行相关科室会诊 □ 完成病程记录
重点医嘱	**长期医嘱** □ 内科护理常规 □ 特级/一级护理 □ 低蛋白饮食或禁食 □ 记 24 小时出入量 □ 记大便次数及量 □ 视病情通知病重或病危 □ 对症及支持治疗，纠正水、电解质、酸碱平衡紊乱等 □ 审核/酌情调整降氨治疗方案 □ 保肝药物 **临时医嘱** □ 血氨（必要时） □ 血气分析（必要时） □ 电解质（必要时） □ 肝功能、肾功能、凝血功能、血常规（必要时） □ 心电监护（必要时） □ 其他医嘱	**长期医嘱** □ 内科护理常规 □ 酌情更改护理级别 □ 饮食：根据神经精神症状调整饮食蛋白量 □ 记 24 小时出入量 □ 记大便次数及量 □ 视病情取消病重或病危 □ 对症及支持治疗，纠正水、电解质、酸碱平衡紊乱等 □ 调整乳果糖口服剂量，维持软便 2~3 次/日 □ 神经精神症状及体征好转后逐渐减量、停用静脉治疗 □ 其他医嘱 **临时医嘱** □ 复查血常规、粪便常规+隐血 □ 复查肝功能、肾功能、电解质、血糖、凝血功能、血氨、血气分析 □ 其他医嘱
病情变异记录	□ 无　□ 有，原因： 1. 2.	□ 无　□ 有，原因： 1. 2.
医师签名		

日期	住院第 11~12 天	住院第 13~14 天 （出院日）
主要诊疗工作	□ 上级医师查房 □ 记录生命体征、每日出入量、大便量 □ 观察神经精神症状及体征变化 □ 调整治疗方案 □ 完成病程记录	□ 上级医师查房，进行评估，明确是否可出院 □ 完成出院记录、病案首页、出院证明书等 □ 向患者交代出院后的注意事项，如返院复诊的时间、地点，发生紧急情况时的处理等
重点医嘱	**长期医嘱** □ 饮食：调整蛋白摄入 1.0~1.5g/（kg·d）；以植物蛋白和乳制品为主 □ 调整乳果糖口服剂量，维持软便 2~3 次/日 □ 其他医嘱 **临时医嘱** □ 复查血常规、粪便常规+隐血 □ 复查肝功能、肾功能、电解质、血糖、血氨 □ 其他医嘱	**出院医嘱** □ 出院带药 □ 其他医嘱 □ 定期门诊随访
病情变异记录	□ 无　□ 有，原因： 1. 2.	□ 无　□ 有，原因： 1. 2.
医师签名		

（二）护士表单

肝硬化并发肝性脑病临床路径护士表单

适用对象：第一诊断为肝硬化并发肝性脑病（ICD-10：K72.903 伴 K74.1-K74.6/K70.301/K71.701/K76.102/P78.8/A52.7↑K77.0*）

| 患者姓名： | 性别： | 年龄： | 门诊号： | 住院号： |
| 住院日期： 年 月 日 | 出院日期： 年 月 日 | 标准住院日：13~14 天 |

时间	住院第 1 天	住院第 2~3 天
健康宣教	□ 入院宣教 　介绍主管医师、责任护士 　介绍环境、设施；介绍住院注意事项 　介绍探视及陪护制度；介绍贵重物品保管 □ 饮食宣教：低蛋白饮食或禁食 □ 出入量宣教 □ 保持大便通畅 □ 测体重宣教 □ 灌肠的宣教 □ 留取标本的宣教	□ 宣教用药知识 □ 宣教疾病知识 □ 主管护士与患者沟通，了解并指导心理应对
护理处置	□ 核对患者姓名，佩戴腕带 □ 建立入院护理病历 □ 卫生处置：剪指（趾）甲，更换病号服 □ 静脉抽血	□ 记录 24 小时出入量 □ 遵医嘱完成相关检查 □ 正确执行医嘱 □ 静脉抽血
基础护理	□ 特级护理 □ 晨晚间护理 □ 患者安全管理	□ 特级/一级护理 □ 晨晚间护理 □ 患者安全管理
专家护理	□ 评估患者神志 □ 监测生命体征、测量体重 □ 低蛋白饮食或禁食 □ 记出入量护理 □ 遵医嘱给予吸氧 □ 遵医嘱给予乳果糖口服或鼻饲 □ 遵医嘱给予静脉输液 □ 遵医嘱给予弱酸灌肠（必要时） □ 需要时，填写跌倒及压疮防范表 □ 需要时，请家属陪护 □ 心理护理	□ 评估患者神志 □ 低蛋白饮食或禁食 □ 记出入量护理 □ 遵医嘱给予吸氧 □ 遵医嘱给予乳果糖口服或鼻饲 □ 遵医嘱给予静脉输液 □ 遵医嘱给予弱酸灌肠（必要时） □ 心理护理
重点医嘱	□ 详见医嘱执行单	□ 详见医嘱执行单

续　表

时间	住院第 1 天	住院第 2~3 天
病情变异记录	□无　□有，原因： 1. 2.	□无　□有，原因： 1. 2.
护士签名		

时间	住院第 3~10 天	住院第 11~12 天	住院第 13~14 天
健康宣教	□ 药物宣教 □ 保持大便通畅重要性的宣教 □ 饮食宣教：低蛋白饮食	□ 药物宣教 □ 保持大便通畅重要性的宣教 □ 饮食宣教：低蛋白饮食	□ 出院宣教；复查时间 □ 服药方法 □ 活动休息；指导饮食 □ 指导办理出院手续 □ 对患者进行坚持治疗和预防复发的宣教
护理处置	□ 记录 24 小时出入量 □ 遵医嘱完成相关检查 □ 正确执行医嘱 □ 静脉抽血	□ 记录 24 小时出入量 □ 遵医嘱完成相关检查 □ 正确执行医嘱 □ 静脉抽血	□ 办理出院手续 □ 书写出院小结
基础护理	□ 一级/二级护理 □ 晨晚间护理 □ 患者安全管理	□ 一级/二级护理 □ 晨晚间护理 □ 患者安全管理	□ 二级护理 □ 晨晚间护理 □ 患者安全管理
专科护理	□ 评估患者神志 □ 监测生命体征 □ 饮食：根据神经精神症状调整饮食蛋白量 □ 遵医嘱调整静脉输液 □ 遵医嘱调整乳果糖口服剂量 □ 必要时：吸氧、心电监护、输注血浆和白蛋白 □ 心理护理	□ 评估患者神志 □ 监测生命体征 □ 饮食：根调整蛋白摄入 $1.2g/(kg \cdot d)$；以植物蛋白为主遵医嘱调整静脉输液 □ 调整乳果糖口服剂量，维持软便 2~3 次/日 □ 心理护理	□ 评估患者神志 □ 监测生命体征 □ 低蛋白饮食 □ 心理护理
重点医嘱	□ 详见医嘱执行单	□ 详见医嘱执行单	□ 详见医嘱执行单
病情变异记录	□ 无 □ 有，原因： 1. 2.	□ 无 □ 有，原因： 1. 2.	□ 无 □ 有，原因： 1. 2.
护士签名			

（三）患者表单

肝硬化并发肝性脑病临床路径患者表单

适用对象：第一诊断为肝硬化并发肝性脑病（ICD-10：K72.903 伴 K74.1-K74.6/K70.301/
K71.701/K76.102/P78.8/A52.7↑K77.0＊）

患者姓名：		性别：	年龄：	门诊号：	住院号：
住院日期：　　年　月　日		出院日期：　　年　月　日			标准住院日：13~14 天

时间	入院	住院第 2~3 天
医患配合	□ 配合询问病史、收集资料，请务必详细告知既往史、用药史、过敏史 □ 配合进行体格检查 □ 有任何不适请告知医师	□ 配合完善相关检查、实验室检查 □ 医师与患者及家属介绍病情及检查前谈话、签字
护患配合	□ 配合测量体温、脉搏、呼吸频率、血压、体重 1 次 □ 配合完成入院护理评估（简单询问病史、过敏史、用药史） □ 接受入院宣教（环境介绍、病室规定、订餐制度、贵重物品保管等） □ 接受吸氧、静脉输液 □ 接受口服乳果糖或鼻饲 □ 有任何不适请告知护士	□ 配合测量体温、脉搏、呼吸频率 3 次 □ 询问大便情况 1 次 □ 接受药物等相关宣教 □ 接受准确记录出入量 □ 接受静脉输液 □ 接受口服药物或鼻饲 □ 接受醋酸灌肠 □ 接受吸氧 □ 接受其他检查及治疗 □ 有任何不适请告知护士
饮食	□ 低蛋白饮食/禁食	□ 低蛋白饮食/禁食
排泄	□ 正常排尿便 □ 遵医嘱弱酸灌肠	□ 正常排尿便 □ 遵医嘱弱酸灌肠
活动	□ 正常活动，避免疲劳	□ 正常活动，避免疲劳

时间	住院第 3~10 天	住院第 11~12 天	住院第 13~14 天
医患配合	□ 配合完成相关检查、实验室检查	□ 配合完成相关检查、实验室检查	□ 接受出院前指导 □ 知道复查程序 □ 获取出院诊断书
护患配合	□ 配合定时测量生命体征、每日询问大便 □ 配合神志检查 □ 接受药物等相关宣教 □ 接受准确记录出入量 □ 接受静脉输液（必要时） □ 接受口服药物或鼻饲（必要时） □ 接受醋酸灌肠（必要时） □ 接受吸氧（必要时） □ 接受其他检查及治疗 □ 有任何不适请告知护士	□ 配合定时测量生命体征、每日询问大便 □ 配合神志检查 □ 接受药物等相关宣教 □ 接受准确记录出入量 □ 接受其他检查及治疗 □ 有任何不适请告知护士	□ 接受出院宣教 □ 办理出院手续 □ 获取出院带药 □ 知道服药方法、作用、注意事项 □ 知道避免疾病诱因的方法 □ 知道复印病历程序
饮食	□ 低蛋白饮食	□ 低蛋白饮食	□ 低蛋白饮食
排泄	□ 正常排尿便 □ 遵医嘱弱酸酸灌肠	□ 正常排尿便 □ 遵医嘱弱酸酸灌肠	□ 正常排尿便 □ 避免便秘
活动	□ 适度活动，避免疲劳	□ 适度活动，避免疲劳	□ 适度活动，避免疲劳

附：原表单（2019 年）

肝硬化并发肝性脑病临床路径表单

适用对象：第一诊断为肝硬化并发肝性脑病（ICD - 10：K72. 903 伴 K74. 1 - K74. 6/
　　　　　K70. 300/K71. 701/K76. 101/P78. 803/A52. 705↑K77. 0 *）

| 患者姓名： | 性别： | 年龄： | 门诊号： | 住院号： |

| 住院日期： 年 月 日 | 出院日期： 年 月 日 | 标准住院日：13~14 天 |

日期	住院第 1~2 天
主要诊疗工作	□ 询问病史及体格检查 □ 完成病历书写 □ 开实验室检查单 □ 上级医师查房，初步确定诊断 □ 根据急查的辅助检查结果进一步确定诊断 □ 确定发病诱因开始治疗 □ 向患者家属告病重或病危通知，并签署病重或病危通知书（必要时） □ 签署自费药品使用同意书 □ 营养筛查与评估
重点医嘱	**长期医嘱** □ 内科护理常规 □ 一级护理或特级护理 □ 低蛋白饮食或禁食 □ 记 24 小时出入量 □ 记粪便次数及量 □ 视病情通知病重或病危 □ 吸氧 □ 对症及支持治疗，纠正水、电解质、酸碱平衡紊乱等 □ 营养治疗药物 □ 乳果糖或拉克替醇口服或鼻饲 □ 利福昔明-α 晶型 □ 肠道益生菌、益生元制剂 □ 门冬氨酸-鸟氨酸静脉输注（必要时，严重肾功能不全即血清肌酐＞265μmol/L 时禁用） □ 盐酸精氨酸静脉输注（必要时，高氯性酸中毒或肾功能不全患者禁用） □ 支链氨基酸静脉输注 □ 适当应用镇静剂 □ 针对诱因的治疗（如抗感染、抑酸、止血等） □ 保肝药物 **临时医嘱** □ 血常规、尿常规、粪便常规+隐血 □ 肝功能、肾功能、电解质、血糖、凝血功能、血氨、血气分析 □ X 线胸片、心电图、腹部超声 □ 腹部、头颅 CT 或 MRI、脑电图、脑诱发电位、磁共振质谱分析（必要时） □ 脑脊液检查（必要时） □ 乳果糖灌肠（必要时，并可根据情况酌情调整剂量） □ 弱酸灌肠（必要时） □ 乳果糖 15~30 毫升/次 口服或鼻饲（必要时） □ 其他降氨治疗（门冬氨酸-鸟氨酸，必要时） □ 深度昏迷、有脑水肿者给予脱水治疗（必要时） □ 非生物型人工肝（必要时） □ 其他医嘱：心脏监护等

续　表

日期	住院第 1~2 天
主要 护理 工作	□ 介绍病房环境、设施和设备 □ 入院护理评估 □ 填写营养筛查评估表 □ 营养治疗护理（遵医嘱） □ 宣教 □ 做好饮食指导，且嘱其家属配合，严格遵医嘱进食
病情 变异 记录	□ 无　□ 有，原因： 1. 2.
护士 签名	
医师 签名	

日期	住院第 2~3 天	住院第 3~10 天
主要诊疗工作	□ 上级医师查房 □ 完成入院检查 □ 继续治疗 □ 评价诱因是否去除 □ 必要的相关科室会诊 □ 完成上级医师查房记录等病历书写	□ 上级医师查房 □ 记录生命体征、每日出入量、粪便量 □ 观察神经精神症状及体征变化 □ 根据其他检查结果进行鉴别诊断，判断是否合并其他肝硬化并发症 □ 调整治疗方案 □ 视病情变化进行相关科室会诊 □ 完成病程记录
重点医嘱	**长期医嘱** □ 内科护理常规 □ 特级/一级护理 □ 低蛋白饮食或禁食 □ 记 24 小时出入量 □ 记粪便次数及量 □ 视病情通知病重或病危 □ 营养治疗药物 □ 对症及支持治疗，纠正水、电解质、酸碱平衡紊乱等 □ 调整乳果糖/拉克替醇口服剂量，维持软便2~3 次/日 □ 利福昔明-α 晶型 □ 肠道益生菌、益生元制剂 □ 审核/酌情调整降氨治疗剂量 □ 审核/酌情调整适当应用镇静剂 □ 调整针对诱因的治疗（如抗感染、抑酸、止血等） □ 保肝药物 **临时医嘱** □ 血氨（必要时） □ 血气分析（必要时） □ 电解质（必要时） □ 肝功能、肾功能、凝血功能、血常规（必要） □ 心电监护（必要时） □ 非生物型人工肝（必要时） □ 其他医嘱	**长期医嘱** □ 酌情更改护理级别 □ 内科护理常规 □ 低蛋白饮食 □ 记 24 小时出入量 □ 记粪便次数及量 □ 视病情取消病重或病危 □ 营养治疗药物 □ 对症及支持治疗，纠正水、电解质、酸碱平衡紊乱等 □ 饮食：根据神经精神症状调整饮食蛋白量 □ 调整乳果糖/拉克替醇口服剂量，维持软便2~3 次/日 □ 利福昔明-α 晶型 □ 肠道益生菌、益生元制剂 □ 神经精神症状及体征好转后逐渐减量、停用静脉治疗 □ 调整针对诱因的治疗（如抗感染、抑酸、止血等） □ 调整保肝药物 □ 其他医嘱 **临时医嘱** □ 复查血常规、粪便常规+隐血 □ 复查肝功能、肾功能、电解质、血糖、凝血功能、血氨、血气分析 □ 吸氧（必要时） □ 心电监护（必要时） □ 输注血浆（必要时） □ 输注白蛋白（必要时） □ 非生物型人工肝（必要时） □ 其他医嘱
主要护理工作	□ 观察患者病情变化，尤其是神志的变化 □ 监测患者生命体征变化 □ 营养治疗护理	□ 观察患者病情变化 □ 满足患者的各种生活需要 □ 做好用药的指导 □ 营养治疗护理

续　表

日期	住院第 2~3 天	住院第 3~10 天
病情 变异 记录	□无　□有，原因： 1. 2.	□无　□有，原因： 1. 2.
护士 签名		
医师 签名		

日期	住院第 11~12 天	住院第 13~14 天 （出院日）
主要诊疗工作	□ 上级医师查房 □ 记录生命体征、每日出入量、粪便量 □ 观察神经精神症状及体征变化 □ 调整治疗方案 □ 完成病程记录	□ 上级医师查房，进行评估，明确是否可出院 □ 完成出院记录、病案首页、出院证明书等 □ 向患者交代出院后的注意事项，如返院复诊的 　　时间、地点，发生紧急情况时的处理等
重点医嘱	**长期医嘱** □ 饮食：调整蛋白摄入 1.2~1.5g/（kg·d） □ 营养治疗药物 □ 调整乳果糖/拉克替醇口服剂量，维持软便 　　2~3 次/日 □ 利福昔明-α 晶型 □ 其他医嘱 **临时医嘱** □ 复查血常规、粪便常规+隐血 □ 复查肝功能、肾功能、电解质、血糖、血氨 □ 其他医嘱	**出院医嘱** □ 出院带药 □ 其他医嘱 □定期门诊随访
主要护理工作	□ 观察患者病情变化 □ 满足患者的各种生活需要 □ 做好用药的指导 □ 营养治疗护理	□ 指导患者办理出院手续 □ 营养、防护等健康宣教
病情变异记录	□ 无　□ 有，原因： 1. 2.	□ 无　□ 有，原因： 1. 2.
护士签名		
医师签名		

第三十一章

肝硬化腹水临床路径释义

【医疗质量控制指标】

指标一、诊断肝硬化腹水的前提是明确诊断为肝硬化。

指标二、诊断肝硬化腹水时，应注意鉴别其他病因导致的腹水（如结核性腹膜炎、肿瘤性腹水等）及自发性腹膜炎。

指标三、对肝硬化腹水患者的治疗包括一般治疗、病因治疗及针对腹水的对症治疗。

指标四、根据患者腹水的严重程度合理选择治疗用药，重视疗效和副作用的评估，密切随访。

一、肝化腹水编码

1. 疾病名称及编码：酒精性肝硬化（ICD-10：K70.3）

药物性肝硬化（ICD-10：K71.701）

中毒性肝硬化（ICD-10：K71.702）

原发性胆源性肝硬化（ICD-10：K74.3）

继发性胆源性肝硬化（ICD-10：K74.4）

特指的胆源性肝硬化（ICD-10：K74.5）

其他和未特指的肝硬化（ICD-10：K74.6）

肝炎后肝硬化（ICD-10：K74.608）

自身免疫性肝硬化（ICD-10：K74.614）

血吸虫性肝硬化（ICD-10：K74.622）

心源性肝硬化（ICD-10：K76.1）

腹水（ICD-10：R18）

2. 对应或相关中医病种及编码：臌胀病（A04.02.15/BNG050）

酒臌病（A04.02.15.02）

水臌病（A04.02.15.02/BNG051）

气臌病（A04.02.15.03/BNG052）

血臌病（A04.02.15.04/BNG053）

虫臌病（A04.02.15.05/BNG054）

腹胀（A17.37/BNP100）

腹水（A17.39）

二、临床路径检索方法

第一诊断编码查找 K70.3/K71.7/K74.3-K74.6/K76.1/BNG050-054/BNP100；其他诊断查找 R18，排除消化道出血、原发性腹膜炎、原发性肝癌、肝性脑病、肝肾综合征、肝性胸水等编码

三、国家医疗保障疾病诊断相关分组（CHS-DRG）

MDCH 肝、胆、胰疾病及功能障碍

HS2 肝硬化

（肝硬化的 DRG 编码 HS29）

四、肝硬化腹水临床路径标准住院流程

（一）适用对象

第一诊断为酒精性肝硬化（ICD-10：K70.3），药物性肝硬化（ICD-10：K71.701），中毒性肝硬化（ICD-10：K71.702），原发性胆源性肝硬化（ICD-10：K74.3），继发性胆源性肝硬化（ICD-10：K74.4），特指的胆源性肝硬化（ICD-10：K74.5），其他未特指的肝硬化（ICD-10：K74.6），肝炎后肝硬化（ICD-10：K74.608），自身免疫性肝硬化（ICD-10：K74.614），血吸虫性肝硬化（ICD-10：K74.622），心源性肝硬化（ICD-10：K76.1），腹水（ICD-10：R18）。

> **释义**
>
> ■ 本路径适用对象为各种原因肝硬化所导致的腹水。肝硬化按病因分类包括病毒性肝炎所致肝硬化、酒精性肝硬化、非酒精性脂肪性肝硬化、中毒性及药物性肝炎肝硬化、原发性或继发性胆汁淤积性肝硬化、血吸虫性肝硬化、代谢性肝硬化、淤血性肝硬化、自身免疫性肝炎所致肝硬化及各种隐源性肝硬化。
>
> ■ 本路径不适用于非肝硬化所致腹水，包括急性肝衰竭、心力衰竭、肾病综合征、巴德-基亚里综合征（旧称布-加综合征）、胰腺炎、结核性腹膜炎、肿瘤（包括腹膜肿瘤、肝癌、肿瘤肝转移等）、术后淋巴漏、黏液性水肿、混合性腹水（如在肝硬化的基础上合并其他病因）等。

（二）诊断依据

根据《临床诊疗指南·消化系统疾病分册》（中华医学会编著，人民卫生出版社，2005 年），《实用内科学》（王吉耀、葛均波、邹和建主编，人民卫生出版社，2022 年，第 16 版），《2012 年 AASLD 成人肝硬化腹水处理指南（修订版）》 ［Hepatology，2013，57（4）：1651-1653］，《2017 年肝硬化腹水及相关并发症的诊疗指南》［临床肝胆病杂志，2017，33（10）：158-174］，《2018 年欧洲肝病学会失代偿期肝硬化患者的管理临床实践指南》［J Hepatol，2018，69（2）：406-460］等国内外临床诊疗指南。

1. 符合肝硬化失代偿期诊断标准：包括肝功能损害、门脉高压的临床表现、实验室检查及影像学检查。

2. 有腹水的症状和体征：乏力、食欲减退等或原有症状加重，或新近出现腹胀、双下肢水肿、少尿等表现；腹部移动性浊音阳性、腹壁静脉曲张、腹部膨隆等。

3. 有腹水的影像学结果：腹部超声、CT 或 MR 检查证实存在腹腔积液。

> **释义**
>
> ■ 肝硬化的起病和病程一般缓慢，按照是否出现肝功能减退和门静脉高压症表现可划分为代偿期和失代偿期。
>
> ■ 失代偿期肝硬化的临床表现包括食欲减退、乏力、消瘦、腹胀、腹水、黄疸、贫血、出血倾向和性功能减退等。体格检查可表现为皮肤巩膜黄染、皮肤黏膜淤斑

或出血点、胸腹壁静脉显露和曲张（血流以脐为中心向四周流向）、脾大、腹部移动性浊音阳性、双下肢可凹性水肿等。

■ 失代偿期肝硬化的肝功能减退主要是指血清白蛋白降低、胆红素水平升高及凝血酶原时间延长。门静脉高压症时有脾功能亢进，血白细胞及血小板计数均可降低，以血小板降低尤为明显。

■ 失代偿期肝硬化的影像学特点为腹部超声、CT 或 MRI 检查显示肝形态改变，肝门扩大，纵裂增宽，肝右叶萎缩，左叶及尾叶代偿性增大，肝表面凸凹不平。门静脉高压者有脾肿大、门静脉直径 > 15mm 和腹水，多普勒超声可显示门静脉血流速度减慢，门静脉分支内同时存在向肝和逆肝血流，胃镜或增强 CT 检查可见食管胃底静脉曲张。

（三）治疗方案的选择

根据《临床诊疗指南·消化系统疾病分册》（中华医学会编著，人民卫生出版社，2005 年），《实用内科学》（王吉耀、葛均波、邹和建主编，人民卫生出版社，2022 年，第 16 版），《2012 年 AASLD 成人肝硬化腹水处理指南（修订版）》 ［Hepatology，2013，57（4）：1651-1653］，《2017 年肝硬化腹水及相关并发症的诊疗指南》［临床肝胆病杂志，2017，33（10）：158-174］，《2018 年欧洲肝病学会失代偿期肝硬化患者的管理临床实践指南》 ［J Hepatol，2018，69（2）：406-460］，《肝硬化腹水中医诊疗专家共识意见（2017）》 ［中华中医药杂志，2017，32（7）：3065-3068］，《肝硬化腹水的中西医结合诊疗共识意见》［中国中西医结合杂志，2011，31（9）：1171-1174］ 等国内外临床诊疗指南。

1. 一般治疗：休息、控制水和钠盐的摄入。
2. 消除病因及诱因：如戒酒、停用有损肝功能的药物、限制过量钠盐摄入、避免应用肾毒性药物（包括非甾体抗炎药等）等。
3. 药物治疗：合理应用血管活性药物、利尿剂、白蛋白、营养治疗药物等。
4. 其他治疗：治疗性腹腔穿刺术。
5. 中医治疗方案。

> **释义**
>
> ■ 肝硬化失代偿期患者的一般治疗包括休息、高热量、高蛋白质、富含维生素而易消化饮食。建议肝硬化患者的饮食热量为 35～40kcal/（kg·d），蛋白质为 1～1.5g/（kg·d），严禁饮酒。有食管-胃底静脉曲张者，应避免粗糙、坚硬食物。有腹水者应限制钠盐摄入，钠的摄入量应限制在 88mmol/d（食盐 5g/d）。应用利尿剂时，可适度放开钠摄入，以尿钠排出量为给药指导。稀释性低钠血症（血 Na^+ < 130mmol/L）患者，应限制水的摄入量在 800～1000ml/d。
>
> ■ 肝硬化腹水出现或加重的诱因包括：各种原因导致的肝功能减退（如饮酒、应用有肝损害的药物等）、过量摄入钠盐、感染、门静脉血栓形成、并发原发性肝癌、应用肾毒性药物等。酒精性肝硬化严格戒酒、乙型病毒性肝炎肝硬化抗病毒治疗、自身免疫性肝炎的免疫抑制治疗，可以部分逆转肝硬化失代偿。后两类治疗超出本路径范围，若确定需要治疗，应转入其他路径。入院后检查确定腹水系并发原发性肝癌或并发感染所致，且需要针对性治疗，亦应退出本路径，转入其他路径。

■利尿剂是肝硬化腹水的一线治疗方法，可采用螺内酯单用或联合应用呋塞米或托拉塞米。螺内酯的起始剂量为 40~80mg/d，依据利尿反应，每 3~5 天阶梯式递增剂量，最大剂量为 400mg/d。呋塞米的起始剂量为 20~40mg/d，常规用量上限为 80mg/d，最大剂量为 160mg/d。托拉塞米初始剂量为 5~10mg/d，如疗效不满意，可增加剂量至 20mg/d，最大剂量为 40mg/d，疗程不超过 1 周。采用上述方案需密切监测，避免水电解质紊乱、肾衰竭、肝性脑病、低钠血症等。如出现肝性脑病、低钠血症（血钠＜120mmol/L）、肌酐＞120mmol/L，应停用利尿剂。顽固性肝硬化腹水患者，可选择改善肝脏微循环药物如前列地尔。

■托伐普坦为新型利尿剂，是高度选择性血管加压素 V2 受体阻断剂，是治疗肝硬化腹水，特别是伴低钠血症者有效排水的药物。起始剂量 15mg/d，根据血钠水平调整剂量，避免血钠升高过快，最低剂量 3.75mg/d，最大剂量 60mg/d。通常对于 1 级腹水患者，不推荐应用托伐普坦；对于 2 级或 3 级腹水、复发性腹水患者，当常规利尿药物治疗应答不佳时，若条件允许，可考虑应用托伐普坦。

■缩血管活性药物包括特利加压素和盐酸米多君。特利加压素可用于肝硬化顽固型腹水的治疗，1~2 毫克/次，每 12 小时 1 次静脉缓慢推注（至少 15 分钟）或持续静脉点滴，有应答者持续应用 5~7 天；无应答者，可 1~2 毫克/次，每 6 小时 1 次静脉缓慢推注或持续静脉点滴，有应答者持续应用 5~7 天。停药后病情反复，可再重复应用。盐酸米多君为 α1 受体激动剂，可增加肝硬化顽固型腹水患者 24 小时尿量和钠排泄，对非氮质血症肝硬化腹水患者有较好疗效。用法：12.5mg，3 次/天口服。但国内缺乏应用盐酸米多君的经验及数据。

■肝硬化腹水患者慎用的药物包括：非甾体抗炎药（NSAIDs）、血管紧张素转换酶抑制剂（ACEI）、血管紧张素受体阻断剂（ARB）和氨基糖苷类抗生素。

■对肝硬化腹水患者，尤其是顽固型腹水、肝肾综合征患者，补充人血白蛋白对于改善预后及提高利尿药物、抗菌药物的治疗效果都非常重要。对于低蛋白血症患者，每周定期输注白蛋白可提高血浆胶体渗透压，促进腹水消退。治疗性大量放腹水（4000~5000 毫升/次）联合人血白蛋白（4g/1000ml 腹水）是治疗顽固型腹水的有效方法。

■门静脉高压脾功能亢进患者白细胞及血小板计数均可降低，应用造血生长因子如重组人粒细胞巨噬细胞刺激因子（rhGM-CSF）或重组人白介素-11（rhIL-11）等药物维持血象，可避免感染及出血风险，减少反复输注血小板导致同种抗体的产生。应用 rhIL-11 后血小板开始上升时间为用药第 7~15 天，达峰时间为用药第 15 天，一般连续用 7~10 天。rhIL-11 每天 2mg，不仅可提升血小板计数，同时 ALT、AST 也可明显下降，减轻肝功能损伤。

■中医治疗

1. 辨证治疗：

（1）气滞水停证：腹大坚满，叩之如鼓，两胁胀满，胁痛走窜不定，饮食减少，食后作胀，嗳气不适，小便短少。舌质淡红，苔白腻，脉弦。治法：疏肝理气，行水散满。

（2）脾虚水停证：腹大胀满，按之如囊裹水，乏力，食欲不振，面色姜黄，颜面、下肢浮肿，小便短少，大便溏薄。舌苔白滑或白腻，脉缓。治法：温中健脾，行气利水。

（3）湿热水停证：腹大坚满，脘腹撑急，腹痛拒按，身目发黄，口干，口苦，渴不欲饮，小便短黄，大便秘结或溏垢。舌质红、苔黄腻，脉弦滑或数。治法：清热利湿，攻下逐水。

（4）血瘀水停证：腹大如鼓，腹壁青筋暴露，胁肋刺痛，固定不移，面色黧黑，面颈胸臂有丝状血痣，肌肤甲错，渴不欲饮。舌质紫红或有瘀斑，苔白润，脉细涩。治法：活血化瘀，行气利水。

（5）脾肾阳虚水停证：腹大胀满，形似蛙腹，腹胀早轻暮重，形寒肢冷，面色㿠白，肢体浮肿，腰膝酸软，腹中冷痛。舌质淡胖，或有齿痕，苔薄白润，脉沉弦。治法：温补脾肾，化气利水。

（6）肝肾阴虚水停证：腹大胀急，腰膝酸软，目睛干涩，面色晦暗，牙龈出血，口燥咽干，五心烦热。舌质红绛少津，苔少或花剥，脉弦细数。治法：滋养肝肾，化浊利水。

2. 特色治疗：

（1）中药敷脐：神阙穴是五脏六腑之本，冲脉循行之地，元气归藏之根，利用中药敷脐疗法辅助治疗肝硬化腹水，有着单纯口服中药不及的优势。敷脐中药可选用甘遂、炒牵牛子、沉香、木香、肉桂、附子等研末以醋（或蜂蜜）调，加冰片外敷于神阙穴，4~6小时后取下，每日1次。

（2）中药灌肠：中药灌肠可以改善肠道环境，减少肠源性毒素的产生与吸收，促进腹水吸收。一般以健脾调肠、化湿解毒为主，也可配合通利泻水药物。中药灌肠可选用大黄、郁金、金钱草、赤芍等。

3. 康复与预防复发：肝硬化腹水的病机特点为本虚标实，故治疗上需标本兼顾，缓急有度，选择合适的攻补兼施之法。如证偏于脾肾阳（气）虚与肝肾阴虚者，治法以补虚为主，祛邪为辅；证偏于气滞、血瘀、水停者，则宜祛邪为主，补虚为辅。勿攻伐太甚，导致正气不支，变生危象。腹水缓解后应注意固本培元。本病与情志、生活方式、饮食等密切相关，如不重视会导致病情复发或加剧。宜指导患者调畅情志，保持心情舒畅。生活起居有规律，疾病恢复期应注意休息，可适当做一些慢节奏的体育活动，增强体质，但应避免劳累、防止感染。饮食以清淡、易消化、营养丰富为原则，少食多餐，并补充足量维生素，禁忌食用对肝脏有毒性的食物（如饮酒、含防腐剂食品等），忌食辛热刺激性食物。

（四）标准住院日

10~14天。

> 释义

■ 患者入院后第1~2天，完善检查、确定诊断；第2~10天，开始治疗并进一步评价疗效、调整治疗方案、监测治疗的不良反应；第10~14天，观察疗效稳定，准予出院。总住院时间不超过14天均符合路径要求。若肝硬化腹水出现的诱因未能有效控制，可适当延长住院时间。

（五）进入路径标准

1. 第一诊断必须符合 ICD-10：K70.3/K71.7/K74.3-K74.6/K76.1/BNG050-054/BNP100+R18 肝硬化腹水疾病编码。

2. 当患者同时具有其他疾病诊断，但在住院期间不需要特殊处理也不影响第一诊断的临床路径流程实施时，可以进入路径。

释义

> ■ 经入院检查发现伴有其他基础疾病，其对患者健康的影响严重，应优先治疗基础疾病，暂不宜进入本路径，如原发性肝癌或其他部位恶性肿瘤、肝性脑病、消化道出血、肾功能不全、冠心病不稳定型心绞痛等。
>
> ■ 经入院检查发现伴有其他基础疾病，其诊断和治疗可以与本路径疾病同时进行，不影响本路径的实施，则可同时进入两种疾病的临床路径。如高血压病、糖尿病、慢性心功能不全等。
>
> ■ 既往有基础疾病者，经合理治疗后达到稳定，或尚要持续用药，不影响本路径的实施，则可进入本路径。但可能会增加医疗费用，延长住院时间。如高血压病、冠心病、糖尿病、高脂血症等。

（六）住院期间检查项目

1. 入院后必须完成的检查：

（1）血常规、尿常规、粪便常规+隐血。

（2）肝功能、肾功能、电解质、血糖、血型、凝血功能、甲胎蛋白（AFP）、感染性疾病筛查（乙型肝炎、丙型肝炎、艾滋病、梅毒等）。

（3）腹水常规及生化检查。

（4）腹部超声、胸正侧位 X 线片。

（5）营养筛查与评估：入院后 24 小时内完成。

2. 根据患者具体情况可选择：

（1）腹水病原学检查，腹部 CT 或 MRI，超声心动图检查。

（2）24 小时尿钠排出量或尿钠/钾比值。

释义

> ■ 入院后必须完成的检查目的是全面评价肝功能，进行 Child-Pugh 分级，评价肝硬化的并发症，如脾功能亢进、原发性肝癌、消化道出血、肝肾综合征、门静脉血栓形成等。
>
> ■ 腹水常规检查项目包括颜色、比重、细胞计数和分类、白蛋白和总蛋白，血清-腹水白蛋白梯度（SAAG）。可选择检查的项目包括应用血培养瓶进行细菌培养、糖、乳酸脱氢酶、淀粉酶、三酰甘油、抗酸染色或结核菌培养、细胞学检查。
>
> ■ 怀疑腹水感染（患者有发热、腹痛或腹部压痛/反跳痛、酸中毒、氮质血症、低血压或低体温）者，应进行腹水培养。
>
> ■ 血 AFP 升高或腹部超声发现肝脏可疑占位性病变，需行腹部 CT 平扫加增强或腹部 MRI 检查，进一步明确诊断。高度怀疑原发性肝癌者，则不宜进入本路径。

■ 怀疑为淤血性肝硬化者，需行超声心动检查，评价心脏形态及功能，进行血管彩超检查了解有无巴德-希阿里综合征等血管疾病。

■ 中-大量腹水患者，可检测24小时尿钠排出量或尿钠/钾比值，以协助选择适当的治疗方案，评估疗效及预后。尿钠90~50mmol/24h，尿钠/尿钾＞2者，提示患者对水和钠均耐受，治疗时不必严格控制水的摄入，螺内酯可加速腹水消退；尿钠50~40mmol/24h，1＜尿钠/尿钾＜2者，提示患者对钠耐受差，但对水尚能耐受，治疗时不必严格限制饮水，多数对螺内酯或联合呋塞米治疗有效；尿钠＜10mmol/24h，尿钠/尿钾＜1者，即所谓"顽固性腹水"，提示患者对水和钠均不能耐受，利尿剂治疗效果不佳，需考虑其他治疗方法。

■ 营养不良是肝硬化的常见并发症，主要表现为骨骼肌质量减少及肌肉无力。建议所有肝硬化失代偿期患者进行快速营养筛查。有营养风险的患者应该完成更详细的营养评估，以确认营养不良的存在和严重程度，以便积极处理。

■ 营养筛查：若BMI＜18.5kg/m^{2}或Child-Pugh C级，则评定为营养不良高风险。除此之外的其他患者，可采用营养筛查工具进行评估。营养筛查工具大多尚未在肝硬化患者中得到证实，并且在液体潴留的情况下容易出现偏差。2017年中国和2018年欧洲慢性肝病患者营养指南中分别推荐 NRS2002 和 RFH-NPT（The Royal Free Hospital-nutritional prioritizing tool，皇家自由医院营养优先工具）做为营养筛查工具。

■ 营养评定：有营养风险的患者需进行营养评定。首先进行肝肾等器官功能评定，其次依据具体情况采用人体组成检查、成像技术检查、握力检查，必要时采用 SGA、PG-SGA、MNA、NALD 等工具综合评定。

（七）腹腔穿刺术

1. 适应证：新发腹水者；原有腹水迅速增加原因未明者；疑似并发自发性腹膜炎者；腹水对药物治疗效果欠佳者。
2. 术前准备：除外合并凝血功能严重下降者。
3. 麻醉方式：局部麻醉。
4. 术后处理：观察病情变化，必要时补充白蛋白（大量放腹水时，应于术后补充白蛋白，按每升腹水补充8~10g白蛋白计算）。

释义

■ 因为腹腔穿刺出血的可能性很小，故不推荐在腹穿前预防性应用新鲜冷冻血浆或血小板。

■ 操作过程中应密切观察患者，穿刺放液不宜过快、过多，避免诱发肝性脑病和电解质紊乱。

（八）选择用药

1. 按肝硬化治疗要求，选用保肝药物。
2. 利尿剂：口服螺内酯单用或联合应用呋塞米。伴低钠血症可应用托伐普坦。根据24小时尿量、下肢水肿、腹围情况评估疗效。

3. 中药或中成药。

释义

■肝硬化的治疗药物主要包括两大类：保护肝细胞药物和抗纤维化药物。保护肝细胞药物用于有转氨酶和胆红素升高的肝硬化患者，如多烯磷脂酰胆碱（用于转氨酶升高的肝硬化）、熊去氧胆酸（用于原发性胆汁性肝硬化）、甘草甜素、还原型谷胱甘肽及维生素类。抗纤维化药物包括秋水仙碱（用于血吸虫性肝硬化）、肾上腺糖皮质激素（主要用于自身免疫性肝炎）及中药制剂如肝爽颗粒等。

■利尿剂应用的释义见本章的"（三）治疗方案的选择"。

■利尿剂疗效评估：利尿药物治疗应答反应（显效、有效及无效）采用24小时尿量、下肢水肿及腹围3个主要指标综合评估。

1. 24小时尿量：较治疗前增加大于1000ml为显效；较治疗前增加500～1000ml为有效；较治疗前增加小于500ml为无效。

2. 下肢水肿：选择双足中水肿程度较重一侧，检查部位选择胫骨嵴或足背。完全看不到压痕为显效；轻度压痕为有效；明显压痕为无效。

3. 腹围：平卧以脐的位置水平绕腹一周测定腹围。治疗后腹围减少2cm以上为显效；腹围减少0～2cm为有效；无减少或增多为无效。

■中药应根据相应证型进行选择。气滞水停证，推荐方药：柴胡疏肝散合胃苓汤；中成药：和络疏肝胶囊。脾虚水停证，推荐方药：四君子汤合实脾饮；中成药：臌症丸，安络化纤丸。湿热水停证，推荐方药：中消分满丸合茵陈蒿汤；中成药：八宝丹胶囊，强肝胶囊。血瘀水停证，推荐方药：调营饮或膈下逐瘀汤；中成药：扶正化瘀片，复方鳖甲软肝片，安络化纤丸，大黄䗪虫丸。脾肾阳虚水停证，推荐方药：附子理中丸合五苓散；中成药：金匮肾气丸。肝肾阴虚水停证，推荐方药：一贯煎合猪苓汤；中成药：六味地黄丸。

（九）营养治疗

有营养风险或营养不良的患者，入院24～48小时内尽早启动肠内营养。肠内营养不能达到目标量60%时，可选全合一的方式实施肠外营养。

释义

■建议肝硬化腹水患者的饮食热量为35～40kcal/（kg·d），蛋白质为1～1.5g/（kg·d）。

■能够经口进食者建议改变饮食摄入模式，少量多餐，每日4～6餐，包括睡前加餐，睡前加餐应以富含碳水化合物的食物为主。经口摄入不能达到目标能量或营养素摄入不够全面时，建议给予口服营养补充（ONS）或管饲肠内营养。肠内营养无法接受或达不到目标量的60%时，建议给予补充性肠外营养。

■建议补充多种维生素制剂、微量元素制剂，临床上明显的维生素不足需要特别治疗。

（十）出院标准

1. 腹胀症状缓解。
2. 腹围减小。
3. 体重稳步下降。
4. 无严重电解质紊乱。
5. 营养摄入状况改善或营养状态稳定。

> **释义**
>
> ■ 症状、体征变化及实验室检查结果提示诊断明确、治疗有效，且无治疗相关副作用，可准予出院，不必等到腹水完全消退。

（十一）变异及原因分析

1. 出现并发症（如消化道出血、原发性腹膜炎、自发性细菌性腹膜炎、原发性肝癌、肝性脑病、肝肾综合征、肝性胸腔积液等）转入相应路径。
2. 合并结核性腹膜炎、肺部感染等转入相应路径。
3. 顽固性腹水，需进一步诊治，导致住院时间延长、费用增加。

> **释义**
>
> ■ 患者以肝硬化腹水的诊断进入本路径，在入院后检查和治疗过程中发现其他并发症，包括消化道出血、自发性腹膜炎、原发性肝癌、肝性脑病、肝肾综合征、肝肺综合征等，对患者健康及生命的影响严重，应优先予以治疗，应退出本路径并转入相应路径。
>
> ■ 患者以肝硬化腹水的诊断进入本路径，在治疗过程中出现基础疾病的加重（如急性左心衰竭、急性心肌梗死、肺气肿合并感染等）或新发现合并疾病（如结核性腹膜炎、恶性肿瘤等）。应充分评估上述变异对本路径疾病治疗可能产生的影响，选择退出本路径并转入相应路径。
>
> ■ 患者以肝硬化腹水的诊断进入本路径，但对治疗方案不敏感，未能在规定时间内取得相应疗效，即所谓"顽固性腹水"。本路径的检查及治疗方案已不再适合继续治疗，应及时退出本路径并考虑新的治疗方案。
>
> ■ 因患者原因导致执行路径出现变异，需要医师在表单中予以说明。

五、肝硬化腹水（内科治疗）临床路径给药方案

1. 用药选择：

（1）利尿剂：

1）呋塞米：属于袢利尿剂，常与螺内酯联合用于肝硬化腹水的治疗。呋噻米存在明显的剂量效应关系，随着剂量加大，利尿效果明显增加。推荐的起始剂量为 $20\sim40mg/d$，每 $3\sim5$ 天递增 $40mg/d$，常规用量上限为 $80mg/d$，最大剂量可增加到 $160mg/d$。呋塞米主要的不良反应为水、电解质紊乱，少见的不良反应包括高血糖、原有糖尿病加重、高尿酸血症、过敏反应等。

2）螺内酯：为醛固酮拮抗剂。常单独或与呋塞米联合用于肝硬化腹水的治疗。常见的不良反应为高钾血症，尤其是单独用药，进食高钾饮食，与钾剂合用以及存在肾功能损害时。因此用药期间应密切随访血钾及心电图。其他不良反应包括胃肠道反应、低钠血症、抗雄激素样作用如男性乳房发育、阳痿、性功能低下、女性乳房胀痛等。禁忌证包括高钾血症、急性肾功能不全及无尿。

3）托伐普坦：为高选择性血管加压素 V2 受体阻断剂，是治疗肝硬化腹水，特别是伴低钠血症者有效排水的药物，起始剂量 15mg/d，根据血钠水平调整剂量，避免血钠升高过快，最低剂量 3.75mg/d，最大剂量 60mg/d。一般连续应用不超过 30d。禁忌证为低血容量性低钠血症。不良反应包括口渴、高钠血症、肾衰竭等，需密切监测血钠及肝肾功。

（2）缩血管活性药物：

1）特利加压素：为人工合成的长效血管加压素制剂。可用于肝硬化顽固型腹水的治疗。用法：1~2 毫克/次，每 12 小时 1 次静脉缓慢推注（至少 15 分钟）或持续静脉点滴，有应答者持续应用 5~7 天；无应答者，可 1~2 毫克/次，每 6 小时 1 次静脉缓慢推注或持续静脉点滴，有应答者持续应用 5~7 天。停药后病情反复，可再重复应用。常见不良反应包括皮肤苍白、血压升高、腹痛、腹泻和头痛。慎用于高血压、心血管疾病、支气管哮喘患者，用药期间需监测血压、心率、出入量及电解质。

2）盐酸米多君：为 α1 受体激动剂，可增加肝硬化顽固型腹水患者 24 小时尿量和钠排泄，对非氮质血症肝硬化腹水患者有较好疗效。国内缺乏应用盐酸米多君的经验及数据。常见不良反应包括卧位和坐位时高血压、皮肤竖毛反应、尿失禁、尿潴留和尿频等。禁用于严重器质性心脏病、急性肾脏疾病、嗜铬细胞瘤、甲状腺功能亢进、尿潴留、增殖性糖尿病视网膜病变、严重血管闭塞或血管痉挛、前列腺增生伴残余尿量增加、闭角型青光眼及高血压患者。用药过程中需严密监测卧位和坐位血压及心率。

（3）中药和中成药：中药和中成药可在限制钠和水的摄入、护肝治疗等基础治疗上应用，与利尿剂等西药构成中西医结合治疗方案。目标为消退腹水，延缓病情进展，减轻症状，提高生活质量，减少并发症，可以在医师指导下服用中药或中成药。

1）柴胡疏肝散合胃苓汤，柴胡 12g、陈皮 12g、川芎 9g、香附 9g、枳壳 9g、白芍 9g、甘草 3g、苍术 15g、厚朴 9g、猪苓 9g、茯苓 9g、泽泻 15g、白术 9g、桂枝 6g。

2）四君子汤合实脾饮，人参 9g、白术 9g、茯苓 9g、炙甘草 6g、附子 9g、干姜 6g、桂枝 9g、木瓜 15g、大腹皮 15g、泽泻 15g、厚朴 6g、木香 6g、草果 15g。

3）中消分满丸合茵陈蒿汤，茵陈 15g、厚朴 9g、栀子 9g、大黄 9g、枳壳 12g、黄芩 15g、黄连 6g、知母 9g、法半夏 6g、陈皮 6g、茯苓 15g、猪苓 15g、泽泻 15g、白茅根 15g、通草 12g。

4）调营饮或膈下逐瘀汤，当归 15g、王不留行 15g、丹参 15g、大黄 6g、葶苈子 12g、茯苓 15g、槟榔 15g、通草 15g、延胡索 15g。

当归 12g、桃仁 6g、红花 6g、川芎 9g、牡丹皮 12g、赤芍 12g、延胡索 9g、枳壳 9g、丹参 15g、鳖甲 24g、炙甘草 6g。

5）附子理中丸合五苓散，制附片 9g、干姜 9g、人参 9g、白术 12g、甘草 12g、桂枝 6g、茯苓 15g、泽泻 9g、猪苓 12g。

6）一贯煎合猪苓汤，北沙参 10g、麦冬 10g、当归 10g、生地黄 15~30g、枸杞 12g、川楝子 5g、猪苓 9g、茯苓 9g、泽泻 9g、阿胶 9g（烊冲）、滑石 9g。

口服方药，一日 2 次，早晚餐后 30 分钟服用，每次约 200ml，中成药按药物说明书进行服用，特殊情况遵医嘱。

2. 药学提示：

（1）螺内酯禁用于高钾血症、急性肾功能不全及无尿患者。

（2）托伐普坦禁用于低血容量性低钠血症及无尿症患者。由于有引起高钠血症的风险，托伐普坦的初次给药和再次给药应当在能够密切监测患者血清钠的医院里进行，并进行密切监测。

（3）对进展期肝硬化伴血压下降的患者应停用或避免应用血管紧张素转换酶抑制剂（ACEI）、血管紧张素Ⅱ受体阻断剂（ARB）和β受体阻滞剂；有研究显示肝硬化伴顽固型腹水患者服用普萘洛尔可导致生存率下降。

（4）前列腺素抑制剂，如非甾体类抗炎药（NSAIDs），可导致肾血管收缩，使患者对利尿剂的反应性降低，并可能导致急性肾衰竭，因此在肝硬化腹水患者中应避免应用。

（5）特利加压素用药期间需监测血压、心率、出入量及电解质。

（6）米多君用药期间需严密监测卧位和坐位血压及心率。国内缺乏应用盐酸米多君的经验及数据。

（7）附子为温阳利水之常用中药。如果炮制方法不当、配伍不合理、煎煮不当或附子用量过大，易造成中毒反应。临床上采用制附子，并需严格掌握适应症，严防超量用药。孕妇禁用。不能与半夏、瓜蒌、天花粉、贝母、白及、白蔹同用。

3. 注意事项：

（1）对利尿剂抵抗的患者，不能盲目增加利尿剂剂量，应首先明确饮食限钠情况及服药依从性。

（2）对服用利尿剂的患者应密切随访监测电解质及肾功能，避免电解质紊乱及肾功能异常。

（3）对肝硬化腹水患者过度利尿可能诱发肝性脑病及肝肾综合征。

六、肝硬化腹水护理规范

1. 对不同疾病严重程度的患者给予相应等级的护理照顾级别。

2. 活动与休息指导：指导患者卧床休息，大量腹水患者可采取半卧位、坐位或取其自觉舒适的体位，使膈肌下降，以利于减轻呼吸困难，肢体水肿者，可抬高下肢，以利静脉回流，减轻水肿。卧床休息时使用床栏，防止坠床。

3. 密切观察患者精神、表情、行为、言语、体温、脉搏、呼吸、血压的变化以及有无扑翼样震颤，皮肤黏膜、胃肠道有无出血等，及时发现有无感染、出血征兆及肝性脑病先兆表现。

4. 评估患者的饮食和营养状况，协助加强饮食调理，以高热量、高蛋白质、低脂、维生素、矿物质丰富而易消化的食物为原则，并根据病情变化及时调整，必要时遵医嘱给予静脉内营养补充。少食多餐，严禁饮酒，避免损伤曲张静脉。

5. 协助患者做好各项检查前准备工作，以及做好患者检查后的病情观察。

6. 用药指导与病情监测，加用药物需征得医师同意，以免服药不当而加重肝脏负担和肝功能损伤。及早识别病情变化，协助指导并发症的预防及早期发现。

7. 腹水治疗期间记录24小时出入量，观察尿量的变化，每日测量空腹体重；放腹水治疗术前说明注意事项，测量体重、腹围、生命体征，排空膀胱，术中术后监测生命体征，观察有无不适反应（如腹腔穿刺点有无红肿、液体渗漏，患者神志、生命体征有无变化等）。

8. 预防感染，注意保暖和个人卫生。

9. 做好护患沟通，建立良好护患关系，帮助患者树立良好的疾病应对心态。

10. 加强患者的健康宣教，并在出院时做好出院后的健康宣教。

七、肝硬化腹水营养治疗规范

1. 建议对所有肝硬化腹水患者进行营养筛查。对有营养风险的患者进行更详细的营养评估。

2. 营养筛查：若 BMI < 18.5kg/m² 或 Child-Pugh C 级，则评定为营养不良高风险。除此之外的其他患者，可采用营养筛查工具（NRS2002 或 RFH-NPT）进行评估。

3. 营养评定：首先进行肝肾等器官功能评定，其次依据具体情况采用人体组成检查、成像技术检查、握力检查，必要时采用 SGA、PG-SGA、MNA、NALD 等工具综合评定。

4. 建议肝硬化腹水患者的饮食热量为 35~40kcal/（kg·d），蛋白质为 1.0~1.5g/（kg·d）。

5. 能够经口进食者建议改变饮食摄入模式，少量多餐，每日 4~6 餐，包括睡前加餐，睡前加餐应以富含碳水化合物的食物为主。经口摄入不能达到目标能量或营养素摄入不够全面时，建议给予口服营养补充（ONS）或管饲肠内营养。肠内营养无法接受或达不到目标量的60%时，建议给予补充性肠外营养。

6. 建议补充多种维生素制剂、微量元素制剂，临床上明显的维生素不足需要特别治疗。

八、肝硬化腹水患者健康宣教

1. 健康生活方式，给予膳食及营养支持指导。

2. 帮助患者正确认识肝硬化腹水这种慢性疾病，需要长期治疗及定期复查，提高患者依从性。

3. 避免能导致基础肝病及腹水加重的因素，建议戒酒、低盐饮食、避免滥用药物及保健品。

4. 指导患者及家属在应用利尿剂期间自我评估治疗反应，包括测量血压、心率、体重、腹围、尿量等。

5. 告知治疗药物的服药注意事项、不良反应的观察及简单处理原则。

6. 帮助患者了解肝硬化其他常见的症状及并发症，以期达到预防、早诊早治的目的。

7. 关注患者精神心理状态，积极沟通，乐观应对疾病。

九、推荐表单

（一）医师表单

肝硬化腹水临床路径医师表单

适用对象：第一诊断为肝硬化腹水（ICD-10：K74+R18）

患者姓名：	性别： 年龄： 门诊号：	住院号：
住院日期： 年 月 日	出院日期： 年 月 日	标准住院日：10~14 天

时间	住院第 1 天	住院第 2 天
主要诊疗工作	□ 完成询问病史和体格检查 □ 完成入院病历及首次病程记录 □ 拟定检查项目 □ 制订初步治疗方案 □ 对患者进行有关肝硬化腹水的宣教	□ 上级医师查房 □ 明确下一步诊疗计划 □ 完成上级医师查房记录 □ 向患者及家属交代病情，并签署腹腔穿刺检查同意书 □ 对腹水量不大或肥胖患者行超声腹水定位 □ 腹腔穿刺术 □ 观察腹腔穿刺术后并发症（出血、血肿等） □ 完成穿刺记录
重点医嘱	**长期医嘱** □ 消化内科护理常规 □ 二级护理 □ 低盐饮食 □ 记 24 小时液体出入量 □ 每天测体重+腹围 1 次 **临时医嘱** □ 血常规、尿常规、粪便常规+隐血 □ 肝功能、肾功能、电解质、血糖、血型、凝血功能、AFP、HBV、HCV □ 腹部超声、胸正侧位 X 线片 □ 必要时行：腹水病原学检查，腹部 CT 或 MRI，超声心动检查，24 小时尿钠排出量或尿钠/钾比值 □ 其他检查（酌情）	**长期医嘱** □ 消化内科护理常规 □ 二级护理 □ 低盐饮食 □ 记 24 小时液体出入量 □ 每天测体重+腹围 1 次 □ 利尿剂 □ 对症治疗 **临时医嘱** □ 腹腔穿刺术 □ 腹水常规、总蛋白、白蛋白、细胞学检查 □ 腹水需氧菌及厌氧菌培养（必要时） □ 白蛋白静脉滴注（必要时） □ 其他检查（酌情）
病情变异记录	□ 无 □ 有，原因： 1. 2.	□ 无 □ 有，原因： 1. 2.
医师签名		

时间	住院第 3~5 天	住院第 6~9 天	住院第 10~14 天
主要诊疗工作	□ 上级医师查房 □ 完成病历记录 □ 评价治疗疗效，调整治疗药物（无水肿者每天体重减轻 300~500g，有下肢水肿者每天体重减轻 800~1000g 时，无须调整药物剂量） □ 根据腹部血管彩超结果决定是否请相关科室会诊 □ 根据腹水检测结果调整治疗方案（如加用抗感染治疗等）	□ 上级医师查房 □ 完成病历记录 □ 评价治疗疗效，若评价为难治性腹水，可选择： 1. 系列性、治疗性腹腔穿刺术 2. 转诊行 TIPS 治疗 3. 转外科治疗	□ 上级医师查房，确定患者可以出院 □ 完成上级医师查房记录、出院记录、出院证明书和病历首页的填写 □ 通知出院 □ 向患者交代出院注意事项及随诊时间 □ 若患者不能出院，在病程记录中说明原因和继续治疗的方案
重点医嘱	**长期医嘱** □ 消化内科护理常规 □ 二级护理 □ 低盐饮食 □ 记 24 小时液体出入量 □ 测体重+腹围，每天 1 次 □ 利尿剂 □ 对症治疗 **临时医嘱** □ 根据病情需要下达 □ 酌情复查：24 小时尿钠排出量测定、尿钠/钾比值测定、肾功、电解质测定	**长期医嘱** □ 消化内科护理常规 □ 二级护理 □ 低盐饮食 □ 记 24 小时液体出入量 □ 测体重+腹围，每天 1 次 □ 利尿剂 □ 对症治疗 **临时医嘱** □ 根据病情需要下达	**出院医嘱** □ 今日出院 □ 低盐饮食 □ 出院带药（参见标准药物治疗方案）。治疗包括病因治疗、利尿剂、中药或中成药 □ 嘱定期监测肾功能及电解质 □ 门诊随诊
病情变异记录	□ 无　□ 有，原因： 1. 2.	□ 无　□ 有，原因： 1. 2.	□ 无　□ 有，原因： 1. 2.
医师签名			

（二）护士表单

肝硬化腹水临床路径护士表单

适用对象：第一诊断为肝硬化腹水（ICD-10：K74+R18）

患者姓名：	性别：	年龄：	门诊号：	住院号：
住院日期：　　年　月　日	出院日期：　　年　月　日		标准住院日：10~14 天	

时间	住院第 1 天	住院第 2 天
健康宣教	□ 入院宣教 　　介绍主管医师、责任护士 　　介绍环境、设施 　　介绍住院注意事项 　　介绍探视及陪护制度 　　介绍贵重物品保管制度 □ 饮食宣教：低盐饮食 □ 出入量宣教 □ 测体重宣教 □ 测腹围宣教 □ 留取 24 小时尿标本 □ 留取标本的宣教	□ 宣教用药知识 □ 宣教疾病知识 □ 宣教腹腔穿刺的注意事项 □ 宣教穿刺时的呼吸控制 □ 主管护士与患者沟通，了解并指导心理应对
护理处置	□ 核对患者姓名，佩戴腕带 □ 建立入院护理病历 □ 卫生处置：剪指（趾）甲、沐浴，更换病号服 □ 静脉抽血	□ 配合医师完成腹腔穿刺，并完成护理记录 □ 低盐饮食 □ 记录 24 小时出入量、体重、腹围 □ 遵医嘱完成相关检查 □ 遵医嘱输入白蛋白 □ 正确执行医嘱 □ 静脉抽血
基础护理	□ 二级护理 □ 晨晚间护理 □ 患者安全管理	□ 二级护理 □ 晨晚间护理 □ 患者安全管理
专家护理	□ 监测生命体征、测量体重 □ 低盐食物 □ 出入量护理 □ 需要时，填写跌倒及压疮防范表 □ 需要时，请家属陪护 □ 心理护理	□ 监测生命体征、测量体重 □ 腹腔穿刺护理 □ 观察患者神志情况 □ 低盐饮食 □ 出入量护理 □ 测体重护理 □ 心理护理
重点医嘱	□ 详见医嘱执行单	□ 详见医嘱执行单

时间	住院第 1 天	住院第 2 天
病情 变异 记录	□无 □有，原因： 1. 2.	□无 □有，原因： 1. 2.
护士 签名		

时间	住院第 3~5 天	住院第 6~9 天	住院第 10~14 天
健康宣教	□ 药物宣教 □ 留取 24 小时尿标本	□ 药物宣教 □ 饮食宣教 　低盐饮食的重要性 　准确记录出入量的重要性	□ 出院宣教 □ 复查时间 □ 服药方法 □ 活动休息 □ 指导饮食 □ 指导办理出院手续 □ 对患者进行坚持治疗和预防 　复发的宣教
护理处置	□ 检查腹腔穿刺处情况 □ 遵医嘱完成相关检查 □ 正确完成医嘱 □ 低盐饮食 □ 静脉抽血	□ 遵医嘱完成相关检查 □ 正确完成医嘱 □ 低盐饮食	□ 办理出院手续 □ 书写出院小结
基础护理	□ 二级护理 □ 晨晚间护理 □ 患者安全管理	□ 二级护理 □ 晨晚间护理 □ 患者安全管理	□ 二级护理 □ 晨晚间护理 □ 患者安全管理
专科护理	□ 监测生命体征、测量体重 □ 低盐饮食 □ 出入量护理 □ 测体重护理 □ 心理护理	□ 监测生命体征、测量体重 □ 低盐饮食 □ 出入量护理 □ 测体重护理 □ 心理护理	□ 监测生命体征、测量体重 □ 低盐饮食 □ 心理护理
重点医嘱	□ 详见医嘱执行单	□ 详见医嘱执行单	□ 详见医嘱执行单
病情变异记录	□ 无　□ 有，原因： 1. 2.	□ 无　□ 有，原因： 1. 2.	□ 无　□ 有，原因： 1. 2.
护士签名			

（三）患者表单

肝硬化腹水临床路径患者表单

适用对象：第一诊断为肝硬化腹水（ICD-10：K74+R18）

患者姓名：		性别：	年龄：	门诊号：	住院号：

住院日期：	年　月　日	出院日期：	年　月　日	标准住院日：10~14 天

时间	入院	腹腔穿刺当天
医患配合	□ 配合询问病史、收集资料，请务必详细告知既往史、用药史、过敏史 □ 配合进行体格检查 □ 有任何不适请告知医师	□ 配合完善穿刺前相关检查、实验室检查，医师与患者和家属介绍病情及穿刺前谈话、签字
护患配合	□ 配合测量体温、脉搏、呼吸频率、血压、体重1次 □ 配合完成入院护理评估（简单询问病史、过敏史、用药史） □ 接受入院宣教（环境介绍、病室规定、订餐制度、贵重物品保管等） □ 有任何不适请告知护士	□ 配合测量体温、脉搏、呼吸频率3次 □ 询问大便情况1次 □ 接受穿刺前相关知识的宣教 □ 加强腹部皮肤的清洁 □ 配合取穿刺体位 □ 配合穿刺时的呼吸控制
饮食	□ 低盐饮食	□ 低盐饮食
排泄	□ 正常排尿便 □ 避免便秘	□ 正常排尿便 □ 避免便秘
活动	□ 正常活动，避免疲劳	□ 正常活动，避免疲劳

时间	腹腔穿刺后	出院
医患配合	□ 配合腹部查体 □ 配合完成相关检查	□ 接受出院前指导 □ 知道复查程序 □ 获取出院诊断书
护患配合	□ 配合定时测量生命体征、每日询问大便情况 □ 配合测量体重，询问出入量 □ 接受服药等治疗 □ 接受必要的生活护理 □ 配合检查穿刺处情况 □ 注意活动安全，避免坠床或跌倒 □ 配合执行探视及陪护	□ 接受出院宣教 □ 办理出院手续 □ 获取出院带药 □ 知道服药方法、作用、注意事项 □ 知道护理伤口方法 □ 知道复印病历程序
饮食	□ 低盐饮食	□ 低盐饮食
排泄	□ 正常排尿便 □ 避免便秘	□ 正常排尿便 □ 避免便秘
活动	□ 适度活动，避免疲劳	□ 适度活动，避免疲劳

附：原表单（2009 年版）

肝硬化腹水临床路径表单

适用对象：第一诊断为肝硬化腹水（ICD-10：K70.3/K74.3-K74.6/K76.1+R18）

患者姓名：　　　　　性别：　　年龄：　　门诊号：　　住院号：

住院日期：　　年　月　日　　出院日期：　　年　月　日　　标准住院日：10~14 天

时间	住院第 1 天	住院第 2 天
主要诊疗工作	□ 完成询问病史和体格检查 □ 完成入院病历及首次病程记录 □ 拟定检查项目 □ 制订初步治疗方案 □ 对患者进行有关肝硬化腹水的宣教 □ 进行营养筛查与评估	□ 上级医师查房 □ 明确下一步诊疗计划 □ 完成上级医师查房记录 □ 向患者及家属交代病情，并签署腹腔穿刺检查同意书 □ 对腹水量不大或肥胖患者行超声腹水定位 □ 腹腔穿刺术 □ 观察腹腔穿刺术后并发症（出血、血肿等） □ 完成穿刺记录
重点医嘱	**长期医嘱** □ 消化内科护理常规 □ 二级护理 □ 低盐饮食 □ 记 24 小时液体出入量 □ 测体重+腹围 qd □ 营养治疗药物（视评估情况） **临时医嘱** □ 血常规、尿常规、粪便常规+隐血 □ 肝功能、肾功能、电解质、血糖、血型、凝血功能、AFP、HBV、HCV □ 腹水检查 □ 腹部超声、胸正侧位 X 线片 □ 必要时行：腹水病原学检查，腹部 CT 或 MRI，超声心动检查，24 小时尿钠排出量或尿钠/钾比值 □ 其他检查（酌情）	**长期医嘱** □ 消化内科护理常规 □ 二级护理 □ 低盐饮食 □ 记 24 小时液体出入量 □ 测体重+腹围，每天 1 次 □ 利尿剂 □ 营养治疗药物 **临时医嘱** □ 腹腔穿刺术 □ 腹水常规、总蛋白、白蛋白、细胞学检查 □ 腹水需氧菌及厌氧菌培养（必要时） □ 白蛋白静脉滴注（必要时） □ 其他检查（酌情）
主要护理工作	□ 入院宣教 □ 健康宣教：疾病相关知识 □ 根据医师医嘱指导患者完成相关检查 □ 完成护理记录 □ 记录入院时患者体重和腹围 □ 填写营养评估表 □ 营养治疗护理（遵医嘱）	□ 基本生活和心理护理 □ 监督患者进行出入量及体重测量 □ 腹腔穿刺术后观察患者病情变化：神志变化、生命体征、穿刺点渗血及渗液情况，发现异常及时向医师汇报并记录 □ 正确执行医嘱 □ 认真完成交接班 □ 营养治疗护理

续　表

时间	住院第 1 天	住院第 2 天
病情 变异 记录	□无　□有，原因： 1. 2.	□无　□有，原因： 1. 2.
护士 签名		
医师 签名		

时间	住院第 3~5 天	住院第 6~9 天	住院第 10~14 天
主要诊疗工作	□ 上级医师查房 □ 完成病历记录 □ 评价治疗疗效，调整治疗药物（无水肿者每天体重减轻300~500g，有下肢水肿者每天体重减轻 800~1000g 时，无需调整药物剂量） □ 根据腹部血管彩超结果决定是否请相关科室会诊 □ 根据腹水检测结果调整治疗方案（如加用抗感染治疗等）	□ 上级医师查房 □ 完成病历记录 □ 再次进行营养筛选和评估 □ 评价治疗疗效，若评价为难治性腹水，可选择： 1. 系列性、治疗性腹腔穿刺术 2. 转诊行 TIPS 治疗 3. 转外科治疗	□ 营养治疗药物 □ 上级医师查房，确定患者可以出院 □ 完成上级医师查房记录、出院记录、出院证明书和病历首页的填写 □ 通知出院 □ 向患者交代出院注意事项及随诊时间 □ 若患者不能出院，在病程记录中说明原因和继续治疗的方案
重点医嘱	**长期医嘱** □ 消化内科护理常规 □ 二级护理 □ 低盐饮食 □ 记 24 小时液体出入量 □ 测体重+腹围，每天 1 次 □ 利尿剂 □ 营养治疗药物 **临时医嘱** □ 根据病情需要下达 □ 酌情复查：24 小时尿钠排出量测定、尿钠/钾比值测定、肾功、电解质测定	**长期医嘱** □ 消化内科护理常规 □ 二级护理 □ 低盐饮食 □ 记 24 小时液体出入量 □ 测体重+腹围，每天 1 次 □ 利尿剂 □ 营养治疗药物（视评估情况） **临时医嘱** □ 根据病情需要下达	**出院医嘱** □ 今日出院 □ 低盐饮食 □ 出院带药 □ 嘱定期监测肾功能及电解质 □ 门诊随诊
主要护理工作	□ 基本生活和心理护理 □ 监督患者进行出入量及体重测量 □ 正确执行医嘱 □ 认真完成交接班 □ 对患者进行营养宣教 □ 营养治疗护理	□ 基本生活和心理护理 □ 监督患者进行出入量及体重测量 □ 正确执行医嘱 □ 认真完成交接班 □ 对患者进行营养宣教 □ 填写营养评估表 □ 营养治疗护理	□ 营养、防护等健康宣教 □ 帮助患者办理出院手续、交费等事宜 □ 出院指导
病情变异记录	□ 无 □ 有，原因： 1. 2.	□ 无 □ 有，原因： 1. 2.	□ 无 □ 有，原因： 1. 2.
护士签名			
医师签名			

第三十二章

晚期血吸虫病腹水型临床路径释义

【医疗质量控制指标】

指标一、晚期血吸虫病需结合临床表现、实验室检查来综合判断，进一步结合症状体征、影像学检查诊断腹水型。

指标二、腹水治疗应采用综合治疗方法，药物治疗及必要时行腹腔穿刺治疗。

指标三、在腹水治疗中应注意防止并发症的发生。

一、晚期血吸虫病腹水型编码

1. 原编码：

疾病名称及编码：晚期血吸虫病腹水型（ICD-10：B65、R18.206）

2. 修改编码：

疾病名称及编码：晚期血吸虫病腹水型（ICD-10：B65.203）

3. 对应或相关中医病种及编码：虫病（血吸虫病）（BNC000）

二、临床路径检索方法

B65.203

三、国家医疗保障疾病诊断相关分组（CHS-DRG）

MDCG 肝、胆、胰疾病及功能障碍

HS2 肝硬化

四、晚期血吸虫病腹水型临床路径标准住院流程

（一）适用对象

第一诊断为晚期血吸虫病（轻-中度腹水）者（ICD-10：B65.206）。

内科药物治疗者。

（二）诊断依据

1. 符合晚期血吸虫病的诊断标准：根据中华人民共和国卫生行业标准 WS261-2006 血吸虫病诊断标准。

（1）长期或反复的疫水接触史，或有明确的血吸虫病治疗史。

（2）临床有门静脉高压症状、体征，或有侏儒、结肠肉芽肿表现。

（3）粪检查获虫卵或毛蚴，直肠活检发现血吸虫卵。

（4）免疫学检查阳性。

（5）诊断标准：疑似病例，具备（1）和（2）。确诊病例具备（1）（2）和（3）。临床诊断，（1）（2）和（4）。

2. 有腹水的临床症状和体征：如腹胀、腹围增大，腹水征阳性。

3. 腹部超声或 CT 检查有腹腔积液。

4. 腹腔穿抽出腹水并送检。

释义

■ 晚期血吸虫病腹水型主要是由于血吸虫感染所致的肝纤维化、窦前阻塞、导致门静脉压力增高，同时肝功能减退，肝脏蛋白合成功能发生障碍，引起血浆白蛋白降低，血浆胶体渗透压降低，以上综合因素的影响从而产生腹水。腹水产生后，引起一系列血流动力学改变和内分泌异常，水钠潴留加重，造成腹水持续而顽固，形成恶性循环。

■ 临床症状以腹水为主：分为普通型腹水（轻-中度）和顽固性腹水。普通型系应用利尿剂治疗有效，能使腹水消退；顽固性腹水指病史持续在一年以上，短期内又反复发作，经正规利尿治疗 4 周以上腹水无明显消退。

（三）治疗方案的选择及依据

根据《临床血吸虫病学》（任光辉主编，人民卫生出版社，2009 年），《临床诊疗指南·消化系统疾病分册》（中华医学会编著，人民卫生出版社，2005 年），《实用内科学》（王吉耀、葛均波、邹和建主编，人民卫生出版社，2022 年，第 16 版），《消化系统疾病治疗学》（人民卫生出版社，2006 年），《晚期血吸虫病人外科治疗救助项目管理办法》和《晚期血吸虫病人外科治疗救助项目技术方案》（卫办疾控发〔2005〕29 号）。

1. 一般治疗：休息，控制水和钠盐的摄入量。
2. 药物治疗：护肝、利尿剂、白蛋白等。
3. 防止并发症：控制感染，防止上消化道出血。
4. 病原治疗：晚期血吸虫病腹水患者，吡喹酮列为禁忌，只有在腹水完全消失达半年以上且病情稳定才考虑用吡喹酮杀虫。
5. 中医治疗方案。

释义

■ 一般治疗包括去除病因，卧床休息，限盐限水，加强营养。肝纤维化腹水早期即有水钠潴留，摄入 1g 钠盐可潴水 200ml，因此限制钠盐有利于消除腹水。

■ 补充白蛋白：当血清白蛋白低于 25~30g/L，血浆胶体渗透压下降，易导致腹水发生。因此在治疗上应通过静脉途径补充。方法为每次输注人体白蛋白 10~20g，每周 2~4 次，严重者可以每日 1 次。

■ 腹水量少时可以不必排放腹水，首先给予利尿剂达到清除腹水的目的。

■ 利尿剂选择联合用药，螺内酯为首选利尿剂。一般以每天减轻体重不超过0.5~1.0kg 为宜，并动态观察肝功能、肾功能及电解质情况。

■ 病原学治疗需在肝功能基本正常，低蛋白血症有所纠正，腹水减轻或消退，上消化道出血停止病情稳定半年以上，全身情况好转时进行。病原学治疗对象包括粪便检查出虫卵或孵化出毛蚴者、直肠镜检发现虫卵（无吡喹酮治疗史）者、血清免疫学检查（间接凝血试验、环卵沉淀试验、酶联免疫吸附试验等阳性，距末次化疗 3 年以上者）。病原治疗药物为吡喹酮，对肝功能代偿能力良好的晚期血吸虫病患者可用总剂量 60mg/kg，2 日疗法。对一般情况较差或年老体弱，有明显夹杂症的患者可采用总剂量 90mg/kg，6 日疗法。腹水消退或上消化道出血停止且病情稳定半年以上患者可采用总剂量 50~60mg/kg，2~3 日疗法。

■ 中医治疗

1. 气滞湿阻证：症状：腹胀，按之不坚，胁下胀满或疼痛，下肢水肿，食后腹胀、嗳气、矢气后胀痛减轻。舌脉：舌苔白腻，脉弦。治法：疏肝理气，除湿消胀。主方：柴胡疏肝散合胃苓汤加减。

2. 寒湿困脾证：症状：腹大胀满，按之如囊裹水，胸脘胀闷，得热则舒。精神困倦，怯寒懒动，面浮或下肢微肿，大便溏薄，小便短少。舌脉：舌苔白腻水滑，脉弦迟。治法：温中健脾，行气利水。主方：实脾饮加减。

3. 湿热蕴结证：症状：脘腹坚满，胀大如臌，外坚内胀，拒按，心烦躁热，渴不欲饮，身目黄染，周身困重，小便赤涩，大便黏腻不爽。舌脉：舌质红，苔黄腻，脉滑数。治法：清热利湿，攻下逐水。主方：中满分消丸合茵陈蒿汤加减。

4. 肝脾血瘀证：症状：腹大坚满，按之不陷而硬，青筋怒张，胁腹刺痛拒按，面色晦暗，面颈胸臂等处可见红点赤缕，手掌赤痕，唇色紫褐，大便色黑，肌肤甲错，口干，饮水不欲下咽。舌脉：舌质紫暗或边有瘀斑，脉细涩。治法：活血化瘀，行气利水。主方：调营饮加减。

5. 脾肾阳虚证：症状：腹大胀满，形如蛙腹，撑胀不甚，朝宽暮急；面色苍黄；胸脘满闷；食少便溏。畏寒肢冷神倦；尿少腿肿。舌脉：舌淡胖边有齿痕，苔厚腻水滑，脉沉弱。治法：温补脾肾，化气行水。主方：附子理中丸合五苓散加减。

6. 肝肾阴虚证：症状：腹大坚满；症状：甚则腹部青筋暴露；形体反见消瘦，口燥咽干。面色晦暗；心烦失眠；齿鼻时或衄血；小便短少。舌脉：舌红绛少津，脉弦细数。治法：滋养肝肾，凉血化瘀利水。主方：六味地黄丸膈下逐瘀汤加减。

（四）标准住院日

10~15 天。

> **释义**
>
> ■ 晚期血吸虫病腹水型患者入院后尽早行腹腔穿刺术，术后给予利尿剂并酌情输注白蛋白。入院第 3~5 天评价治疗疗效并调整治疗药物，总住院时间 10~15 天符合路径要求。

（五）进入路径标准

1. 第一诊断为晚期血吸虫病（轻-中度腹水）患者。

2. 当患者同时具有其他疾病但在住院期间不需作特殊处理，也不影响第一诊断临床路径管理实施时，可以进入路径管理。

（六）住院期间检查项目

1. 入院后必须完成的检查：

（1）血型、血常规、尿常规、粪便常规+隐血。

（2）肝功能、肾功能、电解质、血糖、血氨；血吸虫免疫学检查。

（3）凝血功能、输血前五项。

（4）肿瘤标志物：AFP、CEA。

（5）心电图、胸部正侧位片、腹部超声（包括腹部重要脏器、门静脉、肝静脉及下腔静脉）。

2. 根据患者具体情况可选择：

（1）腹水检查（腹水常规及生化、细胞学检查、细菌培养+药敏）。

（2）胃镜、腹部 CT、CTA 或 MRI、HBV-DNA。

> **释义**
>
> ■ 晚期血吸虫病患者粪便中多数难以发现虫卵或孵化出毛蚴，直肠黏膜活检发现虫卵阳性率高。
>
> ■ 血常规：常有贫血，白细胞及血小板低于正常。
>
> ■ 肝功能：白蛋白降低，球蛋白升高，A/G 倒置。血清 ALT 多在正常范围，如合并肝炎肝功能异常率增高。
>
> ■ 影像学检查：肝轮廓变形，有的呈萎缩，肝包膜不光滑，甚至呈锯齿状。肝实质回声增强增粗，呈网络状分布，可见多数网眼直径 > 20mm。龟背样图形为晚期血吸虫病的特有表现。门静脉多增粗，管壁增厚，脾大，脾静脉增粗。
>
> ■ 晚期血吸虫病出现腹水时，应对腹水性质作出判断。腹水是漏出液还是渗出液，是感染性还是非感染性，是良性还是恶性。

（七）治疗药物及给药方案

护肝、利尿、提高血浆胶体渗透压及预防肝性脑病等药物。

（八）出院标准

1. 腹胀消失。

2. 腹围缩小、体重减轻。

3. 超声检查腹水消失。

4. 无严重电解质紊乱。

（九）变异及原因分析

出现较严重的并发症和合并症，导致住院时间延长、住院费用增加等，按相应路径或指南进行救治，退出本路径。如疗效不佳，系顽固性腹水，可转入其他路径，如腹水回输或 TIPS 等。

> **释义**
>
> ■ 常见并发症有上消化道出血、自发性细菌性腹膜炎、肝性脑病、肝肾综合征，导致住院时间延长。可按相应路径或指南进行救治，退出本路径。

五、晚期血吸虫病腹水型临床路径给药方案

1. 用药选择：

（1）基础治疗：限制钠和水的摄入：钠的摄入量在 60~90mmol/d（相当于食盐 2g/d）。除非出现稀释性低钠血症（血钠低于 120~125mmol/L）者，摄水量在 500~1000ml/d，否则不必严格限水。

（2）基础保肝治疗包括还原性谷胱甘肽、多烯磷脂酰胆碱、乙酰半胱氨酸、水飞蓟宾、甘草酸制剂、熊去氧胆酸等。

（3）临床常用的利尿剂为螺内酯和呋塞米。两者合用，既可加强疗效又可减少不良反应。螺内酯为治疗的首选，剂量为 $40\sim80\mathrm{mg/d}$，体重无明显下降可加服呋塞米 $20\sim40\mathrm{mg/d}$，以后再视利尿效果调整（最大剂量分别为螺内酯 $400\mathrm{mg/d}$、呋塞米 $160\mathrm{mg/d}$）。

（4）提高血浆胶体渗透压：对于低蛋白血症者，每周定期输注白蛋白或血浆，可通过提高血浆胶体渗透压促进腹水消退。

（5）大量排放腹水加输注白蛋白：每放 1L 腹水补充白蛋白 $6\sim10\mathrm{g}$，可以减少并发症。

（6）中药治疗：

1）气滞湿阻证，柴胡 10g、枳壳 10g、白芍 10g、川芎 10g、香附 12g、白术 20g、茯苓 30g、猪苓 10g、泽泻 10g、桂枝 10g、苍术 10g、厚朴 15g、陈皮 10g。

2）寒湿困脾证，炒白术 20g、炮附子（先煎）10g、干姜 10g、木瓜 10g、大腹皮 30g、茯苓 10g、厚朴 15g、木香 10g、草果 10g、生甘草 6g。

3）湿热蕴结证，厚朴 10g、枳实 10g、黄芩 12g、黄连 6g、知母 10g、法半夏 9g、陈皮 10g、茯苓 20g、猪苓 10g、泽泻 10g、砂仁（后下）6g、干姜 9g、姜黄 10g、炒白术 10g、甘草 5g。

4）肝脾血瘀证，川芎 10g、赤芍 10g、大黄 6g、莪术 10g、延胡索 10g、当归 10g、瞿麦 10g、生槟榔 10g、葶苈子（包煎）10g、茯苓 30g、桑白皮 10g、大腹皮 20g、陈皮 10g、官桂 6g、细辛 3g、甘草 6g。

5）脾肾阳虚证，炮附子（先煎）10g、干姜 10g、党参 10g、炒白术 10g、甘草 10g、猪苓 10g、茯苓 10g、泽泻 10g、桂枝 10g。

6）肝肾阴虚证，熟地黄 10g、山茱萸 10g、山药 20g、茯苓 20g、泽泻 10g、丹皮 10g、五灵脂（包煎）10g、赤芍 10g、桃仁 6g、红花 6g、丹皮 10g、川芎 10g、乌药 10g、延胡索 10g、香附 12g、枳壳 10g、甘草 6g。

（7）中药药治疗中成药：

1）五苓胶囊，口服。一次 3 粒，一日 2 次。

2）臌癥丸，饭前服，一次 10 粒，一日 3 次，儿童酌减。

（8）中医特色疗法：

1）用麝香 0.1g，白胡椒粉 0.1g，拌匀，水调呈糊状，敷脐上，用纱布覆盖，胶布固定，2 日更换 1 次。有温中散寒，理气消胀之功。适用于寒湿困脾证鼓胀。

2）阿魏、硼砂各 30g，共为细末，用白酒适量调匀，敷于脐上，外用布带束住，数日一换，有软坚散结之效。

3）逐水贴：大戟、甘遂、芫花、海藻各等分。上药共为细末，用醯醋调面和药，摊于绵纸之上，贴于脐下。用于攻逐水饮，急性期使用。

2. 药学提示：

（1）多烯磷脂酰胆碱严禁用电解质溶液（生理氯化钠溶液、林格液等）稀释。若要配制静脉输液，只能用不含电解质的葡萄糖溶液稀释（如 5%/10% 葡萄糖溶液；5% 木糖醇溶液）。若用其他输液配制，混合液 pH 不得低于 7.5，配制好的溶液在输注过程中保持澄清。只可使用澄清的溶液。

（2）甘草酸制剂可通过其抗炎作用改善肝脏炎症以缓解肝纤维化进程。多项体外试验以及动物模型研究表明甘草酸制剂可作用于 TGF-β1/Smad 等信号通路来抑制肝纤维化。虽然有研究提示复方甘草酸苷在乙型肝炎肝硬化并腹水患者中不会额外增加水钠潴留风险，但考虑到肝硬化患者易出现电解质紊乱，建议在应用甘草酸制剂时注意监测不良反应。

3. 注意事项：

（1）理想的利尿效果为每天体重减轻 $0.3\sim0.5\mathrm{kg}$（无水肿者）或 $0.8\sim1.0\mathrm{kg}$（有下肢水肿

者）。过猛的利尿会导致水电解质紊乱，严重者诱发肝性脑病和肝肾综合征。

（2）并发症治疗：①SBP 确诊患者或具有典型临床症状、体征的患者，应立即经验性抗感染治疗，常用的抗菌药物为 3 代头孢菌素类、喹诺酮；②避免大量使用利尿剂、放腹水，积极处理消化道出血，控制肝性脑病，治疗感染，纠正水电解质酸碱平衡紊乱。治疗过程中避免应用潜在肾毒性药物，改善肝功能，改善肾血流量。

（3）病原学治疗需在肝功能基本正常，低蛋白血症有所纠正，腹水减轻或消退，上消化道出血停止病情稳定半年以上，全身情况好转时进行。

六、晚期血吸虫病腹水型护理规范

1. 规范治疗期间，实施综合护理。

2. 增加饮食指导及休息指导。

3. 观察患者腹部体征变化，监测并记录患者的体重、腹围、出入量。注意有无少尿、无尿等情况。

4. 指导患者注意口腔卫生，注意保暖，监测体温变化，预防感染。

5. 加强皮肤护理，防止压疮发生。如行过腹腔穿刺，注意穿刺处皮肤的护理。

6. 做好医护患沟通，给予患者支持和安慰，帮助患者树立信心。

7. 做好患者的健康宣教。

七、晚期血吸虫病腹水型营养治疗规范

1. 忌烟酒和辛辣食物。

2. 可进食易消化、热量高、高蛋白、维生素丰富的食物，以流质饮食或半流质饮食为主。同时特需注意饮食卫生，避免加重感染。

3. 注意限制水、钠的摄入。

4. 应用利尿剂的患者，在血钾低时，应注意补充含钾食物。

八、晚期血吸虫病腹水型患者健康宣教

1. 保持健康生活方式。

2. 帮助患者认识到此病病程长，应保持积极乐观的态度。

3. 提高患者自我意识，指导患者学会定期测体重及腹围。每周至少 2 次记录出入量，并减少高钠食物的摄入。

4. 告知患者服用利尿剂的过程中，应注意监测电解质。

5. 腹水患者抵抗力低，很容易造成各种感染，注意保持皮肤干燥清洁，注意口腔清洁，保持足够的睡眠及休息。

6. 关注患者心理状态，积极沟通，帮助其建立良好的应对策略。

九、推荐表单

(一) 医师表单

晚期血吸虫病腹水型临床路径医师表单

适用对象：第一诊断为晚期血吸虫病腹水型（轻-中度腹水）（ICD-10：B65.206）

患者姓名：	性别： 年龄： 门诊号：	住院号：

住院日期： 年 月 日	出院日期： 年 月 日	标准住院日：10~15 天

时间	住院第 1 天	住院第 2 天
主要诊疗工作	□ 完成询问病史与体格检查 □ 完成入院病历及首次病程记录 □ 拟定检查项目 □ 制订初步治疗方案 □ 对患者进行有关晚期血吸虫腹水型病宣教	□ 上级医师查房 □ 明确下一步诊疗计划 □ 完成上级医师查房记录 □ 向患者及家属交代病情，并签署腹腔穿刺检查同意书 □ 对腹水量不大或肥胖患者进行超声腹水定位 □ 腹腔穿刺术 □ 观察腹腔穿刺术后并发症（出血、血肿等） □ 完成穿刺记录
重点医嘱	**长期医嘱** □ 消化内科护理常规 □ 二级护理 □ 低盐饮食 □ 记 24 小时液体出入量 □ 测体重、腹围 qd **临时医嘱** □ 血吸虫病原、血清学检查 □ 血常规、尿常规、粪便常规+隐血 □ 肝功能、肾功能、电解质、血糖、血脂、血型、凝血功能、HBV、HCV、HIV、肿瘤标志物（AFP、CEA） □ 心电图、腹部超声、胸正侧位片 □ 必要时行：腹水病原学检查，腹部 CT 或 MRI、超声心动检查、24 小时尿钠排出量或尿钠/钾比值 □ 其他检查（酌情）	**长期医嘱** □ 消化内科护理常规 □ 二级护理 □ 低盐饮食 □ 记 24 小时液体出入量 □ 测体重、腹围 qd □ 利尿剂 **临时医嘱** □ 腹腔穿刺术 □ 腹水常规+生化、总蛋白、白蛋白、细胞学检查 □ 腹水需氧菌及厌氧菌培养（必要时） □ 白蛋白静注（必要时） □ 其他检查（酌情）
主要护理工作	□ 入院宣教 □ 健康宣教：疾病相关知识 □ 根据医嘱指导患者完成相关检查 □ 完成护理记录 □ 记录入院时患者体重和腹围	□ 基本生活和心理护理 □ 监督患者进行出入量及体重测量 □ 腹腔穿刺术后观察患者病情变化：神志变化、生命体征、穿刺点渗血及渗液情况，发现异常及时向医师汇报并记录 □ 正确执行医嘱 □ 认真完成交接班

续　表

时间	住院第 1 天	住院第 2 天
病情 变异 记录	□无　□有，原因： 1. 2.	□无　□有，原因： 1. 2.
护士 签名		
医师 签名		

时间	住院第 3~5 天	住院第 6~9 天	住院第 10~15 天
主要诊疗工作	□ 上级医师查房 □ 完成病历记录 □ 评价治疗疗效，调整治疗药物（无水肿着每天体重减轻 300~500g，有下肢水肿者每天体重减轻 800~1000g 时，无须调整药物剂量） □ 根据腹水检测结果调整治疗方案（如加用抗感染治疗等）	□ 上级医师查房 □ 完成病历记录 □ 评价治疗疗效，若评价为难治性腹水，可选择： 1. 系列性、治疗性腹腔穿刺术 2. 转诊行 TIPS 治疗 3. 转外科治疗	□ 上级医师查房，确定患者可以出院 □ 完成上级医师查房记录、出院记录、出院证明书和病历首页的填写 □ 通知出院 □ 向患者交代出院注意事项及随诊时间 □ 若患者不能出院，在病程记录中说明原因和继续治疗的方案
重点医嘱	**长期医嘱** □ 消化内科护理常规 □ 二级护理 □ 低盐饮食 □ 记 24 小时液体出入量 □ 测体重、腹围 qd □ 利尿剂 **临时医嘱** □ 根据病情需要下达 □ 酌情复查：24 小时尿钠排出量、尿钠/钾比值、肝功能、肾功能、电解质	**长期医嘱** □ 消化内科护理常规 □ 二级护理 □ 低盐饮食 □ 记 24 小时液体出入量 □ 测体重、腹围 qd □ 利尿剂 **临时医嘱** □ 根据病情需要下达	**出院医嘱** □ 今日出院 □ 低盐饮食 □ 出院带药 □ 嘱定期检测肝功能、肾功能、电解质 □ 门诊随诊
主要护理工作	□ 基本生活和心理护理 □ 监督患者进行出入量及体重测量 □ 正确执行医嘱 □ 认真完成交接班	□ 基本生活和心理护理 □ 监督患者进行出入量及体重测量 □ 正确执行医嘱 □ 认真完成交接班	□ 帮助患者办理出院手续、交费等事宜 □ 出院指导
病情变异记录	□ 无 □ 有，原因： 1. 2.	□ 无 □ 有，原因： 1. 2.	□ 无 □ 有，原因： 1. 2.
护士签名			
医师签名			

（二）护士表单

晚期血吸虫病腹水型临床路径护士表单

适用对象：第一诊断为晚期血吸虫病腹水型（轻-中度腹水）（ICD-10：B65.206）

患者姓名：	性别：	年龄：	门诊号：	住院号：
住院日期：　　年　月　日	出院日期：　　年　月　日		标准住院日：10~15天	

时间	住院第1天	住院第2天
健康宣教	□ 入院宣教：介绍病房环境、设施、医院相关制度、主管医师和护士 □ 告知各项检查室检查的目的及注意事项 □ 指导饮食、卫生、活动等 □ 安全宣教 □ 做好心理安慰，减轻患者入院后的焦虑、紧张的情绪	□ 宣教疾病知识 □ 做好用药指导 □ 介绍腹腔穿刺的目的、方法、注意事项
护理处置	□ 入院护理评估：询问病史、相关查体、一般情况及营养状况等 □ 监测和记录生命体征 □ 建立护理记录（病危、重症者） □ 卫生护理：更换病号服等 □ 完成各项实验室检查的准备	□ 营养支持，纠正低蛋白血症 □ 完成各项实验室检查标本的留取并及时送检 □ 遵医嘱完成相关检查
基础护理	□ 根据患者病情和生活自理能力确定护理级别（遵医嘱执行） □ 晨晚间护理 □ 安全护理	□ 执行分级护理 □ 晨晚间护理 □ 安全护理
专科护理	□ 执行消化内科护理常规 □ 病情观察 □ 填写患者危险因素评估表（需要时） □ 心理护理	□ 观察患者病情变化 □ 心理护理
重点医嘱	□ 详见医嘱执行单	□ 详见医嘱执行单
病情变异记录	□ 无　□ 有，原因： 1. 2.	□ 无　□ 有，原因： 1. 2.
护士签名		

时间	住院第 3~9 天	住院第 10~15 天
健康宣教	□ 介绍疾病治疗、护理知识 □ 介绍药物作用、不良反应及注意事项 □ 指导患者输液、采血等	□ 出院宣教：用药、饮食、休息及复查日期等 □ 指导办理出院手续 □ 告知患者科室电话，定期门诊随访
护理处置	□ 遵医嘱完成相关检查 □ 遵医嘱及时给予对症治疗	□ 为患者领取出院带药 □ 协助整理患者用物 □ 床单位终末消毒 □ 出院 2 周内责任护士电话回访，解答患者提出的问题并给予相关健康指导
基础护理	□ 执行分级护理 □ 晨晚间护理 □ 安全护理	□ 安全护理，护送出院
专科护理	□ 密切观察病情变化，尤其观察出血情况、腹围大小及 24 小时出入量 □ 心理护理 □ 生命体征监测，必要时做好重症记录	□ 心理护理
重点医嘱	□ 详见医嘱执行单	□ 详见医嘱执行单
病情变异记录	□ 无　□ 有，原因： 1. 2.	□ 无　□ 有，原因： 1. 2.
护士签名		

（三）患者表单

晚期血吸虫病腹水型临床路径患者表单

适用对象：第一诊断为晚期血吸虫病腹水型（轻-中度腹水）（ICD-10：B65.206）

患者姓名：	性别： 年龄： 门诊号：	住院号：
住院日期： 年 月 日	出院日期： 年 月 日	标准住院日：10~15 天

时间	住院第 1 天	住院第 2 天
医患配合	□ 接受询问病史、收集资料，请务必详细告知既往史、用药史、过敏史 □ 请明确告知既往用药情况 □ 配合进行体格检查 □ 有任何不适请告知医师 □ 配合进行相关检查 □ 签署相关知情同意书	□ 配合完成相关检查（B 超、心电图、X 线胸片等） □ 配合完成实验室检查（血常规、肝功能、肾功能、出凝血等） □ 配合用药，有任何不适告知医师 □ 配合完成腹腔穿刺术
护患配合	□ 配合测量体温、脉搏、呼吸频率、血压、身高、体重 □ 配合完成入院护理评估（回答护士询问病史、过敏史、用药史） □ 接受入院宣教（环境介绍、病室规定、探视陪护制度、送餐订餐制度、贵重物品保管等） □ 有任何不适请告知护士	□ 配合测量体温、脉搏、呼吸频率，询问饮食及排便情况 □ 配合各项检查 □ 配合采集血标本 □ 接受疾病知识介绍及用药指导等 □ 接受心理护理 □ 接受基础护理 □ 有任何不适告知护士
饮食	□ 遵照医嘱饮食	□ 遵照医嘱饮食
活动	□ 根据病情适度活动，避免疲劳	□ 根据病情适度活动，避免疲劳

时间	住院第 3~9 天	住院第 10~15 天
医患配合	□ 配合检查和药物治疗 □ 有任何不适请告知医师	□ 接受出院前指导 □ 遵医嘱出院后用药 □ 办理出院手续，获取出院诊断书 □ 遵医嘱定期复查随访
护患配合	□ 配合测量体温、脉搏、呼吸，24 小时出入量及排便情况 □ 配合各项检查 □ 配合采集血标本 □ 接受疾病知识介绍及用药指导等 □ 接受输液、服药等治疗 □ 接受心理护理 □ 接受基础护理 □ 有任何不适告知护士	□ 接受出院宣教 □ 办理出院手续 □ 获取出院带药，熟悉服药方法、作用及注意事项 □ 知道复印病历方法
饮食	□ 遵照医嘱饮食	□ 遵照医嘱饮食
活动	□ 根据病情适度活动，避免疲劳	□ 根据病情适度活动，避免疲劳

附：原表单（2016 年版）

晚期血吸虫病腹水型临床路径表单

适用对象：第一诊断为晚期血吸虫病腹水型（轻-中度腹水）（ICD-10：B65.206）

患者姓名：	性别：　　年龄：　　门诊号：	住院号：
住院日期：　　年　月　日	出院日期：　　年　月　日	标准住院日：10~15 天

时间	住院第 1 天	住院第 2 天	住院第 3 天
主要诊疗工作	□ 完成询问病史与体格检查，完成入院病历及首次病程记录 □ 拟定检查项目及制订初步治疗计划 □ 对患者进行有关晚期血吸虫病（腹水型）的宣教	□ 上级医师查房 □ 明确下一步诊疗计划 □ 完成上级医师查房记录 □ 向患者及家属交代病情，并签署腹腔穿刺检查同意书 □ 对腹水量不大或肥胖患者行超声腹水定位 □ 腹腔穿刺术 □ 观察腹腔穿刺术后并发症（出血、血肿等） □ 完成穿刺记录	□ 上级医师查房 □ 完成三级医师查房记录 □ 根据腹水检查结果调整治疗方案，如加用抗感染治疗等 □ 根据腹部血管彩超结果决定是否请相关科室会诊 □ 评价治疗疗效
重点医嘱	**长期医嘱** □ 消化内科护理常规 □ 一级/二级护理 □ 低盐软质饮食 □ 记 24 小时尿量 □ 测体重+腹围 qd **临时医嘱** □ 血常规、血型、尿常规、粪便常规+隐血 □ 肝功能、肾功能、电解质、血糖、血氨、输血前五项 □ 凝血功能 □ AFP、CEA □ 24 小时尿钠排出量 □ 测定、尿钠/钾比值测定 □ 胸部正侧位片、心电图 □ 腹部超声（腹部重要脏器、下腔静脉、肝静脉及门静脉彩超）	**长期医嘱** □ 消化内科护理常规 □ 一级护理 □ 低盐软质饮食 □ 记 24 小时尿量 □ 测体重+腹围 qd □ 呋塞米 20mg qd □ 螺内酯 40mg qd **临时医嘱** □ 腹腔穿刺术 □ 腹水常规、生化、细胞学检查、腹水培养+药敏试验 □ 胃镜、腹部 CT 或 MRI □ 护肝治疗 □ 白蛋白静注	**长期医嘱** □ 消化内科护理常规 □ 一级护理 □ 低盐软质饮食 □ 记 24 小时尿量 □ 测体重+腹围 qd □ 呋塞米 20mg qd □ 螺内酯 40mg qd **临时医嘱** □ 根据病情需要给予护肝、血浆静注

时间	住院第 1 天	住院第 2 天	住院第 3 天
主要护理工作	□ 入院宣教 □ 健康宣教：疾病相关知识 □ 根据医师医嘱指导患者完成相关检查 □ 完成护理记录 □ 记录入院时患者体重和腹围	□ 基本生活和心理护理 □ 监督患者进行出入量及体重测量 □ 腹腔穿刺术观察患者病情变化：神志变化、生命体征、穿刺点渗血及渗液情况、发现异常及时向医师汇报并记录 □ 正确执行医嘱 □ 认真完成交接班	□ 基本生活和心理护理 □ 监督患者进行出入量及体重测量 □ 正确执行医嘱 □ 认真完成交接班
病情变异记录	□ 无　□ 有，原因： 1. 2.	□ 无　□ 有，原因： 1. 2.	□ 无　□ 有，原因： 1. 2.
护士签名			
医师签名			

时间	住院第 4~6 天	住院第 7~9 天	住院第 10~15 天
主要诊疗工作	□ 上级医师查房 □ 完成病历记录 □ 评价治疗疗效，调整治疗药物（无水肿者每天体重减轻 300~500g，有下肢水肿者每天体重减轻 800~1000g，无须调整药物剂量）	□ 上级医师查房 □ 完成病历记录 □ 评价治疗疗效，调整利尿剂剂量 □ 如为顽固性腹水，则转入腹水回输或 TIPS 路径	□ 上级医师查房，确定患者可以出院 □ 完成上级医师查房记录、出院记录、出院证明书和病历首页的填写 □ 通知出院 □ 向患者交代出院注意事项及随诊时间 □ 若患者不能出院，在病程记录中说明原因和继续治疗的方案
重点医嘱	**长期医嘱** □ 消化内科护理常规 □ 一级护理 □ 低盐软质饮食 □ 记 24 小时尿量 □ 测体重 + 腹围 qd □ 利尿剂 **临时医嘱** □ 根据病情需下达 □ 酌情复查：24 小时尿钠排出量测定、尿钠/钾比值测定、肾功能、电解质测定	**长期医嘱** □ 消化内科护理常规 □ 一级护理 □ 低盐软质饮食 □ 记 24 小时尿量 □ 测体重+腹围 qd □ 利尿剂 **临时医嘱** □ 护肝 □ 白蛋白静注 □ 纠正电解质紊乱	**出院医嘱** □ 今日出院 □ 低盐软质饮食 □ 出院带药 □ 嘱定期监测肾功能及血电解质 □ 门诊随诊
主要护理工作	□ 基本生活和心理护理 □ 监督患者进行出入量及体重测量 □ 正确执行医嘱 □ 认真完成交接班	□ 基本生活和心理护理 □ 监督患者进行出入量及体重测量 □ 正确执行医嘱 □ 认真完成交接班	□ 帮助患者办理出院手续、交费等事宜 □ 出院指导
病情变异记录	□ 无　□ 有，原因： 1. 2.	□ 无　□ 有，原因： 1. 2.	□ 无　□ 有，原因： 1. 2.
护士签名			
医师签名			

第三十三章
晚期血吸虫病巨脾型临床路径释义

【医疗质量控制指标】

指标一、晚期血吸虫病需结合临床表现、实验室检查来综合判断。进一步结合影像学检查评估判断脾脏情况。

指标二、诊断巨脾型，评估后可行手术治疗。

指标三、术后应注意减少并发症发生。

指标四、重视患者术后随访。

一、晚期血吸虫病巨脾型编码

1. 原编码：

疾病名称及编码：晚期血吸虫病巨脾型（ICD-10：B65.205）

手术名称及编码：巨脾切除术或断流术（ICD-9-CM-3：41.501，38.876，42.911，54.72）

2. 修改编码：

疾病名称及编码：晚期血吸虫病巨脾型（ICD-10：B65.1204）

手术名称及编码：全脾切除术（ICD-9-CM-3：41.5）

全脾切除术+贲门周围血管离断术（ICD-9-CM-3：41.5、38.86、38.87）

全脾切除术+贲门周围血管离断术+大网膜包肾（ICD-9-CM-3：41.5+38.87+38.7）

3. 对应或相关中医病种及编码：肥气（A16.01.04）

肝积（A16.01.04）

积聚类病（A16.01/BNG040）

鼓胀（ICD-11：SA03）

虫臌（A04.02.15.05/BNG054）

二、临床路径检索方法

B65.204 伴（41.5/41.5+38.87/41.5+38.87+38.7）

三、国家医疗保障疾病诊断相关分组（CHS-DRG）

MDCG 肝、胆、胰疾病及功能障碍

HS2 肝硬化

四、晚期血吸虫病巨脾型临床路径标准住院流程

（一）适用对象

第一诊断必须符合巨脾型晚期血吸虫病诊断标准（ICD-10：B65.205），行巨脾切除术和/或断流术（ICD-9-CM-3：41.501，38.876，42.911，54.72）。

（二）诊断依据

1. 符合晚期血吸虫病诊断标准：根据中华人民共和国卫生行业标准 WS261-2006 血吸虫病诊断标准。

（1）长期或反复的疫水接触史，或有明确的血吸虫病治疗史。

（2）临床有门静脉高压症状、体征，或有侏儒、结肠肉芽肿表现。

（3）粪检查获虫卵或毛蚴，直肠黏膜活检发现血吸虫卵。

（4）免疫学检查阳性。

（5）诊断标准：疑似病例：具备（1）和（2）。确诊病例：具备（1）（2）（3）。临床诊断病例：具备（1）（2）（4）。

2. 有巨脾、脾功能亢进症状、体征和/或不同程度食管静脉曲张。

（三）治疗方案的选择及依据

根据《临床血吸虫病学》（任光辉主编，人民卫生出版社，2009年），《临床诊疗指南·外科学分册》（中华医学编著，人民卫生出版社，2006年），《寄生虫病的外科治疗》（邓维成、何永康主编，人民卫生出版社，2011年），《门静脉高压症的最新外科治疗》（杨镇主编，山东科学技术出版社，2005年），《晚期血吸虫病人外科治疗救助项目管理办法》和《晚期血吸虫病人外科治疗救助项目技术方案》（卫办疾控发〔2005〕29号）。

1. 单纯脾切除。

2. 脾切除加断流术（贲门周围血管离断术）和/或大网膜包肾。

3. 中医治疗方案。

释义

■ 手术适应证：符合下列条件之一者（排除其他原因所致的门脉高压症、脾大）。

1. 脾大Ⅲ级及Ⅲ级以上者，即脾大达到或超过脐平线，或横径超过脐中线者。

2. 脾大Ⅱ级，伴明显脾功能亢进者（WBC < 3.5×10⁹/L，PLT < 75×10⁹/L）和/或伴肝纤维化门脉高压症食管-胃底静脉曲张或上消化道出血者。

■ 外科治疗应采用脾切除术，但必须考虑是否存在食管静脉曲张及其程度，以及是否需同时行预防性断流或分流手术，可开腹或在腹腔镜下进行。在操作中需注意严重粘连巨脾切除的难点和手术技巧。

■ 手术条件：①一般情况较好；②无腹水或轻度腹水停利尿剂后稳定3个月以上者；③无黄疸，肝功能要求 A~B 级（按 Child-Pugh 分级标准）；④无心、肺、肾功能失代偿征，糖尿病血糖控制正常并稳定。

■ 病原治疗时吡喹酮剂量可按总量 50~60mg/kg，如为手术患者以在外科手术治疗之后为宜。

■ 晚期血吸虫病巨脾型择期手术方式：①胃镜检查无食管-胃底静脉曲张，选择单纯脾脏切除术；②食管-胃底静脉曲张轻度，无上消化道出血史，选择单纯脾脏切除术；③食管、胃底静脉曲张轻度，有上消化道出血史，选择脾切除+贲门周围血管离断术；④食管-胃底静脉曲张中度及以上者，无论既往有无出血史，选择脾切除+贲门周围血管离断术；⑤门奇断流术在脾切除基础上，根据术者习惯，选择贲门周围血管离断术或高选择性贲门周围血管离断术。

■ 中医治疗

1. 辨证治疗：

（1）肝气郁结证：胁肋胀痛或窜痛，急躁易怒，喜太息，嗳气，腹胀，口干口苦或咽部有异物感，纳差或食后胃脘胀满，便溏或大便不爽，舌质淡红，舌苔白或薄黄，脉弦。治法：疏肝健脾，理气活血。

（2）水湿内阻证：胁下痞胀或疼痛，腹胀如鼓，按之坚满，脘闷纳呆，恶心欲吐，下肢浮肿，小便短少，大便溏薄，舌质淡，舌苔白腻或白滑，舌体胖大，或边有齿痕，脉细弱。治法：健脾益气，利湿行水。

（3）湿热蕴结证：目肤黄染，色鲜明，恶心或呕吐，口干或口臭，胁肋灼痛，脘闷，纳呆，腹胀，小便黄赤，大便秘结或黏滞不畅，舌质红，舌苔黄腻，脉弦滑或滑数。治法：清热利湿，通腑泻下。

（4）瘀血阻络证：胁痛如刺，痛处不移，腹大坚满，腹壁青筋暴露，胁下积块（肝或脾肿大），面色黧黑或晦黯，头、项、胸腹红点赤缕，大便色黑，唇色紫暗，舌质紫暗，或瘀斑瘀点，舌下静脉怒张，脉细涩。治法：活血祛瘀，通络软坚。

（5）肝肾阴虚证：腰痛或腰酸腿软，胁肋隐痛，劳累加重，眼目干涩，头晕眼花，耳鸣耳聋，五心烦热或低热，口干咽燥，小便短赤，大便干结，舌红少苔，脉细或细数。治法：滋养肝肾，养阴活血。

（6）脾肾阳虚证：胁腹胀满，入暮较甚，脘闷纳呆，阳痿早泄，神疲怯寒，下肢水肿，小便清长或夜尿频数，大便稀薄，面色萎黄或苍白，舌质淡，舌体胖大，苔白润，脉沉细或迟。治法：温补脾肾，行气活血。

2. 特色治疗：针刺是中医药治疗晚期血吸虫病巨脾型的特色外治疗法之一，常用穴位包括：期门、肝俞、脾俞、肾俞、足三里、气海等，采用平补平泻法。

3. 康复与预防复发：外科手术治疗是本病的主要治疗手段。根据患者临床实际，可在围术期及术后康复期应用中医药治疗。合理饮食及调畅情志对于本病的调摄至关重要。若出现肝硬化相关并发症时，需要及时对症处理，采用中西医综合治疗方案。

（四）标准住院日

14~18 天。

> 【释义】
>
> ■ 晚期血吸虫病巨脾型患者入院后，术前准备 1~3 天，手术日为入院第 4~5 天，术后恢复时间在术后第 1~9 天、总住院时间 18 天内均符合路径要求。

（五）进入路径标准

1. 第一诊断符合巨脾型晚期血吸虫病诊断标准。

2. 脾大 Ⅱ 级及 Ⅱ 级以上伴重度脾功能亢进（WBC < $2.0×10^9$/L，PLT < $30×10^9$/L）无论有无食管胃底静脉曲张者。

3. 脾大 Ⅱ 级及 Ⅱ 级以上伴中度脾功能亢进及食管-胃底静脉曲张者。

4. 肝功能分级标准达到肝功能 Child-PughA 或 B 级，无明显心、肺、肾功能障碍或经积极治疗后可耐受麻醉和手术者。

5. 原则上年龄 < 65 岁，年龄大于 65 岁者要全面评估慎重考虑。

（六）术前准备

1~3 天。

全面评估患者，包括年龄、全身状况、心、肝、肺、肾功能。重点评估肝脏储备功能、门静脉高压症程度、出血风险以及肝脏和门静脉的血流动力学状况和心脑血管等功能。

1. 必须检查的项目：

（1）血常规、尿常规、粪便常规+隐血；血吸虫免疫学检查。

（2）血型、凝血功能、输血前五项、肝功能、肾功能、电解质、血糖、血氨、AFP、HBV-DNA。

（3）心电图、X线胸片、B超、胃镜。

2. 选择检查的项目：

（1）内镜超声检查术（EUS）。

（2）影像学检查：CT血管成像（CTA）和/或磁共振门静脉系血管成像。

（3）心、肺功能。

（4）骨髓细胞学检查。

释义

■ 手术前期准备核心内容为：术前全面评估患者的身心状况，采取措施使患者具备耐受手术的良好身心条件。根据病情需要，行护肝、对症、支持治疗。

■ 心理准备：医护人员必须对疾病的诊断、手术方法、可能发生的并发症及预防措施进行充分的研究讨论，向患者及其家属说明手术的必要性，可能取得的效果、手术风险，可能发生的并发症，以取得患者及家属的信任和配合，并愉快的接受手术。

■ 生理准备

1. 必需准备项目：

（1）适应性锻炼：患者练习在床上大小便以适应术后需要，对吸烟的患者必须在术前一周开始戒烟，练习深呼吸和咳嗽。

（2）纠正贫血：使患者血红蛋白≥90g/L。

（3）术前衡量肝脏代偿状态：对肝功能不良的患者，术前应进行护肝治疗。较为安全的术前最低指标为：①血浆蛋白不低于30g/L；②凝血酶原时间不少于正常的50%；③血清胆红素不高于25.6μmol/L；④少量或无腹水。

（4）糖尿病患者的准备：糖尿病患者对手术的耐受性差，术前要控制血糖，纠正水电解质失调和酸中毒，改善营养状况。一般来说空腹血糖在8.8mmol/l以下，24小时尿糖低于10g及无酮症酸中毒的情况下进行手术者，很少发生术中术后并发症。

（5）备血：脾切除最大的危险是术中大出血，拟行脾切除前最好需要备300~600ml的全血或2U的去白红细胞悬液。

2. 选择准备项目：

（1）术前输注血小板。

（2）备冷沉淀。

（七）治疗药物及给药方案

1. 围术期抗菌药物选择：按照《卫生部办公厅关于抗菌药物临床应用管理有关问题的通知》（卫办医政发〔2009〕38号）执行。

2. 根据病情选择护肝以及对症、营养支持治疗药物。

3. 中药或中成药。

> **释义**
>
> ■ 中药或者中成药应根据相应证型进行选择。肝气郁结证，推荐方药：柴胡疏肝散；中成药：强肝胶囊。水湿内阻证，推荐方药：实脾饮。湿热蕴结证，推荐方药：中满分消丸合茵陈蒿汤；中成药：强肝胶囊。瘀血阻络证，推荐方药：膈下逐瘀汤；中成药：大黄䗪虫丸。肝肾阴虚证，推荐方药：一贯煎；中成药：扶正化瘀胶囊。脾肾阳虚证，推荐方药：附子理中丸合五苓散；中成药：附子理中丸。

（八）手术治疗

1. 手术日为入院第 4~5 天。
2. 麻醉方式：全身麻醉。
3. 手术术式选择：单纯脾切除术；脾切除加贲门周围血管离断术和/或大网膜包肾术。
4. 术中输血视情况而定。

（九）术后恢复时间

术后第 1~9 天。

1. 术后必需复查的项目：血常规、肝功能、肾功能、电解质、血氨、凝血功能、B 超、X 线胸片。
2. 术后可选择复查的项目：内镜超声检查术（EUS）、CT 血管成像（CTA）和磁共振门静脉系血管成像（MRPVG）。
3. 术后主要处理：监测生命体征；一般在术后 3~4 天拔除腹腔引流管；维护肝功能，禁用一切对肝肾有损害的药物；加强营养支持治疗；应用广谱抗菌药物预防感染；预防或治疗腹水，维持水、电解质和酸碱平衡；监测凝血功能和血小板数量，必要时应行抗凝祛聚疗法。手术并发症的治疗。

（十）出院标准

1. 一般情况好，可进半流质饮食。
2. 伤口愈合良好，无腹水或服利尿剂可控制。
3. 血小板降至 500×10^9/L 及以下。
4. 肝生化检查基本正常。
5. 没有需住院处理的并发症和/或合并症。

（十一）变异及原因分析

有影响手术实施的其他合并症或出现手术并发症，需要进行相关的诊断和治疗，住院时间延长、费用增加者及时退出路径。

> **释义**
>
> ■ 有影响手术的合并症：如慢性阻塞性肺炎、肾功能不全、心功能不全等。
> ■ 出现手术并发症
> 1. 大出血：①腹腔内大出血。可发生于术后 24 或 48 小时内。大约有 2% 的患者，在脾脏手术后 12 小时内发生。若手术后经引流管流出大量的新鲜血液。尽管术中及术后已足量输血、补液，患者手术后所出现收缩压降低伴脉压减小以及脉率增快，应尽量手术探查。②术后早期上消化道出血。

2. 感染：①肺部感染；②切口感染及裂开；③膈下感染；④尿路感染；⑤胰腺损害后腹膜后脓肿。

3. 门静脉血栓形成或栓塞等。

五、晚期血吸虫病巨脾型临床路径给药方案

1. 用药选择：

（1）去除病因、保肝治疗可有效减轻肝纤维化程度。包括还原性谷胱甘肽、多烯磷脂酰胆碱、乙酰半胱氨酸、水飞蓟宾、甘草酸制剂、熊去氧胆酸等。

（2）病原学治疗需在肝功能基本正常，低蛋白血症有所纠正，腹水减轻或消退，上消化道出血停止病情稳定半年以上，全身情况好转时进行。病原学治疗对象包括粪便检查出虫卵或孵化出毛蚴者、直肠镜检发现虫卵（无吡喹酮治疗史）者、血清免疫学检查（间接凝血试验、环卵沉淀试验、酶联免疫吸附试验等阳性，距末次化疗 3 年以上者）。病原治疗药物为吡喹酮，对肝功能代偿能力良好的晚期血吸虫病患者可用总剂量 60mg/kg，2 日疗法。对一般情况较差或年老体弱，有明显夹杂症的患者可采用总剂量 90mg/kg，6 日疗法。腹水消退或上消化道出血停止其病情稳定半年以上患者可采用总剂量 50~60mg/kg，2~3 日疗法。

（3）除此之外以对症治疗为主，包括选择血小板、红细胞等成分输血来纠正外周血减少；注射粒单核细胞集落刺激因子、红细胞生成素等来促进血细胞生成。

（4）中药和中成药可以作为辅助用药，需根据患者实际情况选择。

1）柴胡疏肝散，柴胡 9g、白芍 12g、枳壳 9g、香附 9g、川芎 9g、陈皮 9g、甘草 6g。

2）实脾饮，白术 12g、熟附子 9g、干姜 3g、木瓜 9g、大腹皮 9g、茯苓 12g、厚朴 9g、木香 3g、草果 3g、薏苡仁 15g、车前子 12g、甘草 6g。

3）中满分消丸合茵陈蒿汤，茵陈蒿 15g、栀子 9g、大黄 6g、黄芩 9g、黄连 3g、知母 9g、厚朴 9g、枳实 9g、陈皮 9g、茯苓 12g、猪苓 12g、泽泻 9g、白术 12g、甘草 6g。

4）膈下逐瘀汤，牡丹皮 12g、当归 12g、赤芍 9g、丹参 12g、桃仁 9g、红花 6g、枳壳 9g、川芎 9g、乌药 9g、甘草 6g。

5）一贯煎，生地 15g、沙参 12g、当归 12g、枸杞 9g、麦冬 9g、川楝子 9g。

6）附子理中丸合五苓散，制附子 9g、人参 6g、白术 12g、炮姜 6g、泽泻 9g、猪苓 12g、茯苓 12g、桂枝 9g、甘草 6g。

口服中药，一日 2 次，早晚餐后 30 分钟服用，每次 150ml。中成药按药物说明书进行服用，特殊情况遵医嘱。

2. 药学提示：

（1）多烯磷脂酰胆碱严禁用电解质溶液（生理氯化钠溶液，林格液等）稀释。若要配制静脉输液，只能用不含电解质的葡萄糖溶液稀释（如 5%或 10%葡萄糖溶液；5%木糖醇溶液）。若用其他输液配制，混合液 pH 不得低于 7.5，配制好的溶液在输注过程中保持澄清。只可使用澄清的溶液。

（2）甘草酸制剂可通过其抗炎作用以缓解肝纤维化进程。虽然有研究提示复方甘草酸苷在乙型肝炎肝硬化并腹水患者中不会额外增加水钠潴留风险，但考虑到肝硬化患者易出现电解质紊乱，建议在应用甘草酸制剂时注意监测不良反应。

（3）本病多为本虚标实之证，对症应用药性峻烈之品如大黄、附子等时，注意"中病即止"，防止过用伤正。

3. 注意事项：

（1）对症治疗包括选择血小板、红细胞等成分输血来纠正外周血减少；注射粒单核细胞集落刺激因子、促红细胞生成素等来促进血细胞生成。但这种药物只可短暂提升一种或数种血细胞，不能从根本上解决问题。同时费用昂贵，甚至部分药物存在副作用，患者无法长期使用。故多适用于手术前的过渡性治疗及血细胞重度减少的患者。

（2）大黄、番泻叶、芦荟等含蒽醌类成分的通便药，属刺激性泻药，不可长期持续应用，需注意使用间隔。

六、晚期血吸虫病巨脾型护理规范

1. 规范治疗期间，实施综合护理。

2. 指导患者卧床休息，减少肝脏代谢负担。大量腹水者予半卧位，以降低腹水对横膈的压力，以增加肺活量，减轻呼吸困难。

3. 指导患者进高糖、高蛋白、高维生素、低脂肪、低盐或无盐饮食。避免进食辛辣刺激和粗糙食物。禁饮酒及含有酒精的饮料。忌食过热的茶水和过烫的食物。

4. 观察患者腹部体征变化，监测并记录患者的体重、腹围、出入量。注意有无少尿、无尿等情况。

5. 指导患者注意口腔卫生，注意保暖，监测体温变化，预防感染。

6. 加强皮肤护理，防止压疮发生。如行过腹腔穿刺，注意穿刺处皮肤的护理。

7. 做好医护患沟通，给予患者支持和安慰，帮助患者树立信心。

8. 做好患者的健康宣教。

七、晚期血吸虫病巨脾型营养治疗规范

1. 手术后患者肠道功能逐渐恢复，应鼓励患者早期进食。

2. 饮食从流质饮食逐渐过度到正常饮食，鼓励患者多进高蛋白、高热量、高维生素，避免进生硬的食物，温度不可过热。

3. 术后有腹水的患者应适当限制钠的摄入。

4. 注意评估患者营养情况，如有术后低蛋白及贫血，应及时予以纠正。

八、晚期血吸虫病巨脾型患者健康宣教

1. 指导患者在咳嗽、翻身时保护切口，以防裂开，密切观察切口有无渗漏。如有渗漏应及时更换敷料及衣物，防止切口出现感染。

2. 向患者介绍和说明出院后的注意事项，注意出院后休息，合理饮食并加强营养，注意术后复查的项目及复诊的时间。

3. 注意交代手术切口是否需要拆线，如需拆线，告知拆线时间。

九、推荐表单

(一) 医师表单

晚期血吸虫病巨脾型临床路径医师表单

适用对象：第一诊断为晚期血吸虫病巨脾型（ICD-10：B65.205）

行巨脾切除术和或断流术（ICD-9-CM-3：41.501，38.876，42.911，54.72）

患者姓名：		性别：	年龄：	门诊号：	住院号：
住院日期： 年 月 日		出院日期： 年 月 日			标准住院日：14~18 天

时间	住院第 1 天	住院第 2~4 天 （术前准备日）	住院第 5~6 天 （手术日）
主要诊疗工作	□ 完成询问病史与体格检查 □ 完成入院病历及首次病程记录 □ 完善检查项目 □ 上级医师查房并完成上级医师查房记录 □ 确定诊断和初定手术日期 □ 预约各种特殊检查 □ 对患者进行有关晚期血吸虫病巨脾型宣教	□ 明确诊断 □ 上级医师查房 □ 改善肝脏储备功能 □ 术前讨论，确定手术方案 □ 完成必要的相关科室会诊 □ 患者和/或家属签署手术知情同意书、自费用品协议书、输血知情同意书 □ 术前小结和上级医师查房记录 □ 向家属及患者交代围术期注意事项	□ 手术 □ 术者完成手术记录 □ 麻醉师完成麻醉记录 □ 完成术后病程记录 □ 上级医师查房 □ 向患者和/或家属交代手术情况和术后注意事项
重点医嘱	**长期医嘱** □ 普通外科护理常规 □ 二级护理 □ 低脂饮食 □ 患者既往基础用药 □ 改善肝脏储备功能的药物 **临时医嘱** □ 血常规、尿常规、粪便常规+隐血 □ 肝功能、肾功能、电解质、血糖、血脂、血型、凝血功能、血氨、各种肝炎病毒系列、感染性疾病筛查、肿瘤标志物（AFP、CEA） □ 心电图、腹部超声、胸正侧位片、胃镜 □ 其他检查（酌情）	**长期医嘱** □ 普通外科护理常规 □ 二级护理 □ 低脂饮食 □ 患者既往基础用药 □ 改善肝脏储备功能的药物 **临时医嘱** □ 血红蛋白低于 80g/L，输血纠正贫血 □ 术前医嘱：明日全身麻醉下行脾切除或加选择性贲门周围血管离断术或加选择性贲门周围血管断术和/或大网膜固定术 □ 术前一天流质饮食 □ 手术日晨置胃管、尿管 □ 手术日前晚口服泻药或手术日晨乳果糖灌肠 □ 抗菌药物：术前 30 分钟使用 □ 麻醉前用药 □ 备血 □ 特殊血制品准备（酌情）	**长期医嘱** □ 普通外科术后护理常规 □ 禁食、禁水 □ 胃肠减压接负压吸引记量 □ 尿管接袋记量 □ 腹腔引流管接袋记量 □ 记 24 小时出入量 □ 抗菌药物 □ 其他特殊医嘱（酌情） **临时医嘱** □ 心电监护、吸氧 □ 补充血容量 □ 止血药物应用

续　表

时间	住院第1天	住院第2~4天 （术前准备日）	住院第5~6天 （手术日）
主要 护理 工作	□ 入院宣教 □ 健康宣教：疾病相关知识 □ 入院护理评估及计划 □ 根据医师医嘱指导患者完成 　　相关检查 □ 完成护理记录	□ 基本生活和心理护理 □ 术前沐浴、更衣、备皮 □ 术前肠道准备、物品准备 □ 术前心理护理 □ 正确执行医嘱 □ 认真完成交接班	□ 生命体征监测 □ 手术后心理与生活护理 □ 指导并监督患者术后活动 □ 指导呼吸体位排痰
病情 变异 记录	□无　□有，原因： 1. 2.	□无　□有，原因： 1. 2.	□无　□有，原因： 1. 2.
护士 签名			
医师 签名			

时间	住院第 7~8 天 （术后第 1~3 日）	住院第 9~14 天 （术后第 4~9 日）	住院第 15~18 天 （出院日，术后第 10~13 日）
主要诊疗工作	□ 注意观察体温、血压等生命体征及神志 □ 注意腹部体征、引流量及性状 □ 上级医师查房，对手术及手术切口进行评估，确定有无早期手术并发症和切口感染 □ 完成病程纪录 □ 术后第 1 天拔除胃管	□ 上级医师查房 □ 评价肝功能、彩色多普勒超声复查，注意有无脾窝和胸腔积液、门静脉系统血栓形成，胸片复查注意有无肺部感染和胸腔积液 □ 完成日常病程记录和上级医师查房纪录 □ 根据血小板水平决定是否行抗凝祛聚疗法 □ 术后第 3~4 天拔除腹腔引流管	□ 上级医师查房，确定出院日期 □ 通知患者及其家属出院 □ 向患者及其家属交代出院后注意事项 □ 术后第 9~10 天拆线 □ 完成出院小结，将出院小结的副本交给患者或其家属
重点医嘱	**长期医嘱** □ 普通外科术后护理常规 □ 一级护理 □ 禁食、禁水 □ 停胃肠减压 □ 尿管接袋记量 □ 腹腔引流管接袋记量 □ 记 24 小时出入量 □ 抗菌药物 **临时医嘱** □ 换药 □ 对症处理 □ 补充水和电解质 □ 血常规、肝功能、肾功能、血氨、凝血功能	**长期医嘱** □ 普通外科术后护理常规 □ 二级护理 □ 饮食根据病情：术后第 2~4 天进流质，术后第 5~6 天半流质 □ 停引流记量 □ 根据病情术后第 5~6 天停抗菌药物 **临时医嘱** □ 换药 □ 对症处理 □ 补液护肝、支持治疗 □ 肝及门静脉系统彩超检查 □ 抗凝、抗血小板聚集治疗（必要时）	**出院医嘱** □ 出院带药 □ 门诊保健、康复和随诊 □ 嘱术后 2~3 周复查血常规、肝功能、肾功能、血氨、凝血功能，注意血小板变化 □ 术后每 3~6 个月随访的检查项目：肝功能、肾功能、胃镜检或上消化道钡餐、B 超。有必要时检查内镜超声、CT 血管成像（CTA）和磁共振门静脉系血管成像
主要护理工作	□ 观察患者情况 □ 术后心理生活护理 □ 指导并监督患者手术后活动 □ 指导呼吸体位排痰	□ 观察患者情况 □ 手术后心理与生活护理 □ 指导并监督患者手术后活动	□ 出院准备指导（办理出院手续、交费等） □ 出院宣教
病情变异记录	□ 无 □ 有，原因： 1. 2.	□ 无 □ 有，原因： 1. 2.	□ 无 □ 有，原因： 1. 2.
护士签名			
医师签名			

（二）护士表单

晚期血吸虫病巨脾型临床路径护士表单

适用对象：第一诊断为晚期血吸虫病巨脾型（ICD-10：B65.205）
行巨脾切除术和或断流术（ICD-9-CM-3：41.501，38.876，42.911，54.72）

| 患者姓名： | 性别： | 年龄： | 门诊号： | 住院号： |
| 住院日期： 年 月 日 | 出院日期： 年 月 日 | | | 标准住院日：14~18 天 |

时间	住院第 1 天	住院第 2~4 天	住院第 5~6 天（手术日）
健康宣教	□ 入院宣教：介绍病房环境、设施、医院相关制度、主管医师和护士 □ 告知各项检查、实验室检查的目的及注意事项 □ 指导饮食、卫生、活动等 □ 安全宣教 □ 做好心理安慰，减轻患者入院后的焦虑、紧张的情绪	□ 宣教疾病知识 □ 做好用药指导 □ 术前健康教育及心理护理	□ 生命体征监测 □ 手术后心理与生活护理 □ 指导并监督患者术后活动 □ 指导呼吸体位排痰
护理处置	□ 入院护理评估：询问病史、相关查体、一般情况及营养状况等 □ 监测和记录生命体征 □ 建立护理记录（病危、重症者） □ 卫生护理：更换病号服等 □ 完成各项实验室检查的准备	□ 指导患者练习正确的呼吸功能锻炼方法及术后康复锻炼计划 □ 营养支持，纠正低蛋白血症 □ 完成各项实验室检查标本的留取并及时送检 □ 遵医嘱完成相关检查	□ 术前 2 小时皮肤准备 □ 麻醉后留置导尿、置胃管 □ 术后低枕平卧位 6 小时，注意保暖，监测生命体征及疼痛情况，使用自控镇痛泵至术后 48 小时 □ 妥善固定腹腔引流管、尿管并保持通畅，观察引流液情况，及时处理异常情况 □ 术后 6 小时起督导并协助床上翻身 1 次/2 小时，肢体活动、深呼吸、有效咳嗽排痰 2 次/天
基础护理	□ 根据患者病情和生活自理能力确定护理级别（遵医嘱执行） □ 晨晚间护理 □ 安全护理	□ 执行分级护理 □ 晨晚间护理 □ 安全护理	□ 生命体征监测 □ 手术后心理与生活护理 □ 指导并监督患者术后活动 □ 晨晚间护理 □ 安全护理
专科护理	□ 执行普通外科护理常规 □ 病情观察 □ 填写患者危险因素评估表（需要时） □ 心理护理	□ 观察患者病情变化 □ 心理护理	□ 观察患者病情变化 □ 心理护理

续 表

时间	住院第 1 天	住院第 2~4 天	住院第 5~6 天 （手术日）
重点 医嘱	□ 详见医嘱执行单	□ 详见医嘱执行单	□ 详见医嘱执行单
病情 变异 记录	□ 无 □ 有，原因： 1. 2.	□ 无 □ 有，原因： 1. 2.	□ 无 □ 有，原因： 1. 2.
护士 签名			

时间	住院第 7~8 天 （术后第 1~3 日）	住院第 9~14 天 （术后第 4~9 日）	住院第 15~18 天 （出院日，术后第 10~13 日）
健康宣教	□ 介绍疾病治疗、护理知识 □ 术后健康教育及心理护理	□ 介绍疾病治疗、护理知识 □ 术后健康教育及心理护理 □ 协助生活自理，鼓励增加室外活动次数	□ 出院宣教：用药、饮食、休息及复查日期等 □ 指导办理出院手续 □ 告知患者科室电话，定期门诊随访
护理处置	□ 术后 24 小时拔除尿管，协助保持清洁卫生，注意保暖 □ 协助患者下床运动 1~2 次/天，循序渐进，逐渐增加活动时间、活动量和活动范围 □ 进行有效咳嗽排痰、深呼吸 3~4 次/天，5~10 分钟/次 □ 监测体温、呼吸、疼痛及伤口敷料等情况，保持腹腔引流管道通畅 □ 遵医嘱及时给予对症治疗。酌情开放饮食	□ 引流量< 100ml/d 酌情拔除引流管 □ 酌情进半流质，少食多餐，控制食盐摄入 □ 增加运动量但勿疲劳，鼓励患者生活自理，逐渐增加进食量，减少输液量	□ 为患者领取出院带药 □ 协助整理患者用物 □ 床单位终末消毒 □ 出院 2 周内责任护士电话回访，解答患者提出的问题并给予相关健康指导
基础护理	□ 观察患者情况 □ 术后心理生活护理 □ 指导并监督患者手术后活动 □ 指导呼吸体位排痰	□ 观察患者情况 □ 手术后心理与生活护理 □ 指导并监督患者手术后活动	□ 安全护理，护送出院
专科护理	□ 密切观察病情变化、生命体征监测，必要时做好重症记录 □ 心理护理	□ 密切观察病情变化、生命体征监测 □ 心理护理	□ 心理护理
重点医嘱	□ 详见医嘱执行单	□ 详见医嘱执行单	□ 详见医嘱执行单
病情变异记录	□ 无　□ 有，原因： 1. 2.	□ 无　□ 有，原因： 1. 2.	□ 无　□ 有，原因： 1. 2.
护士签名			

（三）患者表单

晚期血吸虫病巨脾型临床路径患者表单

适用对象：第一诊断为晚期血吸虫病巨脾型（ICD-10：B65.205）

行巨脾切除术和或断流术（ICD-9-CM-3：41.501，38.876，42.911，54.72）

患者姓名：		性别：　　年龄：　　门诊号：		住院号：
住院日期：　　　年　月　日		出院日期：　　　年　月　　日		标准住院日：14~18 天

时间	住院第 1 天	住院第 2~4 天	住院第 5~6 天（手术日）
医患配合	□ 接受询问病史、收集资料，请务必详细告知既往史、用药史、过敏史 □ 请明确告知既往用药情况 □ 配合进行体格检查 □ 有任何不适请告知医师 □ 配合进行相关检查 □ 签署相关知情同意书	□ 配合完成相关检查（B 超、心电图、X 线胸片等） □ 配合完成实验室检查（血常规、肝功能、肾功能、出凝血等） □ 配合用药，有任何不适请告知医师	□ 配合完成手术 □ 接受手术后心理护理 □ 配合完成呼吸体位排痰
护患配合	□ 配合测量体温、脉搏、呼吸频率、血压、身高、体重 □ 配合完成入院护理评估（回答护士询问病史、过敏史、用药史） □ 接受入院宣教（环境介绍、病室规定、探视陪护制度、送餐订餐制度、贵重物品保管等） □ 有任何不适请告知护士	□ 配合测量体温、脉搏、呼吸频率，询问饮食及排便情况 □ 配合各项检查 □ 配合采集血标本 □ 接受疾病知识介绍及用药指导等 □ 接受心理护理 □ 接受基础护理 □ 有任何不适告知护士	□ 接受手术后心理与生活护理 □ 配合完成术前皮肤准备 □ 注意腹腔引流管、尿管引流液情况，如发现异常情况及时报告医师护士
饮食	□ 遵照医嘱饮食	□ 遵照医嘱饮食	□ 遵照医嘱饮食

时间	住院第 7~8 天 （术后第 1~3 日）	住院第 9~14 天 （术后第 4~9 日）	住院第 15~18 天 （出院日，术后第 10~13 日）
医患配合	□ 配合检查和药物治疗 □ 配合完成呼吸体位排痰 □ 有任何不适请告知医师	□ 配合检查和药物治疗 □ 配合完成呼吸体位排痰 □ 有任何不适请告知医师	□ 接受出院前指导 □ 遵医嘱出院后用药 □ 办理出院手续，获取出院诊断书 □ 遵医嘱定期复查随访
护患配合	□ 接受手术后心理与生活护理 □ 注意腹腔引流管、尿管引流液情况，如发现异常情况及时报告医师、护士	□ 接受手术后心理与生活护理 □ 注意腹腔引流管、尿管引流液情况，如发现异常情况及时报告医师、护士	□ 接受出院宣教 □ 办理出院手续 □ 获取出院带药，熟悉服药方法、作用及注意事项 □ 知道复印病历方法
饮食	□ 遵照医嘱饮食	□ 遵照医嘱饮食	□ 遵照医嘱饮食

附：原表单（2016 年版）

晚期血吸虫病巨脾型临床路径表单

适用对象：第一诊断为晚期血吸虫病巨脾型（ICD-10：B65.205）

行巨脾切除术和或断流术（ICD-9-CM-3：41.501，38.876，42.911，54.72）

患者姓名：		性别： 年龄： 门诊号：		住院号：
住院日期： 年 月 日		出院日期： 年 月 日		标准住院日：14~18 天

时间	住院第 1 天	住院第 2~4 天 （术前准备日）	住院第 5~6 天 （手术日）
主要诊疗工作	□ 询问病史与体格检查 □ 完成病历书写 □ 完善检查 □ 上级医师查房 □ 完成上级医师查房记录 □ 确定诊断和初定手术日期 □ 预约各种特殊检查	□ 明确诊断 □ 上级医师查房 □ 改善肝脏储备功能 □ 术前讨论，确定手术方案 □ 完成必要的相关科室会诊 □ 患者和/或其家属签署手术知情同意书、自费用品协议书、输血知情同意书 □ 术前小结和上级医师查房记录 □ 向患者及其家属交代围术期注意事项	□ 手术 □ 术者完成手术记录 □ 麻醉师完成麻醉记录 □ 完成术后病程记录 □ 上级医师查房 □ 向患者和/或其家属交代手术情况和术后注意事项
重点医嘱	**长期医嘱** □ 普通外科护理常规 □ 二级护理 □ 低脂软质饮食 □ 患者既往基础用药 □ 改善肝脏储备功能的药物 **临时医嘱** □ 血常规、尿常规、粪便常规+隐血 □ 肝功能、肾功能、电解质、血型、凝血功能、血氨、甲胎蛋白、各种肝炎病毒 □ 学指标检测、感染性疾病筛查 □ X 线胸片、心电图、腹部超声、上消化道钡餐、胃镜	**长期医嘱** □ 普通外科护理常规 □ 二级护理 □ 低脂软质饮食 □ 患者既往基础用药 □ 改善肝脏储备功能的药物 **临时医嘱** □ 血红蛋白低于 80g/L，输血纠正贫血 □ 术前医嘱：明日在全身麻醉下行脾切除或加选择性贲门周围血管离断术或加选择性贲门周围血管离断术和/或大网膜固定术 □ 术前 1 天流质饮食 □ 手术日晨置胃管、尿管 □ 手术日前晚口服泻药或手术日晨乳果糖灌肠 □ 抗菌药物：术前 30 分钟使用 □ 麻醉前用药 □ 备血	**长期医嘱** □ 普通外科术后护理常规 □ 禁食、禁水 □ 胃肠减压接负压吸引记量 □ 尿管接袋记量 □ 腹腔引流管接袋记量 □ 记 24 小时出入量 □ 抗菌药物 □ 其他特殊医嘱 **临时医嘱** □ 心电监护、吸氧 □ 补充血容量 □ 止血药物应用

续　表

时间	住院第1天	住院第2~4天 （术前准备日）	住院第5~6天 （手术日）
主要 护理 工作	□ 介绍病房环境、设施和设备 □ 入院护理评估及计划 □ 指导患者到相关科室进行 　检查	□ 早晨静脉取血 □ 术前沐浴、更衣、备皮 □ 术前肠道准备、物品准备 □ 术前心理护理	□ 生命体征监测 □ 手术后心理与生活护理 □ 指导并监督患者术后活动 □ 指导呼吸体位排痰
病情 变异 记录	□ 无　□ 有，原因： 1. 2.	□ 无　□ 有，原因： 1. 2.	□ 无　□ 有，原因： 1. 2.
护士 签名			
医师 签名			

时间	住院第 7~8 天 （术后第 1~3 日）	住院第 9~14 天 （术后第 4~9 日）	住院第 15~18 天 （出院日术后第 10~13 日）
主要诊疗工作	□ 注意观察体温、血压等生命体征及神志 □ 注意腹部体征、引流量及性状 □ 上级医师查房，对手术及手术切口进行评估，确定有无早期手术并发症和切口感染 □ 完成病程纪录 □ 术后第 1 天拔除胃管	□ 上级医师查房 □ 评价肝功能、彩色多普勒超声复查，注意有无脾窝和胸腔积液、门静脉系统血栓形成，胸片复查注意有无肺部感染和胸腔积液 □ 完成日常病程记录和上级医师查房纪录 □ 根据血小板水平决定是否行抗凝祛聚疗法 □ 术后第 3~4 天拔除腹腔引流管	□ 上级医师查房，确定出院日期 □ 通知患者及其家属出院 □ 向患者及其家属交代出院后注意事项 □ 术后第 9~10 天拆线 □ 完成出院小结，将出院小结的副本交给患者或其家属
重点医嘱	**长期医嘱** □ 普通外科术后护理常规 □ 一级护理 □ 禁食、禁水 □ 停胃肠减压 □ 尿管接袋记量 □ 腹腔引流管接袋记量 □ 记 24 小时出入量 □ 抗菌药物 **临时医嘱** □ 换药 □ 对症处理 □ 补充水和电解质 □ 血常规、肝功能、肾功能、血氨、凝血功能	**长期医嘱** □ 普通外科术后护理常规 □ 二级护理 □ 饮食根据病情：术后第 2~4 天进流质饮食，术后第 5~6 天半流质 □ 停引流记量 □ 根据病情术后第 5~6 天停抗菌药物 **临时医嘱** □ 换药 □ 对症处理 □ 补液护肝、支持治疗 □ 肝及门静脉系统彩超检查 □ 抗凝、抗血小板聚集治疗（必要时）	**出院医嘱** □ 出院带药 □ 门诊保健、康复和随诊 □ 嘱术后 2~3 周复查血常规，肝功能、肾功能、血氨、凝血功能，注意血小板变化 □ 术后每 3~6 个月随访的检查项目：肝功能、肾功能、胃镜检或上消化道钡餐、B 超。有必要时检查内镜超声、CT 血管成像（CTA）和磁共振门静脉系血管成像
主要护理工作	□ 观察患者情况 □ 术后心理生活护理 □ 指导并监督患者手术后活动 □ 指导呼吸体位排痰	□ 观察患者情况 □ 手术后心理与生活护理 □ 指导并监督患者手术后活动	□ 出院准备指导（办理出院手续、交费等） □ 出院宣教
病情变异记录	□ 无 □ 有，原因： 1. 2.	□ 无 □ 有，原因： 1. 2.	□ 无 □ 有，原因： 1. 2.
护士签名			
医师签名			

第三十四章
经内镜胆管支架植入术临床路径释义

【医疗质量控制指标】

指标一、经内镜胆管支架植入术适用于良恶性胆管狭窄或梗阻的引流，术前应尽可能对胆管狭窄或梗阻的良恶性性质进行初步判断，有助于支架的选择。

指标二、通常金属胆管支架用于无法根治性切除的恶性胆管狭窄或梗阻。由于非覆膜金属支架存在内镜下取出困难、增加手术技术难度等缺点，在未评估肿瘤能否手术切除之前不应植入非覆膜金属支架。

指标三、一般塑料胆管支架的平均通畅周期为 3~6 个月，且支架有发生移位、断裂及损伤肠道等的可能，因此胆管支架植入术后应定期对支架的位置和通畅性进行评估，必要时对支架进行及时更换。

指标四、鉴于金属支架的通畅率明显高于塑料支架，因此对于生存期超过 6 个月且不可切除的胆管恶性梗阻患者，金属支架的成本效益可能更佳，而塑料支架对于生存期较短的患者更有益。

指标五、原发性硬化性胆管炎患者行胆管支架植入术后极易并发胆道感染，应谨慎选择适合的病例，如大胆管局限性狭窄。

指标六、对已确诊的或高度怀疑 IgG_4 相关胆管狭窄的患者而言，糖皮质激素治疗是最主要的治疗手段，对大多数患者可以获得明显疗效。暂时的胆管支架引流仅用于出现严重梗阻性黄疸或急性胆管炎的患者，作为一种过渡性治疗手段。

指标七、为降低 ERCP 术后胰腺炎发生的风险，对非甾体抗炎药无禁忌证者，ERCP 时应直肠予以双氯芬酸或吲哚美辛。

一、经内镜胆管支架植入术编码

适用于胆管狭窄或恶性胆管梗阻。

1. 疾病名称及编码：胆管梗阻（ICD-10：K83.1）
2. 手术操作名称及编码：内镜下胆管支架置入术（ICD-9-CM-3：51.87）
3. 对应或相关中医病种及编码：胆疸（A04.02.12）

        黄疸病（ICD-11：SA01/A04.02.03./BNG020）

        胆石病（A04.02.13）

        胁痛病（ICD-11：SA00/A17.33/BNG010）

        腹痛（ICD-11：SA58/A17.36/BNP090）

        积病（A16.01.01/BNG041）

        胰癌（A16.03.24）

        胆癌（A16.03.23）

二、临床路径检索方法

K83.1 伴 51.87

BNG020 伴 KB83.0/BNG010 伴 K80.203

三、国家医疗保障疾病诊断相关分组（CHS-DRG）

MDCH 肝、胆、胰疾病及功能障碍

HU1 急性胆道疾患

四、经内镜胆管支架植入术临床路径标准住院流程

（一）适用对象

第一诊断为胆管狭窄、梗阻、闭塞（ICD-10：K83.1），行内镜胆管支架植入术（ICD-9-CM-3：51.87）。

> **释义**
>
> ■胆管狭窄、梗阻、闭塞的性质依据病因分为良性和恶性两大类。良性是指由胆管结石、硬化性胆管炎（包括原发性和继发性）等良性疾病所致的胆管狭窄、梗阻、闭塞；恶性是指由胆管肿瘤、十二指肠乳头肿瘤和胰头肿瘤及转移性肿瘤等恶性疾病所致的胆管狭窄、梗阻、闭塞。
>
> ■胆管狭窄、梗阻、闭塞的治疗主要包括内镜下微创手术治疗（经内镜胆管支架植入术）、放射介入治疗（经皮经肝胆管引流术，PTCD）和外科手术治疗。本路径仅针对经内镜胆管支架植入术（本路径中简称"手术"），PTCD 和外科治疗方式另见相应路径指南。

（二）诊断依据

根据《实用内科学》（王吉耀、葛均波、邹和建主编，人民卫生出版社，2022 年，第 16版），《黄家驷外科学》（吴孟超、吴在德主编，人民卫生出版社，2010 年，第 8 版），《内镜下逆行胰胆管造影术（ERCP）诊治指南（2010 版）》［中华消化内镜杂志，2010，27（3）：113-118；2010，27（4）：169-172；2010，27（5）：225-228]，《急性胆道系统感染的诊断和治疗指南（2011 版）》［中华消化外科杂志，2011，10（1）：9-13]，《2017 年亚太共识：良性胆道狭窄的内镜处理》［Gastrointest Endosc，2017，86（1）：44-58]。

1. 病史及体格检查。

2. 实验室检查提示梗阻性黄疸，或γ-谷氨酰转肽酶（GGT）和碱性磷酸酶（ALP）升高，或肿瘤标志物（如 CA19-9、CA242 和 CEA）升高。

3. 影像学检查［腹部超声、CT、MRI/MRCP 或超声内镜（EUS）］提示：

（1）胆管狭窄（包括良性和恶性狭窄）。

（2）肝外胆管充盈缺损（结石、胆管肿瘤）。

（3）壶腹周围占位，肝内外胆管扩张（胆管末段肿瘤、十二指肠乳头肿瘤和胰头肿瘤）。

> **释义**
>
> ■胆管结石嵌顿所致的良性胆管梗阻、闭塞临床常表现为急性起病，伴腹痛、发热及黄疸；硬化性胆管炎所致的良性胆管狭窄、梗阻、闭塞临床常表现为慢性起病，伴反复发作的发热和黄疸；肿瘤所致的恶性胆管狭窄、梗阻、闭塞临床常表现为无痛性黄疸，早期起病隐匿，病情呈进展性。

■ 实验室检查提示梗阻性黄疸，并伴有γ-谷氨酰转肽酶（GGT）和碱性磷酸酶（ALP）升高，恶性胆管狭窄、梗阻、闭塞还可伴有肿瘤标志物（如 CA19-9、CA242 和 CEA）升高。

■ 腹部超声检查是鉴别肝内胆汁淤积和肝外胆道梗阻的一种简便易行的方法，虽然两者的实验室检查均提示梗阻性黄疸，但后者可以出现肝内外胆管不同程度的扩张，容易被超声检查所发现。此外，超声还能对导致胆管狭窄、梗阻、闭塞的病因做出一定判断。相对腹部超声检查，CT、MRI/磁共振胰胆管显影（MRCP）及超声内镜（EUS）能更加准确的分辨出引起胆管狭窄、梗阻、闭塞的各种良、恶性病因。

（三）治疗方案的选择

根据《实用内科学》（王吉耀、葛均波、邹和建主编，人民卫生出版社，2022 年，第 16 版），《黄家驷外科学》（吴孟超、吴在德主编，人民卫生出版社，2010 年，第 8 版），《内镜下逆行胰胆管造影术（ERCP）诊治指南（2010 版）》［中华消化内镜杂志，2010，27（3）：113-118；2010，27（4）：169-172；2010，27（5）：225-228］，《急性胆道系统感染的诊断和治疗指南（2011 版）》［中华消化外科杂志，2011，10（1）：9-13］，《2017 年亚太共识：良性胆道狭窄的内镜处理》［Gastrointest Endosc，2017，86（1）：44-58］。

1. 患者情况不适合、不耐受外科手术治疗或存在外科手术治疗禁忌证。
2. 患者本人及家属要求内镜下介入治疗。
3. 无其他重要脏器功能障碍者。
4. 能耐受 ERCP 操作且无相关禁忌证。
5. 无碘过敏。
6. 中医治疗方案。

> **释义**
>
> ■ 经内镜胆管支架植入术可以作为晚期恶性胆管狭窄、梗阻、闭塞患者（不能根治性切除）的一种姑息性治疗手段，其目的是解除梗阻、引流胆汁。
>
> ■ 经内镜胆管支架植入术也可以作为恶性胆管狭窄、梗阻、闭塞患者进行外科手术治疗前的准备，因为严重的梗阻性黄疸（高胆红素血症），可能会增加外科手术治疗的风险。
>
> ■ 对于肝门部恶性胆管狭窄、梗阻、闭塞患者，如果肝内多级分支胆管受侵或引流范围极为有限，要慎重选择经内镜胆管支架植入术，易并发对比剂残留造成胆道感染。
>
> ■ 对于原发性硬化性胆管炎患者，如果肝内胆管广泛狭窄、引流的胆系十分有限，要慎重选择经内镜胆管支架植入术。原发性硬化性胆管炎患者行胆管支架植入术后极易并发对比剂残留、胆道感染，应谨慎选择适合的病例，如大胆管局限性狭窄。
>
> ■ 如患者高龄并合并严重心肺功能障碍，应慎重选择经内镜胆管支架植入术，因为可能增加操作相关风险。

■ 选择经内镜胆管支架植入术的患者应该无 ERCP 禁忌证，并签署相关知情同意书。

■ 中医治疗

1. 中药治疗：胆管支架植入术患者在支架植入前，都有胆管梗阻存在，在中医认识上体现一个"滞"字，因此在治疗上体现一个"通"字；在支架植入术后，进一步加强并保持"通"的作用是中医治疗价值的体现。故在选方用药上，疏肝利胆是基本的法则，在此基础上根据辨证加减。

（1）阳黄：

1）湿热壅盛证：目睛黄染，继之全身发黄，其色鲜明如橘色，胁肋胀痛，触痛明显，或引及肩背。湿重于热者，头身困重，大便溏薄，腹胀脘闷，口淡不渴，苔薄白或白腻，脉濡数；热重于湿者，发热，烦渴，尿少，便结，苔黄腻，脉弦数。治法：清热利湿，利胆通腑。

2）肝胆湿热证：身目发黄，黄色鲜明，右胁痛阵发性灼痛或绞痛，可引至肩背部，右上腹疼痛明显，口苦咽干，恶心呕吐，大便秘结或呈陶土色，小便黄赤，舌质红，苔黄或黄厚腻，脉滑数。治法：疏肝利胆，泄热退黄。

（2）阴黄：

1）瘀血内结证：身目发黄，其色晦暗，甚则面色黧黑，胁肋刺痛，痛处固定而拒按，持续不已，入夜尤甚，胁下或有癥块，皮肤可见蛛丝纹缕，或见手掌赤痕，舌质暗红或紫暗或有瘀斑，脉沉弦或涩。治法：活血化瘀，利胆止痛。

2）寒湿阻遏证：身目发黄，黄色晦暗，脘腹痞胀，食欲不振，神疲乏力，大便溏薄，口淡不渴，舌质淡胖，苔薄白或腻，脉濡缓。治法：温化寒湿，健脾和胃。

3）肝郁脾虚证：身目发黄时间较长，右胁胀痛，食欲不振，肢体倦怠乏力，心悸气短，食少腹胀，瘙痒，舌淡苔黄，脉弦。治法：疏肝健脾。

4）脾肾阳虚证：黄疸晦暗不泽，脘闷腹胀，食欲减退，神疲畏寒，倦怠乏力，四肢不温，大便溏薄，舌淡苔白，脉濡细或沉迟。治法：温肾健脾。

2. 针灸治疗：体针疗法常用穴位：阳黄证用肝俞、胆俞、阳陵泉、阴陵泉、内庭、太冲。阴黄证用至阳、脾俞、胆俞、中脘、足三里、三阴交。以毫针为主，可单独应用，也可配合艾灸、电针等使用。

3. 其他治疗：可根据患者的临床表现辨证施治，采用耳穴疗法、穴位埋线、中药贴敷疗法及推拿治疗等治疗方法。耳穴可选取胰胆、肝、十二指肠、内分泌、神门、三焦、交感、耳迷根、皮质下，用胶布贴压王不留行籽治疗。穴位埋线多取阳陵泉、膈俞、中脘、胆俞、日月、足三里、肝俞、期门、胆囊等穴位。中药贴敷的位置多选取胆囊区（右上腹压痛点）。推拿可用指压法、按摩法，取穴以膈俞、肝俞、胆俞、心俞、督俞、巨阙、胆囊、中脘、建里为主。

4. 调摄护理：本病除了药物、内镜治疗以外，精神调摄、饮食调养、生活起居、休息营养等对本病有着重要的辅助治疗意义。由于本病较为特殊的临床表现，患病后容易精神焦虑，忧郁善怒，致使病情加重。宜使患者正确认识与对待疾病，调畅情志。避免使用肝损药物。禁食酒类、生冷、油腻、辛辣、坚硬的食物，宜进食富于营养而易消化的饮食，如高蛋白、富含维生素、低脂肪的食物，以保证营养供应，但注意要适量，不可过偏。患者在恢复期，更忌暴饮暴食，以防重伤脾胃，使病情加重。病后机体功能紊乱，往往易于疲劳，故在急性期或慢性活动期应适当卧床休息，有利于整体功能的恢复。急性后期，根据患者体力情况，适当参加体育锻炼，如太极拳、气功之类。对于已经手术取石的胆石病患者，为了避免结石的再发，中医辨证论治干预十分重要，可以通过中医辨证论证治疗，改变患者的内在环境和体质，预防结石的再发生。

（四）标准住院日

5~10 日。

> **释义**
>
> ■胆管狭窄、梗阻、闭塞患者入院后，术前准备 1~2 天，第 3~4 日实施 ERCP 及胆管支架植入术，术后恢复 3~4 天出院。总住院时间不超过 10 天均符合路径要求。

（五）进入路径标准

1. 第一诊断必须符合 ICD-10：K83.1 胆管狭窄、梗阻、闭塞疾病编码。
2. 实验室检查符合梗阻性黄疸或 GGT 和 ALP 升高。
3. 影像学检查提示胆管狭窄、梗阻或闭塞。
4. 当患者同时具有其他疾病诊断，但在住院期间不需要特殊处理，也不影响第一诊断的临床路径流程实施时，可以进入路径。

> **释义**
>
> ■胆总管结石患者原则上应进入胆总管结石路径，如合并急性重症化脓性胆管炎且估计内镜下取石困难的患者（如胆管巨大结石），则可以先进入本路径行胆管支架植入术以引流胆汁、解除梗阻，待全身情况改善后再进入其他相应路径，择期行胆总管取石术。
>
> ■胆总管多发结石不能内镜一次性取净的患者也可以转入该路径行胆管支架植入术，以达到引流胆汁、解除梗阻目的，择期再进入其他相应路径行胆总管取石术。
>
> ■对于肿瘤所致的恶性胆管狭窄、梗阻、闭塞患者，可以先进入本路径行胆管支架植入术以引流胆汁、解除梗阻，待全身情况改善后再进入其他相应路径，进行针对肿瘤原发病的治疗。
>
> ■对于原发性硬化性胆管炎、IgG_4 相关胆管炎所致的良性胆管狭窄、梗阻、闭塞患者，可以先进入本路径行胆管支架植入术以引流胆汁、解除梗阻，待全身情况改善后再进入其他相应路径，进行针对胆管炎原发病的治疗。
>
> ■对于选用非 ERCP 方式（PTCD、外科治疗）进行胆管引流、解除梗阻的患者，应进入其他相应路径。
>
> ■梗阻性黄疸患者进入该路径前一定要除外肝内胆汁淤积性疾病，如原发性胆汁淤积性肝硬化、病毒性肝炎、药物性肝病等。

■如患者同时合并其他基础疾病，如高血压、糖尿病、心功能不全、肝功能、肾功能不全、凝血功能障碍等，且对患者健康影响严重，影响手术实施、增加手术和麻醉风险、影响预后，则应优先考虑治疗患者的这些基础疾病，暂不宜进入该路径。待患者经合理治疗后病情达到稳定，经评估无手术及麻醉禁忌证，则可进入该路径。

（六）明确诊断及入院常规检查需2~3天（工作日）

1. 必需的检查项目：

（1）血常规、尿常规、粪便常规+隐血。

（2）肝功能、肾功能、电解质、血糖、凝血功能、血型及 Rh 因子、感染性疾病筛查（乙型肝炎、丙型肝炎、艾滋病、梅毒）、肿瘤标志物筛查（如 CEA、CA19-9、CA242）。

（3）X 线胸片、心电图、腹部超声。

2. 根据病情必要时行腹部 CT、MRI/MRCP、超声内镜（EUS）、碘过敏试验。

3. 抗血小板药物和抗凝药物应该至少停用 5 天。

4. 患者或家属签署经内镜胆管支架植入术知情同意书。

> **释义**
>
> ■必要的实验室和影像学检查项目是确保手术治疗安全、有效的基础，在术前必须完成。应认真分析检查结果，及时发现异常情况并采取对应处置。若有重要的异常发现，可能会影响手术实施或增加操作风险时，应权衡利弊，可暂不进入本路径。
>
> ■为缩短患者术前等待时间，检查项目可以在患者入院前于门诊完成。
>
> ■抗血小板药物和抗凝药物可以增加手术相关出血并发症发生的风险，故宜在治疗前至少停用 5 天。
>
> ■胆管显影需要用到含碘的对比剂，术前应进行碘过敏试验以降低操作相关风险。
>
> ■经内镜胆管支架植入术存在一定的操作并发症风险，术前必须与患者或家属签署相关知情同意书。

（七）治疗开始于明确诊断第1~2天

> **释义**
>
> ■经内镜胆管支架植入术是一项高风险的治疗操作，故在疾病明确诊断后、手术操作前要和患者及其家属充分沟通此项治疗的必要性和相关的并发症风险，并签署知情同意书。
>
> ■如患者除胆管疾病外同时合并存在其他基础疾病如高血压、糖尿病，在胆管疾病明确诊断后、手术操作前这些基础疾病的病情程度出现轻度波动，但又非严重到需要退出该路径，需要对这些基础疾病进行及时的药物调整和治疗，以保证手术操作的安全性，减少并发症的发生率。

（八）治疗方案与药物选择

1. 碘过敏试验阴性者，使用泛影葡胺造影；碘过敏试验阳性者，选用有机碘对比剂。
2. 操作前常规应用镇静药、解痉药及口咽部局部麻醉剂。
3. 必要时静脉麻醉或全身麻醉。
4. 根据病变情况选择合适的胆道支架，必要时胆道支架植入前进行乳头括约肌切开或球囊扩张。对于疑诊恶性狭窄者，根据情况行细胞刷和/或胆管活检，或十二指肠乳头活检。
5. 术后密切监测血常规、肝功能、肾功能、电解质、淀粉酶、脂肪酶，根据病情选择使用覆盖革兰阴性杆菌和厌氧菌的广谱抗菌药物。严密观察有否胰腺炎、胆道感染、穿孔、出血等并发症，并作相应处理。必要时行腹部 X 线平片或上腹部 CT 检查。

> **释义**
>
> ■ 碘过敏试验阳性患者应选用有机碘对比剂进行胆管显影，以降低操作相关风险。
>
> ■ 术前应用镇静药物和解痉药物可以减轻患者的焦虑和痛苦，对部分难以配合和耐受手术的患者，为减少并发症发生的风险，可以酌情选用静脉麻醉或全身麻醉。
>
> ■ 若患者同时合并有感染性胆管炎，或为降低由于手术操作时间相对过长所致感染风险，可选用针对革兰阴性杆菌和厌氧菌的广谱抗菌药物。严密观察有否胰腺炎、胆道感染、穿孔、出血等并发症，并作相应处理。必要时行腹部 X 线平片或上腹部 CT 检查。
>
> ■ 根据患者胆管病变的情况，选择放置胆管支架的长度及数量。如胆管狭窄或闭塞严重，必要时胆管支架植入前进行乳头括约肌切开或球囊扩张。
>
> ■ 对于疑诊胆管恶性狭窄或恶性胆道梗阻者，酌情进行胆管细胞刷检、胆管活检或十二指肠乳头活检。
>
> ■ 因经内镜胆管支架植入术可能存在胰腺炎、感染、穿孔、出血等并发症发生风险，术后应对患者进行密切临床观察，包括生命体征、腹部体征、相关实验室检查及影像学检查，如出现相关并发症，及时进行处理。
>
> ■ 中药或者中成药应根据相应证型进行选择。湿热壅盛证，推荐方药：茵陈蒿汤；中成药：茵栀黄口服颗粒。肝胆湿热证，推荐方药：大柴胡汤；中成药：胆康胶囊。瘀血内结证，推荐方药：血府逐瘀汤。寒湿阻遏证，推荐方药：茵陈术附汤。肝郁脾虚证，推荐方药：柴胡疏肝散。脾肾阳虚证，推荐方药：茵陈术附汤。

（九）出院标准

1. 经治疗后患者症状、体征好转，可进食半流饮食，胆红素水平较前下降，其他常规检验指标基本正常。
2. 无操作相关并发症。

> **释义**
>
> ■ 患者出院前应完成相关项目的复查（如血常规、胆红素、肝酶、淀粉酶、脂肪酶等），如结果显示无明显异常或较胆管支架置入术前有明显改善可考虑出院。若检查结果显示存在明显异常或未得到预期改善者，主管医师应进行仔细分析并做出对应处置。

　　■如出现手术操作相关并发症（如注射性胰腺炎、胆道感染、出血、穿孔及麻醉意外等），应退出该路径。

（十）变异及原因分析

1. 出现操作相关并发症（如 ERCP 相关性胰腺炎、胆道感染、出血、穿孔及麻醉意外等）进入其他相应路径。
2. 如患者高龄且合并有严重慢性疾病或其他重要脏器功能障碍进入相应路径。
3. 经内镜胆管支架植入术操作失败则退出该路径。
4. 手术后消化道改道者的 ERCP 进入相应路径。
5. 高位胆管狭窄者进入相应路径。
6. 胆管狭窄合并胆管结石者进入相应路径。
7. 合并妊娠、心脏起搏器植入后等不宜接触 X 线或电外科设备（ESU）者，进入相应路径。

> **释义**
>
> 　　■变异是指入选临床路径的患者未能按路径流程完成医疗行为或未达到预期的医疗质量控制目标，导致必须终止路径或需要转入其他路径进行治疗等。主管医师均应进行变异原因的分析，并在临床路径的表单中予以说明。
>
> 　　■变异包含有3个方面情况：①按路径流程完成治疗，但出现非预期结果，如胆管支架置入术后短期内（住院期间）出现胆管支架移位、脱落或堵塞等；②治疗过程中出现严重并发症，如医源性胰腺炎、胆管炎、穿孔、出血及围术期的心脑血管意外等；③不能按路径流程完成治疗，需要中途退出路径，如经内镜胆管支架置入术操作失败或患者在住院期间出现其他重要脏器功能障碍。
>
> 　　■如患者高龄且合并有严重慢性疾病或其他重要脏器功能障碍进入相应路径。
>
> 　　■合并妊娠、心脏起搏器植入术后等不宜接触 X 线或电外科设备者，因其病情特殊并不适合本路径，应进入相应路径。
>
> 　　■高位胆管狭窄、胆管狭窄合并胆管结石及手术后消化道改道者，因其病情复杂操作困难，并不适合本路径，应进入相应路径。
>
> 　　■肿瘤导致的恶性胆管狭窄、梗阻、闭塞患者，或胆管炎导致的良性胆管狭窄、梗阻、闭塞患者，在完成本路径后，应转入相应路径继续治疗原发病，并不包含在变异范畴内。
>
> 　　■因患者主观原因导致的执行路径出现变异，也需要医师在表单中予以说明。

五、经内镜胆管支架置入术临床路径给药方案

　　1. 用药选择：

（1）预防性抗菌药物应用：所有患者 ERCP 前常规应用抗菌药物并无必要，但有以下情况之一者，应考虑预防性应用抗菌药物：①已发生胆道感染/脓毒血症；②肝门部肿瘤；③器官移植/免疫抑制患者；④原发性硬化性胆管炎；⑤有中-高度风险的心脏疾病患者。

（2）术后抗菌药物应用：有胆道梗阻合并感染或有中-高度感染风险的患者应常规给予抗菌药物治疗。

（3）要针对性地选择抗菌药物，以抗革兰阴性杆菌为主，联合抗肠球菌及厌氧菌的抗菌药物。有条件时应进行胆汁细菌培养及药敏试验，根据结果选择敏感的及胆汁中药物浓度高的抗菌药物。常用的配伍方案为带酶抑制剂的广谱青霉素、头孢三代抗菌药物或喹诺酮类抗菌药物联合甲硝唑，严重感染者可以应用碳青霉烯类抗菌药物。

（4）中药和中成药：在术前及术后给予中药或中成药治疗，有助于患者肝功能的改善和黄疸的消退，能够有效地提高临床疗效。

1）湿热壅盛证，茵陈蒿汤，茵陈 15g、栀子 12g、大黄 6g；中成药：茵栀黄口服颗粒（茵陈、栀子、黄芩、金银花）。

2）肝胆湿热证，大柴胡汤，柴胡 24g、黄芩 9g、芍药 9g、半夏 9g、生姜 15g、枳实 9g、大枣 4 枚、大黄 6g；中成药：胆康胶囊（柴胡、郁金、大黄、栀子、茵陈、人工牛黄、蒲公英、薄荷）。

3）瘀血内结证，血府逐瘀汤，桃仁 12g、红花 9g、当归 9g、生地 9g、川芎 4.5g、赤芍 6g、牛膝 9g、桔梗 6g、柴胡 3g、枳壳 6g、生甘草 6g。

4）寒湿阻遏证、脾肾阳虚证，茵陈术附汤，茵陈 15g、制附子 6g、干姜 6g、白术 15g、炙甘草 6g、肉桂 3g。

5）肝郁脾虚证，柴胡疏肝散，柴胡 9g、陈皮 12g、川芎 9g、香附 9g、枳壳 12g、芍药 12g、甘草 6g。

口服方药，一日 2 次，早晚餐后 30 分钟服用，每次约 200ml，中成药按药物说明书进行服用，特殊情况遵医嘱。

2. 药学提示：

（1）目前氟喹诺酮类抗菌药物对大肠埃希菌的耐药率较高。

（2）头孢哌酮因 80% 以原形从胆道排泄，胆道感染时具有优越性。

（3）头孢他啶对铜绿假单胞菌具有强大的抗菌作用。

（4）甲硝唑对厌氧菌有较强的杀菌活性，且不易产生耐药。

（5）碳青霉烯类抗菌药物抗菌谱广，覆盖厌氧菌，对内酰胺酶稳定，是重症感染的首选。

（6）大黄具有泻下攻积、凉血解毒、利湿退黄等功效，为"下"法的代表药物之一。大黄泻下力较强，孕妇及月经期、哺乳期应慎用。大黄性苦寒，易伤胃气，脾胃虚弱者也应慎用。现代药理学研究表明大黄具有潜在的肝肾毒性。炮制后大黄泻下的作用较生大黄缓和，毒性也有所下降。此外，大黄不良反应的发生与用药剂量相关，合理控制服药剂量且避免长期连续服药，可以减轻甚至避免引发大黄的毒性。在临床上长期用药尤其是肾损伤患者中的应用时，要注意监测其肝功能、肾功能。

（7）半夏作为胃食管反流病常用中药，具有燥湿化痰，降逆止呕，消痞散结的功效。现代中药药理研究表明：在一般临床剂量范围内，半夏配伍川乌、草乌或附子不会出现毒性增强或疗效降低，但临床应用时还需慎重，以免发生不良反应。半夏具有神经毒性，生半夏误服微量即可中毒，所以生半夏按毒性中药管理，临床需炮制后使用。此外，半夏还有对局部黏膜强烈刺激性、肾毒性、妊娠胚胎毒性、致畸作用。

3. 注意事项：

（1）需要强调的是，对于严重胆管感染的患者，抗菌药物治疗仅仅是胆管引流的补充治疗。

（2）在胆汁充分引流的前提下，如经验性抗感染治疗效果不理想时，应及时留取胆汁培养，根据药敏试验结果选择针对性的抗菌药物。

六、经内镜胆管支架植入术护理规范

1. 术前客观地向患者讲解经内镜胆管支架植入术治疗方法及相关事项，让患者明白治疗的重要性及必要性，从而提高对疾病的认识程度，提高治疗依从性。

2. 做好术前准备工作，积极给予心理干预，消除不良心理状态，使其保持乐观心态接受治疗，保证手术顺利开展。

3. 术中主动帮助患者采取正确的体位，熟练掌握手术配合技巧，明确操作流程，同时密切观测患者术中生命体征变化情况，一旦发生不良反应，及时采取有效护理措施，保证手术顺利完成。

4. 术后积极监测患者生命体征、观察病情变化及引流管情况，积极给予相应的护理措施，促进病情尽快恢复。

5. 主动进行出院用药及饮食指导，及时提醒患者按时复诊，进一步巩固治疗及预后效果。

七、经内镜胆管支架植入术营养治疗规范

1. 术前改善患者的一般营养状况，为手术实施创造有利条件。根据患者基础疾病对饮食的要求，对患者进行饮食指导，必要时予以肠内营养或肠外营养支持治疗。

2. 手术当天、术前及术后禁食，予以静脉营养支持。术后观察病情变化及监测相关血生化指标，指导患者饮食逐步恢复。

3. 术后如病情变化或不稳定，根据病情予以禁食及肠外营养支持治疗。

4. 出院指导患者合理饮食和营养结构，尽快促进病情恢复。

八、经内镜胆管支架植入术患者健康宣教

1. 在患者入院时介绍医院的环境、医师、责任护士、规章制度。

2. 入院后通过与患者沟通交流，了解患者对疾病的认知程度，对原发疾病相关知识及经内镜胆管支架植入术相关知识进行有针对性的教育。

3. 术前1天告知患者经内镜胆管支架植入手术目的、手术流程以及相关准备事项等；安慰患者可能的紧张情绪，做好心理疏导。

4. 术后告知患者相关注意事项、以及抽血检测和用药的目的。

5. 出院前做好出院后的饮食及用药指导。

九、推荐表单

(一) 医师表单

经内镜胆管支架置入术临床路径医师表单

适用对象：第一诊断为胆管狭窄、梗阻、闭塞（ICD-10：K83.1）
行内镜胆管支架置入术（ICD-9-CM-3：51.87）

患者姓名：		性别： 年龄： 门诊号：	住院号：
住院日期： 年 月 日		出院日期： 年 月 日	标准住院日：5~10 天

时间	住院第 1 天	住院第 2 天	住院第 3~4 天
主要诊疗工作	□ 病史采集和体格检查 □ 完成病历书写 □ 评估患者全身状况及合并症 □ 完善常规检查	□ 上级医师查房，明确下一步诊疗计划 □ 根据实验室检查结果评价内镜治疗的适应证与禁忌证 □ 对患者及家属进行相关宣教 □ 进行术前准备，向患者及家属交代病情，并签署知情同意书	□ 上级医师查房 □ 完成三级查房记录 □ 行经内镜胆管支架植入术 □ 术后密切观察生命体征及腹部体征，复查实验室检查指标，警惕操作并发症 □ 补液治疗，酌情应用广谱抗菌药物
重点医嘱	**长期医嘱** □ 消化内科护理常规 □ 二级护理 □ 低脂半流质饮食 **临时医嘱** □ 血常规、尿常规、粪便常规+隐血 □ 肝功能、肾功能、电解质、血糖、血淀粉酶、脂肪酶、凝血功能、血型、Rh 因子、感染性疾病筛查 □ 腹部超声、心电图、X 线胸片 □ 超声心动、腹部 CT、MRCP（必要时） □ 中药及中成药：根据相应证型进行选择。湿热壅盛证：茵陈蒿汤，茵栀黄口服颗粒；肝胆湿热证：大柴胡汤，胆康胶囊；瘀血内结证：血府逐瘀汤；寒湿阻遏证：茵陈术附汤；肝郁脾虚证：柴胡疏肝散；脾肾阳虚证：茵陈术附汤	**长期医嘱** □ 消化内科护理常规 □ 二级护理 □ 低脂半流质饮食 **临时医嘱** □ 次晨禁食 □ 碘过敏试验 □ 带药：镇静药、解痉药、泛影葡胺或有机碘对比剂、麻醉用药 □ 预约 ERCP □ 中药及中成药：根据相应证型进行选择。湿热壅盛证：茵陈蒿汤，茵栀黄口服颗粒；肝胆湿热证：大柴胡汤，胆康胶囊；瘀血内结证：血府逐瘀汤；寒湿阻遏证：茵陈术附汤；肝郁脾虚证：柴胡疏肝散；脾肾阳虚证：茵陈术附汤	**长期医嘱** □ 消化内科护理常规 □ 特级护理 □ 术前禁食、禁水 □ 酌情应用覆盖革兰阴性杆菌和厌氧菌的广谱抗菌药物、生长抑素等 □ 静脉补液 **临时医嘱**（术后） □ 复查血常规 □ 复查肝功能、电解质 □ 术后 2 小时及 6 小时复查血淀粉酶、脂肪酶

续　表

时间	住院第 1 天	住院第 2 天	住院第 3~4 天
病情 变异 记录	□无　□有，原因： 1. 2.	□无　□有，原因： 1. 2.	□无　□有，原因： 1. 2.
医师 签名			

时间	住院第 4~5 天 （术后第 1 日）	住院第 5~9 天 （术后第 2~3 日）	住院第 5~10 天 （出院日）
主要诊疗工作	□ 观察患者腹部症状和体征 □ 上级医师查房，根据 ERCP 造影结果，明确下一步诊疗计划 □ 复查异常实验室检查指标 □ 对患者坚持治疗进行宣教	□ 观察进食/水后患者腹部症状和体征变化 □ 上级医师查房，根据 ERCP 造影结果，明确下一步诊疗计划 □ 复查异常实验室检查指标 □ 对患者坚持治疗进行宣教	□ 上级医师查房、确定能否出院 □ 通知患者及家属出院 □ 向患者及家属交代出院后注意事项 □ 准备出院带药 □ 通知出院处 □ 将出院记录副本交给患者 □ 如果患者不能出院，在病程记录中说明原因和继续治疗的方案
重点医嘱	**长期医嘱** □ 消化内科护理常规 □ 一级护理 □ 试饮水 □ 酌情应用覆盖革兰阴性杆菌和厌氧菌的广谱抗菌药物 □ 静脉输液 **临时医嘱** □ 血常规、肝功能、电解质（必要时） □ 复查血淀粉酶、脂肪酶	**长期医嘱** □ 消化内科护理常规 □ 二级护理 □ 流质饮食 □ 酌情应用覆盖革兰阴性杆菌和厌氧菌的广谱抗菌药物 □ 静脉输液 **临时医嘱** □ 血常规、肝功能、电解质（必要时） □ 复查血淀粉酶、脂肪酶 □ 腹部超声 □ 中药：根据相应证型进行选择。湿热壅盛证：茵陈蒿汤；肝胆湿热证：大柴胡汤；瘀血内结证：血府逐瘀汤；寒湿阻遏证：茵陈术附汤；肝郁脾虚证：柴胡疏肝散；脾肾阳虚证：茵陈术附汤	**长期医嘱** □ 出院带药（根据相应证型进行选择中药或中成药。湿热壅盛证：茵陈蒿汤，茵栀黄口服颗粒；肝胆湿热证：大柴胡汤，胆康胶囊；瘀血内结证：血府逐瘀汤；寒湿阻遏证：茵陈术附汤；肝郁脾虚证：柴胡疏肝散；脾肾阳虚证：茵陈术附汤） □ 门诊随诊
病情变异记录	□ 无 □ 有，原因： 1. 2.	□ 无 □ 有，原因： 1. 2.	□ 无 □ 有，原因： 1. 2.
医师签名			

（二）护士表单

经内镜胆管支架植入术临床路径护士表单

适用对象：第一诊断为胆管狭窄、梗阻、闭塞（ICD-10：K83.1）

行内镜胆管支架植入术（ICD-9-CM-3：51.87）

患者姓名：	性别： 年龄： 门诊号：	住院号：
住院日期： 年 月 日	出院日期： 年 月 日	标准住院日：5~10 天

时间	住院第 1 天	住院第 2 天 （ERCP 术前）	住院第 3 天 （ERCP 术当天）
健康宣教	□ 入院宣教 　介绍主管医师、护士 　介绍环境、设施 　介绍住院注意事项 　介绍探视和陪护制度 　介绍贵重物品制度	□ 术前宣教 　宣教疾病知识、术前准备及 　ERCP 术过程 　告知术后饮食、活动及探视 　注意事项 　告知术后可能出现的情况及 　应对方式 　主管护士与患者沟通，了解 　并指导心理应对	□ 术后当日宣教 　告知监护设备、管路功能及 　注意事项 　告知患者禁食、禁水 　告知 ERCP 术后注意事项 　给予患者及家属心理支持 　再次明确探视陪护须知
护理处置	□ 核对患者姓名，佩戴腕带 □ 建立入院护理病历 □ 协助患者更换病号服 □ 测量体重	□ 协助医师完成术前检查实验 　室检查 □ 术前准备 　抗菌药物皮试 　碘过敏试验 　晚餐后禁食、禁水	□ 送患者至内镜中心 　嘱患者摘除义齿 　核对患者资料及带药 □ 接患者 　核对患者及资料
基础护理	□ 二级护理 □ 晨晚间护理 □ 测量生命体征 □ 患者安全管理	□ 二级护理 □ 晨晚间护理 □ 患者安全管理	□ 特级护理 □ 卧位护理：协助翻身、床上 　活动、预防压疮 □ 排泄护理 □ 患者安全管理
专科护理	□ 护理查体及入院评估 □ 需要时，填写跌倒及压疮防 　范表 □ 确定饮食种类 □ 心理护理	□ 遵医嘱完成相关检查 □ 心理护理	□ 病情观察，写特护记录 　评估生命体征、意识、症 　状、鼻胆引流液颜色、性质 　及量、监测 24 小时出入量 　（每 2 小时 1 次） 　观察患者腹部体征 　抽血查 2 小时、6 小时胰腺 　功能 □ 遵医嘱予补液、预防性抗感 　染治疗 □ 心理护理

续 表

时间	住院第1天	住院第2天 （ERCP 术前）	住院第3天 （ERCP 术当天）
重点 医嘱	□ 详见医嘱执行单	□ 详见医嘱执行单	□ 详见医嘱执行单
病情 变异 记录	□ 无　□ 有，原因： 1. 2.	□ 无　□ 有，原因： 1. 2.	□ 无　□ 有，原因： 1. 2.
护士 签名			

时间	住院第 4~5 天	住院第 5~7 天	住院第 5~10 天（出院日）
健康宣教	□ 术后宣教 　饮食活动指导 　复查患者对术前宣教内容的掌握程度 　ERCP 术后注意事项	□ 药物宣教 　饮食宣教	□ 出院宣教 　复查时间 　服药方法 　活动休息 　指导饮食 　指导办理出院手续
护理处置	□ 遵医嘱完成相关检查	□ 遵医嘱完成相关检查	□ 办理出院手续 　书写出院小结
基础护理	□ 一级/二级护理（根据患者病情和生活自理能力确定护理级别） □ 晨晚间护理 □ 协助进食、进水 □ 协助床边活动、年老体弱患者卧床时预防压疮 □ 协助如厕 □ 患者安全管理	□ 二级护理 □ 晨晚间护理 □ 患者安全管理 □ 满足患者输液期间的生活需要	□ 三级护理 □ 晨晚间护理 □ 指导进食、进水 □ 患者安全管理
专科护理	□ 病情观察，写一般患者护理记录 □ 监测生命体征、观察疼痛体征、出入量 □ 监测胰功能 □ 遵医嘱予补液、酌情抗感染 □ 腹痛时，联系主管医师给予相关治疗及用药 □ 心理护理	□ 病情观察，写一般患者护理记录 □ 监测生命体征、观察疼痛体征、出入量 □ 监测胰功能 □ 遵医嘱予补液、酌情抗感染 □ 腹痛时，联系主管医师给予相关治疗及用药 □ 心理护理	□ 病情观察 □ 评估生命体征、疼痛等症状 □ 心理护理
重点医嘱	□ 详见医嘱执行单	□ 详见医嘱执行单	□ 详见医嘱执行单
病情变异记录	□ 无　□ 有，原因： 1. 2.	□ 无　□ 有，原因： 1. 2.	□ 无　□ 有，原因： 1. 2.
护士签名			

（三）患者表单

经内镜胆管支架植入术临床路径患者表单

适用对象：第一诊断为胆管狭窄、梗阻、闭塞（ICD-10：K83.1）

行内镜胆管支架植入术（ICD-9-CM-3：51.87）

患者姓名：	性别：　　年龄：　　门诊号：	住院号：
住院日期：　　年　月　日	出院日期：　　年　月　日	标准住院日：5~10 天

时间	入院	ERCP 术前	ERCP 术当天
医患配合	□ 配合询问病史、收集资料，务必详细告知既往史、用药史及过敏史 □ 配合进行体格检查 □ 如有不适及时告知医师	□ 配合完成术前相关检查、实验室检查，如采血、留尿、心电图、X 线胸片、碘过敏试验及磁共振 □ 医师与患者及家属介绍病情及 ERCP 术谈话、术前签字	□ 配合检查意识、腹部体征 □ 需要时，配合复查腹平片 □ 有任何不适请告知医师
护患配合	□ 配合测量体温、脉搏、呼吸频率 3 次，测量血压、体重 1 次 □ 配合完成入院护理评估（简单询问病史、过敏史、用药史） □ 接受入院宣教（环境介绍、病室规定、订餐制度、贵重物品保管等） □ 有任何不适请告知护士	□ 配合测量体温、脉搏、呼吸频率 3 次，测量血压、体重 1 次 □ 配接受术前宣教 □ 接受碘过敏试验 □ 取下义齿、饰品等，贵重物品交家属保管	□ 配合测量体温、脉搏、呼吸频率 3 次，测量血压、体重 1 次 □ 送入镜室前，协助完成核对，带齐影像资料、药品及病历上平车 □ 接受术前宣教 □ 返回病房后，协助完成核对，配合过病床 □ 配合检查意识 □ 配合术后吸氧、监护仪监测、输液、采血、鼻胆引流管 □ 遵医嘱采取正确体位 □ 配合缓解疼痛 □ 有任何不适请告知护士
饮食	□ 遵医嘱饮食	□ 术前禁食、禁水	□ ERCP 术前禁食、禁水 术后继续禁食、禁水，根据医嘱补液
排泄	□ 正常排尿便	□ 正常排尿便	□ 正常排尿便
活动	□ 正常活动	□ 正常活动	□ 卧床休息 □ 保护管路

时间	ERCP 术后	出院
医患配合	□ 配合腹部查体 □ 配合采血，复查胰腺、肝功能、肾功能	□ 接受出院前指导 □ 知道复查程序 □ 获取出院诊断书 □ 配合拔除鼻胆引流管
护患配合	□ 配合定时测量生命体征、每日询问排便情况 □ 配合询问出入量 □ 接受输液、服药等治疗 □ 接受协助进食、进水、排便等生活护理 □ 配合活动，预防皮肤压力伤 □ 注意活动安全，避免坠床或跌倒 □ 配合执行探视及陪护 □ 换药	□ 接受出院宣教 □ 办理出院手续 □ 获取出院带药 □ 知道服药方法、作用、注意事项 □ 知道复印病历程序
饮食	□ 根据医嘱，由禁食、流质饮食、逐渐过渡到低脂饮食功能锻炼	□ 根据医嘱，低脂饮食功能锻炼 □ 床旁活动，注意安全
排泄	□ 正常排尿便	□ 正常排尿便
活动	□ 根据医嘱，可下床活动 □ 注意保护管路，勿牵拉、脱出等	□ 适度活动，注意劳逸结合

附：原表单（2011 年版）

经内镜胆管支架植入术临床路径表单

适用对象：第一诊断为胆管狭窄、梗阻、闭塞（ICD-10：K83.1）
行内镜胆管支架置入术（ICD-9-CM-3：51.87）

患者姓名：	性别：	年龄：	门诊号：	住院号：
住院日期：　　年　月　日	出院日期：　　年　月　日			标准住院日：5~10 天

时间	住院第 1 天	住院第 2~3 天
主要诊疗工作	□ 询问病史及体格检查 □ 完成病历书写 □ 开实验室检查单 □ 初步确定诊断 □ 对症支持治疗 □ 向患者及家属告知病情及其注意事项 □ 完善 ERCP 术前准备 □ 抗血小板药物和抗凝药物应该至少停用 5 天	□ 上级医师查房 □ 完成入院检查 □ 追查入院检查结果 □ 根据检查结果进行鉴别诊断，判断是否需要完善进一步检查和合并其他疾病 □ 继续对症支持治疗 □ 完成必要的相关科室会诊 □ 完成上级医师查房记录等病历书写 □ 向患者及家属交代病情及其注意事项 □ 患者家属签署经内镜胆管支架置入术同意书
重点医嘱	**长期医嘱** □ 消化内科护理常规 □ 一级/二级护理 □ 根据实际情况制定相应饮食，如低脂普通饮食，低脂糖尿病普通饮食，低脂半流等 □ 对症支持治疗 □ 患者既往基础用药 □ 其他医嘱 **临时医嘱** □ 血常规、尿常规、粪便常规+隐血 □ 肝功能、肾功能、电解质、血糖、凝血功能、血型及 Rh 因子、感染指标检查、肿瘤标志物筛查 □ X 线胸片、心电图、腹部超声 □ 其他医嘱	**长期医嘱** □ 继续对症支持治疗 □ 根据检查结果调整治疗 □ 其他医嘱 **临时医嘱** □ 必要时腹部 CT、MRI/MRCP 或超声内镜（EUS） □ 必要时复查胆红素 □ 碘过敏试验（可选） □ 其他医嘱
主要护理工作	□ 介绍病房环境、设施和设备 □ 入院护理评估 □ 宣教	□ 观察患者病情变化
病情变异记录	□ 无　□ 有，原因： 1. 2.	□ 无　□ 有，原因： 1. 2.
护士签名		
医师签名		

日期	住院第 3~4 天 （经内镜胆管支架置入术当日）	住院第 4~5 天 （术后第 1 日）
主要诊疗工作	□ 上级医师查房 □ 根据检查结果，明确诊断和适应证 □ ERCP 及经内镜胆管支架置入术 □ 术中根据病情确定是否需要心电、血氧及血压监测 □ 术后严密观察患者病情变化 □ 完成病程记录	□ 上级医师查房 □ 术后继续严密观察患者病情变化 □ 根据检查结果判断是否出现并发症 □ 出现并发症应转入其他路径 □ 根据检查结果调整术后治疗 □ 完成病程记录
重点医嘱	**长期医嘱** □ 禁食、禁水 □ 特级/一级护理 □ 静脉输液支持治疗 □ 根据病情确定是否应用抗菌药物 □ 根据病情确定是否应用生长抑素及其类似物 □ 其他医嘱 **临时医嘱** □ 必要时复查血常规 □ 必要时复查胆红素等生化指标 □ 术后 3 小时和 24 小时监测血常规和淀粉酶必要时再次复查 □ 必要时立位腹平片或腹部 CT 检查 □ 对症支持 □ 其他医嘱	**长期医嘱** □ 一级护理 □ 根据病情由禁食、禁水向清流质饮食过渡 □ 根据病情确定是否继续应用抗菌药物 □ 根据病情确定是否停用生长抑素及其类似物 □ 其他医嘱 **临时医嘱** □ 复查血常规 □ 复查肝功能、肾功能、电解质 □ 必要时复查淀粉酶和脂肪酶 □ 对症支持 □ 其他医嘱
主要护理工作	□ ERCP 术后护理常规 □ 术后严密观察患者病情变化	□ 继续严密观察患者病情变化
病情变异记录	□ 无　□ 有，原因： 1. 2.	□ 无　□ 有，原因： 1. 2.
护士签名		
医师签名		

日期	住院第 5~9 天	住院第 7~10 天 （出院日）
主要诊疗工作	□ 上级医师查房 □ 根据检查结果继续调整术后治疗 □ 根据检查结果判断治疗是否有效，是否可以出院或进行其他进一步治疗 □ 完成病程记录	□ 上级医师查房，进行评估，确定病情缓解情况，明确是否出院 □ 完成出院记录、病案首页、出院证明书等 □ 向患者交代出院后的注意事项，如返院复诊的时间、地点，发生紧急情况时的处理等
重点医嘱	**长期医嘱** □ 一级护理 □ 根据病情由清流质饮食逐渐向正常饮食过渡 □ 根据病情确定是否停用静脉输液支持治疗 □ 其他医嘱 **临时医嘱** □ 复查血常规 □ 复查肝功能、肾功能、电解质 □ 复查胆红素和胆管酶 □ 复查淀粉酶和脂肪酶 □ 对症支持 □ 其他医嘱	**出院医嘱** □ 出院带药 □ 定期门诊随访 □ 定期监测胆红素和胆管酶
主要护理工作	□ 观察患者病情变化	□ 指导患者办理出院手续
病情变异记录	□ 无　□ 有，原因： 1. 2.	□ 无　□ 有，原因： 1. 2.
护士签名		
医师签名		

第三十五章

胆总管结石临床路径释义

【医疗质量控制指标】

指标一、上腹痛并伴有黄疸或发热等相关症状者，需警惕胆总管结石的存在，急性胰腺炎患者也应考虑到胆总管结石的诊断。

指标二、诊断胆总管结石的患者，应尽可能行经内镜胆管取石术治疗，这对有症状患者的益处最大。

指标三、经内镜胆管取石术治疗前，应完善腹部超声、CT、MRI/MRCP 或超声内镜（EUS）等相关影像学检查以明确胆总管结石诊断，同时排除胰胆管肿瘤。

指标四、经内镜胆管取石术通常要进行乳头括约肌切开，术前应完善全血细胞计数和凝血功能检查。如患者存在凝血功能异常或血小板减少症，治疗前应尝试纠正凝血障碍，必要时可采用球囊扩张替代乳头括约肌切开。

指标五、对合并急性胆管炎且病情不稳定者，可先进行经内镜胆管支架植入减压引流治疗，待病情稳定后再行经内镜胆管取石术。

指标六、对于胆总管巨大结石或多发结石者，经内镜未能取净胆管结石者，可植入胆管支架引流治疗，避免残留胆管结石嵌顿梗阻胆管。

指标七、为降低 ERCP 术后胰腺炎发生的风险，对非甾体抗炎药无禁忌证者，ERCP 时应直肠予以双氯芬酸或吲哚美辛。

一、胆总管结石编码

1. 疾病名称及编码：胆总管结石（ICD-10：K80.3/K80.4/K80.5）
2. 手术操作名称及编码：胆总管内镜下取石术（ICD-9-CM-3：51.88）
3. 对应或相关中医病种及编码：胆石症/胆石病（ICD-11：DC11 /A04.02.13）

   胆胀病/胆胀（ICD-11：SA05 /A04.02.11/BNG130）

   胁痛（ICD-11：SA00/A17.33/BNG010）

二、临床路径检索方法

K80.3/K80.4/K80.5 伴（51.88）

三、国家医疗保障疾病诊断相关分组（CHS-DRG）

MDCH 肝、胆、胰疾病及功能障碍

HU1 急性胆道疾患

四、胆总管结石临床路径标准住院流程

（一）适用对象

第一诊断为胆总管结石（ICD-10：K80.3/K80.4/K80.5），行内镜下胆总管取石术（ICD-9-CM-3：51.88）。

> **释义**
>
> ■胆总管结石发生率为 6%~26%，分为原发性和继发性两种。原发性胆总管结石指在胆总管内形成的结石；继发性胆总管结石是从胆囊或肝内胆管结石移行而来。
>
> ■胆总管结石的治疗主要包括微创手术治疗（即内镜下取石术）和外科手术治疗。本路径针对内镜下胆总管取石术（本路径中简称"手术"），外科治疗方式另见相应路径指南。

（二）诊断依据

根据《实用内科学》（王吉耀、葛均波、邹和建主编，人民卫生出版社，2022 年，第 16 版），《黄家驷外科学》（吴孟超、吴在德主编，人民卫生出版社，2010 年，第 7 版），《内镜下逆行胰胆管造影术（ERCP）诊治指南（2010 版）》［中华消化内镜杂志，2010，27（3）：113-118；2010，27（4）：169-172；2010，27（5）：225-228］，《急性胆道系统感染的诊断和治疗指南（2011 版）》［中华消化外科杂志，2011，10（1）：9-13］，《中国急性胰腺炎诊治指南（2013 版）》［中华消化杂志，2013，33（4）：217-222］。

1. 胆绞痛、梗阻性黄疸、急性胆管炎［即查科三联征（Charcot triad）：腹痛、黄疸、发热］或胆源性急性胰腺炎。

2. 实验室检查：在急性发作期，血常规检查可见白细胞和中性粒细胞升高，肝功能检查可见胆红素、碱性磷酸酶（ALP）、γ-谷氨酰转肽酶（GGT）及血清转氨酶（ALT、AST）不同程度升高，合并胆源性急性胰腺炎可见淀粉酶（AMY）和脂肪酶（LIP）升高。

3. 辅助检查：腹部超声、CT、MRI/MRCP 或超声内镜（EUS）怀疑或提示胆总管结石。

> **释义**
>
> ■胆总管结石易合并急性胆管炎。部分患者可无明显腹痛（约 20%）或不出现黄疸（约 25%），需注意鉴别。胆总管远端结石可并发急性胆源性胰腺炎。在临床症状不典型时，实验室检查如直接胆红素、γ-谷氨酰转肽酶（γ-GT）、碱性磷酸酶（ALP）及血清转氨酶（ALT、AST）不同程度的动态升高变化往往提示存在胆总管梗阻，淀粉酶（AMY）及脂肪酶（LIP）的动态升高变化提示存在胰腺炎。
>
> ■腹部超声检查简便易行，可以发现肝内外胆管扩张等胆总管结石的间接征象，但肠道内积气和腹壁脂肪的干扰可能造成漏诊；CT 对含钙量高的胆总管结石有良好的诊断率，MRI/MRCP 的诊断准确性较高；超声内镜（EUS）对于胆总管微小结石有一定诊断价值。

（三）治疗方案的选择

根据《实用内科学》（王吉耀、葛均波、邹和建主编，人民卫生出版社，2022 年，第 16 版），《黄家驷外科学》（吴孟超、吴在德主编，人民卫生出版社，2010 年，第 7 版），《内镜下逆行胰胆管造影术（ERCP）诊治指南（2010 版）》［中华消化内镜杂志，2010，27（3）：113-118；2010，27（4）：169-172；2010，27（5）：225-228］，《急性胆道系统感染的诊断和治疗指南（2011 版）》［中华消化外科杂志，2011，10（1）：9-13］，《中国急性胰腺炎诊治指南（2013 版）》［中华消化杂志，2013，33（4）：217-222］。

1. 对症治疗。

2. 抗感染治疗。

3. 根据患者病情行急诊或择期内镜下胆总管取石术。

4. 中医治疗方案。

（四）标准住院日

7~10 天。

释义

■ 胆总管结石并发急性胆管炎者，除积极予以针对革兰阴性杆菌和厌氧菌的广谱抗菌药物治疗外，应尽早进行胆管引流减压。引流减压方式包括内镜下置入内引流支架或鼻胆外引流管、PTCD 外引流、外科治疗。急性重症化脓性胆管炎患者、胆总管巨大结石估计内镜下取石困难患者或胆总管多发结石估计不能内镜下一次性取净的患者，可以先行胆管引流减压，待全身情况改善后择期再行胆总管取石术。对于出现上述情况需择期行内镜下胆总管取石的患者，进入其他相应路径。

■ 中医治疗

1. 辨证治疗：

（1）肝郁气滞证：右胁胀痛，走窜不定，甚则痛引肩背，疼痛每因情志变化而增减，胸闷脘胀，嗳气频作，善太息，食欲不振，舌淡红，苔薄白，脉弦。治法：疏肝理气，利胆排石。

（2）肝胆湿热证：右胁或上腹部疼痛拒按，可向右肩背部放射，恶寒发热，身目黄染，恶心欲吐，腹胀纳差，困重乏力，尿黄赤，舌红苔黄腻，脉弦滑数。治法：清热祛湿，利胆排石。

（3）肝阴不足证：右胁隐痛或有灼热感，午后低热或五心烦热，口燥咽干，急躁易怒，头晕目眩，少寐多梦，舌红，可见裂纹，苔，脉弦细数或沉细数。治法：滋阴清热，利胆排石。

（4）肝郁脾虚证：右胁或上腹部隐痛或胀满不适，纳呆食少，疲倦乏力，少气懒言，恶心嗳气，大便稀溏；舌质淡或淡红，舌体胖见齿印，苔白，脉沉细或弦细。治法：疏肝利胆，健脾益气。

（5）瘀血阻络证：右胁部刺痛，痛有定处拒按，入夜痛甚，胸闷纳呆，口苦口干，面色晦黯，舌质紫黯，舌边有瘀斑瘀点，苔薄白或薄黄，脉沉弦或涩。治法：活血化瘀，疏肝利胆。

（6）热毒内蕴证：右胁及脘腹疼痛拒按，寒战高热，重度黄疸，神昏谵语，呼吸急促，声音低微，表情淡漠或烦躁不安，四肢厥冷，尿短赤，大便秘结，舌质干燥，舌绛红或紫，苔腻或灰黑，脉弦数或细数。治法：清热解毒，泻火通腑。

2. 特色治疗：包括针刺疗法、耳穴压豆、推按运经仪、穴位注射法等。

（1）针刺疗法：取穴常选阳陵泉、丘墟、支沟、胆囊穴、日月、期门、胆俞等。肝郁气滞者加行间、太冲；肝胆湿热者加中脘、阴陵泉；肝阴不足者加肝俞、肾俞；脾虚者加脾俞、胃俞；瘀血阻络者加膈俞、血海。实证用泻法，虚证用补法。

（2）耳穴压豆：取穴胰胆、肝、胆、十二指肠、内分泌、神门、三焦、交感、皮质下。

（3）推按运经仪：取穴胆俞、胆囊穴、肝俞、期门、梁门，太冲、阳陵泉、内关、足三里，日月等。

（4）穴位注射法：选右上腹压痛点、日月、期门、胆囊、阳陵泉，用氢溴酸山莨菪碱注射液，1~2 穴/次，5 毫克/穴。

3. 康复与预防复发：胆总管结石发病初起多为肝郁气滞、肝胆湿热和瘀血阻络等实证，本随着病情的发展逐渐转变为肝阴不足、脾虚肝郁等虚实夹杂以及虚证表现，康复和随访应关注症状与证候的变化，肝失疏泄、脾失健运是结石形成的主要中医病机。保持心情舒畅，有规律的进食（一日三餐，定时定量），忌高胆固醇、高脂肪和辛辣刺激性食物，防止过度的肥胖，利于疾病早日康复。取石后定期推按运经仪治疗有助于预防结石的复发。

（五）进入路径标准

1. 第一诊断必须符合 ICD-10：K80.3/K80.5 胆总管结石疾病编码。
2. 当患者同时具有其他疾病诊断，但在住院期间不需要特殊处理也不影响第一诊断的临床路径流程实施时，可以进入路径。

> 释义
>
> ■ 经入院常规检查发现其他基础疾病，如高血压、糖尿病、心功能不全、肝功能、肾功能不全、凝血功能障碍等，对患者健康影响严重，影响手术实施、增加手术和麻醉风险、影响预后，则应优先考虑治疗该基础疾病，暂不宜进入路径。
>
> ■ 若既往患有上述基础疾病，经合理治疗后达到稳定，或目前尚需要持续用药，但经评估无手术及麻醉禁忌证，则可进入路径。但可能增加医疗费用，延长住院时间。

（六）入院第1~2天

1. 必需的检查项目：
（1）血常规，尿常规，粪便常规+隐血。
（2）肝功能、肾功能、电解质、血糖、血淀粉酶、血型、Rh 因子、凝血功能、感染性疾病筛查（乙型肝炎、丙型肝炎、艾滋病、梅毒等）。
（3）腹部超声、心电图、X 线胸片。
2. 根据患者病情可选择的检查：腹部 CT 、MRI/MRCP、超声内镜（EUS）等。

> 释义
>
> ■ 相关实验室和影像学检查项目是确保手术治疗安全、有效的基础，在术前必须完成。应认真分析检查结果，及时发现异常情况并采取对应处置。重要的异常发现，若可能影响手术实施、增加操作风险时，应权衡利弊，可暂不进入本路径。
>
> ■ 为缩短患者术前等待时间，检查项目可以在患者入院前于门诊完成。

（七）选择用药

1. 抗菌药物：按照《抗菌药物临床应用指导原则（2015 版）》（国卫办医发〔2015〕43号）执行，并结合患者的病情决定抗菌药物的选择与使用时间。

2. 对比剂选择：碘过敏试验阴性者，选用泛影葡胺；碘过敏试验阳性者，选用有机碘对比剂。

3. 中药或中成药。

> **释义**
>
> ■ 若患者合并有胆管炎，应选用针对革兰阴性杆菌和厌氧菌的广谱抗菌药物。对于怀疑或已知的胆道梗阻且推测 ERCP 后仍不能获得充分引流的患者，可以考虑术前预防性应用抗菌药物。
>
> ■ 中药或者中成药应根据相应证型进行选择。肝郁气滞证，推荐方药：柴胡疏肝散加减；中成药：利胆石颗粒。肝胆湿热证，推荐方药：大柴胡汤加减；中成药：消炎利胆片。肝阴不足证，推荐方药：一贯煎加减；中成药：胆舒胶囊。肝郁脾虚证：推荐方药：柴芍六君子汤加减；中成药：逍遥丸。瘀血阻滞证，推荐方药：膈下逐瘀汤加减；中成药：血府逐瘀颗粒。热毒内蕴证，推荐方药：大承气汤合茵陈蒿汤加减；中成药：胆康胶囊。

（八）内镜治疗（ERCP）日为入院第 1~4 天

1. 操作前应用静脉镇静药、解痉药及口咽部局部麻醉剂。

2. 行无痛内镜时，术中需监测生命体征，术后要在内镜室观察至清醒，并经麻醉医师同意后返回病房。

3. 术中根据病情可能使用胆管支架或鼻胆引流管。

4. ERCP 术中明确胆管结石，先行 EST 或球囊扩张，然后网篮和/或球囊取石。

> **释义**
>
> ■ 本路径适用于清醒或无痛状态下进行的 ERCP 操作。预防 ERCP 术后急性胰腺炎可采取吲哚美辛栓纳肛等措施。
>
> ■ 常用解痉药包括阿托品、氢溴酸山莨菪碱和间苯三酚等。
>
> ■ 多发胆总管结石、结石较大（>2cm）或较硬者，需要多次内镜下取石或机械碎石，可能增加住院时间和费用，应进入其他相应路径。
>
> ■ 合并胆管狭窄、憩室内乳头或憩室旁乳头的患者，可能加大取石的操作难度，增加并发症的发生率，延长住院时间，增加费用，甚至影响路径的顺利实施。
>
> ■ 难以通过胆管造影显示结石的患者，需要加做胆管腔内超声检查，除外胆管泥沙样及微小结石，将增加操作费用。

（九）治疗后住院恢复 1~4 天

1. 必须复查的检查项目：血常规、肝功能、肾功能、电解质、血淀粉酶。

2. 术后用药：应用抗菌谱覆盖革兰阴性杆菌和厌氧菌，并主要从胆汁排泄的广谱抗菌药物。

3. 严密观察有否胰腺炎、胆道感染、穿孔、出血等并发症，并作相应处理。

> **释义**
>
> ■ 术后应对患者进行密切临床观察，包括生命体征、腹部体征，复查上述实验室检查。留置鼻胆引流管的患者应对胆汁引流量进行计量。
>
> ■ 术后应选用抗菌谱覆盖革兰阴性杆菌和厌氧菌，并主要从胆汁排泄的广谱抗菌药物，酌情输液支持治疗，警惕胰腺炎、感染、穿孔、出血等并发症，一旦发生及时进行相应处理。

（十）出院标准

1. 一般状况好，体温正常，无明显腹痛，腹部体征阴性。
2. 实验室检查基本正常。
3. 无需要住院治疗的并发症。

> **释义**
>
> ■ 患者出院前应完成必需的复查项目，且检查结果应无明显异常或较 ERCP 前有所改善。若检查结果明显异常或未得到预期改善者，主管医师应进行仔细分析并做出对应处置。

（十一）变异及原因分析

1. 出现并发症（ERCP 相关性胰腺炎、胆道感染、出血、穿孔及麻醉意外等）转入相应临床路径。
2. 合并胆管狭窄、占位者转入相应临床路径。
3. 巨大结石需要内镜下机械或激光碎石，或需要多次内镜下取石等转入相应临床路径。
4. 合并胆囊结石、肝内胆管结石者，已完成 ERCP 取石可列为路径完成，相应疾病转入相应临床路径。
5. 合并妊娠、心脏起搏器植入后等不宜接触 X 线或电外科设备（ESU）者，进入其他相应路径。
6. 消化道重建术后患者行 ERCP 有较大的难度及风险，建议由经验丰富的内镜医师操作或转入其他路径，其中 Roux-en-Y 术后 ERCP 多需要小肠镜辅助，转入其他路径。

> **释义**
>
> ■ 变异是指入选临床路径的患者未能按路径流程完成医疗行为或未达到预期的医疗质量控制目标。包含 3 个方面情况：①按路径流程完成治疗，但出现非预期结果，可能需要后续进一步处理。如治疗后胆总管结石再发、残余结石等；②超出了路径规定的时限（10 天）；③不能按路径流程完成治疗，需要中途退出路径。如治疗过程中出现严重并发症，导致必须终止路径或需要转入其他路径进行治疗等。主管医师均应进行变异原因的分析，并在临床路径的表单中予以说明。
>
> ■ ERCP 取石术的并发症有：ERCP 术后急性胰腺炎、胆管炎、穿孔、出血及围术期的心脑血管意外等。出现并发症时应转入其他路径进行治疗。

■胆总管巨大结石或多发结石者，如治疗涉及机械碎石、激光碎石或需要反复多次内镜下取石，并不适合本路径，应进入相应路径。

■合并胆囊结石、肝内胆管结石者在完成本路径后，应转入相应路径继续治疗。

■合并妊娠、心脏起搏器植入术后等不宜接触 X 线或电外科设备者，因其病情特殊并不适合本路径，应进入相应路径。

■合并胆管狭窄、胆管肿瘤及消化道重建术后者，因其病情复杂操作困难，并不适合本路径，应进入相应路径。

■认可的变异原因主要是患者入选路径后，医师在检查及治疗过程中发现合并存在未预知的、对本路径执行可能产生影响的情况，需要终止执行路径或延长治疗时间、增加治疗费用。医师需在表单中明确说明。

■因患者原因导致的执行路径出现变异，也需要医师在表单中予以说明。

五、胆总管结石临床路径给药方案

1. 用药选择：

（1）所有怀疑急性胆管炎的胆总管结石患者应立即使用抗菌药物。

（2）在选择经验性治疗的抗菌药物时需综合考虑到抗菌药物的抗菌谱，胆管炎的严重程度，有无肝功能，肾功能不全，患者近期抗菌药物使用史，当地致病菌及耐药情况。

（3）要针对性地选择抗菌药物，以抗革兰阴性杆菌为主，联合抗肠球菌及厌氧菌的抗菌药物。有条件时应进行胆汁细菌培养及药敏试验，根据结果选择敏感的及胆汁中药物浓度高的抗菌药物。常用的配伍方案为带 β-内酰胺酶抑制剂的广谱青霉素、头孢三代抗菌药物或喹诺酮类抗菌药物联合甲硝唑，严重感染者可以应用碳青霉烯类抗菌药物。

（4）中药和中成药：中药和中成药作为辅助用药可在不同阶段与西药构成中西医结合治疗方案。取石前辨证选用中药和中成药可协助控制症状与发展；取石术后早期，通过中药和中成药利胆排石有助于清除（排出）残余石碎；在恢复期，选用健脾益气、利胆疏肝中药和中成药有助于疾病的康复与预防结石复发。

1）柴胡疏肝散加减，柴胡 9g、枳壳 12g、白芍 9g、香附 9g、川芎 6g、陈皮 10g、金钱草 15g、延胡索 12g、炙甘草 6g。

2）大柴胡汤加减，柴胡 9g、黄芩 9g、白芍 9g、枳实 12g、生大黄 9g、金钱草 15g、法夏 9g、茵陈 12g、厚朴 9g、延胡索 9g、炙甘草 6g。

3）一贯煎加减，生地黄 15g、沙参 15g、麦冬 12g、赤芍 15g、枸杞子 15g、川楝子 9g、金钱草 15g、鸡内金 12g、丹参 15g、枳壳 12g。

4）柴芍六君子汤加减，柴胡 9g、白芍 9g、党参 15g、白术 12g、茯苓 12g、陈皮 6g、制半夏 9g、金钱草 12g、鸡内金 9g、神曲 9g、甘草 6g。

5）膈下逐瘀汤，五灵脂（炒）9g、当归 9g、川芎 9g、桃仁 9、牡丹皮 9g、赤芍 12g、金钱草 15g、延胡索 12g、香附 9g、红花 9g、枳壳 12g。

6）大承气汤合茵陈蒿汤，生大黄 15g、芒硝 9g、厚朴 15g、枳实 15g、茵陈蒿 15g、栀子 9g、黄连 9g、金钱草 15g、虎杖 9g、郁金 15g。

口服方药，一日 2 次，早晚餐后 30 分钟服用，每次约 200ml，中成药按药物说明书进行服用，特殊情况遵医嘱。

2. 药学提示：

（1）氟喹诺酮类抗菌药物对大肠杆菌的耐药率较高。

（2）头孢哌酮因80%以原形从胆道排泄，胆道感染时具有优越性。头孢他啶对铜绿假单胞菌具有强大的抗菌作用。

（3）由于目前肠道细菌普遍产生β-内酰胺酶，推荐使用带β-内酰胺酶抑制剂的复合抗菌药物。

（4）甲硝唑对厌氧菌有较强的杀菌活性，且不易产生耐药。

（5）碳青霉烯类抗菌药物抗菌谱广，覆盖厌氧菌，对β-内酰胺酶稳定，是重症感染的首选。

（6）柴胡具有和解表里，疏肝，升阳的功效，在药典规定的剂量（3～9g）范围内，毒性很小，但长时间、大剂量服用时则有显著的肝肾及血液系统毒性。

3. 注意事项：

（1）需要强调的是，对于严重胆管感染的患者，抗菌药物治疗仅仅是去除胆总管结石、胆汁引流通畅的补充治疗。

（2）在胆汁充分引流的前提下，如经验性抗感染治疗效果不理想时，应及时留取胆汁培养或血液培养，根据药敏试验结果选择针对性的抗菌药物。

（3）抗菌药物使用的时间可根据患者症状、体征、体温、白细胞、C反应蛋白来确定。

六、胆总管结石护理规范

1. 术前客观地向患者讲解经内镜胆管取石术治疗方法及相关事项，让患者明白治疗的重要性及必要性，从而提高对疾病的认识程度，提高治疗依从性。

2. 做好术前准备工作，积极给予心理干预，消除不良心理状态，使其保持乐观心态接受治疗，保证手术顺利开展。

3. 观察患者疼痛的部位、性质、强度、持续时间，减少疼痛刺激，分散患者注意力，遵医嘱予镇痛药物。

4. 嘱患者卧床休息，呕吐时，头偏向一侧，以免呕吐物堵塞呼吸道，引起窒息，必要时遵医嘱予止吐药物。

5. 术中主动帮助患者采取正确的体位，熟练掌握手术配合技巧，明确操作流程，同时密切观测患者术中生命体征变化情况，一旦发生不良反应，及时采取有效护理措施，保证手术顺利完成。

6. 术后积极监测患者生命体征及病情变化，积极给予相应的护理措施，促进病情尽快恢复。

7. 指导患者穿全棉、宽松的衣裤，保持皮肤清洁，忌用碱性皂液，以温水清洗为宜。剪短指甲，瘙痒难忍时可用轻扣或抚摸瘙痒部位的方式缓解，禁搔抓。指导患者遵医嘱正确使用外涂止痒药物。

8. 主动进行出院饮食指导，及时提醒患者按时复诊，进一步巩固治疗及预后效果。

七、胆总管结石营养治疗规范

1. 术前改善患者的一般营养状况，为手术实施创造有利条件。根据患者基础营养状况和病情，对患者进行饮食指导，以低脂饮食为主，必要时予以肠外营养支持治疗。

2. 手术当天、术前及术后禁食，予以静脉输液支持。术后观察病情变化及监测相关血生化指标，指导患者饮食逐步过渡性恢复。

3. 术后如病情变化或不稳定，根据病情予以禁食及肠外营养支持治疗。

4. 出院指导患者低脂饮食并注重营养结构，尽快促进病情恢复。

八、胆总管结石患者健康宣教

1. 在患者入院时介绍医院的环境、医师、责任护士、规章制度。

2. 入院后通过与患者沟通交流，了解患者对疾病的认知程度，对胆管结石疾病相关知识及经内镜胆管取石术相关知识进行有针对性的教育。

3. 术前 1 天告知患者经内镜胆管取石手术目的、手术流程以及相关准备事项等；安慰患者可能的紧张情绪，做好心理疏导。

4. 术后告知患者相关注意事项以及抽血检测和用药的目的。

5. 出院前做好出院后的低脂饮食指导。

九、推荐表单

（一）医师表单

胆总管结石临床路径医师表单

适用对象：第一诊断为胆总管结石（ICD-10：K80.3/K80.5）
行胆总管内镜下取石术（ICD-9-CM-3：51.8802）

患者姓名：	性别：	年龄：	门诊号：	住院号：
住院日期： 年 月 日	出院日期： 年 月 日			标准住院日：7~10 天

时间	住院第1天	住院第2天	住院第3~4天
主要诊疗工作	□ 病史采集和体格检查 □ 完成病历书写 □ 评估患者全身状况及合并症 □ 完善常规检查	□ 上级医师查房，明确下一步诊疗计划 □ 根据实验室检查结果评价内镜治疗的适应证与禁忌证 □ 对患者及家属进行相关宣教 □ 进行术前准备，向患者及家属交代病情，并签署知情同意书	□ 上级医师查房 □ 完成三级查房记录 □ 行 ERCP 取石术 □ 术后密切观察生命体征及腹部体征，复查实验室检查指标，警惕操作并发症 □ 补液治疗，并应用广谱抗菌药物
重点医嘱	**长期医嘱** □ 消化内科护理常规 □ 二级护理 □ 低脂半流质饮食 **临时医嘱** □ 血常规、尿常规、粪便常规+隐血 □ 肝功能、肾功能、电解质、血糖、血淀粉酶、脂肪酶、凝血功能、血型、Rh 因子、感染性疾病筛查 □ 腹部超声、心电图、X 线胸片 □ 超声心动、腹部 CT、MRCP（必要时）	**长期医嘱** □ 消化内科护理常规 □ 二级护理 □ 低脂半流质饮食 **临时医嘱** □ 次晨禁食 □ 碘过敏试验 □ 带药：镇静药、解痉药、泛影葡胺或有机碘对比剂、麻醉用药 □ 预约 ERCP	**长期医嘱** □ 消化内科护理常规 □ 特级护理 □ 术前禁食、禁水 □ 应用覆盖革兰阴性杆菌和厌氧菌的广谱抗菌药物、生长抑素等 □ 静脉补液 **临时医嘱（术后）** □ 复查血常规 □ 复查肝功能、电解质 □ 术后 2 小时及 6 小时复查血淀粉酶、脂肪酶
病情变异记录	□ 无 □ 有，原因： 1. 2.	□ 无 □ 有，原因： 1. 2.	□ 无 □ 有，原因： 1. 2.
医师签名			

时间	住院第 4~5 天 （术后第 1 日）	住院第 5~6 天 （术后第 2~3 日）	住院第 7~10 天 （出院日）
主要诊疗工作	□ 观察患者腹部症状和体征 □ 上级医师查房，根据 ERCP 造影结果，明确下一步诊疗计划 □ 复查异常实验室检查指标 □ 对患者坚持治疗和预防复发进行宣教	□ 观察进食、进水后患者腹部症状和体征变化 □ 上级医师查房，根据 ERCP 造影结果，明确下一步诊疗计划 □ 复查异常实验室检查指标 □ 对患者坚持治疗和预防复发进行宣教	□ 上级医师查房、确定能否出院 □ 通知患者及家属出院 □ 向患者及家属交代出院后注意事项 □ 准备出院带药 □ 通知出院处 □ 将出院记录副本交给患者 □ 如果患者不能出院，在病程记录中说明原因和继续治疗的方案
重点医嘱	**长期医嘱** □ 消化内科护理常规 □ 一级护理 □ 试饮水 □ 应用覆盖革兰阴性杆菌和厌氧菌的广谱抗菌药物 □ 静脉输液 **临时医嘱** □ 血常规、肝功能、电解质（必要时） □ 复查血淀粉酶、脂肪酶	**长期医嘱** □ 消化内科护理常规 □ 二级护理 □ 流质饮食 □ 应用覆盖革兰阴性杆菌和厌氧菌的广谱抗菌药物 □ 静脉输液 **临时医嘱** □ 血常规、肝功能、电解质（必要时） 　复查血淀粉酶、脂肪酶 □ 腹部超声	**长期医嘱** □ 出院带药 □ 门诊随诊
病情变异记录	□ 无 □ 有，原因： 1. 2.	□ 无 □ 有，原因： 1. 2.	□ 无 □ 有，原因： 1. 2.
医师签名			

（二）护士表单

胆石症临床路径护士表单

适用对象：第一诊断为胆总管结石（ICD-10：K80.3/K80.5）
行胆总管内镜下取石术（ICD-9-CM-3：51.8802）

患者姓名：	性别：　　　年龄：　　　门诊号：	住院号：
住院日期：　　年　月　日	出院日期：　　年　月　日	标准住院日：7~10 天

时间	住院第 1 天	住院第 2 天（ERCP 术前）	住院第 3 天（ERCP 术当天）
健康宣教	□ 入院宣教 　介绍主管医师、护士 　介绍环境、设施 　介绍住院注意事项 　介绍探视和陪护制度 　介绍贵重物品保管制度	□ 术前宣教 　宣教疾病知识、术前准备及 　ERCP 术过程 　告知术后饮食、活动及探视 　注意事项 　告知术后可能出现的情况及 　应对方式 　主管护士与患者沟通，了解 　并指导心理应对	□ 术后当日宣教 　告知监护设备、管路功能及 　注意事项 　告知患者禁食、禁水 　告知 ERCP 术后注意事项 　给予患者及家属心理支持 　再次明确探视陪护须知
护理处置	□ 核对患者姓名，佩戴腕带 □ 建立入院护理病历 □ 协助患者更换病号服 □ 测量体重	□ 协助医师完成术前检查实验 　室检查 □ 术前准备 □ 抗菌药物皮试 □ 碘过敏试验 □ 晚餐后禁食、禁水	□ 送患者至内镜中心 □ 嘱患者摘除义齿 □ 核对患者资料及带药 □ 接患者 　核对患者及资料
基础护理	□ 二级护理 □ 晨晚间护理 □ 测量生命体征 □ 患者安全管理	□ 二级护理 □ 晨晚间护理 □ 患者安全管理	□ 特级护理 □ 卧位护理：协助翻身、床上 　活动、预防压疮 □ 排泄护理 □ 患者安全管理
专科护理	□ 护理查体及入院评估 □ 需要时，填写跌倒及压疮防 　范表 □ 确定饮食种类 □ 心理护理	□ 遵医嘱完成相关检查 □ 心理护理	□ 病情观察，写特护记录 □ 评估生命体征、意识、症 　状、鼻胆引流液颜色、性质 　及量、监测 24 小时出入量 　（每 2 小时 1 次） □ 观察患者腹部体征 □ 抽血查 2 小时、6 小时胰 　功能 □ 遵医嘱予补液、预防性抗感 　染治疗 □ 心理护理

时间	住院第 1 天	住院第 2 天 （ERCP 术前）	住院第 3 天 （ERCP 术当天）
重点 医嘱	□ 详见医嘱执行单	□ 详见医嘱执行单	□ 详见医嘱执行单
病情 变异 记录	□ 无 □ 有，原因： 1. 2.	□ 无 □ 有，原因： 1. 2.	□ 无 □ 有，原因： 1. 2.
护士 签名			

时间	住院第 4~5 天	住院第 6~7 天	住院第 8~10 天 （出院日）
健康宣教	□ 术后宣教 　饮食活动指导 　复查患者对术前宣教内容的 　掌握程度 　ERCP 术后注意事项	□ 药物宣教 　饮食宣教	□ 出院宣教 　复查时间 　服药方法 　活动休息 　指导饮食 　指导办理出院手续
护理处置	□ 遵医嘱完成相关检查	□ 遵医嘱完成相关检查	□ 办理出院手续 　书写出院小结
基础护理	□ 一级/二级护理（根据患者 　病情和生活自理能力确定护 　理级别） □ 晨晚间护理 □ 协助进食、进水 □ 协助床边活动、年老体弱患 　者卧床时预防压疮 □ 协助如厕 □ 患者安全管理	□ 二级护理 □ 晨晚间护理 □ 患者安全管理 □ 满足患者输液期间的生活 　需要	□ 三级护理 □ 晨晚间护理 □ 指导进食、进水 □ 患者安全管理
专科护理	□ 病情观察，写一般患者护理 　记录 □ 监测生命体征、观察疼痛体 　征、出入量 □ 监测胰功能 □ 遵医嘱予补液、预防性抗 　感染 □ 腹痛时，联系主管医师给予 　相关治疗及用药 □ 心理护理	□ 病情观察，写一般患者护理 　记录 □ 监测生命体征、观察疼痛体 　征、出入量 □ 监测胰功能 □ 遵医嘱予补液、预防性抗 　感染 □ 腹痛时，联系主管医师给予 　相关治疗及用药 □ 心理护理	□ 病情观察 □ 评估生命体征、疼痛等症状 □ 心理护理
重点医嘱	□ 详见医嘱执行单	□ 详见医嘱执行单	□ 详见医嘱执行单
病情变异记录	□ 无　□ 有，原因： 1. 2.	□ 无　□ 有，原因： 1. 2.	□ 无　□ 有，原因： 1. 2.
护士签名			

（三）患者表单

胆石症临床路径患者表单

适用对象：第一诊断为胆总管结石（ICD-10：K80.3/K80.5）

行胆总管内镜下取石术（ICD-9-CM-3：51.8802）

患者姓名：	性别：　年龄：　门诊号：	住院号：
住院日期：　　年　月　日	出院日期：　　年　月　日	标准住院日：7~10 天

时间	入院	ERCP 术前	ERCP 术当天
医患配合	□ 配合询问病史、收集资料，务必详细告知既往史、用药史及过敏史 □ 配合进行体格检查 □ 如有不适及时告知医师	□ 配合完成术前相关检查、实验室检查，如采血、留尿、心电图、X 线胸片、碘过敏试验及磁共振 □ 医师与患者家属介绍病情及ERCP 术谈话、术前签字	□ 配合检查意识、腹部体征 □ 需要时，配合复查腹平片 □ 有任何不适请告知医师
护患配合	□ 配合测量体温、脉搏、呼吸频率 3 次，测量血压、体重1 次 □ 配合完成入院护理评估（简单询问病史、过敏史、用药史） □ 接受入院宣教（环境介绍、病室规定、订餐制度、贵重物品保管等） □ 有任何不适请告知护士	□ 配合测量体温、脉搏、呼吸频率 3 次，测量血压、体重1 次 □ 配接受术前宣教 □ 接受碘过敏试验 □ 取下义齿、饰品等，贵重物品交家属保管	□ 配合测量体温、脉搏、呼吸频率 3 次，测量血压、体重1 次 □ 送内镜室前，协助完成核对，带齐影像资料、药品及病历上平车 □ 接受术前宣教 □ 返回病房后，协助完成核对，配合过病床 □ 配合检查意识 □ 配合术后吸氧、监护仪监测、输液、采血、鼻胆引流管 □ 遵医嘱采取正确体位 □ 配合缓解疼痛 □ 有任何不适请告知护士
饮食	□ 遵医嘱饮食	□ 术前禁食、禁水	□ ERCP 术前禁食、禁水 □ 术后继续禁食、禁水，根据医嘱补液
排泄	□ 正常排尿便	□ 正常排尿便	□ 正常排尿便
活动	□ 正常活动	□ 正常活动	□ 卧床休息 □ 保护管路

时间	ERCP 术后	出院
医患配合	□ 配合腹部查体 □ 配合采血，复查胰功能	□ 接受出院前指导 □ 知道复查程序 □ 获取出院诊断书 □ 配合拔除鼻胆引流管
护患配合	□ 配合定时测量生命体征、每日询问人便情况 □ 配合询问出入量 □ 接受输液、服药等治疗 □ 接受协助进食、进水、排便等生活护理 □ 配合活动，预防皮肤压力伤 □ 注意活动安全，避免坠床或跌倒 □ 配合执行探视及陪护 □ 换药	□ 接受出院宣教 □ 办理出院手续 □ 获取出院带药 □ 知道服药方法、作用、注意事项 □ 知道复印病历程序
饮食	□ 根据医嘱，由禁食、流质饮食逐渐过渡到低脂饮食功能锻炼	□ 根据医嘱，低脂饮食功能锻炼 □ 床旁活动，注意安全
排泄	□ 正常排尿便	□ 正常排尿便
活动	□ 根据医嘱，可下床活动 □ 注意保护管路，勿牵拉、脱出等	□ 适度活动，注意劳逸结合

附：原表单（2009 年版）

胆总管结石临床路径表单

适用对象：第一诊断为胆总管结石（ICD-10：K80.3/K80.4/K80.5）
行胆总管内镜下取石术（ICD-9-CM-3：51.88）

患者姓名：	性别：　　年龄：　　门诊号：	住院号：
住院日期：　　年　月　日	出院日期：　　年　月　日	标准住院日 7~10 天

时间	住院第 1 天	住院第 2 天	住院第 3~4 天
主要诊疗工作	□ 病史采集和体格检查 □ 完成病历书写 □ 评估患者全身状况及合并症 □ 完善常规检查	□ 上级医师查房，明确下一步诊疗计划 □ 根据实验室检查结果评价内镜治疗的适应证与禁忌证 □ 对患者及家属进行相关宣教 □ 进行术前准备，向患者及家属交代病情，并签署知情同意书	□ 上级医师查房 □ 完成三级查房记录 □ 行 ERCP 取石术 □ 术后密切观察生命体征及腹部体征，复查实验室指标，警惕操作并发症 □ 补液治疗，并应用广谱抗菌药物
重点医嘱	**长期医嘱** □ 消化内科护理常规 □ 二级护理 □ 低脂半流质饮食 **临时医嘱** □ 血常规、尿常规、粪便常规+隐血 □ 肝功能、肾功能、电解质、血糖、血淀粉酶、脂肪酶、凝血功能血型、Rh 因子、感染性疾病筛查 □ 腹部超声、心电图、X 线胸片 □ 超声心动、腹部 CT、MRI/MRCP、超声内镜（EUS）（必要时）	**长期医嘱** □ 消化内科护理常规 □ 二级护理 □ 低脂半流质饮食 **临时医嘱** □ 次晨禁食 □ 碘过敏试验 □ 带药：镇静药、解痉药、泛影葡胺或有机碘对比剂、麻醉用药 □ 预约 ERCP	**长期医嘱** □ 消化内科护理常规 □ 特级护理 □ 术前禁食、禁水 □ 应用覆盖革兰阴性杆菌和厌氧菌的广谱抗菌药物、生长抑素等 □ 静脉补液 **临时医嘱**（术后） □ 复查血常规 □ 复查肝功能、电解质 □ 术后 2 小时及 6 小时复查血淀粉酶、脂肪酶
主要护理工作	□ 协助患者及家属办理入院手续 □ 进行入院宣教 □ 静脉抽血	□ 基本生活和心理护理 □ 进行关于内镜检查宣教并行内镜检查前准备	□ 基本生活和心理护理 □ 观察 ERCP 后患者病情变化，如有异常及时向医师汇报
病情变异记录	□ 无　□ 有，原因： 1. 2.	□ 无　□ 有，原因： 1. 2.	□ 无　□ 有，原因： 1. 2.
护士签名			
医师签名			

时间	住院第 4~5 天 （术后第 1 日）	住院第 5~6 天 （术后第 2~3 日）	住院第 7~10 天 （出院日）
主要诊疗工作	□ 观察患者腹部症状和体征 □ 上级医师查房，根据 ERCP 造影结果，明确下一步诊疗计划 □ 复查异常实验室检查的指标 □ 对患者坚持治疗和预防复发进行宣教	□ 观察进食、进水后患者腹部症状和体征变化 □ 上级医师查房，根据 ERCP 造影结果，明确下一步诊疗计划 □ 复查异常实验室检查的指标 □ 对患者坚持治疗和预防复发进行宣教	□ 上级医师查房、确定能否出院 □ 通知患者及家属出院 □ 向患者及家属交代出院后注意事项 □ 准备出院带药 □ 通知出院处 □ 将出院记录副本交给患者 □ 如果患者不能出院，在病程记录中说明原因和继续治疗的方案
重点医嘱	**长期医嘱** □ 消化内科护理常规 □ 一级护理 □ 试饮水 □ 应用覆盖革兰阴性杆菌和厌氧菌的广谱抗菌药物 □ 静脉输液 **临时医嘱** □ 血常规、肝功能、电解质（必要时） □ 复查血淀粉酶、脂肪酶	**长期医嘱** □ 消化内科护理常规 □ 二级护理 □ 流质饮食 □ 应用覆盖革兰阴性杆菌和厌氧菌的广谱抗菌药物 □ 静脉输液 **临时医嘱** □ 血常规、肝功能、电解质（必要时） □ 复查血淀粉酶、脂肪酶 □ 腹部超声	**长期医嘱** □ 出院带药 □ 门诊随诊
主要护理工作	□ 基本生活和心理护理 □ 监督患者用药	□ 基本生活和心理护理 □ 监督患者用药	□ 帮助患者办理出院手续、交费等事宜 □ 领取出院带药
病情变异记录	□ 无　□ 有，原因： 1. 2.	□ 无　□ 有，原因： 1. 2.	□ 无　□ 有，原因： 1. 2.
护士签名			
医师签名			

第三十六章

轻症急性胰腺炎临床路径释义

【医疗质量控制指标】

指标一、明确急性胰腺炎诊断，包括分类、病因和全身或局部并发症全面评估。

指标二、明确病因，及早解除病因，预防急性胰腺炎再发。

指标三、监测临床症状和体征、血清学指标变化，及时识别重症急性胰腺炎患者，防止并发症的发生。

指标四、加强健康宣教，定期随访病情。

一、轻症急性胰腺炎编码

急性胰腺炎是多种病因导致胰酶在胰腺内被激活，引起胰腺组织自身消化，导致胰腺组织水肿、出血甚至坏死的炎症反应。

1. 疾病名称及编码：特发性急性胰腺炎（ICD-10：K85.0）

　　　　　　　　　　胆源性急性胰腺炎（ICD-10：K85.1）

　　　　　　　　　　酒精性急性胰腺炎（ICD-10：K85.2）

　　　　　　　　　　药物性急性胰腺炎（ICD-10：K85.3）

　　　　　　　　　　其他的急性胰腺炎（ICD-10：K65.8）

　　　　　　　　　　未特指的急性胰腺炎（ICD-10：K85.9）

2. 对应或相关中医病种及编码：胰瘅（A04.03.32）

　　　　　　　　　　　　　　　腹痛（A17.36/ICD-10：R10.401）

二、临床路径检索方法

第一诊断为 K85.001/K85.301/K85.801/K85.901。其他诊断不包括胰腺脓肿、胰腺囊肿、其他急腹症（急性肠梗阻、消化性溃疡穿孔、胆石症和急性胆囊炎、肠系膜血管栓塞）。

中医第一诊断为 A04.03.32/A17.36/ICD-10：R10.401。

三、国家医疗保障疾病诊断相关分组（CHS-DRG）

MDCH 肝、胆、胰疾病及功能障碍

HT1 急性胰腺炎

四、轻症急性胰腺炎临床路径标准住院流程

（一）适用对象

第一诊断为轻症急性胰腺炎（ICD-10：K85.001/K85.101/K85.201/K85.301/K85.801/K85.802/K85.901）。

> **释义**
>
> ■ 本临床路径适用对象是第一诊断为轻症急性胰腺炎（无局部或全身并发症或器官衰竭）的患者。

■急性胰腺炎的主要病因是胆石症，部分胆源性胰腺炎患者可以自动排石，不需要急诊行内镜治疗或手术治疗。不需要急诊内镜治疗及外科手术者，无胆管炎、黄疸或胆总管扩张表现者，可以延迟取石的胆源性急性胰腺炎患者，可以进入本路径。

■本路径适用对象不包括中度重症和重症急性胰腺炎，也不包括其他急腹症（肠梗阻、消化性溃疡穿孔、胆石症和急性胆囊炎、缺血性肠病等）。按照我国急性胰腺炎指南的定义，急性胰腺炎伴有48小时内一过性器官衰竭，或伴有局部并发症（急性胰周液体积聚、急性坏死物积聚、假性囊肿、包裹性坏死、感染性坏死）或全身并发症（全身炎症反应综合征、器官功能衰竭、脓毒症、腹腔内高压或腹腔间隔室综合征、胰性脑病）者属于中度重症急性胰腺炎，而48小时内未恢复的持续性器官衰竭者为重症急性胰腺炎。

（二）诊断依据

根据《临床诊疗指南·消化系统疾病分册》（中华医学会编著，人民卫生出版社，2005年），《实用内科学》（王吉耀、葛均波、邹和建主编，人民卫生出版社，2022年，第16版），《临床消化病学》（姚希贤主编，天津科学技术出版社，1999年）。

1. 临床表现：急性、持续性腹痛（偶无腹痛）。
2. 实验室检查：血清淀粉酶和/或脂肪酶活性增高≥正常值上限3倍。
3. 辅助检查：影像学提示胰腺有或无形态学改变。

> **释义**
>
> ■急性胰腺炎的诊断依据参考《中国急性胰腺炎诊疗指南（2019，沈阳）》。轻症急性胰腺炎要具备急性胰腺炎的临床表现、生化和影像学改变，根据指南定义，满足2项条件者可诊断急性胰腺炎。多数患者有急性、持续性腹痛，但少数患者无腹痛表现如果同时具备生化和影像学改变者，也符合急性胰腺炎的诊断标准。
>
> ■血清淀粉酶明显升高是急性胰腺炎主要表现之一。血清淀粉酶测定是急性胰腺炎最简单而又敏感的方法，血清淀粉酶活性增高超过正常值上限3倍，有助于诊断。血清淀粉酶升高的幅度与发病的时间相关，发病后6~12小时开始上升，18~24小时达高峰，持续3~5天。需鉴别有无引起淀粉酶升高的其他因素，如肾功能不全、腮腺炎、其他急腹症、肿瘤等。
>
> ■胰腺超声或CT检查可提示胰腺肿胀或边缘毛糙等形态学改变，同时有助于判断有无胆道疾病。
>
> ■诊断依据：根据《中国急性胰腺炎诊治指南（2019，沈阳）》。
>
> 1. 临床表现：急性、突发持续剧烈的上腹部疼痛，可向背部放射。
> 2. 实验室检查：血清淀粉酶和/或脂肪酶活性≥正常参考值上限3倍。
> 3. 影像学检查：增强CT或MRI呈急性胰腺炎典型影像学改变（胰腺水肿或胰周渗出积液）。

（三）治疗方案的选择

根据《临床诊疗指南·消化系统疾病分册》（中华医学会编著，人民卫生出版社，2005 年），《实用内科学》（王吉耀、葛均波、邹和建主编，人民卫生出版社，2022 年，第 16 版），《临床消化病学》（姚希贤主编，天津科学技术出版社，1999 年）。

1. 内科治疗：

（1）监护、禁食、胃肠减压（必要时）。

（2）维持水电解质平衡。

（3）药物治疗：抑酸治疗、抑制胰腺分泌药物、胰酶抑制剂、营养治疗药物；无感染征象的患者不建议使用抗菌药物；必要时谨慎使用镇静和镇痛药物。

2. 内镜治疗：对于胆源性胰腺炎，有条件的医疗机构可采用内镜治疗。

> **释义**
>
> ■ 轻症急性胰腺炎患者病情多呈自限性，病程较短，预后良好，故多采用内科保守治疗，其目的在于纠正水、电解质紊乱，减少胰腺分泌，防止病情恶化。轻症急性胰腺炎的治疗以禁食、抑酸、抑酶和补液治疗为主，补液只要补充每天的生理需要量即可，一般无需进行肠内营养。
>
> ■ 病初短期禁食，抑制胰液分泌，一定程度上减少胰腺进一步损伤，并有助于缓解腹胀、腹痛。如患者腹痛、腹胀、恶心症状严重时可考虑胃肠减压。待临床症状改善，即可逐步开放进食，可先予少量无脂流质，逐步过渡至低脂固体饮食。如有复发表现需再度禁食。
>
> ■ 若有胰腺外感染，如胆管炎、肺炎、尿路感染、菌血症、导管相关性感染，应根据血培养或其他病原学证据选择抗菌药物。

3. 中医治疗方案。

> **释义**
>
> ■ 中医治疗
>
> 1. 辨证治疗：
>
> （1）急性期：
>
> 1）肝郁气滞证：表现为善太息、嗳气，脘腹胀痛，得矢气则舒，舌淡红，苔薄白或薄黄，脉弦紧或弦数。治法：疏肝解郁，理气通腑。
>
> 2）肝胆湿热证：表现为脘腹胀痛，便黏滞不通，胸闷不舒，小便短黄，身目发黄，舌质红，苔黄腻或薄黄，脉弦数。治法：清热化湿，利胆通腑。
>
> 3）热实结胸证：表现为胸胁苦满，上腹硬满疼痛拒按，寒热往来，心烦喜呕，小便短赤涩痛，舌红苔黄腻或黄厚而燥，脉滑数或沉紧有力。治法：通里攻下、理气活血。
>
> 4）腑实热结证：表现为腹满硬痛拒按，大便干结不通，日晡潮热，呕吐，舌质红，苔黄厚腻或燥，脉洪大或滑数。治法：清热通腑，内泻热结。
>
> 5）瘀毒互结证：表现为主症腹部刺痛拒按，痛处不移，大便燥结不通，躁扰不宁，皮肤青紫有瘀斑，舌质红或有瘀斑，脉弦数或涩。治法：清热泻火，祛瘀通腑。

（2）恢复期：

1）肝郁脾虚证：表现为胁腹胀满，便溏，纳呆，恶心，善太息，舌苔薄白或白腻，脉弦缓。治法：疏肝健脾，和胃化湿。

2）气阴两虚证：表现为神疲、少气懒言，胃脘嘈杂，口燥咽干，饥不欲食，大便干结，舌淡红少苔或无苔，脉细弱。治法：益气生津，养阴和胃。

2. 特色治疗：

针刺、外敷、中药灌肠等外治疗法可根据病情及患者的接受度，单独使用其中一种方法，也可以多种方法配合使用。

（1）针刺常用穴：足三里、下巨虚、内关、胆俞、脾俞、胃俞、中脘等，一般采用强刺激，也可采用电刺激。临床亦可酌情选取公孙、神阙、天枢、合谷、章门、气海、内庭、阳陵泉、期门、血海、膈俞、太冲、膻中等穴，以增强疗效。

（2）腹部外敷：将芒硝500~1000g研磨成粉末状，置于专门的外敷袋中，随后将外敷袋平铺均匀置于患者的中上腹部，当芒硝出现结晶变硬后更换，更换2~4次/d。也可用金黄散（金黄膏），每天2次，必要时增加次数。以保护胰腺，减少渗出。

（3）中药灌肠进行治疗：生大黄30g，加水200ml煮沸后再文火煎5分钟，过滤去渣冷却至38~40℃后灌肠，插管深度为30~35cm，保留1~2小时，2次/天。亦可采用大承气汤、大柴胡汤等进行灌肠治疗。

3. 康复与预防复发：轻症急性胰腺炎初起多与气滞、湿热密切相关，随着急性胰腺炎病情的进展，气滞、湿热可以产生血瘀，进而热邪炽盛，形成瘀热互结证，后根据病情变化逐渐转变为虚实夹杂以及虚证表现，主要以气阴两虚及肝郁脾虚多见。随访应关注症状与证候的变化。

（四）标准住院日

7~10天

> **释义**
>
> ■进入本路径的患者总的住院天数为7~10天，根据症状和血淀粉酶的变化及进食后临床表现，决定治疗护理方案实施。
>
> ■入院后前4天，患者多处于急性炎症期，予监测生命体征、补液维持水电平衡、禁食、禁水、营养支持、抑制胰腺分泌等治疗。
>
> ■入院后第5~7天，患者血清淀粉酶下降至基本正常，可根据症状和生化检查酌情给予清淡流质饮食及宣教护理干预。
>
> ■入院后第8~10天，患者症状、体征基本恢复正常，血清淀粉酶稳定下降，进食后无明显升高。达到出院标准可以允许患者出院。

（五）进入路径标准

1. 第一诊断必须符合 ICD-10：K85.001/K85.101/K85.201/K85.301/K85.801/K85.802/K85.901轻症急性胰腺炎疾病编码。

2. 排除急性重症胰腺炎及有严重合并症的患者（合并心、肺、肾等脏器功能损害，合并合并恶性肿瘤、胰腺占位病变、胰腺脓肿、胰腺假性囊肿等）。

3. 排除其他急腹症：急性肠梗阻、消化性溃疡穿孔、胆石症和急性胆囊炎、肠系膜血管栓塞、心绞痛或心肌梗死者。

4. 当患者同时具有其他疾病诊断，但在住院期间不需要特殊处理也不影响第一诊断的临床路径流程实施时，可以进入路径。

> **释义**
>
> ■ 进入本临床路径的患者需符合轻症急性胰腺炎的诊断标准。
>
> ■ 入院时应该根据症状、体征、生化检查、各类评分系统给予诊断，必要时采用增强 CT 等影像学手段除外中度重症和重症急性胰腺炎（其定义详见相关指南）。
>
> ■ 多数急性胰腺炎的患者具有急性、持续性腹痛，并可能伴有恶心、呕吐等消化道症状。由于其他急腹症也可能出现轻度的血清淀粉酶增高，因此在进入本临床路径之前要注意和其他急腹症进行鉴别。
>
> ■ 患者同时具有其他疾病诊断，如高血压、糖尿病等，若病情稳定，在住院期间不需要特殊处理、不影响第一诊断的临床路径流程实施时，可以进入路径。

（六）住院期间检查项目

1. 必需的检查项目：

（1）血常规、尿常规、粪便常规+隐血。

（2）肝功能、肾功能、三酰甘油、电解质、血糖、血淀粉酶、脂肪酶、C 反应蛋白（CRP）、凝血功能。

（3）血气分析。

（4）心电图、腹部超声、腹部及胸部 X 线片。

2. 根据患者病情可选择检查项目：

（1）血型及 Rh 因子，肿瘤标志物筛查（CA19-9、AFP、CEA），自身免疫标志物测定（ANA、ENA、IgG）。

（2）腹部平扫或增强 CT、磁共振、磁共振胰胆管造影（MRCP）、内镜下逆行性胰胆管造影（ERCP）、超声内镜（EUS）。

3. 营养筛查与评估：入院后 24 小时内完成。

> **释义**
>
> ■ 必查项目检测是为了判断患者病情，选择相应治疗。三大常规可以了解血、尿、便的基本情况。肝功能、肾功能、血脂、电解质和凝血功能检测可判断有无基础疾病，如慢性肝肾疾病等。肝功能和三酰甘油还可帮助了解急性胰腺炎发病的病因：胆源性急性胰腺炎可以出现胆系酶类（ALP、GGT）或胆红素（TBiL、DBiL）的增高；高脂血症引起的急性胰腺炎中三酰甘油水平一般超过 11.1μmol/L。C 反应蛋白（CRP）是一个评估患者疾病严重程度与预后的很重要的指标，发病 72 小时后 CRP>150mg/L 提示急性胰腺炎病情较重。尿素氮持续升高（>7.5mmol/L）、血细胞比容升高（>44%）、血肌酐进行性上升都是病情重症化的指标。血钙水平降低通常提示胰腺坏死严重。降钙素原水平的升高也可作为有无继发局部或全身感染的参考

指标。血气分析用于帮助评价患者动脉血 pH、氧分压、二氧化碳分压等，判断病情的严重程度和排除急性呼吸窘迫综合征（ARDS）。心电图和 X 线胸片检查等可评价心脏、肺部基础疾病。主管医师应认真分析检查结果，及时发现异常并采取对应处置。

■ 可选择的项目中，需与胰腺癌和自身免疫性胰腺炎做鉴别诊断时，可选择检测肿瘤标志物筛查（除外胰腺癌），自身免疫标志物测定（免疫相关性胰腺炎）。出现病情变化、恶化等可酌情选择腹部 CT、磁共振胰胆管造影（MRCP）、内镜下逆行性胰胆管造影（ERCP）、超声内镜等，进一步明确诊断。

■ 预测为轻症至中度重症急性胰腺炎的所有患者都应使用有效的筛查方法进行筛查，如营养风险筛查工具（NRS-2002）。

（七）选择用药

1. 抑酸药（质子泵抑制剂、H$_2$ 受体阻断剂）。

2. 生长抑素及其类似物。

3. 抗菌药物：按照《抗菌药物临床应用指导原则》（卫医发〔2015〕43 号）执行，并结合患者的病情决定抗菌药物的选择与使用时间。

4. 营养治疗药物：有营养风险或营养不良的患者，入院 24~48 小时内尽早启动肠内营养。肠内营养不能达到目标量 60% 时，可选全合一的方式实施肠外营养。

5. 中药或中成药。

> **释义**
>
> ■ 静脉用抑酸药 H$_2$ 受体阻断剂（H$_2$RA），如法莫替丁等，以及质子泵抑制剂（PPI）可通过抑制胃酸分泌间接抑制胰腺分泌，但此作用有限。除此之外，还可以预防应激性溃疡的发生。
>
> ■ 生长抑素及其类似物（奥曲肽）可以通过直接抑制胰腺外分泌而发挥作用，对腹痛缓解具有较好的作用，可酌情应用。前列地尔可快速提高血淀粉酶阴转率、保护细胞膜和溶酶体膜，抑制胰腺分泌，具有明显抗脂质过氧化作用，可酌情选择。
>
> ■ 抗菌药物在非胆源性轻症急性胰腺炎患者治疗中不推荐常规应用伴有感染征象的胆源性胰腺炎患者，可应用抗菌药物治疗，胰腺感染的致病菌主要为革兰阴性菌和厌氧菌等。抗菌药物的应用应遵循按照《抗菌药物临床应用指导原则》（卫医发〔2015〕43 号）执行，并结合患者的病情决定抗菌药物的选择与使用时间。
>
> ■ 除此以外，还应结合患者实际情况，考虑应用胰酶抑制剂及抑制胰腺分泌药物。
>
> ■ 预测为轻症急性胰腺炎的患者，无论血清脂肪酶水平如何，一旦临床耐受，可考虑给予经口喂养。轻症急性胰腺炎患者重新开始经口喂养时应注意低脂、软质饮食。
>
> ■ 中药或中成药
>
> 1. 肝郁气滞证，推荐方药：柴胡疏肝散加减；中成药：柴胡舒肝丸。
>
> 2. 肝胆湿热证，推荐方药：茵陈蒿汤合龙胆泻肝汤加减；中成药：①龙胆泻肝丸，每次 6~12g，每日 2 次；②消炎利胆片，每次 3 片，每日 3 次。
>
> 3. 热实结胸证，推荐方药：大陷胸汤加减。

4. 腑实热结证，推荐方药：大柴胡汤合大承气汤加减；中成药：枳实导滞丸，每次6~9g，每日2次。

5. 瘀毒互结证，推荐方药：泻心汤或大黄牡丹汤合膈下逐瘀汤加减；中成药：一清颗粒，每次1袋，每日3~4次。

6. 肝郁脾虚证，推荐方药：柴芍六君子汤加减；中成药：①逍遥丸，每次9g，每日2次；②香砂枳术丸，每次1袋，每日2次。

7. 气阴两虚证，推荐方药：生脉散或益胃汤；中成药：①玉泉颗粒，每次1袋，每日4次；②二冬膏，每次9~15g，每日2次。

（八）出院标准

1. 腹痛、腹胀缓解，营养摄入状况改善或营养状态稳定。

2. 血淀粉酶稳定下降，或进食后无明显升高。

> **释义**
>
> ■ 出院标准以患者临床症状、体征和生化检查为评判标准。
>
> ■ 患者出院前临床症状（腹痛、腹胀等）缓解，并且已经开始进食，进食后临床症状未出现加重现象。
>
> ■ 患者血清淀粉酶稳定下降，进食后无明显上升。

（九）变异及原因分析

1. 患者由轻症急性胰腺炎转为中度重症或重症急性胰腺炎，退出本路径。

2. 内镜治疗：对于急性胆源性胰腺炎，有内镜治疗指征者，可行胆管引流术或内镜下括约肌切开术，转入相应路径。

3. 血淀粉酶持续高水平，或进食后明显升高，CRP持续高水平，导致住院时间延长。

> **释义**
>
> ■ 变异是指入选临床路径的患者未能按路径流程完成医疗行为或未达到预期的医疗质量控制目标。包含以下情况：①按路径流程完成治疗，但病情恢复超出了路径规定的时限，或超出了限定的费用，如患者血淀粉酶持续高水平、CRP持续高水平且进食后明显升高，导致住院时间延长；②不能按路径流程完成治疗，患者需要中途退出路径，如治疗过程中病情恶化者（由轻症转为重症）；③急性胆源性胰腺炎在治疗中病情恶化者，需行胆管引流术或内镜下括约肌切开术，转入相应路径。主管医师应对变异原因进行分析，并在临床路径的表单中予以说明。
>
> ■ 医师认可的变异原因主要指患者入选路径后，发现合并存在对本路径治疗可能产生影响的情况，需终止执行路径、延长治疗时间、增加治疗费用。医师需在表单中明确说明。
>
> ■ 因患者原因导致执行路径出现变异，需医师在表单中予以说明。

五、轻症急性胰腺炎（内科治疗）临床路径给药方案

1. 用药选择：

（1）抑酸药（质子泵抑制剂、H_2受体阻断剂等）：通常情况下轻症急性胰腺炎经短暂禁食后，病情可获得有效控制和恢复，不需要应用抑制胃酸分泌的药物。而若急性胰腺炎的炎症较重，由于胃酸对胰腺有刺激胰液分泌的作用，因此可在抑制胰酶分泌的药物（静脉用药）使用基础上合用抑制胃酸分泌的药物，有助于病情恢复，建议静脉用药。

1）质子泵抑制剂（PPI）：包括奥美拉唑、雷贝拉唑、泮托拉唑、埃索美拉唑等。一般情况下选择常规剂量，如埃索美拉唑40mg，静脉输注，每12小时1次；或奥美拉唑40mg，静脉滴注，每12小时1次。

2）H_2受体阻断剂（H_2RA）：可选择法莫替丁20mg，静脉滴注，每12小时1次，或罗沙替丁75mg，静脉滴注，每12小时1次。

（2）生长抑素及其类似物：包括14肽生长抑素、8肽生长抑素类似物（奥曲肽）等，可以直接抑制胰腺外分泌，对腹痛缓解有较好作用，在轻症急性胰腺炎患者中酌情应用。常规用法：14肽生长抑素使用方法：首剂负荷量250μg，快速静脉滴注，之后持续进行250μg/h静脉滴注。奥曲肽通常使用方法：起始快速静脉滴注50μg，之后以25~50μg/h持续静脉滴注，也可以皮下注射0.1mg q8h。

（3）抗菌药物：胆源性轻症急性胰腺炎伴有感染征象的患者，建议常规应用抗菌药物。抗菌药物应针对细菌种类，选择脂溶性强、有效通过血胰屏障的药物。如碳青霉烯类、青霉素+内酰胺酶抑制剂、第三代头孢菌素+抗厌氧菌、喹诺酮+抗厌氧菌。疗程为7~14天，特殊情况可延长应用时间。

1）碳青霉烯类：包括亚胺培南、美罗培南、厄他培南、帕尼培南等。剂量需根据严重程度调整，如亚胺培南0.5~1g，每6~8小时1次静脉滴注。

2）青霉素+内酰胺酶抑制剂：包括阿莫西林/克拉维酸、氨苄西林/舒巴坦等。一般情况下应用常规剂量，如阿莫西林/克拉维酸，1.2g每8小时1次，静脉滴注。

3）第三代头孢菌素：包括头孢噻肟钠、头孢曲松钠、头孢他啶、头孢哌酮等。一般情况下应用常规剂量，如头孢他啶，1g每8小时1次，静脉滴注。

4）抗厌氧菌：包括甲硝唑、替硝唑、奥硝唑等。一般情况下应用常规剂量，如甲硝唑，0.5g q8h，静脉滴注。

5）喹诺酮：包括环丙沙星、氧氟沙星、诺氟沙星、左氧氟沙星、盐酸莫西沙星。一般情况下应用常规剂量，如左氧氟沙星，0.5g每日1次，静脉滴注。

（4）其他：其他考虑静脉营养和中医中药，作为辅助治疗。

1）肝郁气滞证，推荐方药：柴胡疏肝散［陈皮醋（炒）6g、柴胡6g、川芎6g、香附6g、枳壳麸炒6g、芍药9g、炙甘草3g］，水煎服，150~200毫升/次，2次/日，早晚餐后30分钟服用；中成药：柴胡舒肝丸，每次10g，每日2次。

2）肝胆湿热证，推荐方药：茵陈蒿汤合龙胆泻肝汤［茵陈18g、大黄（后下）6g、栀子12g、龙胆草（酒炒）6g、黄芩（酒炒）9g、山栀子（酒炒）9g、泽泻12g、木通9g、车前子9g、当归12g、生地黄18g、柴胡10g、生甘草6g］，水煎服，150~200毫升/次，2次/日，早晚餐后30分钟服用；中成药：龙胆泻肝丸，每次6~12g，每日2次；消炎利胆片，每次3片，每日3次。

3）热实结胸证，推荐方药：大陷胸汤［大黄（后下）12g、芒硝（冲服）12g、甘遂1.5g］，水煎服，150~200毫升/次，2次/日，早晚餐后30分钟服用。

4）腑实热结证，推荐方药：大柴胡汤合大承气汤［柴胡15g、枳实12g、半夏9g、黄芩9g、生大黄（后下）12g、芒硝（冲服）6g、白芍9g、栀子6g、连翘9g、桃仁6g、红花6g、厚

朴 15g、黄连 6g]，水煎服，150~200 毫升/次，2 次/日，早晚餐后 30 分钟服用；中成药：枳实导滞丸，每次 6~9g，每日 2 次。

5）瘀毒互结证，推荐方药：泻心汤或大黄牡丹汤合膈下逐瘀汤 [大黄 10g、黄连 5g、黄芩 5g、当归 9g、川芎 6g、桃仁 9g、红花 9g、赤芍 6g、延胡索 3g、香附 6g、枳壳 9g、炒五灵脂 6g、牡丹皮 6g、冬瓜仁 30g、芒硝（冲服）9g、甘草 9g]，水煎服，150~200 毫升/次，2 次/日，早晚餐后 30 分钟服用；中成药：一清颗粒，每次 1 袋，每日 3~4 次。

6）肝郁脾虚证，推荐方药：柴芍六君子汤（人参 9g、炒白术 12g、茯苓 18g、陈皮 15g、姜半夏 9g、炙甘草 6g、柴胡 15g、炒白芍 9g），水煎服，150~200 毫升/次，2 次/日，早晚餐后 30 分钟服用；中成药：逍遥丸，每次 9g，每日 2 次；香砂枳术丸，每次 1 袋，每日 2 次。

7）气阴两虚证，推荐方药：生脉散或益胃汤（人参 9g、五味子 6g、沙参 9g、麦冬 15g、生地黄 15g、玉竹 6g），水煎服，150~200 毫升/次，2 次/日，早晚餐后 30 分钟服用；中成药：玉泉颗粒，每次 1 袋，每日 4 次；二冬膏，每次 9~15g，每日 2 次。

2. 药学提示：

（1）质子泵抑制剂（PPI）：用药相对安全，不良反应包括：①消化系统：口干、轻度恶心、呕吐、腹胀、便秘、腹泻、腹痛等；丙氨酸氨基转移酶（ALT）、天门冬氨酸氨基转移酶（AST）和胆红素水平升高，一般为一过性；②精神神经系统：感觉异常、头晕、头痛、嗜睡、失眠、外周神经炎等；③代谢/内分泌系统：可导致维生素 B_{12} 缺乏；④其他：可有皮疹、男性乳腺发育等。

（2）H_2 受体阻断剂（H_2RA）：不良反应相对较少，少数患者可有皮肤损害、口干、头晕、失眠、便秘、腹泻、皮疹、面部潮红、白细胞计数减少。偶有轻度一过性转氨酶水平增高等。病情稳定后可将静脉用药改为口服。

（3）生长抑素类药物可以抑制生长激素、胰岛素、胰高血糖素等多种激素的分泌。在给药开始时可引起暂时性血糖下降，应用时应注意观察。

（4）抗菌药物：常见的不良反应包括过敏反应，消化道反应（如恶心、呕吐、食欲减退等），肝肾损害、二重感染等。

3. 注意事项：

（1）长期应用抑酸剂可能导致骨质疏松症、肠道菌群紊乱等。严重肝、肾功能不全者需慎用或禁用。

（2）个别患者应用 H_2RA 可能出现中枢神经系统不良反应，表现为躁狂、谵妄、抽搐、意识障碍等。

（3）生长抑素孕妇和过敏体质者禁忌。妊娠期、哺乳期妇女禁用。

（4）18 岁以下者禁用喹诺酮类药物。肝、肾功能损害者在应用抗菌药物时，应进行血药浓度监测，或适当减量。

（5）大叶柴胡的干燥根茎，表面密生环节，有毒，不可当柴胡用。

（6）大黄用于泻下不宜久煎，妊娠期妇女及月经期、哺乳期妇女慎用。

（7）白芍不宜与藜芦同用。

（8）龙胆泻肝丸妊娠期妇女慎用。

（9）一清颗粒出现腹泻时，可酌情减量。

（10）玉泉颗粒妊娠期妇女忌服，服用时需定期复查血糖。

六、轻症急性胰腺炎护理规范

1. 根据不同病情阶段分别予相应等级的护理级别。

2. 监测生命体征、出入量情况，做好饮食与生活习惯宣教。

3. 建立良好护患关系，帮助患者树立良好的疾病应对心态。

4. 记录患者的身高、体重，综合评估患者的营养状况，必要时遵医嘱予肠内、肠外营养支持治疗。

5. 根据病情，患者可禁食或予流质、半流质或软质饮食。应进温热、低脂、少渣、易消化、富含营养的高蛋白、高热量、高维生素和矿物质饮食，注意少食多餐、细嚼慢咽，禁食刺激性食物。

6. 对采用肠内外营养的患者做好通路管理。

7. 协助患者做好各项检查前准备工作，以及做好患者检查后的病情观察。

8. 加强在院及出院后健康宣教和指导，建立定期随访制度。

七、轻症急性胰腺炎营养治疗规范

1. 轻症急性胰腺炎患者均应筛查营养风险，如营养风险筛查工具（NRS-2002）。

2. 轻度急性胰腺炎的患者，无论血清脂肪酶水平如何，如临床耐受应尽早给予经口喂养。

3. 无法经口喂养的急性胰腺炎患者，肠内营养应优先于肠外营养。

4. 结合患者耐受情况和胰酶变化，过渡至普通饮食，遵循由少到多、逐步增加的原则，忌暴饮暴食。

八、轻症急性胰腺炎患者健康宣教

1. 健康生活方式，戒烟戒酒。

2. 低脂饮食，控制体重和血脂水平，必要时服用降血脂药物，并定期复查血脂。

3. 轻症急性胆源性胰腺炎患者，有胆囊结石的患者应在住院期间切除胆囊。

4. 定期复查血糖、胰功能、腹部影像学。

5. 谨慎用药，有些药物如氢氯噻嗪、硫唑嘌呤等可诱发胰腺炎，需要在医师指导下使用。

九、推荐表单

（一）医师表单

轻症急性胰腺炎临床路径医师表单

适用对象：第一诊断为轻症急性胰腺炎（ICD-10：K85.001/K85.101/K85.201/K85.301/K85.801/K85.802/K85.901）

患者姓名：	性别：	年龄：	门诊号：	住院号：
住院日期：　年　月　日	出院日期：　年　月　日		标准住院日：7~10 天	

时间	住院第 1 天	住院第 2~3 天	住院第 4 天
主要诊疗工作	□ 询问病史和体格检查 □ 完成病历书写 □ 观察患者腹部症状和体征 □ 明确急性胰腺炎的诊断 □ 与其他急腹症鉴别 □ 完善常规检查	□ 上级医师查房 □ 明确下一步诊疗计划 □ 观察患者腹部症状和体征 □ 完成上级医师查房记录	□ 观察患者腹部症状和体征 □ 上级医师查房及诊疗评估 □ 完成查房记录 □ 对患者进行坚持治疗和预防复发的宣教 □ 注意患者排便情况
重点医嘱	**长期医嘱** □ 消化内科护理常规 □ 一级护理 □ 禁食 □ 生命体征监测 □ 记 24 小时液体出入量 □ 补液治疗 □ 抑酸治疗 □ 抑制胰腺分泌药物或胰酶抑制剂 □ 如有感染征象给予抗菌药物治疗 □ 中药或中成药治疗 **临时医嘱** □ 血常规、尿常规、粪便常规＋隐血 □ 肝功能、肾功能、三酰甘油、电解质、血糖、CRP、血淀粉酶、脂肪酶、凝血功能、血气分析 □ 心电图、腹部超声、胸腹部 X 片 □ 可选择检查：血型及 Rh 因子、肿瘤标志物筛查、自身免疫标志物测定、腹部平扫或增强 CT、MRCP、ERCP、EUS	**长期医嘱** □ 消化内科护理常规 □ 一级护理 □ 禁食 □ 记 24 小时液体出入量 □ 补液治疗 □ 抑酸治疗 □ 抑制胰腺分泌药物或胰酶抑制剂 □ 如有感染征象给予抗菌药物治疗 □ 中药或中成药治疗 **临时医嘱** □ 根据病情复查：血常规、BUN、Cr、血钙、血气分析、血淀粉酶、脂肪酶 □ 若 B 超提示胰周积液，且病情无缓解，行腹部增强 CT 扫描	**长期医嘱** □ 消化内科护理常规 □ 二级护理 □ 记 24 小时液体出入量 □ 禁食，不禁水 □ 补液治疗 □ 抑酸治疗 □ 抑制胰腺分泌药物或胰酶抑制剂 □ 急性胆源性胰腺炎给予抗菌药物治疗 □ 中药或中成药治疗 **临时医嘱** □ 根据病情变化及检查异常结果复查
病情变异记录	□ 无　□ 有，原因： 1. 2.	□ 无　□ 有，原因： 1. 2.	□ 无　□ 有，原因： 1. 2.
医师签名			

时间	住院第 5~7 天	住院第 8~10 天 （出院日）
主要诊疗工作	□ 观察患者腹部症状和体征，注意患者排便情况 □ 上级医师查房及诊疗评估 □ 完成查房记录 □ 监测血淀粉酶下降至基本正常，腹痛缓解可酌情给予清流质饮食 □ 对患者进行坚持治疗和预防复发的宣教 □ 观察进食后患者病情的变化	□ 观察患者腹部症状和体征，注意患者排便情况 □ 上级医师查房及诊疗评估，确定患者可以出院 □ 监测血淀粉酶下降至基本正常，腹痛缓解可酌情给予清流质饮食 □ 对患者进行坚持治疗和预防复发的宣教 □ 观察进食后患者病情的变化 □ 完成上级医师查房记录、出院记录、出院证明书和病历首页的填写 □ 通知出院 □ 向患者及家属交代出院后注意事项，预约复诊时间 □ 如患者不能出院，在病程记录中说明原因和继续治疗的方案
重点医嘱	**长期医嘱** □ 消化内科护理常规 □ 二级护理 □ 记 24 小时液体出入量 □ 低脂低蛋白流质饮食 □ 酌情补液治疗 □ 抑酸治疗 □ 急性胆源性胰腺炎给予抗菌药物治疗 □ 中药或中成药治疗 **临时医嘱** □ 根据病情变化及检查异常结果复查：血淀粉酶、脂肪酶、电解质	**出院医嘱** □ 出院带药（根据具体情况） □ 门诊随诊 □ 1 个月后复查腹部超声
病情变异记录	□ 无　□ 有，原因： 1. 2.	□ 无　□ 有，原因： 1. 2.
医师签名		

（二）护士表单

轻症急性胰腺炎临床路径护士表单

适用对象：第一诊断为轻症急性胰腺（ICD-10：K85.001/K85.101/K85.201/K85.301/K85.801/K85.802/K85.901）

患者姓名：	性别： 年龄： 门诊号：	住院号：
住院日期： 年 月 日	出院日期： 年 月 日	标准住院日：7~10天

时间	住院第1天	住院第2~3天	住院第4天
健康宣教	□ 入院宣教 　介绍主管医师、责任护士 　介绍环境、设施 　介绍住院注意事项 　介绍探视和陪护制度 　介绍贵重物品保管制度 □ 饮食宣教：禁食、禁水 □ 出入量宣教 □ 留取标本的宣教	□ 宣教用药知识 □ 宣教疾病知识 □ 主管护士与患者沟通，了解并指导心理应对	□ 饮食宣教：禁食，不禁水 □ 宣教疾病知识 □ 给予患者及家属心理支持 □ 对患者进行坚持治疗和预防复发的宣教
护理处置	□ 核对患者姓名，佩戴腕带 □ 建立入院护理病历 □ 卫生处置：剪指（趾）甲、沐浴，更换病号服 □ 根据患者病情准备相应物品 □ 建立外周静脉通路补液，给予药物治疗 □ 禁食、禁水 □ 静脉抽血	□ 建立外周静脉通路补液，给予药物治疗 □ 禁食、禁水	□ 建立外周静脉通路补液，给予药物治疗 □ 禁食，不禁水 □ 静脉抽血
基础护理	□ 一级护理 □ 晨晚间护理 □ 患者安全管理	□ 一级护理 □ 晨晚间护理 □ 患者安全管理	□ 二级护理 □ 晨晚间护理 □ 患者安全管理
专科护理	□ 监测生命体征 □ 护理查体 □ 观察腹部体征 □ 出入量护理 □ 需要时，填写跌倒及压疮防范表 □ 需要时，请家属陪护 □ 心理护理	□ 监测生命体征 □ 观察患者腹部症状和体征 □ 出入量护理 □ 心理护理	□ 观察患者腹部症状和体征 □ 排便的观察 □ 心理护理
重点医嘱	□ 详见医嘱执行单	□ 详见医嘱执行单	□ 详见医嘱执行单

续 表

时间	住院第 1 天	住院第 2~3 天	住院第 4 天
病情 变异 记录	□无 □有，原因： 1. 2.	□无 □有，原因： 1. 2.	□无 □有，原因： 1. 2.
护士 签名			

时间	住院第 5~7 天	住院第 8~10 天
健康宣教	□ 饮食宣教：低脂、低蛋白流质饮食 □ 药物宣教	□ 出院宣教 　复查时间 　服药方法 　活动休息 　指导饮食 　指导办理出院手续 □ 对患者进行坚持治疗和预防复发的宣教
护理处置	□ 遵医嘱完成相关检查 □ 建立外周静脉通路补液，给予药物治疗 □ 低脂、低蛋白流质饮食 □ 静脉抽血	□ 办理出院手续 　书写出院小结
基础护理	□ 二级护理 □ 晨晚间护理 □ 患者安全管理	□ 二级护理 □ 晨晚间护理 □ 患者安全管理
专科护理	□ 监测生命体征 □ 观察患者腹部症状和体征 □ 出入量护理 □ 心理护理	□ 观察患者腹部症状和体征 □ 心理护理
重点医嘱	□ 详见医嘱执行单	□ 详见医嘱执行单
病情变异记录	□ 无　□ 有，原因： 1. 2.	□ 无　□ 有，原因： 1. 2.
护士签名		

（三）患者表单

轻症急性胰腺炎临床路径患者表单

适用对象：第一诊断为轻症急性胰腺炎（ICD-10：K85.001/K85.101/K85.201/K85.301/K85.801/K85.802/K85.901）

患者姓名：	性别：　　年龄：　　门诊号：	住院号：
住院日期：　　年　月　日	出院日期：　　年　月　日	标准住院日：7~10 天

时间	入院	禁食、禁水期间	禁食、不禁水期间
医患配合	□ 配合询问病史、收集资料，请务必详细告知既往史、用药史、过敏史 □ 配合进行体格检查 □ 有任何不适请告知医师	□ 配合完成采血：血常规、BUN、Cr、血钙、血气分析、血淀粉酶、脂肪酶 □ 配合完成 B 超检查，必要时完成腹部增强 CT 扫描 □ 医师与患者及家属介绍病情及治疗方案 □ 配合腹部检查 □ 有任何不适请告知医师	□ 如病情需要，配合术后转入监护病房 □ 配合评估手术效果 □ 配合配合腹部检查 □ 配合抽血检查 □ 有任何不适请告知医师
护患配合	□ 配合测量体温、脉搏、呼吸频率、血压、体重 1 次 □ 配合完成入院护理评估（简单询问病史、过敏史、用药史） □ 接受入院宣教（环境介绍、病室规定、订餐制度、贵重物品保管等） □ 有任何不适请告知护士 □ 接受出入量宣教 □ 接受输液、服药等治疗 □ 注意活动安全，避免坠床或跌倒 □ 配合执行探视及陪护 □ 接受生活护理 □ 有任何不适请告知护士	□ 配合测量体温、脉搏、呼吸频率 3 次，询问大便情况 1 次 □ 配合腹部检查，询问出入量 □ 接受输液、服药等治疗 □ 接受生活护理 □ 有任何不适请告知护士	□ 配合测量体温、脉搏、呼吸频率 3 次，询问大便情况 1 次 □ 配合腹部检查，询问出入量 □ 接受输液、服药等治疗 □ 接受生活护理 □ 有任何不适请告知护士
饮食	□ 禁食、禁水	□ 禁食、禁水	□ 禁食、不禁水
排泄	□ 正常排尿便	□ 正常排尿便	□ 正常排尿便
活动	□ 正常活动 □ 输液期间需协助如厕	□ 正常活动 □ 输液期间需协助如厕	□ 正常活动 □ 输液期间需协助如厕

时间	进食期间	出院
医患配合	□ 配合腹部检查 □ 有任何不适请告知医师	□ 接受出院前指导 □ 知道复查程序 □ 获取出院诊断书
护患配合	□ 配合定时测量生命体征，每日询问大便情况 □ 配合腹部检查，询问出入量 □ 接受输液、服药等治疗 □ 接受生活护理 □ 注意活动安全，避免坠床或跌倒 □ 配合执行探视及陪护制度	□ 接受出院宣教 □ 办理出院手续 □ 获取出院带药 □ 知道服药方法、作用、注意事项 □ 知道饮食知识 □ 知道复印病历程序
饮食	□ 根据医嘱，低脂、低蛋白流质饮食	□ 根据医嘱，普通饮食
排泄	□ 正常排尿便 □ 避免便秘	□ 正常排尿便 □ 避免便秘
活动	□ 正常活动 □ 输液期间需协助如厕	□ 适度活动，避免疲劳

附：原表单（2009 年版）

轻症急性胰腺炎临床路径表单

适用对象：第一诊断为轻症急性胰腺炎（ICD-10：K85.001/K85.101/K85.201/K85.301/
K85.801/K85.802/K85.901）

患者姓名：	性别： 年龄： 门诊号：	住院号：
住院日期： 年 月 日	出院日期： 年 月 日	标准住院日：7~10 天

时间	住院第 1 天	住院第 2~3 天	住院第 4 天
主要诊疗工作	□ 询问病史和体格检查 □ 完成病历书写 □ 观察患者腹部症状和体征 □ 明确急性胰腺炎的诊断 □ 与其他急腹症鉴别 □ 进行营养筛查与评估 □ 完善常规检查	□ 上级医师查房 □ 明确下一步诊疗计划 □ 观察患者腹部症状和体征 □ 完成上级医师查房记录	□ 观察患者腹部症状和体征 □ 上级医师查房及诊疗评估 □ 完成查房记录 □ 对患者进行坚持治疗和预防复发的宣教 □ 注意患者排便情况
重点医嘱	**长期医嘱** □ 消化内科护理常规 □ 一级护理 □ 营养治疗药物（视评估情况） □ 生命体征监测 □ 记 24 小时液体出入量 □ 补液治疗 □ 抑酸治疗 □ 抑制胰腺分泌药物或胰酶抑制剂 □ 如有感染征象给予抗菌药物治疗 **临时医嘱** □ 血常规、尿常规、粪便常规+隐血 □ 肝功能、肾功能、三酰甘油、电解质、血糖、CRP、血淀粉酶、脂肪酶、凝血功能、血气分析 □ 心电图、腹部超声、胸腹部 X 片 □ 可选择检查：血型及 Rh 因子、肿瘤标志物筛查、自身免疫标志物测定，腹部平扫或增强 CT、MRCP、ERCP、EUS	**长期医嘱** □ 消化内科护理常规 □ 一级护理 □ 营养治疗药物 □ 记 24 小时液体出入量 □ 补液治疗 □ 抑酸治疗 □ 抑制胰腺分泌药物或胰酶抑制剂 □ 如有感染征象给予抗菌药物治疗 **临时医嘱** □ 根据病情复查：血常规、BUN、Cr、血钙、血气分析、血淀粉酶、脂肪酶 □ 若 B 超提示胰周积液，且病情无缓解行腹部增强 CT 扫描	**长期医嘱** □ 消化内科护理常规 □ 二级护理 □ 记 24 小时液体出入量 □ 营养治疗药物 □ 补液治疗 □ 抑酸治疗 □ 抑制胰腺分泌药物或胰酶抑制剂 □ 急性胆源性胰腺炎给予抗菌药物治疗 **临时医嘱** □ 根据病情变化及检查异常结果复查

续 表

时间	住院第 1 天	住院第 2~3 天	住院第 4 天
主要护理工作	□ 协助患者及家属办理入院手续 □ 进行入院宣教和健康宣教（疾病相关知识） □ 静脉抽血 □ 填写营养评估表 □ 营养治疗护理（遵医嘱）	□ 基本生活和心理护理 □ 记录 24 小时液体出入量及排便次数 □ 静脉抽血 □ 营养治疗护理	□ 基本生活和心理护理 □ 监督患者用药 □ 对患者进行营养宣教 □ 静脉抽血 □ 营养治疗护理
病情变异记录	□ 无 □ 有，原因： 1. 2.	□ 无 □ 有，原因： 1. 2.	□ 无 □ 有，原因： 1. 2.
护士签名			
医师签名			

时间	住院第 5~7 天	住院第 8~10 天 （出院日）
主要诊疗工作	□ 观察患者腹部症状和体征，注意患者排便情况 □ 上级医师查房及诊疗评估 □ 完成查房记录 □ 监测血淀粉酶下降至基本正常，腹痛缓解可酌情给予清流质饮食 □ 对患者进行坚持治疗和预防复发的宣教 □ 再次进行营养筛查与评估	□ 观察患者腹部症状和体征，注意患者排便情况 □ 上级医师查房及诊疗评估，确定患者可以出院 □ 监测血淀粉酶下降至基本正常，腹痛缓解可酌情给予营养治疗药物 □ 对患者进行坚持治疗和预防复发的宣教 □ 观察进食后患者病情的变化 □ 完成上级医师查房记录、出院记录、出院证明书和病历首页的填写 □ 通知出院 □ 向患者及家属交代出院后注意事项，预约复诊时间 □ 如患者不能出院，在病程记录中说明原因和继续治疗的方案
重点医嘱	长期医嘱 □ 消化内科护理常规 □ 二级护理 □ 记 24 小时液体出入量 □ 营养治疗药物（视评估情况） □ 酌情补液治疗 □ 抑酸治疗 □ 急性胆源性胰腺炎给予抗菌药物治疗 临时医嘱 □ 根据病情变化及检查异常结果复查：血淀粉酶、脂肪酶、电解质	出院医嘱 □ 出院带药（根据具体情况） □ 门诊随诊 □ 一个月后复查腹部超声
主要护理工作	□ 基本生活和心理护理 □ 监督患者用药 □ 对患者进行饮食宣教 □ 对患者进行营养宣教 □ 静脉抽血 □ 填写营养评估表 □ 营养治疗护理（遵医嘱）	□ 基本生活和心理护理 □ 对患者进行坚持治疗和预防复发的宣教 □ 帮助患者办理出院手续、交费等事宜 □ 出院指导
病情变异记录	□ 无　□ 有，原因： 1. 2.	□ 无　□ 有，原因： 1. 2.
护士签名		
医师签名		

第三十七章

急性胆源性胰腺炎（轻症）临床路径释义

【医疗质量控制指标】

指标一、明确急性胰腺炎诊断，包括分类、病因和全身或局部并发症全面评估。

指标二、及时识别重症急性胰腺炎患者，维持生命体征稳定和脏器功能，尽早制订营养支持方案，减少并发症的产生。

指标三、早期明确并针对病因进行治疗，严格把握抗菌药物使用的适应症，严密监测病情变化，预防急性胰腺炎再发。

指标四、胆囊切除手术的时机及执行情况。

指标五、再进食不耐受发生情况。

指标六、出院标准执行情况。

指标七、加强健康宣教，定期随访病情。

一、急性胆源性胰腺炎（轻症）编码

1. 原编码：

疾病名称及编码：急性胰腺炎（水肿型、胆源性）（ICD-10：K85.900）

2. 修改编码：

疾病名称及编码：急性胆源型胰腺炎，轻症（ICD-10：K85.101，ICD-11：DC31.2）

3. 对应或相关中医病种及编码：胰瘅（A04.03.32）

　　　　　　　　　　　　　　腹痛（ICD-11：DC31/A17.36/BNP090）

二、临床路径检索方法

K85.101/BNP090

三、国家医疗保障疾病诊断相关分组（CHS-DRG）

MDCH 肝、胆、胰疾病及功能障碍

HT1 急性胰腺炎

四、急性胆源性胰腺炎（轻症）临床路径标准住院流程

（一）适用对象

第一诊断为急性胆源性胰腺炎（轻症）（ICD-10：K85.1）。

> **释义**
>
> ■ 适用对象编码参见第一部分。
>
> ■ 本路径适用对象是第一诊断为急性胆源性胰腺炎（轻症）的患者。
>
> ■ 急性胰腺炎的主要病因是胆石症，约50%的胆源性胰腺炎患者可以自动排石，不需要急诊行内镜治疗或手术治疗。不需要急诊内镜治疗及外科手术者，无胆管炎、持续性胆汁淤积或胆总管扩张表现者，即可以延迟取石的轻症胆源性急性胰腺炎患者，可以进入本路径。

■ 本临床路径适用对象中不包括其他原因引起的和中度重症及重症的急性胰腺炎，也不包括胰腺脓肿、胰腺囊肿及其他急腹症（急性肠梗阻、消化性溃疡穿孔、胆石症和急性胆囊炎和肠系膜血管栓塞）。

（二）诊断依据

根据《临床诊疗指南·消化系统疾病分册》（中华医学会编著，人民卫生出版社，2005 年），《中国急性胰腺炎诊疗指南（2019 年，沈阳）》［临床肝胆病杂志，2019，35（12）：2706-2711］，《内科学》（葛均波、徐永健、王辰主编，人民卫生出版社，2018 年，第 9 版），《外科学》（陈孝平、汪建平、赵继宗主编，人民卫生出版社，2018 年，第 9 版），《急性胰腺炎诊治指南（2014 年版）》［中华消化外科杂志，2015，14（1）：1-5］。

1. 临床表现：急性、持续性腹痛，腹胀，恶心呕吐，腹膜炎体征。
2. 实验室检查：血清淀粉酶活性增高 ≥ 正常值上限 3 倍，其他如白细胞增多、高血糖、肝功能异常、低钙血症、C 反应蛋白等。
3. 辅助检查：腹部超声、增强 CT 扫描、MRI。

> **释义**
>
> ■ 急性胰腺炎的诊断依据参考国内权威参考书籍和诊疗指南。急性胰腺炎的完整诊断应包括急性胰腺炎的分类、病因，以及全身或局部并发症。2019 年中国急性胰腺炎指南指出诊断标准包括临床症状、血清淀粉酶和/或脂肪酶明显升高及典型影像学改变，满足 2 项条件者可诊断急性胰腺炎。轻症急性胰腺炎要求符合上述急性胰腺炎诊断标准，且不伴有器官功能衰竭，以及局部或全身并发症。
>
> ■ 血清淀粉酶明显升高是急性胰腺炎主要表现之一，血清淀粉酶测定是急性胰腺炎最简单而又敏感的方法。在诊断指南中建议血清淀粉酶活性增高 ≥ 正常值上限 3 倍有助于诊断。一般血清淀粉酶在发病后 6~12 小时开始上升，18~24 小时左右达高峰，持续 3~5 天。对于发病 12 小时后至 3 天内就诊的患者，淀粉酶的灵敏度更高。血清淀粉酶和脂肪酶的活性高低与病情严重程度不相关。同时还需鉴别有无引起淀粉酶升高的其他因素，如肾功能不全、腮腺炎、其他急腹症、肿瘤等。
>
> ■ 胰腺影像学检查有助于明确急性胰腺炎诊断并判断胰腺坏死和渗出的范围，评估胆道病变。磁共振胰胆管成像（magnetic resonance cholangiopancreatography, MRCP）有助于判断胆源性急性胰腺炎病因；内镜超声有助于胆道微结石诊断。

（三）治疗方案的选择

根据《临床诊疗指南·消化系统疾病分册》（中华医学会编著，人民卫生出版社，2005 年），《中国急性胰腺炎诊疗指南（2019 年，沈阳）》［临床肝胆病杂志，2019，35（12）：2706-2711］，《内科学》（葛均波、徐永健、王辰主编，人民卫生出版社，2018 年，第 9 版），《外科学》（陈孝平、汪建平、赵继宗主编，人民卫生出版社，2018 年，第 9 版），《急性胰腺炎诊治指南（2014 年版）》［中华消化外科杂志，2015，14（1）：1-5］。

1. 监护、禁食、胃肠减压。
2. 液体复苏，维持水电解质平衡、营养支持治疗、必要时呼吸支持、肠功能维护、连续血液净化。

3. 药物治疗：抑酸治疗、生长抑素及其类似物、胰酶抑制剂；预防和抗感染；镇静和镇痛药物。

4. ERCP/腹腔镜微创治疗（必要时）。

5. 开腹手术治疗：对于胆总管结石性梗阻、急性化脓性胆管炎、胆源性败血症等尽早行手术治疗。

6. 中医治疗方案：针对不同分期进行辨证论治，以"疏肝理气、通里攻下、清热解毒、益气活血"为基本原则，根据患者证候特点随证加减，采用中药汤剂口服和灌肠、中药外敷、针刺、穴位注射和物理疗法。

释义

■轻症急性胰腺炎患者病情多呈自限性，病程较短，预后良好，多采用内科保守治疗。内科保守治疗目的在于纠正水、电解质紊乱，减少胰腺分泌，防止病情恶化。轻症急性胰腺炎的治疗以禁食、抑酸、抑酶和补液治疗为主，补液只要补充每天的生理需要量即可，一般无需进行肠内营养。病初短期禁食，抑制胰液分泌，一定程度上减少胰腺进一步损伤，并有助于缓解腹胀、腹痛。如患者腹痛、腹胀、恶心症状严重时可考虑胃肠减压。待临床症状改善，即可逐步开放进食，可先予少量无脂流质，逐步过渡至低脂固体饮食。如有复发表现需再度禁食。

■病情由轻症转入中重症患者需进行器官功能维护，应用抑制胰腺外分泌和胰酶的抑制剂，早期肠内营养，合理使用抗菌药物，处理局部和全身并发症，以及镇痛等。

■由于胆源性急性胰腺合并胆系的感染，故可应用抗菌药物治疗。抗菌谱多为革兰阴性菌和厌氧菌为主。可考虑选择碳氢霉烯类、喹诺酮类、第3代头孢菌素和甲硝唑等。疗程建议7~14天，特殊情况可延长应用。

■生长抑素及其类似物可以通过直接抑制胰腺外分泌而发挥作用。抑酸治疗（H_2 受体阻断剂或质子泵抑制剂）可通过抑制胃酸分泌而间接抑制胰腺分泌，除此之外，还可以预防应激性溃疡的发生。

■ERCP/腹腔镜微创治疗：对于怀疑或确诊急性胆源性胰腺炎，如有胆管炎症状、结合胆红素＞5mg/dl、病情持续进展或腹部影像学提示胆总管或胰管有结石嵌顿四方面中任意1项即符合 ERCP 指征，可行鼻胆管引流或内镜下括约肌切开术。

■中医治疗：基于中医基础理论伤寒六经辨证和温病卫气营血辨证思想，以 AP 发病机理的热病观为纲，"热病"理论的辨证观及"益气养阴、活血化瘀、清热解毒、通里攻下"的治疗观为总体原则。该病病位起于中焦，腑气不通是基本病机。结合急性胰腺炎病程特点，将其分为初期、进展期和后期。初期：通常为发病后48小时以内；进展期：指发病后48小时至第3周；后期：通常为发病1~3周后。该病病性在急性期多为里、热、实证。后期可因实致虚，虚实夹杂。轻症可不经过或较少经过进展期直接进入恢复期。

1. 辨证治疗：

（1）初期：①肝郁气滞证：胸胁脘腹胀痛，矢气则舒，易怒善太息，恶心呕吐嗳气，排便时肛门滞重，有排便而不畅之感，舌红苔薄黄，脉弦。治法：疏肝解郁，清热导滞。②肝胆湿热证：胸胁胀痛，口苦，纳呆腹胀，泛恶欲呕，大便不调，或身目发黄，身热不扬，小便短赤，舌红苔黄或厚腻，脉弦滑。治法：疏肝利胆，清热利湿。

（2）进展期：腑实热结证：腹满硬痛拒按，大便干结不通或热结旁流，日晡潮热，或胸脘痞塞，呕吐，口臭，口干口苦，口渴，小便短赤，舌红苔黄厚或腻，脉沉而有力，或弦滑。治法：通腑泄热，行气导滞。

（3）后期：

①脾虚湿困证：纳呆腹胀，便溏不爽，肠鸣矢气，食少纳呆，大便溏薄。治法：健脾利湿益气。②气阴两虚证：少气懒言，神疲乏力，胃脘嘈杂，饥不欲食，伴头晕目眩，排便困难，口燥咽干，舌淡，舌少苔或无苔，脉细。治法：益气养阴、健脾和胃。③中焦虚寒证：少气懒言，面色无华，神疲乏力，纳差痞满，腹部隐痛，喜温喜按，舌淡润。治法：温中补虚、益气健脾。

2. 特色治疗：针刺疗法：适用于所有证型。体针：选取足三里、下巨虚、内关、中脘、支沟等主穴。配穴：腹痛者，加三阴交；呕吐者，加公孙、太冲；伴麻痹性肠梗阻者，加足三里、支沟。操作：毫针平补平泻法。若用电针刺激，选择疏密波，频率 2~15 Hz，电流强度以患者耐受为度，每日 1~2 次，每次 30 分钟，疗程1~5 天。

3. 结肠给药法：中药方剂以大承气汤或柴芩承气汤为主，采用结肠给药法，200 毫升/次，中药汤液温度约 40℃，插入深度为 20~24cm，根据患者肠麻痹情况，治疗频次为每日 1 次至每 2 小时 1 次不等。

4. 外治法：①中药外敷：适用于所有证型。处方（六合丹/芒硝）外敷于上腹部及腰胁部，每日 1 次，每次 6~8 小时。疗程 3~7 天。②穴位注射法：该法适用于早期所有证型。取穴：双侧足三里穴位。药物：甲硫酸新斯的明注射液、盐酸甲氧氯普胺注射液。方法：穴位常规消毒，选用 2ml 或 1ml 注射器。针尖垂直刺入足三里穴，上下提插 2~3 次，患者有酸胀感后，每穴注入甲硫酸新斯的明注射液（每穴注射 0.5 毫克/次）或盐酸甲氧氯普胺注射液（每穴注射 5 毫克/次）。每天 1~2 次。疗程 1~3 天。注意心动过缓者禁用新斯的明。

5. 物理疗法：适用于所有证型。肠麻痹较明显者可运用超声电导仪，选取含有通腑泄热，行气导滞的中药贴片，每日 1 次，每次 20~30 分钟，至肠麻痹恢复后停止；胰周红肿热痛明显可运用极超短波治疗仪，每日 1 次，每次 20 分钟。

6. 康复与预防复发：急性胰腺炎后发生内外分泌功能不足多与脾胃功能失常相关，治疗参考后期辨证选方，以补气健脾、养阴和胃为主要治则。去除病因和改变生活习惯是预防复发的主要策略，加强出院指导及长期随访，积极明确和去除急性胰腺炎病因如饮酒劝诫、控制血脂血糖、胆囊切除等，定期进行影像学检查（CT、MRCP 等）排除 CP 可能。

（四）标准住院日

10~14 天。

释义

■ 进入本路径的患者总的住院天数为 10~14 天，根据症状和血淀粉酶变化及进食后临床表现，决定治疗护理方案实施。

■ 入院后前4天，患者多处于急性炎症期，予监测生命体征、补液、禁食、抑制胰腺分泌等治疗。

■ 入院后第5~7天，患者血清淀粉酶下降至基本正常，可根据症状和生化检查酌情给予清淡流质饮食及宣教护理干预。

■ 入院后第8~14天，患者症状、体征基本恢复正常，血清淀粉酶稳定下降，进食后无明显升高。达到出院标准可以允许患者出院。

（五）进入路径标准

1. 必须符合第一诊断为 K85.001 急性胰腺炎疾病编码。

2. 排除其他病因急性胰腺炎及有严重并发症的急性中重度胰腺炎患者（合并心、肺、肾等脏器功能损害，合并胰腺脓肿、胰腺囊肿等）。

3. 排除其他急腹症及急性心脏疾病：急性肠梗阻、消化性溃疡穿孔、胆石症和急性胆囊炎、肠系膜血管栓塞、心绞痛或心肌梗死者。

4. 当患者同时具有其他疾病诊断，但在住院期间不需要特殊处理也不影响第一诊断的临床路径流程实施时，可以进入本路径。

> **释义**
>
> ■ 进入本路径的患者需符合轻症急性胰腺炎的诊断标准。
>
> ■ 入院时应该根据症状、体征、生化检查、各类评分系统给予诊断，必要时采用增强 CT 等影像学手段除外重症急性胰腺炎，重症急性胰腺炎的诊断标准为具备急性胰腺炎的临床表现和生化改变，且具下列之一者：局部并发症（胰腺坏死、假性囊肿、胰腺脓肿）；器官衰竭；改良 Marshall 评分≥2 分；Ranson 评分≥3；APACHE Ⅱ评分≥8；CT 分级为 D、E 级。
>
> ■ 多数急性胰腺炎的患者有急性、持续性腹痛，并可能伴有恶心、呕吐等消化道症状。由于其他急腹症也可能出现轻度的血清淀粉酶增高，因此在进入本临床路径之前要注意与其他急腹症进行鉴别。
>
> ■ 患者同时具有其他疾病诊断，如高血压、糖尿病等，若其他疾病病情稳定，在住院期间不需要特殊处理，不影响第一诊断的临床路径流程实施时，可以进入本路径。

（六）住院期间检查项目

1. 必需的检查项目：

（1）血常规、尿常规、粪便常规+隐血。

（2）肝功能、肾功能、三酰甘油、电解质、血糖、血淀粉酶、脂肪酶、C 反应蛋白（CRP）、凝血功能。

（3）血气分析。

（4）心电图、腹部超声、腹部及胸部 X 线片。

2. 根据患者病情可选择检查项目：

（1）血型及 Rh 因子，肿瘤标志物筛查（CA19-9、AFP、CEA），自身免疫标志物测定

（ANA、ENA、IgG）。

（2）腹部 CT、磁共振胰胆管造影（MRCP）、内镜下逆行性胰胆管造影（ERCP）、超声内镜（EUS）。

> **释义**
>
> ■ 必查项目检测是为了保证患者根据具体病情做相应治疗。三大常规可以了解血、尿、便的基本情况。肝功能、肾功能、血脂、电解质和凝血功能可以判断有无基础疾病，如慢性肝肾疾病等，肝功能和三酰甘油还可帮助了解急性胰腺炎发病的病因：胆源性急性胰腺炎可以出现胆系酶类或胆红素的增高（如 ALP、GGT、TBiL、DBiL）；高脂血症引起的急性胰腺炎中三酰甘油水平一般超过 $11.1\mu mol/L$。C 反应蛋白（CRP）是一个评估严重度和预后的很重要的指标，发病 72 小时后 CRP > 150mg/L 提示急性胰腺炎病情较重。尿素氮持续升高($>7.5mmol/L$)、血细胞比容升高（>44%）、血肌酐进行性上升都是病情重症化的指标。血钙水平降低通常提示胰腺坏死严重。降钙素原水平的升高也可作为有无继发局部或全身感染的参考指标。血气分析用于帮助判断病情的严重程度和排除 ARDS。心电图和 X 线胸片等为了评价心脏、肺部基础疾病。相关人员应认真分析检查结果，及时发现异常情况并采取对应处置。
>
> ■ 可选择的项目中，需与胰腺癌和自身免疫性胰腺炎做鉴别诊断时，可选择检测肿瘤标志物筛查（除外胰腺癌），自身免疫标志物测定（免疫相关性胰腺炎）。出现病情变化、恶化等可酌情选择腹部 CT、磁共振胰胆管造影（MRCP）、内镜下逆行性胰胆管造影（ERCP）、超声内镜等，进一步明确病情或诊断。
>
> ■ 营养筛查与评估：入院后 24 小时内完成。预测为轻症至中症急性胰腺炎的所有患者都应使用有效的筛查方法进行筛查，如营养风险筛查工具（NRS-2002）；预测为重症急性胰腺炎的患者均应考虑其存在营养风险。

（七）标准药物治疗方案

1. 抑酸药（质子泵抑制剂、H_2 受体阻断剂）。

2. 生长抑素及其类似物。

3. 抗菌药物：按照《抗菌药物临床应用指导原则》（卫医发〔2015〕43 号）执行，并结合患者的病情决定抗菌药物的选择与使用时间。

4. 中药或中成药：根据不同分期及相应证型进行选择。

> **释义**
>
> ■ 静脉用抑酸药（H_2 受体阻断剂和质子泵抑制剂）可通过抑制胃酸分泌而间接抑制胰腺分泌。除此之外，还可以预防应激性溃疡的发生。治疗中可酌情应用。
>
> ■ 生长抑素及其类似物（奥曲肽）可以通过直接抑制胰腺外分泌而发挥作用，对于腹痛缓解有较好作用，在轻症急性胰腺炎患者中可酌情应用。
>
> ■ 抗菌药物的应用，胆源性胰腺炎可应用抗菌药物治疗，胰腺感染的致病菌主要为革兰阴性菌和厌氧菌等肠道常驻菌。抗菌药物的应用应遵循按照《抗菌药物临床应用指导原则》（卫医发〔2015〕43 号）执行，并结合患者的病情决定抗菌药物的选择与使用时间。

■营养支持方案依照急性胰腺炎严重程度和患者耐受情况。轻症急性胰腺炎的患者，可耐受情况下可考虑给予经口喂养，注意低脂、软质饮食。对于中度重症及重症患者，推荐尽早实施肠内营养，肠内营养的途径以鼻空肠管为主，在可以耐受、无胃流出道梗阻的情况下采用鼻胃管营养或经口进食。

■中药应针对该病种证型及治法，先进行疾病分期，再根据患者的证候表现进行辨证，选取相应推荐的方药加减。

■初期

1. 肝郁气滞证，推荐方药：柴胡疏肝散加减；柴胡15g、法半夏9g、枳实15g、厚朴15g、木香10g、白芍12g、郁金9g、延胡索10g、香附10g、川楝子6g、生大黄10g（后下）、芒硝10g（冲服）等。

2. 肝胆湿热证，推荐方药：茵陈蒿汤合龙胆泻肝汤加减；龙胆草6g、栀子10g、黄芩15g、黄连9g、枳实15g、厚朴15g、柴胡15g、白芍15g、木香10g、延胡索10g、当归12g、茵陈15g、生大黄15g（后下）、芒硝10g（冲服）、炙甘草6g等。

■进展期

腑实热结证，推荐方药：柴芩承气汤、大承气汤、大柴胡汤或清胰汤加减；柴胡15g、黄芩15g、厚朴15g、枳实15g、栀子15g、生大黄20g（后下）、芒硝15g（冲服）、木香10g、延胡索9g、红花9g、桃仁12g、赤芍12g、炙甘草5g等。

■后期

1. 脾虚湿困证，推荐方药：参苓白术散加减；党参30g、白术10g、茯苓15g、山药30g、薏苡仁30g、白扁豆12g、砂仁6g、大枣10g、当归9g、桃仁6g、红花6g、炙甘草6g等。

2. 气阴两虚证：推荐方药：生脉散或益胃汤；人参15g、麦冬15g、五味子9g、生地12g、玄参12g、玉竹9g、北沙参15g等。

3. 中焦虚寒证，推荐方药：小建中汤加减；饴糖30g、桂枝9g、芍药18g、生姜9g、大枣6g、炙甘草6g、黄芪20g等。

■初期和进展期中口服方药，50~200毫升/次，根据患者耐受程度及肠麻痹情况，给予经口或经鼻胃管服用，频次为一日3~6次不等。恢复期口服方药，一日3次，每次约200ml，三餐后1小时服用。特殊情况遵医嘱。

■初期和进展期中表现为：热甚者，加金银花、大青叶等6~12g；湿热甚者，加金钱草、黄连、黄柏等9g；呕吐甚者，加姜半夏、竹茹、代赭石、旋覆花等6~12g；腹胀严重者，加甘遂末（冲服）0.5~1.0g、枳壳、青皮、大腹皮、槟榔等6~30g；食积者，加焦三仙等15g；伤阴者，加生地、麦冬、玄参、沙参、五味子等9~15g。

（八）出院标准

1. 腹痛、腹胀缓解，开始进食。
2. 血淀粉酶稳定下降，或进食后无明显升高。

> **释义**
>
> ■ 出院标准以患者临床症状、体征和生化检查为评判标准。患者出院前临床症状已经缓解（腹痛、腹胀），并且已经开始进食，进食后临床症状未出现加重现象。
> ■ 患者血清淀粉酶稳定下降，或者进食后无明显增加。

（九）变异及原因分析

1. 患者由轻度急性胰腺炎转为中重度急性胰腺炎，退出本路径。
2. 血淀粉酶持续高水平，或进食后明显升高，CRP 持续高水平，导致住院时间延长。

> **释义**
>
> ■ 变异是指入选临床路径的患者未能按路径流程完成医疗行为或未达到预期的医疗质量控制目标。包含以下情况：①按路径流程完成治疗，但超出了路径规定的时限或限定的费用，如患者血淀粉酶持续高水平，或进食后明显升高，CRP 持续高水平，导致住院时间延长；②不能按路径流程完成治疗，患者需要中途退出路径，如治疗过程中病情恶化者，由轻症转为重症，需要退出转入相应路径。主管医师均应进行变异原因的分析，并在临床路径的表单中予以说明。
> ■ 医师认可的变异原因主要指患者入选路径后，发现合并存在对本路径治疗可能产生影响的情况，需终止执行路径或延长治疗时间、增加治疗费用。医师需在表单中明确说明。
> ■ 因患者原因导致执行路径出现变异，需医师在表单中予以说明。

五、急性胆源性胰腺炎（轻症）临床路径给药方案

1. 用药选择：

（1）抑酸药（质子泵抑制剂、H_2 受体阻断剂）：通常情况下，轻症急性胰腺炎在短暂禁食后病情就能得到有效控制和恢复，有间接抑制胰酶分泌的作用；而若急性胰腺炎的炎症较重，由于胃酸对胰腺有刺激胰液分泌的作用，因此可在抑制胰酶分泌的药物（静脉用药）使用基础上合用抑制胃酸分泌的药物，有助于病情恢复，建议静脉用药。

1）质子泵抑制剂（PPI）：包括奥美拉唑、雷贝拉唑、泮托拉唑、艾司奥美拉唑等。一般情况下使用常规剂量 PPIs 治疗，如艾司奥美拉唑 40mg 静脉输注，每 12 小时 1 次；或者奥美拉唑 40mg 静脉滴注，每 12 小时 1 次。

2）H_2 受体阻断剂（H_2RA）：可选择法莫替丁 20mg，静脉滴注，每 12 小时 1 次，或罗沙替丁 75mg，静脉滴注，每 12 小时 1 次。

（2）生长抑素及其类似物：包括 14 肽生长抑素、8 肽生长抑素类似物（奥曲肽）等，可以通过直接抑制胰腺外分泌而发挥作用，对于腹痛缓解有较好作用，在轻症急性胰腺炎患者中酌情应用。常规用法：①14 肽生长抑素使用方法：首剂负荷量 250μg 快速静脉滴注后，持续进行 250μg/h 静脉滴注；②奥曲肽通常使用方法：起始快速静脉滴注 50μg，之后以 25~50μg/h 持续静脉滴注，也可以皮下注射 0.1mg q8h。

（3）抗菌药物应用：胆源性轻症急性胰腺炎建议常规应用抗菌药物。胰腺感染的致病菌主要为革兰阴性菌和厌氧菌等肠道常驻菌，选择抗菌药物应针对上述菌群、脂溶性强、有效通过血胰屏障的药物。推荐：第三代头孢菌素类+抗厌氧菌；喹诺酮+抗厌氧菌。疗程为 7~14

天，特殊情况可延长应用时间。

1）碳青霉烯类：包括亚胺培南、美罗培南、厄他培南、帕尼培南等，剂量需根据严重程度调整，如亚胺培南 0.5~1.0g，每 6~8 小时 1 次静脉滴注。

2）青霉素+内酰胺酶抑制剂：包括阿莫西林/克拉维酸、氨苄西林/舒巴坦等，一般情况下应用常规剂量，如阿莫西林/克拉维酸，1.2g 每 8 小时 1 次静脉滴注。

3）第三代头孢菌素类：包括头孢噻肟钠、头孢曲松钠、头孢他啶、头孢哌酮等，一般情况下应用常规剂量，如头孢他啶，1g 每 8 小时 1 次静脉滴注。

4）抗厌氧菌：包括甲硝唑、替硝唑、奥硝唑等，一般情况下应用常规剂量，如甲硝唑，0.5g q8h 静脉滴注。

5）喹诺酮：包括环丙沙星、氧氟沙星、诺氟沙星、左氧氟沙星、盐酸莫西沙星，一般情况下应用常规剂量，如左氧氟沙星，0.5g 每日 1 次静脉滴注。

（4）其他考虑静脉营养和中医中药，作为辅助治疗。

静脉滴注中成药注射剂：根据病情可选用灯盏细辛注射液，丹参注射液，血塞通注射液，参脉注射液和参附注射液。一般情况下应用常规剂量，如灯盏细辛 20~40ml qd 静脉滴注。

中药汤剂应根据分期和相应证型进行选择。具体参照"（三）治疗方案选择中医治疗部分"和"（七）标准药物治疗方案"中药部分。同时配合中医特色治疗，包括针刺治疗、外治法和物理疗法，促进肠功能尽早恢复。

2. 药学提示：

（1）质子泵抑制剂（PPI）：用药相对安全，不良反应包括：①消化系统：口干、轻度恶心、呕吐、腹胀、便秘、腹泻、腹痛等；丙氨酸氨基转移酶（ALT）、天门冬氨酸氨基转移酶（AST）和胆红素升高，一般为一过性；②精神神经系统：感觉异常、头晕、头痛、嗜睡、失眠、外周神经炎等；③代谢/内分泌系统：可导致维生素 B_{12} 缺乏；④其他：可有皮疹、男性乳腺发育等。

（2）H_2 受体阻断剂（H_2RA）：不良反应相对较少，少数患者可有皮肤损害、口干、头晕、失眠、便秘、腹泻、皮疹、面部潮红、白细胞减少。偶有轻度一过性转氨酶增高等。出血停止，病情稳定后可将静脉用药改为口服。

（3）生长抑素类药物可以抑制生长激素、胰岛素、胰高血糖素等多种激素的分泌。在给药开始时可引起暂时性血糖下降，应用时应注意观察。

（4）抗菌药物：常见的不良反应包括过敏反应，消化道反应如恶心、呕吐、食欲减退等，肝肾损害，二重感染等。

（5）中成药：常见的不良反应包括过敏反应，如皮疹，消化道症状如恶心、呕吐等。

少数患者使用中药外敷后，可能出现过敏反应，如皮肤瘙痒、发红、皮疹等，应及时停用，按照过敏性皮炎对症处理。

3. 注意事项：

（1）质子泵抑制剂（PPI）长期用药可能造成骨质疏松症和肠道菌群紊乱，严重肝功能、肾功能不全者要慎重或禁用。

（2）个别患者应用 H_2RA 可出现中枢神经系统不良反应，表现为躁狂、谵妄、抽搐、意识障碍等。

（3）生长抑素在孕妇和过敏者禁忌。妊娠期哺乳期妇女禁用。

（4）喹诺酮类药物在 18 岁以下禁用。抗菌药物在肝功能、肾功能损害者应进行血药浓度监测或适当减量。

（5）中成药参附注射液可出现神经及精神系统症状（如头晕、头痛、烦躁等），心血管系统症状（如心悸、胸闷，血压波动等），泌尿系统症状（如尿潴留等）。参脉注射液阴盛阳衰患者禁用。灯盏细辛、丹参及血塞通注射液患者出现活动性出血，妇女月经期禁用。

（6）中药汤剂口服或鼻饲时应注意根据患者耐受程度而调整单次的剂量和频次，耐受性不佳的患者建议少量多次，必要时配合胃肠减压；中药灌肠操作时注意避免过度用力，尽量减少因操作造成的肠黏膜损伤甚至肠穿孔等严重并发症。

六、急性胆源性胰腺炎（轻症）护理规范

1. 对急性胰腺炎不同严重程度的患者分别予相应等级的护理级别。

2. 指导患者绝对卧床休息，可采取屈膝侧卧位，以减轻疼痛，如因剧痛在床上辗转不安者，加用床栏，防止坠床。

3. 禁食、禁水期间，予患者做好口腔护理。胃肠减压患者注意保持引流管通畅，妥善固定，观察并记录引流液的性质和量，及时倾倒引流液和更换引流器。

4. 及时建立有效的静脉通路，遵医嘱予解痉镇痛、抑酸、抗感染、抗休克等治疗。

5. 密切监测生命体征、神志、出入量情况，观察病情变化。及时观察有无上消化道出血、ARDS、急性肾衰竭、感染等并发症。

6. 腹痛和呕吐基本消失，血尿淀粉酶正常后，可进食少量无脂碳水化合物类流质饮食，1~2天后如无不适，则改为半流质，以后逐渐过渡至低脂低蛋白普通饮食，避免刺激性、产气和高蛋白、高脂饮食；予肠内营养的患者，指导患者进行肠内营养治疗，评估耐受情况。

7. 重症患者依照危重症护理标准加强护理、病情观察，注意输液管路的护理，防止压疮。

8. 建立良好护患关系，帮助患者树立良好的疾病应对心态。

9. 加强在院及出院后健康宣教和指导，建立定期随访制度。

七、急性胆源性胰腺炎（轻症）营养治疗规范

1. 评估为轻症至中度重症急性胰腺炎的患者都应筛查营养风险，如营养风险筛查工具（NRS-2002）；预测为重症急性胰腺炎的患者均应考虑其存在营养风险。

2. 轻症急性胰腺炎的患者，无论血清脂肪酶水平如何，如临床耐受应尽早给予经口喂养。

3. 无法经口喂养的急性胰腺炎患者，肠内营养应优先于肠外营养。

4. 在入院后24~72小时内，应尽早开启肠内营养，以防止经口喂养不耐受。

5. 急性胰腺炎患者推荐使用标准的非要素制剂，适于口服，也可以管饲，适用于胃肠道功能较好的患者。

6. 如急性胰腺炎患者需肠内营养支持，应通过鼻胃管给予。不能耐受者，优先使用鼻空肠管。

八、急性胆源性胰腺炎（轻症）患者健康宣教

1. 健康生活方式，戒烟戒酒。

2. 低脂饮食，控制体重和血脂水平，必要时服用降血脂药物，并定期复查血脂。

3. 轻症急性胆源性胰腺炎患者，有胆囊结石的患者应在住院期间切除胆囊。如中度重症以上患者出院后，在切除胆囊前不得进食油腻食物。

4. 定期复查血糖、胰功能、腹部影像学。

5. 谨慎用药，有些药物如氢氯噻嗪、硫唑嘌呤等可诱发胰腺炎，需要在医师指导下使用。

九、推荐表单

(一) 医师表单

急性胆源性胰腺炎 (轻症) 临床路径医师表单

适用对象: 第一诊断为急性胆源性胰腺炎 (轻症) (ICD-10: K85.101)

患者姓名:	性别: 年龄: 门诊号:	住院号:
住院日期: 年 月 日	出院日期: 年 月 日	标准住院日: 10~14 天

时间	住院第 1 天	住院第 2~3 天	住院第 4 天
主要诊疗工作	□ 询问病史和体格检查 □ 采集中医四诊信息 □ 进行中医证候判断 □ 完成病历书写 □ 观察患者腹部症状和体征 □ 明确急性胰腺炎的诊断 □ 明确急性胰腺炎的病因 □ 与其他急腹症鉴别 □ 完善常规检查 □ 进行营养筛查与评估 □ ERCP/腹腔镜微创治疗 (必要时)	□ 上级医师查房 □ 采集中医四诊信息 □ 进行中医证候判断 □ 明确下一步诊疗计划 □ 观察患者腹部症状和体征 □ 完成上级医师查房记录	□ 观察患者腹部症状和体征 □ 采集中医四诊信息 □ 进行中医证候判断 □ 上级医师查房及诊疗评估 □ 完成查房记录 □ 对患者进行坚持治疗和预防复发的宣教 □ 注意患者排便情况
重点医嘱	**长期医嘱** □ 肝胆外科或中西医结合科或消化内科护理常规 □ 一级护理 □ 禁食 □ 生命体征监测 □ 记 24 小时液体出入量 □ 补液治疗 □ 抑酸治疗 □ 抑制胰腺分泌药物或胰酶抑制剂 □ 口服中药汤剂 □ 中药灌肠 □ 中药外敷 □ 如有感染征象给予抗菌药物治疗 **临时医嘱** □ 血常规、尿常规、粪便常规+隐血 □ 肝功能、肾功能、三酰甘油、电解质、血糖、CRP、血淀粉酶、脂肪酶、凝血功能、血气分析 □ 心电图、腹部 CT 平扫、胸腹部 X 线片 □ 可选择检查: 血型及 Rh 因子、肿瘤标志物筛查、自身免疫标志物测定, 腹部 CT、MRCP、ERCP、EUS	**长期医嘱** □ 肝胆外科或中西医结合科或消化内科护理常规 □ 一级护理 □ 禁食 □ 记 24 小时液体出入量 □ 补液治疗 □ 抑酸治疗 □ 抑制胰腺分泌药物或胰酶抑制剂 □ 口服中药汤剂 □ 中药灌肠 □ 中药外敷 □ 穴位注射和/或针刺 □ 超声波导入物理治疗 □ 如有感染征象给予抗菌药物治疗 **临时医嘱** □ 根据病情复查: 血常规、BUN、Cr、血钙、血气分析、血淀粉酶、脂肪酶 □ 若 B 超提示胰周积液, 且病情无缓解行腹部增强 CT 扫描	**长期医嘱** □ 肝胆外科或中西医结合科或消化内科护理常规 □ 一级护理 □ 记 24 小时液体出入量 □ 禁食, 不禁水 □ 补液治疗 □ 抑酸治疗 □ 抑制胰腺分泌药物或胰酶抑制剂 □ 口服中药汤剂 □ 中药灌肠 □ 中药外敷 □ 穴位注射和/或针刺 □ 超声波导入物理治疗 □ 急性胆源性胰腺炎给予抗菌药物治疗 **临时医嘱** □ 根据病情变化及检查异常结果复查

续 表

时间	住院第 1 天	住院第 2~3 天	住院第 4 天
主要护理工作	□ 协助患者及家属办理入院手续 □ 进行入院宣教和健康宣教（疾病相关知识） □ 静脉抽血	□ 基本生活和心理护理 □ 记录 24 小时液体出入量及排便次数 □ 静脉抽血	□ 基本生活和心理护理 □ 监督患者用药 □ 对患者进行饮食宣教 □ 静脉抽血
病情变异记录	□ 无 □ 有，原因： 1. 2.	□ 无 □ 有，原因： 1. 2.	□ 无 □ 有，原因： 1. 2.
医师签名			

时间	住院第 5~9 天	住院第 10~14 天 （出院日）
主 要 诊 疗 工 作	□ 观察患者腹部症状和体征，注意患者排便情况 □ 上级医师查房及诊疗评估 □ 完成查房记录 □ 监测血淀粉酶下降至基本正常，腹痛缓解可酌情给予清流质饮食 □ 对患者进行坚持治疗和预防复发的宣教 □ 再次进行营养筛查与评估，观察进食后患者病情的变化	□ 观察患者腹部症状和体征，注意患者排便情况 □ 上级医师查房及诊疗评估，确定患者可以出院 □ 监测血淀粉酶下降至基本正常，腹痛缓解可酌情给予清流质饮食 □ 对患者进行坚持治疗和预防复发的宣教 □ 观察进食后患者病情的变化 □ 完成上级医师查房记录、出院记录、出院证明书和病历首页的填写 □ 通知出院 □ 向患者及家属交代出院后注意事项，预约复诊时间 □ 如患者不能出院，在病程记录中说明原因和继续治疗的方案
重 点 医 嘱	**长期医嘱** □ 肝胆外科护理常规或中西医结合科或消化内科护理常规 □ 二级护理 □ 记 24 小时液体出入量 □ 清流质饮食 □ 酌情补液治疗 □ 抑酸治疗 □ 急性胆源性胰腺炎给予抗菌药物治疗 □ 口服中药汤剂 □ 中药外敷 **临时医嘱** □ 根据病情变化及检查异常结果复查：血淀粉酶、脂肪酶、电解质	**出院医嘱** □ 出院带药（根据具体情况，给予患者后期中药汤剂，根据辨证选择参苓白术散、生脉散、益胃汤、小建中汤加减促进脾胃功能恢复） □ 门诊随诊 □ 1 个月后复查腹部超声
主 要 护 理 工 作	□ 基本生活和心理护理 □ 监督患者用药 □ 对患者进行饮食宣教 □ 静脉抽血	□ 基本生活和心理护理 □ 对患者进行饮食宣教 □ 对患者进行坚持治疗和预防复发的宣教 □ 帮助患者办理出院手续、交费等事宜 □ 饮食指导 □ 出院指导
病情 变异 记录	□ 无 □ 有，原因： 1. 2.	□ 无 □ 有，原因： 1. 2.
医师 签名		

（二）护士表单

急性胆源性胰腺炎（轻症）临床路径护士表单

适用对象：第一诊断为急性胆源性胰腺炎（轻症）（ICD-10：K85.101）

患者姓名：	性别： 年龄： 门诊号：	住院号：
住院日期： 年 月 日	出院日期： 年 月 日	标准住院日：10~14 天

时间	住院第1天	住院第2~3天	住院第4天
健康宣教	□入院宣教 　介绍主管医师、责任护士 　介绍环境、设施 　介绍住院注意事项 　介绍探视和陪护制度 　介绍贵重物品保管制度 □填写营养评估表，遵医嘱进行营养治疗护理与宣教 □饮食宣教：禁食、禁水 □出入量宣教 □留取标本的宣教	□宣教用药知识 □宣教疾病知识 □主管护士与患者沟通，了解并指导心理应对 □遵医嘱进行营养治疗护理	□遵医嘱进行营养治疗护理 □饮食宣教：禁食、不禁水 □宣教疾病知识 □给予患者及家属心理支持 □对患者进行坚持治疗和预防复发的宣教
护理处置	□核对患者姓名，佩戴腕带 □建立入院护理病历 □卫生处置：剪指（趾）甲、沐浴，更换病号服 □根据患者病情准备相应物品 □建立外周静脉通路补液，给予药物治疗 □遵医嘱进行营养治疗护理 □静脉抽血	□建立外周静脉通路补液，给予药物治疗 □遵医嘱进行营养治疗护理	□建立外周静脉通路补液，给予药物治疗 □遵医嘱进行营养治疗护理 □静脉抽血
基础护理	□一级护理 □晨晚间护理 □患者安全管理	□一级护理 □晨晚间护理 □患者安全管理	□二级护理 □晨晚间护理 □患者安全管理
专科护理	□监测生命体征 □护理查体 □观察腹部体征 □出入量护理 □需要时，填写跌倒及压疮防范表 □需要时，请家属陪护 □心理护理	□监测生命体征 □观察患者腹部症状和体征 □出入量护理 □心理护理	□观察患者腹部症状和体征 □排便的观察 □心理护理
重点医嘱	□详见医嘱执行单	□详见医嘱执行单	□详见医嘱执行单

续 表

时间	住院第 1 天	住院第 2~3 天	住院第 4 天
病情 变异 记录	□无 □有，原因： 1. 2.	□无 □有，原因： 1. 2.	□无 □有，原因： 1. 2.
护士 签名			

时间	住院第 5~9 天	住院第 10~14 天
健康宣教	□ 遵医嘱进行营养宣教 □ 药物宣教	□ 出院宣教 　　复查时间 　　服药方法 　　活动休息 　　指导饮食 □ 指导办理出院手续 □ 对患者进行坚持治疗和预防复发的宣教
护理处置	□ 遵医嘱完成相关检查 □ 建立外周静脉通路补液，给予药物治疗 □ 遵医嘱进行营养宣教，填写营养评估表 □ 静脉抽血	□ 办理出院手续 □ 书写出院小结
基础护理	□ 二级护理 □ 晨晚间护理 □ 患者安全管理	□ 二级护理 □ 晨晚间护理 □ 患者安全管理
专科护理	□ 监测生命体征 □ 观察患者腹部症状和体征 □ 出入量护理 □ 心理护理	□ 观察患者腹部症状和体征 □ 心理护理
重点医嘱	□ 详见医嘱执行单	□ 详见医嘱执行单
病情变异记录	□ 无　□ 有，原因： 1. 2.	□ 无　□ 有，原因： 1. 2.
护士签名		

（三）患者表单

急性胆源性胰腺炎（轻症）临床路径患者表单

适用对象：第一诊断为急性胆源性胰腺炎（轻症）（ICD-10：K85.101）

患者姓名：	性别：　　年龄：　　门诊号：	住院号：
住院日期：　　年　月　日	出院日期：　　年　月　日	标准住院日：10~14 天

时间	入院	禁食、禁水期间	禁食、不禁水期间
医患配合	□ 配合询问病史、收集资料，请务必详细告知既往史、用药史、过敏史 □ 配合进行体格检查 □ 有任何不适请告知医师	□ 配合完成采血：血常规、BUN、Cr、血钙、血气分析、血淀粉酶、脂肪酶 □ 配合完成 B 超检查，必要时完成腹部增强 CT 扫描 □ 医师与患者及家属介绍病情及治疗方案 □ 配合腹部检查 □ 有任何不适请告知医师	□ 如病情需要，配合术后转入监护病房 □ 配合评估手术效果 □ 配合腹部检查 □ 配合抽血检查 □ 有任何不适请告知医师
护患配合	□ 配合测量体温、脉搏、呼吸频率、血压、体重 1 次 □ 配合完成入院护理评估（简单询问病史、过敏史、用药史） □ 接受入院宣教（环境介绍、病室规定、订餐制度、贵重物品保管等） □ 有任何不适请告知护士 □ 接受出入量宣教 □ 接受输液、服药等治疗 □ 注意活动安全，避免坠床或跌倒 □ 配合执行探视及陪护 □ 接受生活护理 □ 有任何不适请告知护士	□ 配合测量体温、脉搏、呼吸频率 3 次，询问大便情况 1 次 □ 配合腹部检查，询问出入量 □ 接受输液、服药等治疗 □ 接受生活护理 □ 有任何不适请告知护士	□ 配合测量体温、脉搏、呼吸频率 3 次，询问大便情况 1 次 □ 配合腹部检查，询问出入量 □ 接受输液、服药等治疗 □ 接受生活护理 □ 有任何不适请告知护士
饮食	□ 遵照医护指导进行营养治疗	□ 遵照医护指导进行营养治疗	□ 遵照医护指导进行营养治疗
排泄	□ 正常排尿便	□ 正常排尿便	□ 正常排尿便
活动	□ 正常活动 □ 输液期间需协助如厕	□ 正常活动 □ 输液期间需协助如厕	□ 正常活动 □ 输液期间需协助如厕

时间	进食期间	出院
医患配合	□ 配合腹部检查 □ 有任何不适请告知医师	□ 接受出院前指导 □ 知道复查程序 □ 获取出院诊断书
护患配合	□ 配合定时测量生命体征，每日询问大便情况 □ 配合腹部检查，询问出入量 □ 接受输液、服药等治疗 □ 接受生活护理 □ 注意活动安全，避免坠床或跌倒 □ 配合执行探视及陪护制度	□ 接受出院宣教 □ 办理出院手续 □ 获取出院带药 □ 知道服药方法、作用、注意事项 □ 知道饮食知识 □ 知道复印病历程序
饮食	□ 遵照医护指导进行营养治疗	□ 遵照出院医嘱合理饮食
排泄	□ 正常排尿便 □ 避免便秘	□ 正常排尿便 □ 避免便秘
活动	□ 正常活动 □ 输液期间需协助如厕	□ 适度活动，避免疲劳

附：原表单（2016 年版）

急性胆源性胰腺炎（轻症）临床路径表单

适用对象：第一诊断为急性胰腺炎（ICD-10：K85.1）

患者姓名：	性别： 年龄： 门诊号：	住院号：
住院日期： 年 月 日	出院日期： 年 月 日	标准住院日：10~14 天

时间	住院第 1 天	住院第 2~3 天	住院第 4 天
主要诊疗工作	□ 询问病史和体格检查 □ 完成病历书写 □ 观察患者腹部症状和体征 □ 明确急性胰腺炎的诊断 □ 与其他急腹症鉴别 □ 完善常规检查 □ ERCP/腹腔镜微创治疗（必要时）	□ 上级医师查房 □ 明确下一步诊疗计划 □ 观察患者腹部症状和体征 □ 完成上级医师查房记录	□ 观察患者腹部症状和体征 □ 上级医师查房及诊疗评估 □ 完成查房记录 □ 对患者进行坚持治疗和预防复发的宣教 □ 注意患者排便情况
重点医嘱	**长期医嘱** □ 肝胆外科护理常规 □ 一级护理 □ 禁食 □ 生命体征监测 □ 记 24 小时液体出入量 □ 补液治疗 □ 抑酸治疗 □ 抑制胰腺分泌药物或胰酶抑制剂 □ 如有感染征象给予抗菌药物治疗 **临时医嘱** □ 血常规、尿常规、粪便常规+隐血 □ 肝功能、肾功能、三酰甘油、电解质、血糖、CRP、血淀粉酶、脂肪酶、凝血功能、血气分析 □ 心电图、腹部超声、胸腹部 X 线片 □ 可选择检查：血型及 Rh 因子、肿瘤标志物筛查、自身免疫标志物测定，腹部 CT、MRCP、ERCP、EUS	**长期医嘱** □ 肝胆外科护理常规 □ 一级护理 □ 禁食 □ 记 24 小时液体出入量 □ 补液治疗 □ 抑酸治疗 □ 抑制胰腺分泌药物或胰酶抑制剂 □ 如有感染征象给予抗菌药物治疗 **临时医嘱** □ 根据病情复查：血常规、BUN、Cr、血钙、血气分析、血淀粉酶、脂肪酶 □ 若 B 超提示胰周积液，且病情无缓解行腹部增强 CT 扫描	**长期医嘱** □ 肝胆外科护理常规 □ 一级护理 □ 记 24 小时液体出入量 □ 禁食、不禁水 □ 补液治疗 □ 抑酸治疗 □ 抑制胰腺分泌药物或胰酶抑制剂 □ 急性胆源性胰腺炎给予抗菌药物治疗 **临时医嘱** □ 根据病情变化及检查异常结果复查

续 表

时间	住院第 1 天	住院第 2~3 天	住院第 4 天
主要护理工作	□ 协助患者及家属办理入院手续 □ 进行入院宣教和健康宣教（疾病相关知识） □ 静脉抽血	□ 基本生活和心理护理 □ 记录 24 小时液体出入量及排便次数 □ 静脉抽血	□ 基本生活和心理护理 □ 监督患者用药 □ 对患者进行饮食宣教 □ 静脉抽血
病情变异记录	□ 无　□ 有，原因： 1. 2.	□ 无　□ 有，原因： 1. 2.	□ 无　□ 有，原因： 1. 2.
护士签名			
医师签名			

时间	住院第 5~9 天	住院第 10~14 天 （出院日）
主要诊疗工作	□ 观察患者腹部症状和体征，注意患者排便情况 □ 上级医师查房及诊疗评估 □ 完成查房记录 □ 监测血淀粉酶下降至基本正常，腹痛缓解可酌情给予清流质饮食 □ 对患者进行坚持治疗和预防复发的宣教 □ 观察进食后患者病情的变化	□ 观察患者腹部症状和体征，注意患者排便情况 □ 上级医师查房及诊疗评估，确定患者可以出院 □ 监测血淀粉酶下降至基本正常，腹痛缓解可酌情给予清流质饮食 □ 对患者进行坚持治疗和预防复发的宣教 □ 观察进食后患者病情的变化 □ 完成上级医师查房记录、出院记录、出院证明书和病历首页的填写 □ 通知出院 □ 向患者及家属交代出院后注意事项，预约复诊时间 □ 如患者不能出院，在病程记录中说明原因和继续治疗的方案
重点医嘱	**长期医嘱** □ 肝胆外科护理常规 □ 二级护理 □ 记 24 小时液体出入量 □ 低脂低蛋白流质饮食 □ 酌情补液治疗 □ 抑酸治疗 □ 急性胆源性胰腺炎给予抗菌药物治疗 **临时医嘱** □ 根据病情变化及检查异常结果复查血淀粉酶、脂肪酶、电解质	**出院医嘱** □ 出院带药（根据具体情况） □ 门诊随诊 □ 1 个月后复查腹部超声
主要护理工作	□ 基本生活和心理护理 □ 监督患者用药 □ 对患者进行饮食宣教 □ 静脉抽血	□ 基本生活和心理护理 □ 对患者进行饮食宣教 □ 对患者进行坚持治疗和预防复发的宣教 □ 帮助患者办理出院手续、交费等事宜 □ 饮食指导 □ 出院指导
病情变异记录	□ 无　□ 有，原因： 1. 2.	□ 无　□ 有，原因： 1. 2.
护士签名		
医师签名		

第三十八章

慢性胰腺炎临床路径释义

【医疗质量控制指标】

指标一、诊断慢性胰腺炎需结合临床表现、实验室检查、影像及内镜检查，必要时还要结合组织病理学综合判断。

指标二、诊断慢性胰腺炎，必须常规排除胰腺恶性疾病，对鉴别有困难者需要完善病理或密切随诊。

指标三、应对有慢性胰腺炎临床表现的患者进行危险因素的筛查以发现潜在致病机制，确定固定和可变风险因素，明确治疗目标。

指标四、合理选择治疗用药，重视患者的随访。

一、慢性胰腺炎编码

1. 原编码：

疾病名称及编码：慢性胰腺炎（ICD-10：K86. 100）

2. 修改编码：

疾病名称及编码：慢性胰腺炎（ICD-10：K86. 1）

3. 对应或相关中医病种及编码：胰瘅（A04. 03. 32）

腹痛（ICD-10：R10. 400/A17. 36/BNP090）

泄泻（A04. 03. 07/BNP110）

积聚（A16. 01. /BNG040）

二、临床路径检索方法

K86. 1/K21/K22. 1/K22. 70/BNP/BNP090/BNP110/BNG040

三、国家医疗保障疾病诊断相关分组（CHS-DRG）

MDCH 肝、胆、胰疾病及功能障碍

HZ3 胰腺其他疾患

四、慢性胰腺炎临床路径标准住院流程

（一）适用对象

第一诊断为慢性胰腺炎（ICD-10：K86. 100）。

> 释义
>
> ■ 适用对象编码参见第一部分。
>
> ■ 本路径适用对象为临床诊断为慢性胰腺炎的患者，如出现梗阻性黄疸、胰腺假性囊肿、胰源性腹腔积液、幽门梗阻、胰腺癌变、胰源性门脉高压及消化道出血等并发症，或出现慢性胰腺炎急性发作，需进入其他相应路径。
>
> ■ 自身免疫性胰腺炎是一种特殊类型的慢性胰腺炎，其临床表现、影像学及血

清学改变都有自身特点，治疗手段有别于普通慢性胰腺炎。如果确诊为自身免疫性
胰腺炎，需要进入其他相应路径。

（二）诊断依据

根据《临床诊疗指南·消化系统疾病分册》（中华医学会编著，人民卫生出版社，2005 年），
《实用内科学》（王吉耀、葛均波、邹和建主编，人民卫生出版社，2022 年，第 16 版）及
《慢性胰腺炎诊治指南（2014）》《2016 年欧洲胃肠病学联合会慢性胰腺炎循证指南》等国
内外临床诊疗指南。

1. 患者有典型上腹部疼痛，或其他疾病不能解释的腹痛，伴或不伴体重减轻。

2. 血清或尿胰酶水平异常。

3. 胰腺外分泌功能异常。

4. 1 种及 1 种以上影像学检查结果显示慢性胰腺炎特征性形态改变。

5. 组织病理学检查结果显示慢性胰腺炎特征性改变。

具备 4 或 5 任何一项典型表现，或具备 4 或 5 疑似表现加 1、2、3 中任何 2 项可以确诊。

释义

■ 根据《慢性胰腺炎诊治指南（2018 广州）》。

慢性胰腺炎主要诊断依据：①影像学典型表现；②病理学典型改变。见表 6。

次要诊断依据：①反复发作上腹痛；②血淀粉酶异常；③胰腺外分泌功能不全
表现；④胰腺内分泌功能不全表现；⑤基因检测发现明确致病突变；⑥大量饮酒史
（达到酒精性胰腺炎标准 饮酒≥50g/d，且＞5 年）。主要诊断依据满足 1 项即可确
诊；影像学或者组织学呈现不典型表现，同时次要诊断依据至少满足 2 项亦可确诊。

表 6　慢性胰腺炎影像学及组织学特征

---

1. 影像学特征性表现：

典型表现（下列任何 1 项）：

（1）胰管结石

（2）分布于整个胰腺的多发钙化

（3）ERCP 显示主胰管不规则扩张和全胰腺散在不同程度的分支胰管不规则扩张

（4）ERCP 显示主胰管完全或部分梗阻（胰管结石或蛋白栓），伴上游主胰管和分支胰管不规则扩张

不典型表现（下列任何 1 项）：

1）MRCP 显示主胰管不规则扩张和全胰散在不同程度的分支胰管不规则扩张

2）ERCP 显示全胰腺散在不同程度分支胰管扩张，或单纯主胰管不规则扩张，或存在蛋白栓

3）CT 显示主胰管全程不规则扩张伴胰腺形态不规则改变

4）超声或 EUS 显示胰腺内高回声病变（考虑结石或蛋白栓），或胰管不规则扩张伴胰腺形态不规则改变

2. 组织学特征性表现：

典型表现：胰腺外分泌实质减少伴不规则纤维化。纤维化主要分布于小叶间隙，形成"硬化"样小结节改变

不典型表现：胰腺外分泌实质减少伴小叶间纤维化，或小叶内和小叶间纤维化

■ 慢性胰腺炎的诊断需要在排除胰腺恶性肿瘤的基础上进行。应详细询问病史，包括类似疾病家族史、既往有无复发性急性胰腺炎病史、危险因素（吸烟、酗酒）等，以尽可能明确慢性胰腺炎病因。对有典型症状的患者，应做胰腺影像学检查，并争取进行胰腺外分泌功能检查。对于疑似患者应完善影像学检查，对于影像学检查结果可疑或阴性者，有条件的单位可做胰腺组织学检查进一步排除恶性肿瘤。

■ 胰腺外分泌功能不全（pancreatic exocrine insufficiency, PEI）是指由于各种原因引起的人体自身的胰酶分泌不足或胰酶分泌不同步，而导致患者出现消化吸收不良等症状。慢性胰腺炎是最常见的 PEI 原因之一。慢性胰腺炎病理变化为进行性、不可逆的胰腺组织破坏、纤维化，进而引发 PEI，但 PEI 临床症状常至慢性胰腺炎病程晚期才趋于明显。

■ 胰腺具有较强的外分泌储备能力和代偿机制，十二指肠的脂肪酶降至正常水平的 5%~10%，PEI 才出现典型临床症状（脂肪泻）。早、中期 PEI 可无任何临床症状。PEI 时脂肪消化吸收不良较蛋白质或糖类出现的更早且较明显。

■ PEI 主要临床表现为脂肪消化和吸收不良，出现体重减轻，严重时导致脂肪泻。脂肪泻因粪便中脂肪含量增高，特征性地出现粪便呈泡沫状、有恶臭味，且浮于水面上。其他症状包括腹痛和腹胀等。PEI 患者不一定都发生脂肪泻，但出现脂肪泻提示存在严重的 PEI。

■ 慢性胰腺炎的常见影像学及内镜下表现包括：X 线：胰腺区域可见钙化灶或结石影。腹部超声：可显示胰腺形态改变，胰管狭窄、扩张、结石或钙化及囊肿等征象，但敏感度和特异度较差。EUS（内镜超声）：除显示形态特征外，还可以辅助穿刺活检组织学诊断。CT：是 CP 诊断首选检查方法。对中晚期病变诊断准确度较高，对早期病变诊断价值有限。可见胰腺实质增大或萎缩、胰腺钙化、结石形成、主胰管扩张及假性囊肿形成等征象。磁共振成像（MRI）和磁共振胆胰管成像（MRCP）：MRI 诊断价值与 CT 相似。MRCP 可以清晰显示胰管病变的部位、程度和范围。胰泌素增强 MRCP：能间接反映胰腺的外分泌功能，有助于 CP 的早期诊断。ERCP 主要显示胰管形态改变，以往是诊断 CP 的重要依据。但作为有创性检查，目前多被 MRCP 和 EUS 替代，仅在诊断困难或需要治疗操作时选用。胰管镜：可直接观察胰管内病变，同时能收集胰液、细胞刷片及组织活检等检查，对 CP 早期诊断及胰腺癌鉴别诊断有意义，有条件的单位可开展。

■ 慢性胰腺炎的基本病理变化包括不同程度的腺泡破坏、胰腺间质纤维化、导管扩张和囊肿形成等。按病理变化可分为慢性钙化性胰腺炎、慢性梗阻性胰腺炎和慢性炎症性胰腺炎。慢性钙化性胰腺炎最为多见，表现为散发性间质纤维化及腺管内蛋白栓子、结石形成及腺管的损伤；慢性阻塞性胰腺炎因主胰管局部阻塞、导管狭窄导致近端扩张和腺泡细胞萎缩，由纤维组织取代；慢性炎症性胰腺炎主要表现为胰腺组织纤维化和萎缩及单核细胞浸润。出现并发症时，也可见胰腺外器官的病理变化，如胆管梗阻、门静脉受压和血栓形成等。

（三）进入路径标准

1. 第一诊断必须符合 ICD-10：K86.100 慢性胰腺炎疾病编码。

2. 当患者同时具有其他疾病诊断，但在住院期间不需要特殊处理，也不影响第一诊断的临床路径流程实施时，可以进入路径。

> **释义**
>
> ■ 本路径的制订主要依据国内权威参考书籍和诊疗指南。
>
> ■ 慢性胰腺炎发病率逐渐增加，临床表现多样。病程处于晚期的典型患者诊断多无困难，但早期诊断难度大，部分病例难以与胰腺恶性肿瘤相鉴别。虽然症状、体征及血清胰酶检测对诊断本病有提示意义，但是确诊通常需要影像学和/或病理证据支持。部分患者症状不典型，但影像学和/或病理支持慢性胰腺炎，符合诊断标准亦可进入本路径。

（四）标准住院日

7~10天。

> **释义**
>
> ■ 临床确诊或疑诊慢性胰腺炎的患者入院后，第1~2天收集病情资料，进行医患沟通。第2~4天开始饮食管理和营养干预，并完善各项影像学和/或内镜检查。第5~7天总结影像学及内镜检查结果、讨论内镜治疗的指征、确立诊断和开始药物治疗，主要观察临床症状的缓解情况和有无药物不良反应。第8~10天为出院前再评估和出院安排。总住院时间不超过10天符合本路径要求。
>
> ■ 如果出现内镜检查相关的并发症，如消化道穿孔等，需要进入其他路径。如果需要内镜治疗，如ERCP支架置入等，需要退出本路径，进入其他相关路径。

（五）住院期间的检查项目

1. 必须的检查项目：

（1）血常规、尿常规、粪便常规+隐血。

（2）肝功能、肾功能、血脂、电解质、血钙、血糖、糖化血红蛋白、血淀粉酶、脂肪酶、C反应蛋白（CRP）、凝血功能。

（3）肿瘤标志物筛查：甲胎蛋白（AFP）、癌胚抗原（CEA）、糖类抗原19-9（CA19-9）。

（4）心电图、腹部超声、腹部及胸部X线片。

2. 根据患者病情进行的检查项目：

（1）自身免疫标志物测定（ANA、ENA、IgG、IgG_4）；血清胰岛素、C肽；脂溶性维生素（A、D、E、K）、水溶性维生素B_{12}和叶酸，矿物质镁、铁和锌等。

（2）腹部CT、磁共振胰胆管造影（MRI/MRCP）、内镜下逆行性胰胆管造影（ERCP）、超声内镜（EUS）、胰管内超声（IDUS）。

（3）基因检测。

> **释义**
>
> ■ 血常规、尿常规、粪便常规+隐血是最基本的三大常规检查，进入路径的患者均需完成。肝功能、肾功能、电解质、凝血功能、心电图、X线胸片可评估有无基础疾病，是否影响住院时间、费用及其治疗预后；血脂可评估有无高三酰甘油血症等诱发反复发性急性胰腺炎，并逐渐进展为慢性胰腺炎；血糖和糖化血红蛋白可反映

胰腺内分泌功能；血淀粉酶和脂肪酶可在慢性胰腺炎急性期升高，但是当胰腺严重萎缩时，急性期也不一定伴随胰酶升高。CRP 可在一定程度上反映急性发作时的严重程度。

- 肿瘤指标有助于鉴别合并肿瘤（特别是胰腺癌）的情况。慢性胰腺炎也可出现血清 CA19-9 升高，但升高幅度一般较小，如明显升高、持续时间较长且与胆红素水平无关，应警惕合并胰腺癌的可能。慢性胰腺炎发展为胰腺癌的比例为 1%~3%。

- 自身免疫性胰腺炎是一种特殊的慢性胰腺炎。其中，1 型自身免疫性胰腺炎可以表现为 IgG 和 IgG_4 水平升高。ANA 和 ENA 是系统性自身免疫病的诊断标志物，可见于系统性红斑狼疮、干燥综合征等。系统性自身免疫病累及胰腺也可以表现出类似慢性胰腺炎的症状、胰酶升高及影像学改变。

- 血清胰岛素、C 肽可有助于判断胰腺内分泌功能，明确糖尿病的临床类型。

- 慢性胰腺炎可出现脂溶性维生素（A、D、E、K）、水溶性维生素如 B_1、B_{12} 和叶酸缺乏。若条件允许建议检测并根据结果决定是否需要补充。

- 基因检测可考虑用于特发性、青少年（起病年龄低于 20 岁）以及有胰腺疾病家族史的 CP 患者，可行基因检测，以慢性胰腺炎患者外周静脉血 DNA 为样本，针对我国慢性胰腺炎相关基因，如 PRSS1、SPINK1、CTRC、CFTR 等进行基因测序分析。

- 本病需与其他引起胰腺占位的疾病如胰腺癌相鉴别。诊断慢性胰腺炎对影像学和内镜检查要求较高。影像检查包括腹部 CT、磁共振胰胆管造影（MRI/MRCP）。内镜则包括逆行胰胆管造影（ERCP）、超声内镜（EUS）、胰管内超声（IDUS）和胰管镜等。以上检查各具特点，优势互补。CT 是慢性胰腺炎的首选影像检查。MRI 对慢性胰腺炎的诊断价值与 CT 相似，但对钙化和结石的诊断价值逊于 CT。超声内镜对慢性胰腺炎的早期诊断率较高。内镜检查还兼有可以组织活检的优点，例如 EUS 结合细针穿刺（FNA）或 ERCP 结合胆管刷细胞学有助于进一步除外胰胆系统恶性肿瘤。如果需要进行内镜下有创活检，需要退出本路径进入其他相关路径。

（六）治疗方案的选择

慢性胰腺炎的治疗原则为祛除病因、控制症状、改善胰腺功能、治疗并发症和提高生活质量等。

1. 一般及药物治疗：

（1）戒烟戒酒，避免高脂饮食。

（2）可检测并适度补充脂溶性维生素及微量元素；营养不良者可给予肠内或肠外营养支持。

（3）药物治疗：补充外源性胰酶制剂，控制血糖，必要时使用镇痛药物。对于自身免疫性胰腺炎患者可选用糖皮质激素治疗。

2. 内镜治疗：对于存在胆总管下端狭窄、胰管狭窄、胰管结石等患者，有条件的医疗机构可采用内镜治疗。

3. 外科治疗：对于保守治疗不能缓解的顽固性疼痛、并发不能排除恶性病变者有条件的医疗机构可采用外科手术治疗。

4. 中医治疗方案。

释义

■慢性胰腺炎的处理以祛除病因、控制症状、改善胰腺功能、提高生活质量、治疗并发症和预防急性发作为重点，如果病因明确，应进行病因治疗。

■饮酒和吸烟都是慢性胰腺炎的危险因素。吸烟还可能诱发胰腺癌变。饮酒、暴饮暴食和高脂饮食均可诱发慢性胰腺炎急性发作，应该做好患者宣教，合理控制饮食，避免辛辣刺激食物，减少过量高脂及高蛋白摄入，强烈建议戒烟戒酒，适当运动。

■由于胰腺外分泌功能障碍和病情反复发作的影响，慢性胰腺炎患者常有脂肪消化及吸收障碍，导致不同程度的脂溶性维生素缺乏，包括维生素 A、维生素 D、维生素 E、维生素 K 等。维生素 D 的缺乏可导致骨质疏松。脂溶性维生素缺乏时可适度补充维生素 D，尚无临床证据推荐补充维生素 A、E、K。食物种类的减少，可能导致其他维生素如 B 族维生素和微量元素的缺乏。长期脂肪泻患者上述情况最为突出，部分患者可出现明显的营养不良。慢性胰腺炎患者应该警惕维生素 B_1（硫酰胺）缺乏相关的脑病，包括韦尼克脑病以及成人维生素 B_1 缺乏症（表现为对称性周围神经病变，可合并心脏受累如心肌病、心力衰竭等）。维生素 B_3 缺乏可以出现光敏性色素型皮炎（糙皮病），好发于酗酒者。其他 B 族维生素缺乏的临床表现包括周围神经病变、感觉异常、黏膜水肿，唇炎，口腔炎，舌炎等。故慢性胰腺炎患者应该注意检测并适度补充脂溶性维生素、水溶性维生素包括 B 族维生素、叶酸等。发生脂肪泻时，营养不良相关并发症和心血管事件风险增高，应及时治疗。

■对于口服营养支持无效的营养不良患者，必要时可给予肠内营养治疗。对于有疼痛、持续恶心呕吐、胃排空延迟以及胃出口梗阻综合症的患者可通过鼻空肠途径给予肠内营养。若肠内营养耐受不良或有禁忌者可肠外营养治疗。

■慢性胰腺炎的内镜治疗主要用于胰管减压，以缓解胰源性疼痛，提高生活质量。有胰管结石者可切开取石；并发胰腺假性囊肿者可做内镜下引流术或胰管支架置入。合并梗阻性黄疸的患者可能需要 ERCP 治疗。但如需要做内镜治疗，将退出本路径，进入其他相关路径。

■慢性胰腺炎手术治疗的目的主要是缓解疼痛，提高生活质量。术式多样，需要根据患者病情进行个体化设计。如需要手术治疗、对于可选用糖皮质激素治疗的自身免疫性胰腺炎患者及并发不能排除恶性病变将退出本路径，进入其他相关路径。

■中医治疗

1. 辨证治疗：

（1）脾胃虚弱证：脘腹胀满，或脘腹隐痛，劳累或食后加重。倦怠乏力；大便溏薄；食欲不振，纳谷不化；肠鸣辘辘；面色萎黄；消瘦。舌质淡胖或有齿痕，舌苔薄白或厚腻，脉缓或虚弱。治法：补气健脾，理气和胃。

（2）肝胃不和证：脘腹胀满或窜痛，一侧或者双侧胁痛拒按，疼痛多与情志不畅相关，恼怒常使病情加重，嗳气、矢气后病减。平素喜怒或抑郁；倦怠乏力；嗳气；纳呆；恶心呕吐；大便干或溏。舌暗苔薄，脉弦、细或兼涩、数。治法：疏肝理气，消导和中。

（3）脾胃虚寒证：上腹隐隐作痛，喜温喜按。形寒肢冷，手足不温；气短懒言；胁下胀满；纳差；呕逆；面色晦暗少华；便溏或便秘。舌质淡有齿痕，苔薄白，脉沉细弱。治法：温运脾阳，健胃和中。

（4）气阴亏虚证：上腹隐隐作痛，喜温喜按。形寒肢冷，手足不温；气短懒言；胁下胀满；纳差；呕逆；面色晦暗少华；便溏或便秘。舌质淡有齿痕，苔薄白，脉沉细弱。治法：补气养阴，理气和胃。

2. 特色治疗：慢性胰腺炎皆可采用针灸治疗，需辨证及根据病情的轻重缓急，选取穴位及操作手法。中药外敷的六合丹具有软坚散结、清热解毒、消肿止痛之功效，可用于慢性胰腺炎见腹痛、腹胀、腹部包块等症患者。中药外敷的双柏散具有活血祛瘀、清热凉血、行气止痛之效，适用于慢性胰腺炎见腹痛的患者。

（1）中药外敷：①六合丹：生大黄、黄柏、白及、乌梅、薄荷、白芷、木炭粉、陈小粉（陈小麦粉，可用淀粉炒焦存性代用）、乌金散，打碎再配以蜂蜜调和外敷左上腹，发病后2天左右开始，8~10小时更换1次，持续到症状消失；②双柏散：大黄、黄柏、侧柏叶、蒲公英、泽兰等药物，打细粉，金银花水或水蜜调和，根据疼痛面积用50~150g外敷左上腹或局部炎性包块处，每天1~2次。

（2）针灸治疗：

取穴：足三里、下巨虚、内关、中脘、胰腺穴、阳陵泉、阴陵泉、梁门、地机、脾俞、胃俞、胆俞等，临床尚可酌情选取公孙、神阙、天枢、合谷、章门、气海、内庭、期门、血海、膈俞、太冲、膻中等穴，以增强疗效。

操作方法：以毫针为主，辨证施以补法、泻法或平补平泻等，也可电刺激。7天为1个疗程，1~2个疗程。

3. 康复与预防复发：慢性胰腺炎病机之本为脾胃虚弱；其标为湿热、食积、气滞、血瘀、痰浊，病机演变多由实转为虚实夹杂或正虚邪实。患者多因饮食不节、恣食肥甘辛辣，长期酗酒；或素体脾虚、暴饮暴食损伤脾胃；或因忧思恼怒，肝气郁结；或因砂石阻滞胆道，肝胆失疏。宜加强健康教育，尽可能避免引起胰腺炎发生的诱发因素，调饮食、畅情志、戒烟酒、避寒暑、慎起居、适劳逸、生活饮食规律，饮食宜清淡而富于营养，忌食辛辣油腻之品，若胆道疾病为病因或诱因，应积极治疗胆道疾病。

（七）预防性抗菌药物选择与使用时机

按照《抗菌药物临床应用指导原则》（卫医发〔2015〕43号）执行，并结合患者的病情决定抗菌药物的选择与使用时间。

> **释义**
>
> ■慢性胰腺炎急性发作期临床表现与急性胰腺炎相似，治疗亦与急性胰腺炎基本相同。抗菌药物使用的选择和使用时间与急性胰腺炎原则大致相同，应避免不加选择地预防性应用抗菌药物。但慢性胰腺炎急性发作将退出本路径，进入其他相关路径。
>
> ■慢性胰腺炎缓解期一般不需要使用抗菌药物治疗。

■ 中药或者中成药应根据相应证型进行选择。脾胃虚弱证，推荐方药：参苓白术散或（香砂）六君子汤或升阳益胃汤加减；中成药：人参健脾丸（片），四君子丸（颗粒）。肝胃不和证，推荐方药：柴胡疏肝散加减；中成药：柴芍六君丸，逍遥丸。脾胃虚寒证，推荐方药：黄芪建中汤合理中汤加减；中成药：附子理中丸（片），小建中片。气阴亏虚证，推荐方药：四君子汤合一贯煎加减；中成药：参麦颗粒。

（八）出院标准

腹痛和/或消化不良症状改善。

释义

■ 患者出院前应完成所有必需检查项目，且开始药物治疗，观察临床症状是否减轻或消失，有无明显药物相关不良反应。

■ 内科治疗的效果如果不佳，则需要重新评估病因和病情，必要时增加药物剂量（如增加胰酶制剂的用量），改变服药时间或延长疗程。当发现需要额外处理的并发症（如梗阻性黄疸、假性囊肿、胰源性门脉高压等）时应退出本路径，考虑内镜或手术治疗。

（九）变异及原因分析

1. 临床症状改善不明显，调整药物治疗，导致住院时间延长。
2. 内科保守治疗无效，需要内镜或外科手术治疗，转入相应路径。

释义

■ 按标准治疗方案如患者腹痛缓解不明显，发现其他严重基础疾病，需调整药物治疗或继续其他基础疾病的治疗，则终止本路径。出现梗阻性黄疸、胰腺假性囊肿、胰源性腹腔积液、幽门梗阻、胰腺癌变、胰源性门脉高压及消化道出血等并发症，或出现慢性胰腺炎急性发作，均需要中止本路径，转入相应路径。

■ 认可的变异原因主要是指患者入选路径后，在检查及治疗过程中发现患者合并存在事前未预知的、对本路径治疗可能产生影响的情况，需要终止执行路径或延长治疗时间、增加治疗费用。医师需在表单中明确说明。

■ 因患者方面的主观原因导致执行路径出现变异，需医师在表单中予以说明。

五、慢性胰腺炎临床路径给药方案

1. 用药选择：

（1）胰腺外分泌功能不全治疗：患者一经诊断即需要补充外源性胰酶制剂以改善消化吸收功能。治疗首选含高活性脂肪酶的微粒胰酶胶囊。建议进餐时服用，正餐给予 3 万~4 万 U 含脂肪酶的胰酶，辅餐给予 1 万~2 万 U 含脂肪酶的胰酶。效果不佳可增加剂量或联合服用抑

酸药如 H_2 受体阻断剂或质子泵抑制剂。

（2）胰腺内分泌功能不全治疗：根据糖尿病进展程度及并发症情况，一般首选二甲双胍控制血糖，必要时加用促胰岛素分泌药物；对于症状性高血糖、口服降糖药物疗效不佳者选择胰岛素治疗。慢性胰腺炎合并糖尿病的患者易出现低血糖，因此血糖控制范围应适当放宽。

（3）疼痛治疗：应选择循序渐进的原则。非镇痛药物包括胰酶制剂、抗氧化剂等对缓解疼痛可有一定效果。顽固性疼痛的治疗主要依靠选择合适的镇痛药物，初始宜选择非甾体抗炎药物，效果不佳可选择弱阿片类药物，仍不能缓解甚至加重时选用强阿片类镇痛药物。药物难以控制的疼痛应考虑内镜或手术治疗。

（4）中药和中成药：中药和中成药可以作为辅助用药与胰酶制剂、镇痛药物、降糖药物等用药构成中西医结合治疗方案，或纯中医治疗慢性胰腺炎，通过整体调理、辨证论治，在医师指导下服用中药或中成药。

1）参苓白术散或（香砂）六君子汤或升阳益胃汤，莲子肉 12g、薏苡仁 15g、砂仁（后下）6g、桔梗 6g、白扁豆 15g、茯苓 15g、人参 12g、炙甘草 3g、白术 12g、山药 15g 等。或：党参 12g、白术 12g、茯苓 15g、半夏 6g、陈皮 6g、广木香 6g、砂仁（后下）6g、炙甘草 3g。

2）柴胡疏肝散，柴胡 9g、白芍 12g、白芥子 6g、郁金 9g、苍术 9g、厚朴 12g、陈皮 9g、延胡索 15g、山楂 12g、大黄 6g、甘草 3g 等。

3）黄芪建中汤合理中汤，干姜 9g、人参 6g、白术 10g、黄芪 12g、桂枝 6g、白芍 12g、生姜 12g、炙甘草 6g、大枣 3 枚、饴糖 15g 等。

4）四君子汤合一贯煎，人参 12g、茯苓 12g、白术 12g、炙甘草 6g、北沙参 12g、麦冬 12g、当归 9g、生地黄 12g、枸杞子 12g、川楝子 3g 等。

口服方药，一日 2 次，早晚餐后 30 分钟服用，每次约 200ml，中成药按药物说明书进行服用，特殊情况遵医嘱。

2. 药学提示：

（1）胰酶替代治疗：无论何种病因导致的 PEI，胰酶替代治疗均是首选治疗。胰酶替代治疗目的是在进食同时提供充足的胰酶，以帮助营养物质的消化。推荐 PEI 患者餐中服用胰酶制剂，效果优于餐前和餐后服用。间餐亦需服用。胰酶替代治疗指证包括：①体重减轻；②每日类脂排出＞15g（每日饮食含脂量＞100g）；③脂肪泻。循证医学研究表明胰酶替代治疗可显著减轻 PEI 患者的腹痛、脂肪泻等症状，改善营养状态，提高生活质量。胰酶制剂种类较多，我国常用的胰酶制剂详见表 7。剂量方面，临床首选含高活性脂肪酶的肠溶包衣超微微粒胰酶胶囊。胰酶剂量需要依个体递增至最低有效剂量。成人推荐的初始剂量为 25 000~40 000U 脂肪酶/餐，随后递增至最大剂量 75 000~80 000U 脂肪酶/餐。儿童可予 500~4000U 脂肪酶/g 膳食脂肪。婴幼儿推荐 500~1000U 脂肪酶/1g 膳食脂肪。婴幼儿也可予 2000~4000U 脂肪酶/母乳喂养或 120ml 婴幼儿配方奶粉。婴幼儿和儿童的推荐最大剂量 10 000 U 脂肪酶/（kg·d）。临床可通过患者营养状况评估胰酶替代治疗的时机，包括体重、BMI、血浆蛋白、脂溶性维生素、镁和淋巴细胞计数等，临床表现显著的患者即使无胰腺外分泌功能检测结果，也可考虑进行试验性胰酶替代治疗，症状改善可进一步证实 PEI 的诊断。因此，胰酶替代既是 PEI 的治疗手段，也有助于 PEI 的诊断。

（2）胰酶替代治疗的辅助用药：胰腺疾病患者的十二指肠 pH 低于正常值，pH 较低可破坏肠溶胰酶的释放，并导致其失活。抑酸剂可提供更有利于发挥高效率酶功能的十二指肠环境，改善脂肪吸收。因此对于足量的胰酶替代治疗后仍持续存在 PEI 症状的患者，可考虑联用质子泵抑制剂（PPI）等抑酸药物。

表7 我国临床常用的胰酶制剂

通用名	制剂	胰脂肪酶	胰淀粉酶	胰蛋白酶
胰酶肠溶胶囊	胶囊	1000[a]	8000[a]	600[a]
米曲菌胰酶片	片剂	7400[a]	7000[a]	420[a]
复方阿嗪米特肠溶片	片剂	3320[b]	5850[b]	185[b]
复合消化酶胶囊	胶囊	412[c]	2550[c]	2550[c]

注：a：PhEur unit；European Pharmacopoeia unit，欧洲药典单位；b：活力单位；c：USP unit；United States Pharmacopoeia unit，美国药典单位；单位换算：胰脂肪酶 1 PhEur unit＝1 USP unit；胰淀粉酶 1 PhEur unit＝4.15 USP unit；胰蛋白酶 1 PhEur unit＝62.5 USP unit。

3. 注意事项：

（1）胰酶替代治疗的不良反应少见且多数较轻，主要包括恶心、呕吐、胃肠胀气、痛性痉挛、便秘和腹泻等。其他罕见并发症有纤维化大肠病和过敏反应等。

（2）慢性胰腺炎合并糖尿病患者对降糖药物敏感，需特别注意预防低血糖发作。

（3）非甾体类抗炎药物的不良反应除了肝功能、肾功能损伤以外，还包括胃肠道溃疡，可诱发消化道出血，要注意观察药物相关的不良反应，尤其需要和慢性胰腺炎胰腺源性门脉高压相关胃底静脉曲张出血相鉴别。

（4）药物镇痛效果不理想时，需要考虑内镜或手术治疗方案，需要转出本路径进入其他路径。

六、慢性胰腺炎护理规范

1. 对不同疾病严重程度的患者给予相应等级的护理照顾级别。

2. 记录患者的身高、体重，综合评估患者的营养状况。

3. 警惕患者出现跌倒、骨折，尤其是营养不良及骨质疏松患者。

4. 对患者进行疼痛评估，观察疼痛的部位、形式、强度、性质、持续时间，并做好记录。分散患者注意力，减轻疼痛，遵医嘱予镇痛解痉药物。

5. 根据病情，遵医嘱予患者禁食或流质、半流质或软质饮食。应进温热、低脂、少渣、易消化、富含营养的高蛋白、高热量、高维生素和矿物质饮食，注意少食多餐、细嚼慢咽，禁食刺激性食物。

6. 伴有脂肪泻的患者，每次排便后均用清水洗净肛门周围，勿损伤肛周皮肤。肛门有刺激症状者可用温水擦浴或坐浴，必要时肛周可应用凡士林、抗过敏软膏或抗菌药物软膏。

7. 协助患者做好各项检查前准备工作，以及做好患者检查后的病情观察。

8. 对采用肠内外营养的患者做好通路管理。

9. 加强患者的健康宣教，并在出院时做好出院后的健康宣教。

七、慢性胰腺炎营养治疗规范

1. 慢性胰腺炎营养不良风险高，建议入院后评估患者营养状态。

2. 慢性胰腺炎患者应该注意检测脂溶性维生素（A、D、E、K），水溶性维生素包括维生素 B_1、维生素 B_{12}、叶酸，及各种微量元素等，缺乏者适度补充。

3. 根据患者临床表现、胰腺功能和营养状况个体化饮食指导。

4. 对于口服营养支持无效的营养不良患者，必要时根据病情可给予肠内或肠外营养治疗。

5. 出现胰腺外分泌功能不全的患者需要补充外源性胰酶制剂以改善消化吸收功能。

八、慢性胰腺炎患者健康宣教

1. 戒酒、戒烟，提倡健康生活方式。

2. 帮助患者正确认识慢性胰腺炎，了解慢性胰腺炎的发展过程，提高患者依从性。

3. 根据患者营养评估结果制订个体化饮食方案，并介绍胰酶替代治疗的注意事项。

4. 对营养不良的患者制订营养支持方案，在院期间做好指导培训。长期营养摄入不足时注意维生素如维生素 D 及 B 族维生素的补充。

5. 综合管理，加强对合并疾病如糖尿病、骨质疏松的生活指导。

6. 告知治疗药物的服药注意事项，不良反应的观察及简单处理，养成按时遵嘱服药的好习惯。

7. 关注患者精神心理状态，积极沟通，帮助其建立良好的应对策略。

九、推荐表单

（一）医师表单

慢性胰腺炎临床路径医师表单

适用对象：第一诊断为慢性胰腺炎（ICD-10：K86.100）

患者姓名：	性别：　　年龄：　　门诊号：	住院号：
住院日期：　　年　月　日	出院日期：　　年　月　日	标准住院日：7~10天

时间	住院第1天	住院第2~3天	住院第4天
主要诊疗工作	□ 完成询问病史和体格检查，按要求完成病历书写 □ 采集中医四诊信息，进行中医证候判断 □ 按要求完成病历书写 □ 安排完善常规检查	□ 上级医师查房 □ 采集中医四诊信息，进行中医证候判断 □ 明确下一步诊疗计划 □ 完成上级医师查房记录 □ 做好行腹部 CT 或 MRI 检查准备 □ 对患者进行有关慢性胰腺炎饮食宣教	□ 上级医师查房 □ 采集中医四诊信息，进行中医证候判断 □ 完成三级查房记录 □ 注意实验室检查结果回报，明确有无胰腺内外分泌功能受损依据 □ 行腹部影像学检查，明确有无慢性胰腺炎影像学特征性表现 □ 观察有无检查后并发症（如对比剂过敏反应等） □ 予以药物治疗
重点医嘱	**长期医嘱** □ 消化内科护理常规 □ 二级护理 □ 低脂饮食 □ 对症治疗 □ 口服中药 □ 口服中成药 □ 辨证静滴中药注射液 □其他中医特色疗法（□针刺治疗 □中药贴敷治疗 □中医诊疗设备） **临时医嘱** □ 血常规、尿常规、粪便常规+隐血 □ 肝功能、肾功能、血脂、电解质、血钙、血糖、糖化血红蛋白、血淀粉酶、脂肪酶、C 反应蛋白（CRP）、凝血功能 □ 肿瘤标志物筛查：AFP、CEA、CA19-9 □ 心电图、X 线胸片、腹部平片 □ 腹部 CT 或磁共振胰胆管造影（MRI/MRCP）、其他检查（酌情）：ANA、ENA、IgG、IgG$_4$）；血清胰岛素、C 肽	**长期医嘱** □ 消化内科护理常规 □ 二级护理 □ 低脂饮食 □ 对症治疗 □ 口服中药 □ 口服中成药 □ 辨证静滴中药注射液 □其他中医特色疗法（□针刺治疗　□中药贴敷治疗　□中医诊疗设备） **临时医嘱** □ 明日影像检查前禁食4小时	**长期医嘱** □ 消化内科护理常规 □ 二级护理 □ 低脂饮食 □ 对症治疗 □ 口服中药 □ 口服中成药 □ 辨证静滴中药注射液 □其他中医特色疗法（□针刺治疗　□中药贴敷治疗　□中医诊疗设备） **临时医嘱** □ 7点血糖检测（必要时）

续　表

时间	住院第 1 天	住院第 2~3 天	住院第 4 天
病情 变异 记录	□无　□有，原因： 1. 2.	□无　□有，原因： 1. 2.	□无　□有，原因： 1. 2.
医师 签名			

时间	住院第 5~7 天	住院第 8~10 天 （出院日）
主 要 诊 疗 工 作	□ 观察患者腹部症状和体征，注意患者大便情况 □ 采集中医四诊信息，进行中医证候判断 □ 上级医师查房及诊疗评估 □ 如需内镜下治疗，联系相关医师 □ 完成查房记录 □ 对患者坚持治疗和预防并发症进行宣教	□ 上级医师查房，确定能否出院 □ 通知出院处 □ 通知患者及家属准备出院 □ 向患者及家属交代出院后注意事项，预约 　复诊时间，定期复查粪便常规、血糖、血 　淀粉酶等 □ 将出院记录的副本交给患者 □ 如果患者不能出院，在病程记录中说明原 　因和继续治疗的方案
重 点 医 嘱	**长期医嘱** □ 消化内科护理常规 □ 二级护理 □ 低脂饮食 □ 诊断有外分泌功能不全的，予以补充外源性胰酶 　制剂 □ 诊断合并有糖尿病的，根据进展程度及并发症情 　况给予降糖药物 □ 其他对症治疗（如镇痛药物、脂溶性维生素补充等） □ 口服中药 □ 口服中成药 □ 辨证静滴中药注射液 □其他中医特色疗法（□ 针刺治疗　□ 中药贴敷治 　疗　□ 中医诊疗设备）	**临时医嘱** □ 出院带药 □ 门诊随诊
病情 变异 记录	□ 无　□ 有，原因： 1. 2.	□ 无　□ 有，原因： 1. 2.
医师 签名		

（二）护士表单

慢性胰腺炎临床路径护士表单

适用对象：第一诊断为慢性胰腺炎（ICD-10：K86.100）

患者姓名：	性别：	年龄：	门诊号：	住院号：
入院日期： 年 月 日	出院日期： 年 月 日			标准住院日：7~10天

时间	住院第1天	住院第2~3天	住院第4天
健康宣教	□ 入院宣教 　介绍主管医师、护士 　介绍环境、设施 　介绍住院注意事项 　介绍探视和陪护制度 　介绍贵重物品保管制度	□ CT/MRI检查前宣教 □ 告知CT/MRI检查前饮食 □ 告知患者在检查中配合医师 □ 告知检查后可能出现的情况 　及应对方式 □ 主管护士与患者沟通，消除 　患者紧张情绪 □ 对患者进行有关慢性胰腺炎 　饮食宣教 □ 药物宣教	□ 各项检查当日宣教 □ 介绍检查后并发症（如对比 　剂过敏反应等） □ 给予患者及家属心理支持 □ 再次明确探视陪护须知
护理处置	□ 核对患者姓名，佩戴腕带 □ 建立入院护理病历 □ 协助患者留取各种标本 □ 测量体重	□ 协助医师完成评估病情相关 　实验室检查 □ CT/MRI检查前准备	□ 送患者至影像科 □ 核对患者资料及带药 □ 接患者 □ 核对患者及资料
基础护理工作	□ 二级护理 □ 协助患者及家属办理入院手 　续，介绍病房环境、设施和 　设备 □ 入院护理评估（包括入院护 　理评估、自理能力评估、跌 　倒危险因素评估、压疮风险 　因素评估以及内科住院患者 　静脉血栓栓塞症风险评估） □ 指导患者低脂饮食 □ 药物指导，遵医嘱给药 □ 入院宣教 □ 静脉抽血实验室检查 □ 检查指导（告知目的、时间 　地点及注意事项）	□ 二级护理 □ 指导患者低脂饮食 □ 疾病指导，告知疾病相关症 　状和特点、诱因和预防 □ 进行关于CT/MRI检查宣 　教，告知检查目的及注意事 　项，并行检查前准备，如 　禁食 □ 基本生活和心理护理	□ 二级护理 □ 指导患者低脂饮食 □ 药物指导，遵医嘱对症用药 □ 基本生活和心理护理 □ 观察CT/MRI检查后患者病 　情有无变化，如有异常及时 　向医师汇报 □ 必要时，遵医嘱定时监测 　血糖

续　表

时间	住院第 1 天	住院第 2~3 天	住院第 4 天
专科护理	□ 护理查体 □ 病情观察 □ 腹部体征的观察 □ 大便的观察 □ 需要时，填写跌倒及压疮防范表 □ 需要时，请家属陪护 □ 确定饮食种类 □ 心理护理	□ 病情观察 □ 腹部体征的观察大便的观察 □ 遵医嘱完成相关检查 □ 心理护理	□ 遵医嘱给予药物 □ 病情观察 □ 腹部体征的观察 □ 大便的观察 □ 心理护理
重点医嘱	□ 详见医嘱执行单	□ 详见医嘱执行单	□ 详见医嘱执行单
病情变异记录	□ 无　□ 有，原因： 1. 2.	□ 无　□ 有，原因： 1. 2.	□ 无　□ 有，原因： 1. 2.
护士签名			

时间	住院第 5~7 天	住院第 8~10 天 （出院日）
健康宣教	□ 药物作用及频率 □ 饮食、活动指导	□ 出院宣教 □ 复查时间 □ 服药方法 □ 活动休息 □ 指导饮食 □ 指导办理出院手续
护理处置	□ 遵医嘱完成相关检查	□ 办理出院手续 □ 书写出院小结
基础护理工作	□ 二级护理 □ 指导患者低脂饮食 □ 药物指导，遵医嘱补充外源性胰酶制剂 □ 基本生活和心理护理 □ 疾病指导，告知疾病相关症状和特点、诱因和预防 □ 遵医嘱定时监测血糖 □ 对患者进行疼痛评估及管理 □ 疾病指导	□ 出院宣教（包括自我护理、症状观察、药物指导、饮食指导） □ 指导并协助患者及家属办理出院手续、交费等事宜 □ 制订随访计划
专科护理	□ 病情观察 □ 腹部体征的观察 □ 大便的观察 □ 心理护理	□ 病情观察 □ 大便的观察 □ 腹部体征的观察 □ 出院指导 □ 心理护理
重点医嘱	□ 详见医嘱执行单	□ 详见医嘱执行单
病情变异记录	□ 无　□ 有，原因： 1. 2.	□ 无　□ 有，原因： 1. 2.
护士签名		

（三）患者表单

慢性胰腺炎临床路径患者表单

适用对象：第一诊断为慢性胰腺炎（ICD-10：K86.100）

患者姓名：	性别：　　年龄：　　门诊号：	住院号：
住院日期：　　年　月　日	出院日期：　　年　月　日	标准住院日：7~10 天

时间	入院	检查期间	CT/MRI 检查当天
医患配合	□ 配合询问病史、收集资料，请务必详细告知既往史、用药史、过敏史 □ 配合进行体格检查 □ 有任何不适请告知医师	□ 配合完善实验室检查，如采血、留尿、心电图、X 线胸片 □ 医师与患者及家属介绍病情 □ CT/MRI 检查前签字、准备	□ 配合完善相关检查、实验室检查，如采血、留尿、CT/MRI □ 配合医师摆好检查体位
护患配合	□ 配合测量体温、脉搏、呼吸频率 3 次，血压、体重 1 次 □ 配合完成入院护理评估（简单询问病史、过敏史、用药史） □ 接受入院宣教（环境介绍、病室规定、订餐制度、贵重物品保管等） □ 配合执行探视和陪护制度 □ 有任何不适请告知护士	□ 配合测量体温、脉搏、呼吸频率 3 次，询问大便情况 1 次 □ 接受 CT/MRI 检查前宣教 □ 接受饮食宣教 □ 接受药物宣教	□ 配合测量体温、脉搏、呼吸频率 3 次，询问大便情况 1 次 □ 检查前协助完成核对，带齐影像资料及用药 □ 返回病房后，配合接受生命体征的测量 □ 接受 CT/MRI 检查后宣教 □ 接受饮食宣教：部分 CT/MRI 当天禁食、禁水 □ 接受药物宣教 □ 有任何不适请告知护士
饮食	□ 遵医嘱饮食	□ 遵医嘱饮食	□ 部分 CT/MRI 检查前禁食、禁水 □ 遵医嘱饮食
排泄	□ 正常排尿便	□ 正常排尿便	□ 正常排尿便
活动	□ 正常活动	□ 正常活动	□ 正常活动

时间	CT/MRI 检查后	出院
医患配合	□ 配合服药并反映症状改变 □ 配合完善检查，如采血、留尿便等	□ 接受出院前指导 □ 知道复查程序 □ 获取出院诊断书
护患配合	□ 配合定时测量生命体征、每日询问大便情况 □ 配合检查腹部 □ 接受服药等治疗 □ 接受进食、进水、排便等生活护理 □ 配合活动，预防皮肤压力伤 □ 注意活动安全，避免坠床或跌倒 □ 配合执行探视及陪护	□ 接受出院宣教 □ 办理出院手续 □ 获取出院带药 □ 知道服药方法、作用、注意事项 □ 知道复印病历程序
饮食	□ 遵医嘱饮食	□ 遵医嘱饮食
排泄	□ 正常排尿便	□ 正常排尿便
活动	□ 适度活动，避免疲劳	□ 适度活动，避免疲劳

附：原表单（2017 年版）

慢性胰腺炎临床路径表单

适用对象：第一诊断为慢性胰腺炎（ICD-10：K86.100）

患者姓名：	性别： 年龄： 门诊号：	住院号：
住院日期： 年 月 日	出院日期： 年 月 日	标准住院日：7~10 天

时间	住院第 1 天	住院第 2~3 天	住院第 4 天
主要诊疗工作	□ 完成询问病史和体格检查 □ 按要求完成病历书写 □ 安排完善常规检查	□ 上级医师查房 □ 明确下一步诊疗计划 □ 完成上级医师查房记录 □ 做好行腹部 CT 或 MRI 检查准备 □ 对患者进行有关慢性胰腺炎饮食宣教	□ 上级医师查房 □ 完成三级查房记录 □ 注意实验室检查结果回报，明确有无胰腺内外分泌功能受损依据 □ 行腹部影像学检查，明确有无慢性胰腺炎影像学特征性表现 □ 观察有无检查后并发症（如对比剂过敏反应等） □ 予以药物治疗
重点医嘱	**长期医嘱** □ 消化内科护理常规 □ 二级护理 □ 低脂饮食 □ 对症治疗 **临时医嘱** □ 血常规、尿常规、粪便常规+隐血 □ 肝功能、肾功能、血脂、电解质、血钙、血糖、糖化血红蛋白、血淀粉酶、脂肪酶、C 反应蛋白（CRP）、凝血功能 □ 肿瘤标志物筛查：AFP、CEA、CA19-9 □ 心电图、X 线胸片、腹部平片 □ 腹部 CT 或磁共振胰胆管造影（MRI/MRCP） □ 其他检查（酌情）：ANA、ENA、IgG、IgG₄；血清胰岛素、C 肽	**长期医嘱** □ 消化内科护理常规 □ 二级护理 □ 低脂饮食 □ 对症治疗 **临时医嘱** □ 明日影像检查前禁食 4 小时	**长期医嘱** □ 消化内科护理常规 □ 二级护理 □ 低脂饮食 □ 对症治疗 **临时医嘱** □ 7 点血糖检测（必要时）

续　表

时间	住院第 1 天	住院第 2~3 天	住院第 4 天
主要护理工作	□ 二级护理 □ 协助患者及家属办理入院手续，介绍病房环境、设施和设备 □ 入院护理评估（包括入院护理评估、自理能力评估、跌倒危险因素评估、压疮风险因素评估以及内科住院患者静脉血栓栓塞症风险评估） □ 指导患者低脂饮食 □ 药物指导，遵医嘱给药 □ 入院宣教 □ 静脉抽血实验室检查 □ 检查指导（告知目的、时间地点及注意事项）	□ 二级护理 □ 指导患者低脂饮食 □ 疾病指导，告知疾病相关症状和特点，诱因和预防 □ 进行关于 CT/MRI 检查宣教，告知检查目的及注意事项，并行检查前准备，如禁食 □ 基本生活和心理护理	□ 二级护理 □ 指导患者低脂饮食 □ 药物指导，遵医嘱对症用药 □ 基本生活和心理护理 □ 观察 CT/MRI 检查后患者病情有无变化，如有异常及时向医师汇报 必要时，遵医嘱定时监测血糖
重点变异记录	□ 无　□ 有，原因： 1. 2.	□ 无　□ 有，原因： 1. 2.	□ 无　□ 有，原因： 1. 2.
护士签名			
医师签名			

时间	住院第 5~7 天	住院第 8~10 天 （出院日）
主要诊疗工作	□ 观察患者腹部症状和体征，注意患者大便情况 □ 上级医师查房及诊疗评估 □ 如需内镜下治疗，联系相关医师 □ 完成查房记录 □ 对患者坚持治疗和预防并发症进行宣教	□ 上级医师查房，确定能否出院 □ 通知出院处 □ 通知患者及家属准备出院 □ 向患者及家属交代出院后注意事项，预约复诊时间，定期复查粪便常规、血糖、血淀粉酶等 □ 将出院记录的副本交给患者 □ 如果患者不能出院，在病程记录中说明原因和继续治疗的方案
重点医嘱	**长期医嘱** □ 消化内科护理常规 □ 二级护理 □ 低脂饮食 □ 诊断有外分泌功能不全的，予以补充外源性胰酶制剂 □ 诊断合并有糖尿病的，根据进展程度及并发症情况给予降糖药物 □ 其他对症治疗（如镇痛药物、脂溶性维生素补充等）	**临时医嘱** □ 出院带药 □ 门诊随诊
主要护理工作	□ 二级护理 □ 指导患者低脂饮食 □ 药物指导，遵医嘱补充外源性胰酶制剂 □ 基本生活和心理护理 □ 疾病指导，告知疾病相关症状和特点、诱因和预防 □ 遵医嘱定时监测血糖 □ 对患者进行疼痛评估及管理 □ 疾病指导	□ 出院宣教（包括自我护理、症状观察、药物指导、饮食指导） □ 指导并协助患者及家属办理出院手续、交费等事宜 制订随访计划
重点变异记录	□ 无 □ 有，原因： 1. 2.	□ 无 □ 有，原因： 1. 2.
护士签名		
医师签名		

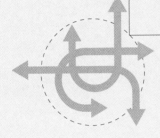

第二篇

消化病
临床路径释义药物信息表

Therapeutic Drugs

第一章

抑酸药、抗酸药、黏膜保护药及胃肠动力药

第一节 抑 酸 药

一、质子泵抑制剂

■ 药品名称	艾司奥美拉唑（埃索美拉唑） Esomeprazole
适应证	胃及十二指肠溃疡、反流性食管炎、佐格林-埃利森综合征、消化性溃疡急性出血、急性胃黏膜病变出血；与抗菌药物联用于 Hp 根除治疗
制剂与规格	1. 艾司奥美拉唑镁肠溶片[保（乙）]：①20mg；②40mg 2. 注射用艾司奥美拉唑钠[保（乙）]：①20mg；②40mg 注：注射剂[保（乙）]限有说明书标明的疾病诊断且有禁食医嘱或吞咽困难的患者
用法与用量	1. 口服：①糜烂性食管炎一次 40mg，一日 1 次，疗程 4 周，如食管炎未治愈或症状持续的患者建议再治疗 4 周；②食管炎维持治疗一次 20mg，一日 1 次；胃食管反流病，一次 20mg，一日 1 次，如果用药 4 周后症状未得到控制，应对患者进一步检查，一旦症状消除，即按需治疗 2. 注射：①对于不能口服用药的胃食管反流病患者，推荐每日 1 次静脉注射或静脉滴注 20~40mg。反流性食管炎患者应使用 40mg，每日 1 次；通常应短期用药（不超过 7 天），一旦可能，转为口服治疗；②对于不能口服用药的 Forrest 分级 Ⅱc~Ⅲ 的急性胃或十二指肠溃疡出血患者，推荐静脉滴注 40mg，每 12 小时 1 次，用药 5 天。依据急性非静脉曲张上消化道出血诊治指南，首次大剂量静脉给药 80mg 后，以 8mg/h 维持输注 72 小时，并可适当延长大剂量疗程，然后改为标准剂量静脉滴注，2 次/日，3~5 天，此后口服标准剂量至溃疡愈合
注意事项	1. 当患者被怀疑患有胃溃疡或已患有胃溃疡时，如果出现异常症状（如明显的非有意识的体重减轻、反复呕吐、吞咽困难、呕血或黑便），应先排除恶性肿瘤的可能性。因为使用本品治疗可减轻症状，延误诊断 2. 使用质子泵抑制剂可能会使胃肠道感染（如沙门菌和弯曲菌）的危险略有增加 3. 口服不适用的患者推荐使用注射剂
禁忌	1. 已知对艾司奥美拉唑、奥美拉唑、其他苯并咪唑类化合物或该药的任何其他成分过敏者禁用 2. 禁止与奈非那韦（Nelfinavir）联合使用；不推荐与阿扎那韦（Atazanavir）、沙奎那韦联合使用

续　表

不良反应	感觉异常，嗜睡，失眠，眩晕；可逆性精神错乱，激动，易攻击，抑郁和幻觉，主要存在于严重疾病患者；男子女性型乳房；口腔炎和胃肠道念珠菌病；白细胞减少症，血小板减少症，粒细胞缺乏症，全血细胞减少症；脑病（先前有严重肝病者），黄疸或非黄疸性肝炎，肝衰竭；关节痛，肌无力和肌肉疼痛；皮疹，光过敏，多形性红斑，史-约综合征，中毒性上皮坏死，脱发；多汗，外周水肿，视物模糊，味觉障碍和低钠血症。过敏反应，如发热、支气管痉挛、间质性肾炎
特殊人群用药	肝功能、肾功能不全患者：轻到中度肝功能损害的患者无须调整剂量；严重肝功能损害的患者每日剂量不应超过 20mg。轻到中度肾功能损害的患者无须调整剂量；对于严重肾功能不全的患者，由于使用该药的经验有限，治疗时应慎重 儿童：不应使用 老年人：无须调整剂量 妊娠与哺乳期妇女：妊娠期妇女使用应慎重，哺乳期不应使用
药典	Chin. P.、USP、BP
国家处方集	CNF
推荐依据	

■ 药品名称	泮托拉唑　Pantoprazole
适应证	适用于十二指肠溃疡、胃溃疡、急性胃黏膜病变、复合性溃疡等引起的急性上消化道出血
制剂与规格	注射用泮托拉唑钠[保（乙）]：40mg 注：[保（乙）] 限有说明书标明的疾病诊断且有禁食医嘱或吞咽困难的患者
用法与用量	静脉滴注。一次 1 瓶（40mg），每日 1~2 次，每次用 0.9%氯化钠溶液 100ml 溶解后，1 小时内滴完。本品不宜用上述之外的液体配制，配制液的 pH 不小于 9
注意事项	用前需排除胃与食管的恶性病变，以免因症状缓解而延误诊断
禁忌	对本品过敏者、哺乳期、妊娠期妇女禁用
不良反应	参见"奥美拉唑"
特殊人群用药	肝功能、肾功能不全患者：肝、肾功能不全者慎用，严重肝功能损害的应减少剂量并定期测定肝脏酶谱的变化 儿童：不宜使用 妊娠与哺乳期妇女：禁用
药典	
国家处方集	CNF
其他推荐依据	

二、H₂受体阻断剂

■ 药品名称	西咪替丁　Cimetidine
适应证	用于胃及十二指肠溃疡、吻合口溃疡、应激性溃疡、反流性食管炎、佐林格-埃利森综合征、上消化道出血

制剂与规格	1. 西咪替丁片：①200mg；②400mg；③800mg 2. 西咪替丁胶囊：200mg 3. 西咪替丁注射液：2ml：200mg
用法与用量	1. 口服：①十二指肠溃疡或病理性高分泌状态一次200~400mg，一日2~4次，或800mg睡前一次服用，疗程4~6周；治疗佐林格-埃利森综合征，一次400mg，一日4次；②预防溃疡复发，一次400mg，睡前服用；③反流性食管炎，一日800mg，睡前服用，疗程4~8周，必要时可延长4周；④反流性食管炎的对症治疗，最大剂量，一次200mg，一日3次，疗程不得超过2周 2. 肌内注射：一次200mg，每6小时1次 3. 静脉注射：将本品用葡萄糖注射液或葡萄糖氯化钠注射液20ml稀释后缓慢静脉注射（长于5分钟），一次200mg，每4~6小时1次，一日剂量不宜超过2g 4. 静脉滴注：将本品用葡萄糖注射液或葡萄糖氯化钠注射液稀释后静脉滴注，一次200~600mg，一日剂量不宜超过2g
注意事项	1. 长期使用本品需定期检查肝肾功能及血象 2. 严重心脏及呼吸系统疾病、慢性炎症、器质性脑病、有使用本品引起血小板减少史的患者、高三酰甘油血症者慎用
禁忌	对本品过敏者、严重肾功能不全者、妊娠与哺乳期妇女；急性胰腺炎
不良反应	皮疹、荨麻疹；头痛、头晕、乏力、幻觉；口干、恶心、呕吐、便秘、腹泻、轻度AST及ALT水平升高；罕见腹部胀满感及食欲缺乏；偶见白细胞减少；罕见心率加快，血压上升；罕见耳鸣、面部潮红、月经不调；胃内细菌繁殖、感染；突发性心律失常、心动过缓、心源性 休克及轻度的房室传导阻滞、心搏骤停；维生素 B_{12} 缺乏、男性乳房女性化、女性溢乳、性欲减退、阳痿、急性血卟啉病；视物模糊；关节痛、肌肉疼痛；肾功能损伤
特殊人群用药	肝功能、肾功能不全患者：慎用 儿童：幼儿慎用 老年人：慎用 妊娠与哺乳期妇女：禁用
药典	USP、BP、Chin. P.
国家处方集	CNF
其他推荐依据	
■ **药品名称**	**法莫替丁　Famotidine**
适应证	胃及十二指肠溃疡、吻合口溃疡、应激性溃疡、反流性食管炎、佐林格-埃利森综合征、上消化道出血
制剂与规格	1. 法莫替丁片[保(甲)]：①10mg；②20mg[基]；③40mg 2. 法莫替丁胶囊[基,保(甲)]：20mg 3. 法莫替丁散剂：10% 4. 法莫替丁注射液[基,保(甲)]：2ml：20mg
用法与用量	1. 口服：①活动性胃十二指肠溃疡，一次20mg，一日2次，早晚服用或睡前一次服用40mg，疗程4~6周；②十二指肠溃疡的维持治疗或预防复发，一日20mg，睡前顿服；③反流性食管炎，Ⅰ/Ⅱ度，一日20mg，Ⅲ/Ⅳ度，一日40mg，分2次于早晚餐后服用，

续　表

	疗程 4~8 周；④佐林格-埃利森综合征，初始剂量一次 20mg，每 6 小时 1 次，以后可根据病情相应调整剂量 2. 静脉注射：消化性溃疡出血或应激性溃疡出血，一次 20mg，每 12 小时 1 次，一次不能超过 20mg，把药物溶解于 0.9%氯化钠溶液 5~10ml 中，然后缓慢注射（至少 2 分钟） 3. 静脉滴注：剂量同静脉注射，应把本品溶解于 5%葡萄糖溶液 100ml 中，滴注时间为 15~30 分钟
注意事项	1. 心脏病患者慎用 2. 胃溃疡患者应先排除胃癌后方可使用 3. 用药期间有患者可能出现中性粒细胞和血小板计数减少 4. 长期使用应定期监测肝肾功能及血象
禁忌	对本品过敏者、严重肾功能不全者、妊娠与哺乳期妇女禁用
不良反应	皮疹、荨麻疹；头痛、头晕、乏力、幻觉；口干、恶心、呕吐、便秘、腹泻、轻度 ALT 及 AST 增高、罕见腹部胀满感及食欲缺乏；偶见白细胞减少；罕见心率加快，血压上升；罕见耳鸣、面部潮红、月经不调
特殊人群用药	肝功能、肾功能不全患者：严重肾功能不全者慎用。肾功能不全者应酌情减量或延长用药间隔时间，肌酐清除率≤30ml/min 时，可予一日 20mg，睡前顿服 儿童：小儿用药的安全性尚未确定 老年人：慎用
	妊娠与哺乳期妇女：禁用
药典	USP、BP、Chin. P.
国家处方集	CNF
其他推荐依据	
■ 药品名称	注射用盐酸罗沙替丁醋酸酯　Roxatidine Acetate Hydrochloride for Injection
适应证	1. 上消化道出血（由消化道溃疡、急性应激性溃疡、出血性胃炎等引起的低危患者） 2. 麻醉前给药，预防吸入性肺炎的发生
制剂与规格	注射用盐酸罗沙替丁醋酸酯：75mg
用法与用量	成人： 1. 静脉注射：一次 75mg，每日 2 次（间隔 12 小时），用 0.9%氯化钠注射液或葡萄糖注射液 20ml 进行溶解，缓慢静脉注射或与输液混合进行静脉滴注 2. 麻醉前给药：一次 75mg，用 0.9%氯化钠注射液或葡萄糖注射液 20ml 进行溶解，在麻醉前 1 小时经静脉缓慢给药 由于肾功能障碍患者的血药浓度可能持续，因此应注意采取减少剂量或者延长给药间隔的措施
注意事项	1. 肝、肾功能障碍的患者血药浓度可能持续，因此应注意采取减少剂量或延长给药间隔的措施，慎重给药 2. 注意患者的肝功能、肾功能及血常规的变化 3. 治疗期间应密切观察，使用的剂量应为治疗所需的最低剂量，并在本品治疗无效时改用其他药物 4. 本品仅用于静脉注射，使用本品时每支药物用 20ml 稀释液稀释后给予患者，注入时间应在 2 分钟以上

	5. 偶见因静脉给药导致的注射部位暂时性疼痛，因此应注意注射部位、注射方法等。另外，应注意注射时不要将药液漏到血管外 6. 使用本品可能掩盖胃癌的症状，因此给药前应首先排除恶性肿瘤的可能性
禁忌	对本品过敏者禁用
不良反应	1. 常见的不良反应：AST、ALT、LDH 升高等肝脏、胆囊系统障碍 2. 偶见以下不良反应：休克、再生障碍性贫血、全血细胞减少症、粒细胞缺乏症、血小板减少、史-约综合征、中毒性表皮坏死症（Lyell 综合征）、肝功能障碍、黄疸、横纹肌溶解 3. 罕见以下不良反应：白细胞减少、嗜酸性粒细胞增多、单核吞噬结胞系统障碍等 4. 使用其他 H$_2$ 受体阻断剂时偶见过敏样反应、间质性肾炎、房室传导阻滞等心脏传导阻滞、心搏停止等严重的不良反应，因此服用本品出现上述异常情况时应停止给药，并采取适当的措施处置
特殊人群用药	肝功能、肾功能不全患者：采取减少剂量或延长给药间隔的措施，慎用 儿童：儿童用药的安全性尚未确立 老年人：用药应减少给药剂量或延长给药间隔，慎重给药 妊娠与哺乳期妇女：孕妇慎用。哺乳妇女使用时应停止授乳
药典	Jpn. P.
国家处方集	
其他推荐依据	

第二节　抗　酸　药

■ 药品名称	铝碳酸镁　Hydrotalcite
适应证	胆酸相关性疾病；急、慢性胃炎；反流性食管炎；胃、十二指肠溃疡；与胃酸有关的胃部不适症状，如胃痛、胃灼热、酸性嗳气、饱胀等；预防非甾体药物的胃黏膜损伤
制剂与规格	铝碳酸镁咀嚼片[基,保(乙)]：0.5g
用法与用量	1. 一次 0.5~1g，一日 3~4 次，饭后 1~2 小时、睡前或胃部不适时嚼服 2. 治疗胃和十二指肠溃疡时，一次 1g，一日 4 次，嚼服。症状缓解后至少维持 4 周
注意事项	严重心功能不全者、高镁血症、高钙血症者慎用
禁忌	对本品过敏者、胃酸缺乏者、结肠或回肠造口术、低磷血症、不明原因的胃肠出血、阑尾炎、溃疡性结肠炎、憩室炎、慢性腹泻、肠梗阻者禁用
不良反应	可见胃肠不适、消化不良、呕吐、腹泻。长期服用可致血清电解质变化
特殊人群用药	肝功能、肾功能不全患者：严重肾功能不全者慎用 妊娠与哺乳期妇女：为使胎儿的铝暴露量降至最低，孕妇应短期慎用；哺乳妇女用药安全性尚不明确
药典	

续　表

国家处方集	CNF
其他推荐依据	
■ **药品名称**	**复方铝酸铋颗粒　Compound Bismuth Aluminate Granules**
适应证	本品为抗酸收敛药。适用于胃溃疡、十二指肠溃疡、慢性浅表性胃炎、胃酸过多和十二指肠球炎等
制剂与规格	复方铝酸铋颗粒[保(乙)]：1.3 g/袋
用法与用量	口服。一次1~2袋，一日3次，饭后服用（将颗粒倒入口中，用水送服），疗程1~2月
注意事项	用药不可间断，服药后十天左右，自觉症状可见减轻或消失，但这只说明病情的好转，并不表示已经痊愈，仍应按上述用法与用量继续用药，直到完成一个疗程。病愈后，为避免复发，可将剂量减至一日1~2袋，在主餐后服用 服用本品时，一般不需禁忌任何食品，但如有严重胃病者，应禁忌饮酒，少食煎炸油腻食品
禁忌	对本品过敏者禁用；肾功能不全者禁用
不良反应	不良反应较少，偶见便秘、稀便、口干、失眠、恶心、腹泻，停药后可自行消失。服药期间，粪便呈黑色属正常现象；如呈稀便时，可减量服用
特殊人群用药	儿童：尚不明确 老年人：尚不明确 妊娠与哺乳期妇女：尚不明确
药典	
国家处方集	
其他推荐依据	李军祥，陈誩，吕宾，等．慢性萎缩性胃炎中西医结合诊疗共识意见（2017年）［J］．中国中西医结合消化杂志，2018，26（2）：121-131．
■ **药品名称**	**镁加铝咀嚼片　Magaldrate Chewable Tablets**
适应证	用于缓解消化道溃疡、反流性食管炎、急慢性胃炎等酸相关性疾病的症状，如上腹痛、胃灼热、腹部不适、嗳气、腹胀等
制剂与规格	镁加铝咀嚼片：0.5g［按 $Al_5Mg_{10}(OH)_{31}(SO_4)_2$ 计］
用法与用量	每次1片，每日3次，两餐间及睡前嚼服，推荐疗程为2周
注意事项	1. 肾功能不全的患者（肌酐清除率<30ml/min）需慎用，必要时监测血中铝、镁浓度，如血浓度显著增加需终止给药。长期大剂量用药的患者，也需定期监测铝镁血浓度，以防诱发骨软化或骨质疏松 2. 需与其他药物同服时，在服本品前1小时给药，或两者相隔1小时以上
禁忌	1. 疑有肝昏迷的肝硬化患者禁用 2. 肾衰竭与尿毒症患者禁用
不良反应	可有胃肠道不适、轻微恶心、便秘或腹泻、皮疹，偶可能有转氨酶（AST）水平升高

续　表

特殊人群用药	肝功能、肾功能不全患者：禁用 儿童：尚不明确 老年人：尚不明确 妊娠与哺乳期妇女：尚不明确
药典	USP
国家处方集	
推荐依据	

第三节　黏膜保护药

■ 药品名称	枸橼酸铋钾　Bismuth Potassium Citrate
适应证	胃及十二指肠溃疡、急慢性胃炎、Hp 感染的根除治疗
制剂与规格	1. 枸橼酸铋钾颗粒[保(甲)]：①1.0g（含铋 0.11g）[基]；②1.2g（含铋 0.11g） 2. 枸橼酸铋钾胶囊[保(甲)]：0.3g（含铋 0.11g）[基]
用法与用量	口服：一次 1 包（或 1 粒，含铋 0.11g），一日 4 次，前 3 次于三餐前半小时，第 4 次于晚餐后 2 小时服用；或一日 2 次，早晚各服 2 包（或 2 粒，含铋 0.22g），疗程 4 周
注意事项	1. 急性胃黏膜病慎用 2. 不得服用其他铋制剂，连续用药不宜超过 2 个月，停用含铋药物 2 个月，可再继续下一个疗程 3. 服药时不得同时食用高蛋白饮食
禁忌	对本品过敏者、妊娠与哺乳期妇女、严重肾功能不全者禁用
不良反应	口中氨味、舌苔及大便呈灰黑色、恶心、呕吐、食欲减退、腹泻、便秘；头痛、头晕、失眠、长期大剂量服用可导致铋性脑病；肾毒性；铋性脑病相关的骨关节病；皮疹
特殊人群用药	肝功能、肾功能不全患者：严重肾功能不全者禁用；肝功能不全者慎用 儿童：慎用 妊娠与哺乳期妇女：慎用
药典	USP、Chin. P.
国家处方集	CNF
其他推荐依据	
■ 药品名称	胶体果胶铋　Colloidal Bismuth Pectin
适应证	治疗胃溃疡、十二指肠溃疡、急慢性胃炎、Hp 感染的根除治疗
制剂与规格	胶体果胶铋胶囊（以铋计）[保(甲)]：①40mg；②50mg[基]

续　表

用法与用量	口服：用于消化性溃疡和慢性胃炎，一次 120~150mg（以铋含量计），一日 4 次，分别于三餐前 1 小时及睡前服用，疗程 4 周；并发消化道出血者，将胶囊内药物取出，用水冲开搅匀后服用，将日服剂量一次同时服用
注意事项	服药期间粪便可呈无光泽的黑褐色
禁忌	对本品过敏者、严重肾功能不全患者、妊娠期妇女禁用
不良反应	便秘
特殊人群用药	肝功能、肾功能不全患者：严重肾功能不全患者禁用 妊娠与哺乳期妇女：妊娠期妇女禁用
药典	
国家处方集	CNF
其他推荐依据	
■ 药品名称	硫糖铝　Sucralfate
适应证	胃及十二指肠溃疡、胃炎
制剂与规格	1. 硫糖铝片[保(乙)]：①0.25g；②0.5g 2. 硫糖铝胶囊[保(乙)]：0.25g 3. 硫糖铝混悬剂[保(乙)]：①5ml∶1g；②10ml∶1g；③200ml∶20g
用法与用量	口服： 1. 用于活动性胃及十二指肠溃疡，一次 1g，一日 3~4 次，餐前 1 小时及睡前服用，疗程 4~6 周 2. 预防十二指肠溃疡复发，一次 1g，一日 2 次，餐前 1 小时及睡前服用
注意事项	1. 应复查溃疡愈合情况 2. 用药期间监测血清铝浓度 3. 甲状腺功能亢进、低磷血症患者不宜长期用药 4. 本品对严重十二指肠溃疡效果较差
禁忌	对本品过敏者、早产儿及未成熟的新生儿禁用
不良反应	常见便秘；少见口干、恶心、呕吐、腹泻、皮疹、眩晕、瘙痒、低磷血症、骨软化
特殊人群用药	肝功能、肾功能不全患者：肾功能不全者慎用 儿童：早产儿及早产的新生儿禁用 妊娠与哺乳期妇女：不宜服用
药典	USP、Chin. P.
国家处方集	CNF
其他推荐依据	
■ 药品名称	吉法酯　Gefarnate
适应证	胃及十二指肠溃疡、急慢性胃炎、胃酸过多、胃灼热、腹胀、消化不良、空肠溃疡及痉挛
制剂与规格	吉法酯片[保(乙)]：50mg

用法与用量	口服： 1. 一次 100mg，一日 3 次，疗程 1 个月，病情严重者需 2~3 个月 2. 维持治疗，一次 50~100mg，一日 3 次 3. 预防性用药，一次 50 mg，一日 3 次 4. 肝、肾功能不全者：一次 50~100 mg，一日 2~3 次
注意事项	有前列腺素类药物禁忌者，如青光眼患者慎用
禁忌	对本品过敏者、妊娠期妇女禁用
不良反应	口干、恶心、心悸、便秘
特殊人群用药	妊娠与哺乳期妇女：妊娠期妇女禁用；哺乳期妇女慎用
药典	USP、BP、Chin. P.
国家处方集	CNF
其他推荐依据	

■ 药品名称	米索前列醇　Misoprostol
适应证	胃及十二指肠溃疡、急慢性胃炎、空肠溃疡及痉挛、胃酸过多、胃灼热、腹胀、消化不良
制剂与规格	米索前列醇片[基,保(甲)]：200μg
用法与用量	口服：用于胃及十二指肠溃疡，一次 200μg，一日 4 次，于 3 餐前和睡前服用，疗程 4~8周，如溃疡复发可继续延长疗程；预防非甾体抗炎药相关消化性溃疡，一次 200μg，一日 2~4 次
注意事项	1. 脑血管或冠状动脉病变的患者、低血压者、癫痫患者慎用 2. 妇女使用米索前列醇治疗开始前 2 周内血清妊娠试验必须是阴性，用药期间妇女必须采用有效的避孕方法；若怀疑妊娠，应立即停用米索前列醇
禁忌	对前列腺素类过敏者禁用；青光眼、哮喘、过敏性结肠炎及过敏体质等禁用；有心、肝、肾或肾上腺皮质功能不全者禁用。妊娠与哺乳期妇女禁用
不良反应	腹泻、腹痛、消化不良、肠胀气、恶心及呕吐；月经过多、阴道出血、经期前后阴道出血；皮肤瘙痒，偶有眩晕、头痛；倦怠、震颤、惊厥、呼吸困难、发热、心悸、低血压、心动过缓
特殊人群用药	肝功能、肾功能不全患者：禁用 妊娠与哺乳期妇女：禁用
药典	
国家处方集	CNF
其他推荐依据	

■ 药品名称	替普瑞酮　Teprenone
适应证	各种原因引起的急慢性胃炎、胃黏膜病变的改善及胃溃疡
制剂与规格	替普瑞酮胶囊[保(乙)]：50mg
用法与用量	口服：一次 50mg，一日 3 次，餐后 30 分钟服用。可根据年龄、症状酌情适当增减

续　表

注意事项	出现皮疹、全身瘙痒等皮肤症状时，应停止用药
禁忌	对本品过敏者
不良反应	本品所致的不良反应发生率约为 2.22%，一般停药后即可消失 1. 消化系统：可出现便秘、腹胀、腹泻、口渴、恶心、腹痛等症状，也可出现 ALT 及 AST 轻度升高 2. 精神神经系统：可出现头痛等症状 3. 皮肤：可出现皮疹、全身瘙痒等症状 4. 其他：有时会出现血清总胆固醇升高、上睑发红或发热等症状
特殊人群用药	儿童：慎用 妊娠与哺乳期妇女：慎用
药典	
国家处方集	CNF
其他推荐依据	
■ 药品名称	瑞巴派特　Rebamipide
适应证	胃溃疡、急性胃炎、慢性胃炎的急性加重期胃黏膜病变（糜烂、出血、充血、水肿）的改善
制剂与规格	瑞巴派特片[保(乙)]：0.1g
用法与用量	急性胃炎、慢性胃炎的急性加重期胃黏膜病变（糜烂、出血、充血、水肿）的改善：通常成人一次 0.1g（1 片），一天 3 次，口服 胃溃疡：通常成人一次 0.1g（1 片），一天 3 次，早、晚及睡前口服
注意事项	服药期间若出现瘙痒、皮疹或湿疹等过敏反应，应立即停药
禁忌	对本品成分有过敏既往史的患者禁用
不良反应	可见腹胀、便秘、口渴、头晕、恶心、呕吐、胃灼热、嗳气、腹痛、腹泻、喉部异物感、肝功能异常、BUN 升高、乳房肿胀、溢乳、月经紊乱及过敏症状（瘙痒、皮疹、湿疹）等
特殊人群用药	儿童：本品对于小儿的安全性尚未确认（使用经验少） 老年人：由于一般老年患者生理功能低下，应注意消化系统的不良反应 妊娠与哺乳期妇女：①对于孕妇或可能已妊娠的妇女，只有在判断治疗上的有益性大于危险性时才可以给药；②哺乳期应避免授乳
药典	Jpn. P.
国家处方集	
其他推荐依据	中华医学会消化病学分会. 中国慢性胃炎共识意见（2017 年，上海）[J]. 中华消化杂志，2017，37（11）：721-738.

第四节　胃肠动力药

■ 药品名称	多潘立酮　Domperidone
适应证	因胃排空延缓、胃食管反流、食管炎引起的消化不良；功能性、器质性、感染性、饮食性、放射性治疗及化疗引起的恶心和呕吐
制剂与规格	1. 多潘立酮片^[基,保(甲)]：10mg 2. 多潘立酮混悬液^[保(乙)]：1ml：1mg 注：［保（乙）］限儿童或吞咽困难患者
用法与用量	口服： 1. 成人一次 10mg 或 10ml，一日 3~4 次 2. 儿童一次 0.3mg/kg 体重；餐前 15~30 分钟服用
注意事项	心脏病患者（心律失常）、低钾血症以及接受化疗的肿瘤患者使用本品时，有可能加重心律失常
禁忌	对本品过敏者、嗜铬细胞瘤、乳腺癌、分泌催乳素的垂体肿瘤（催乳素瘤）、机械性肠梗阻、胃肠道出血及穿孔者禁用。禁与酮康唑（口服制剂）、氟康唑、伏立康唑、红霉素、克拉霉素、胺碘酮合用
不良反应	头痛、头晕、嗜睡、倦怠、神经过敏；罕见张力障碍性反应、癫痫发作；非哺乳期泌乳、更年期后妇女及男性乳房胀痛、月经失调；偶见口干、便秘、腹泻、痉挛性腹痛、心律失常、一过性皮疹或瘙痒
特殊人群用药	肝功能、肾功能不全患者：肝功能损害者慎用。严重肾功能不全者应调整剂量 妊娠与哺乳期妇女：妊娠者慎用
药典	BP、Chin. P.
国家处方集	CNF
其他推荐依据	
■ 药品名称	甲氧氯普胺　Metoclopramide
适应证	慢性胃炎、胃下垂伴胃动力低下、功能性消化不良、胆胰疾病等引起的腹胀、腹痛、嗳气、胃灼热及食欲缺乏等；迷走神经切除后胃潴留、糖尿病性胃排空功能障碍、胃食管反流病；各种原因引起的恶心、呕吐；硬皮病等引起的消化不良
制剂与规格	1. 甲氧氯普胺片^[保(甲)]：①5mg^[基]；②10mg；③20mg 2. 甲氧氯普胺注射液^[保(甲)]：①1ml：10mg^[基]；②1ml：20mg
用法与用量	1. 口服：①一般性治疗，一次 5~10mg，一日 10~30mg，餐前 30 分钟服用；②糖尿病性胃排空功能障碍，于症状出现前 30 分钟口服 10mg，或于三餐前及睡前口服 5~10mg，一日 4 次 2. 肌内注射：一次 10~20mg，一日剂量不宜超过 0.5mg/kg 体重，否则易引起锥体外系反应 3. 静脉滴注：一次 10~20mg
注意事项	不宜用于一般十二指肠溃疡治疗

续　表

禁忌	对普鲁卡因或普鲁卡因胺过敏者、癫痫患者、胃肠道出血、机械性梗阻或穿孔、嗜铬细胞瘤、放疗或化疗的乳癌患者、抗精神病药致迟发性运动功能障碍史者。不可用于因行化疗和放疗而呕吐的乳癌患者
不良反应	常见昏睡、烦躁不安、倦怠无力；少见乳腺肿痛、恶心、便秘、皮疹、腹泻、睡眠障碍、眩晕、严重口渴、头痛、易激惹、乳汁增多、直立性低血压、躁动不安、昏睡状态、锥体外系反应
特殊人群用药	肝功能、肾功能不全患者：肝、肾衰竭慎用；严重肾功能不全患者剂量至少需减少60% 儿童：小儿不宜长期使用 老年人：大量长期应用容易出现锥体外系症状 妊娠与哺乳期妇女：妊娠期妇女不宜使用；哺乳期妇女在用药期间应停止授乳，本品可使醛固酮与血清泌乳素浓度升高
药典	USP、BP、Chin. P.
国家处方集	CNF
其他推荐依据	
■ 药品名称	莫沙必利　Mosapride
适应证	功能性消化不良、胃食管反流病、糖尿病胃轻瘫、胃大部切除术患者的胃功能障碍
制剂与规格	枸橼酸莫沙必利片[基,保(甲)]：5mg
用法与用量	口服：一次5mg，一日3次，餐前服用
注意事项	服用2周消化道症状无变化时，应即停药
禁忌	禁用于对本品过敏者、胃肠道出血、阻塞或穿孔以及其他刺激胃肠道可能引起危险的疾病
不良反应	腹泻、腹痛、口干、皮疹、倦怠、头晕；偶见嗜酸性粒细胞增多、三酰甘油升高、ALT及AST升高、碱性磷酸酶及γ-谷氨酰转肽酶升高
特殊人群用药	老年人：注意观察 妊娠与哺乳期妇女：应避免使用本品
药典	
国家处方集	CNF
其他推荐依据	
■ 药品名称	伊托必利　Itopride
适应证	功能性消化不良引起的各种症状，如上腹不适、餐后饱胀、早饱、食欲减退、恶心、呕吐
制剂与规格	伊托必利片[保(甲)]：50mg
用法与用量	口服：一次50mg，一日3次，餐前服用，根据年龄、症状适当增减
注意事项	1. 本品能增强乙酰胆碱的作用，必须谨慎使用 2. 本品使用中若出现心电图QTc间期延长，应停药 3. 虽然未证实本品对驾驶和操作的能力有影响，但由于偶尔可发生眩晕和激动，故应注意药物对人体机敏性的影响

续　表

禁忌	参见"莫沙必利"
不良反应	偶见皮疹、发热、瘙痒、腹泻、腹痛、便秘、唾液增加、头痛、睡眠障碍、白细胞减少、BUN 及肌酐升高、胸背部疼痛、疲劳、手指发麻、手抖、肝功能异常和黄疸等
特殊人群用药	肝功能、肾功能不全患者：严重肝、肾功能不全者慎用 儿童：应避免服用 老年人：应减量或停药 妊娠与哺乳期妇女：慎用
药典	
国家处方集	CNF
其他推荐依据	

第五节　根除幽门螺杆菌感染方案

一、根除方案

初始治疗可以采用疗程为 1 周的三联疗法，包含 PPI、克拉霉素、阿莫西林或甲硝唑。如果患者因为其他原因的感染使用过甲硝唑，初始方案中最好不再用甲硝唑。通常情况下疗程结束后无需使用质子泵抑制剂或 H_2 受体阻断剂继续抑酸治疗，除非溃疡较大，或伴发出血、穿孔。治疗失败常常是因为抗菌药物耐药或依从性差。阿莫西林耐药很罕见，但是克拉霉素和甲硝唑耐药则很常见，而且可以发生在治疗过程中。

为期 2 周的三联疗法与 1 周的三联疗法相比可能有更高的根除率，但是不良反应更常见，而且较差的依从性将会抵消所有的优势。我国当前推荐 10 日疗程。

二、一线方案（推荐的 Hp 根除方案）

1. 三联疗法：PPI（常规剂量）+Amo（1.0g）或 Met（0.5g）+Cla（0.5g），一日 2 次，疗程 7~14 日，根除率 70%~84%（Amo 过敏者可以换用 Lev，一日 0.5g）。

2. 四联疗法：根除率为 80%~90%。

（1）PPI（常规剂量）+Bis（常规剂量）+Met（0.5g，3 次/日）+Tet（0.75~1.0g，2 次/日），疗程 10~14 日。

（2）PPI（常规剂量）+Bis（常规剂量）+Fur（0.1g）+Tet（0.75~1.0g），2 次/日，疗程 10~14 日。

【备注】Amo=阿莫西林；Bis=铋剂；Cla=克拉霉素；Fur=呋喃唑酮；Lev=左氧氟沙星；Met=甲硝唑；PPI=质子泵抑制药；Tet=四环素。

三、补救方案

具体方案要根据药敏试验决定；可考虑增加的药物有氟喹诺酮类（左氧氟沙星）、利福霉素、利福布汀、头孢菌素类抗菌药物。

在我国，甲硝唑的耐药率为 50%~100%，克拉霉素的耐药率为 10%~40%，阿莫西林的耐药率为 0~2.7%。

克拉霉素、阿莫西林、甲硝唑、左氧氟沙星或呋喃唑酮等抗菌药物参见"第十二章　治疗用抗感染药物"。

第二章

利尿药

■ 药品名称	螺内酯 Spironolactone
适应证	与其他利尿药合用，治疗充血性水肿、肝硬化腹水、肾性水肿等，其目的在于纠正上述疾病时伴发的继发性醛固酮分泌增多，并对抗其他利尿药的排钾作用；作为治疗高血压的辅助药物；原发性醛固酮增多症诊断和治疗
制剂与规格	1. 螺内酯片[基,保(甲)]：20mg 2. 螺内酯胶囊[保(甲)]：20mg
用法与用量	口服 1. 成人：水肿性疾病：一日40~120mg，分2~4次服，至少连服5天。以后酌情调整剂量。高血压：开始一日40~80mg，分2~4次服，至少2周，以后酌情调整剂量。原发性醛固酮增多症：手术前患者一日100~400mg，分2~4次服用。不宜手术的患者，则选用较小剂量维持。诊断原发性醛固酮增多症：螺内酯试验，一日400mg，分2~4次服，连续3~4周。慢性心力衰竭：初始剂量一日10mg，最大剂量一日20mg 2. 儿童：治疗水肿性疾病：开始按体重一日1~3mg/kg或按体表面积一日30~90mg/m²，单次或分2~4次服，连服5天后酌情调整剂量，最大剂量为一日3~9mg/kg或90~270mg/m²
注意事项	1. 应于进食时或餐后服药，以减少胃肠道反应，并可能提高本药的生物利用度 2. 宜从最小有效剂量开始，宜在早晨服药 3. 本品起效慢、维持时间较长，故首日剂量可增至常规剂量的2~3倍 4. 服药期间监测血钾，出现高钾血症后立即停药 5. 下列情况慎用：无尿、低钠血症、酸中毒、乳房增大或月经失调者
禁忌	高钾血症、低钠血症患者禁用
不良反应	1. 常见高钾血症、胃肠道反应 2. 少见低钠血症、抗雄激素样作用或对其他内分泌系统的影响、中枢神经系统表现 3. 罕见过敏反应、暂时性血清肌酐及尿素氮升高、轻度高氯性酸中毒、肿瘤
特殊人群用药	肝功能、肾功能不全患者：肝功能不全者慎用，因本药引起电解质紊乱，可诱发肝昏迷；肾功能不全者慎用 老年人：老年人用药较易发生高钾血症和利尿过度 妊娠与哺乳期妇女：本药可通过胎盘，但对胎儿的影响尚不清楚。孕妇应在医师指导下用药，且用药时间应尽量短
药典	USP、Eur. P.、BP、Jpn. P.
国家处方集	CNF
其他推荐依据	

续　表

■ 药品名称	呋塞米　Furosemide
适应证	充血性心力衰竭、肝硬化、肾脏疾病（肾炎、肾病及各种原因所致的急慢性肾衰竭）、与其他药物合用治疗急性肺水肿和急性脑水肿等；预防急性肾衰竭。用于各种原因导致的肾血流灌注不足，如失水、休克、中毒、麻醉意外以及循环功能不全等。在纠正血容量不足的同时及时应用，可减少急性肾小管坏死的机会；高血压危象；高钾血症、高钙血症、稀释性低钠血症（尤其是当血钠浓度低于120mmol/L时）；抗利尿激素分泌过多症；急性药物及毒物中毒
制剂与规格	1. 呋塞米片[基,保(甲)]：20mg 2. 呋塞米注射液[基,保(甲)]：2ml：20mg
用法与用量	1. 口服：起始剂量为20~40mg，一日1次，必要时6~8小时后追加20~40mg，直至出现满意利尿效果。最大剂量虽可达每日600mg，但一般应控制在100mg以内，分2~3次服用 2. 静脉注射：开始20~40mg，必要时每2小时追加剂量，直至出现满意疗效。维持用药阶段可分次给药。治疗急性肾衰竭时，可用200~400mg加于氯化钠注射液100ml内静脉滴注。滴注速度不超过4mg/min。有效者可按原剂量重复应用或酌情调整剂量，一日总剂量不超过1g。利尿效果差时不宜再增加剂量，以免出现肾毒性，对急性肾衰竭功能恢复不利。慢性肾功能不全，通常一日40~120mg；高血压危象，起始40~80mg，伴急性左心衰竭或急性肾衰竭时可酌情增加剂量。高钙血症，一次20~80mg
注意事项	1. 以下情况慎用：无尿或严重肾功能减退者、糖尿病、高尿酸血症或痛风病史、严重肝功能损害、急性心肌梗死、胰腺炎、有低钾血症倾向者、红斑狼疮、前列腺肥大 2. 应从最小剂量开始 3. 不主张肌内注射 4. 不宜用葡萄糖注射液稀释
禁忌	对磺酰胺类、噻嗪类药物过敏者，低钾血症、肝性脑病、超量服用洋地黄者
不良反应	1. 常见与水、电解质紊乱的有关症状 2. 在高钙血症时，可引起肾结石。尚有报道本药可加重特发性水肿
特殊人群用药	肝功能、肾功能不全患者：严重肝功能损害者慎用 儿童：本药在新生儿的半衰期明显延长，故新生儿用药间隔应延长 老年人：老年人应用本药发生低血压、电解质紊乱，血栓形成和肾功能损害的机会增多 妊娠与哺乳期妇女：可通过胎盘屏障，妊娠期妇女尤其是妊娠期前3个月应尽量避免应用；可经乳汁分泌，哺乳期妇女应慎用
药典	USP、BP、Chin. P.
国家处方集	CNF
其他推荐依据	

■ 药品名称	托拉塞米　Torsemide
适应证	充血性心力衰竭引起的水肿、肝硬化腹水、肾脏疾病所致水肿、原发性高血压
制剂与规格	1. 托拉塞米片[保(甲)]：①5mg；②10mg；③20mg 2. 托拉塞米胶囊[保(乙)]：10mg 3. 托拉塞米注射液[保(乙)]：①1ml：10mg；②2ml：20mg；③5ml：50mg 4. 注射用托拉塞米[保(乙)]：①10mg；②20mg 注：注射剂[保（乙）]限需迅速利尿或不能口服利尿的充血性心力衰竭患者

续 表

用法与用量	1. 口服：①充血性心力衰竭，初始剂量一次 10mg，一日 1 次，根据病情需要可增至一次 20mg，一日 1 次；②原发性高血压，起始剂量一次 5mg，一日 1 次，4~6 周降压作用不理想可增至一次 10mg，一日 1 次，若一日 10mg 仍未取得足够的降压作用，可考虑合用其他降压药 2. 注射：①充血性心力衰竭所致的水肿、肝硬化腹水：一般初始剂量为一次 5mg 或 10mg，一日 1 次，缓慢静脉注射，也可以用 5% 葡萄糖注射液或 0.9% 氯化钠注射液稀释后进行静脉注射；如疗效不满意可增加剂量至一次 20mg，一日 1 次，一日最大剂量为 40mg，疗程不超过 1 周；②肾脏疾病所致的水肿，初始剂量一次 20mg，一日 1 次，以后根据需要可逐渐增加剂量至最大剂量一日 100mg，疗程不超过 1 周
注意事项	1. 在用药期间，应定期检查电解质（特别是血钾）、血糖、尿酸、肌酐、血脂等 2. 本品与醛固酮拮抗药一起使用可防止低钾血症和代谢性碱中毒 3. 前列腺肥大的患者排尿困难，使用本品尿量增多可导致尿潴留和膀胱扩张 4. 本品必须缓慢静脉注射，不应与其他药物混合后静脉注射，但可根据需要稀释 5. 如需长期用药，建议尽早从静脉给药转为口服用药，静脉给药疗程限于 1 周
禁忌	肾衰竭无尿患者、肝性脑病前期或肝性脑病患者、对本品或磺酰脲类药过敏患者、低血压、低血容量、低钾或低钠血症患者、严重排尿困难（如前列腺肥大）者禁用
不良反应	常见头痛、头晕、乏力、失眠、鼻炎、咳嗽、腹泻、胸痛、心电图异常、便秘、恶心、消化不良、食欲缺乏、关节痛、咽喉痛、肌肉痛、水肿、神经质、排尿过度、高血糖症、低钾血症（多见于低钾饮食、呕吐、腹泻、快速给药、肝功能异常等）；偶见瘙痒，皮疹，光敏反应；罕见口干，肢体感觉异常，视觉障碍
特殊人群用药	肝功能、肾功能不全患者：肝硬化和肝腹水患者慎用本品，以防止由于体液和电解质平衡突然改变可能导致的肝性脑病 儿童：尚不明确 老年人：使用本品的疗效和安全性与年轻人无区别，但使用初期需注意监测血压、电解质和有无血容量不足、有无排尿困难 妊娠与哺乳期妇女：妊娠期妇女服用本品时需权衡利弊；哺乳期妇女应慎用本品
药典	USP、Eur. P.、BP
国家处方集	CNF
其他推荐依据	

第三章

肝胆病辅助治疗药

■ 药品名称	熊去氧胆酸　Ursodeoxycholic Acid
适应证	胆固醇型胆结石及胆汁缺乏性脂肪泻；预防药物性结石形成及治疗脂肪痢
制剂与规格	1. 熊去氧胆酸片[保(甲)]：①50mg[基]；②150mg；③250mg 2. 熊去氧胆酸胶囊[保(甲)]：①50mg；②150mg；③250mg
用法与用量	口服：成人按体重一日 8～10mg/kg，早、晚进餐时分次给予。疗程最短为 6 个月，6 个月后超声检查及胆囊造影无改善者可停药；如结石已有部分溶解则继续服药直至结石全溶解
注意事项	1. 长期使用本品可增加外周血小板的数量 2. 如治疗胆固醇结石中出现反复胆绞痛发作，症状无改善甚至加重，或出现明显结石钙化时，则宜终止治疗，并进行外科手术 3. 本品不能溶解胆色素结石、混合结石及不透 X 线的结石
禁忌	1. 严重肝功能减退者禁用 2. 胆道完全梗阻、急性胆囊炎、胆管炎 3. 妊娠与哺乳期妇女 4. 胆结石钙化患者出现胆管痉挛或胆绞痛时
不良反应	常见腹泻；偶见便秘、过敏、头痛、头晕、胰腺炎和心动过速等
特殊人群用药	肝功能、肾功能不全患者：严重肝功能减退者禁用 妊娠与哺乳期妇女：禁用
药典	
国家处方集	CNF
其他推荐依据	
■ 药品名称	复方甘草酸苷注射液　Compound Glycyrrhizin Injection
适应证	治疗慢性肝病，改善肝功能异常
制剂与规格	复方甘草酸苷注射液[保(乙)]：20ml：40mg 注：[保（乙）]限肝衰竭或无法使用甘草酸口服制剂的患者
用法与用量	静脉注射：成人通常一日 1 次，5～20ml。慢性肝病可一日 1 次，40～60ml 静脉注射或者静脉滴注
注意事项	定期检查电解质（特别是血清钾值）和测定血压
禁忌	1. 对本品既往有过敏史患者 2. 醛固酮症患者、肌病患者、低钾血症患者（可加重低钾血症和高血压症）

续　表

不良反应	1. 本品可有血钾降低、心悸、血压上升、上腹不适、皮肤瘙痒、荨麻疹、口干和水肿、头痛、头晕等 2. 有报道口服本品，可出现横纹肌溶解症 3. 有时可能出现休克、变应性休克、假性醛固酮症、肌肉痛、感觉异常、发热、换气过度、尿糖阳性等
特殊人群用药	老年人：高龄患者易发生低钾血症，应慎用
药典	
国家处方集	CNF
其他推荐依据	

■ 药品名称	还原型谷胱甘肽　Reduced Glutathione
适应证	片剂用于慢性乙型肝炎治疗 注射剂用于：①化疗患者；②放射治疗患者；③各种低氧血症，如急性贫血、成人呼吸窘迫综合征、败血症等；④肝脏疾病；⑤有机磷、氨基或硝基化合物中毒的辅助治疗
制剂与规格	1. 还原型谷胱甘肽薄膜衣片：0.1g 2. 注射用还原型谷胱甘肽[保(乙)]：0.6g 注：[保（乙）]限药物性肝损伤或肝衰竭
用法与用量	1. 口服：1次400mg，一日3次，疗程12周 2. 静脉滴注：溶解于注射用水后，加入氯化钠或5%葡萄糖注射液100~500ml中静脉滴注；静脉滴注一次1.2g，一日1次 3. 肌内注射：溶于注射用水后肌内注射；病情好转后肌内注射，一日0.3~0.6g，肝脏疾病，一般30日为1个疗程，其他疾病根据病情确定疗程
注意事项	1. 本品应在医师监护下，在医院内使用 2. 注射前必须完全溶解，外观澄清、无色 3. 放在儿童不易触及的地方 4. 如在用药过程中有出疹、面色苍白、血压下降、脉搏异常等症状，应即停药 5. 肌内注射仅限于需要此途径给药时使用，并应避免同一部位反复注射
禁忌	对本品有过敏反应者禁用
不良反应	偶见面色苍白、血压下降，脉搏异常等类过敏症状，应及时停药。偶见皮疹等过敏症状，应停药。偶有食欲减退、恶心、呕吐、胃痛等症状，停药后可消失。注射局部有轻度疼痛
特殊人群用药	儿童：新生儿、早产儿、婴儿和儿童应谨慎用药，尤其是肌内注射 老年人：老年患者适当减量
药典	Eur. P.、Chin. P.
国家处方集	CNF
其他推荐依据	

第四章

对比剂

第一节 泛 影 葡 胺

■ 药品名称	泛影葡胺 Maglumine Diatrizoate
适应证	尿路造影，也可用于肾盂、心血管、脑血管等的造影。还可用于内镜逆行性胰胆管造影及涎管造影
制剂与规格	1. 泛影葡胺注射液[保(甲)]：①20ml（60%）[基]；②100ml（60%）；③50ml（65%）；④20ml（76%） 2. 复方泛影葡胺注射液[保(乙)]：①20ml（76%）；②20ml（60%）；③1ml：0.3g（供过敏试验用）
用法与用量	静脉注射： 1. 周围血管造影：60%或76%注射液一次 10~40ml 2. 尿路造影：60%或76%注射液一次 20ml 3. 脑血管造影：颈动脉内注射60%注射液一次 20ml 4. 心血管造影：76%注射液一次 40ml 5. 术中或术后 T 形管胆管造影：10ml（60%） 6. 经皮肝穿刺胆管造影：20~40ml（60%）
注意事项	1. 甲状腺功能亢进、失代偿性心功能不全及对碘过敏者、活动性结核患者禁用 2. 患者在检查前 2 天起，应禁食产气食品 3. 检查前一天，患者应于下午 6 时后禁食，当晚宜服轻泻剂 4. 水化对比剂使用前后必须给予充足的水分 5. 检查前，必须纠正水和电解质平衡紊乱 6. 注射速度宜慢
禁忌	严重甲状腺功能亢进者、严重肝肾功能不全者、多发性骨髓瘤、活动性肺结核者、对本品过敏者禁用
不良反应	常见轻度反应有恶心、呕吐、流涎、眩晕、荨麻疹；中、重度反应有咽喉水肿、血压下降、呼吸困难等
特殊人群用药	肝功能、肾功能不全患者：严重肝、肾功能障碍患者禁用
药典	USP、BP、Chin. P.
国家处方集	CNF
其他推荐依据	

第二节 有机碘对比剂

■ 药品名称	胆影葡胺 Meglumine Adipiodone
适应证	胆管和胆囊造影
制剂与规格	胆影葡胺注射液：①20ml：6g（30%）；②20ml：10g（50%）
用法与用量	1. 静脉注射：静脉胆管和胆囊造影：成人（30%）20ml，肥胖或胆囊功能较差者用（50%）20ml，小儿按体重（30%）0.6ml/kg，不超过20ml。缓慢推注20分钟左右 2. 静脉滴注：成人按体重1.0ml/kg，加入5%葡萄糖注射液150ml，缓慢滴注维持30分钟以上
注意事项	1. 下列情况应慎用：有过敏体质或过敏性疾病病史者；严重高血压；严重心脏疾病，心功能不全；活动性结核；甲状腺功能亢进；嗜铬细胞瘤、镰状细胞病和多发性骨髓瘤患者 2. 造影前应先做碘过敏试验 3. 造影当日早晨禁食 4. 在注射本品时以及1小时内必须严密观察，操作现场应有急症抢救人员，并备有复苏抢救器械和药品
禁忌	1. 对本药或含碘对比剂过敏者禁用 2. 严重肝、肾疾病者禁用 3. 孕妇禁用 4. 巨球蛋白血症者禁用
不良反应	1. 本药具有渗透性利尿作用，可加重患者的失水状况，对婴幼儿、老年人、氮质血症、失水或虚弱患者可突发虚脱 2. 注射后可出现热感、瘙痒、出汗、心悸、眩晕、头痛、恶心、呕吐 3. 个别患者可有荨麻疹、胸闷、面部或喉头水肿等过敏反应，严重时可有震颤、惊厥、呼吸困难、血压降低、心律失常、休克
特殊人群用药	肝功能、肾功能不全患者：肝、肾功能损害患者慎用，严重肝、肾疾病患者禁用 儿童：婴幼儿慎用 老年人：慎用 妊娠与哺乳期妇女：禁用
药典	USP、BP、Chin. P.
国家处方集	CNF
其他推荐依据	
■ 药品名称	硫酸钡 Barium Sulfate
适应证	食管、胃、十二指肠、小肠、结肠的单、双对比造影检查，也可用于消化道双对比检查
制剂与规格	1. 硫酸钡（Ⅰ型）干混悬液[基,保(甲)]：400g 2. 硫酸钡（Ⅱ型）干混悬液[基,保(甲)]：①200g；②300g；③500g

续　表

用法与用量	1. 胃肠道造影：每次 100~250g，调成 40%~50% 的混悬液吞服。胃肠双重对比造影时，须用特制的微粒硫酸钡，要求大部分颗粒的直径在 1μm 以内 2. 食管造影：每次 100~250g，调成 70%~80% 的硫酸钡糊剂应用 3. 钡灌肠：用 200~300g 调成 20%~30% 的混悬液
注意事项	1. 检查前 3 天禁用高原子量药如铋剂、钙剂 2. 食管大出血、食管-气管瘘、先天性食管闭锁、急性胃肠穿孔、急性胃肠炎、近期内食管静脉破裂大出血、胃肠出血、肠梗阻等患者禁用
禁忌	下列情况禁用本品作口服胃肠道检查：急性胃肠穿孔、食管-气管瘘和疑先天性食管闭锁、近期内食管静脉破裂大出血、结肠梗阻、咽麻痹
不良反应	口服钡剂可引起恶心、便秘、腹泻等症状；使用不当也可发生肠穿孔，继而发生腹膜炎、粘连、肉芽肿，严重者也可致死。钡剂大量进入肺后，可造成机械刺激和炎症反应，早期引起异物巨细胞、上皮样细胞和单核细胞浸润，以后在沉积的钡炎周围发生纤维化，形成钡结节
特殊人群用药	老年人：慎用 妊娠与哺乳期妇女：禁用
药典	USP、BP、Chin. P.
国家处方集	CNF
其他推荐依据	

第五章

生长抑素及其类似物

■ 药品名称	奥曲肽［8 肽］　Octreotide
适应证	缓解与功能性胃肠胰内分泌瘤有关的症状和体征；预防胰腺手术后并发症；与内镜硬化剂等特殊手段联合用于肝硬化所致的食管-胃静脉曲张出血的紧急治疗
制剂与规格	1. 奥曲肽注射液[保(乙)]：①1ml：50μg；②1ml：100μg 2. 注射用长效奥曲肽[保(乙)]：①20mg；②30mg 注：［保（乙）］限胰腺手术，支付不超过 7 天，神经、内分泌、肿瘤类癌危象围手术期，支付不超过 7 天；肝硬化所致的食管或胃静脉曲张出血，支付不超过 5 天
用法与用量	1. 皮下注射：①用于预防胰腺手术后并发症，皮下注射一次 0.1mg，一日 3 次，连续 7 天，第一次用药至少在术前 1 小时进行；②用于胃肠胰内分泌肿瘤，皮下注射，一次 50μg，一日 1~2 次，渐增至 1 次 0.2mg，一日 3 次，用药不能超过 7 天；③用于肢端肥大症，皮下注射，一次 0.05~0.1mg，每 8 小时 1 次，多数患者一日最适剂量为 0.2~0.3mg，一日最大剂量不宜超过 1.5mg，用药达数周 2. 静脉滴注：用于食管静脉曲张出血，连续静脉滴注，每小时 25μg，最多治疗 5 天
注意事项	1. 定期胆囊 B 超声检查及胆囊脂餐试验，及早预防和处理胆囊沉积物 2. 对有糖尿病尤其在用胰岛素治疗者、胰岛素瘤患者，可能发生低血糖，注意调整胰岛素用量 3. 注射前让药液达到室温，避免短期内在同一部位注射，减轻注射后的局部反应。在两餐间或睡觉前用药，可减轻胃肠道不良反应的发生 4. 胰腺功能异常、胆石症、胰岛素瘤、高尿酸血症、全身感染者慎用
禁忌	妊娠与哺乳期妇女禁用；儿童禁用；对本品过敏者禁用
不良反应	1. 局部反应：如注射部位疼痛、局部红肿、烧灼感 2. 胃肠道反应：如腹胀、腹痛、腹泻、食欲减退、恶心、呕吐，个别患者出现严重水泻，类似急性肠梗阻样腹痛、腹胀、腹肌紧张等 3. 诱发胆囊结石、胰腺炎 4. 血糖调节紊乱，偶见持续高血糖、糖耐量减退、低血糖 5. 少数患者肝功能异常，包括胆汁淤积性肝炎
特殊人群用药	肝功能、肾功能不全患者：肾功能异常者慎用 儿童：禁用 老年人：慎用 妊娠与哺乳期妇女：禁用
药典	
国家处方集	CNF
其他推荐依据	

第六章

维生素类

■ 药品名称	维生素 A Vitamin A
适应证	夜盲症、干眼病、角膜软化症及皮肤粗糙等维生素 A 缺乏症
制剂与规格	维生素 A 胶囊[保(乙)]：①2500U；②5000U
用法与用量	口服：轻度的维生素缺乏症：每日 3 万~5 万 U，分 2~3 次口服。严重的维生素缺乏症：成人每日 10 万 U，3 日后改为一日 5 万 U，2 周后一日 1 万~2 万 U，再用 2 个月
注意事项	1. 大量或长期服用维生素 A 可能引起齿龈出血，唇干裂 2. 长期服用，应随访监测：暗适应试验，眼震颤，血浆胡萝卜素及维生素 A 含量测定
禁忌	维生素 A 过多症患者禁用，维生素 A 与矿物质油切勿一起服用
不良反应	过量可引起慢性中毒。急性中毒可见异常激动、嗜睡、复视、颅内压增高等症状
特殊人群用药	肝功能、肾功能不全患者：慢性肾功能减退时慎用 儿童：不能长期、大剂量应用 老年人：长期服用维生素 A 可能因视黄醛廓清延迟导致维生素 A 过量 妊娠与哺乳期妇女：孕妇的用量每日不超过 6000U
药典	USP、BP、Chin. P.
国家处方集	BNF、CNF
其他推荐依据	
■ 药品名称	维生素 B$_1$ Vitamin B$_1$
适应证	维生素 B$_1$ 缺乏的预防和治疗，如脚气病、周围神经炎及消化不良辅助治疗
制剂与规格	1. 维生素 B$_1$ 片[保(乙)]：①5mg；②10mg 2. 维生素 B$_1$ 注射液[基,保(甲)]：100mg（2ml）
用法与用量	1. 口服：1 次 5~10mg，一日 3 次 2. 肌内注射：①成人：重型脚气病，1 次 50~100mg，每天 3 次，症状改善后改口服；②小儿：重型脚气病 1 次 10~25mg，每天 3 次，症状改善后改口服
注意事项	大剂量静脉注射时，尿酸浓度呈假性增高，尿胆原可呈假阳性。可发生变应性休克
禁忌	对本品过敏者禁用
不良反应	过量可出现头痛、疲倦、烦躁、食欲减退、腹泻、水肿，偶见过敏反应
特殊人群用药	尚不明确
药典	USP、BP、Chin. P.

续　表

国家处方集	BNF、CNF
其他推荐依据	
■ 药品名称	维生素 B_2　Vitamin B_2
适应证	防治口角炎、唇干裂、唇炎、舌炎、阴囊炎、角膜血管化、结膜炎、脂溢性皮炎等维生素 B_2 缺乏症
制剂与规格	1. 维生素 B_2 片[基,保(甲)]：①5mg；②10mg 2. 维生素 B_2 注射液[保(乙)]：①1mg（2ml）；②5mg（2ml）；③10mg（2ml）
用法与用量	1. 口服：①成人1次5~10mg，一日3次；②儿童：12岁及12岁以下，一日3~10mg，分2~3次服用 2. 肌内注射：①成人：每日5~10mg；一日1次；②儿童：2.5~15mg，一日1次
注意事项	1. 应用吩噻嗪、三环类抗抑郁药、丙磺舒等药时，维生素 B_2 需要增加用量 2. 不宜与甲氧氯普胺合服。饮酒（乙醇）影响肠道吸收维生素 B_2
禁忌	对本品过敏者禁用
不良反应	在正常肾功能状态下几乎不产生毒性；大量服用后尿呈黄色
特殊人群用药	尚不明确
药典	USP、BP、Chin. P.
国家处方集	BNF、CNF
其他推荐依据	
■ 药品名称	维生素 B_6　Vitamin B_6
适应证	维生素 B_6 缺乏的预防和治疗；防治异烟肼中毒
制剂与规格	1. 维生素 B_6 片[基,保(甲)]：10mg 2. 维生素 B_6 注射液[保(甲)]：①25mg（1ml）；②50mg（1ml）[基]
用法与用量	1. 口服：一日10~20mg，连续3周，以后每日2~3mg，持续数周 2. 皮下注射、肌内注射或静脉注射：1次50~100mg，一日1次 3. 异烟肼中毒解毒：每异烟肼1g同时应用本品1g静脉注射
注意事项	本品可使尿胆原试验呈假阳性
禁忌	对本品过敏者禁用
不良反应	长期大量可引起严重神经感觉异常，进行性步态不稳，足麻木、手不灵活
特殊人群用药	老年人：应在医师指导下使用 妊娠与哺乳期妇女：孕妇接受超量维生素 B_6，可致新生儿产生维生素 B_6 依赖综合征
药典	USP、BP、Chin. P.
国家处方集	BNF、CNF

续　表

其他推荐依据	
■ 药品名称	维生素 B$_{12}$　Vitamin B$_{12}$
适应证	治疗巨幼细胞性贫血、神经炎的辅助治疗
制剂与规格	维生素 B$_{12}$注射液$^{[保(甲)]}$：①0.25mg（1ml）$^{[基]}$；②0.5mg（1ml）$^{[基]}$；③1mg（1ml）
用法与用量	肌内注射： 1. 成人：一日 0.025~1mg 或隔日 0.05~0.2mg；用于神经炎时，用量可酌增 2. 儿童：25~100 微克/次。一日或隔日 1 次。避免同一部位反复给药
注意事项	1. 肌内注射给药时，可降低血钾及高尿酸血症；治疗后期可能出现缺铁性贫血，应补充铁剂 2. 禁止静脉给药 3. 本药可致过敏，慎用 4. 恶性贫血患者口服无效
禁忌	对维生素 B$_{12}$有过敏史者禁用。有家族遗传性球后视神经炎及弱视症者禁用
不良反应	可见低血压、高尿酸血症。少见暂时轻度腹泻，罕见变应性休克
特殊人群用药	肝功能、肾功能不全患者：肾功能不足患者避免大剂量应用
药典	USP、BP、Chin. P.
国家处方集	CNF
其他推荐依据	
■ 药品名称	复合维生素 B　Complex Vitamin B
适应证	预防和治疗 B 族维生素缺乏所致的各种疾病
制剂与规格	复合维生素 B 片$^{[保(乙)]}$：每片含维生素 B$_1$ 3mg、维生素 B$_2$ 1.5mg、维生素 B$_6$ 0.2mg、烟酰胺 10mg、泛酸钙 1mg
用法与用量	口服： 1. 成人：1 次 1~3 片，一日 3 次 2. 儿童：1 次 1~2 片，一日 3 次
注意事项	1. 当药物性状发生改变时禁用 2. 日常补充和预防时，宜用最低量
禁忌	对本品过敏者禁用
不良反应	大剂量服用可出现烦躁、疲倦、食欲减退等。偶见皮肤潮红、瘙痒。尿液可能呈黄色
特殊人群用药	
药典	
国家处方集	CNF
其他推荐依据	

续　表

■ 药品名称	烟酸　Nicotinic Acid
适应证	烟酸缺乏症的预防和治疗
制剂与规格	1. 烟酸片[保(乙)]：①50mg；②100mg 2. 烟酸注射液[保(乙)]：①20mg（2ml）；②100mg（2ml）
用法与用量	1. 口服：1次50~100mg，一日3次，餐后服；一日可用到500mg 2. 肌内注射：1次50~100mg，一日5次 3. 静脉缓慢注射：①成人：1次25~100mg，一日2次或多次；②小儿：1次25~100mg，一日2次
注意事项	1. 以下情况慎用：与HMG-CoA还原酶抑制药（他汀类）联合应用；不稳定型心绞痛、心肌梗死急性期、痛风或有痛风倾向 2. 治疗期间应定期监测肝功能和肌酸激酶 3. 患有黄疸性肝炎、肝胆疾病、糖尿病或消化道溃疡的患者，在服用期间应该严格监控肝功能和血糖，以免出现严重不良反应
禁忌	对烟酸过敏、严重或原因未明的肝功能损害、活动性消化性溃疡、动脉出血、儿童患者禁用
不良反应	1. 常见：潮红，腹泻，恶心，呕吐，腹痛，瘙痒，皮疹 2. 少见：眩晕，头痛，心跳加速，心悸，呼吸急促，出汗，全身皮疹，风疹，皮肤干燥，疼痛，乏力，发冷，外周水肿，实验室指标改变（ALT、AST、碱性磷酸酶、总胆红素、乳酸脱氢酶、淀粉酶、空腹血糖和尿酸水平升高，血小板数量减少，凝血酶原时间延长、磷含量降低、肌酸磷酸激酶升高） 3. 罕见：葡萄糖耐量下降，失眠，精神紧张，晕厥，感觉异常，视觉紊乱，低血压，直立性低血压，鼻炎，面部水肿，疱疹，斑丘疹，腿部痉挛，肌肉异常，肌肉疼痛及肌无力，胸痛 4. 非常罕见：过敏反应，食欲缺乏，痛风，偏头痛，眼部异常（中毒性视弱、囊性斑点状水肿），心脏异常（心房颤动、其他心律失常），虚脱，胃肠异常（胃溃疡激活、胃溃疡），黄疸（皮肤和眼睛发黄），色素沉着过度，黑棘皮病
特殊人群用药	肝功能、肾功能不全患者：肝病史患者应慎用 儿童：禁用 妊娠与哺乳期妇女：患有原发高胆固醇血症（Ⅰ或Ⅱ型）的妇女在服用烟酸过程中妊娠，应该停止服用本品；烟酸可经乳汁排泄，哺乳期妇女应停止使用或暂停授乳
药典	USP、BP、Chin. P.
国家处方集	BNF、CNF
其他推荐依据	
■ 药品名称	烟酰胺　Nicotinamide
适应证	冠心病、病毒性心肌炎、风湿性心肌炎及少数洋地黄中毒等伴发的心律失常
制剂与规格	烟酰胺注射液[保(乙)]：①50mg（1ml）；②100mg（1ml）

用法与用量	静脉滴注：1 次 300~400mg，一日 1 次，加入 10% 葡萄糖溶液 250ml 中静脉滴注，30 日为 1 个疗程
注意事项	1. 溃疡病患者禁用 2. 肌内注射可引起疼痛，故少用
禁忌	对本品过敏者禁用
不良反应	给药后可出现皮肤潮红和瘙痒等；偶尔可发生高血糖、高尿酸血症；个别有头晕、恶心、食欲缺乏等
特殊人群用药	妊娠与哺乳期妇女：妊娠初期过量服用有致畸的可能；哺乳期妇女使用本品时不宜授乳
药典	
国家处方集	CNF
其他推荐依据	
■ 药品名称	维生素 C　Vitamin C
适应证	坏血病以及各种急、慢性传染疾病或其他疾病以增强机体抵抗力，病后恢复期、创伤愈合期及过敏性疾病的辅助治疗。慢性铁中毒的治疗
制剂与规格	1. 维生素 C 片[保(乙)]：0.1g 2. 维生素 C 注射液[保(甲)]：①0.1g（2ml）[基]；②1g（5ml）
用法与用量	1. 口服：成人一次 0.1~0.2g，一日 2~3 次 2. 肌内或静脉注射：①成人：每次 100~250mg，一日 1~3 次，必要时，每次 2~4g，一日 1~2 次；②小儿：每日 100~300mg，分次注射
注意事项	半胱氨酸尿症、痛风、高草酸盐尿症、草酸盐沉积症、尿酸盐性肾结石、葡萄糖-6-磷酸脱氢酶缺乏症、血友病、铁粒幼细胞性贫血或地中海贫血、镰形红细胞贫血应慎用
禁忌	对本品过敏者禁用。肝性脑病时禁用
不良反应	可见腹泻、皮肤潮红、头痛、尿频、恶心、呕吐、胃部不适等反应。大量可能引起尿酸盐、半胱氨酸或草酸盐结石
特殊人群用药	肝功能、肾功能不全患者：肝性脑病时禁用 妊娠与哺乳期妇女：孕妇服用过量时，可诱发新生儿产生坏血病
药典	USP、BP、Chin. P.
国家处方集	CNF
其他推荐依据	
■ 药品名称	维生素 D_3　Vitamin D_3
适应证	慢性低钙血症、低磷血症、佝偻病及骨软化症、家族性低磷血症及甲状旁腺功能低下的治疗。防治佝偻病、骨软化症和婴儿手足搐搦症、龋齿等

续　表

制剂与规格	1. 维生素 D_3 胶囊：7.5mg（30万U）
	2. 维生素 D_3 注射液[保(甲)]：①7.5mg（30万U）（1ml）；②15mg（60万U）（1ml）
用法与用量	1. 口服：0.25万~0.5万U/d，1~2个月后待症状开始消失时即改用预防量
	2. 肌内注射：每次15万~30万U，每4~6个月1次
注意事项	1. 高钙血症、维生素D增多症、高磷血症伴肾性佝偻病禁用
	2. 动脉硬化、心功能不全、高胆固醇血症、高磷血症、对维生素D高度敏感应慎用
禁忌	高钙血症、维生素D增多症、高磷血症伴肾性佝偻病禁用
不良反应	1. 便秘、腹泻、持续性头痛、食欲减退、口内有金属味、恶心、呕吐、口渴、疲乏、无力
	2. 骨痛、尿混浊、惊厥、高血压、眼对光刺激敏感度增加、心律失常、偶有精神异常、皮肤瘙痒、肌肉疼痛、严重腹痛（有时误诊为胰腺炎）、夜间多尿、体重下降
特殊人群用药	肝功能、肾功能不全患者：肾功能不全者慎用
药典	Eur. P.、USP、Chin. P.
国家处方集	
其他推荐依据	
■ 药品名称	**干酵母　Dried Yeast**
适应证	消化不良、食欲缺乏
制剂与规格	干酵母片：①0.3g；②0.5g
用法与用量	口服：0.5~4克/次，3次/日。嚼碎后服用
注意事项	1. 过量服用可致腹泻
	2. 不宜与碱性药物合用
禁忌	对本品过敏者禁用
不良反应	服用剂量过大可发生腹泻
特殊人群用药	儿童：必须在成人监护下使用
	妊娠与哺乳期妇女：应在医师指导下使用
药典	
国家处方集	CNF
其他推荐依据	
■ 药品名称	**注射用水溶性维生素　Water-soluble Vitamin for Injection**
适应证	用于水溶性维生素缺乏的预防和治疗
制剂与规格	注射用水溶性维生素[保(乙)]：每瓶含硝酸硫胺 3.1mg、核黄素磷酸钠 4.9mg、烟酰胺 40mg、盐酸吡哆辛 4.9mg、泛酸钠 16.5mg、维生素 C 钠 113mg、生物素 60μg、叶酸 0.4mg、维生素 B_{12} 5μg、甘氨酸 300mg、乙二胺四乙酸二钠 0.5mg、对羟基苯甲酸甲酯 0.5mg

续　表

用法与用量	临用前加灭菌注射用水适量使溶解，加入 0.9%氯化钠注射液或 5%或 10%葡萄糖注射液中静脉滴注。成人以及体重≥10kg 小儿，1 次量为 1 瓶；体重＜10kg 的儿童常用剂量为每千克体重 1/10 瓶
注意事项	加入葡萄糖注射液中进行输注时应注意避光
禁忌	对本品中任一成分有过敏的患者禁用
不良反应	可能发生过敏反应
特殊人群用药	儿童：新生儿及体重＜10kg 的儿童，同"用法与用量" 妊娠与哺乳期妇女：尚不明确
药典	
国家处方集	CNF
其他推荐依据	
■ 药品名称	脂溶性维生素注射液　Fat-soluble Vitamin Injection
适应证	满足成人每日对脂溶性维生素 A、维生素 D、维生素 E、维生素 K_1 的生理需要
制剂与规格	注射用多种维生素[保(乙)]：每支含维生素 A_3 500U、维生素 D_3 220U、维生素 E 10.2mg、维生素 C 125mg、维生素 B_2 5.67mg、四水脱羧辅酶 5.8mg、维生素 B_6 5.5mg、维生素 B_{12} 6μg、叶酸 414μg、右旋泛醇 16.15mg、生物素 69μg、烟酰胺 46mg
用法与用量	成人和 11 岁以上的儿童，一日 10ml。必须加入输液中稀释后使用，不得直接静脉推注或肌内注射；用前 1 小时配制，24 小时内用完
注意事项	1. 过敏体质者慎用 2. 本品稀释后，应加避光罩，500ml 输液输注不短于 1 小时；谨防过敏反应发生，特别是在初次使用时
禁忌	对本品过敏者禁用
不良反应	未见明显不良反应报道
特殊人群用药	肝功能、肾功能不全患者：肝、肾功能异常者慎用
药典	
国家处方集	CNF
其他推荐依据	
■ 药品名称	维生素 E　Vitamin E
适应证	用于心、脑血管疾病及习惯性流产、不孕症的辅助治疗
制剂与规格	维生素 E 片（胶丸）：①10mg；②50mg；③100mg
用法与用量	口服 成人 1 次 10~100mg，一日 2~3 次
注意事项	1. 对诊断的干扰：大量维生素 E 可致血清胆固醇及血清三酰甘油浓度升高 2. 对维生素 K 缺乏而引起的低凝血酶原血症及缺铁性贫血患者，应谨慎用药，以免病情加重
禁忌	对本品过敏者禁用

续　表

不良反应	大量长期应用可引起：血栓形成、视物模糊、乳房肿大、腹泻、头晕、流感样综合征、头痛、恶心及胃痉挛、乏力软弱
特殊人群用药	
药典	USP、BP、Chin. P.
国家处方集	CNF
其他推荐依据	

第七章

糖皮质激素

■ 药品名称	泼尼松　Prednisone
适应证	过敏性与自身免疫性炎症性疾病
制剂与规格	泼尼松片[基,保(甲)]：5mg
用法与用量	口服：一般一次 5~10mg，一日10~60mg
注意事项	1. 患有高血压、糖尿病、胃肠溃疡、精神病、青光眼患者等慎用 2. 对长期应用本品者，在手术时及术后 3~4 日常需酌增用量，以防肾上腺皮质功能不全。一般外科患者应尽量不用，以免影响伤口的愈合
禁忌	对糖皮质激素过敏者；活动性肺结核者；严重精神疾病者、癫痫、活动性消化性溃疡、糖尿病、新近胃肠吻合手术、骨折、创伤修复期、角膜溃疡、未能控制的感染者、较重的骨质疏松者；未进行抗感染治疗的急性化脓性眼部感染者；妊娠期妇女
不良反应	长期超生理剂量的应用，可出现并发感染、向心性肥胖、满月脸、紫纹、皮肤变薄、肌无力、肌萎缩、低血钾、水肿、恶心、呕吐、高血压、糖尿病、痤疮、多毛、感染、膜腺炎、伤口愈合不良、骨质疏松、诱发或加重消化道溃疡、儿童生长抑制、诱发精神症状等
特殊人群用药	妊娠与哺乳期妇女：妊娠妇女禁用
药典	Eur. P.、USP
国家处方集	CNF
其他推荐依据	
■ 药品名称	氢化可的松　Hydrocortisone
适应证	肾上腺皮质功能减退症及垂体功能减退症，也用于过敏性和炎症性疾病等
制剂与规格	1. 氢化可的松注射液（0.5%）[基,保(甲)]：①2ml：10mg；②5ml：25mg；③20ml：100mg 2. 醋酸氢化可的松注射（混悬液）液（2.5%）：5ml：125mg 3. 注射用氢化可的松琥珀酸钠[基]：①67.5mg（以氢化可的松计 50mg）；②135mg（以氢化可的松计 100mg） 4. 醋酸氢化可的松注射液：5ml：125mg 5. 氢化可的松片[保(甲)]：①4mg；②10mg[基]；③20mg[基] 6. 醋酸氢化可的松片：20mg 7. 氢化可的松乳膏：①0.25%，10g：25mg；②0.5%，10g：50mg 8. 丁酸氢化可的松乳膏（0.1%）[基,保(乙)]：10g：10mg
用法与用量	1. 口服：用于抗炎和免疫抑制，一日 2.5~10mg/kg，分 3~4 次给药，每隔 6~8 小时给药 1 次 2. 用于替代治疗及先天性肾上腺皮质增生症治疗，见糖皮质激素替代治疗

续 表

	3. 静脉滴注：用于各种危重病例的抢救，一次 100~200mg；每 6~8 小时给予 1 次，待病情改善后逐渐减量，连续应用不宜超过 5 天 4. 鞘内注射：一次 25~50mg，摇匀后关节或鞘内注射
注意事项	1. 未控制的结核性、化脓性、细菌性和病毒性感染者禁用 2. 心脏病、急性心力衰竭、高脂蛋白血症、高血压、甲状腺功能减退、重症肌无力、肾功能损伤、肾结石患者慎用 3. 频繁应用可引起局部组织萎缩，易引起继发感染（真菌）。用糖皮质激素治疗的患者在发生感染后因炎症反应轻微、症状不明显而易漏诊；而某些感染时应用本品可减轻组织破坏，减少渗出、减轻感染症状，但须同时用有效抗菌药物治疗，并密切观察病情的变化 4. 氢化可的松注射液中含有乙醇，必须稀释至 0.2mg/ml 浓度后滴注；对中枢神经系统受抑制、肝功能受损者宜选择氢化可的松琥珀酸钠注射液 5. 长期应用可发生低钾、低钙、负氮平衡和垂体-肾上腺皮质功能抑制，应补充钾、钙、蛋白质饮食，必要时配合蛋白同化激素等，并限制糖摄入，采用保护肾上腺皮质功能的措施
禁忌	对本品及其他甾体激素过敏者禁用。严重的精神病（过去或现在）和癫痫、活动性消化性溃疡病、新近胃肠吻合手术、骨折、创伤修复期、角膜溃疡、肾上腺皮质功能亢进症、高血压、糖尿病、抗菌药物不能控制的感染（如水痘、麻疹、真菌感染）、较重的骨质疏松症等疾病患者一般不宜使用
不良反应	偶见局部组织刺激、过敏反应、皮肤瘙痒、烧灼感或干燥感；长期大量应用可致皮肤萎缩、色素脱失、毛细血管扩张、酒渣样皮炎、口周皮炎、医源性库欣综合征表现（如满月脸、向心性肥胖、皮肤紫纹、出血倾向、痤疮、糖尿病倾向、高血压、骨质疏松或骨折、低血钙、低血钾等）；动脉粥样硬化、下肢水肿、创面愈合不良、月经紊乱、股骨头坏死、儿童生长发育受抑制、有欣快感、激动、烦躁不安、定向力障碍等精神症状；其他不良反应如肌无力、肌萎缩、胃肠道反应、恶心、呕吐、消化性溃疡、肠穿孔、胰腺炎、水钠潴留、青光眼、白内障、眼压增高、颅内压增高等。少见用药后血胆固醇、脂肪酸升高，白细胞、淋巴细胞、单核细胞、嗜酸性粒细胞、嗜碱性粒细胞计数下降、血小板计数下降或增加。若快速静脉滴注大剂量可发生全身性过敏反应，如面部、鼻黏膜及眼睑肿胀、荨麻疹、气短、胸闷、喘鸣等。外用偶见有局部烧灼感、瘙痒、刺激及干燥感，若长期、大面积使用，可能导致皮肤萎缩、毛细血管扩张、皮肤条纹及痤疮，甚至出现全身性不良反应
特殊人群用药	儿童：小儿如长期使用，须十分慎重 老年人：老年患者尤其是更年期后的女性应用糖皮质激素易加重骨质疏松 妊娠与哺乳期妇女：尽可能避免使用
药典	USP、BP、Chin. P.
国家处方集	CNF
其他推荐依据	
■ 药品名称	地塞米松　Dexamethasone
适应证	过敏性与自身免疫性炎症性疾病
制剂与规格	1. 地塞米松片^[基,保(甲)]：0.75mg 2. 地塞米松磷酸钠注射液^[保(甲)]：①1ml：1mg；②1ml：2mg；③1ml：5mg 3. 醋酸地塞米松注射液：①0.5ml：2.5mg；②1ml：5mg；③5ml：25mg

续 表

用法与用量	1. 口服：初始一次 0.75~3mg，一日 2~4 次；维持剂量一日 0.75mg 2. 肌内注射：1 次 8~16mg，间隔 2~3 周 1 次 3. 静脉滴注：每次 2~20mg
注意事项	1. 对本品及肾上腺皮质激素类药物有过敏史患者禁用 2. 高血压、血栓症、胃与十二指肠溃疡、精神病、电解质代谢异常、心肌梗死、内脏手术、青光眼等患者一般不宜使用 3. 严格掌握适应证，防止滥用
禁忌	参见"氢化可的松"
不良反应	少见有水钠潴留、血糖升高；静脉注射可引起肛门生殖区的感觉异常或激惹；长期应用可致医源性库欣综合征，表现有满月脸、向心性肥胖、紫纹、出血倾向、痤疮、糖尿病倾向、高血压、骨质疏松或骨折。其他可参见"氢化可的松"
特殊人群用药	老年人：老年人使用本品会产生高血压，更年期后的女性使用易发生骨质疏松 妊娠与哺乳期妇女：妊娠期妇女使用可增加胎盘功能不全、新生儿体重减少或死胎的发生率
药典	USP、BP、Chin. P.
国家处方集	CNF
其他推荐依据	
■ 药品名称	倍他米松　Betamethasone
适应证	用于治疗活动性风湿病、类风湿性关节炎、红斑狼疮、严重支气管哮喘、严重皮炎、急性白血病、某些感染的综合治疗
制剂与规格	1. 倍他米松片[保(乙)]：0.5mg 2. 倍他米松注射液[保(乙)]：1ml：1.5mg
用法与用量	1. 口服：成人开始一日 0.5~2mg，分 2 次服用；维持量为一日 0.5~1mg 2. 肌内注射、静脉注射或静脉滴注用倍他米松磷酸钠：用于危急患者的抢救
注意事项	严重的精神病（过去或现在）和癫痫，活动性消化性溃疡病，新近胃肠吻合手术，骨折，创伤修复期，角膜溃疡，肾上腺皮质功能亢进症，高血压，糖尿病，孕妇，抗菌药物不能控制的感染如水痘、麻疹、真菌感染、较重的骨质疏松症等疾病患者一般不宜使用
禁忌	对本品及其他甾体激素过敏者禁用
不良反应	1. 长程使用可引起以下不良反应：医源性库欣综合征面容和体态、体重增加、下肢水肿、紫纹、易出血倾向、创口愈合不良、痤疮、月经紊乱、肱或股骨头缺血性坏死、骨质疏松及骨折、肌无力、肌萎缩、低血钾综合征、胃肠道刺激、胰腺炎、消化性溃疡或穿孔、儿童生长受到抑制、青光眼、白内障、良性颅内压升高综合征、糖耐量减退和糖尿病加重 2. 患者可出现精神症状：欣快感、激动、谵妄、不安、定向力障碍，也可表现为抑制 3. 并发感染为肾上腺皮质激素的主要不良反应 4. 皮质激素停药综合征
特殊人群用药	儿童：小儿如长期使用须十分慎重 老年人：老年患者尤其是更年期后的女性应用糖皮质激素易加重骨质疏松 妊娠与哺乳期妇女：尽可能避免使用

续　表

药典	USP、BP、Chin. P.
国家处方集	CNF
其他推荐依据	
■ 药品名称	泼尼松龙　Prednisolone
适应证	过敏性与自身免疫性炎症性疾病。现多用于活动性风湿、类风湿性关节炎、红斑狼疮、严重支气管哮喘、肾病综合征、血小板减少性紫癜、粒细胞减少症、各种肾上腺皮质功能不足症、严重皮炎、急性白血病等。也可用于某些感染的综合治疗
制剂与规格	1. 泼尼松龙磷酸酯钠注射液：5ml：125mg 2. 泼尼松龙注射液[保(乙)]：①1ml：25mg；②5ml：125mg 3. 泼尼松龙滴眼液（1%）[保(乙)]：①5ml：50mg；②10ml：100mg 4. 醋酸泼尼松龙片：5mg
用法与用量	1. 口服：①成人：一日10~60mg；②儿童：一日1~2mg/kg，分2~3次给药 2. 静脉注射或静脉滴注：用于过敏性、自身免疫性及炎症性疾病，泼尼松龙磷酸酯钠一次10~20mg 3. 肌内或关节腔内注射：一次5~25mg，用量依关节大小和用药部位而定，应在无菌条件下操作以防引起感染 4. 滴眼：一次1~2滴，一日2~4次
注意事项	1. 对长期应用本品的患者，在手术时及术后3~4日常需酌增用量，以防肾上腺皮质功能不足。一般外科患者应尽量不用，以免影响伤口的愈合 2. 与抗菌药物并用于细菌感染疾病时，应在抗菌药物使用之后使用，而停药则应在停用抗菌药物之前，以免掩盖症状，延误治疗，尤其对结核病活动期者慎用 3. 本品因其盐皮质激素活性很弱，故不适用于原发性肾上腺皮质功能不全症 4. 急性化脓性关节炎者不宜进行关节内注射 5. 见《糖皮质激素类药物临床应用指导原则》
禁忌	对糖皮质激素过敏；活动性肺结核者；未进行抗感染治疗的急性化脓性眼部感染者；妊娠期妇女；严重精神疾病者、癫痫、活动性消化性溃疡、糖尿病、新近胃肠吻合手术、骨折、创伤修复期、角膜溃疡、未能控制的感染者、较重的骨质疏松者
不良反应	长期超生理剂量的应用，可出现并发感染、向心性肥胖、满月脸、紫纹、皮肤变薄、肌无力、肌萎缩、低血钾、水肿、恶心、呕吐、高血压、糖尿病、痤疮、多毛、感染、膜腺炎、伤口愈合不良、骨质疏松、诱发或加重消化道溃疡、儿童生长抑制、诱发精神症状等
特殊人群用药	肝、肾功能不全者：肝肾功能不全者、肾结石者慎用 妊娠与哺乳期妇女：妊娠妇女禁用
药典	Eur. P.、Chin. P.、Jpn. P.、Viet. P.
国家处方集	CNF
其他推荐依据	
■ 药品名称	甲泼尼龙　Methylprednisolone
适应证	抗炎治疗：风湿性疾病、结缔组织病（免疫复合物疾病）、皮肤疾病、过敏状态、眼部疾病；免疫抑制治疗；治疗休克；内分泌失调

续　表

制剂与规格	1. 甲泼尼龙片[保(甲)]：①2mg；②4mg[基] 2. 甲泼尼龙注射液[保(乙)]：①20mg（1ml）；②40mg（1ml）
用法与用量	作为对生命构成威胁的情况的辅助药物时：推荐剂量为15~30mg/kg，应至少30分钟做静脉注射。根据临床需要，此剂量可在医院内于48小时内每隔4~6小时重复1次 初始剂量10~500mg，据临床疾病而变化。大剂量甲泼尼龙可用于短期内控制某些急性重症疾病，如支气管哮喘、血清病、荨麻疹样输血反应及多发性硬化症急性恶化期。≤250mg的初始剂量应至少用5分钟静脉注射；>250mg的初始剂量应至少用30分钟静脉注射。根据患者的反应及临床需要，间隔一段时间后可静脉注射或肌内注射下一剂量。糖皮质激素只可辅助，不可替代常规疗法
注意事项	1. 全身性真菌感染禁用 2. 用药数天后，必须逐量递减用药剂量或逐步停药。如果慢性疾病自发缓解，应停止治疗 3. 长期治疗的患者应定期做常规实验室检查，如尿常规、饭后2小时血糖、血压和体重、胸部X线检查。有溃疡史或明显消化不良的患者应做上消化道X线检查
禁忌	参见"氢化可的松"
不良反应	大剂量可致心律失常。其他见"氢化可的松"
特殊人群用药	儿童：长期每天服用本品会抑制儿童生长 妊娠与哺乳期妇女：孕产妇慎用
药典	Eur. P.、USP、Chin. P.
国家处方集	CNF
其他推荐依据	
■ 药品名称	曲安奈德　Triamcinolone Acetonide
适应证	皮肤病、过敏性鼻炎、关节痛、支气管哮喘、肩周炎、腱鞘炎、滑膜炎、急性扭伤、风湿性关节炎等
制剂与规格	1. 曲安奈德注射液[保(乙)]：1ml：40mg 2. 曲安奈德软膏[保(乙)]：①0.025%，10g；②0.05%，10g 3. 醋酸曲安奈德-尿素软膏：每支10g，含醋酸曲安奈德10mg、尿素1g 4. 曲安奈德气雾剂[保(乙)]：1g：0.147mg 5. 醋酸曲安奈德鼻喷雾剂：10g：14mg，每揿0.12mg
用法与用量	1. 肌内注射：用于支气管哮喘，一次40mg，每3周1次，连续5次为1个疗程，症状较重一次80mg；6~12岁儿童剂量减半，在必要时3~6岁儿童可用成人剂量的1/3；用于过敏性鼻炎，一次40mg，每3周1次，连续5次为1个疗程；或下鼻甲注射，鼻腔先喷1%的利多卡因液表面麻醉后，在双下鼻甲前端各注入本品5~20mg，1周1次，连续5次为1个疗程 2. 关节或局部注射：用于各种骨关节病，一次2.5~20mg，溶于0.25%利多卡因10~20ml中，用5号针头，一次进针直至病灶，1周2~3次或隔日1次，症状好转后1周1~2次，每4~5次为1个疗程；用于皮肤病，直接注入病损部位，通常每一部位用0.2~0.3mg，视患部大小而定，每处一次不超过0.5mg，必要时每隔1~2周重复使用 3. 外用：应用软膏、乳膏剂涂敷患处，一日1~4次 4. 滴眼：一次1~2滴，一日1~4次 5. 气雾剂喷布：一次1~2揿，一日3~4次
注意事项	本品不宜做静脉注射，使用前应将药瓶充分摇匀，使药液成均匀悬浮液。关节腔内注射可能引起关节损害。长期用于眼部可引起眼内压升高

续 表

禁忌	患有病毒性、结核性或急性化脓性眼病禁用；孕妇不宜长期使用
不良反应	本品注射剂量比口服用量小，不良反应少，且短暂而轻微；常见有全身性荨麻疹、支气管痉挛、畏食、眩晕、头痛、嗜睡、月经紊乱、视力障碍，少数患者出现双颊潮红现象；长期应用可导致胃溃疡、血糖升高、骨质疏松、肌肉萎缩、肾上腺萎缩和功能减退及诱发感染等，但一般不会引起水肿、高血压、满月脸等症状。其他参见"氢化可的松"
特殊人群用药	儿童：小儿如长期使用肾上腺皮质激素，须十分慎重。12 岁以下儿童剂量不宜超过 80mg 老年人：老年患者尤其是更年期后的女性应用糖皮质激素易加重骨质疏松 妊娠与哺乳期妇女：尽可能避免使用
药典	Eur. P.、USP、Chin. P.
国家处方集	CNF
其他推荐依据	

■ 药品名称	曲安西龙　Triamcinolone
适应证	用于类风湿关节炎、其他结缔组织病、支气管哮喘、过敏性皮炎、神经性皮炎、银屑病、扁平苔藓、皮肤湿疹等，尤适用于对其他皮质激素禁忌的伴有高血压或水肿的关节炎患者
制剂与规格	1. 曲安西龙片[保(乙)]：4mg 2. 曲安西龙双醋酸酯混悬注射液：①5ml：125mg；②5ml：200mg 3. 曲安西龙软膏剂（0.025%）：10g
用法与用量	1. 口服：初始一次 4mg，一日 2~4 次，维持量一次 1~4mg，一日 1~2 次 2. 肌内注射：一次 40~80mg，1~4 周 1 次 3. 皮下注射：一次 5~25mg，1 周 1~2 次 4. 关节腔内注射：一次 10~25mg，1~7 周 1 次 5. 外用：乳膏剂涂敷患部，一日 2~3 次
注意事项	1. 心脏病、急性心力衰竭、高血压、高脂蛋白血症、糖尿病、甲状腺功能减退症、重症肌无力、青光眼、胃炎、食管炎、骨质疏松、肝肾功能不全、妊娠期妇女、情绪不稳定或有精神病倾向者慎用 2. 对特发性血小板减少性紫癜者禁止肌内注射给药 3. 外用后有明显局部刺激者应及时停药
禁忌	糖皮质激素过敏者、各种细菌感染、全身性真菌感染、严重精神病、活动性消化性溃疡、严重高血压、糖尿病、新近胃肠吻合手术、骨折、创伤修复期、角膜溃疡、未能控制的感染者、严重的骨质疏松者、伴有感染活动期关节炎、皮炎禁用
不良反应	本品所致的不良反应较轻，常见畏食、眩晕、头痛、嗜睡等，但一般不引起水肿、高血压、满月脸等反应；长期使用或用量较大时可致胃溃疡、血糖升高、骨质疏松、肌肉萎缩、肾上腺功能减退及诱发感染等。其他参见"氢化可的松"
特殊人群用药	肝功能、肾功能不全患者：慎用 妊娠与哺乳期妇女：妊娠期妇女慎用
药典	Eur. P.、USP、Chin. P.
国家处方集	CNF
其他推荐依据	

第八章

调节水电解质紊乱和酸碱平衡药

■ 药品名称	葡萄糖 Glucose
适应证	用于补充能量和体液；低血糖症；高钾血症；高渗溶液用作组织脱水剂；配制腹膜透析液
制剂与规格	葡萄糖注射液[保(甲)]：①10ml：0.5g；②20ml：1g[基]；③500ml：25g[基]；④500ml：50g[基]；⑤500ml：125g[基]；⑥20ml：10g[基]；⑦100ml：50g[基]；⑧250ml：125g[基]
用法与用量	静脉滴注： 1. 补充热能，应根据所需热能计算葡萄糖用量，一般可给予10%~25%葡萄糖注射液静脉滴注，并同时补充体液 2. 静脉营养治疗时，在非蛋白质热能中葡萄糖供能多于脂肪供能，必要时每5~10g葡萄糖加入胰岛素1U。低血糖症重者可予以50%葡萄糖静脉注射
注意事项	1. 应用高渗葡萄糖溶液时选用大静脉滴注 2. 水肿及严重心肾功能不全、肝硬化腹水者易致水潴留，应控制输注量，心功能不全者尤其应该控制滴速
禁忌	糖尿病酮症酸中毒未控制者禁用；高血糖非酮症性高渗状态禁用
不良反应	静脉炎；高浓度葡萄糖注射液外渗可致局部肿痛；反应性低血糖，高血糖非酮症昏迷，长期单纯补给葡萄糖时易出现低钾、低钠及低磷血症，原有心功能不全者补液过快可致心悸、心律失常，甚至急性左心衰竭；1型糖尿病患者应用高浓度葡萄糖时偶有发生高钾血症
特殊人群用药	儿童：补液过快、过多，可致心悸、心律失常，甚至急性左心衰竭 老年人：补液过快、过多，可致心悸、心律失常，甚至急性左心衰竭 妊娠与哺乳期妇女：分娩时注射过多葡萄糖，可刺激胎儿胰岛素分泌，发生产后婴儿低血糖
药典	USP、Eur. P.、Chin. P.
国家处方集	CNF
其他推荐依据	
■ 药品名称	**葡萄糖氯化钠 Glucose and Sodium Chloride**
适应证	补充热能和体液。用于各种原因引起的进食不足或大量体液丢失
制剂与规格	葡萄糖/氯化钠注射液[保(甲)]：①100ml：5g/0.9g[基]；②100ml：10g/0.9g[基]；③250ml：12.5g/2.25g[基]；④250ml：25g/2.25g[基]；⑤500ml：25g/4.5g[基]；⑥500ml：50g/4.5g[基]；⑦1000ml：50g/9g
用法与用量	同时考虑"葡萄糖"和"氯化钠"的用法用量
注意事项	参见"葡萄糖"和"氯化钠"。5%葡萄糖与0.9%氯化钠混合液或10%葡萄糖与0.9%氯化钠混合液

续　表

禁忌	脑、肾、心脏功能不全者；血浆蛋白过低者；糖尿病及酮症酸中毒未控制患者；高渗性脱水患者；高血糖非酮症性高渗状态
不良反应	参见"葡萄糖"
特殊人群用药	儿童：补液量和速度应严格控制 老年人：补液量和速度应严格控制 妊娠与哺乳期妇女：分娩时注射过多葡萄糖，可刺激胎儿胰岛素分泌，发生产后婴儿低血糖
药典	USP、Eur. P.、Chin. P.
国家处方集	CNF
其他推荐依据	
■ 药品名称	**氯化钠　Sodium Chloride**
适应证	用于各种原因所致的低渗性、等渗性和高渗性脱水，高渗性非酮症糖尿病昏迷，低氯性代谢性碱中毒。外用可冲洗眼部、伤口等。浓氯化钠主要用于各种原因所致的水中毒及严重的低钠血症
制剂与规格	1. 氯化钠注射液[基,保(甲)]：①50ml：0.45g；②100ml：0.9g；③250ml：2.25g；④500ml：4.5g；⑤1000ml：9g 2. 浓氯化钠注射液[基,保(甲)]：10ml：1g
用法与用量	静脉滴注： 1. 高渗性脱水：所需补液总量（L）＝［血钠浓度（mmol/L）－142］/血钠浓度（mmol/L）×0.6×体重（kg），第一日补给半量，余量在以后2~3日补给，并根据心肺肾功能酌情调节。在治疗开始的48小时内，血 Na^+ 浓度每小时下降不超过0.5mmol/L。若患者存在休克，应先予氯化钠注射液，并酌情补充胶体，待休克纠正，血钠＞155mmol/L，血浆渗透浓度＞350mOsm/L，可予低渗氯化钠注射液。待血浆渗透浓度＜330mOsm/L，改用0.9%氯化钠注射液 2. 等渗性脱水：原则上给予等渗溶液，但应注意防止高氯血症出现 3. 低渗性脱水：血钠低于120mmol/L或出现中枢神经系统症状时，给予3%~5%氯化钠注射液缓慢滴注，在6小时内将血钠浓度提高至120mmol/L以上。待血钠回升至120~125mmol/L，可改用等渗溶液或等渗溶液中酌情加入高渗葡萄糖注射液或10%氯化钠注射液 4. 低氯性碱中毒：给予0.9%氯化钠注射液或复方氯化钠注射液（林格液）500~1000ml，以后根据碱中毒情况决定用量
注意事项	1. 根据临床需要，检查血清中的钠、钾、氯离子浓度；血液中酸碱浓度平衡指标，肾功能及血压和心肺功能 2. 浓氯化钠不可直接静脉注射或滴注，应加入液体稀释后应用 3. 下列情况慎用，如水肿性疾病、肾病综合征、肝硬化、腹水、充血性心力衰竭、急性左心衰竭、脑水肿及特发性水肿等，急性肾衰竭少尿期，慢性肾衰竭尿量减少而对利尿药反应不佳者；高血压；低钾血症
禁忌	妊娠高血压者禁用
不良反应	输液容量过多和滴速过快可致水钠潴留，引起水肿、血压升高、心率加快、胸闷、呼吸困难、急性左心衰竭。不适当给予高渗氯化钠可致高钠血症。过多、过快输注低渗氯化钠，可致溶血及脑水肿

续　表

特殊人群用药	儿童：补液量和速度应严格控制 老年人：补液量和速度应严格控制
药典	USP、Eur. P.、Chin. P.
国家处方集	CNF
其他推荐依据	
■ 药品名称	**复方氯化钠注射液　Compound Sodium Chloride Injection**
适应证	各种原因所致的脱水，包括低渗性、等渗性和高渗性脱水；高渗性非酮症糖尿病昏迷；低氯性代谢性碱中毒
制剂与规格	复方氯化钠注射液（100ml 含氯化钠 0.85g，氯化钾 0.03g，氯化钙 0.003g）[保(甲)]：①250ml[基]；②500ml[基]；③1000ml
用法与用量	静脉滴注，剂量视病情需要及体重而定。常用剂量，一次 500~1000ml。低氯性碱中毒，根据碱中毒量情况决定用量
注意事项	参见"氯化钠"
禁忌	参见"氯化钠"
不良反应	参见"氯化钠"
特殊人群用药	参见"氯化钠"
药典	USP、Eur. P.、Chin. P.
国家处方集	CNF
其他推荐依据	
■ 药品名称	**乳酸钠林格注射液　Sodium Lactate Ringer's Injection**
适应证	调节体液、电解质及酸碱平衡药。用于代谢性酸中毒或有代谢性酸中毒的脱水病例
制剂与规格	乳酸钠林格注射液[基,保(甲)]：500ml（含氯化钠 1.5g、氯化钾 0.75g、氯化钙 0.05g、乳酸钠 1.55g）
用法与用量	静脉滴注：成人一次 500~1000ml，按年龄体重及症状不同可适当增减。给药速度：成人每小时300~500ml
注意事项	1. 酗酒、水杨酸中毒、Ⅰ型糖原沉积病时有发生乳酸性酸中毒倾向，不宜再用乳酸钠纠正酸碱平衡 2. 糖尿病患者服用双胍类药物（尤其是苯乙双胍），阻碍肝脏对乳酸的利用，易引起乳酸中毒
禁忌	参见"氯化钠"
不良反应	参见"氯化钠"
特殊人群用药	参见"氯化钠"
药典	USP、Eur. P.、Chin. P.

续　表

国家处方集	CNF
其他推荐依据	
■ 药品名称	氯化钾　Potassium Chloride
适应证	用于防治低钾血症，治疗洋地黄中毒引起的频发性、多源性早搏或快速心律失常
制剂与规格	氯化钾注射液[保(甲)]：①10ml：1g；②10ml：1.5g[基]
用法与用量	静脉滴注： 1. 成人，将10%氯化钾注射液10~15ml加入5%葡萄糖注射液500ml中滴注。一般补钾浓度不超过3.4g/L（45mmol/L），速度不超过0.75g/h（10mmol/h），一日补钾量为3~4.5g（40~60mmol）；在体内缺钾引起严重快速室性异位心律失常时，钾盐浓度可升高至0.5%~1%，滴速可达1.5g/h（20mmol/h），补钾总量可达一日10g或以上；如病情危急，补钾浓度和速度可超过上述规定。但需严密动态观察血钾及心电图等，防止高钾血症发生 2. 儿童，一日剂量按体重0.22g/kg（3.0mmol/kg）或按体表面积3.0g/m² 计算
注意事项	1. 本品严禁直接静脉注射 2. 用药期间需做以下随访检查：血钾、血镁、血钠、血钙、酸碱平衡指标、心电图、肾功能和尿量
禁忌	高钾血症者，急、慢性肾功能不全者禁用
不良反应	1. 本品可刺激静脉内膜引起疼痛 2. 滴注速度较快、应用过量或原有肾功能损害时，应注意发生高钾血症 3. 口服偶见胃肠道刺激症状，如恶心、呕吐、咽部不适、胸痛（食管刺激）、腹痛、腹泻，甚至消化性溃疡及出血。在空腹、剂量较大及原有胃肠道疾病者更易发生
特殊人群用药	肝、肾功能不全者：慢性肾功能不全者慎用 老年人：老年人肾脏清除K⁺功能下降，应用钾盐时较易发生高钾血症 妊娠与哺乳期妇女：妊娠期妇女用药资料尚不明确
药典	USP、Eur. P.、Chin. P.
国家处方集	CNF
其他推荐依据	
■ 药品名称	门冬氨酸钾镁　Potassium Aspartate and Magnesium Aspartatse
适应证	用于低钾血症，低钾及洋地黄中毒引起的心律失常，心肌炎后遗症，慢性心功能不全，急、慢性肝炎的辅助治疗
制剂与规格	1. 门冬氨酸钾镁片（钾/镁）[保(乙)]：36mg/11.8mg 2. 门冬氨酸钾镁口服液（钾/镁）：①10ml：103mg/34mg；②5ml：103mg/34mg 3. 门冬氨酸钾镁注射液（钾/镁）[保(乙)]：①10ml：114mg/42mg；②20ml：228mg/82mg 注：1. 口服常释剂型[保（乙）]限低钾血症引起的心律失常或洋地黄中毒引起的心律失常 　　2. 注射剂[保（乙）]限洋地黄中毒引起的心律失常患者
用法与用量	口服，一次1~2片或一次1支口服液，一日3次。静脉滴注，一次10~20ml，一日1次加入5%葡萄糖注射液250ml或500ml中缓慢滴注，或遵医嘱
注意事项	不宜与保钾利尿药合用

续　表

禁忌	高血钾、高血镁、严重肾功能损害及三度房室传导阻滞患者禁用，心源性休克（血压低于90mmHg）禁用
不良反应	滴注速度太快可引起高钾血症和高镁血症，还可出现恶心、呕吐、面部潮红、胸闷、血压下降，偶见血管刺激性疼痛，极少数可出现心率减慢，减慢滴速或停药后即可恢复。大剂量应用可能引起腹泻
特殊人群用药	儿童：无可靠数据表明本品对儿童有任何毒害作用 老年人：肾脏清除能力下降，应慎用 妊娠与哺乳期妇女：妊娠与哺乳期妇女慎用
药典	
国家处方集	CNF
其他推荐依据	
■ 药品名称	碳酸氢钠　Sodium Bicarbonate
适应证	用于代谢性酸中毒，碱化尿液以预防尿酸性肾结石，减少磺胺药的肾毒性及急性溶血时防止血红蛋白沉积在肾小管，治疗胃酸过多引起的症状；静脉滴注对巴比妥类、水杨酸类药物及甲醇等药物中毒有非特异性的治疗作用
制剂与规格	碳酸氢钠注射液[保(甲)]：①10ml：0.5g[基]；②100ml：5g；③250ml：12.5g[基]
用法与用量	1. 口服：代谢性酸中毒：成人一次0.5~2g，一日3次 2. 静脉滴注：代谢性酸中毒：①成人所需剂量按下式计算，补碱量（mmol）=（-2.3-实际测得的BE值）×0.25×体重（kg），或补碱量（mmol）=正常的CO_2CP-实际测得的CO_2CP（mmol）×0.25×体重（kg）。一般先给计算剂量的1/3~1/2，4~8小时滴注完毕。心肺复苏抢救时，因存在致命的酸中毒，应快速静脉输注，首次1mmol/kg，以后根据血气分析结果调整用量（每1g碳酸氢钠相当于12mmol碳酸氢根）；②儿童、心肺复苏抢救时，首次静脉输注按体重1mmol/kg，以后根据血气分析结果调整剂量
注意事项	1. 下列情况慎用：少尿或无尿；钠潴留并有水肿时；原发性高血压 2. 下列情况不做静脉内用药：碱中毒；各种原因导致的大量胃液 3. 长期或大量应用可致代谢性碱中毒，并且钠负荷过高引起水肿等
禁忌	禁用于吞食强酸中毒时的洗胃
不良反应	大量注射、存在肾功能不全或长期应用时可出现心律失常、肌肉痉挛、疼痛、异常疲倦虚弱、呼吸减慢、口内异味、尿频、尿急、持续性头痛、食欲减退、恶心、呕吐等
特殊人群用药	妊娠与哺乳期妇女：妊娠期妇女应慎用；本品可经乳汁分泌，但对婴儿的影响尚无有关资料
药典	Eur. P.、USP
国家处方集	CNF
其他推荐依据	
■ 药品名称	果糖注射液　Fructose Injection
适应证	注射剂的稀释剂，用于烧创伤、术后及感染等胰岛素抵抗状态下或不适宜使用葡萄糖时需补充水分或能源的患者的补液治疗
制剂与规格	果糖注射液[保(乙)]：①250ml：12.5g；②250ml：25g；③500ml：25g；④500ml：50g

续　表

用法与用量	缓慢静脉滴注：一日 5%~10% 果糖注射液 500~1000ml。剂量根据患者的年龄、体重和临床症状调整 注：[保（乙）] 限因胰岛素抵抗无法使用葡萄糖的抢救患者，果糖兑量每 g 不超过 50g
注意事项	1. 警告：使用时应警惕本品过量使用有可能引起危及生命的乳酸性酸中毒，未诊断的遗传性果糖不耐受症患者使用本品时可能有致命危险 2. 有酸中毒倾向患者慎用 3. 本品过量使用可引起严重的酸中毒，故不推荐肠外营养中替代葡萄糖 4. 使用过程中应检测临床和实验室指标以评价体液平衡、电解质浓度和酸碱平衡 5. 慎用于预防水过多和电解质素乱 6. 过量输注无钾果糖可引起低钾血症，本品不用于纠正高钾血症 7. 本品能加剧甲醇氧化成甲醛，故本品不得用于甲醇中毒治疗 8. 本品注射速度宜缓慢，以下不超过每小时 0.5g/kg 为宜
禁忌	遗传性果糖不耐受症、痛风和高尿酸血症患者禁用
不良反应	1. 循环和呼吸系统：过量输入可引起水肿，包括周围水肿和肺水肿 2. 内分泌和代谢：滴速过快（每小时注 1g/kg）可引起乳酸性酸中毒、高尿酸血症以及脂代谢异常 3. 电解质素乱：稀释性低钾血症 4. 胃肠道反应：偶有上腹部不适、疼痛或痉挛性疼痛 5. 偶有发热、荨麻疹 6. 局部不良反应包括注射部位感染、血栓性静脉炎等
特殊人群用药	肝功能、肾功能不全患者：肾功能不全者慎用
药典	USP、BP、Eur. P.、Jpn. P.
国家处方集	CNF
其他推荐依据	

第九章

其他治疗药物

■ 药品名称	秋水仙碱　Colchicine
适应证	急性期痛风性关节炎、短期预防痛风性关节炎急性发作
制剂与规格	秋水仙碱片：①0.5mg；②1mg
用法与用量	口服： 1. 急性期，初始剂量1mg，之后一次0.5mg，一日3次，最多每4小时1次，直至疼痛缓解，或出现呕吐或腹泻，24小时内最大剂量6mg；3日内不得重复此疗程。另一方案为一次1mg，一日3次，1周后剂量减半，疗程2~3周 2. 预防痛风，一次0.5mg，一日2次
注意事项	1. 用药期间应定期检查血象及肝、肾功能 2. 女性患者在服药期间及停药以后数周内不得妊娠
禁忌	孕妇及哺乳期妇女、对本品过敏者、对骨髓增生低下及肝肾功能中重度不全者禁用
不良反应	1. 常见恶心、呕吐、腹痛、腹泻，药物过量也可以引起严重腹泻、胃肠道出血、皮疹和肝肾损害 2. 少见周围神经炎、肌病、脱发、精子生成受抑制、休克、血尿、抽搐及意识障碍，死亡率高，多见于静脉用药及老年人 3. 长期应用有导致骨髓抑制的可能
特殊人群用药	肝功能、肾功能不全患者：肝、肾功能中重度不全者禁用；肝、肾功能有潜在损害者应减少剂量或慎用 老年人：应减少剂量或慎用 妊娠与哺乳期妇女：禁用
药典	USP、BP、Chin. P.
国家处方集	CNF
其他推荐依据	
■ 药品名称	人血白蛋白　Human Serum Albumin
适应证	失血、创伤及烧伤等引起的休克，脑水肿及大脑损伤所致的颅压升高，防治低蛋白血症以及肝硬化或肾病引起的水肿和腹水，心肺分流术、烧伤的辅助治疗
制剂与规格	1. 人血白蛋白注射液：①20%，25ml；②20%，50ml；③25%，50ml 2. 冻干人血白蛋白：①5g；②10g
用法与用量	1. 用法：静脉滴注或静脉注射，用5%葡萄糖液或氯化钠注射液适当稀释做静脉滴注（宜使用有滤网的输液器）。滴注速度以每分钟不超过2ml（约60滴）为宜，但在开始的15分钟内速度要缓慢，以后逐渐增加至上述速度

续 表

	2. 用量：肝硬化等慢性白蛋白缺乏症时，可每日注射本品 5~10g，直至水肿消失、血清白蛋白含量恢复正常
注意事项	1. 输注过程中如发现患者有不适反应，应立即停止输用 2. 有明显脱水者应同时补液
禁忌	1. 对白蛋白有严重过敏者 2. 高血压患者、急性心脏病者、正常血容量及高血容量的心力衰竭患者 3. 严重贫血患者 4. 肾功能不全者
不良反应	使用本品一般不会产生不良反应，偶可出现寒战、发热、颜面潮红、皮疹、恶心、呕吐等症状，快速输注可引起血管超负荷导致肺水肿，偶有变态反应
特殊人群用药	肝功能、肾功能不全患者：肾功能不全患者禁用 妊娠与哺乳期妇女：慎用
药典	
国家处方集	CNF
其他推荐依据	
■ 药品名称	**多烯磷脂酰胆碱胶囊** Polyene Phosphatidylcholine Capsules
适应证	辅助改善中毒性肝损伤（如药物、毒物、化学物质和酒精引起的肝损伤等）以及脂肪肝和肝炎患者的食欲缺乏、右上腹压迫感
制剂与规格	多烯磷脂酰胆碱胶囊[保(乙)]：228mg
用法与用量	除非医师处方特别指出，应按以下剂量方案服用多烯磷脂酰胆碱胶囊。请遵照该说明书，否则不能获得多烯磷脂酰胆碱胶囊的全部疗效
	12 岁以上的儿童、青少年和成年人开始时每日 3 次，每次 2 粒（456mg）。每日服用量最大不能超过 6 粒（1368mg）。一段时间后，剂量可减至每日 3 次，每次 1 粒（228mg）维持剂量 需随餐服用，用足够量的液体整粒吞服，不能咀嚼 如必须长期服用多烯磷脂酰胆碱胶囊，请遵照医师的指导
注意事项	1. 本品为辅助治疗药，第一次使用本品前应咨询医师。治疗期间应定期到医院检查 2. 由于含有大豆油成分，本品可能会导致严重的过敏反应 3. 使用本品时，必须同时避免有害物质（如酒精等）的摄入，以预防出现更严重的损害 4. 对于慢性肝炎患者，使用本品治疗后如不能明显改善主观临床症状，应停药并就医 5. 如相关症状加重或出现新症状，可能是疾病恶化的征兆，应立即就医 6. 应严格按推荐剂量服用，不得超量，否则可能加重本品的不良反应。如服用过量或出现严重不良反应，应立即就医 7. 对本品过敏者禁用，过敏体质者慎用 8. 如正在使用其他药品，使用本品前请咨询医师或药师
禁忌	已知对大豆制剂、磷脂酰胆碱过敏和/或对本品中任何成分过敏的患者禁用
不良反应	1. 在大剂量服用时偶尔会出现胃肠道紊乱，例如胃部不适的主诉、软便和腹泻 2. 在极罕见的情况下，可能会出现过敏反应，如皮疹、荨麻疹、瘙痒等（发生率未知） 3. 如果在服药过程中出现了任何本说明书中没有提到的不良反应，请咨询医师或药师

续 表

特殊人群用药	儿童：不得将本品用于 12 岁以下儿童 妊娠与哺乳期妇女：不推荐在妊娠或哺乳期间应用本品
药典	
国家处方集	
推荐依据	中华医学会感染病学分会，肝脏炎症及其防治专家共识专家委员会. 肝脏炎症及其防治专家共识［J］. 中华肝脏病杂志，2014，22（2）：94-96.
■ 药品名称	注射用白眉蛇毒血凝酶 Hemocoagulase For Injection
适应证	本品可用于需减少流血或止血的各种医疗情况，如外科、内科、妇产科、眼科、耳鼻喉科、口腔科等临床科室的出血及出血性疾病；也可用来预防出血，如手术前用药，可避免或减少手术部位及手术后出血
制剂与规格	注射用白眉蛇毒血凝酶[保(乙)]：①0.5U（kU）；②1U（kU）；③2U（kU） 注：［保（乙）］限出血性疾病的治疗的二线用药；预防使用不予支付
用法用量	静脉推注、肌内注射或皮下注射，也可局部用药 一般出血：成人 1~2U；儿童 0.3~0.5U 紧急出血：立即静脉推注 0.25~0.5U，同时肌内注射 1U 各类外科手术：术前一天晚肌内注射 1U，术前 1 小时肌内注射 1U，术前 15 分钟静脉推注 1U；术后 3 天，每天肌内注射 1U 异常出血：剂量加倍，间隔 6 小时肌内注射 1U，至出血完全停止
注意事项	1. 动脉、大静脉受损的出血，必须及时外科手术处理 2. 弥散性血管内凝血（DIC）及血液病所致的出血不是白眉蛇毒血凝酶的适应证 3. 血中缺乏血小板或某些凝血因子（如凝血酶原）时，白眉蛇毒血凝酶没有代偿作用，宜在补充血小板、缺乏的凝血因子或输注新鲜血液的基础上应用白眉蛇毒血凝酶 4. 在原发性纤溶系统亢进（如内分泌腺、癌症手术等）的情况下，白眉蛇毒血凝酶宜与抗血纤溶酶的药物联合应用 5. 使用期间还应注意观察患者的出、凝血时间
禁忌	1. 虽无关于血栓的报道，为安全计，有血栓病史者禁用 2. 对本品或同类药品过敏者禁用
不良反应	不良反应发生率较低，偶见过敏样反应。如出现此类情况，可按一般抗过敏处理方法，给予抗组胺药和/或糖皮质激素及对症治疗
特殊用药人群	肝功能、肾功能不全患者：尚不明确 儿童：用量酌减 老年人：无禁忌 妊娠与哺乳期妇女：除非紧急情况，孕期妇女不宜使用
药典	
国家处方集	CNF
推荐依据	《中国国家处方集》编委会. 中国国家处方集：化学药品与生物制品卷［M］. 北京：人民军医出版社，2010：321-322.

续　表

■ 药品名称	卡络磺钠氯化钠注射液　Carbazochrome Sodium Sulfonate and Sodium Chloride Injection
适应证	用于泌尿系统、上消化道系统、呼吸道系统和妇产科出血疾病。对泌尿系统疗效较显著，亦可用于手术出血的预防及治疗等
制剂与规格	卡络磺钠氯化钠注射液[保(乙)]：100ml：卡络磺钠80mg 与氯化钠0.9g 注：[保（乙）] 限无法口服卡络磺钠的患者
用法与用量	静脉滴注，每次80mg
注意事项	尚不明确
禁忌	对本品过敏者禁用
不良反应	个别患者出现恶心、眩晕及注射部红、痛，未见严重不良反应
特殊人群用药	尚不明确
药典	Chin. P.、Jpn. P.
国家处方集	
推荐依据	陈新谦，金有豫，汤光. 新编药物学：17 版 [M]. 北京：人民卫生出版社，2011：529.
■ 药品名称	胃乐宁片　Weilening Pian
药物组成	猴头菌丝体
功能与主治	养阴和胃。用于胃脘疼痛，痞满，腹胀及胃、十二指肠溃疡，慢性萎缩性胃炎等症
临床应用	1. 胃脘痛：胃阴虚，胃失润，络气滞所致的胃脘闷痛，隐痛，饥痛，灼痛，喜少按，饥不欲食，或嘈杂口干，大便干结，舌红少苔，脉细数；急、慢性胃炎，胃及十二指肠溃疡见上述证候者 2. 痞满：胃阴亏虚，胃失濡养和降所致的胃脘胀闷不舒，或喜嗳气，饥不欲食，口干，大便干结，舌红少苔，脉细数；功能性消化不良、慢性萎缩性胃炎见上述证候者 3. 腹胀：胃痛及脾阴虚，气失和所致的腹部胀闷，口干，饥不欲食，或大便溏软，舌红苔少，脉细数；胃及十二指肠溃疡、慢性萎缩性胃炎见上述证候者 4. 胃、十二指肠溃疡：本品用于修复和保护胃黏膜，有报道本品用于溃疡病治疗能促进溃疡面更好地愈合、提高愈合质量，以及有预防药物、酒精对胃黏膜刺激、损伤的作用。本品特别适合长期服用，可以用于养胃 5. 其他：本品还有治疗结肠炎、大便隐血的报道
制剂与规格	胃乐宁片：①0.13g；②0.54g
用法与用量	口服。0.54 克/片，一次 1 片，一日 3 次；0.13 克/片，一次 4 片，一日 3 次；或遵医嘱
注意事项	脾胃虚寒所致的胃痛、痞满及腹胀慎用
禁忌	尚不明确
不良反应	尚不明确
特殊人群用药	尚不明确
药典	

续　表

其他推荐依据	
■ **药品名称**	**间苯三酚注射液**　Phloroglucinol Injection
适应证	消化系统和胆道功能障碍引起的急性痉挛性疼痛；急性痉挛性尿道、膀胱、肾绞痛；妇科痉挛性疼痛
制剂与规格	间苯三酚注射液[保(乙)]：4ml：40mg（以间苯三酚计）
用法与用量	肌内或静脉注射：每次 1~2 支（40~80mg），每日 1~3 支（40~120mg） 静脉滴注：每日剂量可达 5 支（200mg），稀释于 5% 或 10% 的葡萄糖注射液中静脉滴注
注意事项	1. 该注射液不能与安乃近在同一注射针筒混合使用（可引起血栓性静脉炎） 2. 本品长期低温（10℃以下）存放可能析出结晶，使用前可微温（40~50℃）溶解，待结晶溶解后冷至 37℃ 仍可使用 3. 避免与吗啡及其衍生物合用，因其有致痉挛作用
禁忌	禁用于对本品过敏者
不良反应	极少有过敏反应，如皮疹、荨麻疹等
特殊人群用药	肝功能、肾功能不全患者：尚不明确 儿童：尚无本品在儿童中应用的安全性和有效性研究资料 老年人：尚无本品在老年中应用的安全性和有效性研究资料 妊娠与哺乳期妇女：动物试验未发现间苯三酚有致畸作用。但妊娠期间使用本品仍应权衡利弊。哺乳期间应避免使用本品
药典	
国家处方集	
其他推荐依据	
■ **药品名称**	**复方阿嗪米特肠溶片**　Compound Azintamide Enteric-coated Tablets
适应证	用于因胆汁分泌不足或消化酶缺乏而引起的症状
制剂与规格	复方阿嗪米特肠溶片[保(乙)]：每片中含阿嗪米特 75mg、胰酶 100mg、纤维素酶$_{4000}$ 10mg
用法与用量	成人：一日 3 次，餐后服用，每次 1~2 片
注意事项	目前尚不明确
禁忌	肝功能障碍患者、因胆石症引起胆绞痛的患者、胆管阻塞患者、急性肝炎患者等禁用本品
不良反应	尚未见严重的不良反应
特殊人群用药	肝功能、肾功能不全患者：尚不明确 儿童：未进行该项实验且无可靠参考文献 老年人：未进行该项实验且无可靠参考文献 妊娠与哺乳期妇女：未进行该项实验且无可靠参考文献
药典	
国家处方集	CNF

续　表

推荐依据	中华医学会消化病学分会. 中国慢性胃炎共识意见［J］. 中华消化杂志，2017，37（11）：721-738.
■ 药品名称	**胃铋镁颗粒　Compound Bismuth and Magnesium Granules**
适应证	急慢性胃炎；胃及十二指肠溃疡；反流性食管炎；神经性消化不良；与胃酸有关的胃部不适症状，如胃痛、胃灼烧、酸性嗳气、饱胀等；也可用于其他原因引起的胃痛、胃胀、胃痉挛；预防非甾体药物引起的胃黏膜损伤
制剂与规格	胃铋镁颗粒：每袋中含铝酸铋 200mg、含重质碳酸镁 400mg、含碳酸氢钠 250mg、含甘草浸膏粉 250mg、含弗郎郎鼠李皮相当于生药量 15mg、含茴香粉相当于生药量 15mg、含芦荟相当于生药量 30mg、含石菖蒲相当于生药量 12.5mg
用法与用量	饭后用温开水冲服，一次 1 袋，重症 2 袋，一日 3 次。连续 1~3 个月为 1 个疗程，以后可减量维持，以防止复发
注意事项	1. 用药不可间断，服药后 10 天左右自觉症状可见减轻或消失，但这只说明病情的好转，并不表示已经痊愈，仍应按上述用法与用量继续用药，直到完成 1 个疗程。病愈后，为避免复发，可将剂量减轻至一日 1~2 袋，在主餐后服用 2. 服用本品时，一般不需禁忌任何食品，但如有严重胃病者应禁忌饮酒、少食煎炸油腻食品
禁忌	未进行该项实验且无可靠参考文献
不良反应	较少，偶见便秘、稀便、口干、失眠、恶心、腹泻，停药后可自行消失。服药期间，粪便呈黑色属正常现象；若排稀便，可减量服用
特殊人群用药	未进行该项实验且无可靠参考文献
药典	
国家处方集	
其他推荐依据	
■ 药品名称	**复方氨基酸（8）维生素（11）胶囊　Compound Aminoacids（8）Vitamins（11）Cap-susules**
适应证	用于各种疾病所致的低蛋白血症的辅助治疗。如慢性肝病、肝硬化或肾病所致的低蛋白血症；外科手术后或恶性肿瘤所致的负氮平衡和低蛋白血症；补充膳食中的维生素摄入不足
制剂与规格	复方氨基酸（8）维生素（11）胶囊：复方制剂，组分为 8 种人体必需氨基酸和 11 种维生素
用法与用量	口服。每次 1~2 粒，每日 2~3 次，或遵医嘱。小儿每日 1~3 粒，或遵医嘱；可取胶囊内容物用温开水送服
注意事项	尚不明确
禁忌	对本品过敏者禁用
不良反应	尚不明确
特殊人群用药	肝功能、肾功能不全患者：尚不明确 孕妇及哺乳期妇女：遵医嘱使用 儿童：儿童用药请按说明书（用法用量）项下要求使用 老年人：用药尚不明确

续 表

药典	
国家处方集	CNF
推荐依据	
■ 药品名称	斑蝥酸钠维生素 B_6 注射液 Disodium Canthardinate and Vitamin B_6 Injection
适应证	适用于原发性肝癌、肺癌及白细胞低下症，亦可用于肝炎、肝硬化及乙型肝炎携带者
制剂与规格	斑蝥酸钠维生素 B_6 注射液[保(乙)]：①5ml：0.05mg；②10ml：0.1mg 注：[保（乙）]限晚期原发性肝癌、晚期肺癌
用法用量	静脉滴注，一日 1 次。每次 10~50ml，以 0.9%氯化钠或 5%~10%葡萄糖注射液适量稀释后滴注
注意事项	肾功能不全者慎用，泌尿系统出现刺激症状应暂停用药
禁忌	尚不明确
不良反应	偶见患者局部静脉炎
特殊人群用药	肾功能不全患者：慎用 儿童：尚不明确 老年人：尚不明确 妊娠与哺乳期妇女：慎用
药典	
国家处方集	
其他推荐依据	
■ 药品名称	复方消化酶胶囊 Compound Digestive Enzyme Capsules
适应证	用于食欲缺乏、消化不良，包括腹部不适、嗳气、早饱、餐后腹胀、恶心、排气过多、脂肪便，也可用于胆囊炎和胆结石以及胆囊切除患者的消化不良
制剂与规格	复方消化酶胶囊
用法与用量	口服：每次 1~2 粒，一日 3 次，饭后服
注意事项	1. 儿童用量请咨询医师或药师 2. 服用时可将胶囊打开，但不可嚼碎药片 3. 对本品过敏者禁用，过敏体质者慎用 4. 本品性状发生改变时禁止使用 5. 请将本品放在儿童不能接触的地方 6. 儿童必须在成人监护下使用 7. 如正在使用其他药品，使用本品前请咨询医师或药师
禁忌	急性肝炎患者及胆道完全闭锁患者禁用
不良反应	1. 有呕吐、泄泻、软便 2. 可能发生口内不快感
特殊人群用药	儿童：儿童用量请咨询医师或药师

续　表

药典	
国家处方集	CNF
其他推荐依据	陈旻湖.中国功能性消化不良专家共识意见（2015 年，上海）简介［J］.中华消化杂志，2016，36（4）：217-229.
■ 药品名称	**甘草酸单铵半胱氨酸氯化钠注射液**　Monoammonium Glycyrrhizinate and Cysteine and Sodium Chloride Injection
适应证	本品具有抗肝中毒，降低谷丙转氨酶、恢复肝细胞功能的作用，主要用于慢性迁延性肝炎、慢性活动性肝炎、急性肝炎、肝中毒、初期肝硬化。亦可用于过敏性疾病
制剂与规格	甘草酸单铵半胱氨酸氯化钠注射液：100ml
用法与用量	静脉滴注，缓慢滴注，一次 100~250ml，一日 1 次
注意事项	1. 治疗过程中应定期检测血压、血清钾、钠浓度，如出现高血压、水钠潴留、低血钾等情况应停药或适当减量 2. 发现溶液混浊、颜色异常或有沉淀异物、瓶身细微裂痕、瓶口松动或漏气者，不得使用
禁忌	1. 严重低血钾症、高钠血症患者禁用 2. 高血压、心力衰竭患者禁用 3. 肾衰竭患者禁用 4. 对本品过敏者禁用
不良反应	个别患者可见食欲缺乏、恶心、呕吐、腹胀、皮肤瘙痒、荨麻疹、口干、水肿以及头痛、头晕、心悸及血压增高，以上症状一般较轻，不影响治疗
特殊人群用药	肝功能、肾功能不全患者：目前尚无有关肝功能、肾功能不全患者使用本品的临床资料，尚不足以对肝功能、肾功能不全患者应用的安全性进行评价 儿童：临床应用中，儿童患者使用推荐剂量的本品，其疗效及安全性与普通人群比较未发现显著差异 老年人：临床应用中，老年患者使用推荐剂量的本品，其疗效及安全性与普通人群比较未发现显著差异
	妊娠与哺乳期妇女：目前尚无有关妊娠妇女使用本品的临床资料，尚不足以对妇女妊娠期间应用的安全性进行评价。接受本品治疗的妇女不应授乳
药典	BP
国家处方集	
其他推荐依据	希恩.C. 斯威曼.马丁代尔药物大典：35 版［M］.北京：化学工业出版社，2009：1805.

第十章
中成药治疗用药

■ 药品名称	舒肝健胃丸　Shugan Jianwei Wan
药物组成	香附（醋制）、柴胡（醋制）、枳壳、厚朴（姜制）、槟榔、陈皮、青皮（醋炒）、牵牛子（炒）、豆蔻、鸡内金（炒）、檀香、香橼、白芍（麸炒）、延胡索（醋炒）、五灵脂（醋制）
功能与主治	疏肝开郁，导滞和中。用于肝胃不和所致的胃脘胀痛、胸胁满闷、呕吐吞酸、腹胀便秘
临床应用	1. 胃痛：肝犯脾胃，脾胃失和，气机不利所致胃脘胀满疼痛，窜及两胁，嗳气呕恶，食欲缺乏，大便不畅，苔腻，脉沉弦者；慢性胃炎、胆囊炎见上述证候者 2. 痞满：肝胃不和所致胃脘、胸胁满闷，情志不畅则加重，喜叹息，舌苔薄白，脉弦；消化不良见上述证候者 3. 吞酸：肝胃不和所致嘈杂，脘中胀痛，嗳气呃逆，脉弦；反流性食管炎、消化性溃疡见上述证候者
制剂与规格	水丸^[保（乙）]：每袋 6g
用法与用量	口服。每次 3~6g，一日 3 次
注意事项	肝胃火郁所致胃痛、痞满者慎用 忌气恼，以免郁怒伤肝，加重病情
禁忌	孕妇禁用
不良反应	尚不明确
特殊人群用药	妊娠与哺乳期妇女：孕妇禁用
药典	
其他推荐依据	国家药典委员会. 中华人民共和国药典临床用药须知（2010 年版）[M]. 北京：中国医药科技出版社，2011.
■ 药品名称	健胃消食片　Jianwei Xiaoshi Pian
药物组成	太子参、山药、陈皮、山楂、炒麦芽
功能与主治	健胃消食。用于脾胃虚弱所致的食积，症见不思饮食、嗳腐酸臭、脘腹胀满；消化不良见上述证候者
临床应用	1. 食积：脾胃虚弱，饮食停滞所致食欲缺乏，食入难化，恶心呕吐，脘部痞闷，嗳腐吞酸，大便不畅，舌淡苔白腻，脉弦；功能性消化不良见上述证候者 2. 疳积：脾胃虚弱、纳运失常所致发育迟缓，面黄肌瘦，毛发稀黄，食纳不佳，腹胀，便稀，舌苔白厚；营养不良、慢性消化不良见上述证候者
制剂与规格	片剂^[保（乙）]：①0.8g；②0.5g 注：[保（乙）]限儿童

续　表

用法与用量	口服，可以咀嚼。规格①：成人一次3片，一日3次，小儿酌减。规格②：成人一次4~6片；儿童2~4岁一次2片，5~8岁一次3片，9~14岁一次4片；一日3次
注意事项	1. 建立良好饮食习惯，防止暴饮暴食及偏食 2. 小儿疳疾兼有虫积者，当配合驱虫药治疗
禁忌	尚不明确
不良反应	尚不明确
特殊人群用药	尚不明确
药典	Chin. P.
其他推荐依据	国家药典委员会. 中华人民共和国药典临床用药须知（2010年版）［M］. 北京：中国医药科技出版社，2011.
■ 药品名称	逍遥丸（颗粒）　Xiaoyao Wan（Keli）
药物组成	柴胡、当归、白芍、炒白术、茯苓、炙甘草、薄荷
功能与主治	疏肝健脾，养血调经。用于肝郁脾虚所致的郁闷不舒、胸胁胀痛、头晕目眩、食欲减退、月经不调
临床应用	1. 胁痛：肝郁不疏，肝克脾土而致两胁胀痛，口苦咽干，胃脘胀闷，食后加重，苔白腻，脉弦滑 2. 胃脘痛：肝郁气滞，肝胃不和而致胃脘胀痛连及两胁，嗳气频繁，食后痞满加重，舌苔薄白或白腻，脉弦细或弦滑；胃下垂、功能性消化不良、胃炎见上述证候者 3. 郁证：情志不遂，肝气郁结，肝脾不和而致情绪低落，闷闷不乐，喜叹息，胸闷胁痛，腹胀便溏，心烦不寐，舌苔白腻，脉弦细 4. 月经不调：肝气郁结，冲任失调而致月经周期紊乱，经前烦躁易怒，乳房胀痛，经期腹痛，腹胀，便溏，舌黯，脉弦细 5. 眩晕：肝郁气滞，肝失疏泄，气机不畅导致气血失和，脾虚不运，清阳不升所致；症见头晕目眩，每遇情绪波动则加重，伴心烦，不寐，大便溏，舌苔薄白或白腻，脉弦 6. 此外，本品还有用于肝胆病、妇女围绝经期综合征、梅核气、乳腺增生、慢性附件炎及痛经的报道
制剂与规格	1. 丸剂：大蜜丸每丸重9g 2. 颗粒剂[保(甲)]：①每袋装15g；②每袋装4g；③每袋装5g；④每袋装6g
用法与用量	1. 丸剂：口服。①水丸一次6~9g，一日1~2次；②大蜜丸一次1丸，一日2次 2. 颗粒剂：开水冲服。一次1袋，一日2次
注意事项	1. 凡肝肾阴虚所致的胁肋胀痛、咽干口燥、舌红少津者慎用 2. 忌辛辣生冷食物，饮食宜清淡
禁忌	尚不明确
不良反应	临床报道有患者在连续服用逍遥丸后出现头晕、身倦、嗜睡、恶心、呕吐、心悸、大汗淋漓、血压升高等症状，其中1例同时引起药物性肝损害。2例患者在常规服用逍遥丸后引起白带过多
特殊人群用药	尚不明确
药典	Chin. P.

续　表

其他推荐依据	国家药典委员会. 中华人民共和国药典临床用药须知（2010 年版）［M］. 北京：中国医药科技出版社，2011.
■ 药品名称	**左金丸（胶囊）　Zuojin Wan（Jiaonang）**
药物组成	黄连、吴茱萸
功能与主治	泻火，疏肝，和胃，镇痛。用于肝火犯胃，脘胁疼痛，口苦嘈杂，呕吐酸水，不喜热饮
临床应用	1. 胃痛：肝火犯胃所致胃脘疼痛，胁肋胀满，烦躁易怒，吐酸，胃中嘈杂，呕吐酸水，口苦，不喜热饮，舌质红苔黄，脉弦或数；急慢性胃炎、胃及十二指肠溃疡见上述证候者 2. 胁痛：肝火犯胃，肝络失和，肝失疏泄所致胁肋胀痛，烦躁易怒，口苦口干，呕吐吞酸，脘痞，嗳气，舌红苔黄，脉弦数；急、慢性胃炎，胃及十二指肠溃疡，慢性肝炎见上述证候者
制剂与规格	水丸[保(乙)]：每 70 丸重 3.1g 胶囊剂[保(乙)]：每粒装 0.35g
用法与用量	1. 丸剂：口服。一次 3~6g，一日 2 次 2. 胶囊剂：口服。一次 2~4 粒，一日 2 次 3. 饭后服用。15 日为一疗程
注意事项	1. 脾胃虚寒胃痛及肝阴不足胁痛者慎用 2. 保持心情舒畅
禁忌	尚不明确
不良反应	尚不明确
特殊人群用药	尚不明确
药典	Chin. P.
其他推荐依据	国家药典委员会. 中华人民共和国药典临床用药须知（2010 年版）［M］. 北京：中国医药科技出版社，2011.
■ 药品名称	**葛根芩连片　Gegen QinLian Pian**
药物组成	葛根、黄芩、黄连、炙甘草
功能与主治	解肌清热，止泻止痢。用于湿热蕴结所致的泄泻、痢疾；症见身热烦渴、下痢臭秽、腹痛不适
临床应用	1. 痢疾：饮食不洁，湿热邪毒壅滞大肠所致脓血样大便，腹痛里急，肛门重坠，身热，烦渴；急性细菌性痢疾见上述证候者 2. 泄泻：胃肠湿热所致下痢臭秽，次数增加，气味酸腐臭，身热，烦渴，伴腹痛，恶心呕吐，不思饮食，口干渴；溃疡性结肠炎、急慢性肠炎上述证候者
制剂与规格	1. 素片[保(乙)]：每片重：①0.3g；②0.5g 2. 糖衣片（片芯重 0.3g）
用法与用量	口服：一次 3~4 片，一日 3 次
注意事项	1. 脾胃虚寒腹泻，慢性虚寒性痢疾慎用 2. 服药期间忌食辛辣、油腻食物 3. 本药不可过量、久用 4. 严重脱水者，应采取相应的治疗措施

续　表

禁忌	尚不明确
不良反应	尚不明确
特殊人群用药	尚不明确
药典	Chin. P.
其他推荐依据	国家药典委员会. 中华人民共和国药典临床用药须知（2010 年版）［M］. 北京：中国医药科技出版社，2011.
■ 药品名称	**理中丸　Lizhong Wan**
药物组成	炮姜、党参、土白术、炙甘草
功能与主治	温中散寒，健胃。用于脾胃虚寒，呕吐泄泻，胸满腹痛，消化不良
临床应用	1. 胃痛：脾胃虚寒，运化失司所致胃脘冷痛，畏寒肢凉，喜热饮食，舌淡苔白，脉细弦；胃及十二指肠溃疡、慢性胃炎见上述证候者 2. 泄泻：脾胃虚弱，内寒自生，升降失常，清浊相干所致腹痛喜暖，畏寒肢冷，舌淡苔白，脉细滑；慢性腹泻见上述证候者 3. 呕吐：脾胃虚寒，升降失常，胃气上逆所致恶心呕吐，口淡乏味，纳少脘胀，大便溏薄，畏寒肢冷，倦怠乏力，舌淡苔白，脉沉细；胃肠功能紊乱见上述证候者
制剂与规格	1. 大蜜丸^[保(甲)]：每丸重 9g 2. 浓缩丸^[保(甲)]：每 8 丸相当于原药材 3g
用法与用量	口服。大蜜丸一次 1 丸，一日 2 次，小儿酌减；浓缩丸一次 8 丸，一日 3 次
注意事项	湿热中阻所致胃痛、呕吐、泄泻者慎用
禁忌	尚不明确
不良反应	尚不明确
特殊人群用药	尚不明确
药典	Chin. P.
其他推荐依据	国家药典委员会. 中华人民共和国药典临床用药须知（2010 年版）［M］. 北京：中国医药科技出版社，2011.
■ 药品名称	**龙胆泻肝丸（水丸、颗粒、大蜜丸、口服液）　Longdan Xiegan Wan（Shuiwan, Keli, Damiwan, Koufuye）**
药物组成	龙胆、黄芩、栀子（炒）、盐车前子、泽泻、木通、酒当归、地黄、柴胡、炙甘草
功能与主治	清肝胆，利湿热。用于肝胆湿热，头晕目赤，耳鸣耳聋，耳肿疼痛，胁痛口苦，尿赤涩痛，湿热带下
临床应用	1. 眩晕头痛：因肝胆实火上炎而致；症见头痛，眩晕，面红，目赤，烦躁易怒，口苦而干，耳鸣耳聋，舌红苔黄，脉弦数；原发性高血压病、神经性头痛、偏头痛见上述证候者 2. 暴风客热：因外感风热，客入肝经，上攻头目而致；症见目赤肿痛，头痛，口苦，烦躁易怒，小便黄赤，大便秘结，舌红苔黄，脉弦数；急性结膜炎见上述证候者 3. 耳鸣耳聋：因情志所伤，肝郁化火，上扰耳窍而致，症见耳鸣如风雷声，耳聋时轻时重，每于郁怒之后加重，头痛，眩晕，心烦易怒，舌红苔黄，脉弦数；神经性耳聋见上述证候者

	4. 脓耳：因肝胆湿热，蕴结耳窍所致；症见耳内流脓，色黄而稠，耳内疼痛，听力减退，舌红苔黄，脉弦数；化脓性中耳炎见上述证候者 5. 耳疖：多因肝胆湿热，上结耳道，郁结肌肤经络，气滞血瘀而致；症见耳肿疼痛，口苦咽干，小便黄赤，大便秘结，舌红苔黄，脉弦数；外耳道疖肿见上述证候者 6. 胁痛：因肝胆湿热，肝失疏泄，经络不通而致；症见胁痛，口苦，胸闷纳呆，恶心呕吐，目赤或目黄身黄，小便黄赤，舌红苔黄，脉弦滑数；急性黄疸型肝炎、急性胆囊炎、带状疱疹见上述证候者 7. 淋证：因肝胆湿热下注，膀胱气化失司而致；症见小便赤涩热痛，淋沥不畅，少腹急满，口苦而干，舌红苔黄腻，脉弦滑数；急性肾盂肾炎、急性膀胱炎、尿道炎、急性前列腺炎见上述证候者 8. 带下阴痒：因肝胆湿热下注而致，症见带下色黄，稠黏臭秽，外阴瘙痒难忍，阴汗腥臭，口苦口干，舌红苔黄腻，脉弦数；外阴炎、阴道炎、急性盆腔炎见上述证候者
制剂与规格	1. 丸剂[保(甲)]：大蜜丸，每丸重6g；水丸，每袋6g 2. 颗粒剂[保(甲)]：每袋装6g 3. 口服液：每支装10ml
用法与用量	1. 水丸：口服。一次3~6g，一日2次 2. 大蜜丸：口服。一次1~2丸，一日2次 3. 颗粒剂：温开水送服。一次4~8g，一日2次 4. 口服液：口服。一次10ml，一日3次
注意事项	1. 脾胃虚寒者慎用 2. 服药期间忌食辛辣、油腻食物 3. 对于体质壮实者，亦应中病即止，不可久用 4. 高血压剧烈头痛，服药后头痛不见减轻，伴有呕吐、神志不清，或口眼歪斜、瞳仁不等症状的高血压危象者，应立即停药并采取相应急救措施 5. 用本品治疗急性结膜炎时，可配合外滴眼药；治疗化脓性中耳炎时，服药期间宜配合清洗耳道；治疗阴道炎时，亦可使用清洗剂冲洗阴道
禁忌	尚不明确
不良反应	目前尚未检索到关木通改为川木通的龙胆泻肝丸的不良反应报道
特殊人群用药	老年人：体弱年老者慎用 妊娠与哺乳期妇女：孕妇慎用
药典	Chin. P.
其他推荐依据	国家药典委员会. 中华人民共和国药典临床用药须知（2010年版）[M]. 北京：中国医药科技出版社，2011.
■ 药品名称	利胆片　Lidan Pian
药物组成	茵陈、柴胡、白芍、金钱草、黄芩、大黄、芒硝、知母、金银花、大青叶、木香
功能与主治	疏肝止痛，清热利湿。用于肝胆湿热所致的胁痛；症见胁肋及脘腹部疼痛，按之痛剧，大便不通，小便短赤，身热头痛，呕吐不食；胆道疾患见上述证候者
临床应用	1. 胁痛：因肝胆湿热所致；症见胁肋疼痛，脘腹疼痛拒按，大便不爽，小便短赤，身热，头痛，呕吐不食，舌质红，苔黄腻，脉弦滑；急慢性胆囊炎、胆囊或胆管结石见上述证候者

续 表

	2. 黄疸：多因湿热蕴结肝胆，胆汁不循常道，外溢肌肤所致；症见身面俱黄，发热，口苦，小便不利，大便秘结，苔黄腻，脉弦数或濡数；急性胆囊炎、胆管结石见上述证候者
制剂与规格	薄膜衣片[保(乙)]：每片重0.23g
用法与用量	口服。一次6~10片，一日3次
注意事项	1. 肝郁血虚胁痛及阴黄者慎用 2. 脾胃虚寒者慎用；脾虚便溏、体弱年老者不可过量使用或久用 3. 服药期间忌食辛辣、油腻食物，宜戒酒 4. 服药后胁肋疼痛缓解不明显或加重、按之痛剧不减者，应转入外科紧急诊治 5. 本品适用于泥沙样或较小结石，若结石较大或出现梗阻以致药物排石无效时，应采取碎石或手术等治疗措施
禁忌	尚不明确
不良反应	尚不明确
特殊人群用药	孕妇禁用
药典	Chin. P.
其他推荐依据	国家药典委员会. 中华人民共和国药典临床用药须知（2010年版）［M］. 北京：中国医药科技出版社，2011.
■ 药品名称	胃肠安丸　Weichang' an Wan
药物组成	木香、沉香、枳壳（麸炒）、檀香、大黄、厚朴（姜炙）、人工麝香、巴豆霜、大枣（去核）、川芎
功能与主治	芳香化浊，理气止痛，健胃导滞。用于湿浊中阻、食滞不化所致的腹泻、纳差、恶心、呕吐、腹胀、腹痛；消化不良、肠炎、痢疾见上述证候者
临床应用	因湿浊中阻、食滞不化所致的腹泻、纳差、恶心、呕吐、腹胀、腹痛；消化不良、肠炎、痢疾见上述证候者
制剂与规格	丸剂[保(乙)]：每4丸重0.08g
用法与用量	口服。成人一次4丸，一日3次；小儿周岁内一次1丸，一日2~3次，1~3岁一次1~2丸，一日3次；3岁以上酌加
注意事项	运动员慎用；脾胃虚弱者慎用
禁忌	孕妇禁用
不良反应	尚不明确
特殊人群用药	孕妇禁用
药典	Chin. P.
推荐依据	国家药典委员会. 中华人民共和国药典临床用药须知（2010年版）［M］. 北京：中国医药科技出版社，2011.
■ 药品名称	舒眠胶囊　Shumian Jiaonang
药物组成	酸枣仁（炒）、柴胡（酒炒）、白芍（炒）、合欢花、合欢皮、僵蚕（炒）、蝉蜕、灯心草

续　表

功能与主治	疏肝解郁、宁心安神。用于肝郁伤神所致的失眠症。症见：失眠多梦，精神抑郁或急躁易怒，胸胁苦满或胸膈不畅，口苦目眩，舌边尖略红，苔白或微黄，脉弦
临床应用	不寐：因肝气郁结，心神暗伤，神不安宁所致。症见不易入睡，心烦多梦，精神抑郁，急躁易怒，胸胁苦满，目眩口苦。睡眠障碍、抑郁、焦虑见上述证候者
制剂与规格	胶囊剂[保(乙)]：每粒装 0.4g
用法与用量	口服。一次 3 粒，一日 2 次，晚饭后、临睡前各服用 1 次。疗程为 4 周
注意事项	注意避免精神刺激，酗酒，过度疲劳；睡前避免摄食过量，不参加导致过度兴奋的活动等
禁忌	尚不明确
不良反应	少数人服药后出现胃部不适
特殊人群用药	尚不明确
药典	
其他推荐依据	
■ 药品名称	便通片　Biantong Pian
药物组成	麸炒白术、肉苁蓉、当归、桑椹、枳实、芦荟
功能与主治	健脾益肾、润肠通便。用于脾肾不足、肠腑气滞所致的便秘。症见：大便秘结或排便乏力，神疲气短，头晕目眩，腰膝酸软；习惯性便秘、肛周疾病见上述证候者
临床应用	便秘：脾虚气弱证：排便困难，虽有便意，用力努挣则汗出短气，便后乏力；便秘：脾肾不足，运化失司，肠腑气滞所致。症见大便秘结，排便困难，努挣不下，便后乏力，汗出，气短，舌淡或黯，脉沉细或细数无力；慢性便秘见上述证候者
制剂与规格	片剂[保(乙)]：每片重 0.46g
用法与用量	口服。一次 3 片，一日 2 次，或遵医嘱
注意事项	尚不明确
禁忌	孕妇禁服
不良反应	偶见轻度腹痛、腹泻及皮疹
特殊人群用药	妊娠与哺乳期妇女：孕妇禁服
药典	Chin. P.
其他推荐依据	
■ 药品名称	芄龙胶囊　Jiaolong Jiaonang
药物组成	龙胆总苷
功能与主治	清肝泄热。用于功能性消化不良属肝胃郁热证者。症见胃脘饱胀、脘部烧灼、口干口苦
临床应用	胃痛：因肝郁气滞，横逆犯胃，日久化热，而致肝胃郁热者。症见胃脘饱胀、脘部烧灼、口干口苦；功能性消化不良见上述证候者
制剂与规格	胶囊剂：每粒含龙胆苦苷 80mg

续　表

用法与用量	口服。一次 2 粒，一日 3 次。4 周为 1 个疗程
注意事项	1. 忌食辛辣刺激性食物 2. 对本品过敏者禁用，过敏体质者慎用 3. 本品形状发生改变时禁止使用 4. 如正在使用其他药品，使用本品前请咨询医师或药师
禁忌	脾胃虚寒者禁服
不良反应	偶见恶心、呕吐、食欲不振、腹痛及轻度腹泻
特殊人群用药	肝功能、肾功能不全患者：尚不明确 儿童：应在医师指导下服用 老年人：应在医师指导下服用 妊娠与哺乳期妇女：孕妇慎用
药典	Chin. P.
其他推荐依据	
■ 药品名称	**云南白药胶囊　Yunnan Baiyao Jiaonang**
药物组成	国家保密方，本品含草乌（制），其余成分略
功能与主治	化瘀止血，活血止痛，解毒消肿。用于跌打损伤，瘀血肿痛，吐血，咳血，便血，痔血，崩漏下血，手术出血，疮疡肿毒及软组织挫伤，闭合性骨折，支气管扩张及肺结核咳血，溃疡病出血，以及皮肤感染性疾病
临床应用	吐血：因热毒灼伤胃络所致的吐血，血色鲜红，夹有食物残渣，身热，烦躁，牙龈肿痛，便秘，尿赤；胃及十二指肠溃疡出血、食管炎、胃炎出血见上述证候者，还可用于肝硬化食管-胃底静脉曲张破裂出血、十二指肠癌、食管及胃部手术等各种原因引起的上消化道出血 便血：因热毒壅遏肠道，灼伤络脉所致的大便带血，血色鲜红，肛门肿胀；胃及十二指肠溃疡出血、结肠炎出血见上述证候者
制剂与规格	胶囊剂[基,保(甲)]：每粒装 0.25g
用法与用量	刀、枪、跌打诸伤，无论轻重，出血者用温开水送服；瘀血肿痛与未流血者用酒送服；妇科各症，用酒送服；但月经过多、红崩，用温水送服。毒疮初起，服 1 粒，另取药粉，用酒调匀，敷患处；如已化脓，只需内服。其他内出血各症均可内服 口服。一次 1~2 粒，一日 4 次 凡遇较重的跌打损伤可先服保险子 1 粒，轻伤及其他病症不必服
注意事项	1. 服药 1 日内，忌食蚕豆、鱼类及酸冷食物 2. 外用前务必清洁创面 3. 临床上确需使用大剂量给药，一定要在医师的安全监控下应用 4. 用药后若出现过敏反应，应立即停用，视症状轻重给予抗过敏治疗，若外用可先清除药物 5. 运动员慎用 6. 保险子放置在泡罩的中间处 7. 本品所含草乌（制）为炮制后的乌头属类药材，通过独特的炮制、生产工艺，其毒性成分可基本消除，在安全范围内
禁忌	孕妇忌用；过敏体质及有用药过敏史的患者应慎用

不良反应	极少数患者服药后导致过敏性药疹，出现胸闷、心悸、腹痛、恶心呕吐、全身奇痒、躯干及四肢等部位出现荨麻疹
特殊人群用药	肝功能、肾功能不全患者：尚不明确 儿童：2~5 岁按 1/4 剂量服用；6~12 岁按 1/2 剂量服用 老年人：尚不明确 妊娠与哺乳期妇女：详见【禁忌】
药典	Chin. P.
推荐依据	中国医师协会急诊医师分会. 急性上消化道出血急诊诊治流程专家共识［J］. 中国急救医学，2015（10）：865-873.
■ 药品名称	**元胡止痛滴丸　Yuanhu Zhitong Diwan**
药物组成	醋延胡索、白芷
功能与主治	理气，活血，止痛。用于行经腹痛，胃痛，胁痛，头痛
临床应用	胃痛：情志失调，气血瘀滞所致胃脘疼痛，痛处固定不移，疼痛持久，舌质紫黯或有瘀斑，脉弦或涩；胃炎、消化性溃疡、胃食管反流、十二指肠壅积证见上述证候者 也有临床报道用于功能性消化不良
制剂与规格	丸剂[基,保(甲)]：每 10 丸重 0.5g
用法与用量	口服。一次 20~30 丸，一日 3 次
注意事项	1. 忌食生冷食物 2. 本品不宜用于虚证痛经，其表现为经期或经后小腹隐痛喜按，月经质稀或色淡，伴有头晕目花，心悸气短等症者 3. 服药中如出现皮疹、胸闷、憋气等过敏症状，应停药去医院就诊 4. 重度痛经者或服药后痛经不减轻者，应去医院就诊 5. 痛经并伴有其他妇科疾病者，应去医院就诊 6. 按照用法用量服用 7. 对本品过敏者禁用，过敏体质者慎用 8. 如正在使用其他药品，使用本品前应咨询医师或药师
禁忌	孕妇忌用
不良反应	尚不明确
特殊人群用药	肝、肾功能不全：尚不明确 儿童：必须在成人监护下使用 老年人：尚不明确 妊娠与哺乳期妇女：孕妇忌用
药典	Chin. P.
国家处方集	
其他推荐依据	张声生. 中成药临床应用指南·消化疾病分册［M］. 北京：中国中医药出版社，2016.
■ 药品名称	**胆石通胶囊　Danshitong Jiaonang**
药物组成	蒲公英、水线草、绵茵陈、广金钱草、溪黄草、大黄、枳壳、柴胡、黄芩、鹅胆粉

续 表

功能与主治	清热利湿，利胆排石。用于肝胆湿热所致的胁痛、胆胀，症见右胁胀痛、痞满呕恶、尿黄口苦；胆石症、胆囊炎见上述证候者
临床应用	胁痛：因感受外邪、七情内郁、恣食肥甘厚腻导致肝胆郁滞或中焦湿热，肝胆疏泄失常，症见胁肋及脘腹灼热疼痛，痛连肩背，口苦咽干，胆气郁结久熬成石；胆囊炎、胆石症见上述证候者
制剂与规格	胶囊剂[保(乙)]：每粒装 0.65g
用法与用量	口服。一次 4~6 粒，一日 3 次
注意事项	孕妇慎服。忌烟酒及辛辣油腻食物
禁忌	严重消化道溃疡、心脏病及重症肌无力者禁用
不良反应	尚不明确
特殊人群用药	肝功能、肾功能不全患者：尚不明确 儿童：尚不明确 老年人：尚不明确 妊娠与哺乳期妇女：孕妇慎服
药典	Chin. P.
推荐依据	
■ 药品名称	气滞胃痛颗粒　Qizhi Weitong Keli
药物组成	柴胡、醋延胡索、枳壳、醋香附、白芍、炙甘草
功能与主治	舒肝理气，和胃止痛。用于肝郁气滞，胸痞胀满，胃脘疼痛
临床应用	功能性消化不良、慢性非萎缩性胃炎、肠易激综合征、慢性萎缩性胃炎、胃食管反流病、消化性溃疡、糖尿病胃轻瘫、胃十二指肠溃疡
制剂与规格	颗粒剂[基,保(甲)]：①2.5g（无糖型）/袋；②5g/袋
用法与用量	开水冲服，一次 1 袋，一日 3 次
注意事项	1. 饮食宜清淡，忌酒及辛辣、生冷、油腻食物 2. 忌愤怒、忧郁，保持心情舒畅 3. 糖尿病患者及有高血压、心脏病、肝病、肾病等慢性病严重者应在医师指导下服用 4. 胃痛严重者，应及时去医院就诊 5. 服药 3 天症状无缓解，应去医院就诊 6. 对本品过敏者禁用，过敏体质者慎用
禁忌	尚不明确
不良反应	尚不明确
特殊人群用药	儿童：应在医师指导下服用 老年人：年老体弱者应在医师指导下服用 妊娠与哺乳期妇女：孕妇慎用。儿童、哺乳期妇女应在医师指导下服用
药典	Chin. P.

续 表

其他推荐依据	中华中医药学会脾胃病分会. 消化系统常见病功能性消化不良中医诊疗指南（基层医生版）[J]. 2019.
■ 药品名称	**气滞胃痛片　Qizhi Weitong Pian**
药物组成	柴胡、醋延胡索、枳壳、醋香附、白芍、炙甘草
功能与主治	舒肝理气，和胃止痛。用于肝郁气滞，胸痞胀满，胃脘疼痛。
临床应用	功能性消化不良、慢性非萎缩性胃炎、肠易激综合征、慢性萎缩性胃炎、胃食管反流病、消化性溃疡、糖尿病胃轻瘫、胃十二指肠溃疡
制剂与规格	片剂[基,保(甲)]：①每片重 0.5g，每板 15 片，每盒装 2 板；②每片重 0.5g，每板 15 片，每盒装 3 板
用法与用量	口服，一次 3 片，一日 3 次
注意事项	1. 饮食宜清淡，忌酒及辛辣、生冷、油腻食物 2. 忌愤怒、忧郁，保持心情舒畅 3. 糖尿病患者及有高血压、心脏病、肝病、肾病等慢性病严重者应在医师指导下服用 4. 胃痛严重者，应及时去医院就诊 5. 服药 3 天症状无缓解，应去医院就诊 6. 对本品过敏者禁用，过敏体质者慎用
禁忌	尚不明确
不良反应	尚不明确
特殊人群用药	儿童：应在医师指导下服用 老年人：年老体弱者应在医师指导下服用 妊娠与哺乳期妇女：孕妇慎用。儿童、哺乳期妇女应在医师指导下服用
药典	Chin. P.
其他推荐依据	中华中医药学会脾胃病分会. 消化系统常见病功能性消化不良中医诊疗指南（基层医生版）[J]. 2019.

第十一章

手术预防用抗菌药物

第一节 抗菌药物预防性应用的基本原则 *

一、非手术患者抗菌药物的预防性应用

（一）预防用药目的

预防特定病原菌所致的或特定人群可能发生的感染。

（二）预防用药基本原则

1. 用于尚无细菌感染征象但暴露于致病菌感染的高危人群。

2. 预防用药适应证和抗菌药物选择应基于循证医学证据。

3. 应针对一种或二种最可能细菌的感染进行预防用药，不宜盲目地选用广谱抗菌药或多药联合预防多种细菌多部位感染。

4. 应限于针对某一段特定时间内可能发生的感染，而非任何时间可能发生的感染。

5. 应积极纠正导致感染风险增加的原发疾病或基础状况。可以治愈或纠正者，预防用药价值较大；原发病不能治愈或纠正者，药物预防效果有限，应权衡利弊决定是否预防用药。

6. 以下情况原则上不应预防使用抗菌药物：普通感冒、麻疹、水痘等病毒性疾病；昏迷、休克、中毒、心力衰竭、肿瘤、应用肾上腺皮质激素等患者；留置导尿管、留置深静脉导管以及建立人工气道（包括气管插管或气管切口）患者。

（三）对某些细菌性感染的预防用药指征与方案

在某些细菌性感染的高危人群中，有指征的预防性使用抗菌药物，预防对象和推荐预防方案，见附录1：抗菌药物在预防非手术患者某些特定感染中的应用。此外，严重中性粒细胞缺乏（$ANC \leqslant 0.1 \times 10^9/L$）持续时间超过7天的高危患者和实体器官移植及造血干细胞移植的患者，在某些情况下也有预防用抗菌药物的指征，但由于涉及患者基础疾病、免疫功能状态、免疫抑制剂等药物治疗史等诸多复杂因素，其预防用药指征及方案需参阅相关专题文献。

二、围手术期抗菌药物的预防性应用

围手术期抗菌药物预防用药，应根据手术切口类别（表1-1）、手术创伤程度、可能的污染细菌种类、手术持续时间、感染发生机会和后果严重程度、抗菌药物预防效果的循证医学证据、对细菌耐药性的影响和经济学评估等因素，综合考虑决定是否预防用抗菌药物。但抗菌药物的预防性应用并不能代替严格的消毒、灭菌技术和精细的无菌操作，也不能代替术中保温和血糖控制等其他预防措施。

---

* 内容引自：《关于印发抗菌药物临床应用指导原则（2015年版）的通知》（国卫办医发〔2015〕43号）

1. 清洁手术（Ⅰ类切口）：手术脏器为人体无菌部位，局部无炎症、无损伤，也不涉及呼吸道、消化道、泌尿生殖道等人体与外界相通的器官。手术部位无污染，通常不需预防用抗菌药物。但在下列情况时可考虑预防用药：①手术范围大、手术时间长、污染机会增加；②手术涉及重要脏器，一旦发生感染将造成严重后果者，如头颅手术、心脏手术等；③异物植入手术，如人工心瓣膜植入、永久性心脏起搏器放置、人工关节置换等；④有感染高危因素如高龄、糖尿病、免疫功能低下（尤其是接受器官移植者）、营养不良等患者。

2. 清洁-污染手术（Ⅱ类切口）：手术部位存在大量人体寄殖菌群，手术时可能污染手术部位引致感染，故此类手术通常需预防用抗菌药物。

3. 污染手术（Ⅲ类切口）：已造成手术部位严重污染的手术。此类手术需预防用抗菌药物。

4. 污秽-感染手术（Ⅳ类切口）：在手术前即已开始治疗性应用抗菌药物，术中、术后继续，此不属预防应用范畴。

表 1-1　手术切口类别

切口类别	定义
Ⅰ类切口（清洁手术）	手术不涉及炎症区，不涉及呼吸道、消化道、泌尿生殖道等人体与外界相通的器官
Ⅱ类切口（清洁-污染手术）	上、下呼吸道，上、下消化道，泌尿生殖道手术，或经以上器官的手术，如经口咽部手术、胆道手术、子宫全切除术、经直肠前列腺手术，以及开放性骨折或创伤手术等
Ⅲ类切口（污染手术）	造成手术部位严重污染的手术，包括：手术涉及急性炎症但未化脓区域；胃肠道内容物有明显溢出污染；新鲜开放性创伤但未经及时扩创；无菌技术有明显缺陷如开胸、心脏按压者
Ⅳ类切口（污秽-感染手术）	有失活组织的陈旧创伤手术；已有临床感染或脏器穿孔的手术

注：1. 本指导原则均采用以上分类。而目前我国在病案首页中将手术切口分为Ⅰ类、Ⅱ类、Ⅲ类，其Ⅰ类与本指导原则中Ⅰ类同，Ⅱ类相当于本指导原则中Ⅱ类、Ⅲ类，Ⅲ类相当于本指导原则中Ⅳ类。参考本指导原则时应注意两种分类的区别。

　　2. 病案首页 0 类系指体表无切口或经人体自然腔道进行的操作以及经皮腔镜操作，其预防用药参考附录 3。

（一）抗菌药物品种选择

1. 根据手术切口类别、可能的污染菌种类及其对抗菌药物敏感性、药物能否在手术部位达到有效浓度等综合考虑。

2. 选用对可能的污染菌针对性强、有充分的预防有效的循证医学证据、安全、使用方便及价格适当的品种。

3. 应尽量选择单一抗菌药物预防用药，避免不必要的联合使用。预防用药应针对手术路径中可能存在的污染菌。如心血管、头颈、胸腹壁、四肢软组织手术和骨科手术等经皮肤的手术，通常选择针对金黄色葡萄球菌的抗菌药物。结肠、直肠和盆腔手术，应选用针对肠道革兰阴性菌和脆弱拟杆菌等厌氧菌的抗菌药物。

4. 头孢菌素过敏者，针对革兰阳性菌可用万古霉素、去甲万古霉素、克林霉素；针对革兰阴性杆菌可用氨曲南、磷霉素或氨基糖苷类。

5. 对某些手术部位感染会引起严重后果者，如心脏人工瓣膜置换术、人工关节置换术等，若术前发现有耐甲氧西林金黄色葡萄球菌（MRSA）定植的可能或者该机构 MRSA 发生率高，可选用万古霉素、去甲万古霉素预防感染，但应严格控制用药持续时间。

6. 不应随意选用广谱抗菌药物作为围手术期预防用药。鉴于国内大肠埃希菌对氟喹诺酮类药物耐药率高，应严格控制氟喹诺酮类药物作为外科围手术期预防用药。

7. 常见围手术期预防用抗菌药物的品种选择，见附录 2：抗菌药物在围手术期预防应用的品种选择。

（二）给药方案

1. 给药方法：给药途径大部分为静脉输注，仅有少数为口服给药。静脉输注应在皮肤、黏膜切开前 0.5~1 小时内或麻醉开始时给药，在输注完毕后开始手术，保证手术部位暴露时局部组织中抗菌药物已达到足以杀灭手术过程中沾染细菌的药物浓度。万古霉素或氟喹诺酮类等由于需输注较长时间，应在手术前 1~2 小时开始给药。

2. 预防用药维持时间：抗菌药物的有效覆盖时间应包括整个手术过程。手术时间较短（＜2 小时）的清洁手术术前给药一次即可。如手术时间超过 3 小时或超过所用药物半衰期的 2 倍以上，或成人出血量超过 1500ml，术中应追加一次。清洁手术的预防用药时间不超过 24 小时，心脏手术可视情况延长至 48 小时。清洁-污染手术和污染手术的预防用药时间亦为 24 小时，污染手术必要时延长至 48 小时。过度延长用药时间并不能进一步提高预防效果，且预防用药时间超过 48 小时，耐药菌感染机会增加。

三、侵入性诊疗操作患者的抗菌药物的预防应用

随着放射介入和内镜诊疗等微创技术的快速发展和普及，我国亟待规范诊疗操作患者的抗菌药物预防应用。根据现有的循证医学证据、国际有关指南推荐和国内专家的意见，对部分常见特殊诊疗操作的预防用药提出了建议，见附录 3：特殊诊疗操作抗菌药物预防应用的建议。

第二节　第一代头孢菌素类

■ 药品名称	头孢唑林　Cefazolin
抗菌谱与适应证	本品为第一代头孢菌素。除肠球菌、MRSA 外，对其他革兰阳性球菌均有良好抗菌活性；对部分大肠埃希菌、奇异变形杆菌、肺炎克雷伯菌有抗菌活性。也用于外科手术预防用药
制剂与规格	注射用头孢唑林钠[保(甲)]：①0.5g[基]；②1g[基]；③1.5g；④2g
用法与用量	静脉给药，常规单次剂量：1~2g
注意事项	青霉素过敏者、有胃肠道疾病史者慎用
禁忌	对头孢菌素过敏者及有青霉素变应性休克或即刻反应史者禁用
不良反应	不良反应有肝肾功能损害、药物热、药疹等
特殊人群用药	肝功能、肾功能不全患者：肝功能、肾功能不全者慎用；肾功能减退者首剂量 0.5g，并应按肌酐清除率调节用量和给药间隔 儿童：不推荐用于新生儿 老年人：老年患者宜适当减量或延长给药间隔 妊娠与哺乳期妇女：孕期、哺乳期用药需权衡利弊
药典	USP、Eur. P.、Chin. P.
国家处方集	CNF
其他推荐依据	

续 表

■ 药品名称	头孢拉定 Cefradine
抗菌谱与适应证	第一代头孢菌素，适用于外科手术预防用药
制剂与规格	注射用头孢拉定：①0.5g；②1.0g
用法与用量	静脉给药，常规单次剂量：1~2g
注意事项	应用头孢拉定的患者以硫酸铜法测定尿糖时可出现假阳性反应
禁忌	对头孢菌素过敏者及有青霉素变应性休克或即刻反应史者禁用
不良反应	恶心、呕吐、腹泻、上腹部不适等胃肠道反应较为常见
特殊人群用药	肝功能、肾功能不全患者：头孢拉定主要经肾排出，肾功能减退者需减少剂量或延长给药间期 儿童：慎用 老年人：肾功能减退的老年患者应适当减少剂量或延长给药时间 妊娠与哺乳期妇女：孕妇及哺乳期妇女慎用，妊娠安全性分级为 B 级，哺乳期妇女应用时需权衡利弊
药典	USP、Eur. P.、Chin. P.
国家处方集	CNF
其他推荐依据	

■ 药品名称	头孢硫脒 Cefathiamidine
抗菌谱与适应证	第一代头孢菌素，适用于外科手术预防用药
制剂与规格	注射用头孢硫脒[保(乙)]：①0.5g；②1.0g；③2.0g
用法与用量	静脉滴注，一次 2g，一日 2~4 次
注意事项	1. 有胃肠道疾病史者，特别是溃疡性结肠炎、局限性肠炎或抗生素相关性结肠炎者应慎用 2. 应用本品的患者抗球蛋白试验可出现阳性
禁忌	对头孢菌素类抗生素过敏者或对青霉素变应性休克者禁用
不良反应	偶见荨麻疹、哮喘、瘙痒、寒战、高热、血管神经性水肿、非蛋白氮、ALT 及 AST 升高
特殊人群用药	肝功能、肾功能不全患者：肾功能减退者须适当减量 老年人：老年患者肾功能减退，应用时须适当减量 妊娠与哺乳期妇女：妊娠早期妇女慎用；哺乳妇女使用需权衡利弊
药典	Chin. P.
国家处方集	CNF
其他推荐依据	

■ 药品名称	头孢西酮钠 Cefazedone Sodium
抗菌谱与适应证	第一代头孢菌素，适用于外科手术预防用药。本品对金黄色葡萄球菌、凝固酶阴性葡萄球菌、肺炎链球菌、β-溶血链球菌等革兰阳性菌具有良好的抗菌活性
制剂与规格	注射用头孢西酮钠：①0.5g；②1.0g

续 表

用法与用量	静脉给药，成人一日 1~4g，分2~3 次用药。4 周以上儿童一日 50mg/kg，分 2~3 次，静脉注射或静脉滴注
注意事项	青霉素过敏者慎用
禁忌	对本品或其他头孢菌素类抗生素过敏者禁用；早产儿及新生儿禁用
不良反应	发热、皮疹、红斑等过敏反应
特殊人群用药	肝功能、肾功能不全患者：肾功能不全者慎用 儿童：早产儿及新生儿禁用 妊娠与哺乳期妇女：孕妇、哺乳期妇女用药要权衡利弊
药典	
国家处方集	韩国抗生物质医药品基准（韩抗基）
其他推荐依据	
■ 药品名称	头孢替唑钠 Ceftezole Sodium
抗菌谱与适应证	第一代头孢菌素，适用于外科手术预防用药。本品对革兰阳性菌，尤其是球菌，包括产青霉素酶和不产生青霉素酶的金黄色葡萄球菌、化脓性链球菌、肺炎球菌、B 组溶血性链球菌、草绿色链球菌、表皮葡萄球菌，以及白喉杆菌、炭疽杆菌皆比较敏感
制剂与规格	注射用头孢替唑钠：①0.5g；②0.75g；③1.0g；④1.5g；⑤2.0g
用法与用量	静脉给药，成人一次 0.5~4.0g，一日 2 次。儿童日用量为 20~80mg/kg 体重，分 1~2 次静脉给药
注意事项	青霉素过敏者慎用
禁忌	对本品或其他头孢菌素类抗生素过敏者禁用；对利多卡因或酰基苯胺类局部麻醉剂有过敏史者禁用本品肌注
不良反应	少见过敏反应，如皮疹、荨麻疹、皮肤发红、瘙痒、发热等；偶见血肌酐升高；罕见严重肾功能异常、粒细胞减少、白细胞减少等
特殊人群用药	肝功能、肾功能不全患者：肾功能不全者慎用 妊娠与哺乳期妇女：孕妇、哺乳期妇女用药要权衡利弊
药典	Chin. P.
国家处方集	日本抗生物质医药品基准（日抗基）
其他推荐依据	

第三节 第二代头孢菌素类

■ 药品名称	头孢呋辛钠 Cefuroxime Sodium
抗菌谱与适应证	第二代头孢菌素，适用于颅脑手术，周围血管外科手术，胃十二指肠手术，阑尾手术，结、直肠手术，肝胆系统手术，胸外科手术、心脏大血管手术，泌尿外科手术，应用人工植入

续　表

抗菌谱与适应证	物的骨科手术，妇科手术的预防用药
制剂与规格	注射用头孢呋辛钠：①0.25g^[基]；②0.5g^[基]；③0.75g^[基]；④1.0g；⑤1.5g^[基]；⑥2.0g；⑦2.25g；⑧2.5g；⑨3.0g
用法与用量	静脉给药，常规单次剂量：1.5g
注意事项	1. 对青霉素类药物过敏者，慎用 2. 使用时应注意监测肾功能，特别是对接受高剂量的重症患者 3. 肾功能不全者应减少一日剂量 4. 头孢呋辛能引起抗生素相关性肠炎，应警惕。抗生素相关性肠炎诊断确立后，应给予适宜的治疗。轻度者停药即可，中、重度者应给予液体、电解质、蛋白质补充，并需选用对梭状芽胞杆菌有效的抗生素类药物治疗 5. 有报道少数患儿使用本品时出现轻、中度听力受损
禁忌	对头孢菌素过敏者及有青霉素变应性休克史者禁用
不良反应	过敏反应（皮疹、瘙痒、荨麻疹等），局部反应（血栓性静脉炎），胃肠道反应（腹泻，恶心、抗生素相关性肠炎等）等
特殊人群用药	肝功能、肾功能不全患者：严重肝功能、肾功能不全者慎用 儿童：5岁以下小儿禁用 老年人：老年患者口服本药，不必根据年龄调整剂量 妊娠与哺乳期妇女：妊娠安全性分级为B级；哺乳妇女用药应权衡利弊，如需使用，应暂停授乳
药典	USP、Eur. P.、Chin. P.
国家处方集	CNF
其他推荐依据	
■ 药品名称	头孢替安　Cefotiam
抗菌谱与适应证	第二代头孢菌素，适用于颅脑手术，周围血管外科手术，胃十二指肠手术，阑尾手术，结、直肠手术，肝胆系统手术，胸外科手术、心脏大血管手术，泌尿外科手术，应用人工植入物的骨科手术，妇科手术的预防用药
制剂与规格	注射用盐酸头孢替安^[保(乙)]：①0.5g；②1g
用法与用量	静脉给药，常规单次剂量：1~2g
注意事项	1. 有胃肠道疾病史者，特别是溃疡性结肠炎、局限性肠炎或抗生素相关性结肠炎者慎用 2. 本品可引起血象改变，严重时应立即停药
禁忌	对头孢菌素过敏者及有青霉素变应性休克史者禁用
不良反应	偶见过敏、胃肠道反应、血常规改变及一过性AST及ALT升高；可致肠道菌群改变，造成维生素B和维生素K缺乏；偶可致继发感染；大量静脉注射可致血管和血栓性静脉炎
特殊人群用药	肝功能、肾功能不全患者：肾功能不全者应减量并慎用 儿童：早产儿和新生儿使用本药的安全性尚未确定 老年人：老年患者用药剂量应按其肾功能减退情况酌情减量 妊娠与哺乳期妇女：孕妇或可能已妊娠的妇女、哺乳妇女应权衡利弊后用药

续　表

药典	USP、Eur. P.、Chin. P.
国家处方集	CNF
其他推荐依据	
■ 药品名称	头孢西丁　Cefoxitin
抗菌谱与适应证	第二代头孢菌素，适用于颅脑手术，周围血管外科手术，胃十二指肠手术，阑尾手术，结、直肠手术，肝胆系统手术，胸外科手术、心脏大血管手术，泌尿外科手术，应用人工植入物的骨科手术，妇科手术的预防用药
制剂与规格	注射用头孢西丁钠^[保(乙)]：①1g；②2g
用法与用量	静脉给药，常规单次剂量：1~2g
注意事项	1. 青霉素过敏者慎用 2. 肾功能损害者及有胃肠疾病史（特别是结肠炎）者慎用 3. 本品与氨基糖苷类抗生素配伍时，会增加肾毒性
禁忌	对头孢菌素过敏者及有青霉素变应性休克史者禁用
不良反应	最常见的为局部反应，静脉注射后可出现血栓性静脉炎，肌内注射后可有局部硬结压痛；偶见变态反应、低血压、腹泻等
特殊人群用药	儿童：3 个月以内婴儿不宜使用本药 妊娠与哺乳期妇女：妊娠安全性分级为 B 级；哺乳妇女应权衡利弊后用药
药典	USP、Eur. P.、Chin. P.
国家处方集	CNF
其他推荐依据	
■ 药品名称	头孢美唑　Cefmetazole
抗菌谱与适应证	第二代头霉素类，性能类似第二代头孢菌素，适用于颅脑手术，周围血管外科手术，胃十二指肠手术，阑尾手术，结、直肠手术，肝胆系统手术，胸外科手术、心脏大血管手术，泌尿外科手术，应用人工植入物的骨科手术，妇科手术的预防用药
制剂与规格	注射用头孢美唑钠^[保(乙)]：①1g；②2g
用法与用量	静脉给药，常规单次剂量：1~2g
注意事项	1. 下述患者慎用：对青霉素类抗生素有过敏史者，或双亲、兄弟姐妹等血缘亲属属于过敏体质者，严重肾损害者（有可能出现血药浓度升高、半衰期延长），经口摄食不足患者或非经口维持营养者、全身状态不良者（通过摄食，可能出现维生素 K 缺乏）等 2. 给药期间及给药后至少 1 周内避免饮酒
禁忌	对本品有变应性休克史者禁用
不良反应	过敏反应（如皮疹、瘙痒、荨麻疹、红斑、发热），罕见休克、肝功能异常等
特殊人群用药	肝功能、肾功能不全患者：严重肝、肾功能障碍者慎用 儿童：早产儿、新生儿慎用 老年人：慎用

续　表

特殊人群用药	妊娠与哺乳期妇女：慎用
药典	USP、Eur. P.、Chin. P.
国家处方集	CNF
其他推荐依据	

第四节　第三代头孢菌素类

■ 药品名称	头孢曲松　Ceftriaxone
抗菌谱与适应证	第三代头孢菌素，适用于颅脑手术，结、直肠手术，有反复感染史患者的肝胆系统手术，胸外科手术，应用人工植入物的骨科手术，妇科手术的预防用药
制剂与规格	注射用头孢曲松钠[保(甲)]：①0.25g；②0.5g；③0.75g；④1.0g；⑤1.5g；⑥2.0g；⑦3.0g；⑧4.0g
用法与用量	静脉给药，成人：每24小时1~2g或每12小时0.5~1.0g，最高剂量一日4g。小儿常用量，按体重一日20~80mg/kg
注意事项	1. 对青霉素过敏患者应用本品时应根据患者情况充分权衡利弊后决定。有青霉素变应性休克或即刻反应者，不宜再选用头孢菌素类 2. 有胃肠道疾病史者，特别是溃疡性结肠炎、局限性肠炎或抗生素相关性结肠炎（头孢菌素类很少产生抗生素相关性肠炎）者应慎用
禁忌	1. 禁用于对本品及其他头孢菌素抗生素过敏的患者。有青霉素变应性休克史的患者避免应用本品 2. 头孢曲松不得用于高胆红素血症的新生儿和早产儿的治疗。体外研究显示头孢曲松可从血清蛋白结合部位取代胆红素，从而引起这些患者的胆红素脑病 3. 在新生儿中，不得与补钙治疗同时进行，否则可能导致头孢曲松的钙盐沉降的危险
不良反应	胃肠道反应、过敏反应等
特殊人群用药	儿童：出生体重<2kg的新生儿使用本药的安全性尚未确定。本药可将胆红素从血清白蛋白上置换下来，患有高胆红素血症的新生儿（尤其是早产儿），应避免使用本药 老年人：除非患者虚弱、营养不良或有重度肾功能损害时，老年人应用头孢曲松一般不需调整剂量 妊娠与哺乳期妇女：妊娠安全性分级为B级；哺乳期妇女权衡利弊后应用
药典	USP、Eur. P.、Chin. P.
国家处方集	CNF
其他推荐依据	
■ 药品名称	头孢噻肟　Cefotaxime
抗菌谱与适应证	第三代头孢菌素，适用于颅脑手术，结、直肠手术，有反复感染史患者的肝胆系统手术，胸外科手术，应用人工植入物的骨科手术，妇科手术的预防用药

续 表

制剂与规格	注射用头孢噻肟钠[保(甲)]：①0.5g；②1g；③2g
用法与用量	1. 成人静脉给药一日 2~6g，分 2~3 次给药 2. 儿童：静脉给药：新生儿一次 50mg/kg；7 日内新生儿每 12 小时 1 次；7~28 日新生儿每 8 小时 1 次
注意事项	1. 有胃肠道疾病者慎用 2. 用药前须确定是否需进行过敏试验 3. 本品与氨基糖苷类抗生素不可同瓶滴注
禁忌	对头孢菌素过敏者及有青霉素变应性休克史者禁用
不良反应	不良反应发生率低（3%~5%），包括皮疹和药物热、静脉炎、腹泻、恶心、呕吐、食欲缺乏等
特殊人群用药	肝功能、肾功能不全患者：严重肾功能减退患者应用本药时须根据肌酐清除率调整剂量 儿童：婴幼儿不宜做肌内注射 老年人：老年患者应根据肾功能适当减量 妊娠与哺乳期妇女：妊娠安全性分级为 B 级；哺乳期妇女用药时宜暂停授乳
药典	USP、Eur. P.、Chin. P.
国家处方集	CNF
其他推荐依据	
■ 药品名称	头孢哌酮　Cefoperazone
抗菌谱与适应证	第三代头孢菌素，适用于有反复感染史患者的肝胆系统手术的预防用药
制剂与规格	注射用头孢哌酮钠：①0.5g；②1.0g；③1.5g；④2.0g
用法与用量	1. 成人：一次 1~2g，每 12 小时 1 次 2. 儿童：一日 50~200mg/kg，分 2~3 次给药
注意事项	1. 肝病、胆道梗阻严重或同时有肾功能减退者，用药剂量应予以适当调整 2. 部分患者可引起维生素 K 缺乏和低凝血酶原血症，用药期间应进行出血时间、凝血酶原时间监测
禁忌	对头孢菌素过敏者及有青霉素变应性休克史者禁用
不良反应	皮疹较为多见；少数患者尚可发生腹泻、腹痛；嗜酸性粒细胞增多，轻度中性粒细胞减少；暂时导性 AST 及 ALT、碱性磷酸酶、尿素氮或血肌酐升高等
特殊人群用药	儿童：新生儿和早产儿用药须权衡利弊 妊娠与哺乳期妇女：妊娠安全性分级为 B 级；哺乳期妇女用药时宜暂停授乳
药典	USP、Eur. P.、Chin. P.
国家处方集	CNF
其他推荐依据	
■ 药品名称	头孢哌酮舒巴坦　Sulbactam and Cefopcrazone
抗菌谱与适应证	第三代头孢菌与含 β-内酰胺酶抑制剂适用于有反复感染史患者的肝胆系统手术的预防用药

制剂与规格	注射用头孢哌酮钠舒巴坦钠（1∶1）^[保(乙)]：①1.0g；②2.0g
用法与用量	成人：一次 2~4g，每 12 小时 1 次
注意事项	接受 β-内酰胺类或头孢菌素类抗生素治疗的患者可发生严重的及偶可发生的致死性过敏反应。一旦发生过敏反应，应立即停药并给予适当的治疗
禁忌	对头孢菌素过敏者及有青霉素变应性休克史者禁用
不良反应	皮疹较为多见；少数患者尚可发生腹泻、腹痛；嗜酸性粒细胞增多，轻度中性粒细胞减少；暂时性 AST 及 ALT、碱性磷酸酶、尿素氮和血肌酐升高等
特殊人群用药	肝功能、肾功能不全患者：根据患者情况调整用药剂量 儿童：新生儿和早产儿用药须权衡利弊 老年人：老年人呈生理性的肝、肾功能减退，因此应慎用本药并需调整剂量 妊娠与哺乳期妇女：妊娠安全性分级为 B 级；哺乳期妇女用药时宜暂停授乳
药典	USP、Eur. P.、Chin. P.
国家处方集	CNF
其他推荐依据	

第五节 其他类别抗菌药物

■ 药品名称	环丙沙星 Ciprofloxacin
抗菌谱与适应证	适用于泌尿外科手术预防用药
制剂与规格	1. 环丙沙星注射液^[保(甲)]：100ml∶0.2g 2. 环丙沙星葡萄糖注射液^[保(乙)]：100ml∶0.2g 3. 乳酸环丙沙星注射液：①100ml∶0.1g；②100ml∶0.2g；③250ml∶0.25g 4. 乳酸环丙沙星 0.9%氯化钠注射液：①100ml∶0.2g；②200ml∶0.4g 5. 注射用乳酸环丙沙星：①0.2g；②0.4g
用法与用量	一次 0.1~0.2g，每 12 小时 1 次
注意事项	1. 宜空腹服用 2. 患中枢神经系统疾病者（如癫痫、脑动脉硬化患者）慎用
禁忌	对环丙沙星及任何一种氟喹诺酮类药过敏的患者禁用；孕妇、哺乳期妇女及 18 岁以下者禁用
不良反应	胃肠道反应较为常见，可表现为腹部不适或疼痛、腹泻、恶心或呕吐；中枢神经系统反应可有头晕、头痛、嗜睡或失眠；过敏反应有皮疹、皮肤瘙痒、面部潮红、胸闷等
特殊人群用药	肝功能、肾功能不全患者：慎用 儿童：18 岁以下患者禁用 老年人：应减量给药 妊娠与哺乳期妇女：禁用

续　表

药典	USP、Eur. P.、Chin. P.
国家处方集	CNF
其他推荐依据	
■ 药品名称	甲硝唑　Metronidazole
抗菌谱与适应证	适用于经口咽部黏膜切口的大手术，阑尾手术，结、直肠手术，涉及阴道的妇科手术
制剂与规格	1. 甲硝唑注射液[保(甲)]：①20ml：100mg；②100ml：0.2g；③100ml：0.5g；④250ml：0.5g；⑤250ml：1.25g 2. 甲硝唑葡萄糖注射液[保(乙)]：250ml，内含甲硝唑 0.5g、葡萄糖 12.5g 3. 注射用甲硝唑磷酸二钠：0.915g
用法与用量	静脉给药，常规单次剂量：0.5g
注意事项	1. 出现运动失调或其他中枢神经系统症状时应停药 2. 用药期间应戒酒，饮酒后出现腹痛、呕吐、头痛等症状
禁忌	对本药或其他硝基咪唑类药物过敏或有过敏史者、活动性中枢神经系统疾病者、血液病者、孕妇及哺乳期妇女禁用
不良反应	1. 消化系统：恶心、呕吐、食欲缺乏、腹部绞痛，一般不影响治疗 2. 神经系统：头痛、眩晕，偶有感觉异常、肢体麻木、共济失调、多发性神经炎等，大剂量可致抽搐 3. 少数病例发生荨麻疹、面部潮红、瘙痒、膀胱炎、排尿困难、口中金属味及白细胞减少等，均属可逆性，停药后自行恢复
特殊人群用药	肝功能、肾功能不全患者：肝功能不全患者慎用 老年人：老年患者应注意监测血药浓度并调整剂量 妊娠与哺乳期妇女：孕妇及哺乳期妇女禁用，妊娠安全性分级为 B 级
药典	USP、Eur. P.、Chin. P.
国家处方集	CNF
其他推荐依据	
■ 药品名称	克林霉素　Clindamycin
抗菌谱与适应证	适用于对 β-内酰胺类抗菌药物过敏者，预防葡萄球菌、链球菌感染的外科手术
制剂与规格	1. 盐酸克林霉素注射液[保(甲)]：①4ml：0.3g；②8ml：0.6g；③2ml：0.3g 2. 注射用盐酸克林霉素[保(甲)]：0.5g 3. 克林霉素磷酸酯注射液[保(甲)]：①2ml：0.3g；②4ml：0.6g 4. 注射用克林霉素磷酸酯[保(甲)]：①0.3g；②0.6g；③1.2g
用法与用量	静脉给药，常规单次剂量：0.6~0.9g
注意事项	1. 有胃肠疾病或病史者，特别是溃疡性结肠炎、克罗恩病或假膜性肠炎患者、有哮喘或其他过敏史者慎用 2. 本品不能透过血-脑脊液屏障，故不能用于脑膜炎 3. 不同细菌对本品的敏感性可有相当大的差异，故药敏试验有重要意义

续　表

禁忌	本品与林可霉素有交叉耐药性，对克林霉素或林可霉素有过敏史者禁用
不良反应	1. 消化系统：恶心、呕吐、食欲缺乏、腹部绞痛，一般不影响治疗 2. 血液系统：偶可发生白细胞减少、中性粒细胞减少、嗜酸性粒细胞增多和血小板减少等 3. 少数病例发生荨麻疹、潮红、瘙痒、膀胱炎、排尿困难、口中金属味及白细胞减少等，均属可逆性，停药后自行恢复
特殊人群用药	肝功能、肾功能不全患者：肝功能不全者、严重肾功能障碍者慎用 儿童：新生儿禁用，4岁以内儿童慎用，16岁以内儿童应用应注意重要器官功能监测 老年人：老年患者用药时需密切观察 妊娠与哺乳期妇女：孕妇应用需充分权衡利弊，FDA妊娠安全性分级为B级；哺乳期妇女慎用，用药时宜暂停授乳
药典	USP、Eur. P.、Chin. P.
国家处方集	CNF
其他推荐依据	
■ 药品名称	氨曲南　Aztreonam
抗菌谱与适应证	适用于对β-内酰胺类抗菌药物过敏者，预防革兰阴性杆菌感染的外科手术
制剂与规格	注射用氨曲南[保(乙)]：①0.5g；②1.0g；③2.0g
用法与用量	静脉给药，常规单次剂量：1~2g
注意事项	1. 氨曲南与青霉素之间无交叉过敏反应，但对青霉素、头孢菌素过敏及过敏体质者仍需慎用 2. 有不同程度的抗生素相关性肠炎
禁忌	对氨曲南有过敏史者禁用
不良反应	常见为恶心、呕吐、腹泻及皮肤过敏反应等
特殊人群用药	老年人：老年人用药剂量应按其肾功能减退情况酌情减量 妊娠与哺乳期妇女：妊娠安全性分级为B级，哺乳期妇女使用时应暂停授乳
药典	USP、Eur. P.、Chin. P.
国家处方集	CNF
其他推荐依据	
■ 药品名称	万古霉素　Vancomycin
抗菌谱与适应证	适用于耐甲氧西林葡萄球菌检出率高的医疗机构进行工人材料植入手术（如人工心脏瓣膜置换、永久性心脏起搏器置入、人工关节置换等）预防感染
制剂与规格	注射用盐酸万古霉素[保(乙)]：①0.5g（50万U）；②1.0g（100万U）
用法与用量	静脉给药，一次1g，每12小时给药1次
注意事项	1. 听力减退或有耳聋病史者慎用 2. 不宜肌内注射，静脉滴注时尽量避免药液外漏，且应经常更换注射部位，滴速不宜过快 3. 在治疗过程中应监测血药浓度

续　表

禁忌	对万古霉素过敏者，严重肝功能、肾功能不全者，孕妇及哺乳期妇女禁用
不良反应	休克、过敏样症状、急性肾功能不全等
特殊人群用药	肝功能、肾功能不全患者：严重肝功能、肾功能不全者禁用 儿童：儿童（尤其是低体重出生儿、新生儿）应监测血药浓度，慎重给药 老年人：老年患者确有指征使用时必须调整剂量或调整用药间隔 妊娠与哺乳期妇女：禁用
药典	USP、Eur. P.、Chin. P.
国家处方集	CNF
其他推荐依据	
■ 药品名称	**去甲万古霉素　Norvancomycin**
抗菌谱与适应证	适用于耐甲氧西林葡萄球菌检出率高的医疗机构进行工人材料植入手术（如人工心脏瓣膜置换、永久性心脏起搏器置入、人工关节置换等）预防感染
制剂与规格	注射用盐酸去甲万古霉素^[保(乙)]：①0.4g（40万U）；②0.8g（80万U）
用法与用量	静脉给药，一次400~800mg，每12小时给药1次
注意事项	1. 听力减退或有耳聋病史者慎用 2. 不可肌内注射或静脉注射 3. 治疗期间应定期检查听力，检查尿液中蛋白、管型、细胞数及测定尿相对密度等
禁忌	对本药或万古霉素类抗生素过敏者禁用
不良反应	可出现皮疹、恶心、静脉炎等；可引致耳鸣、听力减退、肾功能损害等
特殊人群用药	肝功能、肾功能不全患者：肾功能不全患者慎用，如有应用指征时需在治疗药物浓度监测下，根据肾功能减退程度减量应用 儿童：新生儿、婴幼儿用药必须充分权衡利弊 老年人：用于老年患者有引起耳毒性与肾毒性的危险（听力减退或丧失）。老年患者即使肾功能测定在正常范围内，使用时应采用较小治疗剂量 妊娠与哺乳期妇女：妊娠期患者避免应用；哺乳期妇女慎用
药典	Chin. P.
国家处方集	CNF
其他推荐依据	

注：1. Ⅰ类切口手术常用预防抗菌药物为第一代头孢菌素：头孢唑林或头孢拉定等。

2. Ⅰ类切口手术常用预防抗菌药物单次使用剂量：头孢唑林1~2g；头孢拉定1~2g；头孢呋辛1.5g；头孢曲松1~2g；甲硝唑0.5g；其他详见具体药品表单。头孢菌素应在30分钟内滴完。

3. 对β-内酰胺类抗菌药物过敏者，可选用克林霉素预防葡萄球菌、链球菌感染，可选用氨曲南预防革兰阴性杆菌感染。必要时可联合使用。

4. 耐甲氧西林葡萄球菌检出率高的医疗机构，如进行人工材料植入手术（如人工心脏瓣膜置换、永久性心脏起搏器置入、人工关节置换等），也可选用万古霉素或去甲万古霉素预防感染。

第十二章

治疗用抗感染药物

第一节 青霉素类

■ 药品名称	青霉素 Benzylpenicillin
抗菌谱与适应证	适用于溶血性链球菌、肺炎链球菌、不产青霉素酶葡萄球菌的感染；炭疽、破伤风、气性坏疽等梭状芽胞杆菌感染及梅毒、钩端螺旋体病、回归热、白喉。与氨基糖苷类药物联合用于治疗草绿色链球菌心内膜炎。亦可用于流行性脑脊髓膜炎、放线菌病、淋病、樊尚咽峡炎、莱姆病、鼠咬热、李斯特菌病、除脆弱拟杆菌以外的厌氧菌感染。风湿性心脏病或先天性心脏病患者手术前预防用药
制剂与规格	1. 注射用青霉素钠[保(甲)]：①0.12g（2万U）；②0.24g（40万U）[基]；③0.48g（80万U）[基]；④0.6g（100万U）；⑤0.96g（160万U）[基]；⑥2.4g（400万U） 2. 注射用青霉素钾[保(甲)]：①0.125g（20万U）；②0.25g（40万U）[基]；③0.5g（80万U）[基]；④0.625g（100万U）
用法与用量	1. 肌内注射：成人：一日（80~200）万U，分3~4次给药；小儿：按体重2.5万U/kg，每12小时给药1次 2. 静脉滴注：成人一日（200~2000）万U，分2~4次给药；小儿每日按体重（5~20）万U/kg，分2~4次给药
注意事项	1. 应用前询问药物过敏史并进行青霉素皮肤试验 2. 对一种青霉素过敏者可能对其他青霉素类药物、青霉胺过敏，有哮喘、湿疹、花粉症、荨麻疹等过敏性疾病患者应慎用 3. 大剂量使用时应定期检测电解质
禁忌	有青霉素类药物过敏史或青霉素皮肤试验阳性患者禁用
不良反应	青霉素过敏反应较常见，包括荨麻疹等各类皮疹、白细胞计数减少、间质性肾炎、哮喘发作等和血清病样反应
特殊人群用药	肝功能、肾功能不全患者：轻、中度肾功能损害者使用常规剂量不需减量，严重肾功能损害者应延长给药间隔或调整剂量 妊娠与哺乳期妇女：妊娠期妇女给药属FDA妊娠风险B级；哺乳期妇女用药时宜暂停授乳
药典	USP、Eur. P.、Chin. P.
国家处方集	CNF
其他推荐依据	

续 表

■ 药品名称	青霉素 V　Phenoxymethylpenicillin
抗菌谱与适应证	1. 青霉素敏感菌株所致的轻、中度感染，包括链球菌所致的扁桃体炎、咽喉炎、猩红热、丹毒等 2. 肺炎球菌所致的支气管炎、肺炎、中耳炎、鼻窦炎及敏感葡萄球菌所致的皮肤软组织感染等 3. 螺旋体感染和作为风湿热复发和感染性心内膜炎的预防用药
制剂与规格	青霉素 V 钾片[保(甲)]：①100 万 U；②60 万 U；③0.25g（40 万 U）；④0.5g（80 万 U）
用法与用量	口服：①成人：链球菌感染：一次 125~250mg，每 6~8 小时 1 次，疗程 10 日。肺炎球菌感染：一次 250~500mg，每 6 小时 1 次，疗程至退热后至少 2 天。葡萄球菌感染、螺旋体感染：一次250~500mg，每6~8 小时 1 次。预防风湿热复发：一次 250mg，一日 2 次。预防心内膜炎：在拔牙或上呼吸道手术前 1 小时口服 2g，6 小时后再加服 1g（27kg 以下小儿剂量减半）；②小儿：按体重，一次 2.5~9.3mg/kg，每 4 小时 1 次；或一次 3.75~14mg/kg，每 6 小时 1 次；或一次 5.0~18.7mg/kg，每 8 小时 1 次
注意事项	1. 对头孢菌素类药物过敏者及有哮喘、湿疹、花粉症、荨麻疹等过敏性疾病患者应慎用 2. 患者一次开始服用前，必须先进行青霉素皮试 3. 长期或大剂量服用者，应定期检查肝、肾、造血系统功能和检测血清钾或钠
禁忌	青霉素皮试阳性反应者、对青霉素类药物过敏者及传染性单核细胞增多症患者禁用
不良反应	常见恶心、呕吐、上腹部不适、腹泻等胃肠道反应及黑毛舌；皮疹、荨麻疹等过敏反应
特殊人群用药	肝功能、肾功能不全患者：肾功能减退者应根据血浆肌酐清除率调整剂量或给药间期 老年人：老年患者应根据肾功能情况调整用药剂量或用药间期 妊娠与哺乳期妇女：妊娠期妇女给药属 FDA 妊娠风险 B 级；哺乳期妇女慎用或用药时暂停授乳
药典	USP、Eur. P.
国家处方集	CNF
其他推荐依据	

■ 药品名称	普鲁卡因青霉素　Procaine Benzylpenicillin
抗菌谱与适应证	1. 与青霉素相仿，但由于血药浓度较低，故仅限于青霉素高度敏感病原体所致的轻、中度感染，如 A 组链球菌所致的扁桃体炎、猩红热、肺炎球菌肺炎、青霉素敏感金黄色葡萄球菌所致皮肤软组织感染、樊尚咽峡炎等 2. 可用于治疗钩端螺旋体病、回归热和早期梅毒等
制剂与规格	注射用普鲁卡因青霉素[保(乙)]：①40 万 U [普鲁卡因青霉素 30 万 U，青霉素钠（钾）10 万 U]；②80 万 U [普鲁卡因青霉素 60 万 U，青霉素钠（钾）20 万 U]
用法与用量	肌内注射，每次（40~80）万 U，每日 1~2 次
注意事项	1. 哮喘、湿疹、花粉症、荨麻疹等过敏性疾病患者应慎用本品 2. 应用前需详细询问药物过敏史并进行青霉素、普鲁卡因皮肤试验
禁忌	有青霉素类药物或普鲁卡因过敏史者禁用；青霉素或普鲁卡因皮肤试验阳性患者禁用
不良反应	过敏反应（如荨麻疹、间质性肾炎、白细胞减少等）；赫氏反应和治疗矛盾；二重感染等

续　表

特殊人群用药	妊娠与哺乳期妇女：妊娠期妇女给药属 FDA 妊娠风险 B 级；哺乳期妇女用药时宜暂停授乳
药典	USP、Eur. P.、Chin. P.
国家处方集	CNF
其他推荐依据	

■ 药品名称	苄星青霉素　Benzathine Benzylpenicillin
抗菌谱与适应证	用于预防风湿热、治疗各期梅毒也可用于控制链球菌感染的流行
制剂与规格	注射用苄星青霉素[基,保(甲)]：①30 万 U；②60 万 U；③120 万 U
用法与用量	肌内注射：成人，一次（60~120）万 U，2~4 周 1 次；小儿一次（30~60）万 U，2~4 周 1 次
注意事项	同"青霉素"
禁忌	有青霉素类药物过敏史者或青霉素皮肤试验阳性患者禁用
不良反应	过敏反应（同"青霉素"）；二重感染等
特殊人群用药	妊娠与哺乳期妇女：妊娠期妇女给药属 FDA 妊娠风险 B 级；哺乳期妇女用药时宜暂停授乳
药典	USP、Eur. P.、Chin. P.
国家处方集	CNF
其他推荐依据	

■ 药品名称	阿莫西林　Amoxicillin
抗菌谱与适应证	适用于治疗敏感菌所致的下列感染：①中耳炎、鼻窦炎、咽炎、扁桃体炎等上呼吸道感染；②急性支气管炎、肺炎等下呼吸道感染；③泌尿、生殖道感染；④皮肤、软组织感染；⑤适用于治疗急性单纯性淋病；⑥尚可用于治疗伤寒、伤寒带菌者及钩端螺旋体病；⑦亦可与克拉霉素、兰索拉唑联合治疗幽门螺杆菌感染
制剂与规格	1. 阿莫西林片[基,保(甲)]：①0.125g；②0.25g 2. 阿莫西林胶囊[基,保(甲)]：①0.125g；②0.25g 3. 阿莫西林干混悬剂[基,保(甲)]：袋装，①0.125g；②0.25g。瓶装，①1.25g；②2.5g 4. 阿莫西林颗粒[保(甲)]：125mg 5. 注射用阿莫西林钠：①0.5g；②2g
用法与用量	口服：成人一次 0.5g，每 6~8 小时 1 次，日剂量不超过 4g；小儿每日按体重 20~40mg/kg，每 8 小时 1 次；3 个月以下婴儿：一日 30mg/kg，每 12 小时 1 次 肌内注射或稀释后静脉滴注：成人一次 0.5~1.0g，每 6~8 小时 1 次；小儿一日 50~100mg/kg，分 3~4 次给药 肾功能不全时剂量：肌酐清除率为 10~30ml/min 者，一次 0.25~0.50g，每 12 小时 1 次；肌酐清除率＜10ml/min 者，一次 0.25~0.50g，每 24 小时 1 次 透析时剂量：每次血液透析后应补充给予 1g 剂量
注意事项	1. 巨细胞病毒感染、淋巴细胞白血病、淋巴瘤等患者不宜使用 2. 传染性单核细胞增多症患者应避免使用 3. 哮喘、湿疹、花粉症、荨麻疹等过敏性疾病史者慎用

续 表

禁忌	有青霉素类药物过敏史者或青霉素皮肤试验阳性患者禁用
不良反应	恶心、呕吐、腹泻及抗生素相关性肠炎等胃肠道反应；皮疹、药物热和哮喘等过敏反应；贫血、血小板减少、嗜酸性粒细胞增多等
特殊人群用药	肝功能、肾功能不全患者：肾功能严重损害者慎用 老年人：老年人用药时可能需要调整剂量 妊娠与哺乳期妇女：妊娠期妇女应仅在确有必要时应用本品；由于乳汁中可分泌少量阿莫西林，哺乳期妇女服用后可能导致婴儿过敏
药典	Eur. P、Chin. P.
国家处方集	CNF
其他推荐依据	

■ 药品名称	磺苄西林　Sulbenicillin
抗菌谱与适应证	适用于敏感的铜绿假单胞菌、某些变形杆菌属以及其他敏感革兰阴性菌所致肺炎、尿路感染、复杂性皮肤软组织感染和败血症等。对本品敏感菌所致腹腔感染、盆腔感染宜与抗厌氧菌药物联合应用
制剂与规格	注射用磺苄西林钠：1.0g∶100万U
用法与用量	静脉滴注或静脉注射；中度感染成人一日剂量8g，重症感染或铜绿假单胞菌感染时剂量需增至一日20g，分4次静脉给药；儿童根据病情每日剂量按体重80~300mg/kg，分4次给药
注意事项	1. 使用本品前需详细询问药物过敏史并进行青霉素皮肤试验，呈阳性反应者禁用 2. 对一种青霉素过敏者可能对其他青霉素类药物、青霉胺过敏
禁忌	有青霉素类药物过敏史者或青霉素皮肤试验阳性患者禁用
不良反应	过敏反应较常见，包括皮疹、发热等，偶见变应性休克，一旦发生必须就地抢救，保持气道畅通、吸氧并给予肾上腺素、糖皮质激素等治疗措施；恶心、呕吐等胃肠道反应；实验室检查异常包括白细胞或中性粒细胞减少，ALT及AST一过性增高等
特殊人群用药	肝功能、肾功能不全患者：严重肝功能、肾功能不全者慎用 妊娠与哺乳期妇女：妊娠期妇女应仅在确有必要时应用本品
药典	Chin. P.
国家处方集	CNF
其他推荐依据	

■ 药品名称	替卡西林　Ticarcillin
抗菌谱与适应证	对大肠埃希菌、奇异变形杆菌、普通变形杆菌等肠杆菌属、流感嗜血杆菌、沙门菌属、铜绿假单胞菌等具有良好的抗菌活性。①适用于治疗敏感菌所致的下呼吸道感染、骨和骨关节感染、皮肤及软组织感染、尿路感染及败血症等；②与氨基糖苷类、喹诺酮类等抗菌药联用，可用于治疗铜绿假单胞菌所致感染
制剂与规格	注射用替卡西林钠：①0.5g；②1g；③3g；④6g

续　表

用法与用量	成人：肌内注射：泌尿系统感染，一次 1g，一日 4 次；静脉给药：一日 200~300mg/kg，分次给药。儿童：①静脉给药：一日 200~300mg/kg，分次给药；②婴儿：一日 225mg/kg，分次给药；③对 7 日龄以下新生儿：一日 150mg/kg，分次给药
注意事项	对头孢菌素过敏者、凝血功能异常者慎用
禁忌	对本品或其他青霉素类过敏者禁用
不良反应	低钾血症及出血时间延长；皮疹、瘙痒、药物热等过敏反应较多见
特殊人群用药	肝功能、肾功能不全患者：严重肝功能、肾功能不全者慎用 妊娠与哺乳期妇女：妊娠期妇女慎用，妊娠安全性分级为 B 级；哺乳期妇女慎用
药典	USP、Eur. P.
国家处方集	CNF
其他推荐依据	

■ 药品名称	注射用哌拉西林　Piperacillin for Injection
抗菌谱与适应证	1. 治疗铜绿假单胞菌和敏感革兰阴性杆菌所致的各种感染，如败血症、尿路感染、呼吸道感染、胆道感染、腹腔感染、盆腔感染以及皮肤、软组织感染等 2. 与氨基糖苷类药联用治疗粒细胞减少症免疫缺陷患者的感染
制剂与规格	注射用哌拉西林钠（按哌拉西林计）[基,保(甲)]：①0.5g；②1g；③2g
用法与用量	成人：中度感染一日 8g，分 2 次给药；严重感染一次 3~4g，每 6 小时 1 次。一日最大剂量不可超过 24g 儿童：①婴幼儿和 12 岁以下儿童：一日 100~200mg/kg；②新生儿：体重 < 2kg 者：出生后第 1 周内，一次 50mg/kg，每 12 小时 1 次；1 周以上，一次 50mg/kg，每 8 小时 1 次；体重 2kg 以上者：出生后第 1 周内，一次 50mg/kg，每 8 小时 1 次；1 周以上，一次 50mg/kg，每 6 小时 1 次
注意事项	1. 有出血史者，溃疡性结肠炎、克罗恩病或假膜性肠炎者，体弱者慎用 2. 哌拉西林不可加入碳酸氢钠溶液中静脉滴注
禁忌	对青霉素、头孢菌素或其他 β-内酰胺类抗生素过敏或有过敏史者禁用
不良反应	青霉素类药物过敏反应较常见；局部注射部位疼痛、血栓性静脉炎等；腹泻、稀便、恶心、呕吐等
特殊人群用药	肝功能、肾功能不全患者：慎用 儿童：12 岁以下儿童的用药安全性剂量尚未正式确定，应慎用 老年人：慎用 妊娠与哺乳期妇女：妊娠期妇女应仅在确有必要时才能使用本药，妊娠安全性分级为 B 级；哺乳期妇女用药应权衡利弊或暂停授乳
药典	USP、Eur. P.、Chin. P.
国家处方集	CNF
其他推荐依据	

续　表

■ 药品名称	注射用阿洛西林　Azlocillin for Injection
抗菌谱与适应证	敏感的革兰阳性及革兰阴性菌（包括铜绿假单胞菌）所致的呼吸道、泌尿道、生殖器官、胆道、胃肠道、败血症、脑膜炎、心内膜炎等严重感染，手术、烧伤后感染，骨、皮肤及软组织感染
制剂与规格	注射用阿洛西林钠[保(乙)]：①0.5g；②1g；③2g；④3g
用法与用量	成人：一日 6~10g，严重病例可增至 10~16g，分 2~4 次滴注。儿童：一次 75mg/kg，一日 2~4 次。婴儿及新生儿：一次 100mg/kg，一日 2~4 次
注意事项	参考药品说明书
禁忌	对青霉素类抗生素过敏者禁用
不良反应	恶心、呕吐、腹泻及抗生素相关性肠炎等胃肠道反应；皮疹，药物热和哮喘等过敏反应
特殊人群用药	肝功能、肾功能不全患者：肾功能减退患者应适当降低用量 老年人：老年患者肾功能减退，须调整剂量 妊娠与哺乳期妇女：妊娠安全性分级为 B 级；哺乳期妇女应权衡利弊用药
药典	Pol. P.
国家处方集	CNF
其他推荐依据	

第二节　头孢菌素类

一、第一代头孢菌素类

■ 药品名称	注射用头孢唑林钠　Cefazolin Sodium for Injection
抗菌谱与适应证	第一代头孢菌素。除肠球菌、MRSA 外，对其他革兰阳性球菌均有良好抗菌活性；对部分大肠埃希菌、奇异变形杆菌、肺炎克雷伯菌有抗菌活性。临床用于敏感菌所致的呼吸道、尿路感染，皮肤软组织、骨和关节、肝胆系统感染，心内膜炎、败血症，眼、耳、鼻、咽喉部感染；也用于外科手术预防用药
制剂与规格	注射用头孢唑林钠：①0.5g；②1g；③1.5g；④2g
用法与用量	1. 肌内、静注、静滴：一次 0.5~1.0g，一日 2~4 次。严重感染可增至一日 6g，分 2~4 次静脉给予。儿童一日量为 50~100mg/kg，分 2~3 次给予 2. 外科手术预防用药：术前 0.5~1 小时给药 1g，手术超过 6 小时者术中加用 0.5~1g，术后每 6~8 小时给药 0.5~1.0g 致术 24 小时后
注意事项	1. 对青霉素过敏或过敏体质者慎用 2. 交叉过敏反应：患者对一种头孢菌素或头霉素过敏者对其他头孢菌素或头霉素也可能过敏。患者对青霉素、青霉素衍生物或青霉胺过敏者也可能对头孢菌素或头霉素过敏 3. 头孢唑林与庆大霉素或其他肾毒性抗生素合用有增加肾损害的危险性

	4. 静脉滴注：将本品用灭菌注射用水、氯化钠注射用水或葡萄糖注射液溶解后使用，当静脉滴注体积超过 100ml 时不用注射用水 5. 配置后的溶液应避光保存。室温保存不得超过 48 小时
禁忌	对头孢菌素过敏者及有青霉素变应性休克或即刻反应者禁用
不良反应	1. 静脉注射发生的血栓性静脉炎和肌内注射区疼痛均较头孢噻吩少而轻 2. 药疹发生率为 1.1%，嗜酸性粒细胞增多的发生率为 1.7%，偶有药物热
特殊人群用药	肝功能、肾功能不全患者：肝功能、肾功能不全者慎用。肾功能减退者首剂量 0.5g，并应按肌酐清除率调节用量和给药间隔 儿童：不推荐用于新生儿 老年人：老年患者宜适当减量或延长给药间隔 妊娠与哺乳期妇女：用药需权衡利弊
药典	USP、Eur. P.、Chin. P.
国家处方集	CNF
其他推荐依据	
■ 药品名称	头孢拉定　Cefradine
抗菌谱与适应证	第一代头孢菌素。适用于治疗敏感菌所致的轻、中度感染，如急性咽炎、扁桃体炎、中耳炎、支气管炎急性发作、肺炎等呼吸道感染、泌尿生殖道感染及皮肤软组织感染等
制剂与规格	1. 头孢拉定胶囊[基,保(甲)]：①0.25g；②0.5g 2. 头孢拉定片[基,保(甲)]：①0.25g；②0.5g 3. 头孢拉定颗粒[保(乙)]：①0.125g；②0.25g 4. 头孢拉定干混悬剂：①0.125g；②0.25g；③1.5g；④3g 5. 注射用头孢拉定[保(乙)]：①0.5g；②1g
用法与用量	1. 成人：口服给药，一次 0.25~0.5g，每 6 小时 1 次；严重感染时可增至一次 1g，一日最高剂量为 4g。肌内注射及静脉给药，一次 0.5~1.0g，每 6 小时 1 次。一日最高剂量为 8g 2. 儿童：口服给药，一次 6.25~12.5mg/kg，每 6 小时 1 次。肌内注射及静脉给药，1 周岁以上小儿，一次 12.5~25.0mg/kg，每 6 小时 1 次 3. 肌酐清除率＞20ml/min 时，其推荐剂量为每 6 小时 0.5g；肌酐清除率为 5~20ml/min 时，其剂量为每 6 小时 0.25g；肌酐清除率＜5ml/min 时，其剂量为每 12 小时 0.25g
注意事项	应用头孢拉定的患者以硫酸铜法测定尿糖时可出现假阳性反应
禁忌	对头孢菌素过敏者及有青霉素变应性休克或即刻反应史者禁用
不良反应	恶心、呕吐、腹泻、上腹部不适等胃肠道反应较为常见
特殊人群用药	肝功能、肾功能不全患者：头孢拉定主要经肾排出，肾功能减退者需减少剂量或延长给药间期 儿童：慎用 老年人：肾功能减退的老年患者应适当减少剂量或延长给药时间 妊娠与哺乳期妇女：慎用。妊娠安全性分级为 B 级，哺乳期妇女应用时需权衡利弊
药典	USP、Eur. P.、Chin. P.
国家处方集	CNF

续　表

其他推荐依据	
■ 药品名称	**注射用头孢硫脒　Cefathiamidine for Injection**
抗菌谱与适应证	第一代头孢菌素。用于敏感菌所引起呼吸系统、肝胆系统、五官、尿路感染及心内膜炎、败血症
制剂与规格	注射用头孢硫脒[保(乙)]：①0.5g；②1g；③2g
用法与用量	1. 成人：肌内注射，一次1.5~1.0g，一日4次；静脉滴注，一次2g，一日2~4次 2. 儿童：肌内注射，一日50~150mg/kg，分3~4次给药；静脉滴注，一日50~100mg/kg，分2~4次给药
注意事项	1. 有胃肠道疾病史者，特别是溃疡性结肠炎、局限性肠炎或抗生素相关性结肠炎者应慎用 2. 应用本品的患者抗球蛋白试验可出现阳性
禁忌	对头孢菌素类抗生素过敏者或对青霉素变应性休克者禁用
不良反应	偶见荨麻疹、哮喘、瘙痒、寒战、高热、血管神经性水肿、非蛋白氮、ALT及AST升高
特殊人群用药	肝功能、肾功能不全患者：肾功能减退者须适当减量 老年人：老年患者肾功能减退，应用时须适当减量 妊娠与哺乳期妇女：妊娠早期妇女慎用；哺乳期妇女慎用，用药需权衡利弊
药典	
国家处方集	CNF
其他推荐依据	
■ 药品名称	**头孢氨苄　Cefalexin**
抗菌谱与适应证	第一代口服头孢菌素。用于金黄色葡萄球菌、大肠埃希菌、肺炎杆菌、流感杆菌等敏感菌所致的下列感染： 1. 扁桃体炎、扁桃体周炎、咽喉炎、支气管炎、肺炎、支气管扩张感染以及手术后胸腔感染 2. 急性及慢性肾盂肾炎、膀胱炎、前列腺炎及泌尿生殖系感染 3. 中耳炎、外耳炎、鼻窦炎 4. 上颌骨周炎、上颌骨骨膜炎、上颌骨骨髓炎、急性腭炎、牙槽脓肿、根尖性牙周炎、智齿周围炎、拔牙后感染 5. 睑腺炎、睑炎、急性泪囊炎 6. 毛囊炎、疖、丹毒、蜂窝织炎、脓疱、痈、痤疮感染、皮下脓肿、创伤感染、乳腺炎、淋巴管炎等
制剂与规格	1. 头孢氨苄胶囊[基,保(甲)]：①125mg；②250mg 2. 头孢氨苄片[基,保(甲)]：①125mg；②250mg 3. 头孢氨苄颗粒[基,保(甲)]：①50mg；②125mg 4. 头孢氨苄干混悬剂：1.5g 5. 头孢氨苄泡腾片：125mg

续　表

用法与用量	1. 成人：口服，一般剂量一次 250~500mg，每 6 小时 1 次。一日最高剂量为 4g。单纯性膀胱炎、单纯皮肤软组织感染以及链球菌咽峡炎一次 500mg，每 12 小时 1 次 2. 儿童：口服，一日 25 ~ 50mg/kg，一日 4 次。皮肤软组织感染及链球菌咽峡炎一次 12.5~50mg/kg，每 12 小时 1 次
注意事项	有胃肠道疾病史者，特别是溃疡性结肠炎、局限性肠炎或抗生素相关性结肠炎者应慎用
禁忌	对头孢菌素过敏者及有青霉素变应性休克或即刻反应史者禁用
不良反应	恶心、呕吐、腹泻和腹部不适较为多见；皮疹、药物热等过敏反应
特殊人群用药	肝功能、肾功能不全患者：慎用 儿童：6 岁以下小儿慎用 老年人：老年患者应根据肾功能情况调整用药剂量或用药间期 妊娠与哺乳期妇女：妊娠早期妇女慎用；哺乳妇女慎用，用药需权衡利弊
药典	USP、Eur. P.、Chin. P.
国家处方集	CNF
其他推荐依据	
■ 药品名称	头孢羟氨苄　Cefadroxil
抗菌谱与适应证	第一代口服头孢菌素。主要用于敏感菌所致的尿路感染，呼吸道感染，皮肤软组织感染，骨关节感染
制剂与规格	1. 头孢羟氨苄胶囊[保(乙)]：①0.125g；②0.25g；③0.5g 2. 头孢羟氨苄片[保(乙)]：①0.125g；②0.25g 3. 头孢羟氨苄颗粒[保(乙)]：①0.125g；②0.25g
用法与用量	1. 成人：口服，一次 0.5~1.0g，一日 2 次。肾功能不全者首次给予 1g 负荷剂量，然后根据肌酐清除率（Ccr）调整剂量。Ccr 为 25~50ml/min 者，一次 0.5g，每 12 小时 1 次；Ccr 为 10~25ml/min 者，一次 0.5g，每 24 小时 1 次；Ccr 为 0~10ml/min 者，一次 0.5g，每 36 小时 1 次 2. 儿童：口服，一次 15~20mg/kg，一日 2 次。A 组溶血性链球菌咽炎或扁桃体炎：一次 15mg/kg，每 12 小时 1 次，共 10 天
注意事项	有胃肠道疾病史者，特别是溃疡性结肠炎、局限性肠炎或抗生素相关性结肠炎者应慎用
禁忌	对头孢菌素过敏者及有青霉素变应性休克或即刻反应史者禁用
不良反应	以恶心、上腹部不适等胃肠道反应为主；少数患者尚可发生皮疹等过敏反应
特殊人群用药	肝功能、肾功能不全患者：慎用 老年人：老年患者肾功能减退，用药时需调整剂量 妊娠与哺乳期妇女：妊娠安全性分级为 B 级；哺乳期妇女须权衡利弊后应用
药典	USP
国家处方集	CNF
其他推荐依据	

二、第二代头孢菌素类

■ 药品名称	头孢呋辛　Cefuroxim
抗菌谱与适应证	第二代注射用头孢菌素。对革兰阳性球菌的活性与第一代头孢菌素相似或略差，但对葡萄球菌和革兰阴性杆菌产生的 β-内酰胺酶显得相当稳定。适用于治疗敏感菌或敏感病原体所致的下列感染：①呼吸系统感染；②泌尿生殖系统感染；③骨和关节感染；④皮肤软组织感染；⑤预防手术感染；⑥其他，如败血症、脑膜炎等严重感染
制剂与规格	注射用头孢呋辛钠：①0.25g[基]；②0.5g[基]；③0.75g[基]；④1.0g；⑤1.5g[基]；⑥2.0g；⑦2.25g；⑧2.5g；⑨3.0g
用法与用量	深部肌内注射，静脉注射或滴注： 1. 成人为每 8 小时 0.75~1.5g，疗程 5~10 日。对于生命受到威胁的感染或罕见敏感菌所引起的感染，每 6 小时 1.5g 2. 预防手术感染：术前 0.5~1 小时静脉注射 1.5g，若手术时间过长，则每隔 8 小时静脉或肌内注射 0.75g 3. 儿童：3 个月以上患儿，按体重一日 50~100mg/kg，分 3~4 次给药。重症感染，按体重一日用量不低于 0.1g/kg，但不能超过成人使用的最高剂量 4. 肾功能不全患者应根据肌酐清除率调整
注意事项	1. 对青霉素药物过敏者慎用 2. 使用时应注意监测肾功能，特别是对接受高剂量的重症患者
禁忌	对头孢菌素过敏者及有青霉素变应性休克史者禁用
不良反应	过敏反应（皮疹、瘙痒、荨麻疹等），局部反应（血栓性静脉炎），胃肠道反应（腹泻、恶心、抗生素相关性肠炎等）等
特殊人群用药	肝功能、肾功能不全患者：严重肝功能、肾功能不全者慎用 儿童：5 岁以下小儿禁用 老年人：老年患者口服本药，不必根据年龄调整剂量 妊娠与哺乳期妇女：妊娠安全性分级为 B 级；哺乳妇女用药应权衡利弊，如需使用，应暂停授乳
药典	USP、Eur. P.、Chin. P.
国家处方集	CNF
其他推荐依据	
■ 药品名称	注射用头孢替安　Cefotiam for Injection
抗菌谱与适应证	第二代注射用头孢菌素。用于敏感菌所致的肺炎、支气管炎、胆道感染、腹膜炎、尿路感染以及手术和外伤所致的感染和败血症
制剂与规格	注射用盐酸头孢替安[保（乙）]：①0.5g；②1g
用法与用量	肌内注射或静脉给药。成人：一日 1~2g，分 2~4 次给予；败血症时可增至一日 4g。儿童：一日 40~80mg/kg，分 3~4 次给予，重症感染时可增至一日 160mg/kg。肌酐清除率≥16.6ml/min 者，不需调整剂量；肌酐清除率＜16.6ml/min 者，每 6~8 小时用量应减为常用剂量的 75%

续　表

注意事项	1. 有胃肠道疾病史者，特别是溃疡性结肠炎、局限性肠炎或抗生素相关性结肠炎者慎用 2. 本品可引起血常规改变，严重时应立即停药
禁忌	对头孢菌素过敏者及有青霉素变应性休克史者禁用
不良反应	偶见过敏、胃肠道反应、血常规改变及一过性 AST 及 ALT 升高；可致肠道菌群改变，造成维生素 B 和维生素 K 缺乏；偶可致继发感染；大量静脉注射可致血管和血栓性静脉炎
特殊人群用药	肝功能、肾功能不全患者：肾功能不全者应减量并慎用 儿童：早产儿和新生儿使用本药的安全性尚未确定 老年人：老年患者用药剂量应按其肾功能减退情况酌情减量 妊娠与哺乳期妇女：孕妇或可能妊娠的妇女、哺乳妇女应权衡利弊后用药
药典	USP、Jpn. P.
国家处方集	CNF
其他推荐依据	
■ 药品名称	头孢丙烯　Cefprozil
抗菌谱与适应证	第二代口服头孢菌素。用于敏感菌所致的下列轻、中度感染： 1. 呼吸道感染，如化脓性链球菌性咽炎或扁桃体炎；肺炎链球菌、流感嗜血杆菌和卡他莫拉菌引起的中耳炎或急性鼻窦炎、急性支气管炎继发细菌感染和慢性支气管炎急性发作 2. 金黄色葡萄球菌（包括产青霉素酶菌株）和化脓性链球菌等引起的非复杂性皮肤和皮肤软组织感染
制剂与规格	1. 头孢丙烯片[保(乙)]：①0.25；②0.5g 2. 头孢丙烯分散片[保(乙)]：0.25g 3. 头孢丙烯咀嚼片[保(乙)]：0.25g 4. 头孢丙烯胶囊[保(乙)]：①0.125g；②0.25g 5. 头孢丙烯颗粒[保(乙)]：0.125g 6. 头孢丙烯干混悬剂：①0.125g；②0.75g；③1.5g；④3.0g
用法与用量	口服。成人：呼吸道感染，一次 0.5g，一日 1~2 次；皮肤或皮肤软组织感染，一日 0.5g，分 1~2 次给药；严重病例，一次 0.5g，一日 2 次。儿童：①对 0.5~12 岁患儿：中耳炎，一次 15mg/kg，一日 2 次；急性鼻窦炎，一次 7.5mg/kg，一日 2 次；严重感染，一次 15mg/kg，一日 2 次；②对 2~12 岁患儿：急性扁桃体炎、咽炎，一次 7.5mg/kg，一日 2 次；皮肤或皮肤软组织感染，一次 20mg/kg，一日 1 次。肾功能不全时，根据肌酐清除率进行剂量调整。肝功能不全患者无须调整剂量
注意事项	1. 有青霉素过敏史者慎用。对青霉素类药物所致变应性休克或其他严重过敏反应者不宜使用 2. 如发生过敏反应，应停止用药 3. 长期使用可诱发二重感染，尤其是抗生素相关性肠炎 4. 同时服用强利尿药治疗的患者使用头孢菌素应谨慎，因这些药物可能会对肾功能产生有害影响 5. 患有胃肠道疾病，尤其是肠炎患者慎用
禁忌	对头孢丙烯及其头孢菌素类过敏患者禁用

续　表

不良反应	1. 胃肠道反应：软便、腹泻、胃部不适、食欲减退、恶心、呕吐、嗳气等
	2. 过敏反应，常见为皮疹、荨麻疹、嗜酸性粒细胞增多、药物热等。儿童发生过敏反应较成人多见，多在开始治疗后几天内出现，停药后几天内消失
特殊人群用药	儿童：慎用
	老年人：65 岁以上老人使用本药，与健康成人志愿者对比，药物浓度-时间曲线下面积增高35%～60%，肌酐清除率下降 40%
	妊娠与哺乳期妇女：妊娠安全性分级为 B 级。哺乳妇女应慎用或暂停授乳
药典	USP
国家处方集	CNF
其他推荐依据	
■ 药品名称	**注射用头孢尼西**　Cefonicid for Injection
抗菌谱与适应证	适用于敏感菌引起的下列感染：下呼吸道感染、尿路感染、败血症、皮肤软组织感染、骨和关节感染，也可用于手术预防感染。在外科手术前单剂量注射 1g 头孢尼西可以减少由于手术过程中污染或潜在污染而导致的术后感染发生率。在剖宫产手术中使用头孢尼西（剪断脐带后）可以减少某些术后感染发生率
制剂与规格	注射用头孢尼西钠：①0.5g；②1.0g
用法与用量	肾功能正常患者：
	1. 一般轻度至中度感染：成人每日剂量为 1g，每 24 小时 1 次；在严重感染或危及生命的感染中，可每日 2g，每 24 小时给药 1 次
	2. 无并发症的尿路感染：每日 0.5g，每 24 小时 1 次
	3. 手术预防感染：手术前 1 小时单剂量给药 1g，术中和术后没有必要再用。必要时如关节成形手术或开胸手术可重复给药 2 天；剖宫产手术中，应脐带结扎后才给予本品。疗程依病情而定
	肾功能不全患者：对于肾功能损害患者使用本品必须严格依据患者的肾功能损害程度调整剂量。初始剂量为 7.5mg/kg，维持剂量应根据肌酐清除率进行调整，患者在进行透析之后，无须再追加剂量
注意事项	1. 有青霉素过敏史或其他药物过敏病史者应慎用。对麻醉药过敏患者禁止使用利多卡因作为溶剂
	2. 本品治疗开始和治疗中可引起肠道紊乱，严重的导致假膜性肠炎，出现腹泻时应引起警惕。一旦出现，轻度停药即可，中、重度患者应给予补充电解质、蛋白质以及适当的抗生素（如万古霉素）治疗
	3. 重症患者在大剂量给药或合用氨基糖苷类抗生素治疗时，必须经常注意肾功能情况
禁忌	对头孢菌素类抗生素过敏者禁用
不良反应	1. 对青霉素过敏患者也可能对本品过敏
	2. 长期使用任何广谱抗生素都可能导致其他非敏感菌过度生长，可诱发二重感染
特殊人群用药	肝功能、肾功能不全患者：肾脏或肝脏损害患者在使用该药物时，应加倍小心
药典	USP、Eur. P.、Chin. P.
国家处方集	

续　表

其他推荐依据	
■ **药品名称**	**头孢克洛　Cefaclor**
抗菌谱与适应证	第二代口服头孢菌素。适用于敏感菌所致下列部位的轻、中度感染： 1. 呼吸系统感染 2. 泌尿生殖系统感染 3. 皮肤软组织感染 4. 口腔科感染 5. 眼科感染
制剂与规格	1. 头孢克洛胶囊[保(乙)]：①125mg；②250mg 2. 头孢克洛缓释胶囊[保(乙)]：187.5mg 3. 头孢克洛片[保(乙)]：250mg 4. 头孢克洛缓释片[保(乙)]：375mg 5. 头孢克洛分散片[保(乙)]：①125mg；②375mg 6. 头孢克洛颗粒[保(乙)]：①100mg；②125mg；③250mg 7. 头孢克洛混悬液[保(乙)]：①30ml：0.75g；②60ml：1.5g
用法与用量	1. 成人：口服，一次250mg，每8小时1次；较重的感染或敏感性较差的细菌引起的感染，剂量可加倍，但一日总量不超过4g 2. 儿童：口服，一日20mg/kg，分3次（每8小时1次）给药，宜空腹服用；重症感染可增至一日40mg/kg，但一日总量不超过1g
注意事项	1. 对于有胃肠道病史（特别是结肠炎）的患者、使用抗生素（包括头孢菌素）要慎重 2. 长期使用的患者应细心观察，如发生二重感染，必须采取适当措施
禁忌	禁用于已知对头孢菌素类过敏者
不良反应	过敏反应（皮疹、瘙痒、荨麻疹等）；腹泻等胃肠道反应
特殊人群用药	肝功能、肾功能不全患者：肾功能轻度不全者可不减量；肾功能中度和重度减退者的剂量应分别减为正常剂量的1/2和1/4 儿童：新生儿用药的安全性尚未确定 老年人：老年患者除虚弱、营养不良或严重肾功能损害外，一般不需要调整剂量 妊娠与哺乳期妇女：妊娠安全性分级为B级；哺乳期妇女应慎用或用药时暂停授乳
药典	USP、Eur. P.、Chin. P.
国家处方集	CNF
其他推荐依据	
■ **药品名称**	**头孢呋辛酯　Cefuroxime Axetil**
抗菌谱与适应证	第二代口服头孢菌素。适用于溶血性链球菌、金黄色葡萄球菌（耐甲氧西林株除外）及流感嗜血杆菌、大肠埃希菌、肺炎克雷伯菌、奇异变形杆菌等肠杆菌科细菌敏感菌株所致成人急性咽炎或扁桃体炎、急性中耳炎、上颌窦炎、慢性支气管炎急性发作、急性支气管炎、单纯性尿路感染、皮肤软组织感染及无并发症淋病奈瑟菌性尿道炎和宫颈炎。儿童咽炎或扁桃体炎、急性中耳炎及脓疱病等

续　表

制剂与规格	头孢呋辛酯片[基,保(甲)]：①0.125g；②0.25g
用法与用量	口服。①成人：一般一日 0.5g；下呼吸道感染患者一日 1g；单纯性下尿路感染患者一日 0.25g。均分 2 次服用。单纯性淋球菌尿道炎单剂疗法剂量为 1g。②5～12 岁小儿：急性咽炎或急性扁桃体炎，按体重一日 20mg/kg，分 2 次服用，一日不超过 0.5g；急性中耳炎、脓疱病，按体重一日 30mg/kg，分 2 次服用，一日不超过 1g
注意事项	1. 有胃肠道疾病史者，特别是溃疡性结肠炎、局限性肠炎或抗生素相关性结肠炎者慎用 2. 应于餐后服用，以增加吸收，提高血药浓度，并减少胃肠道反应
禁忌	对本品及其他头孢菌素类过敏者、有青霉素变应性休克或即刻反应史者及胃肠道吸收障碍者禁用
不良反应	常见腹泻、恶心和呕吐等胃肠反应；少见皮疹、药物热等过敏反应
特殊人群用药	肝功能、肾功能不全患者：肾功能减退及肝功能损害者慎用 儿童：5 岁以下小儿禁用胶囊剂、片剂，宜服用头孢呋辛酯干混悬液 老年人：85 岁以上的老年患者的血浆消除半衰期可延至约 3.5 小时，因此应在医师指导下根据肾功能情况调整用药剂量或用药间期 妊娠与哺乳期妇女：仅在有明确指征时，孕妇方可慎用；哺乳期妇女应慎用或暂停授乳
药典	USP、Eur. P.、Chin. P.、Jpn. P.
国家处方集	CNF
其他推荐依据	

三、第三代头孢菌素类

■ 药品名称	注射用头孢唑肟　Ceftizoxime for Injection
抗菌谱与适应证	第三代注射用头孢菌素。用于治疗由敏感菌引起的下呼吸道感染、胆道感染、腹腔感染、盆腔感染。尿路感染、脑膜炎、皮肤软组织感染、骨和关节感染、败血症、感染性心内膜炎及创伤、烧伤、烫伤后的严重感染
制剂与规格	注射用头孢唑肟钠[保(乙)]：①0.5g；②1g；③2g
用法与用量	静脉滴注。成人：一次 1～2g，每8～12 小时 1 次；严重感染，剂量可增至一次 3～4g，每 8 小时 1 次。治疗非复杂性尿路感染，一次 0.5g，每 12 小时 1 次。儿童：6 个月及 6 个月以上的婴儿和儿童常用量，按体重一次 50mg/kg，每6～8 小时 1 次。肾功能损害的患者在给予 0.5～1.0g 的首次负荷剂量后，需根据其损害程度调整剂量
注意事项	1. 青霉素类过敏史患者，有指征应用本品时，必须充分权衡利弊后在严密观察下慎用 2. 有胃肠道疾病病史者，特别是结肠炎患者慎用
禁忌	对本品及其他头孢菌素过敏者禁用
不良反应	皮疹、瘙痒和药物热等变态反应、腹泻、恶心、呕吐、食欲缺乏等
特殊人群用药	儿童：6 个月以下小儿使用本药的安全性和有效性尚未确定 老年人：老年患者常伴有肾功能减退，应适当减少剂量或延长给药时间 妊娠与哺乳期妇女：妊娠期妇女仅在有明确指征时应用，妊娠安全性分级为 B 级；哺乳期妇女应用本药时应暂停授乳

续　表

药典	USP
国家处方集	CNF
其他推荐依据	
■ 药品名称	注射用头孢噻肟　Cefotaxime for Injection
抗菌谱与适应证	第三代注射用头孢菌素。用于敏感细菌所致的肺炎及其他下呼吸道感染、尿路感染、脑膜炎、败血症、腹腔感染、盆腔感染、皮肤软组织感染、生殖道感染、骨和关节感染等。头孢噻肟可以作为小儿脑膜炎的选用药物
制剂与规格	注射用头孢噻肟钠[保(甲)]：①0.5g；②1g；③2g
用法与用量	肌内注射或静脉给药。成人：肌内注射 0.5~2.0g，每 8~12 小时 1 次。静脉给药一日 2~6g，分 2~3 次给药；严重感染者，每 6~8 小时 2~3g，一日最高剂量为 12g。无并发症的肺炎链球菌肺炎或急性尿路感染：每 12 小时 1g。儿童：静脉给药，新生儿一次 50mg/kg，7 日内新生儿每 12 小时 1 次，7~28 日新生儿每 8 小时 1 次
注意事项	1. 有胃肠道疾病者慎用 2. 用药前须确定是否需进行过敏试验 3. 本品与氨基糖苷类抗生素不可同瓶滴注
禁忌	对头孢菌素过敏者及有青霉素变应性休克或即刻反应史者禁用
不良反应	不良反应发生率低，3%~5%。有皮疹和药物热、静脉炎、腹泻、恶心、呕吐、食欲缺乏等
特殊人群用药	肝功能、肾功能不全患者：严重肾功能减退患者应用本药时须根据肌酐清除率调整减量 儿童：婴幼儿不宜做肌内注射 老年人：老年患者应根据肾功能适当减量 妊娠与哺乳期妇女：妊娠安全性分级为 B 级；哺乳期妇女用药时宜暂停授乳
药典	USP、Eur. P.、Chin. P.
国家处方集	CNF
其他推荐依据	
■ 药品名称	注射用头孢曲松　Ceftriaxone for Injection
抗菌谱与适应证	第三代注射用头孢菌素。用于敏感致病菌所致的下呼吸道感染、尿路、胆道感染，以及腹腔感染、盆腔感染、皮肤软组织感染、骨和关节感染、败血症、脑膜炎等及手术期感染预防。本品单剂可治疗单纯性淋病
制剂与规格	注射用头孢曲松钠：①0.25g；②0.5g；③0.75g；④1g；⑤1.5g；⑥2g；⑦3g；⑧4g
用法与用量	成人：肌内注射或静脉给药，每 24 小时 1~2g 或每 12 小时 0.5~1.0g。最高剂量一日 4g。小儿：常用量静脉给药，按体重一日 20~80mg/kg
注意事项	1. 对青霉素过敏患者应用本品时应根据患者情况充分权衡利弊后决定。有青霉素变应性休克或即刻反应者，不宜再选用头孢菌素类 2. 有胃肠道疾病史者，特别是溃疡性结肠炎、局限性肠炎或抗生素相关性结肠炎（头孢菌素类很少产生抗生素相关性肠炎）者应慎用

续　表

禁忌	1. 禁用于对本品及其他头孢菌素抗生素过敏的患者。有青霉素变应性休克史的患者避免应用本品 2. 头孢曲松不得用于高胆红素血症的新生儿和早产儿的治疗。体外研究显示头孢曲松可从血清蛋白结合部位取代胆红素，从而引起这些患者的胆红素脑病 3. 在新生儿中，不得与补钙治疗同时进行，否则可能导致头孢曲松的钙盐沉降的危险
不良反应	胃肠道反应、过敏反应等
特殊人群用药	儿童：出生体重<2kg的新生儿使用本药的安全性尚未确定。本药可将胆红素从血清白蛋白上置换下来，患有高胆红素血症的新生儿（尤其是早产儿），应避免使用本药 老年人：除非患者虚弱、营养不良或有重度肾功能损害时，老年人应用头孢曲松一般不需调整剂量 妊娠与哺乳期妇女：妊娠安全性分级为B级；哺乳期妇女应权衡利弊后应用
药典	USP、Eur. P.、Chin. P.
国家处方集	CNF
其他推荐依据	
■ 药品名称	**注射用头孢哌酮　Cefoperazone for Injection**
抗菌谱与适应证	第三代注射用头孢菌素。用于治疗敏感菌所致的呼吸道感染、泌尿道感染、胆道感染、皮肤软组织感染、败血症、脑膜炎、创伤及手术后感染。与抗厌氧菌药联用，用于治疗敏感菌所致的腹膜炎、盆腔感染
制剂与规格	注射用头孢哌酮钠：①0.5g；②1g；③1.5g；④2g
用法与用量	肌内注射或静脉给药。成人：一般感染：一次1~2g，每12小时1次；严重感染：一次2~3g，每8小时1次。一日剂量不宜超过9g，但免疫缺陷患者伴严重感染时剂量可增至一日12g。儿童：一日50~200mg/kg，分2~3次给药
注意事项	1. 肝病、胆道梗阻严重或同时有肾功能减退者，用药剂量应予以适当调整 2. 部分患者可引起维生素K缺乏和低凝血酶原血症，用药期间应进行出血时间、凝血酶原时间监测
禁忌	对头孢菌素过敏者及有青霉素变应性休克史者禁用
不良反应	皮疹较为多见；少数患者尚可发生腹泻、腹痛；嗜酸性粒细胞增多，轻度中性粒细胞减少；暂时性AST及ALT、碱性磷酸酶、尿素氮或血肌酐升高等
特殊人群用药	儿童：新生儿和早产儿用药须权衡利弊 妊娠与哺乳期妇女：妊娠安全性分级为B级；哺乳期妇女用药时宜暂停授乳
药典	USP、Eur. P.、Chin. P.
国家处方集	CNF
其他推荐依据	

续　表

■ 药品名称	注射用头孢他啶　Ceftazidime for Injection
抗菌谱与适应证	第三代注射用头孢菌素。用于敏感革兰阴性杆菌所致的败血症、下呼吸道感染、腹腔和胆道感染、复杂性尿路感染和严重皮肤软组织感染等。对于由多种耐药革兰阴性杆菌引起的免疫缺陷者感染、医院内感染以及革兰阴性杆菌或铜绿假单胞菌所致中枢神经系统感染尤为适用
制剂与规格	注射用头孢他啶^[保(乙)]：①0.25g；②0.5g^[基]；③1g^[基]；④2g
用法与用量	静脉注射或静脉滴注。①败血症、下呼吸道感染、胆道感染等，一日4~6g，分2~3次静脉滴注或静脉注射；②泌尿系统感染和重度皮肤软组织感染等，一日2~4g，分2次静脉滴注或静脉注射；③对于某些危及生命的感染、严重铜绿假单胞菌感染和中枢神经系统感染，可酌情增量至一日0.15~0.2g/kg，分3次静脉滴注或静脉注射；④婴幼儿常用剂量为一日30~100mg/kg，分2~3次静脉滴注
注意事项	在应用头孢他啶治疗前应仔细询问对头孢菌素类、青霉素类或其他药物的过敏反应史
禁忌	禁用于对本品及其他头孢菌素过敏的患者
不良反应	感染和侵袭性疾病，血液和淋巴系统紊乱，免疫系统紊乱等
特殊人群用药	肝功能、肾功能不全患者：肾功能不全患者用药时，剂量需根据肾功能的降低程度而相应减少 儿童：早产儿及2个月以内新生儿慎用 妊娠与哺乳期妇女：妊娠初期和妊娠早期3个月妇女应慎用，妊娠安全性分级为B级；哺乳期妇女须权衡利弊后用药
药典	USP、Eur. P.、Chin. P.
国家处方集	CNF
其他推荐依据	
■ 药品名称	头孢地尼　Cefdinir
抗菌谱与适应证	第三代口服头孢菌素。用于对本品敏感的葡萄球菌、大肠埃希菌、克雷伯菌、奇异变形杆菌等引起的下列感染： 1. 咽喉炎、扁桃体炎、支气管炎急性发作、肺炎 2. 中耳炎、鼻窦炎 3. 肾盂肾炎、膀胱炎、淋菌性尿道炎 4. 附件炎、宫内感染、前庭大腺炎 5. 乳腺炎、肛门周围脓肿、外伤或手术伤口的继发感染 6. 皮肤软组织感染 7. 眼睑炎、睑板腺炎、猩红热
制剂与规格	1. 头孢地尼胶囊^[保(乙)]：①50mg；②100mg 2. 头孢地尼分散片^[保(乙)]：①50mg；②100mg
用法与用量	口服：成人一次100mg，一日3次。儿童9~18mg/kg，分3次服用。严重肾功能障碍者应酌减剂量及延长给药间隔时间。血液透析患者，建议剂量为一次100mg，一日1次
注意事项	1. 因有出现休克等过敏反应的可能，应详细询问过敏史 2. 下列患者应慎重使用：对青霉素类抗生素有过敏史者；本人或亲属中有易发生支气管哮喘、皮疹、荨麻疹等过敏症状体质者；患有严重基础疾病、不能很好进食或非经口摄取营养者、恶病质等患者

续　表

禁忌	对本品有休克史者禁用；对青霉素或头孢菌素有过敏史者慎用
不良反应	常见腹泻、腹痛、皮疹、瘙痒、AST 及 ALT 升高等
特殊人群用药	肝功能、肾功能不全患者：严重的肾功能障碍者慎用 儿童：新生儿和小于 6 个月婴儿的安全性和疗效尚未确定；可用于儿童急性上颌鼻窦炎 老年人：高龄者慎用；老年患者可能会有出血倾向，应根据对患者的临床观察调整剂量和给药间隔 妊娠与哺乳期妇女：妊娠安全性分级为 B 级；哺乳期妇女仅在利大于弊时，才能使用
药典	Chin. P.
国家处方集	CNF
其他推荐依据	

■ 药品名称	头孢克肟　Cefixime
抗菌谱与适应证	第三代口服头孢菌素。用于敏感菌所致的咽炎、扁桃体炎、急性支气管炎和慢性支气管炎急性发作、中耳炎、尿路感染、单纯性淋病等
制剂与规格	1. 头孢克肟片[保(乙)]：①0.05g；②0.1g 2. 头孢克肟分散片[保(乙)]：0.1g 3. 头孢克肟咀嚼片[保(乙)]：①0.05g；②0.1g 4. 头孢克肟胶囊[保(乙)]：①0.05g；②0.1g 5. 头孢克肟颗粒[保(乙)]：0.05g
用法与用量	口服。成人：一次 50～100mg，一日 2 次；严重感染时，可增加至一次 200mg，一日 2 次。 儿童：体重30kg 以下一次 1.5～3.0mg/kg，一日 2 次；严重感染时，一次 6mg/kg，一日 2 次
注意事项	1. 因有出现休克等过敏反应的可能，应详细询问过敏史 2. 下列患者应慎重使用：对青霉素类抗生素有过敏史者；本人或亲属中有易发生支气管哮喘、皮疹、荨麻疹等过敏症状体质者；经口给药困难或非经口摄取营养者、恶病质等患者
禁忌	对头孢克肟及其成分或其他头孢菌素类药物过敏者禁用
不良反应	主要不良反应有腹泻等消化道反应、皮疹等皮肤症状、临床检查值异常，包括肝功能指标升高、嗜酸性粒细胞增多等
特殊人群用药	肝功能、肾功能不全患者：严重的肾功能障碍者应根据肾功能状况适当减量，给药间隔应适当增大 儿童：6 个月以下儿童使用本药的安全性和有效性尚未确定 老年人：老年人使用本药的血药浓度峰值和 AUC 可较年轻人分别高 26% 和 20%，老年患者可以使用本品 妊娠与哺乳期妇女：妊娠安全性分级为 B 级；哺乳期妇女使用时应暂停授乳
药典	USP、Eur. P.
国家处方集	CNF
其他推荐依据	

续　表

■ 药品名称	头孢泊肟酯　Cefpodoxime Proxetil
抗菌谱与适应证	第三代口服头孢菌素。适用于敏感菌引起的下列轻至中度感染：①呼吸系统感染；②泌尿、生殖系统感染；③皮肤及皮肤附件感染：如毛囊炎、疖、痈、丹毒、蜂窝织炎、淋巴管（结）炎、化脓性甲沟（周）炎、皮下脓肿、汗腺炎、感染性粉瘤、肛周脓肿等；④耳鼻喉感染：中耳炎、鼻窦炎等；⑤其他：乳腺炎等
制剂与规格	1. 头孢泊肟酯片：①100mg；②200mg 2. 头孢泊肟酯分散片：100mg 3. 头孢泊肟酯胶囊：100mg 4. 头孢泊肟酯颗粒：40mg 5. 头孢泊肟酯干混悬剂：①50mg；②100mg
用法与用量	餐后口服。成人：上呼吸道感染：一次 0.1g，一日 2 次，疗程 5~10 天；下呼吸道感染：慢性支气管炎急性发作：一次 0.2g，一日 2 次，疗程 10 天；急性社区获得性肺炎：一次 0.2g，一日 2 次，疗程 14 天；单纯性泌尿道感染：一次 0.1g，一日 2 次，疗程 7 天；急性单纯性淋病：单剂 0.2g；皮肤和皮肤软组织感染：一次 0.4g，一日 2 次，疗程 7~14 天。儿童：急性中耳炎：每日剂量 10mg/kg，一次 5mg/kg，每 12 小时 1 次，疗程 10 天。每日最大剂量不超过 0.4g。扁桃体炎、鼻窦炎：每日剂量 10mg/kg，一次 5mg/kg，每 12 小时 1 次，疗程 5~10 天。每日最大剂量不超过 0.2g
注意事项	1. 避免与抗酸药、H_2 受体阻断药、质子泵抑制药同时服用 2. 下列患者应慎重使用：易引起支气管哮喘、荨麻疹、湿疹等过敏症状体质的患者，全身营养状态不佳者
禁忌	对头孢菌素过敏者及有青霉素变应性休克或即刻反应史者禁用
不良反应	严重不良反应包括休克、严重肠炎等，其他不良反应包括腹泻等消化道反应、皮疹等过敏反应等
特殊人群用药	肝功能、肾功能不全患者：严重的肾功能损害者应慎用，如必须使用时，应调节给药剂量和给药间隔 老年人：老年患者多见生理功能降低，易出现不良反应及维生素 K 缺乏引起的出血倾向，应慎用 妊娠与哺乳期妇女：妊娠安全性分级为 B 级；哺乳期妇女使用时应停止授乳或换用其他药物
药典	USP、Jpn. P.
国家处方集	CNF
其他推荐依据	

四、第四代头孢菌素类

■ 药品名称	注射用头孢吡肟　Cefepime for Injection
抗菌谱与适应证	第四代头孢菌素。用于治疗敏感菌所致的下列中、重度感染： 1. 下呼吸道感染，如肺炎、支气管炎等 2. 泌尿系统感染

续　表

	3. 非复杂性皮肤或皮肤软组织感染
	4. 复杂性腹腔内感染
	5. 妇产科感染
	6. 其他，如败血症、儿童脑脊髓膜炎及中性粒细胞减少性发热患者的经验治疗
制剂与规格	注射用盐酸头孢吡肟[保(乙)]：①0.5g；②1g
用法与用量	肌内注射或静脉滴注。成人：一次 1~2g，每 12 小时 1 次；轻、中度感染：一次 0.5~1.0g，每 12 小时 1 次；重度泌尿道感染：一次 2g，每 12 小时 1 次；严重感染、中性粒细胞减少性发热的经验治疗：一次 2g，每 8 小时 1 次。儿童：对 2 月龄至 12 岁儿童或体重＜40kg 的患儿：最大剂量不可超过成人剂量，按体重一次 40mg/kg，每 12 小时 1 次，疗程 7~14 天
注意事项	1. 可诱发抗生素相关性肠炎 2. 有胃肠道疾患，尤其是肠炎患者慎用
禁忌	禁用于对头孢吡肟或 L-精氨酸，头孢菌素类药物，青霉素或其他 β-内酰胺类抗生素有过敏反应的患者
不良反应	常见腹泻，皮疹和注射局部反应，如静脉炎，注射部位疼痛和炎症；其他可见呕吐、恶心、过敏、瘙痒等
特殊人群用药	肝功能、肾功能不全患者：肝功能、肾功能不全患者应监测凝血酶原时间；对肾功能不全的患者，用量应根据肾功能调整 儿童：对 13 岁以下儿童的疗效尚不明确，须慎用 老年人：老年患者使用本药的半衰期延长，且 65 岁及以上老年患者的药物总清除率下降 妊娠与哺乳期妇女：妊娠安全性分级为 B 级；哺乳期妇女应慎用或用药时暂停授乳
药典	USP、Jpn. P.
国家处方集	CNF
其他推荐依据	
■ 药品名称	**注射用头孢匹罗　Cefpirome for Injection**
抗菌谱与适应证	第四代头孢菌素。适用于治疗敏感菌引起的下列严重感染： 1. 严重的下呼吸道感染（如大叶性肺炎、肺脓肿、支气管扩张合并感染等） 2. 严重的泌尿道感染（如复杂性尿路感染） 3. 严重的皮肤及软组织感染 4. 中性粒细胞减少患者所患严重感染 5. 败血症、化脓性脑膜炎、腹腔内感染、肝胆系统感染、盆腔内感染
制剂与规格	注射用头孢匹罗[保(乙)]：①0.25g；②0.5g；③1g；④2.0g
用法与用量	静脉给药。成人：上、下泌尿道合并感染，严重皮肤及软组织感染：一次 1g，每 12 小时 1 次；严重下呼吸道感染：一次 1~2g，每 12 小时 1 次；败血症：一次 2g，每 12 小时 1 次；中性粒细胞减少患者所患严重感染：一次 2g，每 12 小时 1 次。肾功能不全时剂量：先给予 1~2g 负荷剂量，再根据肌酐清除率进行剂量调整。血液透析患者（肌酐清除率＜5ml/min），一次 0.5~1.0g，一日 1 次，透析后再给予 0.25~0.5g 的补充剂量

续　表

注意事项	1. 本品与氨基糖苷类或袢利尿药合用时应监测肾功能 2. 一旦发生假膜性结肠炎，应立即停止用药和开始特异性的抗生素治疗 3. 应事先询问患者是否有 β-内酰胺抗生素过敏史 4. 疗程超过 10 日，应监测血常规
禁忌	对头孢菌素过敏者、儿童、妊娠与哺乳期妇女禁用
不良反应	1. 超敏反应：过敏性皮肤反应如皮疹、荨麻疹、瘙痒、药物热；有可能发生严重的急性过敏反应；血管性水肿、支气管痉挛 2. 胃肠道反应：恶心、呕吐、腹泻 3. 局部反应：静脉壁炎性刺激及注射部位疼痛
特殊人群用药	儿童：小于 12 岁儿童用药的有效性及安全性尚未确定。不推荐在该年龄组使用本药 妊娠与哺乳期妇女：妊娠期间用药应权衡利弊。哺乳妇女用药应权衡利弊
药典	Jpn. P.
国家处方集	CNF
其他推荐依据	

第三节　其他 β-内酰胺类

■ 药品名称	注射用头孢美唑　Cefmetazole for Injection
抗菌谱与适应证	第二代注射用头霉素类，抗菌活性与第二代头孢菌素相近。适用于葡萄球菌、大肠埃希菌、克雷伯菌、变形杆菌、脆弱拟杆菌、消化球菌等所致的下列感染：①呼吸道感染；②尿路感染；③胆管炎、胆囊炎；④腹膜炎；⑤女性生殖系统感染；⑥败血症；⑦颌骨周围蜂窝织炎、颌炎
制剂与规格	注射用头孢美唑钠[保(乙)]：①1g；②2g
用法与用量	静脉给药。成人：一日 1~2g，分 2 次给药；重度感染剂量可至一日 4g，分 2~4 次静脉滴注。儿童：一日 25~100mg/kg，分 2~4 次给药；重度感染一日 150mg/kg，分 2~4 次静脉滴注。肾功能不全者本药血药浓度升高，半衰期延长，应调整用量
注意事项	1. 下述患者慎用：对青霉素类抗生素有过敏史者，或双亲、兄弟姐妹等亲属属于过敏体质者，严重肾损害者（有可能出现血药浓度升高、半衰期延长），经口摄食不足患者或非经口维持营养者、全身状态不良者（通过摄食，可能出现维生素 K 缺乏）等 2. 给药期间及给药后至少 1 周内避免饮酒
禁忌	对本品有变应性休克史者禁用
不良反应	过敏反应（如皮疹、瘙痒、荨麻疹、红斑、发热），罕见休克，肝功能异常等
特殊人群用药	儿童：早产儿、新生儿慎用 老年人：慎用 妊娠与哺乳期妇女：妊娠安全性分级为 B 级。哺乳期妇女慎用

续 表

药典	USP
国家处方集	CNF
其他推荐依据	

■ 药品名称	注射用头孢西丁　Cefoxitin for Injection
抗菌谱与适应证	第二代注射用头霉素类。适用于治疗敏感菌所致的下呼吸道、泌尿生殖系统、骨、关节、皮肤软组织、心内膜感染以及败血症。尤适用于需氧菌和厌氧菌混合感染导致的吸入性肺炎、糖尿病患者下肢感染及腹腔或盆腔感染
制剂与规格	注射用头孢西丁钠[保(乙)]：①1g；②2g
用法与用量	肌内注射或静脉给药。成人，一次 1~2g，每 6~8 小时 1 次。①单纯感染：每 6~8 小时 1g，一日总量3~4g；②中、重度感染：每 4 小时 1g 或每 6~8 小时 2g，一日总量 6~8g；③严重感染：每 4 小时 2g 或每 6 小时 3g，一日总量 12g；④肾功能不全者首次剂量为 1~2g，此后按其肌酐清除率制订给药方案
注意事项	1. 青霉素过敏者慎用 2. 有胃肠疾病史（特别是结肠炎）者慎用 3. 本品与氨基糖苷类抗生素配伍时，会增加肾毒性
禁忌	对本品及头孢菌素类抗生素过敏者禁用
不良反应	最常见的为局部反应，静脉注射后可出现血栓性静脉炎，肌内注射后可有局部硬结压痛；偶见变态反应、低血压、腹泻等
特殊人群用药	肝功能、肾功能不全患者：肾功能损害者慎用 儿童：3 个月以内婴儿不宜使用本药 妊娠与哺乳期妇女：妊娠安全性分级为 B 级；哺乳妇女应权衡利弊后用药
药典	USP、Eur. P.
国家处方集	CNF
其他推荐依据	

■ 药品名称	注射用头孢米诺　Cefminox for Injection
抗菌谱与适应证	第三代头霉素类，抗菌活性与第三代头孢菌素相近。用于治疗敏感菌所致的下列感染：①呼吸系统感染；②腹腔感染；③泌尿生殖系统感染：肾盂肾炎、膀胱炎、盆腔腹膜炎、子宫附件炎、子宫内感染、子宫旁组织炎；④其他：败血症等
制剂与规格	注射用头孢米诺钠[保(乙)]：①0.5g；②1g；③1.5g；④2g
用法与用量	静脉给药。成人：一次 1g，一日 2 次。败血症和重症感染，一日 6g，分 3~4 次给药。儿童：一次 20mg/kg，一日 3~4 次
注意事项	1. 对 β-内酰胺类抗生素有过敏史的患者慎用 2. 本人或双亲、兄弟姐妹血缘亲属为支气管哮喘、皮疹、荨麻疹等过敏体质者慎用 3. 用药期间及用药后至少 1 周避免饮酒
禁忌	对头孢米诺或头孢烯类抗生素过敏的患者禁用

不良反应	严重不良反应包括休克、全血细胞减少症、假膜性肠炎、史-约综合征、中毒性表皮坏死症、急性肾衰竭、溶血性贫血、间质性肺炎、肺嗜酸性粒细胞浸润症、变态反应（如皮疹、发红、瘙痒、发热等）等
特殊人群用药	肝功能、肾功能不全患者：肾功能不全者可调整剂量使用，严重肾功能损害患者慎用 儿童：新生儿、早产儿的用药安全尚未确定，满月后的小儿可参照体重用药 老年人：老年患者有可能出现维生素 K 缺乏引起的出血倾向 妊娠与哺乳期妇女：孕妇、哺乳期妇女用药应权衡利弊
药典	Jpn. P.
国家处方集	CNF
其他推荐依据	
■ 药品名称	**注射用拉氧头孢**　Latamoxef for Injection
抗菌谱与适应证	第三代注射用头霉素类，抗菌性能与第三代头孢菌素相近。适用于治疗敏感菌所致的下列感染： 1. 呼吸系统感染，如肺炎、支气管炎、支气管扩张症继发感染、肺脓肿、脓胸等 2. 消化系统感染，如胆囊炎、胆管炎等 3. 腹腔内感染，如肝脓肿、腹膜炎等 4. 泌尿生殖系统感染 5. 骨、关节、皮肤和软组织感染等 6. 其他严重感染，如败血症、脑膜炎等
制剂与规格	注射用拉氧头孢钠[保(乙)]：①1g；②2g
用法与用量	静脉给药。成人：一次 0.5~1.0g，一日 2 次。重度感染，一日剂量可增加至 4g。儿童：一日 60~80mg/kg，分 3~4 次给药。危重病例剂量可递增至一日 150mg/kg
注意事项	1. 对青霉素有过敏史者、胆道阻塞患者慎用 2. 大量静脉注射应选择合适部位，缓慢注射，以减轻对管壁的刺激及减少静脉炎的发生
禁忌	对本品过敏者禁用
不良反应	常见皮疹、荨麻疹、瘙痒、恶心、呕吐、腹泻、腹痛等；少见变应性休克，偶见 AST 及 ALT 升高，停药后均可自行消失
特殊人群用药	肝功能、肾功能不全患者：严重肾功能不全者慎用 儿童：新生儿、早产儿慎用 妊娠与哺乳期妇女：妊娠安全性分级为 C 级；哺乳期妇女慎用
药典	Jpn. P.
国家处方集	CNF
其他推荐依据	
■ 药品名称	**注射用舒巴坦**　Sulbactam for Injection
抗菌谱与适应证	β-内酰胺酶抑制剂，与青霉素类或头孢菌素类药合用，治疗敏感菌所致的尿路感染、肺部感染、支气管感染、胆道感染、腹腔和盆腔感染、耳鼻喉科感染、皮肤软组织感染、骨和关节感染、周围感染、败血症等

续 表

制剂与规格	注射用舒巴坦[保(乙)]：①0.25g；②0.5g；③1.0g
用法与用量	舒巴坦与氨苄青霉素以1:2剂量比应用。一般感染，成人剂量为舒巴坦每日1~2g，氨苄西林每日2~4g，一日量分2~3次，静脉滴注或肌注；轻度感染可舒巴坦每日0.5g，氨苄青霉素1g，分2次，静脉滴注或肌注；重度感染可增大剂量至每日舒巴坦3~4g，氨苄青霉素6~8g，一日量分3~4次，静脉滴注
注意事项	1. 本品必须和β-内酰胺类抗生素联合使用，单独使用无效 2. 本品配成溶液后必须及时使用，不宜久置 3. 当与青霉素类药物合用时，用药前须做青霉素皮肤试验，阳性者禁用
禁忌	对青霉素类药物过敏者禁用
不良反应	注射部位疼痛、皮疹，静脉炎、腹泻、恶心等反应偶有发生。偶见一过性嗜酸性粒细胞增多，血清ALT、AST升高等。极个别患者发生剥脱性皮炎、变应性休克
特殊人群用药	肝功能、肾功能不全患者：肾功能减退者，根据血浆肌酐清除率调整用药 老年人：老年患者肾功能减退，须调整剂量 妊娠与哺乳期妇女：妊娠与哺乳期妇女应用仍须权衡利弊
药典	USP、Eur. P.、Chin. P.、Jpn. P.
国家处方集	CNF
其他推荐依据	

■ 药品名称	注射用氨曲南 Aztreonam for Injection
抗菌谱与适应证	单环β-内酰胺类，适用于治疗敏感需氧革兰阴性菌所致的多种感染，如败血症、下呼吸道感染、尿路感染、腹腔内感染、子宫内膜炎、盆腔炎、术后伤口及烧伤、溃疡等皮肤软组织感染等
制剂与规格	注射用氨曲南[保(乙)]：①0.5g；②1.0g；③2.0g
用法与用量	肌内注射或静脉给药。成人：泌尿道感染，一次0.5~1.0g，每8~12小时1次；中度感染，一次1~2g，每8~12小时1次；危重患者或由铜绿假单胞菌所致的严重感染，一次2g，每6~8小时1次，一日最大剂量不宜超过8g。肾功能不全时剂量：应根据肌酐清除率调整剂量；每次血液透析后，除维持量外，应另给予起始量的1/8
注意事项	1. 氨曲南与青霉素之间无交叉过敏反应，但对青霉素、头孢菌素过敏及过敏体质者仍需慎用 2. 有不同程度的抗生素相关性肠炎
禁忌	对氨曲南有过敏史者禁用
不良反应	常见为恶心、呕吐、腹泻及皮肤过敏反应等
特殊人群用药	儿童：婴幼儿的安全性尚未确立应慎用 老年人：老年人用药剂量应按其肾功能减退情况酌情减量 妊娠与哺乳期妇女：妊娠安全性分级为B级，哺乳期妇女使用时应暂停授乳
药典	USP、Jpn. P.
国家处方集	CNF
其他推荐依据	

第四节　碳青霉烯类

■ 药品名称	注射用亚胺培南西司他丁　Imipenem and Cilastatin for Injection
抗菌谱与适应证	对大多数革兰阳性、革兰阴性的需氧菌和厌氧菌有抗菌作用。适用于治疗敏感革兰阳性菌及革兰阴性杆菌所致的严重感染（如败血症、感染性心内膜炎、下呼吸道感染、腹腔感染、盆腔感染、皮肤软组织感染、骨和关节感染、尿路感染）以及多种细菌引起的混合感染
制剂与规格	注射用亚胺培南西司他丁钠（1:1）[保(乙)]：①0.5g；②1g；③2g
用法与用量	静脉滴注。成人：轻度感染，每6小时0.25g；中度感染，一次1g，一日2次；严重感染，每8小时1g。日最高剂量不超过4g。儿童：体重<40kg，一次15mg/kg，每6小时1次。一日总剂量不超过2g。肾功能不全时剂量：肌酐清除率为30~70ml/min者，每6~8小时用0.5g；肌酐清除率为20~30ml/min者，每8~12小时用0.25~0.5g；肌酐清除率<20ml/min者，每12小时用0.25g。透析时建议血液透析后补充1次用量
注意事项	1. 患过胃肠道疾病尤其是结肠炎的患者，需慎用 2. 有癫痫史或中枢神经系统功能障碍者发生痉挛、意识障碍等不良反应增加
禁忌	本品禁用于对本品任何成分过敏的患者
不良反应	局部反应（红斑、局部疼痛和硬结、血栓性静脉炎）；过敏反应/皮肤（皮疹、瘙痒、荨麻疹、多形性红斑、史-约综合征等）；胃肠道反应（恶心、呕吐、腹泻等）等
特殊人群用药	肝功能、肾功能不全患者：严重肾功能不全患者应根据肌酐清除率调节用量 儿童：婴儿及肾功能不全的儿童使用本药须权衡利弊 妊娠与哺乳期妇女：妊娠安全性分级为C级，哺乳期妇女使用时应暂停授乳
药典	USP、Eur. P.、Jpn. P.
国家处方集	CNF
其他推荐依据	
■ 药品名称	注射用比阿培南　Biapenem for Injection
抗菌谱与适应证	用于治疗由敏感细菌所引起的败血症、肺炎、肺部脓肿、慢性呼吸道疾病引起的二次感染、难治性膀胱炎、肾盂肾炎、腹膜炎、妇科附件炎等
制剂与规格	注射用比阿培南[保(乙)]：0.3g
用法与用量	静脉滴注。成人：一次0.3g，滴注30~60分钟，一日2次。一日的最大给药量不得超过1.2g。缩短给药间隔时间至每8小时一次或延长静脉滴注时间至1~3小时可以增加疗效。由于老年患者生理功能下降，需注意调整用药剂量及用药间隔时间
注意事项	1. 对青霉素、碳青霉烯类及头孢类抗菌药物过敏者慎用 2. 本人或直系亲属有易诱发支气管哮喘、皮疹、荨麻疹等症状的过敏性体质者慎用 3. 有癫痫史者及中枢神经系统疾病患者慎用
禁忌	对本品过敏者禁用

续　表

不良反应	常见皮疹、瘙痒、恶心、呕吐及腹泻等
特殊人群用药	肝功能、肾功能不全患者：严重肾功能不全的患者应根据肌酐清除率调节用量 儿童：用药的安全性尚不明确 老年人：慎用 妊娠与哺乳期妇女：用药安全性尚不明确
药典	USP、Eur. P.、Jpn. P.
国家处方集	CNF
其他推荐依据	
■ 药品名称	注射用帕尼培南倍他米隆　Panipenem Betamipron for Injection
抗菌谱与适应证	用于敏感的金黄色葡萄球菌、表皮葡萄球菌、大肠埃希菌、肺炎杆菌、流感杆菌、阴沟杆菌、变形杆菌、枸橼酸杆菌、类杆菌属、铜绿假单胞菌等所致的下列感染：①呼吸系统感染；②腹腔感染；③泌尿、生殖系统感染；④眼科感染、皮肤、软组织感染；⑤耳、鼻、喉感染；⑥骨、关节感染；⑦其他严重感染，如败血症、感染性心内膜炎等
制剂与规格	注射用帕尼培南倍他米隆（1∶1）：①250mg（以帕尼培南计）；②500mg（以帕尼培南计）
用法与用量	静脉滴注：成人，一日1g，分2次给药；重症或顽固性感染疾病，剂量可增至一日2g，分2次静滴，儿童，一日30~60mg/kg，分3次静滴；重症或顽固性感染疾病，剂量可增至一日100mg/kg，分3~4次静滴。一日总量不超过2g
注意事项	1. 既往对碳青霉烯类、青霉素类及头孢菌素类等抗生素有过敏体质者，经口摄食品不足患者或非经口维持营养患者，全身状态不良者需慎用 2. 推荐使用前需进行皮试 3. 本品禁止与丙戊酸钠合并使用
禁忌	既往对本品的成分发生过休克反应或正在使用丙戊酸钠的患者
不良反应	腹泻、恶心、呕吐，肝功能损害，皮疹，抽搐等；临床检验值异常，如 ALT 及 AST 上升，嗜酸性粒细胞增多等
特殊人群用药	肝功能、肾功能不全患者：严重肾功能损害患者慎用 儿童：用药的安全性尚未确定，早产儿、新生儿不宜使用 老年人：慎用 妊娠与哺乳期妇女：孕妇用药的安全性尚未确定，用药应权衡利弊；对哺乳的影响尚不明确
药典	Jpn. P.
国家处方集	CNF
其他推荐依据	
■ 药品名称	注射用厄他培南　Ertapenem for Injection
抗菌谱与适应证	用于敏感菌引起的下列感染： 1. 社区获得性肺炎 2. 复杂性皮肤和/或皮下组织感染

	3. 复杂性腹部感染 4. 复杂性泌尿道感染 5. 急性盆腔感染
制剂与规格	注射用厄他培南^[保(乙)]：1g
用法与用量	13 岁及以上患者中的常用剂量为 1g，每日 1 次。3 个月至 12 岁患者中的剂量是 15mg/kg，每日 2 次（每天不超过 1g）。静脉输注给药，最长可使用 14 天；肌内注射给药，最长可使用 7 天
注意事项	1. 治疗以前必须向患者仔细询问有关对青霉素、头孢菌素、其他 β-内酰胺类抗生素及其他过敏原的过敏情况 2. 肌内注射本品时应避免误将药物注入血管 3. 已知或怀疑中枢神经系统障碍（包括）癫痫病史者慎用
禁忌	1. 对本品中任何成分或对同类的其他药物过敏者 2. 由于使用盐酸利多卡因作为稀释剂，所以对酰胺类局麻药过敏的患者、伴有严重休克或心脏传导阻断的患者禁止肌内注射本品
不良反应	最常见的有腹泻、输药静脉的并发症、恶心和头痛；常见的有头痛、静脉炎、血栓性静脉炎、腹泻、恶心、呕吐、皮疹、阴道炎；偶见的有头晕、嗜睡、失眠、癫痫发作等
特殊人群用药	儿童：不推荐用于儿童脑膜炎患者 妊娠与哺乳期妇女：妊娠安全性分级为 B 级；哺乳期妇女使用时应权衡利弊
药典	USP、Eur. P.、Jpn. P.
国家处方集	CNF
其他推荐依据	
■ 药品名称	法罗培南　Faropenem
抗菌谱与适应证	用于由葡萄球菌、链球菌、肺炎球菌、肠球菌、柠檬酸杆菌、肠杆菌、消化链球菌、拟杆菌等所致的下列感染：①泌尿系统感染；②呼吸系统感染；③子宫附件炎、子宫内感染、前庭大腺炎；④浅表性皮肤感染症、深层皮肤感染症、痤疮；⑤淋巴管炎、淋巴结炎、乳腺炎、肛周脓肿、外伤、烫伤和手术创伤等继发性感染
制剂与规格	1. 法罗培南钠片^[保(乙)]：①0.15g；②0.2g 2. 法罗培南钠胶囊^[保(乙)]：0.1g
用法与用量	口服。成人：①浅表性皮肤感染症、深层皮肤感染症等轻度感染：一次 150~200mg，一日 3 次；②肺炎、肺脓肿、肾盂肾炎、膀胱炎、前列腺炎、睾丸炎、中耳炎、鼻窦炎：一次 200~300mg，一日 3 次。老年人剂量：老年患者应从一次 150mg 开始用药
注意事项	1. 对青霉素类、头孢菌素类或碳青霉烯类药有过敏史者慎用 2. 本人或亲属为易于发生支气管哮喘、皮疹、荨麻疹等过敏反应体质者慎用 3. 经口摄取不良的患者或正接受非口服营养疗法患者、全身状态不良患者（有时会出现维生素 K 缺乏症）慎用
禁忌	对本品过敏者禁用

续　表

不良反应	常见腹泻、腹痛、稀便、皮疹、恶心、ALT 及 AST 升高、嗜酸性粒细胞增多；偶见休克、过敏样症状、急性肾功能不全、假膜性肠炎、史-约综合征、中毒性表皮坏死症、间质性肺炎、肝功能不全、黄疸、粒细胞缺乏症、横纹肌溶解症
特殊人群用药	儿童：儿童的安全性尚未确立 老年人：老年患者用药可能因维生素 K 缺乏而发生出血倾向，应慎用 妊娠与哺乳期妇女：孕妇用药应权衡利弊；哺乳期用药应避免授乳
药典	Jpn. P.
国家处方集	CNF
其他推荐依据	

第五节　β-内酰胺类复方制剂

■ 药品名称	阿莫西林克拉维酸钾　Amoxicillin and Clavulanate Potassium
抗菌谱与适应证	1. 上呼吸道感染：鼻窦炎、扁桃体炎、咽炎等 2. 下呼吸道感染：急性支气管炎、慢性支气管炎急性发作、肺炎、肺脓肿和支气管合并感染等 3. 泌尿系统感染：膀胱炎、尿道炎、肾盂肾炎、前列腺炎、盆腔炎、淋病奈瑟菌尿路感染 4. 皮肤和软组织感染：疖、脓肿、蜂窝织炎、伤口感染、腹内脓毒症等 5. 其他感染：中耳炎、骨髓炎、败血症、腹膜炎和手术后感染等
制剂与规格	1. 阿莫西林克拉维酸钾片[保(甲)]：①375mg；②1g 2. 阿莫西林克拉维酸钾分散片[保(甲)]：①156.25mg；②228.5mg 3. 阿莫西林克拉维酸钾咀嚼片[保(甲)]：228.5mg 4. 阿莫西林克拉维酸钾颗粒[保(甲)]：①156.25mg；②187.5mg；③228.5mg 5. 阿莫西林克拉维酸钾干混悬剂[保(甲)]：①1g：156.25mg；②1.5g：228.5mg；③2g：156.25mg 6. 阿莫西林克拉维酸钾混悬液[保(甲)]：①5ml：228mg；②5ml：312.5mg 7. 注射用阿莫西林钠克拉维酸钾[保(乙)]：①0.6g；②1.2g
用法与用量	1. 口服。成人：轻至中度感染，一次 375mg，每 8 小时 1 次，疗程 7~10 天；肺炎及其他中度严重感染，一次 625mg，每 8 小时 1 次，疗程 7~10 天。3 个月以下婴儿：每 12 小时 15mg/kg。儿童（40kg 以下）：一般感染，每 12 小时 25mg/kg，或每 8 小时 20mg/kg；严重感染，每 12 小时 45mg/kg，或每 8 小时 40mg/kg，疗程 7~10 天。儿童（40kg 以上）：可按成人剂量给药 2. 静脉滴注。成人及 12 岁以上儿童：一次 1.2g，一日 2~3 次，疗程 7~14 天；严重感染者可增加至一日 4 次。3 个月以下婴儿：一次 30mg/kg，每 12 小时 1 次，随后加至每 8 小时 1 次。3 个月至 12 岁儿童：一次 30mg/kg，一日 2~3 次，疗程 7~14 天
注意事项	1. 对头孢菌素类药物过敏者及有哮喘、湿疹、花粉症、荨麻疹等过敏性疾病史者慎用 2. 长期使用本品，应定期检查肝、肾、造血系统功能和检测血清钾或钠
禁忌	青霉素皮试阳性反应者、对本品及其他青霉素类药物过敏者及传染性单核细胞增多症患者禁用；孕妇禁用

续　表

不良反应	少数患者可见恶心、呕吐、腹泻等胃肠道反应；偶见荨麻疹、皮疹；可见变应性休克、药物热和哮喘等
特殊人群用药	肝功能、肾功能不全患者：严重肝功能障碍者、中度或中度肾功能障碍者慎用，肾功能减退者应根据肌酐清除率调整剂量 老年人：老年患者应根据肾功能情况调整剂量 妊娠与哺乳期妇女：孕妇禁用；哺乳期妇女慎用或用药期间暂停授乳
药典	USP、Eur. P.、Chin. P.、Jpn. P.
国家处方集	CNF
其他推荐依据	
■ 药品名称	**注射用氨苄西林钠舒巴坦钠**　Ampicillin Sodium and Sulbactam Sodium for Injection
抗菌谱与适应证	1. 用于治疗敏感菌（包括产 β-内酰胺酶菌株）所致的呼吸道感染、肝胆系统感染、泌尿系统感染、皮肤软组织感染 2. 用于治疗需氧菌与厌氧菌混合感染（特别是腹腔感染和盆腔感染）
制剂与规格	注射用氨苄西林钠舒巴坦钠[保(乙)]：①0.75g（氨苄西林钠 0.5g、舒巴坦钠 0.25g）；②1.5g（氨苄西林钠 1g、舒巴坦钠 0.5g）；③2.25g（氨苄西林 1.5g、舒巴坦 0.75g）；④3g（氨苄西林钠 2g、舒巴坦钠 1g）
用法与用量	深部肌内注射、静脉注射或静脉滴注。成人一次 1.5～3.0g，每 6 小时 1 次。肌内注射一日剂量不超过 6g，静脉用药一日剂量不超过 12g（舒巴坦一日剂量最高不超过 4g）。儿童按体重一日 100～200mg/kg，分次给药
注意事项	1. 传染性单核细胞增多症、巨细胞病毒感染、淋巴细胞白血病、淋巴瘤等患者不宜应用 2. 下列患者应慎用：有哮喘、湿疹、花粉症、荨麻疹等过敏性疾病史者
禁忌	禁用于对任何青霉素类抗生素有过敏反应史的患者
不良反应	注射部位疼痛，过敏性反应和变应性休克，胃肠道反应（恶心、呕吐、腹泻等），皮肤反应（瘙痒、皮疹）等
特殊人群用药	肝功能、肾功能不全患者：肾功能减退者应根据血浆肌酐清除率调整剂量 老年人：老年患者肾功能减退，须调整剂量 妊娠与哺乳期妇女：孕妇及哺乳期妇女应用仍须权衡利弊
药典	USP、Eur. P.、Chin. P.、Jpn. P.
国家处方集	CNF
其他推荐依据	
■ 药品名称	**注射用替卡西林钠克拉维酸钾**　Ticarcillin Disodium and Clavulanate Potassium for Injection
抗菌谱与适应证	适用于治疗敏感菌所致的败血症、腹膜炎、呼吸道感染、胆道感染、泌尿系统感染、骨和关节感染、术后感染、皮肤和软组织感染、耳鼻喉感染等
制剂与规格	注射用替卡西林钠克拉维酸钾[保(乙)]：①1.6g（替卡西林钠 1.5g、克拉维酸钾 0.1g）；②3.2g（替卡西林钠 3g、克拉维酸钾 0.2g）

续 表

用法与用量	1. 成人：静脉滴注，一次 1.6~3.2g，每 6~8 小时 1 次；最大剂量，一次 3.2g，每 4 小时 1 次
	2. 肾功能不全时剂量：肌酐清除率 > 30ml/min 者，每 8 小时 3.2g；肌酐清除率为 10~30ml/min 者，每 8 小时 1.6g；肌酐清除率 < 10ml/min 者，每 16 小时 1.6g
	3. 儿童：小儿用量，一次 80mg/kg，每 6~8 小时 1 次
	4. 早产儿及足月新生儿：一次 80mg/kg，每 12 小时 1 次
注意事项	1. 对头孢菌素过敏者、凝血功能异常者慎用
	2. 注射用溶液应随用随配，配制好的注射液应立即使用
	3. 与氨基糖苷类抗生素合用治疗，两种药物应分别给药
禁忌	对 β-内酰胺类抗生素过敏者禁用
不良反应	低钾血症及出血时间延长；皮疹、瘙痒、药物热等过敏反应较多见；可发生胃肠道反应
特殊人群用药	肝功能、肾功能不全患者：严重肝功能、肾功能不全患者慎用
	老年人：老年患者肾功能减退，须调整剂量
	妊娠与哺乳期妇女：孕妇用药应权衡利弊；可用于哺乳期妇女
药典	USP、Eur. P.、Jpn. P.
国家处方集	CNF
其他推荐依据	
■ 药品名称	**注射用哌拉西林舒巴坦　Piperacillinand Sulbactam for Injection**
抗菌谱与适应证	用于对哌拉西林耐药对本品敏感的产 β-内酰胺酶致病菌引起的感染
	1. 呼吸系统感染（如急性支气管炎、肺炎、慢性支气管炎急性发作、支气管扩张伴感染等）
	2. 泌尿生殖系统感染（如单纯型泌尿系感染、复杂型泌尿系感染等）
制剂与规格	注射用哌拉西林钠舒巴坦钠[保(乙)]：①1.25g；②2.5g
用法与用量	1. 成人：静脉滴注一次 2.5~5g，每 12 小时 1 次；严重或难治性感染时，每 8 小时 1 次。一日最大用量不得超过 20g（舒巴坦最大剂量为一日 4g）。疗程通常为 7~14 天
	2. 肾功能不全时应酌情调整剂量
	3. 老年患者剂量酌减
注意事项	1. 用前需做青霉素皮肤试验
	2. 哌拉西林可能引起出血，有出血倾向的患者应检查凝血时间、血小板聚集时间和凝血酶原时间
	3. 哌拉西林钠与溶栓药合用时可能发生严重出血，不宜同时使用
禁忌	对青霉素类、头孢菌素类或 β-内酰胺酶抑制药过敏或对上述药物有过敏史者禁用
不良反应	仅少数患者可能发生，包括胃肠道反应、皮肤反应、变态反应等
特殊人群用药	肝功能、肾功能不全患者：肾功能不全者慎用
	老年人：老年患者（ > 65 岁）由于肾功能减退，用药剂量宜酌减
	妊娠与哺乳期妇女：用药应权衡利弊
药典	USP、Eur. P.、Chin. P.
国家处方集	CNF

续　表

其他推荐依据	
■ 药品名称	**注射用哌拉西林钠他唑巴坦钠** Piperacillin Sodium and Tazobactam Sodium for Injection
抗菌谱与适应证	用于对哌拉西林耐药，但对哌拉西林他唑巴坦敏感的产 β-内酰胺酶的细菌引起的中、重度感染 1. 大肠埃希菌和拟杆菌属所致的阑尾炎、腹膜炎 2. 金黄色葡萄球菌所致的中、重度医院获得性肺炎、非复杂性和复杂性皮肤软组织感染 3. 大肠埃希菌所致的产后子宫内膜炎或盆腔炎性疾病 4. 流感嗜血杆菌所致的社区获得性肺炎
制剂与规格	注射用哌拉西林钠他唑巴坦钠：①1.125g（哌拉西林钠 1g、他唑巴坦钠 0.125g）；②2.25g（哌拉西林钠 2g、他唑巴坦钠 0.25g）[基]；③3.375g（哌拉西林钠 3g、他唑巴坦钠 0.375g）；④4.5g（哌拉西林钠 4g、他唑巴坦钠 0.5g）[基]
用法与用量	1. 成人：静脉滴注。一般感染，一次 3.375g，每 6 小时 1 次，或 4.5g，每 8 小时 1 次，疗程 7~10 天。医院获得性肺炎，起始量 3.375g，每 4 小时 1 次，疗程 7~14 天，也可根据病情及细菌学检查结果进行调整 2. 肾功能不全者应根据肌酐清除率调整剂量 3. 血液透析者一次最大剂量为 2.25g，每 8 小时 1 次，并在每次血液透析后可追加 0.75g
注意事项	1. 有出血史，溃疡性结肠炎、克罗恩病或假膜性肠炎慎用 2. 用药期间应定期检查血清电解质水平、造血功能等
禁忌	对青霉素类、头孢菌素类抗生素或 β-内酰胺酶抑制药过敏者禁用
不良反应	皮肤反应（皮疹、瘙痒等）；消化道反应（腹泻、恶心、呕吐等）；过敏反应；局部反应（注射局部刺激反应、疼痛等）
特殊人群用药	肝功能、肾功能不全患者：严重肝、肾功能障碍者慎用 妊娠与哺乳期妇女：妊娠安全性分级为 B 级；哺乳期妇女慎用
药典	USP、Eur. P.、Chin. P.
国家处方集	CNF
其他推荐依据	
■ 药品名称	**注射用头孢哌酮舒巴坦** Cefoperazone and Sulbactam for Injection
抗菌谱与适应证	用于治疗敏感细菌所致的下列感染 1. 呼吸系统感染 2. 腹内感染，如腹膜炎、胆囊炎、胆管炎 3. 泌尿、生殖系统感染，如尿路感染、盆腔炎、子宫内膜炎、淋病等 4. 皮肤、软组织感染 5. 骨、关节感染 6. 其他严重感染，如败血症、脑膜炎等
制剂与规格	1. 注射用头孢哌酮钠舒巴坦钠（1∶1）[保(乙)]：①1g（头孢哌酮钠 0.5g、舒巴坦钠 0.5g）；②2g（头孢哌酮钠 1g、舒巴坦钠 1g） 2. 注射用头孢哌酮钠舒巴坦钠（2∶1）[保(乙)]：①1.5g（头孢哌酮钠 1g、舒巴坦钠 0.5g）；②3g（头孢哌酮钠 2g、舒巴坦钠 1g）

续　表

用法与用量	静脉滴注： 1. 成人：一日2~4g，严重或难治性感染可增至一日 8g。分等量每 12 小时静脉滴注 1 次。舒巴坦每日最高剂量不超过 4g 2. 儿童：常用量一日 40~80mg/kg，等分 2~4 次滴注。严重或难治性感染可增至一日 160mg/kg。等分 2~4 次滴注。新生儿出生第一周内，应每隔 12 小时给药 1 次。舒巴坦每日最高剂量不超过 80mg/kg
注意事项	接受 β-内酰胺类或头孢菌素类抗生素治疗的患者可发生严重的及偶可发生的致死性过敏反应。一旦发生过敏反应，应立即停药并给予适当的治疗
禁忌	已知对青霉素类，舒巴坦、头孢哌酮及其他头孢菌素类抗生素过敏者禁用
不良反应	皮疹较为多见；少数患者尚可发生腹泻、腹痛；一过性嗜酸性粒细胞增多，轻度中性粒细胞减少；暂时性 AST 及 ALT、碱性磷酸酶、尿素氮或血肌酐升高等
特殊人群用药	肝功能、肾功能不全患者：根据患者情况调整用药剂量 儿童：新生儿和早产儿用药须权衡利弊 老年人：老年人呈生理性的肝、肾功能减退，因此应慎用本药并需调整剂量 妊娠与哺乳期妇女：妊娠安全性分级为 B 级；哺乳期妇女用药时宜暂停授乳
药典	USP、Eur. P.、Chin. P.
国家处方集	CNF
其他推荐依据	

第六节　氨基糖苷类

■ 药品名称	注射用链霉素　Streptomycin for Injection
抗菌谱与适应证	1. 与其他抗结核药联合用于治疗结核分枝杆菌所致的各种结核病或其他分枝杆菌感染 2. 用于治疗土拉菌病，或与其他抗菌药联合用于治疗鼠疫、腹股沟肉芽肿、布鲁菌病、鼠咬热 3. 与青霉素联合用于预防或治疗草绿色链球菌或肠球菌所致的心内膜炎
制剂与规格	注射用硫酸链霉素[保(甲)]：①0.75g（75 万 U）[基]；②1g（100 万 U）[基]；③2g（200 万 U）；④5g（500 万 U）
用法与用量	肌内注射。成人：①结核病：一次 0.5g，每 12 小时 1 次；或一次 0.75g，一日 1 次；②草绿色链球菌心内膜炎：一次 1g，每 12 小时 1 次，连续用药 1 周；然后一次 0.5g，每 12 小时 1 次，连续用药 1 周；③肠球菌心内膜炎：一次 1g，每 12 小时 1 次，连续用药 2 周；然后一次 0.5g，每 12 小时 1 次，连续用药 4 周；④土拉菌病、鼠疫：一次 0.5~1.0g，每 12 小时 1 次；⑤布鲁菌病：一日 1~2g，分 2 次给药
注意事项	下列情况应慎用链霉素：①脱水，可使血药浓度增高，易产生毒性反应；②第Ⅷ对脑神经损害，因本品可导致前庭神经和听神经损害；③重症肌无力或帕金森病，因本品可引起神经肌肉阻断作用，导致骨骼肌软弱；④肾功能损害，因本品具有肾毒性

续 表

禁忌	对链霉素或其他氨基糖苷类过敏的患者禁用
不良反应	血尿、排尿次数减少或尿量减少、食欲减退、口渴等肾毒性症状，少数可产生血液中尿素氮及肌酐值增高。影响前庭功能时可有步履不稳、眩晕等症状；影响听神经出现听力减退、耳鸣、耳部饱满感
特殊人群用药	肝功能、肾功能不全患者：肾功能不全患者慎用 儿童：慎用 老年人：老年患者应采用较小治疗量，并且尽可能在疗程中监测血药浓度 妊娠与哺乳期妇女：妊娠安全性分级为 D 级；哺乳期妇女用药期间暂停授乳
药典	USP、Eur. P.、Chin. P.、Jpn. P.
国家处方集	CNF
其他推荐依据	
■ 药品名称	庆大霉素 Gentamicin
抗菌谱与适应证	1. 适用于治疗敏感革兰阴性杆菌，如大肠埃希菌、克雷伯菌属、肠杆菌属、铜绿假单胞菌以及甲氧西林敏感的葡萄球菌所致的严重感染，如败血症、下呼吸道感染、肠道感染、盆腔感染、腹腔感染、皮肤软组织感染、复杂性尿路感染等。治疗腹腔感染及盆腔感染应与抗厌氧菌药物合用。与青霉素（或氨苄西林）合用治疗肠球菌属感染 2. 用于敏感细菌所致中枢神经系统感染，可鞘内注射作为辅助治疗
制剂与规格	1. 硫酸庆大霉素片（每 10mg 相当于 1 万 U）[保(乙)]：①20mg；②40mg 2. 硫酸庆大霉素注射液[保(甲)]：①1ml：20mg；②1ml：40mg[基]；③2ml：80mg[基] 3. 硫酸庆大霉素颗粒：10mg
用法与用量	1. 肌内注射、静脉滴注：①成人，一次 80mg，或按体重一次 1~1.7mg/kg，每 8 小时 1 次；体重<60kg 者，一日 1 次给药 3mg/kg；体重>60kg 者，总量不超过 160mg，每 24 小时 1 次。疗程为 7~10 天；②小儿，一次 2.5mg/kg，每 12 小时 1 次；或一次 1.7mg/kg，每 8 小时 1 次。疗程为 7~10 天 2. 鞘内及脑室内给药：成人一次 4~8mg，小儿（3 个月以上）一次 1~2mg，每 2~3 日 1 次 3. 肾功能减退患者根据肌酐清除率调整剂量
注意事项	1. 下列情况应慎用：①脱水，可使血药浓度增高，易产生毒性反应；②第Ⅷ对脑神经损害，因本品可导致前庭神经和听神经损害；③重症肌无力或帕金森病，因本品可引起神经肌肉阻断作用，导致骨骼肌软弱；④肾功能损害，因本品具有肾毒性 2. 长期应用可能导致耐药菌过度生长 3. 不宜用于皮下注射；本品有抑制呼吸作用，不得静脉注射
禁忌	对本品或其他氨基糖苷类过敏者禁用
不良反应	用药过程中可能引起听力减退、耳鸣或耳部饱满感等耳毒性反应，影响前庭功能时可发生步态不稳、眩晕。也可能发生血尿、排尿次数显著减少或尿量减少、食欲减退、极度口渴等肾毒性反应。发生率较低者有因神经肌肉阻断或肾毒性引起的呼吸困难、嗜睡、软弱无力等。偶有皮疹、恶心、呕吐、肝功能减退、白细胞减少、粒细胞减少、贫血、低血压等

续　表

特殊人群用药	肝功能、肾功能不全患者：肾功能不全患者慎用 儿童：慎用 老年人：应采用较小治疗量且尽可能在疗程中监测血药浓度 妊娠与哺乳期妇女：妊娠安全性分级为 D 级；哺乳期妇女用药期间暂停授乳
药典	USP、Eur. P.
国家处方集	CNF
其他推荐依据	
■ 药品名称	**妥布霉素　Tobramycin**
抗菌谱与适应证	1. 适用于铜绿假单胞菌、大肠埃希菌、克雷伯菌属、沙雷菌属所致的新生儿脓毒血症、败血症、中枢神经系统感染、泌尿生殖系统感染、肺部感染、胆道感染、腹腔感染及腹膜炎、骨骼感染、烧伤感染、皮肤软组织感染、急性及慢性中耳炎、鼻窦炎等 2. 与其他抗菌药物联合应用于治疗葡萄球菌所致感染（耐甲氧西林菌株感染除外）
制剂与规格	硫酸妥布霉素注射液（每 10mg 相当于 1 万 U）[保(乙)]：2ml：80mg
用法与用量	肌内注射或静脉滴注。成人：一次 1.0~1.7mg/kg，每 8 小时 1 次，疗程 7~14 天。儿童：早产儿或 0~7 日小儿，一次 2mg/kg，每 12~24 小时 1 次；大于 7 日小儿，一次 2mg/kg，每 8 小时 1 次
注意事项	1. 前庭功能或听力减退者、脱水、重症肌无力或帕金森病慎用 2. 本品不宜皮下注射；不能静脉注射
禁忌	对本品或其他氨基糖苷类过敏者、本人或家族中有人因使用链霉素引起耳聋或其他耳聋者禁用；肾衰竭者禁用；孕妇禁用
不良反应	发生率较多者有听力减退、耳鸣或耳部饱满感（耳毒性）、血尿、排尿次数显著减少或尿量减少、食欲减退、极度口渴（肾毒性）、步态不稳、眩晕（耳毒性、影响前庭、肾毒性）。发生率较低者有呼吸困难、嗜睡、极度软弱无力（神经肌肉阻断或肾毒性）。本品引起肾功能减退的发生率较庆大霉素低
特殊人群用药	肝功能、肾功能不全患者：肾功能不全、肝功能异常患者慎用 儿童：儿童慎用 老年人：慎用，老年患者应采用较小治疗量且尽可能在疗程中监测血药浓度 妊娠与哺乳期妇女：孕妇禁用；哺乳期妇女慎用或用药期间暂停授乳
药典	USP
国家处方集	CNF
其他推荐依据	
■ 药品名称	**阿米卡星　Amikacin**
抗菌谱与适应证	1. 对大肠埃希菌、铜绿假单胞菌及其他假单胞菌、变形杆菌、克雷伯菌、不动杆菌、沙雷杆菌和肠杆菌等敏感革兰阴性杆菌与葡萄球菌属所致严重感染，如下呼吸道感染，腹腔感染，胆道感染，骨、关节、皮肤及软组织感染，泌尿系统感染，细菌性心内膜炎，菌血症或败血症等 2. 对庆大霉素、妥布霉素和卡那霉素耐药菌株所致的严重感染

续　表

制剂与规格	1. 硫酸阿米卡星注射液[基,保(甲)]：①1ml：100mg（10万U）；②2ml：200mg（20万U） 2. 注射用硫酸阿米卡星[保(甲)]：200mg
用法与用量	肌内注射或静脉滴注。①成人：单纯性尿路感染：每12小时200mg；其他全身感染：每8小时5mg/kg，或每12小时7.5mg/kg，一日不超过1.5g；烧伤合并感染：一次5.0~7.5mg/kg，每6小时1次；②肾功能不全者根据肌酐清除率调整剂量；③儿童：首剂10mg/kg，然后每12小时7.5mg/kg
注意事项	脱水患者、重症肌无力或帕金森患者慎用。其他见"链霉素"
禁忌	对阿米卡星或其他氨基糖苷类过敏的患者禁用
不良反应	患者可发生听力减退、耳鸣或耳部饱满感，少数患者亦可发生眩晕、步态不稳等症状。听力减退一般于停药后症状不再加重，但个别在停药后可能继续发展至耳聋
特殊人群用药	肝功能、肾功能不全患者：肾功能损害患者慎用 儿童：慎用 老年人：老年患者应用本药后较易产生各种毒性反应 妊娠与哺乳期妇女：孕妇使用前应充分权衡利弊，妊娠安全性分级为D级；哺乳期妇女在用药期间暂停授乳
药典	USP、Eur. P.、Chin. P.
国家处方集	CNF
其他推荐依据	
■ 药品名称	**注射用奈替米星　Netilmicin for Injection**
抗菌谱与适应证	1. 主要适用于治疗敏感革兰阴性杆菌所致的严重感染。如大肠埃希菌、肠杆菌属、变形杆菌、铜绿假单胞菌等所致的下呼吸道感染、复杂性尿路感染、腹腔感染、胃肠感染、骨及关节感染、皮肤软组织感染、烧伤或创伤感染、手术感染、败血症等 2. 与其他抗菌药物联合用于治疗葡萄球菌感染（耐甲氧西林葡萄球菌除外） 3. 某些耐庆大霉素菌株所致严重感染
制剂与规格	注射用硫酸奈替米星[保(乙)]：①1ml（5万U）；②2ml（10万U）
用法与用量	肌内注射或静脉滴注。成人1.3~2.2mg/（kg·8h）或2.00~3.25mg/（kg·12h），疗程7~14天。一日最高剂量不超过7.5mg/kg；复杂性尿路感染：一次1.5~2.0mg/kg，每12小时1次，疗程7~14天。一日最高剂量不超过7.5mg/kg；肾功能不全者：按照血药浓度进行调整，或根据肌酐清除率计算调整剂量
注意事项	脱水、第Ⅷ对脑神经损害、重症肌无力或帕金森病患者慎用
禁忌	对奈替米星或任何一种氨基糖苷类抗生素过敏或有严重毒性反应者禁用；孕妇和新生儿禁用
不良反应	1. 肾毒性轻微并较少见。常发生于原有肾功能损害者，或应用剂量超过一般常用剂量的感染患者 2. 神经系统毒性：可发生第Ⅷ对脑神经的毒性反应，但本品的毒性发生率较低，程度亦较轻，易发生在原有肾功能损害者，或治疗剂量过高、疗程过长的感染患者，表现为前庭及听力受损的症状，如出现头晕、眩晕、听觉异常等 3. 其他：偶可出现头痛、全身不适、视觉障碍、心悸、皮疹、发热、呕吐及腹泻等

续　表

特殊人群用药	肝功能、肾功能不全患者：肝、肾功能损害者慎用 儿童：儿童（尤其是早产儿及新生儿）慎用。新生儿禁用 老年人：老年患者使用时按轻度肾功能减退者减量用药，且尽可能在疗程中监测血药浓度 妊娠与哺乳期妇女：妊娠安全性分级为 D 级，孕妇禁用；哺乳期妇女在用药期间暂停授乳
药典	USP、Eur. P.、Chin. P.
国家处方集	CNF
其他推荐依据	
■ 药品名称	**注射用依替米星　Etimicin for Injection**
抗菌谱与适应证	用于敏感菌所致的感染： 1. 呼吸系统感染：如急性支气管炎、慢性支气管炎急性发作、社区肺部感染、支气管扩张并发肺部感染等 2. 泌尿生殖系统感染：如急性肾盂肾炎、膀胱炎、前列腺炎、慢性肾盂肾炎或慢性膀胱炎急性发作等 3. 皮肤软组织感染 4. 创伤和手术后感染
制剂与规格	注射用硫酸依替米星[保(乙)]：①50mg（5 万 U）；②100mg（10 万 U）
用法与用量	静脉滴注：一次 100~150mg，每 12 小时 1 次，疗程为 5~10 日；肾功能不全者：应调整剂量，并应监测本药血药浓度
注意事项	1. 在用本品治疗过程中应密切观察肾功能和第Ⅷ对脑神经功能的变化，并尽可能进行血药浓度检测 2. 本品可能发生神经肌肉阻断现象 3. 大面积烧伤患者、脱水患者慎用
禁忌	对本品及其他氨基糖苷类抗生素过敏者禁用
不良反应	不良反应为耳、肾的毒性，发生率和严重程度与奈替米星相似
特殊人群用药	肝功能、肾功能不全患者：肾功能不全者慎用 儿童：用药须权衡利弊 老年人：老人需调整给药剂量与用药间期 妊娠与哺乳期妇女：孕妇用药须权衡利弊；哺乳期妇女在用药期间暂停授乳
药典	
国家处方集	CNF
其他推荐依据	
■ 药品名称	**新霉素　Neomycin**
抗菌谱与适应证	1. 敏感菌所致肠道感染 2. 用于肠道感染和结肠手术前准备
制剂与规格	硫酸新霉素片（以新霉素计）[保(乙)]：①100mg（10 万 U）；②250mg（25 万 U）

用法与用量	口服给药。①成人：常用剂量一次 250~500mg，一日 4 次；感染性腹泻，一次 8.75mg/kg，每 6 小时 1 次，疗程 2~3 天；结肠手术前准备，每小时 700mg，用药 4 小时；继以每 4 小时 700mg，共 24 小时；肝性脑病的辅助治疗，一次 500~1000mg，每 6 小时 1 次，疗程 5~6 天；②儿童：一日 25~50mg/kg，分 4 次服用
注意事项	下列情况应慎用：脱水、第Ⅷ对脑神经损害、重症肌无力、帕金森病、溃疡性结肠炎及有口腔牙病患者（新霉素可引起口腔刺激或疼痛）
禁忌	对本品及其他氨基糖苷类抗生素过敏者、肠梗阻者禁用
不良反应	1. 可引起食欲减退、恶心、腹泻等 2. 较少发现听力缺乏、耳鸣或耳部饱满感；头晕或步态不稳；尿量或排尿次数显著减少或极度口渴 3. 偶可引起肠黏膜萎缩而导致吸收不良综合征及脂肪性腹泻，甚至抗生素相关性肠炎
特殊人群用药	肝功能、肾功能不全患者：肾功能损害患者慎用 儿童：慎用 老年人：应采用较小治疗量且尽可能在疗程中监测血药浓度 妊娠与哺乳期妇女：妊娠安全性分级为 D 级；哺乳期妇女用药期间暂停授乳
药典	USP、Eur. P.、Chin. P.、Jpn. P.
国家处方集	CNF
其他推荐依据	
■ 药品名称	异帕米星　Isepamicin
抗菌谱与适应证	用于治疗敏感菌所致肺炎、支气管炎、肾盂肾炎、膀胱炎、腹膜炎、败血症、外伤或烧伤创口感染
制剂与规格	硫酸异帕米星注射液[保(乙)]：①2ml：200mg（20 万 U）；②2ml：400mg（40 万 U）
用法与用量	肌内注射或静脉滴注。成人：一日 400mg，分 1~2 次注射。静脉滴注时一日 400mg，分 1~2 次滴注
注意事项	1. 前庭功能或听力减退者、脱水、依靠静脉高营养维持生命的体质衰弱者、重症肌无力或帕金森病患者慎用 2. 本品不能静脉注射
禁忌	对本品或其他氨基糖苷类及杆菌肽过敏者、本人或家族中有人因使用其他氨基糖苷类抗生素引起耳聋者禁用；肾衰竭者及妊娠期妇女禁用；早产儿、新生儿和婴幼儿禁用
不良反应	常见听力减退、耳鸣或耳部饱满感（耳毒性）、血尿、排尿次数显著减少或尿量减少、食欲缺乏、极度口渴（肾毒性）、步态不稳、眩晕（耳毒性，影响前庭）、恶心或呕吐（耳毒性，影响前庭；肾毒性）
特殊人群用药	肝功能、肾功能不全患者：严重肝功能、肾功能不全者慎用，肾衰竭者禁用 儿童：儿童慎用。早产儿、新生儿和婴幼儿禁用 老年人：年老体弱者慎用 妊娠与哺乳期妇女：孕妇禁用；哺乳期妇女应慎用或暂停授乳
药典	Jpn. P.

续 表

国家处方集	CNF
其他推荐依据	

第七节 四 环 素 类

■ 药品名称	四环素 Tetracycline
抗菌谱与适应证	1. 立克次体病，包括流行性斑疹伤寒、地方性斑疹伤寒、落基山斑疹热、恙虫病和 Q 热 2. 支原体属感染 3. 回归热 4. 布鲁菌病（与氨基糖苷类联合应用） 5. 霍乱 6. 鼠疫（与氨基糖苷类联合应用） 7. 兔热病
制剂与规格	1. 盐酸四环素片：①0.125g；② 0.25g 2. 盐酸四环素胶囊：0.25g 3. 注射用盐酸四环素：①0.125g；② 0.25g；③0.5g
用法与用量	1. 口服给药：成人一次 0.25~0.5g，每 6 小时 1 次；8 岁以上小儿一日 25~50mg/kg，分 4 次服用，疗程一般为 7~14 天 2. 静脉滴注：成人一日 1.0~1.5g，分 2~3 次给药；8 岁以上小儿一日 10~20mg/kg，分 2 次给药，一日剂量不超过 1g 3. 支原体肺炎、布鲁菌病需 3 周左右
注意事项	长期用药期间应定期随访检查血常规及肾功能
禁忌	有四环素类药物过敏史者禁用
不良反应	胃肠道症状如恶心、呕吐、上腹不适、腹胀、腹泻等，偶可发生胰腺炎等；可致肝毒性；变态反应，多为斑丘疹和红斑等
特殊人群用药	肝功能、肾功能不全患者：肝功能、肾功能不全者慎用 儿童：8 岁以下儿童不宜使用 老年人：慎用 妊娠与哺乳期妇女：孕妇应避免使用本药，如确有指征应用时每日静滴剂量以 1g 为宜，不应超过 1.5g，其血药浓度应保持在 15μg/ml 以下；妊娠安全性分级为 D 级。哺乳期妇女用药须权衡利弊或暂停授乳
药典	USP、Eur. P.
国家处方集	CNF
其他推荐依据	

续　表

■ 药品名称	土霉素　Oxytetracycline
抗菌谱与适应证	1. 立克次体病，包括流行性斑疹伤寒、地方性斑疹伤寒、落基山斑疹热、恙虫病和 Q 热 2. 支原体属感染 3. 衣原体属感染，包括鹦鹉热、性病淋巴肉芽肿、非特异性尿道炎、输卵管炎、宫颈炎及沙眼 4. 回归热 5. 布鲁菌病（与氨基糖苷类药联用） 6. 霍乱 7. 鼠疫（与氨基糖苷类药联用） 8. 兔热病 9. 软下疳
制剂与规格	土霉素片：0.25g
用法与用量	口服给药：①成人：一次 250~500mg，每 6 小时 1 次；②儿童：8 岁以上患儿，一次 6.25~12.5mg/kg，每 6 小时 1 次
注意事项	1. 长期用药期间应定期随访检查血常规及肝肾功能 2. 口服本品时，宜饮用足量水（约 240ml） 3. 本品宜空腹口服，即餐前 1 小时或餐后 2 小时服用
禁忌	有四环素类药物过敏史者禁用；本品可导致恒牙黄染，牙釉质发育不良和骨生长抑制，8 岁以下小儿禁用；妊娠与哺乳期妇女禁用
不良反应	胃肠道症状如恶心、呕吐、上腹不适、腹胀、腹泻等，偶可发生胰腺炎等；可致肝毒性；变态反应，多为斑丘疹和红斑等；偶可引起溶血性贫血、血小板减少等
特殊人群用药	肝功能、肾功能不全患者：慎用 儿童：8 岁以下小儿禁用 老年人：慎用 妊娠与哺乳期妇女：孕妇应避免使用本药，妊娠安全性分级为 D 级；哺乳期妇女禁用
药典	USP、Eur. P.
国家处方集	CNF
其他推荐依据	
■ 药品名称	多西环素　Doxycycline
抗菌谱与适应证	1. 首选药用于：立克次体病、支原体属感染、衣原体属感染、回归热、布鲁菌病（与氨基糖苷类药联用）、霍乱、鼠疫（与氨基糖苷类药联用）、兔热病、软下疳 2. 可用于治疗对青霉素类过敏患者的破伤风、气性坏疽、梅毒、淋病和钩端螺旋体病 3. 中、重度痤疮患者的辅助治疗
制剂与规格	1. 盐酸多西环素片[基,保(甲)]：①50mg；②100mg 2. 盐酸多西环素胶囊[保(甲)]：①250mg；②100mg

续 表

用法与用量	口服给药，成人：一般感染，首次 200mg，以后一次 100mg，一日 1~2 次，疗程为 3~7 天；抗寄生虫感染，第 1 日，一次 100mg，每 12 小时 1 次；以后一次 100~200mg，一日 1 次（或一次 50~100mg，每 12 小时 1 次）；淋病奈瑟菌性尿道炎和宫颈炎、沙眼衣原体所致的单纯性尿道炎、宫颈炎或直肠感染，一次 100mg，一日 2 次，疗程至少 7 天；梅毒，一次 150mg，每 12 小时 1 次，疗程至少 10 天
注意事项	1. 应用本品时可能发生耐药菌的过度繁殖。一旦发生二重感染，即停用本品并予以相应治疗 2. 长期用药时应定期随访检查血常规及肝功能
禁忌	有四环素类药物过敏史者禁用
不良反应	胃肠道症状如恶心、呕吐、上腹不适、腹胀、腹泻等，偶可发生胰腺炎等；可致肝毒性；变态反应，多为斑丘疹和红斑等；偶可引起溶血性贫血、血小板减少等
特殊人群用药	肝功能、肾功能不全患者：原有肝病患者慎用；肾功能减退患者可以应用，不必调整剂量，应用时通常亦不引起血尿素氮的升高 儿童：8 岁以下小儿禁用 妊娠与哺乳期妇女：孕妇不宜使用本药，妊娠安全性分级为 D 级；本药可分泌入乳汁，哺乳期妇女应用时应暂停授乳
药典	USP、Eur. P.
国家处方集	CNF
其他推荐依据	
■ **药品名称**	**米诺环素 Minocycline**
抗菌谱与适应证	用于对本品敏感的葡萄球菌、链球菌、肺炎球菌、淋病奈瑟菌、大肠埃希菌、克雷伯菌、变形杆菌、衣原体、梅毒螺旋体等引起的感染： 1. 浅表性化脓性感染 2. 深部化脓性疾病：乳腺炎、淋巴管（结）炎、骨髓炎、骨炎等 3. 呼吸道感染 4. 痢疾、肠炎、感染性食物中毒、胆管炎、胆囊炎等 5. 泌尿生殖道感染等 6. 败血症、菌血症
制剂与规格	1. 盐酸米诺环素片[保(乙)]：①50mg（5 万 U）[基]；②100mg（10 万 U） 2. 盐酸米诺环素胶囊[基,保(乙)]：①50mg（5 万 U）；②100mg（10 万 U）
用法与用量	口服给药： 1. 成人：每 12 小时 100mg；或每 6 小时 50mg 2. 儿童：8 岁以上儿童，每日 2~4mg/kg，分 1~2 次口服，首剂量 4mg/kg
注意事项	1. 食管通过障碍者、口服吸收不良或不能进食者及全身状态恶化患者（因易引发维生素 K 缺乏症）慎用 2. 用药期间应定期检查肝、肾功能
禁忌	对本品及其他四环素类药物过敏者禁用
不良反应	米诺环素引起菌群失调较为多见；消化道反应如食欲减退、恶心、呕吐、腹痛、腹泻、口腔炎、舌炎、肛门周围炎等；影响牙齿和骨发育等

续 表

特殊人群用药	肝功能、肾功能不全患者：肝功能、肾功能不全者慎用 儿童：8 岁以下小儿禁用 老年人：老年患者慎用本药，对有肾功能障碍者，推荐减少给药剂量 妊娠与哺乳期妇女：妊娠安全性分级为 D 级；哺乳期妇女须权衡利弊后用药或暂停授乳
药典	USP、Eur. P.、Jpn. P.
国家处方集	CNF
其他推荐依据	

第八节 大环内酯类

■ 药品名称	红霉素 Erythromycin
抗菌谱与适应证	1. 作为青霉素过敏患者治疗下列感染的替代用药：溶血性链球菌、肺炎链球菌所致的急性扁桃体炎、急性咽炎、鼻窦炎；溶血性链球菌所致的猩红热、蜂窝织炎；白喉及白喉带菌者；气性坏疽、炭疽、破伤风；放线菌病；梅毒；李斯特菌病等 2. 肺炎支原体肺炎、肺炎衣原体肺炎 3. 军团菌病 4. 百日咳 5. 泌尿生殖系统感染 6. 沙眼衣原体结膜炎 7. 空肠弯曲菌肠炎 8. 厌氧菌所致口腔感染
制剂与规格	1. 红霉素片[基,保(甲)]：①0.125g；②0.25g 2. 红霉素软膏[保(甲)]：①1%[基]；②0.5% 3. 红霉素栓剂：①0.1g；②0.2g 4. 红霉素硬脂酸红霉素片[保(甲)]：①0.05g；②0.125g；③0.25g 5. 红霉素硬脂酸红霉素胶囊[保(甲)]：①0.1g；②0.125g 6. 红霉素硬脂酸红霉素颗粒：50mg 7. 注射用乳糖酸红霉素：①0.25g；②0.3g
用法与用量	口服给药： 1. 成人：一日 0.75~2.0g，分 3~4 次；军团菌病，一日 1~4g，分 3 次服用；风湿热复发的预防，一次 250mg，一日 2 次；感染性心内膜炎的预防，术前 1 小时口服 1g，术后 6 小时再服用 500mg 2. 儿童：一日 20~40mg/kg，分 3~4 次服用 静脉滴注： 1. 成人：一次 0.5~1.0g，一日 2~3 次。军团菌病，一日 3~4g，分 4 次 2. 儿童：一日 20~30mg/kg，分 2~3 次 栓剂直肠给药：成人一次 0.1g，一日 2 次；儿童一日 20~30mg/kg
注意事项	用药期间定期随访肝功能

续　表

禁忌	对红霉素类药物过敏者禁用
不良反应	胃肠道反应多见，有腹泻、恶心、呕吐、中上腹痛、口舌疼痛等；肝毒性少见，偶见黄疸；过敏性反应表现为药物热、皮疹等
特殊人群用药	肝功能、肾功能不全患者：慎用 妊娠与哺乳期妇女：孕妇用药应权衡利弊，妊娠安全性分级为 B 级；哺乳期妇女应慎用
药典	USP、Eur. P.、Chin. P.、Jpn. P.
国家处方集	CNF
其他推荐依据	
■ 药品名称	阿奇霉素　Azithromycin
抗菌谱与适应证	1. 用于化脓性链球菌引起的急性咽炎、急性扁桃体炎以及敏感细菌引起的鼻窦炎、急性中耳炎、急性支气管炎、慢性支气管炎急性发作 2. 用于肺炎链球菌、流感杆菌以及肺炎支原体所致的肺炎 3. 用于衣原体及非多种耐药淋病奈瑟菌所致的尿道炎、宫颈炎及盆腔炎 4. 用于敏感菌所致的皮肤软组织感染
制剂与规格	1. 阿奇霉素片（每 100mg 相当于 10 万 U）[保(甲)]：①250mg[基]；②500mg 2. 阿奇霉素分散片[保(甲)]：①125mg；②250mg[基] 3. 阿奇霉素胶囊[保(甲)]：①125mg；②250mg[基] 4. 阿奇霉素颗粒[保(甲)]：①100mg[基]；②250mg；③500mg 5. 阿奇霉素干混悬剂：2g∶0.1g 6. 阿奇霉素混悬剂：①0.125g；②0.25g 7. 阿奇霉素糖浆[保(乙)]：25ml∶500mg 8. 注射用乳糖酸阿奇霉素（以阿奇霉素计）[保(乙)]：①125mg；②250mg；③500mg 9. 阿奇霉素注射液[保(乙)]：①2ml∶125mg；②2ml∶250mg；③5ml∶500mg 10. 阿奇霉素葡萄糖注射液[保(乙)]：①100ml（阿奇霉素 125mg、葡萄糖 5g）；②100ml（阿奇霉素 200mg、葡萄糖 5g）
用法与用量	口服：饭前 1 小时或餐后 2 小时服用。成人：沙眼衣原体、杜克嗜血杆菌或敏感淋病奈瑟菌所致的性传播疾病，仅需单次口服 1g；其他感染的治疗，第一日，0.5g 顿服，第 2～5 日，一日 0.25g 顿服；或一日 0.5g 顿服，连服 3 天；儿童：中耳炎、肺炎，第 1 日 10mg/kg 顿服，一日最大量不超过 500mg；第 2～5 日，一日 5mg/kg 顿服，一日最大量不超过 250mg；咽炎、扁桃体炎，一日 12mg/kg 顿服（一日最大量不超过 0.5g），连用 5 天 静脉滴注：成人社区获得性肺炎，静脉滴注至少 2 日后转为口服给药，一次 500mg，一日 1 次，7～10 天为一疗程；盆腔炎，静脉滴注 1～2 日后转为口服给药，一次 250mg，一日 1 次，7 天为一疗程
注意事项	1. 用药期间如果发生过敏反应（如血管神经性水肿、皮肤反应、Stevens-Johnson 综合征及中毒性表皮坏死松解症等），应立即停药，并采取适当措施 2. 进食可影响阿奇霉素的吸收，口服用药需在饭前 1 小时或餐后 2 小时服用
禁忌	对阿奇霉素、红霉素或其他任何一种大环内酯类药物过敏者禁用
不良反应	常见反应为胃肠道反应如腹泻、腹痛、稀便、恶心、呕吐等；局部反应如注射部位疼痛、局部炎症等；皮肤反应如皮疹、瘙痒；其他反应如畏食、头晕或呼吸困难等

续　表

特殊人群用药	肝功能、肾功能不全患者：严重肝功能不全者、严重肾功能不全者不应使用 儿童：用于 6 个月以下幼儿中耳炎或社区获得性肺炎及 2 岁以下小儿咽炎或扁桃体炎的疗效与安全性尚未确定 妊娠与哺乳期妇女：孕妇须充分权衡利弊后用药，妊娠安全性分级为 B 级；哺乳期妇女须充分权衡利弊后用药
药典	USP、Eur. P.、Chin. P.
国家处方集	CNF
其他推荐依据	
■ 药品名称	地红霉素　Dirithromycin
抗菌谱与适应证	用于 12 岁以上患者，对本品敏感菌所致的轻、中度感染：慢性阻塞性肺疾病急性加重或慢性支气管炎急性发作、急性支气管炎、社区获得性肺炎、咽炎和扁桃体炎、单纯性皮肤和软组织感染
制剂与规格	地红霉素肠溶胶囊：250mg
用法与用量	口服给药： 1. 慢性支气管炎急性发作：一次 500mg，一日 1 次，疗程5～7 天 2. 急性支气管炎：一次 500mg，一日 1 次，疗程 7 天 3. 社区获得性肺炎：一次 500mg，一日 1 次，疗程 14 天 4. 咽炎和扁桃体炎：一次 500mg，一日 1 次，疗程 10 天 5. 单纯性皮肤和软组织感染：一次 500mg，一日 1 次，疗程5～7 天
注意事项	可能产生假膜性结肠炎。轻度者停药即能奏效，对于中度至严重病例，应采取适当的治疗措施
禁忌	对地红霉素、红霉素和其他大环内酯类抗生素严重过敏的患者禁用；可疑或潜在菌血症患者禁用
不良反应	常见的有头痛、腹痛、腹泻、恶心、消化不良、眩晕/头晕、皮疹、呕吐等
特殊人群用药	肝功能、肾功能不全患者：轻度肝损伤、肾功能不全者，不必调整剂量。肝功能不全者慎用 妊娠与哺乳期妇女：孕妇慎用，妊娠安全性分级为 C 级；哺乳期妇女用药应权衡利弊后
药典	USP、Eur. P.
国家处方集	CNF
其他推荐依据	
■ 药品名称	琥乙红霉素　Erythromycin Ethylsuccinate
抗菌谱与适应证	适用于治疗敏感菌或敏感病原体引起的下列感染性疾病： 1. 呼吸系统感染：轻、中度呼吸道感染；肺炎支原体及肺炎衣原体所致的肺炎；白喉（辅助抗毒素作用）；军团菌病；李斯特菌病；百日咳 2. 泌尿生殖系统感染：淋病奈瑟菌引起的急性盆腔炎；梅毒；沙眼衣原体、衣原体引起的孕期泌尿生殖器感染及成人无并发症的尿道、宫颈或直肠感染等 3. 轻、中度皮肤和软组织感染

续　表

	4. 其他：肠阿米巴病；空肠弯曲菌肠炎；厌氧菌所致口腔感染；沙眼衣原体结膜炎；放线菌病；猩红热；气性坏疽、炭疽；破伤风。预防风湿热初发或复发；细菌性心内膜炎
制剂与规格	琥乙红霉素片[保(乙)]：①200mg；②400mg
用法与用量	口服给药： 1. 成人：一般用量，每 6 小时 400mg；预防链球菌感染，一次 400mg，一日 2 次；军团菌，一次 400~1000mg，一日 4 次；沙眼衣原体和解脲脲原体引起的尿道炎，一次 800mg，一日 3 次，连服 7 天 2. 儿童：一般感染，一日 30~50mg/kg，分 4 次服用，每 6 小时服 1 次；可每 12 小时服药 1 次，一次服日剂量的一半；也可每 8 小时服药 1 次，一次服日剂量的 1/3；对于更严重的感染，剂量可加倍；百日咳，一次 10.0~12.5mg/kg，一日 4 次，疗程 14 日；肠阿米巴，一日 40~50mg/kg，分 4 次服，连服 5~14 天
注意事项	用药期间定期检查肝功能
禁忌	对本品或其他红霉素制剂过敏者、慢性肝病患者、肝功能损害者及孕妇禁用
不良反应	服药数日或 1~2 周后患者可出现乏力、恶心、呕吐、腹痛、皮疹、发热等，有时出现黄疸，停药后常可恢复；胃肠道反应有腹泻、恶心、呕吐、中上腹痛、口舌疼痛、胃纳减退等
特殊人群用药	肝功能、肾功能不全患者：轻度肝功能不全者慎用，严重肝功能不全者禁用 妊娠与哺乳期妇女：孕妇用药应权衡利弊，妊娠安全性分级为 B 级；哺乳期妇女慎用或暂停授乳
药典	USP、Eur. P.、Chin. P.、Jpn. P.
国家处方集	CNF
其他推荐依据	
■ 药品名称	罗红霉素　Roxithromycin
抗菌谱与适应证	1. 呼吸道感染：化脓性链球菌引起的咽炎及扁桃体炎；敏感菌所致的鼻窦炎、中耳炎、急性支气管炎、慢性支气管炎急性发作；肺炎支原体或肺炎衣原体所致的肺炎 2. 泌尿生殖系统感染：沙眼衣原体引起的尿道炎和宫颈炎 3. 皮肤软组织感染
制剂与规格	1. 罗红霉素片[保(乙)]：150mg 2. 罗红霉素胶囊[保(乙)]：50mg；150mg 3. 罗红霉素细粒剂[保(乙)]：50mg
用法与用量	口服给药： 1. 成人一次 150mg，一日 2 次；或一次 300mg，一日 1 次。疗程一般为 5~12 天 2. 肾功能不全者可发生累计效应，肾功能轻度减退者不需调整剂量，严重肾功能不全者给药时间延长 1 倍（一次 150mg，一日 1 次） 3. 严重肝硬化者的半衰期延长至正常水平 2 倍以上，如确实需要使用，则 150mg 一日 1 次给药 4. 儿童一次 2.5~5.0mg/kg，一日 2 次
注意事项	1. 进食后服药会减少吸收，与牛奶同服可增加吸收 2. 服用本品后可影响驾驶及机械操作

续 表

禁忌	对本药过敏者禁用
不良反应	常见腹痛、腹泻、呕吐等胃肠道反应；偶见皮疹、头晕、头痛等
特殊人群用药	肝功能、肾功能不全患者：慎用 妊娠与哺乳期妇女：慎用
药典	Eur. P.、Chin. P.、Jpn. P.
国家处方集	CNF
其他推荐依据	
■ 药品名称	乙酰螺旋霉素 Acetylspiramycin
抗菌谱与适应证	1. 适用于治疗敏感菌所致的呼吸系统感染和皮肤软组织感染，包括：咽炎、扁桃体炎、急性支气管炎、慢性支气管炎急性发作、肺炎、脓皮病、丹毒和猩红热等 2. 适用于治疗敏感菌所致的口腔及耳鼻咽喉科感染，如中耳炎、牙周炎、急性鼻窦炎等 3. 可作为治疗隐孢子虫病以及弓形虫病的选用药物
制剂与规格	乙酰螺旋霉素片：100mg（10 万 U）
用法与用量	口服给药。成人：一日 800~1200mg，分 3~4 次服；重症一日可用至 1600~2000mg；儿童：一日量为 20~30mg/kg，分 2~4 次给药
注意事项	如有变态反应，立即停药
禁忌	对本品、红霉素及其他大环内酯类药物过敏的患者禁用
不良反应	腹痛、恶心、呕吐等胃肠道反应，常发生于大剂量用药时，程度大多轻微，停药后可自行消失。变态反应极少，主要为药疹
特殊人群用药	肝功能、肾功能不全患者：严重肝功能、肾功能不全者慎用 妊娠与哺乳期妇女：本品可透过胎盘屏障，故孕妇慎用，妊娠安全性分级为 C 级；哺乳期妇女应用时应暂停授乳
药典	Eur. P.、Jpn. P.
国家处方集	CNF
其他推荐依据	
■ 药品名称	克拉霉素 Clarithromycin
抗菌谱与适应证	适用于敏感菌所致下列感染：①耳鼻咽喉感染：急性中耳炎、扁桃体炎、咽炎、鼻窦炎；②下呼吸道感染：急性支气管炎、慢性支气管炎急性发作、肺炎；③皮肤软组织感染：脓疱病、丹毒、蜂窝织炎、毛囊炎、疖及伤口感染；④沙眼衣原体感染的尿道炎及宫颈炎；⑤与其他药物联用，可根除幽门螺杆菌，减低十二指肠溃疡复发率
制剂与规格	1. 克拉霉素片[基,保(乙)]：①125mg；②250mg 2. 克拉霉素分散片[保(乙)]：①50mg；②125mg；③250mg[基] 3. 克拉霉素缓释片：500mg 4. 克拉霉素胶囊[保(乙)]：①125mg；②250mg[基] 5. 克拉霉素颗粒[保(乙)]：①2g：125mg；②2g：100mg 6. 克拉霉素干混悬剂：①1g：125mg；②2g：125mg；③2g：250mg

续　表

用法与用量	口服给药：①成人：轻症一次250mg，一日2次；重症，一次500mg，一日2次。疗程5~14日；②儿童：6个月以上的小儿，一般感染可一次7.5mg/kg，一日2次。根据感染的严重程度应连续服用5~10日
注意事项	1. 与红霉素及其他大环内酯类药物之间有交叉过敏和交叉耐药性 2. 可能出现真菌或耐药细菌导致的严重感染 3. 可空腹口服，也可与食物或牛奶同服，与食物同服不影响其吸收
禁忌	对克拉霉素或大环内酯类药物过敏者禁用；孕妇、哺乳期妇女禁用；严重肝功能损害者、水电解质紊乱患者、服用特非那丁者禁用；某些心脏病（包括心律失常、心动过缓、QT间期延长、缺血性心脏病、充血性心力衰竭等）患者禁用
不良反应	主要有口腔异味，腹痛、腹泻、恶心、呕吐等胃肠道反应，头痛，AST及ALT短暂升高
特殊人群用药	肝功能、肾功能不全患者：肝功能不全者、中度至重度肾功能不全者慎用 儿童：6个月以下小儿中的疗效和安全性尚未确定 妊娠与哺乳期妇女：妊娠安全性分级为C级，孕妇禁用；可分泌入乳汁，哺乳期妇女使用应暂停授乳
药典	USP、Eur. P.、Chin. P.、Jpn. P.
国家处方集	CNF
其他推荐依据	

第九节　酰　胺　醇　类

■ 药品名称	**氯霉素　Chloramphenicol**
抗菌谱与适应证	1. 用于敏感菌所致伤寒、副伤寒 2. 用于沙门菌属感染的胃肠炎合并败血症 3. 用于耐氨苄西林的B型流感杆菌脑膜炎、青霉素过敏者的肺炎链球菌脑膜炎、脑膜炎球菌脑膜炎及敏感的革兰阴性杆菌脑膜炎 4. 用于需氧菌和厌氧菌混合感染的耳源性脑脓肿 5. 可与氨基糖苷类药物联用治疗腹腔感染、盆腔感染以及敏感菌所致的其他严重感染，如败血症及肺部感染 6. 用于Q热、落基山斑疹热、地方性斑疹伤寒和立克次体病
制剂与规格	1. 氯霉素片：0.25g 2. 棕榈氯霉素片：0.05g 3. 氯霉素胶囊：0.25g 4. 棕榈氯霉素颗粒：0.1g 5. 棕榈氯霉素混悬液：1ml：25mg 6. 氯霉素注射液[保(甲)]：①1ml：0.125g；②2ml：0.25g 7. 注射用琥珀氯霉素：①0.125g；②0.25g；③0.5g 8. 氯霉素甘油滴耳液：10ml：0.25g

续　表

用法与用量	1. 成人：口服给药一日 1.5~3.0g，分 3~4 次给药；静脉静滴一次0.5~1.0g，一日 2 次 2. 儿童：口服给药一日 25~50mg/kg，分 3~4 次给药；新生儿必需用药时，一日不能超过 25mg/kg，分 4 次给药；静脉静滴一日 25~50mg/kg，分次给药
注意事项	1. 可能发生不可逆性骨髓抑制，应避免重复疗程使用 2. 体弱患者慎用
禁忌	对本品过敏者禁用；精神病患者禁用；孕妇和哺乳期妇女禁用
不良反应	血液系统反应如贫血、淤点、淤斑、鼻出血等；灰婴综合征；周围神经炎和视神经炎；过敏反应较少见；消化道反应如腹泻、恶心及呕吐等
特殊人群用药	肝功能、肾功能不全患者：肝、肾功能损害者慎用 儿童：新生儿（尤其早产儿）不宜应用本药，确有指征必须用药时应在监测血药浓度条件下使用 老年人：慎用 妊娠与哺乳期妇女：妊娠期尤其是妊娠末期或分娩期禁用，妊娠安全性分级为 C 级；禁用于哺乳期妇女，必须应用时应暂停授乳
药典	USP、Eur. P.、Chin. P.、Jpn. P.
国家处方集	CNF
其他推荐依据	

第十节　林可霉素类

■ 药品名称	林可霉素　Lincomycin
抗菌谱与适应证	1. 适用于治疗敏感葡萄球菌属、链球菌属、肺炎球菌及厌氧菌所致的呼吸道感染、腹腔感染、女性生殖道感染、盆腔感染、皮肤软组织感染等 2. 用于对青霉素过敏的或不适于用青霉素类药物的感染性疾病的治疗
制剂与规格	1. 盐酸林可霉素片：①0.25g；②0.5g 2. 盐酸林可霉素胶囊：①0.25g；②0.5g 3. 盐酸林可霉素口服溶液：①10ml：0.5g；②100ml：5g 4. 盐酸林可霉素注射液：[保(甲)]①1ml：0.2g；②2ml：0.6g
用法与用量	1. 成人：口服给药，一日 1.5~2.0g，分 3~4 次给药；肌内注射，一日 0.6~1.2g，分次注射；静脉滴注，严重感染时一次 0.6~1.0g，每 8~12 小时 1 次 2. 儿童：口服给药，一日 30~60mg/kg，分 3~4 次给药；肌内注射，一日 10~20mg/kg，分次注射；静脉滴注，剂量同肌内注射，分 2~3 次给药
注意事项	肠道疾病或有既往史者（特别如溃疡性结肠炎、局限性肠炎或抗生素相关肠炎）、既往有哮喘或其他过敏史者慎用，白色念珠菌阴道炎和鹅口疮患者慎用。用药期间需密切注意抗生素相关性肠炎的可能
禁忌	对林可霉素和克林霉素有过敏史的患者禁用；新生儿、深部真菌感染者禁用

续　表

不良反应	消化系统反应如恶心、呕吐、腹痛、腹泻等症状，严重者有腹绞痛、腹部压痛、严重腹泻等；偶可发生白细胞减少、中性粒细胞减低等；过敏反应可见皮疹、瘙痒等；静脉给药可引起血栓性静脉炎，快速滴注可能发生低血压、心电图变化甚至心搏、呼吸停止
特殊人群用药	肝功能、肾功能不全患者：肝功能减退和肾功能严重减退者慎用 儿童：新生儿禁用 老年人：患有严重基础疾病的老年人用药时需密切观察 妊娠与哺乳期妇女：妊娠安全性分级为 C 级；哺乳期妇女用药时应暂停授乳
药典	USP、Eur. P.、Chin. P.、Jpn. P.
国家处方集	CNF
其他推荐依据	
■ 药品名称	克林霉素　Clindamycin
抗菌谱与适应证	用于革兰阳性菌和厌氧菌引起的感染： 1. 呼吸系统感染 2. 泌尿系统感染 3. 厌氧菌所致的妇产科感染如子宫内膜炎、非淋病奈瑟菌性卵巢-输卵管脓肿、盆腔炎等 4. 皮肤软组织感染 5. 骨、关节感染，如骨髓炎（是金黄色葡萄球菌性骨髓炎的首选治疗药物）、化脓性关节炎 6. 腹腔内感染 7. 其他如心内膜炎、败血症、扁桃体炎和口腔感染等
制剂与规格	1. 盐酸克林霉素胶囊[基,保(甲)]：①75mg；②150mg 2. 注射用盐酸克林霉素[保(甲)]：0.5g 3. 盐酸克林霉素注射液[保(甲)]：①2ml：0.3g；②4ml：0.3g；③8ml：0.6g 4. 注射用克林霉素磷酸酯[保(甲)]：①0.3g；②0.6g；③1.2g 5. 克林霉素磷酸酯注射液[保(甲)]：①2ml：0.3g；②4ml：0.6g；③1ml：0.15g 6. 盐酸克林霉素棕榈酸酯颗粒[保(乙)]：①1g：37.5mg；②2g：75mg；③24g：0.9g 7. 盐酸克林霉素棕榈酸酯分散片[基,保(甲)]：75mg
用法与用量	1. 成人：肌内注射或静脉滴注，一次量不宜超过600mg；中度感染或革兰阳性需氧菌感染，一日0.6~1.2g，分2~4次给药，每12或8或6小时1次；严重感染或厌氧菌感染，一日1.2~2.4g，分2~4次给药，每12或8或6小时1次 2. 轻中度肾功能损害的患者不需调整剂量，无尿及重度肾功能损害患者的剂量应减至正常剂量的一半 3. 中度以上肝功能损害患者应避免使用本药，如确有指征使用时应减量 4. 儿童：用于4周及4周以上患儿。静脉滴注，一日15~25mg/kg，分3~4次给药，每8或6小时1次；重度感染，一日25~40mg/kg，分3~4次给药，每8或6小时1次
注意事项	有胃肠疾病或病史者，特别是溃疡性结肠炎、克罗恩病或假膜性肠炎患者，有哮喘或其他过敏史者慎用
禁忌	本品与林可霉素、克林霉素有交叉耐药性，对克林霉素或林可霉素有过敏史者禁用

续　表

不良反应	消化系统反应如恶心、呕吐、腹痛、腹泻等症状，严重者有腹绞痛、腹部压痛、严重腹泻等；偶可发生白细胞减少、中性粒细胞减低等；过敏反应可见皮疹、瘙痒等；肝肾功能异常；静脉滴注可能引起静脉炎，肌内注射局部可能出现疼痛、硬结和无菌性脓肿；其他如耳鸣、眩晕、念珠菌感染等
特殊人群用药	肝功能、肾功能不全患者：肝功能不全者、严重肾功能障碍者慎用 儿童：新生儿禁用，4 岁以内儿童慎用，16 岁以内儿童应用时应注意重要器官功能监测 老年人：用药时需密切观察 妊娠与哺乳期妇女：孕妇用药须充分权衡利弊，妊娠安全性分级为 B 级；哺乳妇女慎用，用药时宜暂停授乳
药典	USP、Eur. P.、Chin. P.、Jpn. P.
国家处方集	CNF
其他推荐依据	

第十一节　多肽类抗生素

■ 药品名称	万古霉素　Vancomycin
抗菌谱与适应证	1. 用于耐甲氧西林金黄色葡萄球菌、肠球菌所致严重感染（如心内膜炎、脑膜炎、骨髓炎、肺炎、败血症或软组织感染等）；亦用于对 β-内酰胺类抗生素过敏者的上述严重感染 2. 用于血液透析患者发生葡萄球菌属所致的动静脉分流感染 3. 口服适用于对甲硝唑无效的难辨梭状芽胞杆菌相关性肠炎或葡萄球菌性肠炎
制剂与规格	1. 注射用盐酸万古霉素[保(乙)]：①500mg（50 万 U）；②1000mg（100 万 U） 2. 盐酸万古霉素胶囊：①125mg（12.5 万 U）；②250mg（25 万 U）
用法与用量	1. 成人：口服给药，难辨梭状芽孢杆菌引起的假膜性结肠炎，经甲硝唑治疗无效者一次 125~500mg，每 6 小时 1 次，治疗 5~10 天，每日剂量不宜超过 4g；静脉滴注，通常用盐酸万古霉素每天 2g（效价），可分为每 6 小时 500mg 或每 12 小时 1g，每次静滴在 60 分钟以上，可根据年龄、体重、症状适量增减。老年人每 12 小时 500mg 或每 24 小时 1g，每次静滴在 60 分钟以上 2. 儿童：口服给药，肠道感染一次 10mg/kg，每 6 小时 1 次，治疗 5~10 天。静脉滴注，一次 10mg/kg，每 6 小时 1 次；或一次 20mg/kg，每 12 小时 1 次
注意事项	1. 听力减退或有耳聋病史者慎用 2. 不宜肌内注射，静脉滴注时尽量避免药液外漏，且应经常更换注射部位，滴速不宜过快 3. 在治疗过程中应监测血药浓度 4. 治疗葡萄球菌性心内膜炎，疗程应不少于 4 周
禁忌	对万古霉素过敏者，严重肝功能、肾功能不全者，孕妇及哺乳期妇女禁用
不良反应	休克、过敏样症状、急性肾功能不全等

续 表

特殊人群用药	肝功能、肾功能不全患者：严重肝功能、肾功能不全者禁用 儿童：儿童（尤其是低体重出生儿、新生儿）应监测血药浓度，慎重给药 老年人：老年患者确有指征使用时必须调整剂量或调整用药间隔 妊娠与哺乳期妇女：应充分权衡利弊
药典	USP、Eur. P.、Jpn. P.
国家处方集	CNF
其他推荐依据	
■ 药品名称	**去甲万古霉素　Norvancomycin**
抗菌谱与适应证	1. 可用于对青霉素过敏的肠球菌、棒状杆菌属心内膜炎患者的治疗 2. 可用于对青霉素类或头孢菌素类药过敏，或经上述抗生素治疗无效的严重葡萄球菌所致心内膜炎、骨髓炎、肺炎、败血症或软组织感染患者的治疗 3. 可用于治疗血液透析患者发生葡萄球菌属所致动静脉分流感染
制剂与规格	注射用盐酸去甲万古霉素^[保(乙)]：①400mg（40 万 U）；②800mg（80 万 U）
用法与用量	1. 成人：静脉滴注一日 800~1600mg，分 2~3 次给药 2. 肾功能减退者需减少维持剂量。可延长给药期间，每次剂量不变，或减少每次剂量，给药间期不变 3. 儿童：静脉滴注一日 16~24mg/kg，一次或分次给药
注意事项	1. 听力减退或有耳聋病史者慎用 2. 不可肌内注射或静脉注射 3. 治疗期间应定期检查听力、尿液中蛋白、管型、细胞数及测定尿相对密度等
禁忌	对万古霉素类抗生素过敏者禁用
不良反应	可出现皮疹、恶心、静脉炎等；可引致耳鸣、听力减退，肾功能损害等
特殊人群用药	肝功能、肾功能不全患者：肾功能不全患者慎用，如有应用指征时需在治疗药物浓度监测下，根据肾功能减退程度减量应用 儿童：新生儿、婴幼儿用药必须充分权衡利弊 老年人：用于老年患者有引起耳毒性与肾毒性的危险（听力减退或丧失）。老年患者即使肾功能测定在正常范围内，使用时应采用较小治疗剂量 妊娠与哺乳期妇女：妊娠期患者避免应用；哺乳期妇女慎用
药典	Chin. P.
国家处方集	CNF
其他推荐依据	
■ 药品名称	**替考拉宁　Teicoplanin**
抗菌谱与适应证	1. 用于治疗严重的革兰阳性菌感染，尤其是不能用青霉素类及头孢菌素类抗生素治疗或用上述抗生素治疗失败的严重葡萄球菌感染，或对其他抗生素耐药的葡萄球菌感染。皮肤和软组织感染、泌尿道感染、呼吸道感染、骨和关节感染、败血症、心内膜炎及持续不卧床腹膜透析相关性腹膜炎 2. 作为万古霉素和甲硝唑的替代药

续　表

制剂与规格	注射用替考拉宁[保(乙)]：200mg
用法与用量	1. 成人肌内、静脉滴注或静脉注射：中度感染，负荷量为第 1 日单次给药 400mg；维持量为一次 200mg，一日 1 次；严重感染，负荷量为一次 400mg，每 12 小时 1 次，共给药 3 次；维持量为一次 400mg，一日 1 次；严重烧伤感染或金黄色葡萄球菌心内膜炎，维持量可能需达一日 12mg/kg 2. 儿童肌内、静脉滴注或静脉注射：中度感染，推荐前 3 次剂量为 10mg/kg，每 12 小时 1 次，随后剂量为 6mg/kg，一日 1 次；严重感染和中性粒细胞减少的患儿（2 个月以上），推荐前 3 次剂量为 10mg/kg，每 12 小时 1 次，随后维持量为一次 10mg/kg，一日 1 次；严重感染和中性粒细胞减少的新生儿，第 1 日的推荐剂量为 16mg/kg，只用 1 剂；以后维持剂量为一次 8mg/kg，一日 1 次
注意事项	治疗期间定期做血液及肝、肾功能的检查
禁忌	对本药过敏者，对万古霉素、去甲万古霉素等糖肽类抗生素过敏者禁用
不良反应	局部反应可见注射部位疼痛、血栓性静脉炎；过敏反应可见皮疹、瘙痒、支气管痉挛、药物热等；胃肠道反应可见恶心、呕吐、腹泻等；神经系统反应可见头痛、嗜睡等
特殊人群用药	肝功能、肾功能不全患者：肾功能不全患者慎用 儿童：可用于 2 个月以上儿童的革兰阳性菌感染 老年人：除非有肾损害，否则老年患者无需调整剂量 妊娠与哺乳期妇女：本药一般不应用于妊娠期或可能妊娠的妇女，除非权衡利弊后必须使用；建议哺乳期妇女用药时暂停授乳
药典	Jpn. P.
国家处方集	CNF
其他推荐依据	
■ 药品名称	黏菌素　Colistin
抗菌谱与适应证	用于肠道手术前准备，用于大肠埃希菌性肠炎和对其他药物耐药的菌痢
制剂与规格	1. 硫酸黏菌素片[保(乙)]：①50 万 U；②100 万 U；③300 万 U 2. 硫酸黏菌素颗粒：1g：100 万 U 3. 注射用黏菌素：50mg
用法与用量	1. 成人：口服一日（100～150）万 U，分 2～3 次服用；肌内注射或静脉滴注，一日（100~150）万 U 2. 儿童：口服一日（2~3）万 U/kg，分 2~3 次服用。肌内注射或静脉滴注一日（2~3）万 U/kg
注意事项	不宜与其他肾毒性药物合用
禁忌	对黏菌素过敏者禁用
不良反应	食欲缺乏、恶心和呕吐等胃肠道反应和皮疹、瘙痒等过敏反应
特殊人群用药	肝功能、肾功能不全患者：肾功能不全患者慎用 妊娠与哺乳期妇女：孕妇用药应权衡利弊，妊娠安全性分级为 B 级
药典	USP、Eur. P.、Chin. P.、Jpn. P.

续 表

国家处方集	CNF
其他推荐依据	

第十二节 其他抗菌药物

■ 药品名称	呋喃妥因 Nitrofurantoin
抗菌谱与适应证	1. 用于治疗敏感菌如大肠埃希菌、肠球菌属以及克雷伯菌属、肠杆菌属所致的急性单纯性下尿路感染 2. 也可用于尿路感染的预防
制剂与规格	1. 呋喃妥因片[保(甲)]：50mg 2. 呋喃妥因肠溶胶囊[保(甲)]：50mg 3. 呋喃妥因栓：①50mg；②100mg
用法与用量	口服给药：①成人：尿路感染，一次50~100mg，一日3~4次；单纯性下尿路感染用低剂量，疗程不低于1周，或用至尿培养阴性后至少3日，不宜超过14日；预防尿路感染，对尿路感染反复发作者，可一日50~100mg作预防应用，临睡前服用。②儿童：尿路感染，1个月以上儿童，一日5~7mg/kg，分4次服；疗程不低于1周，或用至尿培养阴性后至少3日；预防尿路感染，一日1mg/kg，临睡前服用
注意事项	1. 宜与食物同服，以减少对胃肠道的刺激 2. 疗程至少7日，或继续用药至尿液中细菌清除3日以上 3. 葡萄糖-6-磷酸脱氢酶缺乏症患者、周围神经病变者、肺部疾病患者慎用
禁忌	新生儿、孕妇、哺乳期妇女、肾功能减退及对硝基呋喃类药过敏者禁用
不良反应	常见恶心、呕吐、食欲减退和腹泻；少见药物热、皮疹、粒细胞减少等变态反应；偶见头痛、头晕、嗜睡、肌痛等
特殊人群用药	肝功能、肾功能不全患者：肾功能减退者禁用 儿童：新生儿禁用 老年人：慎用，必须使用时宜根据肾功能调整给药剂量。老年患者的前列腺感染不宜使用本药 妊娠与哺乳期妇女：孕妇不宜应用，妊娠晚期妇女禁用，妊娠安全性分级为B级；哺乳期妇女用药期间应暂停授乳
药典	Eur. P.、Chin. P.
国家处方集	CNF
其他推荐依据	
■ 药品名称	呋喃唑酮 Furazolidone
抗菌谱与适应证	主要用于治疗细菌性痢疾、肠炎、霍乱。也可用于治疗伤寒、副伤寒、梨形鞭毛虫病和阴道滴虫病。还可与制酸剂等药物合用于治疗幽门螺杆菌所致的胃窦炎

续　表

制剂与规格	呋喃唑酮片^[保(甲)]：①10mg；②30mg；③100mg
用法与用量	口服给药：肠道感染疗程为 5~7 日，梨形鞭毛虫病疗程为 7~10 日。成人一次 100mg，一日 3~4 次；儿童一日 5~10mg/kg，分 4 次服用
注意事项	1. 不宜用于溃疡病或支气管哮喘患者 2. 用药期间和停药后 5 日内禁止饮酒 3. 葡萄糖-6-磷酸脱氢酶缺乏症患者、溃疡病患者、支气管哮喘患者慎用
禁忌	对本药或其他硝基呋喃类药过敏者、新生儿、哺乳妇女禁用
不良反应	主要有恶心、呕吐、腹泻、头痛、头晕、药物热、皮疹、肛门瘙痒、哮喘、直立性低血压、低血糖、肺浸润等，偶可出现溶血性贫血、黄疸及多发性神经炎
特殊人群用药	肝功能、肾功能不全患者：肾功能不全者慎用 儿童：新生儿禁用 妊娠与哺乳期妇女：妊娠安全性分级为 C 级；哺乳期妇女禁用
药典	USP、BP、Fr. P.
国家处方集	CNF
其他推荐依据	
■ 药品名称	甲硝唑　Metronidazole
抗菌谱与适应证	1. 用于治疗阴道滴虫病 2. 可用于治疗肠道及组织内阿米巴病 3. 可用于治疗小袋虫病和皮肤利什曼病、麦地那龙线虫感染、贾第鞭毛虫病等 4. 适用于治疗各种厌氧菌感染
制剂与规格	1. 甲硝唑注射液^[保(甲)]：① 20ml：100mg；② 100ml：200mg；③ 100ml：500mg^[基]；④250ml：500mg；⑤250ml：1250mg 2. 甲硝唑葡萄糖注射液^[保(乙)]：250ml（甲硝唑 0.5g、葡萄糖 12.5g） 3. 甲硝唑片^[基,保(甲)]：0.2g 4. 甲硝唑胶囊^[基,保(甲)]：0.2g 5. 甲硝唑阴道泡腾片^[保(甲)]：0.5g 6. 甲硝唑栓^[保(甲)]：①0.5g^[基]；②1g 7. 甲硝唑口含片^[保(甲)]：①2.5mg；②3mg
用法与用量	1. 成人口服给药：滴虫病，一次 0.2g，一日 4 次，疗程 7 天，可同时使用栓剂。厌氧菌感染，一次 0.5g，一日 3 次，疗程不低于 7 天。一日最大剂量不宜超过 4g 2. 成人静脉滴注：厌氧菌感染，首次剂量为 15mg/kg，继以 7.5mg/kg 维持，一次最大剂量不超过 1g，每 6~8 小时 1 次，疗程不低于 7 天 3. 成人阴道栓剂：用于滴虫病，每晚 0.5g 置入阴道内，连用 7~10 天 4. 儿童口服给药：滴虫病，一日 15~25mg/kg，分 3 次给药，服用 7~10 天。厌氧菌感染，一日 20~50mg/kg 5. 儿童静脉滴注剂量同成人
注意事项	1. 出现运动失调或其他中枢神经系统症状时应停药 2. 用药期间应戒酒，饮酒后出现腹痛、呕吐、头痛等症状

续　表

禁忌	对本药或其他硝基咪唑类药物过敏或有过敏史者、活动性中枢神经系统疾病者、血液病者、孕妇及哺乳期妇女禁用
不良反应	1. 消化系统：恶心、呕吐、食欲缺乏、腹部绞痛，一般不影响治疗 2. 神经系统：头痛、眩晕，偶有感觉异常、肢体麻木、共济失调、多发性神经炎等，大剂量可致抽搐 3. 少数病例发生荨麻疹、潮红、瘙痒、膀胱炎、排尿困难、口中金属味及白细胞减少等，均属可逆性，停药后自行恢复
特殊人群用药	肝功能、肾功能不全患者：肝功能不全患者慎用 老年人：应注意监测血药浓度并调整剂量 妊娠与哺乳期妇女：禁用，妊娠安全性分级为 B 级
药典	USP、Eur. P.、Chin. P.
国家处方集	CNF
其他推荐依据	
■ **药品名称**	**替硝唑　Tinidazole**
抗菌谱与适应证	1. 用于治疗多种厌氧菌感染，如败血症、骨髓炎、腹腔感染、盆腔感染、鼻窦炎、支气管感染、肺炎、皮肤蜂窝织炎、口腔感染及术后伤口感染 2. 用于结肠或直肠手术、妇产科手术及口腔手术的术前预防用药 3. 也可用于肠道及肠道外阿米巴病、阴道滴虫病、贾第鞭毛虫病的治疗 4. 还可作为甲硝唑的替代药，用于治疗幽门螺杆菌所致的胃窦炎及消化性溃疡
制剂与规格	1. 替硝唑片[基,保(甲)]：0.5g 2. 替硝唑注射液[保(乙)]：①100ml：0.4g；②200ml：0.8g 3. 替硝唑葡萄糖注射液[保(乙)]：①100ml：0.2g；②100ml：0.4g；③200ml：0.4g 4. 替硝唑栓[保(乙)]：0.2g
用法与用量	成人：口服给药：厌氧菌感染，常用量为一次 1g，一日 1 次，首剂加倍，疗程多为 5~6 日，口腔感染时疗程 3 日；外科预防用药，一次 2g，术前 12 小时单次服用。阴道滴虫病、贾第鞭毛虫病，一次 2g，单次服用。必要时 3~5 日可重复 1 次。滴虫感染时也可一次 1g，一日 1 次，首剂加倍，连服 3 日。静脉滴注：厌氧菌感染，一次 0.8g，一日 1 次。疗程为 5~6 日。外科预防用药，总量为 1.6g，分 1~2 次给药，第一次于术前 2 小时，第二次于术中或术后12~24 小时内给药。阴道给药：一次 0.2g，一日 2 次
注意事项	1. 如疗程中发生中枢神经系统不良反应，应及时停药 2. 用药期间不应饮用含乙醇的饮料，因可引起体内乙醇蓄积，干扰乙醇的氧化过程，导致双硫仑样反应，患者可出现腹部痉挛、恶心、呕吐、头痛、面部潮红等 3. 念珠菌感染者应用本品，其症状会加重，需同时抗真菌治疗 4. 治疗阴道滴虫病时，需同时治疗其性伴侣
禁忌	1. 对替硝唑或吡咯类药物过敏患者 2. 有活动性中枢神经疾病和血液病者
不良反应	1. 不良反应少见而轻微，主要为恶心、呕吐、上腹痛、食欲下降及口腔金属味，可有头痛、眩晕、皮肤瘙痒、皮疹、便秘及全身不适 2. 高剂量时也可引起癫痫发作和周围神经病变

续　表

特殊人群用药	肝功能、肾功能不全患者：肝功能不全者慎用 儿童：12 岁以下禁用 老年人：用药时应注意监测血药浓度并调整剂量 妊娠与哺乳期妇女：妊娠早期禁用本药，妊娠中、晚期应充分权衡利弊后谨慎使用。FDA 妊娠安全性分级为 C 级。哺乳妇女暂停授乳，治疗结束 3 日后方可重新授乳
药典	USP、Eur. P.、Chin. P.
国家处方集	CNF
其他推荐依据	
■ 药品名称	奥硝唑　Ornidazole
抗菌谱与适应证	1. 用于由厌氧菌感染引起的多种疾病 2. 用于男女泌尿生殖道毛滴虫、贾第鞭毛虫感染引起的疾病（如阴道滴虫病） 3. 用于肠、肝阿米巴病（如阿米巴痢疾、阿米巴肝脓肿） 4. 用于手术前预防感染和手术后厌氧菌感染的治疗 5. 阴道栓用于细菌性阴道病、滴虫性阴道炎
制剂与规格	1. 奥硝唑注射液^[保(乙)]：5ml：500mg 2. 注射用奥硝唑^[保(乙)]：250mg 3. 奥硝唑氯化钠注射液^[保(乙)]：100ml（奥硝唑 250mg、氯化钠 825mg） 4. 奥硝唑葡萄糖注射液^[保(乙)]：100ml（奥硝唑 500mg、葡萄糖 5g）
用法与用量	成人：静脉滴注：①厌氧菌感染：手术前后预防感染，术前 1~2 小时滴注 1000mg，术后 12 小时滴注 500mg，术 24 小时后滴注 500mg。治疗厌氧菌引起的感染，初始剂量为 500~1000mg。然后每 12 小时滴注 500mg，连用 3~6 天；②治疗严重阿米巴病：初始剂量为 500~1000mg，以后每 12 小时滴注 500mg，连用 3~6 天。阴道给药：一次 500mg，每晚 1 次，连续 5~7 天。儿童：静脉滴注，一日 20~30mg/kg，每 12 小时滴注 1 次，时间为 30 分钟
注意事项	中枢神经系统疾病患者、肝脏疾病患者、多毛性硬化症患者、酗酒者慎用
禁忌	对本药或其他硝基咪唑类药物过敏者、各种器官硬化症、造血功能低下、慢性酒精中毒患者、有脑和脊髓病变的患者禁用
不良反应	1. 消化系统：胃部不适、胃痛、口腔异味 2. 神经系统：头痛及困倦、眩晕、颤抖、运动失调、周围神经病、癫痫发作、痉挛等 3. 过敏反应：皮疹、瘙痒等 4. 局部反应：刺感、疼痛等
特殊人群用药	儿童：慎用，建议 3 岁以下儿童不用 妊娠与哺乳期妇女：建议孕妇（特别是妊娠早期）、哺乳期妇女慎用本药
药典	USP、Eur. P.、Chin. P.
国家处方集	CNF
其他推荐依据	

续 表

■ 药品名称	磷霉素　Fosfomycin
抗菌谱与适应证	1. 口服制剂适用于治疗敏感菌所致的单纯性下尿路感染、肠道感染（包括细菌性痢疾）、呼吸道感染、皮肤软组织感染、眼科感染及妇科感染等 2. 注射制剂适用于治疗敏感菌所致的呼吸道感染、尿路感染、皮肤软组织感染等。也可与其他抗菌药物联合用于治疗敏感菌所致的严重感染（如败血症、腹膜炎、骨髓炎等）
制剂与规格	1. 磷霉素钙片[保(乙)]：①0.1g；②0.2g；③0.5g 2. 磷霉素钙胶囊[保(乙)]：0.1g 3. 磷霉素钙颗粒：0.5g 4. 注射用磷霉素钠[保(乙)]：①1.0g；②2.0g；③4.0g
用法与用量	成人：口服给药，治疗尿路感染等轻症感染，一日2~4g，分3~4次服用。静脉给药，治疗中度或重度系统感染，一日4~12g，严重感染可增至16g，分2~3次静脉滴注或缓慢静脉推注。肌内注射，一日2~8g，分3~4次肌内注射。儿童：口服给药，一日0.05~0.1g/kg，分3~4次服用。静脉滴注，一日0.1~0.3g/kg，分2~3次静脉滴注。肌内注射，一日0.05~0.2g/kg，分3~4次肌内注射
注意事项	1. 静脉滴注速度宜缓慢，静脉滴注时间1~2小时 2. 应用较大剂量时应监测肝功能
禁忌	对磷霉素过敏者、妊娠与哺乳期妇女、5岁以下儿童
不良反应	主要有恶心、食欲减退、腹部不适、稀便或轻度腹泻；偶见皮疹，嗜酸性粒细胞增多，红细胞、血小板、白细胞减少，头晕、头痛等反应；注射部位静脉炎等
特殊人群用药	肝功能、肾功能不全者：肝、肾功能减退者慎用 儿童：5岁以上儿童应减量及慎用 老年人：应酌减剂量并慎用 妊娠与哺乳期妇女：建可透过胎盘屏障，迅速进入胎儿循环，但对胎儿的影响尚无足够和严密的对照观察，妊娠安全性分级为B级；哺乳期妇女应避免使用，必须用药时应暂停授乳
药典	Eur. P.、Chin. P.、Jpn. P.
国家处方集	CNF
其他推荐依据	

■ 药品名称	夫西地酸　Fusidic Acid
抗菌谱与适应证	1. 用于敏感菌所致的骨髓炎或皮肤、软组织感染 2. 用于其他抗菌药治疗失败的深部感染，如败血症、肺炎、心内膜炎等
制剂与规格	1. 夫西地酸片：250mg 2. 注射用夫西地酸[保(乙)]：①0.125g；②0.5g 3. 夫西地酸混悬液：5ml：250mg 4. 夫西地酸乳膏[保(乙)]：15g：0.3g
用法与用量	口服给药：成人：一次500mg，一日3次；重症加倍。对1岁以下患儿：一日50mg/kg，分3次给药。对1~5岁患儿：一次250mg，一日3次。对5~12岁患儿：用法与用量同成人 局部给药：一日2~3次，涂于患处，疗程为7日。治疗疖疮时可根据病情需要延长疗程 静脉注射：成人一次500mg，一日3次；儿童及婴儿一日按体重20mg/kg，分3次给药

续　表

注意事项	1. 早产儿、黄疸、酸中毒及严重病弱的新生儿使用时需留意有无胆红素脑病症状 2. 静脉注射时不能与卡那霉素、庆大霉素、万古霉素、头孢噻啶或阿莫西林混合；亦不可与全血、氨基酸溶液或含钙溶液混合
禁忌	对夫西地酸过敏者禁用；妊娠初始 3 个月内禁用
不良反应	静脉滴注可能导致血栓性静脉炎和静脉痉挛等
特殊人群用药	肝功能、肾功能不全者：肝功能不全者慎用 儿童：早产儿、严重病弱的新生儿使用时需留意有无胆红素脑病症状 妊娠与哺乳期妇女：在动物实验中有致胎仔畸形的报道，但目前尚无临床对照研究；可经皮肤吸收，哺乳期妇女禁止局部用于乳房部位的皮肤感染
药典	Eur. P.
国家处方集	CNF
其他推荐依据	
■ 药品名称	利奈唑胺　Linezolid
抗菌谱与适应证	1. 用于由肺炎链球菌（包括多重耐药株）或金黄色葡萄球菌（甲氧西林敏感株）引起的社区获得性肺炎 2. 用于由肺炎链球菌（包括多重耐药株）或金黄色葡萄球菌（甲氧西林敏感和耐药株）引起的医院内获得性肺炎 3. 用于由金黄色葡萄球菌、化脓性链球菌或无乳链球菌引起的复杂性皮肤和皮肤组织感染 4. 用于由金黄色葡萄球菌或化脓性链球菌引起的非复杂性皮肤和皮肤组织感染 5. 用于耐万古霉素的粪肠球菌感染
制剂与规格	1. 利奈唑胺注射液：①100ml：200mg；②300ml：600mg 2. 利奈唑胺片[保(乙)]：①200mg；②600mg 3. 利奈唑胺口服混悬液：5ml：100mg
用法与用量	口服或静脉滴注。①复杂性皮肤或皮肤软组织感染、社区获得性肺炎，包括伴发的菌血症、院内获得性肺炎、甲氧西林耐药金葡菌感染：成人和青少年（12 岁及以上）每 12 小时，600mg。儿童患者（出生至 11 岁）每 8 小时，10mg/kg；②万古霉素耐药的屎肠球菌感染，包括伴发的菌血症，成人和青少年（12 岁及以上）每 8 小时，10mg/kg。儿童患者（出生至 11 岁）每 8 小时，10mg/kg；③非复杂性皮肤和皮肤软组织感染，成人每 12 小时口服 400mg，青少年每 12 小时口服 600mg；< 5 岁，每 8 小时，10mg/kg 口服；5~11 岁，每 12 小时，10mg/kg 口服
注意事项	有骨髓抑制病史者、苯丙酮尿症患者、类癌综合征患者、未控制的高血压患者、嗜铬细胞瘤患者、未治疗的甲状腺功能亢进患者慎用
禁忌	对本药过敏者禁用
不良反应	常见失眠、头晕、头痛、腹泻、恶心、呕吐、便秘、皮疹、瘙痒、发热、口腔念珠菌病、阴道念珠菌病、真菌感染等
特殊人群用药	肝功能、肾功能不全者：肾功能不全者慎用 儿童：不推荐本品经验性用于儿童患者的中枢神经系统感染 妊娠与哺乳期妇女：孕妇慎用，妊娠安全性分级为 C 级；哺乳期妇女慎用

续 表

药典	
国家处方集	CNF
其他推荐依据	

■ 药品名称	小檗碱 Berberine
抗菌谱与适应证	主要用于治疗敏感病原菌所致的胃肠炎、细菌性痢疾等胃肠道感染
制剂与规格	盐酸小檗碱片[保(甲)]：①50mg；②100mg
用法与用量	成人：口服，胃肠道感染，一次0.1~0.3g，一日3次
注意事项	本品静脉注射后可发生严重溶血性贫血和循环障碍，严格禁止静脉给药
禁忌	对本药过敏者禁用；溶血性贫血患者禁用；对葡萄糖-6-磷酸脱氢酶缺乏儿童禁用
不良反应	口服给药时有令人不适的鱼腥味，也偶见皮疹等过敏反应症状，但停药后可自行消退；静脉给药时有出现呼吸困难、变应性休克的报道
特殊人群用药	妊娠与哺乳期妇女：慎用
药典	Chin. P.、Jpn. P.
国家处方集	CNF
其他推荐依据	

■ 药品名称	利福昔明 Rifaximin
抗菌谱与适应证	治疗由敏感菌所致的肠道感染，包括急慢性肠道感染、腹泻综合征、夏季腹泻、旅行者腹泻和小肠结肠炎等
制剂与规格	利福昔明胶囊[保(乙)]：100mg
用法与用量	口服给药。①成人：一次200mg，一日3~4次；②儿童：6~12岁，一次100~200mg，一日4次；12岁以上儿童，剂量同成人。一般连续用药不宜超过7天
注意事项	长期大剂量用药或肠黏膜受损时，会有极少量（<1%）被吸收，导致尿液呈粉红色
禁忌	对本药或其他利福霉素类药过敏者、肠梗阻者、严重的肠道溃疡性病变者禁用
不良反应	常见恶心、呕吐、腹胀、腹痛；少见荨麻疹、足部水肿等
特殊人群用药	儿童：连续服用本药不能超过7天；6岁以下儿童不要服用本药 妊娠与哺乳期妇女：妊娠期妇女需权衡利弊后用药；哺乳期妇女可在有适当医疗监测的情况下服用本药
药典	USP、Eur. P.、Chin. P.、Jpn. P.
国家处方集	CNF
其他推荐依据	

第十三节　磺胺类与甲氧苄啶

■ 药品名称	磺胺甲噁唑　Sulfamethoxazole
抗菌谱与适应证	1. 治疗敏感菌所致的急性单纯性尿路感染 2. 与甲氧苄啶联用，治疗对其敏感的流感杆菌、肺炎链球菌和其他链球菌所致的中耳炎 3. 与乙胺嘧啶联用，治疗鼠弓形虫引起的弓形虫病 4. 治疗星形奴卡菌病 5. 作为治疗沙眼衣原体所致宫颈炎、尿道炎、新生儿包含体结膜炎的次选药物 6. 作为治疗杜克雷嗜血杆菌所致软下疳的可选药物 7. 预防敏感脑膜炎球菌所致的流行性脑脊髓膜炎 8. 作为对氯喹耐药的恶性疟疾治疗的辅助用药
制剂与规格	1. 磺胺甲噁唑片：0.5g 2. 复方磺胺甲噁唑片[基,保(甲)]：磺胺甲噁唑 0.4g 和甲氧苄啶 80mg
用法与用量	口服给药： 1. 成人：一般感染，首次剂量为 2g，以后一日 2g，分 2 次服用。治疗尿路感染时疗程至少为 7~10 天 2. 肾功能不全患者用量应调整为常用量的 1/2 3. 儿童：2 个月以上患儿的一般感染，首次剂量为 50~60mg/kg（总量不超过 2g），以后一日 50~60mg/kg，分 2 次服用
注意事项	1. 葡萄糖-6-磷酸脱氢酶缺乏者、血卟啉病患者、艾滋病患者、休克患者慎用 2. 治疗中须注意检查：全血常规，尿液，肝功能、肾功能
禁忌	对磺胺类药过敏者、巨幼红细胞性贫血患者、孕妇、哺乳期妇女、小于 2 个月的婴儿和重度肝功能、肾功能损害者禁用
不良反应	过敏反应较为常见，可表现为药疹、剥脱性皮炎等；中性粒细胞减少或缺乏症、血小板减少症及再生障碍性贫血等
特殊人群用药	肝功能、肾功能不全患者：肝功能、肾功能损害者慎用 儿童：2 个月以下婴儿禁用 老年人：慎用 妊娠与哺乳期妇女：妊娠安全性分级为 C 级，孕妇、哺乳妇女禁用
药典	USP、Eur. P.、Chin. P.、Jpn. P.
国家处方集	CNF
其他推荐依据	
■ 药品名称	磺胺嘧啶　Sulfadiazine
抗菌谱与适应证	1. 用于预防、治疗敏感脑膜炎球菌所致的流行性脑膜炎 2. 用于治疗敏感菌所致的急性支气管炎、轻症肺炎、中耳炎及皮肤软组织等感染 3. 用于治疗星形诺卡菌病

续　表

	4. 作为治疗沙眼衣原体所致宫颈炎和尿道炎的次选药物 5. 作为治疗由沙眼衣原体所致的新生儿包含体结膜炎的次选药物 6. 可作为对氯喹耐药的恶性疟疾治疗的辅助用药 7. 与乙胺嘧啶联合用药治疗鼠弓形虫引起的弓形虫病
制剂与规格	1. 磺胺嘧啶片[基,保(甲)]：0.5g 2. 注射用磺胺嘧啶钠[保(甲)]：①0.4g；②1g 3. 磺胺嘧啶混悬液：10%（g/ml）
用法与用量	成人：①口服给药：一般感染，首剂量为2g，以后一次1g，一日2次。治疗流行性脑膜炎，首次量为2g，维持量一次1g，一日4次；②静脉给药：一般感染，一次1~1.5g，一日3次。治疗流行性脑膜炎，首剂量为50mg/kg，维持量一日100mg/kg，分3~4次静脉滴注或缓慢静脉注射。儿童：①口服给药：2个月以上婴儿及儿童的一般感染，首次剂量为50~60mg/kg（总量不超过2g），以后一次25~30mg/kg，一日2次；②静脉给药：一般感染，一日50~75mg/kg，分2次静脉滴注或缓慢静脉注射。流行性脑膜炎，一日100~150mg/kg，分3~4次静脉滴注或缓慢静脉注射
注意事项	葡萄糖-6-磷酸脱氢酶缺乏者、血卟啉病患者、艾滋病患者、休克患者慎用
禁忌	对本药或其他磺胺类药过敏者、严重肝肾功能不全者、孕妇、哺乳期妇女、小于2个月的婴儿禁用
不良反应	过敏反应较为常见，可表现为药疹、剥脱性皮炎等；中性粒细胞减少或缺乏症、血小板减少症及再生障碍性贫血等；溶血性贫血及血红蛋白尿；高胆红素血症和新生儿胆红素脑病
特殊人群用药	肝功能、肾功能不全患者：轻、中度肝肾功能损害者慎用 儿童：2个月以下婴儿禁用 老年人：慎用 妊娠与哺乳妇女：孕妇、哺乳妇女禁用，妊娠安全性分级为B级（妊娠早、中期）、D级（妊娠晚期）
药典	USP、Eur. P.、Chin. P.
国家处方集	CNF
其他推荐依据	
■ 药品名称	甲氧苄啶　Trimethoprim
抗菌谱与适应证	1. 可单独用于治疗敏感菌所致的急性单纯性尿路感染和细菌性前列腺炎 2. 与磺胺甲噁唑或磺胺嘧啶联用，可用于治疗敏感菌所致的败血症、脑膜炎、中耳炎、肺部感染、急慢性支气管炎、菌痢、尿路感染、肾盂肾炎、肠炎、伤寒等 3. 与磺胺-2,6-二甲氧嘧啶联用，还可用于治疗对氯喹耐药的疟疾
制剂与规格	1. 甲氧苄啶片[保(乙)]：100mg 2. 甲氧苄啶颗粒：1g：50mg
用法与用量	口服给药：①成人：治疗急性单纯性尿路感染，一次0.1g，每12小时1次；或一次0.2g，每12小时1次。疗程为7~10日。预防尿路感染，一次0.1g，一日1次。②肾功能不全者根据肌酐清除率调整剂量。肌酐清除率<15ml/min，不宜使用。③儿童：对6个月至5岁患儿，甲氧苄啶颗粒一次1g（含甲氧苄啶50mg）；一日2次；对6~12岁患儿，甲氧苄啶颗粒一次2g（含甲氧苄啶100mg）；一日2次

续　表

注意事项	1. 由于叶酸缺乏的巨幼细胞贫血或其他血液系统疾病患者慎用 2. 用药期间应定期进行周围血象检查
禁忌	对本药过敏者、早产儿、新生儿、严重肝肾疾病患者、严重血液病患者禁用
不良反应	可出现白细胞减少，血小板减少或高铁血红蛋白性贫血等；过敏反应：可发生瘙痒、皮疹，偶可呈严重的渗出性多形红斑；恶心、呕吐、腹泻等胃肠道反应等
特殊人群用药	肝功能、肾功能不全患者：轻、中度肝肾功能损害者慎用 儿童：早产儿、新生儿、2个月以下婴儿禁用 老年人：老年患者应减少用量 妊娠与哺乳期妇女：妊娠期间应权衡利弊后用药，妊娠安全性分级为 C 级；哺乳期妇女用药应权衡利弊
药典	USP、Eur. P.、Chin. P.
国家处方集	CNF
其他推荐依据	

第十四节　氟喹诺酮类

■ 药品名称	吡哌酸　Pipemidic Acid
抗菌谱与适应证	用于治疗敏感菌所致的尿路感染及肠道感染
制剂与规格	1. 吡哌酸片[保(甲)]：①0.25g；②0.5g 2. 吡哌酸胶囊[保(甲)]：0.25g
用法与用量	口服给药：成人一次 0.5g，一日总量 1~2g，疗程不宜超过 10 日
注意事项	1. 本品可与饮食同服，以减少胃肠道反应 2. 长期应用，宜定期监测血常规和肝、肾功能 3. 有中枢神经系统疾病患者慎用
禁忌	禁用于对本品和萘啶酸过敏的患者；孕妇、哺乳期妇女禁用；18 岁以下小儿及青少年禁用
不良反应	主要为恶心、嗳气、上腹不适、食欲减退、稀便或便秘等胃肠道反应；皮疹或全身瘙痒少见，偶见眩晕、头痛等。停药后可自行恢复
特殊人群用药	肝功能、肾功能不全患者：严重肝、肾功能损害者慎用 儿童：婴幼儿及 18 岁以下青少年不宜使用 老年人：应减少用量 妊娠与哺乳期妇女：禁用
药典	USP、Chin. P.、Jpn. P.
国家处方集	CNF
其他推荐依据	

续　表

■ 药品名称	诺氟沙星　Norfloxacin
抗菌谱与适应证	主要用于敏感菌所致的下列感染：泌尿生殖道感染，消化系统感染，呼吸道感染如急性支气管炎、慢性支气管炎急性发作、肺炎，急慢性肾盂肾炎，膀胱炎，伤寒等
制剂与规格	1. 诺氟沙星片[基,保(甲)]：100mg 2. 诺氟沙星胶囊[基,保(甲)]：100mg 3. 诺氟沙星注射液：100ml：200mg 4. 诺氟沙星葡萄糖注射液：100ml（诺氟沙星200mg、葡萄糖5g） 5. 诺氟沙星栓：200mg 6. 诺氟沙星药膜：20mg
用法与用量	成人口服给药：①一般用法：一次100~200mg，一日3~4次；②下尿路感染：一次400mg，一日2次；③复杂性尿路感染：剂量同上，疗程10~21天；④单纯性淋菌性尿道炎：单次800~1200mg；⑤急、慢性前列腺炎：一次400mg，一日2次，疗程28天；⑥一般肠道感染：一次300~400mg，一日2次，疗程5~7天。成人静脉滴注：一日200mg，分2次，急性感染7~14天为一疗程，慢性感染14~21天为一疗程
注意事项	1. 不宜静脉注射，静脉滴注速度不宜过快 2. 本类药物可引起中、重度光敏反应，应避免过度暴露于阳光，发生后需停药 3. 有癫痫病史者、有胃溃疡史者、重症肌无力患者慎用
禁忌	对本药及其他喹诺酮类药过敏者、糖尿病患者、孕妇、哺乳期妇女、18岁以下儿童禁用
不良反应	胃肠道反应较为常见，可表现为腹部不适或疼痛、腹泻、恶心或呕吐；中枢神经系统反应可有头晕、头痛、嗜睡或失眠；过敏反应有皮疹、皮肤瘙痒、面部潮红、胸闷等
特殊人群用药	肝功能、肾功能不全患者：肝、肾功能减退者慎用 儿童：不宜用于18岁以下患者。如感染由多重耐药菌引起者，细菌仅对喹诺酮类药呈敏感时，可在充分权衡利弊后应用 老年人：老年患者常有肾功能减退，因本品部分经肾排出，需减量应用 妊娠与哺乳期妇女：妊娠安全性分级为C级；哺乳期妇女应用时应停止授乳
药典	USP、Eur. P.、Chin. P.、Jpn. P.
国家处方集	CNF
其他推荐依据	
■ 药品名称	氧氟沙星　Ofloxacin
抗菌谱与适应证	用于敏感菌所致的下列感染： 1. 泌尿生殖系统感染，包括单纯性及复杂性尿路感染、细菌性前列腺炎、淋病奈瑟菌尿道炎、宫颈炎（包括产酶株所致者）等 2. 呼吸系统感染，包括急性支气管炎、慢性支气管炎急性发作、肺炎及其他肺部感染等 3. 消化系统感染，包括胃肠道、胆道、腹腔的沙门菌属感染等 4. 骨、关节、皮肤软组织感染及败血症 5. 结核病，作为抗结核病的二线药物，多与异烟肼、利福平等合用

续 表

制剂与规格	1. 氧氟沙星片：0.1g 2. 氧氟沙星颗粒：0.1g 3. 氧氟沙星注射液：100ml：200mg 4. 氧氟沙星氯化钠注射液：100ml（氧氟沙星 200mg、氯化钠 900mg）
用法与用量	口服或静脉给药。成人： 1. 下呼吸道感染：一次 300mg，一日 2 次，疗程 7~14 天 2. 急性单纯性下尿路感染：一次 200mg，一日 2 次，疗程 5~7 天 3. 复杂性尿路感染：一次 200mg，一日 2 次，疗程 10~14 天。缓释片，一次 400mg，一日 1次，疗程 10 天 4. 细菌性前列腺炎：一次 300mg，一日 2 次，疗程 6 周 5. 衣原体宫颈炎或尿道炎：一次 300mg，一日 2 次，疗程 7~14 天 6. 单纯性淋病：单次口服 400mg 7. 铜绿假单胞菌感染或重度感染：一次 400mg，一日 2 次 8. 抗结核：一日 300mg，一日 1 次
注意事项	患有中枢神经系统疾病者（如癫痫、脑动脉硬化者）慎用
禁忌	对本药及其他喹诺酮类药过敏者、妊娠期及哺乳期妇女、18 岁以下儿童禁用
不良反应	胃肠道反应较为常见，可表现为腹部不适或疼痛、腹泻、恶心或呕吐；中枢神经系统反应可有头晕、头痛、嗜睡或失眠；过敏反应有皮疹、皮肤瘙痒、面部潮红、胸闷等
特殊人群用药	肝功能、肾功能不全患者：严重肝功能减退者、严重肾功能不全者慎用 儿童：18 岁以下患者用药的安全性尚未确立，不宜使用 老年人：老年患者多有肾功能减退，应减量给药 妊娠与哺乳期妇女：妊娠安全性分级为 C 级；哺乳期妇女全身用药时，应暂停授乳
药典	USP、Eur. P.、Chin. P.、Jpn. P.
国家处方集	CNF
其他推荐依据	
■ 药品名称	环丙沙星　Ciprofloxacin
抗菌谱与适应证	可用于敏感菌所致的下列感染： 1. 泌尿生殖系统感染：包括单纯性或复杂性尿路感染、细菌性前列腺炎、淋病奈瑟菌尿道炎、肾盂肾炎、宫颈炎（包括产酶株所致者）等 2. 呼吸系统感染：包括扁桃体炎、咽炎、急性支气管炎及肺部感染等 3. 消化系统感染：包括胃肠道感染、胆囊炎、肛周脓肿等 4. 其他：还可用于骨关节感染、皮肤软组织感染及败血症等
制剂与规格	1. 盐酸环丙沙星片[基,保(甲)]：0.25g 2. 盐酸环丙沙星胶囊[基,保(甲)]：0.25g 3. 乳酸环丙沙星注射液[保(乙)]：①100ml：0.1g；②100ml：0.2g；③250ml：0.25g 4. 注射用乳酸环丙沙星[保(乙)]：0.2g 5. 盐酸环丙沙星栓：0.2g 6. 乳酸环丙沙星阴道泡腾片：0.1g

续　表

用法与用量	成人：口服，①常用量：一日 0.5~1.5g，分 2~3 次口服；②骨、关节感染：一日 1~1.5g，分 2~3 次服，疗程不低于 4~6 周；③肺炎、皮肤软组织感染：一日 1~1.5g，分 2~3 次服，疗程 7~14 日；④肠道感染：一日 1g，分 2 次服，疗程 5~7 日；⑤伤寒：一日 1.5g，分 2~3 次服，疗程 10~14 日；⑥急性单纯性下尿路感染：一日 0.5g，分 2 次服，疗程 5~7 日；复杂性尿路感染：一日 1g，分 2 次服，疗程 7~14 日。静脉滴注，常用量：一次 0.1~0.2g，每 12 小时 1 次。严重感染或铜绿假单胞菌感染可加大剂量至一次 0.4g，一日 2~3 次
注意事项	1. 宜空腹服用 2. 患中枢神经系统疾病者（如癫痫、脑动脉硬化患者）慎用
禁忌	对环丙沙星及任何一种氟喹诺酮类药过敏的患者禁用；孕妇、哺乳期妇女及 18 岁以下者禁用
不良反应	胃肠道反应较为常见，可表现为腹部不适或疼痛、腹泻、恶心或呕吐；中枢神经系统反应可有头晕、头痛、嗜睡或失眠；过敏反应有皮疹、皮肤瘙痒、面部潮红、胸闷等
特殊人群用药	肝功能、肾功能不全患者：肝功能、肾功能不全患者慎用 儿童：18 岁以下患者禁用 老年人：应减量给药 妊娠与哺乳期妇女：禁用
药典	USP、Eur. P.、Chin. P.
国家处方集	CNF
其他推荐依据	
■ 药品名称	左氧氟沙星　Levofloxacin
抗菌谱与适应证	用于敏感细菌引起的下列中、重度感染：①呼吸系统感染；②泌尿系统感染；③生殖系统感染：急性前列腺炎、急性附睾炎、宫腔感染、子宫附件炎、盆腔炎（疑有厌氧菌感染时可合用甲硝唑）；④皮肤软组织感染；⑤肠道感染；⑥败血症、粒细胞减少及免疫功能低下患者的各种感染；⑦其他感染：乳腺炎、外伤、烧伤及手术后伤口感染、腹腔感染（必要时合用甲硝唑）、胆囊炎、胆管炎、骨与关节感染以及五官科感染等
制剂与规格	1. 左氧氟沙星片[保(甲)]：①0.1g；②0.2g；③0.5g 2. 甲磺酸左氧氟沙星片：100mg 3. 盐酸左氧氟沙星片：100mg 4. 盐酸左氧氟沙星分散片：100mg 5. 盐酸左氧氟沙星胶囊：0.1g 6. 盐酸左氧氟沙星注射液：①2ml：0.1g；②2ml：0.2g[基]；③3ml：0.3g；④100ml：0.1g；⑤100ml：0.2g；⑥100ml：0.3g 7. 左氧氟沙星注射液[保(甲)]：100ml 8. 乳酸左氧氟沙星注射液：①100ml：100mg；②100ml：200mg 9. 乳酸左氧氟沙星氯化钠注射液：100ml 10. 甲磺酸左氧氟沙星注射液 100ml：200mg 11. 甲磺酸左氧氟沙星氯化钠注射液：250ml：500mg 12. 注射用盐酸左氧氟沙星：①100mg；②200mg

续　表

用法与用量	成人：口服，一日 300~400mg，分 2~3 次服用，如感染较重或感染病原敏感性较差者剂量可增至一日 600mg，分 3 次服用。①呼吸道感染：一次 200mg，一日 2 次；或一次 100mg，一日 3 次，疗程为 7~14 天；②急性单纯性下尿路感染：一次 100mg，一日 2 次，疗程 5~7 天；③复杂性尿路感染：一次 200mg，一日 2 次；或一次 100mg，一日 3 次，疗程 10~14 天；④细菌性前列腺炎：一次 200mg，一日 2 次，疗程 6 周。静脉滴注，一次 100~200mg，一日 2 次。重度感染患者或病原菌对本药敏感性较差者，一日剂量可增至 600mg，分 2 次静脉滴注
注意事项	1. 癫痫史者、低钾血症或心肌病患者避免使用 2. 皮肤有药物过敏使者禁用本药软膏 3. 有中枢神经系统疾病史者慎用
禁忌	对左氧氟沙星及氟喹诺酮类药过敏者、妊娠与哺乳期妇女、18 岁以下儿童禁用
不良反应	胃肠道反应较为常见，可表现为腹部不适或疼痛、腹泻、恶心或呕吐；中枢神经系统反应可有头晕、头痛、嗜睡或失眠；过敏反应有皮疹、皮肤瘙痒、面部潮红、胸闷等
特殊人群用药	肝功能、肾功能不全患者：肝、肾功能受损者慎用 儿童：18 岁以下儿童禁用 老年人：应减量给药 妊娠与哺乳期妇女：禁用，妊娠安全性分级为 C 级
药典	USP、Eur. P.、Chin. P.
国家处方集	CNF
其他推荐依据	
■ 药品名称	氟罗沙星　Fleroxacin
抗菌谱与适应证	用于敏感菌所致的下列感染： 1. 呼吸系统感染：急性支气管炎，慢性支气管炎急性发作及肺炎等 2. 泌尿生殖系统感染：膀胱炎、肾盂肾炎、前列腺炎、附睾炎、淋病奈瑟菌性尿道炎等 3. 消化系统感染：伤寒沙门菌感染、细菌性痢疾等 4. 其他：皮肤软组织、骨、关节、耳鼻喉、腹腔及盆腔感染
制剂与规格	氟罗沙星片 ①100mg；②150mg；③200mg
用法与用量	口服。成人，一次 200mg，一日 1~2 次，一般疗程为 7~14 天。重症患者一次 300~400mg，3~5 天后剂量减至常用量
注意事项	有中枢神经系统疾病（包括脑动脉硬化或抽搐及癫痫史）者慎用
禁忌	对本品或喹诺酮类药物过敏者禁用；妊娠、哺乳期妇女及 18 岁以下儿童禁用
不良反应	胃肠道反应较为常见，可表现为腹部不适或疼痛、腹泻、恶心呕吐、食欲缺乏等；中枢神经系统反应可有头晕、头痛、兴奋、嗜睡或失眠；变态反应有皮疹、皮肤瘙痒等
特殊人群用药	肝功能、肾功能不全患者：肝、肾功能损害者慎用 儿童：18 岁以下儿童禁用 老年人：高龄患者慎用 妊娠与哺乳期妇女：禁用

续　表

药典	Chin. P.
国家处方集	CNF
其他推荐依据	
■ 药品名称	吉米沙星　Gemifloxacin
抗菌谱与适应证	1. 慢性支气管炎急性发作 2. 社区获得性肺炎 3. 急性鼻窦炎
制剂与规格	甲磺酸吉米沙星片[保(乙)]：320mg
用法与用量	口服。成人：一次 320mg，一日 1 次，慢性支气管炎急性发作、社区获得性肺炎和急性鼻窦炎的疗程分别为 5 天、7 天和 5 天。不应超过推荐的剂量和疗程
注意事项	1. 以下情况慎用：QT 间期延长、心动过缓、急性心肌缺血等心脏疾病患者，葡萄糖-6-磷酸脱氢酶缺乏症患者，患中枢神经系统疾病者，未治疗的电解质紊乱（低血钾或低血镁）者 2. 用药前后及用药时应当检查或监测：全血细胞计数及白细胞分类、细菌培养及药敏试验、血药浓度监测、尿液分析
禁忌	对本品或其他氟喹诺酮类抗生素过敏者，妊娠与哺乳期妇女，18 岁以下患者禁用
不良反应	可引起头痛、眩晕等中枢神经系统反应；腹泻、恶心、腹痛、呕吐等胃肠道症状；ALT、AST 升高，皮疹等
特殊人群用药	儿童：18 岁以下患者用药的安全性及有效性未确定 妊娠与哺乳期妇女：妊娠安全性分级为 C 级；哺乳期妇女用药应权衡利弊
药典	USP
国家处方集	CNF
其他推荐依据	
■ 药品名称	洛美沙星　Lomefloxacin
抗菌谱与适应证	用于敏感菌所致的下列感染： 1. 泌尿生殖系统感染 2. 呼吸系统感染 3. 消化系统感染，包括肠炎、胆囊炎、肛周脓肿等 4. 如结膜炎、角膜炎、角膜溃疡、泪囊炎等 5. 中耳炎、外耳道炎、鼓膜炎 6. 其他：伤寒、骨和关节、皮肤软组织感染以及败血症等全身感染
制剂与规格	1. 盐酸洛美沙星片：①0.1g；②0.2g；③0.3g；④0.4g 2. 盐酸洛美沙星胶囊：①0.1g；②0.2g 3. 盐酸洛美沙星注射液：①2ml：100mg；②10ml：100mg；③10ml：200mg；④100ml：200mg；⑤250ml：200mg

续　表

用法与用量	口服：成人一次 400mg，一日 1 次；或一次 300mg，一日 2 次；急性单纯性尿路感染：一次 400mg，一日 1 次；单纯性淋病：一次 300mg，一日 2 次。静脉滴注：一次 200mg，一日 2 次；尿路感染：一次 100mg，每 12 小时 1 次
注意事项	1. 中枢神经系统疾病患者（包括脑动脉硬化或癫痫病史者）慎用 2. 本品每次滴注时间不少于 60 分钟 3. 本品可引起光敏反应 4. 当出现皮肤灼热、发红、肿胀、水疱、皮疹、瘙痒及皮炎时应停药
禁忌	对本品或其他氟喹诺酮类抗生素过敏者，妊娠与哺乳期妇女，18 岁以下患者
不良反应	口服时个别患者可出现中上腹部不适、食欲缺乏、恶心、口干、轻微头痛、头晕等症状，偶可出现皮疹、皮肤瘙痒等过敏反应和心悸、胸闷等，偶有 ALT、AST 或尿素氮（BUN）值升高
特殊人群用药	肝功能、肾功能不全患者：肝功能不全者、肾功能减退者慎用 儿童：18 岁以下患者禁用 妊娠与哺乳期妇女：禁用。妊娠安全性分级为 C 级
药典	USP、Eur. P.、Chin. P.
国家处方集	CNF
其他推荐依据	
■ 药品名称	莫西沙星　Moxifloxacin
抗菌谱与适应证	用于敏感菌所致的呼吸道感染，如慢性支气管炎急性发作、社区获得性肺炎（包括青霉素耐药的社区获得性肺炎）、急性鼻窦炎等。也可用于皮肤及软组织感染
制剂与规格	1. 盐酸莫西沙星片^[基,保(乙)]：0.4g 2. 盐酸莫西沙星氯化钠注射液^[保(乙)]：250ml（莫西沙星 0.4g、氯化钠 2.25g）
用法与用量	成人：口服给药：一次 0.4g，一日 1 次。慢性支气管炎急性发作疗程为 5 天；急性鼻窦炎、皮肤及软组织感染的疗程为 7 天；社区获得性肺炎的疗程为 10 天。静脉滴注：推荐剂量为一次 0.4g，一日 1 次，滴注时间为 90 分钟。慢性支气管炎急性发作疗程为 5 天；急性鼻窦炎、皮肤及软组织感染的疗程为 7 天；社区获得性肺炎采用序贯治疗，疗程为 7~14 天
注意事项	1. 避免用于 QT 间期延长的患者、患有低钾血症及接受 I a 类（如奎尼丁、普鲁卡因胺）或 III 类（如胺碘酮、索托洛尔）抗心律失常药物治疗的患者 2. 转氨酶高于正常值上限 5 倍以上者禁用 3. 在致心律失常的条件（如严重的心动过缓或急性心肌缺血）存在时慎用 4. 有或怀疑有可导致癫痫发作或降低癫痫发作阈值的中枢神经系统疾病的患者慎用
禁忌	对莫西沙星任何成分或其他喹诺酮类或任何辅料过敏者；妊娠和哺乳期妇女；18 岁以下儿童禁用
不良反应	常见腹痛、头痛、恶心、腹泻、呕吐、消化不良、肝功能实验室检查异常、眩晕等；少见乏力、口干、胃肠失调、便秘等

续　表

特殊人群用药	肝功能、肾功能不全患者：严重肝功能损害者禁用 儿童：18 岁以下儿童禁用 妊娠与哺乳期妇女：禁用。妊娠安全性分级为 C 级
药典	USP、Eur. P.、Chin. P.
国家处方集	CNF
其他推荐依据	

■ 药品名称	帕珠沙星　Pazufloxacinctam
抗菌谱与适应证	本品适用于敏感细菌引起的下列感染： 1. 慢性呼吸道疾病继发性感染，如慢性支气管炎、弥漫性细支气管炎、支气管扩张、肺气肿、肺间质纤维化、支气管哮喘、陈旧性肺结核、肺炎、肺脓肿 2. 肾盂肾炎、复杂性膀胱炎、前列腺炎 3. 烧伤创面感染，外科伤口感染 4. 胆囊炎、胆管炎、肝脓肿 5. 腹腔内脓肿、腹膜炎 6. 生殖器官感染，如子宫附件炎、子宫内膜炎、盆腔炎
制剂与规格	甲磺酸帕珠沙星注射液：①100ml∶0.3g；② 100ml∶0.5g
用法与用量	静脉滴注。①（100ml∶0.3g）一次 0.3g，一日 2 次，静脉滴注时间为 30~60 分钟，疗程为 7~14 天。可根据患者的年龄和病情酌情调整剂量；②（100ml∶0.5g）一次 0.5g，一日 2 次，静脉滴注时间为 30~60 分钟。可根据患者的年龄和病情酌情减量，如一次 0.3g，一日2 次。疗程为 7~14 天
注意事项	下列情况下慎用：支气管哮喘、皮疹、荨麻疹等过敏性疾病家族史的患者，心脏或循环系统功能异常者，有抽搐或癫痫等中枢神经系统疾病的患者，葡萄糖-6-磷酸脱氢酶缺乏患者，有休克病史者
禁忌	对帕珠沙星及喹诺酮类药物有过敏史的患者禁用
不良反应	腹泻、皮疹、恶心、呕吐，实验室检查可见 ALT、AST、ALP、r-GTP 升高，嗜酸性粒细胞增加等
特殊人群用药	肝功能、肾功能不全患者：肾功能不全患者慎用或调整剂量 儿童：用药的安全性尚未确立，建议儿童禁用本品 老年人：应用本品时应注意剂量 妊娠与哺乳期妇女：孕妇及有可能怀孕的妇女禁用；因药物可通过乳汁分泌，哺乳期妇女应用时应暂停授乳
药典	USP、Eur. P.、Chin. P.
国家处方集	
其他推荐依据	

第十五节　抗结核药

■ 药品名称	利福平　Rifampicin
抗菌谱与适应证	1. 与其他抗结核药联用于结核病初治与复治，包括结核性脑膜炎的治疗 2. 可与其他药物联合用于麻风、非结核分枝杆菌感染的治疗 3. 与万古霉素可联合用于耐甲氧西林金黄色葡萄球菌（MRSA）所致的感染 4. 可与红霉素合用治疗军团菌感染 5. 可用于无症状脑膜炎奈瑟菌带菌者，以消除鼻咽部脑膜炎奈瑟菌
制剂与规格	1. 利福平片[基,保(甲)]：150mg 2. 利福平胶囊[基,保(甲)]：①150mg；②300mg 3. 利福平注射液[保(甲)]：5ml∶0.3g 4. 注射用利福平[保(甲)]：①0.15g；②0.45g；③0.6g
用法与用量	1. 成人口服给药：抗结核，与其他抗结核药合用，一日450~600mg，早餐前顿服；脑膜炎奈瑟菌带菌者（无症状），成人5mg/kg，每12小时1次，连续2日；其他感染，一日600~1000mg，分2~3次，餐前1小时服用 2. 肝功能不全：一日不超过8mg/kg。严重肝功能不全者禁用 3. 老年人一日口服10mg/kg，顿服 4. 儿童口服给药：抗结核，1个月以上患儿，一日10~20mg/kg，顿服；新生儿，一次5mg/kg，一日2次；脑膜炎奈瑟菌带菌者（无症状），1个月以上患儿一日10mg/kg，每12小时1次，连服4次
注意事项	1. 酒精中毒者慎用 2. 可能引起白细胞和血小板减少，并导致齿龈出血和感染、伤口愈合延迟等。用药期间应避免拔牙等手术，并注意口腔卫生、刷牙及剔牙。用药期间应定期检查外周血象 3. 应于餐前1小时或餐后2小时服用，最好清晨空腹一次服用，因进食影响吸收
禁忌	对本药及其他利福霉素类药物过敏者、严重肝功能不全者、胆道阻塞者、3个月以内孕妇禁用
不良反应	1. 多见消化道反应，如厌食、恶心、呕吐、上腹部不适、腹泻等胃肠道反应，但均能耐受 2. 肝毒性为主要不良反应 3. 变态反应
特殊人群用药	肝功能、肾功能不全患者：肝功能不全者慎用，肾功能减退者不需减量 儿童：婴儿慎用，5岁以下小儿慎用 老年人：老年患者肝功能有所减退用药应酌减 妊娠与哺乳期妇女：妊娠早期妇女禁用，妊娠中、晚期妇女应慎用，妊娠安全性分级为C级；哺乳期妇女慎用
药典	USP、Eur. P.、Chin. P.、Jpn. P.
国家处方集	CNF
其他推荐依据	

续　表

■ 药品名称	异烟肼　Isoniazid
抗菌谱与适应证	1. 与其他抗结核药联合用于治疗重症或不能口服给药的多型结核病，包括结核性脑膜炎以及部分非结核分枝杆菌感染 2. 单用或与其他抗结核药联合用于预防结核病
制剂与规格	1. 异烟肼片^[基,保(甲)]：①50mg；②100mg；③300mg 2. 异烟肼注射液^[基,保(甲)]：①2ml：50mg；②2ml：100mg 3. 异福片（胶囊）0.25g 4. 异福酰胺片（胶囊）0.45g 5. 异烟肼/利福平片^[保(甲)]：用于结核病的治疗。①利福平 150mg，异烟肼 75mg；体重＜50kg，一日 3 片；②利福平 300mg，异烟肼 150mg
用法与用量	成人：口服治疗，结核病：①预防：一日 300mg，顿服；②治疗：与其他抗结核药合用时，一日 5mg/kg，最高日剂量为 300mg。或一次 15mg/kg，最高 900mg，一周 2~3 次；③急性粟粒型肺结核、结核性脑膜炎：适当增加剂量，一日 400~600mg；④间歇疗法：一日最高剂量为 900mg 或 10~15mg/kg，一周 2~3 次，用前亦可先用正规剂量 1~3 个月。肌内注射，结核病：一日 5mg/kg，最高日剂量为 300mg；或一日 15mg/kg，最高 900mg，一周 2~3 次。静脉滴注：一日 300~400mg，或 5~10mg/kg。 儿童：口服给药，一日 10~20mg/kg，最高日剂量为 300mg，顿服。肌内注射和静脉滴注，治疗剂量为一日 10~20mg/kg，最高日剂量为 300mg；某些严重结核病患儿，一日剂量可增加至 30mg/kg，但最高日剂量为 500mg
注意事项	1. 有精神病史者、癫痫病史者、嗜酒者慎用本品或剂量酌减 2. 如疗程中出现视神经炎症状，需立即进行眼部检查，并定期复查 3. 慢乙酰化患者较易产生不良反应，故宜用较低剂量
禁忌	对本药及乙硫异烟胺、吡嗪酰胺、烟酸及其他化学结构相关的药物过敏者，精神病患者，癫痫患者，有本药引起肝炎病史者禁用
不良反应	常用剂量的不良反应发生率低。剂量加大至 6mg/kg 时，不良反应发生率显著增加，主要为周围神经炎及肝脏毒性，加用维生素 B_6 虽可减少毒性反应，但也可影响疗效
特殊人群用药	肝功能、肾功能不全患者：有严重肾功能损害者慎用 儿童：新生儿用药时应密切观察不良反应 老年人：50 岁以上患者使用本药肝炎的发生率较高 妊娠与哺乳期妇女：本品可透过胎盘，导致胎儿血药浓度高于母体血药浓度；孕妇应用时须权衡利弊，妊娠安全性分级为 C 级。在乳汁中浓度可达 12μg/ml，与血药浓度相近，哺乳期妇女用药须权衡利弊，如需使用应暂停授乳
药典	USP、Eur. P.、Chin. P.、Jpn. P.
国家处方集	CNF
其他推荐依据	
■ 药品名称	利福霉素　Rifamycin
抗菌谱与适应证	1. 用于治疗结核杆菌感染 2. 用于治疗耐甲氧西林的金黄色葡萄球菌、表皮葡萄球菌的重症感染 3. 用于难治性军团菌感染的联合治疗
制剂与规格	利福霉素钠注射液^[保(乙)]：5ml：0.25g（25 万 U，以利福霉素计）

续　表

用法与用量	1. 成人：静脉滴注，轻度感染，一次 500mg，用 5% 葡萄糖注射液 250ml 溶解，一日 2 次；中、重度感染，一次 1000mg，一日 2 次。静脉注射，一次 500mg，一日 2~3 次 2. 儿童：静脉滴注，一日 10~30mg/kg，一日 2 次
注意事项	1. 胆道阻塞者、慢性酒精中毒者慎用 2. 用药期间应监测肝功能 3. 本品不宜与其他药物混合使用，以免药物析出 4. 用药后患者尿液呈红色，属于正常现象
禁忌	对本药过敏者、肝病或严重肝损害者禁用
不良反应	滴注过快时可出现暂时性巩膜或皮肤黄染；少数患者可出现一过性肝脏损害、黄疸及肾损害；其他不良反应有恶心、食欲缺乏及眩晕，偶见耳鸣及听力下降、过敏性皮炎等
特殊人群用药	肝功能、肾功能不全患者：肝功能不全者慎用，肝病或严重肝损害者禁用 妊娠与哺乳期妇女：用药应权衡利弊
药典	Eur. P.
国家处方集	CNF
其他推荐依据	

■ 药品名称	乙胺丁醇　Ethambutol
抗菌谱与适应证	1. 与其他抗结核药联合治疗结核分枝杆菌所致的肺结核和肺外结核，也适用于不能耐受链霉素注射的患者 2. 可用于治疗结核性脑膜炎及非典型结核分枝杆菌感染
制剂与规格	1. 盐酸乙胺丁醇片[基,保(甲)]：0.25g 2. 盐酸乙胺丁醇胶囊[基,保(甲)]：0.25g
用法与用量	成人：口服给药 1. 结核初治：①一次 0.015g/kg，一日 1 次，顿服；②一次 0.025~0.03g/kg，最高 2.5g，一周 3 次；③一次 0.05g/kg，最高 2.5g，一周 2 次 2. 结核复治：一次 0.025g/kg，一日 1 次，连续 60 日，继以一次 0.015g/kg，一日 1 次，顿服 3. 非结核分枝杆菌感染：一日 0.015~0.025g/kg，顿服 儿童：口服，13 岁以上用量与成人相同，13 岁以下不宜应用本药
注意事项	1. 痛风患者、视神经炎患者、糖尿病已发生眼底病变者慎用 2. 治疗期间应检查眼部，如视野、视力、红绿鉴别力等，以及血清尿酸浓度 3. 单用时可迅速产生耐药性，必须与其他抗结核药联合应用
禁忌	对本药过敏者、已知视神经炎患者、酒精中毒者禁用
不良反应	常见视物模糊、眼痛、红绿色盲或视力减退、视野缩小等；少见畏寒、关节肿痛等
特殊人群用药	肝功能、肾功能不全患者：肝、肾功能减退患者慎用 儿童：13 岁以下儿童禁用 老年人：老年患者因生理性肾功能减退，应按肾功能调整用量 妊娠与哺乳期妇女：妊娠安全性分级为 B 级；哺乳期妇女用药时须权衡利弊
药典	USP、Eur. P.、Chin. P.、Jpn. P.

续　表

国家处方集	CNF
其他推荐依据	
■ 药品名称	吡嗪酰胺　Pyrazinamide
抗菌谱与适应证	本药对人型结核杆菌有较好的抗菌作用，而对其他非结核分枝杆菌不敏感。与其他抗结核药（如链霉素、异烟肼、利福平及乙胺丁醇）联合用于治疗结核病，也可用于结核性脑膜炎
制剂与规格	1. 吡嗪酰胺片[保(甲)]：①0.25g[基]；②0.5g 2. 吡嗪酰胺胶囊[基,保(甲)]：0.25g
用法与用量	成人：口服，与其他抗结核药联合，一日 15～30mg/kg，顿服，或者一次 50～70mg/kg，每周 2～3 次。每日服用者最大剂量为一日 3g，每周服 2 次者最大剂量为一次 4g。亦可采用间歇给药法，一周用药 2 次，一次 50mg/kg
注意事项	糖尿病患者、痛风患者、血卟啉病患者、慢性肝病患者慎用
禁忌	对本药及乙硫异烟胺、异烟肼、烟酸或其他与本药化学机构相似的药物过敏者不宜使用，急性痛风患者、高尿酸血症患者、儿童禁用
不良反应	常见肝损害、关节痛，偶见过敏反应
特殊人群用药	肝功能、肾功能不全患者：慢性肝病及严重肝功能减退者、肾功能不全患者慎用 儿童：禁用 妊娠与哺乳期妇女：妊娠安全性分级为 C 级
药典	USP、Eur. P.、Chin. P.、Jpn. P.
国家处方集	CNF
其他推荐依据	
■ 药品名称	利福喷汀　Rifapentine
抗菌谱与适应证	1. 与其他抗结核药联合用于治疗各类型、各系统初治与复治的结核病；对骨关节结核疗效较好，但不宜用于治疗结核性脑膜炎 2. 可用于治疗非结核性分枝杆菌感染 3. 可与其他抗麻风药联合治疗麻风病 4. 也可用于对其他抗金黄色葡萄球菌抗生素耐药的重症金黄色葡萄球菌感染
制剂与规格	利福喷汀胶囊[保(甲)]：①100mg；②150mg；③200mg；④300mg
用法与用量	成人口服给药，抗结核：一次 600mg，一日 1 次，空腹时用水送服（体重＜55kg 者应酌减）；一周服药1～2 次。需与其他抗结核药物联合应用，疗程 6～9 个月
注意事项	1. 嗜酒者及酒精中毒者慎用 2. 应用过程中，应经常检查血象和肝功能的变化情况 3. 应在空腹时（餐前 1 小时）用水送服；服利福平出现胃肠道刺激症状时患者可改服利福喷汀 4. 单独用于治疗结核病可能迅速产生细菌耐药性，必须与其他抗结核药合用
禁忌	对本药或其他利福霉素类抗菌药过敏者、胆道阻塞者、肝病及肝功能异常者（尤其是黄疸患者）、血细胞显著减少者、孕妇禁用

续　表

不良反应	少数病例可出现白细胞、血小板减少；AST 及 ALT 升高；皮疹、头晕、失眠等。少见胃肠道反应
特殊人群用药	儿童：5 岁以下小儿应用的安全性尚未确定 老年人：老年患者肝功能有所减退，用药量应酌减 妊娠与哺乳期妇女：孕妇禁用，妊娠安全性分级为 C 级；哺乳期妇女使用时须权衡利弊后决定，用药应暂停授乳
药典	
国家处方集	CNF
其他推荐依据	
■ 药品名称	**利福布汀　Rifabutin**
抗菌谱与适应证	1. 用于耐药、复发性结核病治疗 2. 用于鸟复合型分枝杆菌（MAC）感染 3. 用于预防及治疗早期 HIV 感染患者中的 MAC 复合体疾病
制剂与规格	利福布汀胶囊[保(乙)]：150mg
用法与用量	成人：口服给药，抗结核：一日 150~300mg，一日 1 次。抗鸟复合型分枝杆菌：一日 300mg，一日 1 次
注意事项	1. 中性粒细胞减少或血小板减少患者，肌炎或眼葡萄膜炎患者慎用 2. 胆管梗阻、慢性酒精中毒患者应适当减量
禁忌	对本药或其他利福霉素类药物过敏者、用药后出现过血小板减少性紫癜的患者禁用
不良反应	常见皮疹、胃肠道反应、中性粒细胞减少症等
特殊人群用药	肝功能、肾功能不全患者：肝功能不全患者慎用 妊娠与哺乳期妇女：慎用。妊娠初始 3 个月内应避免使用
药典	USP、Eur. P.
国家处方集	CNF
其他推荐依据	
■ 药品名称	**对氨基水杨酸钠　Sodium Aminosalicylate**
抗菌谱与适应证	适用于结核分枝杆菌所致的肺及肺外结核病。静脉滴注可用于治疗结核性脑膜炎及急性血行播散型结核病
制剂与规格	1. 对氨水杨酸钠片[保(甲)]：0.5g 2. 对氨水杨酸钠肠溶片[基,保(甲)]：0.5g 3. 注射用对氨水杨酸钠[保(甲)]：①2g[基]；②4g
用法与用量	成人：口服给药，结核病一日8~12g，分 4 次服。静脉滴注，结核性脑膜炎及急性血行播散型结核病一日 4~12g。儿童：口服给药，一日 0.2~0.3g/kg，分 3~4 次服，一日剂量不超过 12g。静脉滴注，一日 0.2~0.3g/kg
注意事项	充血性心力衰竭患者、消化性溃疡患者、葡萄糖-6-磷酸脱氢酶缺乏者慎用

续　表

禁忌	对本药及其他水杨酸类药过敏者禁用
不良反应	常见食欲缺乏、恶心、呕吐、腹痛、腹泻；过敏反应有瘙痒、皮疹、药物热、哮喘、嗜酸性粒细胞增多
特殊人群用药	肝功能、肾功能不全患者：严重肝、肾功能损害者慎用 妊娠与哺乳期妇女：妊娠安全性分级为 C 级；哺乳期妇女使用时须权衡利弊
药典	USP
国家处方集	CNF
其他推荐依据	

■ 药品名称	帕司烟肼　Pasiniazid
抗菌谱与适应证	1. 常与其他抗结核药合用于治疗结核病 2. 可作为与结核相关手术的预防用药
制剂与规格	1. 帕司烟肼片[保(乙)]：①100mg；②140mg 2. 帕司烟肼胶囊[保(乙)]：100mg
用法与用量	成人：与其他抗结核药合用，一日 10~20mg/kg，顿服。儿童：一日20~40mg/kg，顿服。预防：一日按体重 10~15mg/kg，顿服
注意事项	1. 精神病及癫痫患者、充血性心力衰竭患者、消化性溃疡患者、葡萄糖-6-磷酸脱氢酶缺乏者慎用 2. 用药期间应定期进行肝功能检查 3. 如疗程中出现视神经炎症状，需立即进行眼部检查，并定期复查
禁忌	对本药过敏者、曾因使用异烟肼而致肝炎的患者禁用
不良反应	偶见头晕、头痛、失眠、发热、皮疹、恶心、乏力、黄疸、周围神经炎、视神经炎及血细胞减少等不良反应发生
特殊人群用药	肝功能、肾功能不全患者：慢性肝病及肾功能不全患者慎用 儿童：12 岁以下儿童慎用 妊娠与哺乳期妇女：孕妇使用应权衡利弊；哺乳期妇女应暂停授乳
药典	
国家处方集	CNF
其他推荐依据	

■ 药品名称	卷曲霉素　Capreomycin
抗菌谱与适应证	主要用于经一线抗结核药（如链霉素、异烟肼、利福平和乙胺丁醇等）治疗失败者，或用于因药物毒性或细菌产生耐药性而不适用上述一线抗结核药者
制剂与规格	注射用硫酸卷曲霉素[保(乙)]：①0.5g（50 万 U）；②0.75g（75 万 U）
用法与用量	成人：肌内注射，一日1g，连用60~120 日，然后改为一次 1g，每周 2~3 次。现多推荐一次0.75g，一日 1 次

续　表

注意事项	1. 脱水患者、听力减退者、重症肌无力患者、帕金森病患者慎用 2. 用药期间应注意检查：听力、前庭功能、肝肾功能、血钾浓度 3. 卷曲霉素单用时细菌可迅速产生耐药，故只能与其他抗菌药物联合用于结核病的治疗 4. 注射时需做深部肌内注射，注射过浅可加重疼痛并发生无菌性脓肿
禁忌	对本药过敏者、孕妇、哺乳期妇女禁用
不良反应	具有肾毒性、对第Ⅷ对脑神经有损害、有一定神经肌肉阻断作用等
特殊人群用药	肝功能、肾功能不全患者：肾功能不全患者慎用 儿童：不推荐在儿童患者中使用 老年人：需根据肾功能调整剂量 妊娠与哺乳期妇女：禁用
药典	USP、Chin. P.
国家处方集	CNF
其他推荐依据	

■ 药品名称	丙硫异烟胺　Protionamide
抗菌谱与适应证	与其他抗结核药联合用于结核病经一线药物（如链霉素、异烟肼、利福平和乙胺丁醇）治疗无效者。本药仅对分枝杆菌有效
制剂与规格	丙硫异烟胺肠溶片[保(乙)]：100mg
用法与用量	成人：口服给药，与其他抗结核药合用，一次250mg，每8~12小时1次；儿童：口服给药，与其他抗结核药合用，一次4~5mg/kg，每8小时1次
注意事项	1. 糖尿病患者、营养不良者、酗酒者、卟啉病患者慎用 2. 治疗期间需进行丙氨酸氨基转移酶、天冬氨酸氨基转移酶及眼部检查
禁忌	对本药及异烟肼、吡嗪酰胺、烟酸或其他与本化学结构相近的药物过敏者禁用
不良反应	精神忧郁、步态不稳或麻木、针刺感、烧灼感等
特殊人群用药	肝功能、肾功能不全患者：严重肝功能减退者慎用 儿童：12岁以下儿童不宜服用 妊娠与哺乳期妇女：本药可致畸胎，孕妇禁用
药典	Jpn. P.、Chin. P.
国家处方集	CNF
其他推荐依据	

第十六节 抗病毒药

■ 药品名称	阿德福韦酯 Adefovir Dipivoxil
适应证	用于治疗乙型肝炎病毒活动复制并伴有 ALT 或 AST 持续升高的肝功能代偿的成年慢性乙型肝炎患者
制剂与规格	阿德福韦酯片^[保(乙)]：10mg
用法与用量	用法：口服，饭前或饭后均可。用量：成人（18~65 岁）推荐剂量为每日 1 粒，每粒 10mg
注意事项	1. 患者停止治疗会发生急性加重，停止治疗的患者应密切监测肝功能，若必要，应重新进行抗乙肝治疗 2. 使用前应进行人类免疫缺陷病毒（HIV）抗体检查。使用药物，可能出现 HIV 耐药 3. 单用核苷类似物或合用其他抗逆转录病毒药物会导致乳酸性酸中毒和严重的伴有脂肪变性的肝大，包括致命事件 4. 建议用阿德福韦酯治疗的育龄妇女要采取有效的避孕措施
禁忌	对阿德福韦酯过敏者禁用
不良反应	常见虚弱、头痛、恶心、腹痛、腹胀、腹泻和消化不良
特殊人群用药	肝功能、肾功能不全患者：肾功能不全者慎用 儿童：不宜使用本药 老年人：65 岁以上患者用药的安全及有效性尚未确定 妊娠与哺乳期妇女：妊娠安全性分级为 C 级；哺乳妇女用药期间应暂停授乳
药典	
国家处方集	CNF
其他推荐依据	
■ 药品名称	拉米夫定 Lamivudine
适应证	1. 用于乙型肝炎病毒（HBV）感染：治疗伴有 HBV 复制的慢性乙型肝炎；用于慢性肝硬化活动期 2. 与其他抗逆转录病毒药联用于治疗人类免疫缺陷病毒（HIV）感染
制剂与规格	拉米夫定片^[保(乙)]：100mg
用法与用量	用于治疗 HBV：每日口服 1 次，每次 100mg。儿童剂量每日 3mg/kg。艾滋病患者合并慢性乙型肝炎时剂量需加大至每日口服 2 次，每次 150mg；并需与其他抗 HIV 药联合应用。拉米夫定-齐多夫定片：齐多夫定 300mg，拉米夫定 150mg。用于治疗 HIV 感染。口服：12 岁以上患者，一次 1 片，一日 2 次
注意事项	1. 治疗期间应对患者的临床情况及病毒学指标进行定期检查 2. 少数患者停止使用后，肝炎病情可能加重。因此如果停用，需对患者进行严密观察，若肝炎恶化，应考虑重新使用拉米夫定治疗

	3. 肌酐清除率＜30ml/min 者，不建议使用。肝脏损害者不影响拉米夫定的药物代谢过程 4. 拉米夫定治疗期间不能防止患者感染他人，故应采取适当保护措施
禁忌	对拉米夫定或制剂中任何成分过敏者及妊娠早期 3 个月内的患者禁用
不良反应	常见上呼吸道感染样症状、头痛、恶心、身体不适、腹痛和腹泻，症状一般较轻并可自行缓解
特殊人群用药	肝功能、肾功能不全患者：严重肝大和肝脏脂肪变性者慎用 妊娠与哺乳期妇女：妊娠早期 3 个月内禁用；哺乳期妇女用药期间应暂停授乳；妊娠安全性分级为 C 级
药典	USP、Eur. P.
国家处方集	CNF
其他推荐依据	
■ 药品名称	恩夫韦地　Enfuvirtide
适应证	本药为 HIV 融合抑制药，为 HIV-1 跨膜融合蛋白 gp41 内高度保守序列衍生而来的一种合成肽类物质，可防止病毒融合及进入细胞内。用于 HIV 感染，常与其他抗逆转录病毒药联用
制剂与规格	注射用恩夫韦地：每瓶内含恩夫韦肽 108mg
用法与用量	成人：恩夫韦地的推荐剂量为每次 90mg，每日 2 次。注射于上臂、前股部或腹部皮下。每次注射的部位应与前次不同，并且此部位当时没有局部注射反应。儿童：对 6~16 岁儿童患者推荐剂量为一次 2mg/kg，最大剂量为一次 90mg，一日 2 次
注意事项	1. 与其他抗逆转录病毒药物一样，本品必须作为联合方案中的一部分使用 2. 对非 HIV-1 感染个体（如用于暴露后预防）使用可能会诱导产生抗恩夫韦肽抗体，可能导致抗 HIV ELISA 测试出现假阳性结果
禁忌	已知对本品或所含成分过敏的患者禁用
不良反应	注射部位轻至中度疼痛或不适，不影响日常活动。少量引起的过敏反应，包括皮疹、发热、恶心呕吐、颤抖、僵直、低血压和血清 ALT 及 AST 升高等
特殊人群用药	肝功能、肾功能不全患者：慎用 儿童：6 岁以下儿童用药的安全性及有效性尚未确定 妊娠与哺乳期妇女：妊娠安全性分级为 B 级。正在使用本品者应暂停授乳
药典	
国家处方集	CNF
其他推荐依据	
■ 药品名称	恩曲他滨　Emtricitabine
适应证	1. 用于成人人类免疫缺陷病毒 1 型（HIV-1）感染，常与其他抗逆转录病毒药联用 2. 用于慢性乙型肝炎
制剂与规格	恩曲他滨胶囊[保(乙)]：200mg
用法与用量	成人：口服给药，一次 200mg，一日 1 次或 2 次，空腹或餐后服用

续　表

注意事项	心功能不全者慎用
禁忌	对本品过敏者禁用
不良反应	常见有恶心、呕吐、腹泻、嗜睡、咽炎、疲乏、无力、感染、咳嗽、鼻炎等反应
特殊人群用药	肝功能、肾功能不全患者：肾功能不全者慎用 儿童：不推荐使用 老年人：慎用 妊娠与哺乳期妇女：妊娠安全性分级为 B 级；哺乳期妇女用药期间应避免授乳
药典	
国家处方集	CNF
其他推荐依据	
■ 药品名称	恩替卡韦　Entecavir
适应证	用于治疗病毒复制活跃、血清丙氨酸氨基转移酶（ALT）持续升高或肝脏组织学显示有活动性病变的慢性成人乙型肝炎
制剂与规格	恩替卡韦片[基,保(乙)]：0.5mg
用法与用量	口服给药，一次 0.5mg，一日 1 次，餐前或餐后至少 2 小时空腹服用。拉米夫定治疗时发生病毒血症或出现耐药突变者，一次 1mg，一日 1 次
注意事项	1. 有慢性乙型肝炎患者停止治疗后，出现重度急性肝炎发作的报道。应在医师的指导下改变治疗方法 2. 核苷类药物在单独或与其他抗逆转录病毒药物联合使用时，已经有乳酸型酸中毒和重度的脂肪性肝大，包括死亡病例的报道 3. 使用恩替卡韦治疗并不能降低经性接触或污染血源传播 HBV 的危险性。因此，需要采取适当的防护措施
禁忌	对恩替卡韦或制剂中任何成分过敏者禁用
不良反应	常见 ALT 升高、疲乏、眩晕、恶心、腹痛、腹部不适、肝区不适、肌痛、失眠和皮疹
特殊人群用药	肝功能、肾功能不全患者：接受肝移植者，脂肪性肝大者，肾功能损害者慎用 儿童：16 岁以下患儿用药的安全性和有效性尚未建立 妊娠与哺乳期妇女：妊娠安全性分级为 C 级；不推荐哺乳期妇女使用
药典	
国家处方集	CNF
其他推荐依据	
■ 药品名称	替比夫定　Telbivudine
适应证	本药用于有病毒复制证据以及有血清氨基转移酶（ALT 或 AST）持续升高或肝组织活动性病变证据的慢性乙型肝炎成人患者
制剂与规格	替比夫定片[保(乙)]：600mg

续 表

用法与用量	口服给药：推荐剂量为一次 600mg，一日 1 次。本品可用于有肾功能受损的慢性乙型肝炎患者。对于肌酐清除率≥50ml/min 的患者，无须调整推荐剂量。对于肌酐清除率＜50ml/min 的患者及正接受血透治疗的终末期肾病（ESRD）患者需要调整给药间隔。对于终末期肾病患者，应在血透后服用本品 替比夫定在肾功能不全患者中的给药间隔调整：肌酐清除率≥50ml/min，600mg，每天 1 次；肌酐清除率 30~49ml/min，600mg，每 48 小时 1 次；肌酐清除率＜30ml/min（无须透析），600mg，每 72 小时 1 次；终末期肾疾病患者，600mg，每 96 小时 1 次
注意事项	1. 停止治疗可能发生肝炎急性加重，停止治疗时应密切监测肝功能，若必要，应重新进行抗乙肝治疗 2. 单用核苷类药物或合用其他抗逆转录病毒药物会导致乳酸性酸中毒和严重的伴有脂肪变性的肝大，包括致命事件 3. 在治疗过程中可出现肌无力、触痛或疼痛，应及时报告医师 4. 使用替比夫定治疗并不能降低经性接触或污染血源传播 HBV 的危险性，需要采取适当的防护措施 5. 服用本品期间，应当定期监测乙型肝炎生化指标、病毒学指标和血清标志物，至少每 6 个月 1 次
禁忌	对替比夫定及本品的其他任何成分过敏的患者禁用
不良反应	常见恶心、腹泻、腹胀、消化不良、头晕、头痛、皮疹、血淀粉酶升高、脂肪酶升高、ALT 升高、CK 升高等
特殊人群用药	肝功能、肾功能不全患者：在肾功能障碍或潜在肾功能障碍风险的患者，使用时应调整给药间隔，并密切监测肾功能 儿童：不推荐儿童使用本药 老年人：慎用 妊娠与哺乳期妇女：妊娠安全性分级为 B 级。对妊娠妇女只有在利益大于风险时，方可使用。建议用药时停止授乳
药典	
国家处方集	CNF
其他推荐依据	
■ 药品名称	奥司他韦 Oseltamivir
适应证	1. 用于治疗成人和 1 岁及以上儿童的甲型和乙型流行性感冒 2. 用于预防成人和 13 岁及以上青少年的甲型和乙型流行性感冒
制剂与规格	磷酸奥司他韦胶囊[基,保(乙)]：75mg
用法与用量	成人和青少年（13 岁以上）：口服给药，①预防：推荐用量为一次 75mg，一日 1 次。与感染者密切接触后，预防用药的时间不少于 7 天，流感流行期间则应为 6 周；②治疗：推荐用量为一次 75mg，一日 2 次，连用 5 天。儿童（1 岁以上）治疗用药：体重≤15kg，一次 30ml，一日 2 次，共 5 天。体重 23~40kg，一次 60ml，一日 2 次，共 5 天。体重＞40kg，一次 75mg，一日 2 次，共 5 天

续 表

注意事项	1. 奥司他韦不能取代流感疫苗；其使用不应影响每年接种流感疫苗；只有在可靠的流行病学资料显示社区出现了流感病毒感染后才考虑用于治疗和预防 2. 对肌酐清除率 10~30ml/min 的患者，用于治疗和预防的推荐剂量应做调整。不推荐用于肌酐清除率 < 10ml/min 的患者和严重肾衰竭需定期进行血液透析和持续腹膜透析的患者 3. 应对患者自我伤害和谵妄事件进行密切监测
禁忌	对奥司他韦及其制剂中任何成分过敏者禁用
不良反应	极少见皮肤发红、皮疹、皮炎和大疱疹、肝炎和 AST 及 ALT 升高、胰腺炎、血管性水肿、喉部水肿、支气管痉挛、面部水肿、嗜酸性粒细胞增多、白细胞减少和血尿
特殊人群用药	肝功能、肾功能不全患者：肌酐清除率（Ccr）< 10ml/min 或严重肾衰竭需定期血液透析或持续腹膜透析者不推荐使用，肾功能不全者（Ccr 为 10~30ml/min）慎用 儿童：慎用 妊娠与哺乳期妇女：妊娠安全性分级为 C 级；哺乳期妇女应权衡利弊后使用
药典	
国家处方集	CNF
其他推荐依据	
■ **药品名称**	**利巴韦林　Ribavirin**
适应证	1. 主要用于呼吸道合胞病毒（RSV）引起的病毒性肺炎与支气管炎 2. 用于流感病毒感染 3. 用于皮肤疱疹病毒感染 4. 局部用于单纯疱疹病毒性角膜炎 5. 与干扰素 α-2b 联用，用于治疗慢性丙型肝炎
制剂与规格	1. 利巴韦林片[保(甲)]：①20mg；②50mg；③100mg[基] 2. 利巴韦林含片[保(甲)]：①20mg；②100mg[基] 3. 利巴韦林分散片[基,保(甲)]：100mg 4. 利巴韦林胶囊[保(甲)]：①100mg[基]；②150mg 5. 利巴韦林颗粒：①50mg；②100mg；③150mg 6. 利巴韦林泡腾颗粒：①50mg；②150mg 7. 利巴韦林口服液：5ml：150mg 8. 利巴韦林滴眼液[保(甲)]：0.1%（8ml：8mg）
用法与用量	成人：口服，①体重 < 65kg 者，一次 400mg，一日 2 次；②体重 65~85kg 者早 400mg，晚 600mg；③体重 > 85kg 者一次 600mg，一日 2 次
注意事项	长期或大剂量服用对肝功能、血象有不良反应。有严重贫血、肝功能异常者慎用
禁忌	对本药过敏者，有心脏病史或心脏病患者，肌酐清除率 < 50ml/min 的患者，有胰腺炎症状或胰腺炎患者，自身免疫性肝炎患者，活动性结核患者，地中海贫血和镰状细胞贫血患者，孕妇和可能妊娠的妇女，计划妊娠妇女的男性配偶禁用
不良反应	常见贫血、乏力等，停药后即消失。少见疲倦、头痛、失眠、食欲减退、恶心、呕吐、轻度腹泻、便秘等

续 表

特殊人群用药	肝功能、肾功能不全患者：肝、肾功能异常者慎用 老年人：不推荐使用 妊娠与哺乳期妇女：妊娠安全性分级为 X 级。孕妇及可能妊娠的妇女禁用，不推荐哺乳期妇女使用
药典	USP、Eur. P.、Chin. P.
国家处方集	CNF
其他推荐依据	
■ 药品名称	金刚烷胺 Amantadine
适应证	1. 用于原发性帕金森病，脑炎、一氧化碳中毒、老年人合并脑动脉硬化所致的帕金森叠加综合征及药物诱发的锥体外系反应 2. 也用于预防或治疗亚洲 A-Ⅱ型流感病毒引起的呼吸道感染
制剂与规格	1. 盐酸金刚烷胺片[基,保(甲)]：100mg 2. 盐酸金刚烷胺胶囊[保(甲)]：100mg
用法与用量	成人：口服给药，抗帕金森病：一次 100mg，一日 1~2 次。一日最大剂量为 400mg；抗病毒，一次 200mg，一日 1 次；或一次 100mg，每 12 小时 1 次。儿童：口服给药，①1~9 岁儿童，抗病毒，每 8 小时用 1.5~3mg/kg，或每 12 小时用 2.2~4.4mg/kg，也有推荐每 12 小时用 1.5mg/kg。一日最大量不宜超过 150mg。疗程 3~5 日，不宜超过 10 日；②9~12 岁儿童，抗病毒，每 12 小时口服 100mg；③12 岁或 12 岁以上儿童，抗病毒，同成人用量
注意事项	1. 有癫痫史、精神错乱、幻觉、充血性心力衰竭、肾功能不全、外周血管性水肿或直立性低血压的患者应在严密监护下使用 2. 治疗帕金森病时不应突然停药 3. 用药期间不宜驾驶车辆、操纵机械或高空作业 4. 每日最后一次服药时间应在下午 4 时前，以避免失眠
禁忌	对金刚烷胺过敏、新生儿和 1 岁以下婴儿、哺乳期妇女禁用
不良反应	常见眩晕、失眠和神经质，恶心、呕吐、畏食、口干、便秘
特殊人群用药	肝功能、肾功能不全患者：肾功能不全者，肝脏疾病患者慎用 老年人：慎用 妊娠与哺乳期妇女：妊娠安全性分级为 C 级；孕妇慎用；哺乳妇女禁用
药典	USP、Eur. P.、Chin. P.、Jpn. P.
国家处方集	CNF
其他推荐依据	
■ 药品名称	金刚乙胺 Rimantadine
适应证	1. 本药适用于预防成人 A 型（包括 H1N1、H2N2、H3N2）流感病毒感染 2. 本药适用于预防儿童 A 型流感病毒感染
制剂与规格	1. 盐酸金刚乙胺片[保(乙)]：0.1g 2. 盐酸金刚乙胺口服颗粒[保(乙)]：2g：50mg

续　表

用法与用量	成人及 10 岁以上儿童：口服给药，①预防：一次 100mg，一日 2 次；②治疗：一次 100mg，一日 2 次。从症状开始连续治疗约 7 天。肾功能不全时剂量：对于肾衰竭（Ccr≤10ml/min）患者，推荐剂量为一日 100mg。肝功能不全时剂量：对于严重的肝功能不全患者，推荐剂量为一日 100mg。老年人剂量：对于中老年家庭护理患者，推荐剂量为一日 100mg。儿童（10 岁以下）：口服给药用于预防：5mg/kg，一日 1 次，但总量不超过 150mg
注意事项	癫痫患者慎用。金刚烷类药物可改变患者的注意力和反应性
禁忌	对金刚烷类药物过敏者及严重肝功能不全者禁用
不良反应	1. 胃肠道反应：恶心、呕吐、腹痛、食欲缺乏、腹泻 2. 神经系统障碍：神经过敏、失眠、集中力差、头晕、头痛、老年人步态失调 3. 其他：无力、口干
特殊人群用药	肝功能、肾功能不全者：慎用 儿童：本药用于 1 岁以下儿童的有效性和安全性尚不明确 老年人：慎用 妊娠与哺乳期妇女：妊娠安全性分级为 C 级；哺乳期妇女用药应权衡利弊
药典	USP
国家处方集	CNF
其他推荐依据	
■ 药品名称	伐昔洛韦　Valaciclovir
适应证	1. 主要用于带状疱疹 2. 用于治疗单纯疱疹病毒感染及预防复发，包括生殖器疱疹的初发和复发
制剂与规格	盐酸伐昔洛韦片[保(乙)]：①150mg；②300mg
用法与用量	口服给药：一次 0.3g，一日 2 次，饭前空腹服用。带状疱疹连续服药 10 天。单纯性疱疹连续服药 7 天
注意事项	1. 严重免疫功能缺陷者长期或多次应用本品治疗后可能引起单纯疱疹和带状疱疹病毒对本品耐药 2. 服药期间应给予患者充分的水，防止药物在肾小管内沉淀 3. 生殖器复发性疱疹感染以间歇短程疗法给药有效。生殖器复发性疱疹的长期疗法也不应超过 6 个月
禁忌	对本品及阿昔洛韦过敏者禁用
不良反应	偶有头晕、头痛、关节痛、恶心、呕吐、腹泻、胃部不适、食欲减退、口渴、白细胞计数减少、蛋白尿及尿素氮轻度升高、皮肤瘙痒等
特殊人群用药	肝功能、肾功能不全患者：慎用 儿童：2 岁以下儿童禁用，2 岁以上儿童慎用 老年人：老年患者由于生理性肾功能衰退，剂量与用药间期需调整 妊娠与哺乳期妇女：孕妇禁用。妊娠安全性分级为 B 级；哺乳妇女应慎用
药典	Chin. P.
国家处方集	CNF

续　表

其他推荐依据	
■ 药品名称	沙奎那韦　Saquinavir
适应证	与其他抗逆转录病毒药物联用，治疗 HIV-1 感染
制剂与规格	甲磺酸沙奎那韦片：600mg
用法与用量	口服给药：一次 600mg，一日 3 次，饭后服用
注意事项	糖尿病或高血糖症患者，A 型和 B 型血友病患者慎用
禁忌	对本药过敏者，严重肝功能受损者禁用
不良反应	腹泻、恶心和腹部不适
特殊人群用药	肝功能、肾功能不全患者：严重肝功能受损者禁用；中度肝功能受损者，严重肾功能不全者慎用 儿童：16 岁以下患者使用本药的安全性及有效性尚不明确 老年人：60 岁以上老年患者用药研究尚不充分 妊娠与哺乳期妇女：妊娠安全性分级为 B 级；用药妇女应暂停授乳
药典	USP
国家处方集	CNF
其他推荐依据	
■ 药品名称	阿昔洛韦　Aciclovir
适应证	1. 单纯疱疹病毒（HSV）感染：①口服用于生殖器疱疹病毒感染初发和复发患者；对反复发作患者可用作预防；②静脉制剂用于免疫缺陷者初发和复发性皮肤黏膜 HSV 感染的治疗以及反复发作者的预防；也用于单纯疱疹性脑炎的治疗；③外用可用于 HSV 引起的皮肤和黏膜感染 2. 带状疱疹病毒（HZV）感染：①口服用于免疫功能正常者带状疱疹和免疫缺陷轻症患者的治疗。②静脉制剂用于免疫缺陷者严重带状疱疹或免疫功能正常者弥散型带状疱疹的治疗。③外用可用于 HZV 引起的皮肤和黏膜感染 3. 免疫缺陷者水痘的治疗 4. 眼部疾病：①结膜下注射或全身用药（口服或静脉滴注）：用于急性视网膜坏死综合征（ARN）、视网膜脉络膜炎、HSV 性葡萄膜炎。②局部用药：滴眼液或眼膏，用于 HZV 性角膜炎、结膜炎、眼睑皮炎及 HSV 性角膜炎
制剂与规格	1. 阿昔洛韦片[保(甲)]：①100mg；②200mg[基]；③400mg 2. 阿昔洛韦咀嚼片[保(甲)]：①400mg；②800mg 3. 阿昔洛韦胶囊[保(甲)]：①100mg；②200mg[基] 4. 注射用阿昔洛韦[保(乙)]：①250mg；②500mg 5. 阿昔洛韦氯化钠注射液：①100ml（阿昔洛韦 100mg、氯化钠 900mg）；②250ml（阿昔洛韦 250mg、氯化钠 2.25g） 6. 阿昔洛韦眼膏[保(甲)]：2g：60mg 7. 阿昔洛韦滴眼液[基,保(甲)]：8ml：8mg

续　表

用法与用量	口服给药:
	1. 急性带状疱疹: ①片剂、分散片、咀嚼片: 一次 200~800mg, 每 4 小时 1 次, 一日 5 次,连用 7~10 天。②缓释片: 一次 1600mg, 每 8 小时 1 次, 连用 10 天
	2. 生殖器疱疹:
	（1）初发: ①片剂、分散片、咀嚼片: 一次 200mg, 每 4 小时 1 次, 一日 5 次, 连用 10天。②缓释片、缓释胶囊: 一次 400mg, 每 8 小时 1 次, 连用 10 天
	（2）慢性复发: ①片剂、分散片、咀嚼片: 一次 200~400mg, 一日 2 次, 持续治疗 4~6个月或 12 个月, 然后进行再评价。根据再评价结果, 选择一次 200mg, 一日 3 次,或一次 200mg, 一日 5 次的治疗方案。在症状初期, 可及时给予间歇性治疗: 一次 200mg, 每 4 小时 1 次, 一日 5 次, 连用 5 天以上; ②缓释片、缓释胶囊: 一次 200~400mg, 一日 3 次, 持续治疗6~12 个月, 然后进行再评价。根据再评价结果,选择适宜的治疗方案
	3. 水痘: ①片剂、分散片、咀嚼片: 一次 800mg, 一日 4 次, 连用 5 天; ②缓释片: 一次 1600mg, 一日 2 次, 连用 5 天
	静脉滴注: 一日最大剂量为 30mg/kg
	1. 重症生殖器疱疹初治: 一次 5mg/kg, 每 8 小时 1 次, 共 5 天
	2. 免疫缺陷者皮肤黏膜单纯疱疹或严重带状疱疹: 一次 5~10mg/kg, 每 8 小时 1 次, 滴注 1 小时以上, 共 7~10 天
	3. 单纯疱疹性脑炎: 一次 10mg/kg, 每 8 小时 1 次, 共 10 天
	4. 急性视网膜坏死综合征: 一次 5~10mg/kg, 每 8 小时 1 次, 滴注 1 小时以上, 连用 7~10天, 然后改为口服给药, 一次 800mg, 一日 5 次, 连续用药 6~14 周
注意事项	1. 对本品不能耐受者, 精神异常或对细胞毒性药出现精神反应者（因静脉应用本药易产生精神症状）, 脱水者慎用
	2. 宜缓慢静脉滴注, 以避免本品在肾小管内沉淀, 导致肾功能损害, 并应防止药液漏至血管外, 以免引起疼痛及静脉炎
禁忌	对阿昔洛韦过敏者禁用
不良反应	常见注射部位的炎症或静脉炎、皮肤瘙痒或荨麻疹、皮疹、发热、轻度头痛、恶心、呕吐、腹泻、蛋白尿、血液尿素氮和血清肌酐值升高、肝功能异常如 AST、ALT、碱性磷酸酶、乳酸脱氢酶、总胆红素轻度升高等
特殊人群用药	肝功能、肾功能不全者: 慎用
	儿童: 儿童用药尚未发现特殊不良反应, 但仍应慎用
	老年人: 无充分的研究资料表明对 65 岁以上老人用药和年轻人用药有明显不同, 但老年人用药仍应谨慎
	妊娠与哺乳期妇女: 能透过胎盘, 孕妇用药应权衡利弊, 妊娠安全性分级为 B 级; 哺乳妇女用药应权衡利弊
药典	USP、Eur. P.、Chin. P.
国家处方集	CNF
其他推荐依据	
■ 药品名称	泛昔洛韦　Famciclovir
适应证	用于治疗带状疱疹和原发性生殖器疱疹

续　表

制剂与规格	1. 泛昔洛韦片[保(乙)]：①125mg；②250mg 2. 泛昔洛韦胶囊[保(乙)]：125mg
用法与用量	口服给药：一次 250mg，每 8 小时 1 次。治疗带状疱疹的疗程为 7 天，治疗急性原发性生殖器疱疹的疗程为 5 天
注意事项	乏昔洛韦不能治愈生殖器疱疹，是否能够防止疾病传播尚不清楚
禁忌	对泛昔洛韦及喷昔洛韦过敏者禁用
不良反应	常见头痛、恶心。此外尚可见头晕、失眠、嗜睡、感觉异常、腹泻、腹痛、消化不良、疲劳、发热、寒战、皮疹、皮肤瘙痒等
特殊人群用药	肝功能、肾功能不全患者：肾功能不全者慎用 儿童：不推荐使用 老年人：需注意调整剂量 妊娠与哺乳期妇女：本药的妊娠安全性分级为 B 级；哺乳期妇女用药时应暂停授乳
药典	Chin. P.
国家处方集	CNF
其他推荐依据	

■ 药品名称	喷昔洛韦　Penciclovir
适应证	用于口唇及面部单纯疱疹、生殖器疱疹等
制剂与规格	1. 喷昔洛韦乳膏[保(乙)]：①2g：20mg；②5g：50mg；③10g：100mg 2. 注射用喷昔洛韦：250mg
用法与用量	局部给药：外涂患处，一日 4~5 次，应尽早（有先兆或损害出现时）开始治疗。静脉滴注：一次 5mg/kg，每 12 小时 1 次
注意事项	1. 仅用静脉滴注给药，且应缓慢（1 小时以上），防止局部浓度过高，引起疼痛及炎症 2. 溶液配制后应立即使用，不能冷藏，用剩溶液应废弃，稀释药液时出现白色浑浊或结晶则不能使用 3. 软膏不用于黏膜，因刺激作用，勿用于眼内及眼周
禁忌	对喷昔洛韦及泛昔洛韦过敏者禁用
不良反应	注射后可见头痛、头晕、肌酐清除率少量增加，血压轻度下降等。外用时偶见头痛、用药局部灼热感、疼痛、瘙痒等
特殊人群用药	儿童：12 岁以下儿童用药的安全性和有效性尚未确立 妊娠与哺乳期妇女：妊娠安全性分级为 B 级
药典	
国家处方集	CNF
其他推荐依据	

续 表

■ 药品名称	更昔洛韦　Ganciclovir
适应证	1. 主要用于免疫缺陷患者（包括艾滋病患者）并发巨细胞病毒（CMV）视网膜炎的诱导期和维持期治疗 2. 也用于接受器官移植的患者预防 CMV 感染 3. 用于单纯疱疹病毒性角膜炎
制剂与规格	1. 更昔洛韦胶囊[保(乙)]：250mg 2. 更昔洛韦注射液[保(乙)]：①10ml：500mg；②5ml：250mg 3. 注射用更昔洛韦[保(乙)]：①50mg[基]；②150mg[基]；③250mg[基]；④500mg 4. 更昔洛韦滴眼液：8ml：8mg 5. 更昔洛韦眼膏：2g：20mg 6. 更昔洛韦眼用凝胶[保(乙)]：5g：7.5mg
用法与用量	静脉滴注： 1. 治疗 CMV 视网膜炎：①初始剂量：5mg/kg，每 12 小时 1 次，连用 14~21 日。②维持剂量：5mg/kg，一日 1 次，一周 5 日；或 6mg/kg，一日 1 次，一周 5 天 2. 预防器官移植受者的 CMV 感染：①初始剂量：5mg/kg，每 12 小时 1 次，连用 7~14 天。②维持剂量：5mg/kg，一日 1 次，一周 7 天；或 6mg/kg，一日 1 次，一周 5 天 口服给药： 1. CMV 视网膜炎的维持治疗：在诱导治疗后，推荐维持量为一次 1000mg，一日 3 次。也可在非睡眠时一次服 500mg，每 3 小时 1 次，一日 6 次。维持治疗时若 CMV 视网膜炎有发展，则应重新进行诱导治疗 2. 晚期 HIV 感染患者 CMV 感染的预防：预防剂量为一次 1000mg，一日 3 次 3. 器官移植受者 CMV 感染的预防：预防剂量为一次 1000mg，一日 3 次。用药疗程根据免疫抑制的时间和程度确定。经眼给药：一次 1 滴，一日 4 次，疗程 3 周
注意事项	1. 本品可引起中性粒细胞减少、血小板减少，并易引起出血和感染，用药期间应注意口腔卫生 2. 用药期间应每 2 周进行血清肌酐或肌酐清除率的测定
禁忌	对本药或阿昔洛韦过敏者，严重中性粒细胞减少（<0.5×10⁹/L）或严重血小板减少（<25×10⁹/L）的患者禁用
不良反应	1. 常见的为骨髓抑制 2. 可出现中枢神经系统症状，如精神异常、紧张、震颤等 3. 可出现皮疹、瘙痒、药物热、头痛、头晕、呼吸困难等
特殊人群用药	儿童：由于本药有致癌和影响生殖能力的远期毒性，在儿童中静脉或口服使用本药应充分权衡利弊后再决定是否用药 妊娠与哺乳期妇女：孕妇应充分权衡利弊后再决定是否用药。妊娠安全性分级为 C 级；哺乳妇女在用药期间应暂停授乳
药典	USP、Chin. P.
国家处方集	CNF
其他推荐依据	

■ 药品名称	碘苷　Idoxuridine
适应证	用于治疗带状疱疹病毒感染、单纯疱疹性角膜炎和牛痘病毒性角膜炎
制剂与规格	碘苷滴眼液：①8ml：8mg；②10ml：10mg
用法与用量	经眼给药：滴于患侧结膜囊内，一次 1~2 滴，每 1~2 小时 1 次
注意事项	1. 碘苷对单纯疱疹病毒Ⅱ型感染无效 2. 可与睫状肌麻痹药、抗生素及肾上腺皮质激素合用。激素能促使病毒感染扩散，故禁用于浅层角膜炎，但可用于基质性角膜炎、角膜水肿或虹膜炎
禁忌	眼外科手术创伤愈合期，对本药及碘制剂过敏的患者禁用
不良反应	有畏光、局部充血、水肿、痒或疼痛等不良反应；也可发生过敏反应眼睑水肿。长期滴用，可引起接触性皮炎、点状角膜病变、滤泡性结膜炎、泪点闭塞等
特殊人群用药	儿童：儿童用药尚缺乏资料，一般不用于婴幼儿 妊娠与哺乳期妇女：孕妇不宜使用；哺乳妇女不宜使用
药典	USP、Eur. P.、Chin. P.、Jpn. P.
国家处方集	CNF
其他推荐依据	

■ 药品名称	阿糖腺苷　Vidarabine
适应证	用于治疗疱疹病毒感染所致的口炎、皮疹、脑炎及巨细胞病毒感染
制剂与规格	1. 注射用阿糖腺苷：200mg 2. 注射用单磷酸阿糖腺苷：①100mg；②200mg
用法与用量	肌内注射或缓慢静脉注射：成人，按体重一次 5~10mg/kg，一日 1 次
注意事项	如注射部位疼痛，必要时可加盐酸利多卡因注射液解除疼痛症状
禁忌	妊娠与哺乳期妇女禁用
不良反应	可见注射部位疼痛
特殊人群用药	肝功能、肾功能不全患者：慎用 妊娠与哺乳期妇女：孕妇禁用。妊娠安全性分级为 C 级；哺乳妇女禁用
药典	USP
国家处方集	CNF
其他推荐依据	

■ 药品名称	酞丁安　Ftibamzone
适应证	1. 用于各型沙眼 2. 用于单纯疱疹、带状疱疹 3. 用于尖锐湿疣、扁平疣 4. 用于浅部真菌感染，如体癣、股癣、手足癣等

续 表

制剂与规格	1. 酞丁安滴眼液：0.1%（8ml∶8mg） 2. 酞丁安搽剂：5ml∶25mg 3. 酞丁安软膏：①10g∶100mg；②10g∶300mg
用法与用量	经眼给药：摇匀后滴眼，一次 1 滴，一日 2～4 次。局部给药：①单纯疱疹、带状疱疹：涂于患处，一日 3 次。②尖锐湿疣、扁平疣：涂于患处，一日 3 次。③浅部真菌感染：涂于患处，早晚各 1 次，体癣、股癣连用 3 周，手足癣连用 4 周
注意事项	1. 软膏剂、搽剂使用时注意勿入口内和眼内 2. 涂布部位有灼烧感、瘙痒、红肿等，应停止用药，洗净
禁忌	对制剂药品中任何成分过敏者禁用
不良反应	少数病例有局部瘙痒刺激反应，如皮肤红斑、丘疹及刺痒感
特殊人群用药	儿童：儿童用药尚缺乏资料，一般不用于婴幼儿 妊娠与哺乳妇女：哺乳期妇女不宜使用；孕妇禁用，育龄妇女慎用
药典	
国家处方集	CNF
其他推荐依据	
■ 药品名称	膦甲酸钠　Foscarnet Sodium
适应证	1. 主要用于免疫缺陷者（如艾滋病患者）的巨细胞病毒性视网膜炎 2. 免疫功能损害患者耐阿昔洛韦单纯疱疹病毒性皮肤黏膜感染
制剂与规格	1. 膦甲酸钠注射液[保(乙)]：①100ml∶2.4g；②250ml∶3g；③250m∶6g；④500ml∶6g 2. 膦甲酸钠氯化钠注射液[保(乙)]：①100ml∶2.4g；②250ml∶3g 3. 膦甲酸钠乳膏：①5g∶150mg；②10g∶300mg
用法与用量	静脉滴注： 1. 艾滋病患者巨细胞病毒性视网膜炎：①诱导期，推荐初始剂量 60mg/kg，每 8 小时 1 次，连用 2～3 周，视治疗后的效果而定，也可每 12 小时 90mg/kg。②维持期，维持剂量一日 90～120mg/kg，滴注时间不得少于 2 小时。如患者在维持期视网膜炎症状加重时，应仍恢复诱导期剂量 2. 艾滋病患者巨细胞病毒性鼻炎：初始剂量 60mg/kg，每 8 小时 1 次，滴注时间至少 1 小时，连用 2～3 周。根据患者肾功能和耐受程度调整剂量和给药时间。维持量一日 90～120mg/kg，滴注 2 小时 3. 耐阿昔洛韦的皮肤黏膜单纯疱疹病毒感染和带状疱疹病毒感染：推荐剂量一次 40mg/kg，每 8 小时（或 12 小时）1 次，滴注时间不得少于 1 小时，连用 2～3 周或直至治愈。外用：耐阿昔洛韦的皮肤黏膜单纯疱疹病毒感染：乳膏，一日 3～4 次，连用 5 天为一疗程
注意事项	1. 用药期间必须密切监测肾功能，根据肾功能情况调整剂量 2. 不能与其他肾毒性药物同时使用，不能与喷他脒联合静脉滴注，以免发生低钙血症 3. 注射剂避免与皮肤、眼接触，若不慎接触，应立即用清水洗净 4. 乳膏剂严格限用于免疫功能损害患者耐阿昔洛韦的单纯疱疹病毒性皮肤、黏膜感染
禁忌	对膦甲酸钠过敏者禁用

续 表

不良反应	肾功能损害、电解质紊乱、惊厥、贫血或血红蛋白降低、注射部位静脉炎、生殖泌尿道刺激症状或溃疡等
特殊人群用药	肝功能、肾功能不全患者：肌酐清除率＜0.4ml/min 者（以 kg 计）禁用。肝肾功能不全者慎用 儿童：用药应权衡利弊 老年人：老年患者的肾小球滤过率下降，故用药前及用药期间应检查肾功能 妊娠与哺乳期妇女：妊娠安全性分级为 C 级；哺乳期妇女用药期间应暂停授乳
药典	Eur. P.
国家处方集	CNF
其他推荐依据	

第十七节 抗真菌药

■ 药品名称	两性霉素 B Amphotericin B
抗菌谱与适应证	1. 用于治疗隐球菌病、北美芽生菌病、播散性念珠菌病、球孢子菌病、组织胞质菌病 2. 用于治疗由毛霉菌、根霉属、犁头霉菌属、内胞霉属和蛙粪霉属等所致的毛霉病 3. 用于治疗由申克孢子丝菌引起的孢子丝菌病 4. 用于治疗由烟曲菌所致的曲菌病 5. 外用制剂适用于着色真菌病、烧伤后皮肤真菌感染、呼吸道念珠菌、曲菌或隐球菌感染、真菌性角膜溃疡
制剂与规格	1. 注射用两性霉素 B[基,保(甲)]：①5mg（5000U）；②25mg（2.5 万 U）；③50mg（5 万 U） 2. 注射用两性霉素 B 脂质体[保(乙)]：①2mg（2000U）；②10mg（1 万 U）；③50mg（5 万 U）；④100mg（10 万 U）
用法与用量	静脉滴注：①起始剂量为 1~5mg 或按体重一次 0.02~0.1mg/kg，以后根据患者耐受情况每日或隔日增加 5mg，当增加至一次 0.6~0.7mg/kg 时即可暂停增加剂量；②最高单次剂量不超过 1mg/kg，每日或隔 1~2 日给药 1 次，总累积量 1.5~3.0g，疗程 1~3 个月，视患者病情也可延长至 6 个月。治疗鼻脑毛霉病时，累积治疗量至少 3~4g，治疗白色念珠菌感染，疗程总量约为 1g；治疗隐球菌脑膜炎，疗程总量约为 3g；③对敏感真菌所致的感染宜采用较小剂量，即一次 20~30mg，疗程也宜较长。鞘内注射对隐球菌脑膜炎，除静脉滴注外尚需鞘内给药。首次剂量为 0.05~0.1mg，以后逐渐增至一次 0.5mg，最大量一次不超过 1mg，每周 2~3 次，总量 15mg 左右。雾化吸入：5~10mg，一日分 2 次喷雾，疗程 1 个月。两性霉素 B 脂质体：静脉注射，起始剂量一日 0.1mg/kg，如无不良反应，第 2 日开始增加一日 0.25~0.5mg/kg，剂量逐日递增至维持剂量一日 1~3mg/kg。输液速度以不大于 0.15mg/ml 为宜
注意事项	1. 治疗期间定期严密随访血、尿常规，肝肾功能，血钾，心电图等，如血尿素氮或血肌酐明显升高时，则需减量或暂停治疗，直至肾功能回复 2. 为减少不良反应，给药前可给非甾体抗炎药和抗组胺药 3. 本品宜缓慢避光滴注，每剂滴注时间至少 6 小时 4. 药液静脉滴注时应避免外漏，因其可致局部刺激

续　表

禁忌	对两性霉素 B 过敏及严重肝病患者禁用
不良反应	1. 静脉滴注过程中或静脉滴注后发生寒战、高热、严重头痛、食欲缺乏、恶心、呕吐，有时可出现血压下降、眩晕等 2. 几乎所有患者在疗程中均可出现不同程度的肾功能损害，尿中可出现红细胞、白细胞、蛋白和管型、血尿素氮和肌酐增高，肌酐清除率降低，也可引起肾小管性酸中毒 3. 低钾血症 4. 血液系统毒性反应有正常红细胞性贫血，偶有白细胞或血小板减少
特殊人群用药	肝功能、肾功能不全患者：肝病患者，肾功能损害者慎用。严重肝病患者禁用 老年人：减量慎用 妊娠与哺乳期妇女：妊娠安全性分级为 B 级。哺乳期妇女应避免应用本药或用药时暂停授乳
药典	USP、Eur. P.、Chin. P.、Jpn. P.
国家处方集	CNF
其他推荐依据	
■ 药品名称	氟康唑　Fluconazol
抗菌谱与适应证	1. 念珠菌病：①全身性念珠菌病：如念珠菌败血症、播散性念珠菌病及其他非浅表性念珠菌感染等，包括腹膜、心内膜、肺部、尿路的感染。②黏膜念珠菌病：包括口咽部及食管感染、非侵入性肺及支气管感染、念珠菌尿症等。③阴道念珠菌病 2. 隐球菌病：用于治疗脑膜以外的新型隐球菌病；也用于两性霉素 B 与氟胞嘧啶联用初治后的维持治疗 3. 皮肤真菌病：如体癣、手癣、足癣、头癣、指（趾）甲癣、花斑癣等，还可用于皮肤着色真菌病 4. 用于真菌感染所引起的睑缘炎、结膜炎、角膜炎等 5. 预防真菌感染的发生，常见于恶性肿瘤、免疫抑制、骨髓移植、接受细胞毒类药化疗或放疗等患者 6. 球孢子菌病、芽生菌病、组织胞质菌病等
制剂与规格	1. 氟康唑片[保(甲)]：①50mg[基]；②100mg[基]；③150mg；④200mg 2. 氟康唑胶囊[保(甲)]：①50mg[基]；②100mg[基]；③150mg 3. 氟康唑注射液[保(乙)]：①50ml：100mg；②100ml：200mg[基]
用法与用量	静脉滴注： 1. 念珠菌败血症、播散性念珠菌病及其他非浅表性念珠菌感染：常用剂量为第 1 日 400mg，以后一日 200mg。根据临床症状，可将日剂量增至 400mg 2. 口咽部念珠菌病：常用剂量为一次 50mg，一日 1 次，连用 7~14 日 3. 食管感染、非侵入性肺及支气管感染、念珠菌尿症等：剂量为一次 50mg，一日 1 次，连用 14~30 日。对异常难以治愈的黏膜念珠菌感染，剂量可增至一次 100mg，一日 1 次 4. 阴道念珠菌病：单剂 150mg 5. 隐球菌性脑膜炎及其他部位隐球菌感染：常用剂量为第 1 日 400mg，以后一日 200~400mg，疗程根据临床症状而定，但对隐球菌性脑膜炎，疗程至少为 6~8 周。为防止艾滋病患者的隐球菌性脑膜炎的复发，在完成基本疗程治疗后，可继续给予维持量，一日 200mg 6. 预防真菌感染（如恶性肿瘤患者等）：患者在接受化疗或放疗时，一次 50mg，一日 1 次

续 表

注意事项	1. 需定期监测肝肾功能，用于肝肾功能减退者需减量应用 2. 在免疫缺陷者中的长期预防用药，已导致念珠菌属等对氟康唑等吡咯类抗真菌药耐药性的增加，应避免无指征预防用药 3. 与肝毒性药物合用、需服用氟康唑 2 周以上或接受多倍于常用剂量的本品时，可使肝毒性的发生率增高，需严密观察
禁忌	对氟康唑或其他吡咯类药物有过敏史者禁用
不良反应	1. 常见恶心、呕吐、腹痛或腹泻等 2. 过敏反应，可表现为皮疹，偶可发生严重的剥脱性皮炎、渗出性多形红斑 3. 肝毒性，治疗过程中可发生轻度一过性 AST 及 ALT 升高 4. 可见头晕、头痛
特殊人群用药	肝功能、肾功能不全患者：肝、肾功能损害者慎用 儿童：本药对小儿的影响缺乏充足的研究资料，用药需谨慎 妊娠与哺乳期妇女：孕妇用药须权衡利弊。妊娠安全性分级为 C 级；不推荐哺乳期妇女使用
药典	USP、Chin. P.
国家处方集	CNF
其他推荐依据	
■ 药品名称	伊曲康唑 Itraconazole
抗菌谱与适应证	1. 注射液：用于全身性真菌感染，如曲霉病、念珠菌病、隐球菌病（包括隐球菌性脑膜炎）、组织胞质菌病、孢子丝菌病、巴西副球孢子菌病、芽生菌病和其他多种少见的全身性或热带真菌病。用于口腔、咽部、食管、阴道念珠菌感染以及真菌性结膜炎、真菌性角膜炎 2. 胶囊剂：适用于治疗肺部及肺外芽生菌病；组织胞质菌病，包括慢性空洞性肺部疾病和非脑膜组织胞质菌病，以及不能耐受两性霉素 B 或两性霉素 B 治疗无效的肺部或肺外曲霉病。浅部真菌感染，如手足癣、体癣、股癣、花斑癣等。口腔、咽部、食管、阴道念珠菌感染，以及真菌性结膜炎、真菌性角膜炎。用于皮肤癣菌和/或酵母菌所致甲真菌病 3. 口服液：适用于粒细胞缺乏患者怀疑真菌感染的经验治疗，口咽部和食管念珠菌病的治疗 4. 静脉注射液：适用于粒细胞缺乏患者怀疑真菌感染的经验治疗，还适用于治疗肺部及肺外芽生菌病；组织胞质菌病，包括慢性空洞性肺部疾病和非脑膜组织胞质菌病；以及不能耐受两性霉素 B 或两性霉素 B 治疗无效的肺部或肺外曲霉病
制剂与规格	1. 伊曲康唑胶囊[基,保(乙)]：100mg 2. 伊曲康唑口服液[基,保(乙)]：150ml：1.5g 3. 伊曲康唑注射液[基,保(乙)]：25ml：250mg
用法与用量	口服给药： 1. 体癣、股癣：一日 100mg，疗程 15 日；手足癣：一次 200mg，一日 2 次，疗程 7 天，或一日 100mg，疗程 30 天 2. 花斑癣：一次 200mg，一日 1 次，疗程 7 天 3. 甲真菌病：①冲击疗法：一次 200mg，一日 2 次，连服 1 周。指（趾）甲感染分别需要 2 个和 3 个冲击疗程，每个疗程间隔 3 周；②连续治疗：一次 200mg，一日 1 次，连用 3 个月 4. 真菌性角膜炎：一次 200mg，一日 1 次，疗程 21 天

续 表

	5. 曲霉病：一次 200mg，一日 1 次，疗程 2~5 个月；对侵袭性或播散性感染者，可增加剂量至一次 200mg，一日 2 次 6. 念珠菌病：①常用量一次 100~200mg，一日 1 次，疗程 3 周至 7 个月；②口腔念珠菌病：一次 100mg，一日 1 次，疗程 15 天；③念珠菌性阴道炎：一次 200mg，一日 1 次，疗程 3 天 7. 非隐球菌性脑膜炎：一次 200mg，一日 1 次，疗程 2 个月至 1 年 8. 隐球菌性脑膜炎：一次 200mg，一日 2 次，疗程 2 个月至 1 年。维持量一日 1 次
注意事项	1. 对持续用药超过 1 个月者，及治疗过程中出现畏食、恶心、呕吐、疲劳、腹痛或尿色加深的患者，建议检查肝功能。如出现异常，应停止用药 2. 发生神经系统症状时应终止治疗 3. 对有充血性心力衰竭危险因素的患者，应谨慎用药，并严密监测
禁忌	1. 禁用于已知对伊曲康唑及辅料过敏的患者 2. 注射液禁用于不能注射 0.9%氯化钠注射液的患者 3. 注射液禁用于肾功能损伤患者肌酐清除率＜30ml/min 者 4. 禁止与特非那定、阿司咪唑、咪唑斯汀、西沙比利、多非利特、奎尼丁等合作
不良反应	1. 常见畏食、恶心、腹痛和便秘 2. 已有潜在病理改变并同时接受多种药物治疗的大多数患者，长疗程治疗时可见低钾血症、水肿、肝炎和脱发等症状
特殊人群用药	肝功能、肾功能不全患者：肝功能、肾功能不全者，肝酶升高、活动性肝病或有其他药物所致肝毒性史者不宜使用本药 儿童：用药应权衡利弊 老年人：慎用 妊娠与哺乳妇女：孕妇用药应权衡利弊。本药的妊娠安全性分级为 C 级；哺乳期妇女用药应权衡利弊
药典	Eur. P.
国家处方集	CNF
其他推荐依据	
■ 药品名称	伏立康唑　Voriconazole
抗菌谱与适应证	1. 侵袭性曲霉病 2. 对氟康唑耐药的念珠菌（包括克柔念珠菌）引起的严重侵袭性感染 3. 由足放线病菌属和镰刀菌属引起的严重感染 4. 非中性粒细胞减少者的念珠菌血症 5. 应主要用于治疗免疫功能减退患者的进展性、可能威胁生命的感染
制剂与规格	1. 伏立康唑薄膜衣片^[保(乙)]：①50mg；②200mg 2. 伏立康唑干混悬剂：40mg/ml 3. 注射用伏立康唑^[保(乙)]：200mg
用法与用量	口服给药： 1. 患者体重≥40kg：①用药第 1 日给予负荷剂量：一次 400mg，每 12 小时 1 次；②开始用药 24 小时后给予维持剂量：一次 200mg，一日 2 次 2. 患者体重＜40kg：①用药第 1 日给予负荷剂量：一次 200mg，每 12 小时 1 次；②开始用药 24 小时后给予维持剂量：一次 100mg，一日 2 次

	静脉给药： 1. 用药第 1 日给予负荷剂量：一次 6mg/kg，每 12 小时 1 次 2. 开始用药 24 小时后给予维持剂量：一次 4mg/kg，一日 2 次 3. 如果患者不能耐受维持剂量，可减为一次 3mg/kg，一日 2 次
注意事项	1. 治疗前或治疗期间应监测血电解质，如有电解质紊乱应及时纠正 2. 连续治疗超过 28 天者，需监测视觉功能 3. 片剂应在餐后或餐前至少 1 小时服用，其中含有乳糖成分，先天性的半乳糖不能耐受者、Lapp 乳糖酶缺乏或葡萄糖-半乳糖吸收障碍者不宜应用片剂 4. 在治疗中患者出现皮疹需严密观察，如皮损进一步加重则需停药。用药期间应避免强烈的、直接的阳光照射
禁忌	已知对伏立康唑或任何一种赋形剂有过敏史者、孕妇禁用
不良反应	常见视觉障碍、发热、皮疹、恶心、呕吐、腹泻、头痛、败血症、周围性水肿、腹痛及呼吸功能紊乱、肝功能试验值增高
特殊人群用药	肝功能、肾功能不全患者：严重肝功能减退患者慎用 儿童：12 岁以下儿童的用药安全性和有效性尚未建立 妊娠与哺乳期妇女：孕妇用药应权衡利弊。妊娠安全性分级为 D 级。哺乳期妇女用药应权衡利弊
药典	
国家处方集	CNF
其他推荐依据	
■ 药品名称	**卡泊芬净**　Caspofungin
抗菌谱与适应证	1. 用于对其他药物治疗无效或不能耐受的侵袭性曲霉菌病 2. 用于念珠菌所致的食管炎、菌血症、腹腔内脓肿、腹膜炎及胸膜腔感染 3. 用于考虑系真菌感染引起的发热、中性粒细胞减少患者的经验治疗
制剂与规格	注射用醋酸卡泊芬净[基,保(乙)]：①50mg；②70mg
用法与用量	静脉滴注：首日给予单次 70mg 的负荷剂量；之后给予一日 50mg 的维持剂量。对疗效欠佳且对本药耐受较好的患者，可将维持剂量加至一日 70mg
注意事项	与环孢素同时使用，需权衡利弊
禁忌	对本品任何成分过敏者、哺乳期及妊娠期妇女禁用
不良反应	常见发热、头痛、腹痛、疼痛、恶心、腹泻、呕吐、AST 升高、ALT 升高、贫血、静脉炎/血栓性静脉炎。静脉输注并发症、皮肤皮疹、瘙痒等
特殊人群用药	肝功能、肾功能不全患者：肝功能不全或肝脏疾病患者，肾功能不全患者慎用 儿童：不推荐 18 岁以下的患者使用本药 妊娠与哺乳期妇女：除非必要，孕妇不得使用本药。妊娠安全性分级为 C 级；用药期间不宜授乳
药典	

续　表

国家处方集	CNF
其他推荐依据	
■ 药品名称	米卡芬净　Micafungin
抗菌谱与适应证	由曲霉菌和念珠菌引起的下列感染：真菌血症、呼吸道真菌病、胃肠道真菌病
制剂与规格	注射用米卡芬净钠^[保(乙)]：50mg
用法与用量	静脉给药：成人一次 50～150mg，一日 1 次，严重或难治性患者，可增加至一日 300mg。切勿使用注射用水溶解本品。剂量增加至一日 300mg 用以治疗严重或难治性感染的安全性尚未完全确立。体重为 50kg 或以下的患者，一日剂量不应超过 6mg/kg
注意事项	1. 可能出现肝功能异常或黄疸，应严密监测患者的肝功能 2. 溶解本品时勿用力摇晃输液袋，因易起泡，且泡沫不易消失 3. 本品在光线下可慢慢分解，给药时应避免阳光直射
禁忌	禁用于对本品任何成分有过敏史的患者
不良反应	1. 血液学异常：中性粒细胞减少症、血小板减少或溶血性贫血 2. 可能发生休克、过敏样反应 3. 可能出现肝功能异常或黄疸 4. 可能发生严重的肾功能不全如急性肾衰竭
特殊人群用药	儿童：儿童静脉使用本药的安全性和有效性尚未建立 妊娠与哺乳期妇女：妊娠安全性分级为 C 级；哺乳妇女用药需权衡利弊
药典	
国家处方集	CNF
其他推荐依据	
■ 药品名称	特比萘芬　Terbinafine
抗菌谱与适应证	1. 口服给药：①由毛癣菌、小孢子菌和絮状表皮癣菌等所致皮肤、头发和指（趾）甲的感染；由念珠菌所致皮肤酵母菌感染；②多种癣病，如体癣、股癣、手癣、足癣和头癣等；③由丝状真菌引起的甲癣 2. 局部给药：由皮肤真菌、酵母菌及其他真菌所致体癣、股癣、手癣、足癣、头癣、花斑癣
制剂与规格	1. 盐酸特比萘芬片^[保(乙)]：①125mg；②250mg 2. 特比萘芬乳膏：①1g：10mg（1%）；②10g：100mg（1%） 3. 盐酸特比萘芬软膏^[保(乙)]：①10g：100mg；②15g：150mg 4. 特比萘芬溶液剂：30ml：300mg（1%） 5. 盐酸特比萘芬搽剂：15ml：150mg 6. 盐酸特比萘芬喷雾剂：15ml：150mg 7. 盐酸特比萘芬散：10g：100mg

续 表

用法与用量	口服给药：一次 125mg~250mg，一日 1 次。疗程视感染程度及不同的临床应用而定：体、股癣 2~4 周；手、足癣 2~6 周；皮肤念珠菌病 2~4 周；头癣 4 周；甲癣 6~12 周。局部给药：涂（或喷）于患处及其周围。①乳膏、搽剂、散剂：一日 1~2 次。一般疗程：体癣、股癣 1~2 周；花斑癣 2 周；足癣 2~4 周；②溶液剂：用于体癣、股癣，一日 2 次，连用 1~2 周；用于手癣、足癣、花斑癣，一日 2 次，连用 2~4 周；③喷雾剂：一日 2~3 次，1~2 周为一疗程，喷于患处
注意事项	1. 口服对花斑癣无效 2. 使用过程中如出现不良反应症状，应停止用药 3. 软膏、凝胶及擦剂仅供局部皮肤使用皮肤涂敷后，可不必包扎。不宜用于开放性伤口，不能用于眼内，避免接触鼻、口腔及其他黏膜
禁忌	对特比萘芬或萘替芬及本药制剂中其他成分过敏者禁用
不良反应	1. 最常见胃肠道症状（腹满感、食欲减退、恶心、轻度腹痛及腹泻）或轻型的皮肤反应（皮疹、荨麻疹等） 2. 个别严重的有皮肤反应病例，如 Stevens-Johnson 综合征、中毒性表皮坏死松解症
特殊人群用药	肝功能、肾功能不全患者：肝功能、肾功能不全者慎用；严重肝功能、肾功能不全者禁用 儿童：不推荐用于 2 岁以下的儿童 老年人：适当调整给药剂量 妊娠与哺乳期妇女：孕妇用药应权衡利弊。本药的妊娠安全性分级为 B 级；哺乳期妇女用药期间应暂停授乳
药典	Eur. P.
国家处方集	CNF
其他推荐依据	
■ 药品名称	**氟胞嘧啶　Flucytosine**
抗菌谱与适应证	用于治疗念珠菌属心内膜炎、隐球菌属脑膜炎、念珠菌属或隐球菌属真菌败血症、肺部感染和尿路感染
制剂与规格	1. 氟胞嘧啶片[保(乙)]：①250mg；②500mg 2. 氟胞嘧啶注射液[保(乙)]：250ml：2.5g
用法与用量	口服给药：一次 1000~1500mg，一日 4 次，用药疗程为数周至数月。为避免或减少恶心、呕吐，一次服药时间持续 15 分钟 静脉注射：一日 50~150mg/kg，分 2~3 次给药 静脉滴注：一日 100~150mg/kg，分 2~3 次给药，静脉滴注速度为 4~10ml/min
注意事项	1. 单用氟胞嘧啶在短期内可产生真菌对本品的耐药菌株。治疗播散性真菌病时通常与两性霉素 B 联合应用 2. 骨髓抑制、血液系统疾病或同时接受骨髓移植药物者慎用 3. 用药期间应检查外周血常规、肝肾功能，肾功能减退者需监测血药浓度
禁忌	对本品过敏者禁用

续　表

不良反应	1. 可致恶心、呕吐、畏食、腹痛、腹泻等胃肠道反应 2. 皮疹、嗜酸性粒细胞增多等变态反应 3. 可发生肝毒性反应，一般表现为 ALT 及 AST 一过性升高，偶见血清胆红素升高 4. 可致白细胞或血小板减少，偶可发生全血细胞减少，骨髓抑制和再生障碍性贫血
特殊人群用药	肝功能、肾功能不全患者：肝、肾功能损害者，尤其是同时应用两性霉素 B 或其他肾毒性药物时慎用；严重肝功能、肾功能不全者禁用 儿童：不宜使用 老年人：需减量 妊娠与哺乳期妇女：孕妇用药应权衡利弊。妊娠安全性分级为 C 级；哺乳期妇女用药应暂停授乳
药典	USP、Eur. P.、Chin. P.、Jpn. P.
国家处方集	CNF
其他推荐依据	
■ 药品名称	制霉菌素　Nystatin
抗菌谱与适应证	用于念珠菌属引起的消化道、口腔、阴道、皮肤等念珠菌感染
制剂与规格	1. 制霉菌素片：①10 万 U；②25 万 U；③50 万 U 2. 制霉菌素阴道片：10 万 U 3. 制霉菌素阴道泡腾片：10 万 U 4. 制霉菌素阴道栓：10 万 U 5. 制霉菌素口含片：10 万 U 6. 制霉菌素软膏：①1g：10 万 U；②1g：20 万 U
用法与用量	口服给药：①消化道念珠菌病：一次（50~100）万 U，一日 3 次，连用7~10 天。小儿按体重一日（5~10）万 U/kg；②口腔念珠菌病：取适量糊剂涂抹，2~3 小时一次；口含片一次1~2 片，一日 3 次 外用：皮肤念珠菌病，应用软膏，一日1~2 次，一次 1~2g 或适量涂抹于患处 阴道给药：①阴道片或栓剂：阴道念珠菌病，一次 10 万 U，一日 1~2 次。②阴道泡腾片：一次 10 万 U，一日 1~2 次，置于阴道深处，疗程 2 周或更久
注意事项	1. 本品对全身真菌感染无治疗作用 2. 本品混悬剂在室温中不稳定，临用前宜新鲜配制并于短期用完
禁忌	对本品过敏者禁用
不良反应	只服较大剂量时可发生腹泻、恶心、呕吐和上腹疼痛等消化道反应，减量或停药后迅速消失。局部应用可引起过敏性接触性皮炎
特殊人群用药	儿童：5 岁以下儿童慎用 妊娠与哺乳期妇女：妊娠安全性分级为 C 级。孕妇慎用；哺乳期妇女慎用
药典	USP、Eur. P.、Jpn. P.
国家处方集	CNF
其他推荐依据	

药品名称索引（汉英对照）

名词缩略语

ACEI	血管紧张素转换酶抑制剂	Hp	幽门螺杆菌
AFP	甲胎蛋白	HUS	溶血性尿毒综合征
AIH	自身免疫性肝炎	IFX	英夫利昔单克隆抗体
ALP	碱性磷酸酶	Int. P.	国际药典（第 4 版及 2008 补充本 1）
ALT	丙氨酸氨基转移酶	IPH	特发性门静脉高压症
AMY	淀粉酶	It. P.	意大利药典（2002 版）
ARB	血管紧张素受体阻断剂	Jpn. P.	日本药典（2006 版及补充本 1）
ARDS	急性呼吸窘迫综合征	LIP	脂肪酶
5-ASA	5-氨基水杨酸	LSM	肝脏硬度测定
BCS	巴德-基亚里综合征	MALFD	代谢相关性脂肪性肝病
16-CAB	钾离子竞争性酸阻滞剂	MRCP	磁共振胰胆管造影
CDT	缺糖转铁蛋白	MRE	磁共振小肠成像
CER	铜蓝蛋白	MRI	磁共振成像
Chin. P.	中国药典（2005 版）	MRPVG	磁共振门静脉系血管成像
CNF	中国国家处方集（2020 版）	NAC	N-乙酰半胱氨酸
CNFC	中国国家处方集（儿童版）2013 年版	NASH	非酒精性脂肪性肝炎
CRP C	反应蛋白	NRH	肝脏结节性再生性增生
CTA	CT 血管成像	NSAIDs	非甾体类抗炎药
CTE	CT 小肠成像	ONS	口服营养补充
DILI	药物性肝损伤	ORS	口服补液盐
EGJ	胃食管结合部	PCT	降钙素原
EHEC	肠出血性大肠埃希氏菌	PD	食管气囊扩张术
EIS	食管曲张静脉硬化剂注射	PH	紫癜性肝病
EMR	局部黏膜下注射后圈套切除	POEM	经口内镜下肌切开术
ERCP	内镜下逆行性胰胆管造影	Pol. P.	波兰药典（2002 版及补充本 2005）
ESD	内镜下黏膜剥离	PPI	质子泵抑制剂
ESU	电外科设备	PTA	凝血酶原活动度
Eur. P.	欧洲药典（2008 版及补充本 6.1~6.8）	PTCD	经皮经肝胆管引流术
EUS	超声内镜	REE	静态能量消耗值
EVL	食管曲张静脉套扎	rhGM-CSF	重组人粒细胞巨噬细胞刺激因子
FDA	食品和药物管理局	rhIL-11	重组人白介素-11
Fr. P.	法国药典（1982 版及 2003 现版）	SAAG	血清-腹水白蛋白梯度
GABA	γ-氨基丁酸	SAMe	S-腺苷-L-蛋氨酸
Ger. P.	德国药典（2007 版）	SASP	柳氮磺胺吡啶
GGT	γ-谷氨酰转肽酶	SBP	自发性细菌性腹膜炎
H_2RA	H_2 受体阻断剂	SOS/VOD	肝窦阻塞综合征/肝小静脉闭塞病

Span. P.	西班牙药典（2002 版及补充本 2.1）	UDCA	熊去氧胆酸
Swiss. P.	瑞士药典	USNF	美国国家处方集（2010 及补充本 1）
TE	瞬时弹性成像	USP	美国药典（2006 版及补充本 1）
TIPS	经颈静脉肝内门腔静脉分流术	VBDS	胆管缺失综合征
UC	溃疡性结肠炎	Viet. P.	越南药典（2002 版）

参考文献

［1］陈双萍，汪茂元，王凯，等．清热化湿健脾法治疗急性感染性腹泻 32 例［J］．安徽中医学院学报，2008，27（4）：4-5.

［2］徐海荣，赵兰才，刘军民，等．枫廖肠胃康胶囊合香连片治疗感染性腹泻临床观察［J］．北京中医药，2010，29（3）：207-208.

［3］中国医师协会内镜医师分会消化内镜专业委员会．急性非静脉曲张性上消化道出血诊治指南（2018 年，杭州）［J］．中华消化杂志，2019，39（2）：80-87.

［4］SUNG JJ，CHIU PW，CHAN FKL，et al. Asia-Pacific working group consensus on non-variceal upper gastrointestinal bleeding：an update 2018［J］．Gut，2018，67（10）：1757-1768.

［5］GRALNEK IM，DUMONCEAU JM，KUIPERS EJ，et al. Diagnosis and management of nonvariceal upper gastrointestinal hemorrhage：European Society of Gastrointestinal Endoscopy（ESGE）Guideline［J］．Endoscopy，2015，47（10）：a1-46.

［6］中华消化杂志编辑委员会，中华消化外科杂志编辑委员会．急性非静脉曲张性上消化道出血多学科防治共识［J］．中华消化杂志，2019，39（12）：793-799.

［7］赵慧娟．中药对大鼠 CYP2D6、CYP1A2 和 CYP2C19 的抑制作用［D］．郑州大学，2009.

［8］刘畅，刘亚军．急性非静脉曲张性上消化道出血中西医结合诊治共识（2019 年）［J］．中国中西医结合杂志，2019，39（11）：17-23.

［9］中国中西医结合学会消化内镜学分会小肠镜专家委员会，中国中西医结合学会消化内镜学分会胶囊内镜专家委员会．小肠出血中西医结合诊治专家共识［J］．中国中西医结合杂志，2020，40（5）：517-526.

［10］中国中西医结合学会消化内镜学专业委员会非静脉曲张性消化道出血专家委员会．急性非静脉曲张性上消化道出血中西医结合诊治共识（2019 年）［J］．中国中西医结合杂志，2019，39（11）：1296-1302.

［11］许济群．方剂学［M］.5 版．上海：上海科技出版社，1985.

［12］谢鸣，张娜．佐使配伍对含关木通的龙胆泻肝汤全方肾毒性作用的影响［J］．北京中医药大学学报，2007（10）：674-677，721.

［13］张娜，谢鸣．单味关木通和龙胆泻肝汤肾毒性的比较研究［J］．中国中药杂志，2007（7）：619-622.

［14］高艳，谢灵燕，卢志强．附子毒理及减毒增效配伍的研究进展［J］．天津药学，2020，32（1）：65-69.

［15］陈灏珠，林果为，王吉耀．实用内科学［M］.14 版．北京：人民卫生出版社，2013.

［16］葛均波，徐永健．内科学［M］.8 版．北京：人民卫生出版社，2018.

［17］中华消化杂志编辑委员会．不明原因消化道出血诊治推荐流程（修改稿，2012 年 3 月，上海）［J］．中华消化杂志，2012，32（6）：361-363.

［18］STRATE LL，GRALNEK IM. ACG Clinical Guideline：Management of PatientsWith Acute Lower Gastrointestinal Bleeding［J］．Am J Gastroenterol，2016，111（4）：459-474.

［19］刘运祥．实用消化内镜治疗学［M］.2 版．北京：人民卫生出版社，2008.

［20］于中麟．消化内镜诊断金标准与操作手册［M］．北京：科学出版社，2018.

［21］吴斌．消化内镜基本操作规范与技巧［M］．北京：科学出版社，2018.

［22］王平，姚礼庆，顾赛花，等．内镜水囊扩张治疗食管狭窄的护理［J］．实用护理杂志，

2000, 16 (5)：7-8.

[23] 范传玲，催梅，邢宝英．内镜直视下镍钛合金支架置入术治疗食管狭窄饮食护理干预［J］．国际护理学杂志，2011，30 (4)：626-627.

[24] 内镜治疗专家协作组．经口内镜下肌切开术治疗贲门失弛缓症专家共识［J］．中华胃肠外科杂志，2012，15 (11)：1197-1200.

[25] VAEZI MF, PANDOLFINO JE, YADLAPATI RH, et al. ACG Clinical Guidelines：Diagnosis and Management of Achalasia［J］. Am J Gastroenterol, 2020, 115 (9)：1393-1411.

[26] 韩学杰，王丽颖．中医各科常见病诊疗指南［J］．中国标准化：英文版，2015 (4)：64-67.

[27] 周强，朱春洋，张声生．贲门失弛缓症的中医认识和治疗［J］．中华中医药杂志，2018 (10)：4451-4453.

[28] KHASHAB MA, VELA MF, THOSANI N, et al. ASGE guideline on the management of achalasia［J］. Gastrointest Endosc, 2020, 91 (2)：213-227.

[29] 中华医学会消化内镜学分会．中国上消化道异物内镜处理专家共识意见（2015，上海）［J］．中华消化内镜杂志，2016，33 (1)：19-28.

[30] ASGE Standards of Practice Committee, IKENBERRY SO, JUE TL, et al. Management of ingested foreign bodies and food impactions［J］. Gastrointest Endosc, 2011, 73 (6)：1085-1091.

[31] BIRK M, BAUERFEIND P, DEPREZ PH, et al. Removal of foreign bodies in the upper gastrointestinal tract in adults：European Society of Gastrointestinal Endoscopy (ESGE) Clinical Guideline［J］. Endoscopy, 2016, 48 (5)：489-496.

[32] 邹多武．2014 年中国胃食管反流病专家共识意见解读［J/CD］．中华胃食管反流病电子杂志，2015，2 (1)：4-5.

[33] 唐承薇，程南生．消化系统疾病［M］．北京：人民卫生出版社，2011.

[34] （美）Drossman D. A.，著．方秀才，侯晓华，译．罗马Ⅳ：功能性胃肠病［M］．北京：科学出版社，2016.

[35] 唐旭东．消化系统常见病中医诊疗指南（基层医生版）［M］．北京：中国标准出版社，2019.

[36] 于学忠，蔡文伟，张茂，等．中国急性胃黏膜病变急诊专家共识［J］．中国急救医学，2015，35 (9)：1072-1077.

[37] 刘洪艳．急性胃炎的护理干预方式及实施效果评估［J］．中国医药指南，2020，18 (13)：268-269.

[38] 赵玉沛．应激性黏膜病变预防与治疗——中国普通外科专家共识（2015）［J］．中国实用外科杂志，2015，35 (7)：728-730.

[39] REINTAM BLASER A, MALBRAIN ML, STARKOPFJ, et al. Gastrointestinal function in intensive care patients：terminology, definitions and management. Recommendations of the ESICM Working Group on Abdominal Problems［J］. Intensive Care Med, 2012, 38 (3)：384-394.

[40] 张声生，周强．胃脘痛中医诊疗专家共识意见（2017）［J］．中医杂志，2017，58 (13)：1166-1170.

[41] 李军祥，陈誩，吕宾，等．慢性萎缩性胃炎中西医结合诊疗共识意见（2017 年）［J］．中国中西医结合消化杂志，2018，26 (2)：121-131.

[42] 张声生，唐旭东，黄穗平，等．慢性胃炎中医诊疗专家共识意见（2017）［J］．中华中医药杂志，2017，32 (07)：3060-3064.

[43] 李构乾，周学文，单兆伟．中医消化病诊疗指南［M］．北京：中国中医药出版社，2006.

[44] 中华医学会消化病学分会．中国慢性胃炎共识意见（2017 年，上海）［J］．中华消化杂

志，2017，37（11）：721-738.

［45］刘文忠．第五次全国幽门螺杆菌感染处理共识报告［J］．胃肠病学，2017，22（6）：346-360.

［46］中华消化杂志编委会．消化性溃疡诊断和治疗规范（2016年，西安）［J］．中华消化杂志，2016，36（8）：508-513.

［47］张万岱，李军祥，陈治水，等．消化性溃疡中西医结合诊疗共识意见（2011·天津）［J］．现代消化及介入诊疗，2012，17（3）：172-177.

［48］张声生，王垂杰．消化性溃疡中医诊疗专家共识意见（2017）［J］．中华中医药杂志，2017（9）：4089-4093.

［49］王垂杰，李玉锋，郝微微，等．消化系统常见病消化性溃疡中医诊疗指南（基层医生版）［J］．中华中医药杂志，2019，34（10）：4721-4726.

［50］李乾构，周学文，单兆伟．中医消化病诊疗指南［M］．北京：中国中医药出版社，2006.

［51］李乾构．实用中医消化病学［M］．北京：人民卫生出版社，2001.

［52］中华中医药学会，中国标准化协会中医药标准化专业委员会，中国中医科学院中医药标准研究中心．中医临床诊疗指南释义·脾胃病分册［M］．北京：中国中医药出版社，2015.

［53］张伯礼，翁维良．中药不良反应与合理用药［M］．北京：清华大学出版社，2007.

［54］沈丕安．中药不良反应与临床［M］．上海：上海第二军医大学出版社，2007.

［55］林果为，王吉耀，葛均波．实用内科学［M］．15版．北京：人民卫生出版社，2017.

［56］李益农，陆星华．消化内镜学［M］．2版．北京：科学出版社，2004.

［57］SHAIB YH，RUGGE M，GRAHAM DY，et al. Management of gastric polyps：an endoscopy-based approach［J］．Clin Gastroenterol Hepatol，2013，11（11）：1374-1384.

［58］GODDARD AF，BADRELDIN R，PRITCHARDDM，et al. The management of gastric polyps［J］．Gut，2010，59（9）：1270-1276.

［59］廖专，孙涛，吴浩，等．中国早期胃癌筛查及内镜诊治共识意见（2014年4月·长沙）［J］．胃肠病学，2014（7）：408-427.

［60］内镜黏膜下剥离术专家协作组．消化道黏膜病变内镜黏膜下剥离术治疗专家共识［J］．中华胃肠外科杂志，2012，15（10）：1083-1086.

［61］中华中医药学会．中医内科常见病诊疗指南（中医疾病部分）［M］．北京：中国中医药出版社，2008.

［62］刘亚萍，王东，李兆申．胃石治疗的临床进展［J］．中国内镜杂志，2016，22（11）：79-82.

［63］张绅，汪旭，宋顺喆，等．植物性胃石内镜下治疗与口服药物治疗比较研究［J］．中国现代医学杂志，2019，29（17）：123-124.

［64］杨春波，黄可成，王大仁．现代中医消化病学［M］．福州：福建科学技术出版社，2007：215-220.

［65］中华医学会消化病分会炎症性肠病学组．炎症性肠病的诊断与治疗的共识意见（2018年，北京）［J］．中华消化杂志，2018，38（5）：292-311.

［66］中华医学会消化病学分会炎症性肠病学组．中国炎症性肠病诊疗质控评估体系［J］．中华炎性肠病杂志，2018，2（4）：260-261.

［67］中华医学会消化病学分会炎症性肠病学组，中华医学会肠外与肠内营养学分会胃肠病与营养协作组．炎症性肠病营养支持治疗专家共识（第二版）［J］．中华炎性肠病杂志，2018，2（3）：154-172.

［68］中华医学会消化病学会炎症性肠病学组．建立我国炎症性肠病诊治中心质量控制指标的共识［J］．中华内科杂志，2016，55（7）：568-571.

［69］SREENARASIMHAIAH J. Diagnosis and management of intestinalischaemic disorders［J］．

BMJ，2003，326（7403）：1372-1376.

［70］孙达龙，陈凤媛，潘勤聪，等．缺血性结肠炎诊治现状［J］．胃肠病学和肝病学杂志，2014，23（9）：987-989.

［71］张安忠，杨崇美，姜虹，等．梗死性缺血性肠病 26 例临床分析［J］．现代保健：医学创新研究，2005（3）：171.

［72］傅卫，马朝来，张自顺，等．缺血性肠病 73 例的诊断与治疗［J］．中华普通外科杂志，2004，19（2）：100-102.

［73］张兆清，孙明晓．中西医结合治疗缺血性肠病 80 例［J］．山东中医杂志，1998（9）：28-29.

［74］王鹏飞．缺血性肠病临床特点及中医证候回顾性分析研究［D］．北京：首都医科大学，2017.

［75］李承恩．中西医结合治疗缺血性肠病的临床观察［J］．中外医疗，2018，37（19）：160-162.

［76］中华中医药学会脾胃病分会．溃疡性结肠炎中医诊疗专家共识意见（2017）［J］．中华中医药杂志（原中国医药学报），2017，32（8）：3585-3589.

［77］DROSSMAN DA. Functional Gastrointestinal Disorders：History, Pathophysiology, Clinical Features, and Rome Ⅳ［J］. Gastroenterology, 2016, 150（6）：1262-1279.

［78］TACK J, DROSSMAN DA. What´s new in RomeIV?［J］. Neurogastroenterol Motil, 2017, 29（9）：e13053.

［79］中国中西医结合学会消化系统疾病专业委员会．肠易激综合征中西医结合诊疗共识意见（2017 年）［J］．中国中西医结合消化杂志，2018，26（3）：227-232.

［80］中国中西医结合学会消化系统疾病专业委员会．功能性便秘中西医结合诊疗共识意见（2017 年）［J］．中国中西医结合消化杂志，2018，26（1）：18-26.

［81］中华中医药学会脾胃病分会．消化系统常见病功能性腹泻中医诊疗指南［J］．中华中医药杂志，2020，35（3）：1360-1364.

［82］中华中医药学会脾胃病分会．消化系统常见病功能性腹胀中医诊疗指南（基层医生版）［J］．中华中医药杂志，2019，34（9）：4148-4154.

［83］中华医学会消化病学分会．中国大肠肿瘤筛查、早诊早治和综合预防共识意见（摘要）［J］．中华消化内镜杂志，2012，29（2）：61-64.

［84］中华医学会消化内镜学分会，中国抗癌协会肿瘤内镜学专业委员会．中国早期结直肠癌筛查及内镜诊治指南（2014 年，北京）［J］．中华消化内镜杂志，2015，32（6）：341-360.

［85］国家消化系统疾病临床医学研究中心（上海），国家消化道早癌防治中心联盟，中华医学会消化内镜学分会，等．中国早期结直肠癌筛查流程专家共识意见（2019，上海）［J］．中华医学杂志，2019，99（38）：2961-2970.

［86］中华医学会．临床诊疗指南·消化系统疾病分册［M］．北京：人民卫生出版社，2005.

［87］中华医学会肿瘤学分会．中国结直肠癌诊疗规范［J］．中国实用外科杂志，2020，40（6）：601-624.

［88］中华医学会肝病学分会，中华医学会消化病学分会，中华医学会感染病学分会．胆汁淤积性肝病诊断和治疗共识（2015）［J］．中华肝脏病杂志，2015，23（12）：924-933.

［89］中华医学会肝病学分会，中华医学会消化病学分会．终末期肝病临床营养指南［J］．临床肝胆病杂志，2019，35（6）：1222-1230.

［90］PLAUTH M, BERNAL W, DASARATHY S, et al. ESPEN guideline on clinical nutrition in liver disease［J］. Clin Nutr, 2019, 38（2）：485-521.

［91］中华医学会肝病学分会药物性肝病学组．药物性肝损伤诊治指南［J］．中华肝脏病杂志，2015，23（11）：810-820.

［92］ European Association for the Study of the Liver. EASL Clinical Practice Guidelines：Drug-induced liver injury ［J］. J Hepatol, 2019, 70 (6)：1222-1261.

［93］ 中华医学会肝病学分会，脂肪肝和酒精性肝病学组. 中国医师协会脂肪性肝病专家委员会. 酒精性肝病防治指南 ［J］. 中华肝脏病杂志, 2018, 26 (3)：188-194.

［94］ 中华医学会全科医学分会消化，系统疾病基层诊疗指南编写专家组. 酒精性肝病基层诊疗指南 ［J］. 中华全科医师杂志, 2020, 19 (11)：990-996.

［95］ SINGAL AK, BATALLER R, AHN J, et al. ACG Clinical Guideline：Alcoholic Liver Disease ［J］. Am J Gastroenterol, 2018, 113 (2)：175-194.

［96］ 葛伟韬. 95 个中医优势病种临床路径和诊疗方案发布 ［J］. 中医药管理杂志, 2019, 27 (3)：230.

［97］ 中华医学会肝病学分会脂肪肝，酒精性肝病学组，中国医师协会脂肪性肝病专家委员会. 非酒精性脂肪性肝病防治指南 (2018 年更新版) ［J］. 临床肝胆病杂志, 2018, 34 (5)：947-957.

［98］ 中国研究型医院学会肝病专业委员会，中国医师协会脂肪性肝病专家委员会，中华医学会肝病学分会脂肪肝与酒精性肝病学组，等. 脂肪性肝病诊疗规范化的专家建议 (2019 年修订版) ［J］. 临床肝胆病杂志, 2019, 35 (11)：2426-2430.

［99］ 中华医学会内分泌学分会. 非酒精性脂肪性肝病与相关代谢紊乱诊疗共识 (第二版) ［J］. 临床肝胆病杂志, 2018, 34 (10)：2103-2108.

［100］ 中华中医药学会脾胃病分会. 非酒精性脂肪性肝病中医诊疗专家共识意见 (2017) ［J］. 中医杂志, 2017, 58 (19)：1706-1710.

［101］ ESLAM M, SANYAL AJ, GEORGEJ, et al. MAFLD：A Consensus-Driven Proposed Nomenclature for Metabolic Associated Fatty Liver Disease ［J］. Gastroenterology, 2020, 158 (7)：1999-2014.

［102］ ESLAM M, NEWSOME PN, SARIN SK, et al. A new definition for metabolic dysfunction-associated fatty liver disease：An international expert consensus statement ［J］. J Hepatol, 2020, 73 (1)：202-209.

［103］ NAN Y, AN J, BAO J, et al. The Chinese Society of Hepatology position statement on the redefinition of fatty liver disease ［J］. J Hepatol, 2021, 75 (2)：454-461.

［104］ ESLAM M, SARIN SK, WONG VW, et al. The Asian Pacific Association for the Study of the Liver clinical practice guidelines for the diagnosis and management of metabolic associated fatty liver disease ［J］. Hepatol Int, 2020, 14 (6)：889-919.

［105］ European Association for the Study of theLiver. EASL Clinical Practice Guidelines：The diagnosis and management of patients with primary biliary cholangitis ［J］. J Hepatol, 2017, 67 (1)：145-172.

［106］ LINDOR KD, BOWLUS CL, BOYER J, et al. Primary Biliary Cholangitis：2018 Practice Guidance from the American Association for the Study of Liver Diseases ［J］. Hepatology, 2019, 69 (1)：394-419.

［107］ 中华医学会肝病学分会. 原发性胆汁性胆管炎的诊断和治疗指南 (2021) ［J］. 中华内科杂志, 2021, 60 (12)：1024-1037.

［108］ YOU H, MA X, EFE C, et al. APASL clinical practice guidance：the diagnosis and management of patients with primary biliary cholangitis ［J］. Hepatol Int, 2022, 16 (1)：1-23.

［109］ 中华医学会肝病学分会. 肝硬化诊治指南 ［J］. 中华肝脏病杂志, 2019, 27 (11)：846-865.

［110］ 中华医学会肝病学分会. 肝硬化腹水及相关并发症的诊疗指南 ［J］. 中华肝脏病杂志, 2017, 25 (9)：664-677.

［111］中华中医药学会脾胃病分会．肝硬化腹水中医诊疗专家共识意见（2017）［J］．中华中医药杂志，2017，32（7）：3065-3068.

［112］中华医学会肝病学分会，中华医学会消化病学分会．终末期肝病临床营养指南［J］．中华肝脏病杂志，2019，27（5）：330-342.

［113］中华医学会肝病学分会，中华医学会消化病学分会，中华医学会消化内镜学分会．肝硬化门静脉高压食管胃静脉曲张出血的防治指南［J］．中华内科杂志，2016，55（1）：57-72.

［114］中华医学会外科学分会脾及门静脉高压外科学组．肝硬化门静脉高压症食管、胃底静脉曲张破裂出血诊治专家共识（2019版）［J］．中华消化外科杂志，2019，18（12）：1087-1093.

［115］杨蕊旭，范建高．欧洲失代偿期肝硬化并发症管理指南简介［J］．实用肝脏病杂志，2018，21（4）：496-501.

［116］葛均波，徐永健，王辰．内科学［M］.9版．北京：人民卫生出版社，2018.

［117］尤黎明，吴瑛．内科护理学［M］.6版．北京：人民卫生出版社，2017.

［118］中国中西医结合消化系统疾病专业委员会．肝硬化中西医结合诊疗共识［J］．中国中西医结合消化杂志，2011，19（4）：277-279.

［119］中华医学会外科学分会门静脉高压症学组．肝硬化门静脉高压症食管、胃底静脉曲张破裂出血诊治专家共识（2015）［J］．中国实用外科杂志，2015，35（10）：1086-1090.

［120］de FRANCHISR，Baveno VI Faculty. Expanding consensus in portal hypertension：Report of the Baveno VI Consensus Workshop：Stratifying risk and individualizing care for portal hypertension［J］. J Hepatol, 2015, 63（3）：743-752.

［121］中华中医药学会．中医内科常见病诊疗指南·西医疾病部分［M］．北京：中国中医药出版社，2008：114-116.

［122］中华中医药学会．中医内科常见病诊疗指南·中医病证部分［M］．北京：中国中医药出版社，2008：65-68.

［123］任继学，隋殿学．中医急诊学［M］．北京：中国中医药出版社，2004：361-393.

［124］方邦江．中西医结合急救医学［M］．北京：中国中医药出版社，2017：87-93.

［125］方邦江．国医大师治疗急危重症学术经验选［M］．北京：人民卫生出版社，2017：324-328.

［126］张声生．中成药临床应用指南·消化疾病分册［M］．北京：中国中医药出版社，2016.

［127］张伯礼，吴勉华．中医内科学［M］.4版．北京：人民卫生出版社，2017：295-308.

［128］中华医学会肝病学分会．肝硬化肝性脑病诊疗指南［J］．中华肝脏病杂志，2018，26（10）：721-736.

［129］国家药典委员会．中华人民共和国药典临床用药须知：化学药和生物制品卷（2015版）［M］．北京：中国医药科技出版社，2017.

［130］北京医学会肠外肠内营养学专业委员会．慢性肝病患者肠外肠内营养支持与膳食干预专家共识［J］．临床肝胆病杂志，2017，33（7）：1236-1245.

［131］中华医学会肝病学分会．肝硬化腹水及相关并发症的诊疗指南［J］．临床肝胆病杂志，2017，33（10）：158-174.

［132］RUNYON BA, AASLD. Introduction to the revised American Association for the Study of Liver Diseases Practice Guideline management of adult patients with ascites due to cirrhosis 2012［J］. Hepatology, 2013, 57（4）：1651-1653.

［133］European Association for the Study of the Liver. EASL Clinical Practice Guidelines for the management of patients with decompensated cirrhosis［J］. J Hepatol, 2018, 69（2）：406-460.

［134］European Association for the Study of the Liver. EASL Clinical Practice Guidelines on nutrition in chronic liver disease ［J］. J Hepatol, 2019, 70 （1）: 172-193.

［135］ AMODIO P, BEMEUR C, BUTTERWORTHR, et al. The nutritional management of hepatic en-cephalopathy in patients with cirrhosis: International Society for Hepatic Encephalopathy and Ni-trogen Metabolism Consensus ［J］. Hepatology, 2013, 58 （1）: 325-336.

［136］ 杨镇. 腹水型晚期血吸虫病的诊疗规范 ［J］. 胃肠病学和肝病学杂志, 2012, 21 （2）: 188-191.

［137］ 黄莉萍. 临床护理路径结合整体护理对晚期血吸虫病腹水型患者治疗效果及生存质量的影响 ［J］. 基层医学论坛, 2019, 23 （33）: 4815-4816.

［138］ 庞美霞, 吴敬. 健康教育在腹水型晚期血吸虫病患者护理中的应用 ［J］. 热带病与寄生虫学, 2017, 15 （4）: 228-230.

［139］ 郑丹侠, 傅国宁. 肝硬化腹水并发细菌性腹膜炎的护理探讨 ［J］. 科学养生, 2020, 23 （1）: 255.

［140］ 中国中西医结合学会消化疾病专业委员会. 肝硬化腹水的中西医结合诊疗共识意见 ［J］. 中国中西医结合杂志, 2011, 31 （9）: 1171-1174.

［141］ 周瑞红, 刘佳新, 潘洁, 等. 临床护理路径在巨脾型晚期血吸虫病快速康复外科流程中的应用 ［J］. 中国血吸虫病防治杂志, 2015, 7 （5）: 506-509.

［142］ 姜华芳, 姜燕芳. 临床护理路径在晚期血吸虫病巨脾型患者管理中的应用 ［J］. 中国继续医学教育, 2019, 11 （6）: 148-150.

［143］ 周瑞红, 潘洁, 邵志伟, 等. 临床护理路径在预防巨脾型晚期血吸虫病患者术后肺部并发症中的应用研究 ［J］. 当代护士: 中旬刊, 2015, 9: 36-39.

［144］ 贺克凤. 晚期血吸虫病 （巨脾型） 39 例切脾术后护理 ［J］. 医学信息, 2013 （17）: 265.

［145］ 中华医学会消化内镜学分会 ERCP 学组, 中国医师协会消化医师分会胆胰学组, 国家消化系统疾病临床医学研究中心. 中国 ERCP 指南 （2018 版） ［J］. 中华内科杂志, 2018, 53 （11）: 1185-1215.

［146］ 中国医师协会内镜医师分会消化内镜专业委员会, 中国医师协会胰腺病专业委员会. ERCP 围手术期用药专家共识意见 ［J］. 中华消化内镜杂志, 2018, 35 （10）: 704-711.

［147］ 中华医学会外科学分会胆道外科学组. 急性胆道系统感染的诊断和治疗指南 （2011 版） ［J］. 中华消化外科杂志, 2011, 10 （1）: 9-13.

［148］ 唐旭东, 张声生, 温艳东. 常见脾胃病中医临床实践指南 ［M］. 北京: 科学技术文献出版社, 2019: 189-218, 327-351.

［149］ 李军祥, 陈誩, 梁健. 胆石症中西医结合诊疗共识意见 （2017 年） ［J］. 中国中西医结合消化杂志, 2018, 26 （2）: 132-138.

［150］ 李军祥, 陈誩, 杨胜兰. 急性胆囊炎中西医结合诊疗共识意见 ［J］. 中国中西医结合消化杂志, 2018, 26 （10）: 805-811.

［151］ 张伯礼, 吴勉华. 中医内科学 ［M］. 4 版. 北京: 人民卫生出版社, 2017: 214-228.

［152］ 中华医学会消化病学分会胰腺疾病学组, 《中华胰腺病杂志》编委会, 《中华消化杂志》编委会. 中国急性胰腺炎诊治指南 （2019 年, 沈阳） ［J］. 临床肝胆病杂志, 2019, 35 （12）: 2706-2711.

［153］ 王龙, 马陆军, 辛毅, 等. 肠内营养在轻型急性胰腺炎早期中的应用价值和可行性 ［J］. 医学综述, 2016, 22 （2）: 290-293.

［154］ ARVANITAKIS M, OCKENGA J, BEZMAREVIC M, et al. ESPEN guideline on clinical nutrition in acute and chronic pancreatitis ［J］. Clin Nutr, 2020, 39 （3）: 612-631.

［155］ BOUGARD M, BARBIER L, GODART B, et al. Management of biliary acute pancreatitis ［J］. J Visc Surg, 2019, 156 （2）: 113-125.

［156］中华中医药学会脾胃病分会. 急性胰腺炎中医诊疗专家共识意见（2017）［J］. 临床肝胆病杂志，2017，33（11）：2052-2057.

［157］中国中西医结合学会消化系统疾病专业委员会. 急性胰腺炎中西医结合诊疗共识意见（2017）［J］. 中国中西医结合消化杂志，2017，25（12）：901-909.

［158］中华医学会消化病学分会胰腺疾病学组，中华胰腺病杂志编辑委员会，中华消化杂志编辑委员会. 中国急性胰腺炎诊治指南（2019 年，沈阳）［J］. 中华消化杂志，2019，39（11）：721-730.

［159］CROCKETT SD，WANI S，GARDNER TB，et al. American Gastroenterological Association Institute Guideline on Initial Management of Acute Pancreatitis［J］. Gastroenterology，2018，154（4）：1096-1101.

［160］中华医学会，中华医学会杂志社，中华医学会消化病学分会，等. 急性胰腺炎基层诊疗指南（实践版·2019）［J］. 中华全科医师杂志，2019，18（9）：827-831.

［161］四川大学华西医院.《急性胰腺炎中西医结合诊疗指南》（标准编号 TCAIM 007-2021）［J］，全国团体标准信息平台，2021.

［162］GREENBERG JA，HSU J，BAWAZEER M，et al. Clinical practice guideline：management of acute pancreatitis［J］. Can J Surg，2016，59（2）：128-140.

［163］BANKS PA，BOLLEN TL，DERVENIS C，et al. Classification of acute pancreatitis--2012：revision of the Atlanta classification and definitions by international consensus［J］. Gut，2013，62（1）：102-111.

［164］中国医师协会胰腺病专业委员会慢性胰腺炎专委会. 慢性胰腺炎诊治指南（2018，广州）［J］. 中华胰腺病杂志，2018，18（5）：289-296.

［165］GARDNER TB，ADLER DG，FORSMARKCE，et al. ACG Clinical Guideline：Chronic Pancreatitis［J］. Am J Gastroenterol，2020，115（3）：322-339.

［166］中华医学会外科学分会胰腺外科学组. 慢性胰腺炎诊治指南（2014）［J］. 中华外科杂志，2015，53（4）：241-246.

［167］刘凤斌，胡玲，陈苏宁，等. 消化系统常见病慢性胰腺炎中医诊疗指南（基层医生版）［J］. 中华中医药杂志（原中国医药学报），2019，34（12）：5785-5789.

［168］中国中西医结合学会消化系统疾病专业委员会. 慢性胰腺炎中西医结合诊疗共识意见（2020）［J］. 中国中西医结合消化杂志，28（10）：731-739.

致读者

本系列图书中介绍的药物剂量和用法是编委专家根据当前医疗观点和临床经验并参考本书附录中的相关文献资料慎重制订的，并与通用标准保持一致，编校人员也尽了最大努力来保证书中所推荐药物剂量的准确性。但是，必须强调的是，临床医生开出的每一个医嘱都必须以自己的理论知识、临床实践为基础，以高度的责任心对患者负责。本书列举的药物用法和用量主要供临床医师作参考，并且主要是针对诊断明确的疾病的典型患者。读者在选用药物时，还应该认真研读药品说明书中所列出的该药品的适应证、禁忌证、用法、用量、不良反应等，并参考《中华人民共和国药典》《中国国家处方集》等权威著作为据。此书仅为参考，我社不对使用此书所造成的医疗后果负责。

中国协和医科大学出版社
《临床路径治疗药物释义》专家组